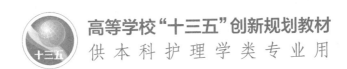

高等学校"十三五"创新规划教材

供本科护理学类专业用

外科护理学

第 3 版

主　编　李远珍　姚　珺

副主编　罗前颖　尹崇高　郑思琳　邹继华

编　者　(以姓氏笔画为序)

U0298364

丁庆彬 (哈尔滨医科大学)

万凌云 (贵州中医药大学)

王　旭 (河北中医学院)

王　蕾 (云南中医药大学)

尹崇高 (潍坊医学院)

邓小华 (嘉应学院医学院)

叶艳胜 (湖北科技学院)

刘　俊 (十堰市人民医院
　　　　 湖北医药学院附属人民医院)

刘　敦 (福建医科大学)

刘立飞 (河套学院)

刘明明 (皖南医学院)(兼秘书)

李　馨 (平顶山学院)

李吉明 (黄淮学院)

李远珍 (皖南医学院)

李胜龙 (哈尔滨医科大学附属第二医院)

邹继华 (丽水学院)

沙凯辉 (滨州医学院)

张传坤 (济宁医学院)

张培华 (南阳理工学院)

陈学政 (内蒙古医科大学)

罗前颖 (右江民族医学院)

周　薇 (广西中医药大学)

郑思琳 (西南医科大学)

胡志英 (包头医学院)

胡晓晴 (江西中医药大学)

姚　珺 (湖南医药学院)

聂　蓉 (武汉轻工大学)

夏杰琼 (海南医学院)

董克勤 (宁夏医科大学)

人民卫生出版社

图书在版编目（CIP）数据

外科护理学 / 李远珍，姚珺主编 . — 3 版 . —北京：
人民卫生出版社，2020

ISBN 978-7-117-29934-3

Ⅰ.①外…　Ⅱ.①李…　②姚…　Ⅲ.①外科学 – 护理
学 – 教材　Ⅳ.①R473.6

中国版本图书馆 CIP 数据核字（2020）第 064114 号

| 人卫智网 | www.ipmph.com | 医学教育、学术、考试、健康，购书智慧智能综合服务平台 |
| 人卫官网 | www.pmph.com | 人卫官方资讯发布平台 |

外科护理学

（第 3 版）

主　　编：李远珍　姚　珺

出版发行：人民卫生出版社（中继线 010-59780011）

地　　址：北京市朝阳区潘家园南里 19 号

邮　　编：100021

E - mail：pmph @ pmph.com

购书热线：010-59787592　010-59787584　010-65264830

印　　刷：北京铭成印刷有限公司

经　　销：新华书店

开　　本：850 × 1168　1/16　印张：43　插页：8

字　　数：1272 千字

版　　次：2010 年 1 月第 1 版　2020 年 6 月第 3 版
　　　　　2024 年 8 月第 3 版第 5 次印刷（总第 16 次印刷）

标准书号：ISBN 978-7-117-29934-3

定　　价：99.00 元

打击盗版举报电话：010-59787491　E-mail：WQ @ pmph.com

质量问题联系电话：010-59787234　E-mail：zhiliang @ pmph.com

数字内容编者名单

主　编　李远珍　姚　珺

副主编　陈　红　陈学政　邓小华　李　晶

编　者　(以姓氏笔画为序)

万凌云 (贵州中医药大学)　　　　　李源晖 (安徽三联学院)

王　旭 (河北中医学院)　　　　　　邹继华 (丽水学院)

王　蕾 (云南中医药大学)　　　　　沙凯辉 (滨州医学院)

尹崇高 (潍坊医学院)　　　　　　　张传坤 (济宁医学院)

邓小华 (嘉应学院医学院)　　　　　张丽莉 (芜湖技师学院)

叶艳胜 (湖北科技学院)　　　　　　张培华 (南阳理工学院)

刘　俊 (十堰市人民医院　　　　　　陈　红 (西南医科大学)
　　　　　湖北医药学院附属人民医院)　陈学政 (内蒙古医科大学)

刘　敦 (福建医科大学)　　　　　　罗前颖 (右江民族医学院)

刘立飞 (河套学院)　　　　　　　　周　薇 (广西中医药大学)

刘明明 (皖南医学院)(兼秘书)　　　郑思琳 (西南医科大学)

李　晶 (皖南医学院)　　　　　　　胡志英 (包头医学院)

李　馨 (平顶山学院)　　　　　　　胡晓晴 (江西中医药大学)

李吉明 (黄淮学院)　　　　　　　　姚　珺 (湖南医药学院)

李远珍 (皖南医学院)　　　　　　　聂　蓉 (武汉轻工大学)

李树雯 (安徽医科大学)　　　　　　夏杰琼 (海南医学院)

为了适应新形势下护理人才培养的需要,促进护理学教育改革与发展,对教材建设更好地规划和把关,2019 年人民卫生出版社成立高等学校本科护理学类专业"十三五"创新规划教材评审委员会,经过充分调研论证,启动了第三轮高等学校本科护理学类专业"十三五"创新规划教材的修订工作。

新一轮教材修订紧密对接新时代健康中国对高质量护理人才的培养需求,坚持立德树人,秉承"三基五性",将人文精神和职业素养渗透始终。

本轮修订突出以下特色:

1. 适应人才培养需求 为贯彻落实《全国护理事业发展规划(2016—2020 年)》《"健康中国 2030"规划纲要》等重要文件精神,培养具有专业知识及岗位胜任力的高素质护理人才,教材注重理论与实践相结合,采用"导入情境与问题"的编写形式,利于学生形成良好的临床思维,提高学生应用知识、分析问题、解决问题的能力。

2. 注重传承与创新 本轮修订在传承上一轮教材优点的基础上,结合上一轮教材使用的反馈意见,作了进一步修订和完善。同时,紧随学科发展,及时更新了已有定论的新知识及临床实践技术新进展,使教材更加贴近临床与教学实际需求。

3. 体现专业特色 护理学类专业特色体现在专业思想、专业知识、专业工作方法和技能上,教材编写体现对"人"的整体护理观;体现"以病人为中心"的优质护理思想;在教材编写中渗透人文精神和情怀,引导学生将预防疾病、解除病痛和维护群众健康作为自己的职业责任。

4. 打造纸数融合 教材服务的主体是学生,内容要有助于满足和实现学生的学习需求。本轮修订注重能够持续激发学生的学习热情,运用信息化手段创新教材呈现形式,以融合手段增强教材的适用性和纸数资源协同性,使教材内容呈现更加情景化、动态化、形象化,打造具有时代特色的护理学类专业"融合教材"。

第三轮高等学校本科护理学类专业"十三五"创新规划教材共 37 种,将于 2020 年 9 月陆续出版,供各院校本科护理学类专业使用。

教材目录

序号	教材名称	版次	主编		所供专业
1	护理解剖学	第2版	张伟宏	金昌洙	护理学类专业
2	组织学与胚胎学	第2版	胡煜辉		护理学类专业
3	生物化学	第2版	王清路	童红梅	护理学类专业
4	生理学	第2版	高明灿	蒋淑君	护理学类专业
5	医学微生物学与寄生虫学	第2版	张煜星	薛庆节	护理学类专业
6	医学免疫学	第2版	齐静姣	马 群	护理学类专业
7	病理学	第2版	丁运良	杨美玲	护理学类专业
8	病理生理学	第2版	刘康栋		护理学类专业
9	药理学	第2版	王建刚	张平平	护理学类专业
10	护理学导论	第3版	孟庆慧	郭永洪	护理学类专业
11	基础护理学	第3版	杨巧菊	陈 丽	护理学类专业
12	健康评估	第3版	尹志勤	尹海鹰	护理学类专业
13	内科护理学	第3版	王宏运	耿桂灵	护理学类专业
14	外科护理学	第3版	李远珍	姚 珺	护理学类专业
15	妇产科护理学	第3版	谢莉玲	张秀平	护理学类专业
16	儿科护理学	第3版	周乐山	崔文香	护理学类专业
17	精神科护理学	第3版	虞建英	章新琼	护理学类专业
18	眼耳鼻咽喉口腔科护理学	第3版	王宇鹰	唐丽玲	护理学类专业
19	急危重症护理学	第3版	陈玉琴	何兰燕	护理学类专业
20	预防医学	第2版	王文军	薛 玲	护理学类专业
21	中医护理学	第3版	李明今	王益平	护理学类专业
22	康复护理学	第3版	林 萍	潘晓彦	护理学类专业
23	社区护理学	第3版	王利群	刘梦婕	护理学类专业
24	老年护理学	第3版	鞠 梅	沈 军	护理学类专业
25	临床营养学	第3版	赵 梅	张金梅	护理学类专业

序号	教材名称	版次	主编	所供专业
26	护士人文修养	第2版	张秀伟　吴 彬	护理学类专业
27	护理教育学	第3版	崔香淑　陈偶英	护理学类专业
28	护理心理学	第3版	龙 霖　杭荣华	护理学类专业
29	护理伦理学	第2版	刘俊荣　孙鸿燕	护理学类专业
30	护理研究	第3版	王庆华　张瑞星	护理学类专业
31	护理管理学	第3版	李 伟	护理学类专业
32	护理专业英语	第3版	高 燕　王晶晶	护理学类专业
33	中医学基础		肖政华	护理学类专业
34	中医护理学基础	第2版	郑方遒　李卫红	护理学类专业
35	中医临床护理学		刘建军	护理学类专业
36	中医饮食调护	第2版	宋 阳　齐 静	护理学类专业
37	护理综合实训		胡蓉芳　白建英	护理学类专业

高等学校本科护理学类专业"十三五"创新规划教材评审委员会名单

主 任 委 员 　陈长英　郑州大学　　　　　　　吕长俊　滨州医学院

副主任委员 　（以姓氏笔画为序）

王丙申　郑州大学　　　　　　　张玲芝　杭州医学院

王宏运　河南科技大学　　　　　崔香淑　延边大学

李　红　福建医科大学　　　　　鞠　梅　西南医科大学

李远珍　皖南医学院

委　　　员 　（以姓氏笔画为序）

卫　昊　陕西中医药大学　　　　张红菱　武汉轻工大学

王文军　济宁医学院　　　　　　陈学政　内蒙古医科大学

王占波　河北中医学院　　　　　林　萍　佳木斯大学

韦桂源　右江民族医学院　　　　罗尧岳　湖南中医药大学

卞　华　南阳理工学院　　　　　郑新华　平顶山学院

龙　霖　川北医学院　　　　　　耿　磊　齐鲁医药学院

李　伟　潍坊医学院　　　　　　高　燕　桂林医学院

李惠萍　安徽医科大学　　　　　郭生春　河套学院

吴　彬　广西中医药大学　　　　席　旭　甘肃医学院

何秀堂　荆楚理工学院　　　　　黄　涛　黄河科技学院

沈军生　河南理工大学　　　　　蒋乐龙　湖南医药学院

宋　阳　广州中医药大学　　　　程　利　湖北医药学院

前　言

为适应我国高等护理教育事业发展的需要,贯彻和落实国家关于《"健康中国 2030"规划纲要》精神,编写了第三轮高等学校本科护理学类专业"十三五"创新规划教材。

《外科护理学》第 3 版继承了第 2 版教材学术思想和创新实践的精华,结合《普通高等学校本科专业类教学质量国家标准》(护理学类)和临床实践现状,突出培养学生发现问题、分析问题、解决问题的综合能力和自主学习、终身学习的教育教学理念;体现健康全周期、生命全过程的整体护理理念,在讲授外科护理学基础知识、基本理论和基本技能的同时,注重培养学生的人格品质和综合素质能力。

本次修订遵照"三基""五性""四结合"的原则:第一,重视"三基"。重点讲授了外科护理学基础理论、基本知识和基本技能,以帮助学生系统、完整地掌握本门课程为导向,以为临床通科护理服务打基础为目标。第二,注重"五性",注重教材思想性、科学性、先进性、启发性和适用性,编写内容有对传统知识的继承,有对行业现状的反映,还有对未来的展望。第三,强调"四结合"。教材编写强调结合全国护士执业资格考试大纲、结合临床护理实际、结合教师教学要求、结合学生学习习惯的基础上,满足好学、好教和好用原则。在内容编排上力求简洁得体、详略适中、重点突出、难点清晰。本书为特定读者对象护理学专业四年制本科生学习用书,适当地设计鼓励学生自主学习和培养解决临床实际问题的情境,适当地介绍国内外本学科的新理论、新技术,为培养适用型护理人才服务。

本次修订在广泛征求和收集多数院校师生对第 2 版教材意见的基础上,结合临床医学发展对护理学的要求,对教材的内容进行了必要的调整。由第 2 版的 48 章增至 49 章,增加了"第三章　微创外科患者的护理",同时为了突出外科学的无菌观念及无菌意识,本次修订将章节内容顺序进行了编排调整,将 2 版教材"第五章　手术室管理与护理"前移至第二章。在信息化 2.0 时代,为了满足学生碎片化学习的需求,本次修订增加了数字化的学习内容,如章首课件、自测题、思维导图等,通过二维码呈现,方便学生线上自主学习。为了培养学生发现问题、分析问题、解决问题的能力,在每章开始都编排了导入情境与思考,用于引导学生学习、启发思考;每章节后针对案例给出了思考题、自测题,供学生自我学习、复习、检测学习效果,首尾呼应,拓展思维。课后以思维导图对本章内容进行小结,便于学生复习、归纳总结。教材内容科学严谨,所介绍的各项操作规程符合国家新的规范和标准。同时,还注重联系外科护理发展的前沿,以知识拓展的形式介绍了临床上正在推广的新技术,真正做到了贴近临床。

本书由长期从事外科护理教学及临床护理一线的老师和专家共同编写,期间得到了各位编者所在单位领导的大力支持;编写过程中,参阅了国内大量优秀教材,引用了部分图表和内容;在此,谨向有关人员一并致以诚挚的感谢!

　　编写过程中,尽管全体编者竭尽全力,认真反复审校,但由于业务水平和编写经验所限,加之时间紧迫,书中不足之处在所难免,恳请各院校师生和护理界同仁不吝指正,使之日臻完善。

李远珍　姚　珺

2020 年 5 月

目　录

第一章

绪 论

第一章 课件

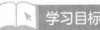 学习目标

识记:

能复述外科护理学的概念及研究范畴。

理解:

能理解外科学和外科护理学发展以及外科护士应具备的素质要求。

应用:

能将学习外科护理学的指导思想应用到该课程的学习与临床护理实践中。

第一节 外科护理学的概念与范畴

一、外科护理学的概念

外科护理学是现代护理学的重要组成部分。是研究如何运用整体护理程序为外科疾病患者提供优质护理服务的一门应用性学科。外科护理学是在外科学和护理学的不断发展壮大的基础上逐步发展和完善起来的,它不仅涉及医学和外科学基础知识,还涉及护理学基础知识与基本技能,以及护理心理学、护理伦理学、社会医学、人文学科等相关学科的知识与技能,要求外科护士在现代护理观的指导下"以人的健康为中心",对外科患者进行全面而系统的评估,识别其现存的或潜在的健康问题,为其提供身心两方面的护理服务。

二、外科护理学研究的范畴

外科护理学研究的范畴与外科学紧密结合,随外科学研究内涵和外延的不断增加,外科护理学也发生着相应的变化。外科或外科学一词"surgery"来源于希腊语"cheirourgia",大致为手(cheiro)的操作(ergon)之意,因此外科学的范畴也与其本意有关,其研究范畴概况为:感染、损伤、肿瘤、畸形、结石、器官移植等需要外科手术治疗的几大类疾病。

由此可见以上几类疾病患者的护理属于外科护理学范畴,包括上述疾病患者护理的基础理论、基本知识和基本技能;其中各类外科患者手术治疗前后护理是其主要研究内容之一。要求外科护理人员按照护理程序为外科患者提供全面而系统的护理评估、手术前准备、心理护理、术中配合、病情监测、

生活护理、伤口护理、引流护理和健康教育等个性化的整体护理。

外科学和内科学的研究范畴划分只是相对而言。通常外科学研究对象是以手术或手法为主要治疗措施的疾病,内科学研究对象是以应用药物为主要治疗措施的疾病。然而,疾病的治疗措施并不是一成不变的,随着生命科学的迅速发展以及新技术的临床应用,如原来不能手术治疗的某些心脏病可以在低温麻醉下进行体外循环下心脏直视手术治疗,而过去需手术治疗的一些先天性心脏病现在又不需要手术治疗,可以在放射介入下进行封堵和矫正治疗。又如胃、十二指肠溃疡等疾病多数情况下行内科保守治疗,当病情发生变化出现大出血、溃疡穿孔、梗阻、癌变等并发症时又需要中转手术治疗。因此,内科和外科研究的范畴应辩证地看待,这就给护理人员提出了更高的要求,每一位临床护士要将内外科学的知识融会贯通,只有这样才能更好地为人们的健康服务。

第二节　外科护理学发展简史

外科护理学的发展与外科学的发展密不可分。外科学发展的历史漫长而曲折,据史书记载在旧石器时代我们的先辈就有用石器治疗伤病的经历,商周时代对人体解剖已有描述,随后可见扁鹊、华佗用酒或麻沸散作麻醉剂进行外科手术的记录。由于古代外科学受当时社会条件的限制,能够诊治的疾病多为浅表疮、疡和外伤等;祖国医学很早就提出了疾病的治疗"三份治、七份养"从这个养字中能看出,当时已经认识到了护理的重要性,但在史书中并未发现有关"护理"一词的记载。

16世纪,欧洲文艺复兴时期,由于科学技术的进步和文化发展,启动了对基础医学和临床治疗学的研究。进入17世纪后,人类逐步认识到疾病是在外因和内因的综合作用下而导致对人体的影响;随着人类对自然现象的进一步揭示,医学科学逐渐摆脱了宗教和神学的影响,西医外科学进入起步阶段。由于疼痛、伤口感染、出血等因素的制约一直阻碍着外科学的发展。直到19世纪中叶,随着人体解剖学、病理解剖学以及实验外科学等相关基础学科的建立,为外科学的发展奠定了基础;随着清洁、消毒灭菌、麻醉镇痛、止血、输血技术的问世,使得外科学得以飞速发展。同期,现代护理学创始人弗洛伦斯·南丁格尔带领护士在克里米亚战地医院看护伤病员的过程中,通过改善伤员住院环境卫生,为伤员清洁伤口、换药,改善饮食结构,安慰受伤战士等举措为伤病员提供身心两方面的护理服务,从而使伤员的死亡率由50%降至2.2%。以极有说服力的数字和惊人的业绩向世人展示了护理工作在外科疾病患者治疗过程中的作用和意义。在总结战地救护经验的基础上,南丁格尔于1860年在英国的圣托马斯医院创办了世界上第一所护士学校。开创了护理教育的先河,也为护理学科的发展奠定了基础。由此可见,现代护理学是以外科护理学为先驱而问世的。

外科护理学在我国的发展历史虽然较短,但随着1958年首例大面积烧伤患者的抢救成功以及1963年世界首例断肢再植在我国获得成功,也充分展示了我国外科护理工作者对外科护理学所作出的不懈努力和卓越贡献。

百余年来,随着社会的进步和科学技术的发展,医学科学得以快速发展,如医学影像学的发展很大程度上提高了外科疾病的诊治水平;外科治疗技术不仅得到了普及,同时也拓展了新的领域,如显微外科、器官移植、微创手术、心血管外科、腔镜手术、肠内外营养治疗等。相应的医疗器械,如人工心肺机、体外超声碎石机、人工肾、内镜、人工呼吸机等应用于临床。使得外科学的广度和深度得以飞速发展的同时,也促进了外科护理学的发展和现代护理理念的转变。现代护理学经历了"以疾病为中心""以病人为中心"发展到今天"以人的健康为中心"的阶段。随着医学模式由"生物医学模式"向"生物-心理-社会医学模式"的转变,基于世界卫生组织(WHO)提出的"健康"新定义,即"健康不仅是没有身体上的疾病和缺陷,还要有完整的心理状态和良好的社会适应能力"的理念,使人们对健康的认识发生了根本性改变。在以人的健康为中心的指导思想下,外科护理学的内涵和外延都发生了重大转变,由护理患者拓展到高危人群的干预和健康人群的预防保健,护理场所由医院扩大到家庭和社区。护士的职能更趋向多样化、全面化。

第三节 学习外科护理学的指导思想

（一）树立为人类健康服务的职业思想

学习外科护理学首先要坚定为人类健康服务的信念，甘于献身护理事业；应时刻铭记"增进健康、预防疾病、恢复健康、减轻病痛"是护士的基本职责；把学习目的、学习动机、学习兴趣和护士的基本职责联系在一起，真正领悟为人类健康服务的真谛；扎实学好这门课程，并做到学以致用，将所学的知识运用于保护人类健康服务的事业中，为将来走上工作岗位并履行护士职责打下坚实的基础。

（二）以现代护理观为指导

不论是 WHO 对健康的新定义，还是新的医学模式"生物 - 心理 - 社会医学模式"均强调疾病的发生是多种因素共同或相互作用的结果；提醒我们要从生理、心理、社会、环境等多方面综合考虑人体与疾病、环境与健康、护理与健康等问题。在现代护理观的指导下，应以人的健康为中心，依据护理程序为患者提供整体护理，认真收集与分析患者的健康信息，评估患者现存的和潜在的健康问题，拟订科学的护理计划，积极采取有效的护理措施，并随时评价其护理效果。

（三）注重理论与实践相结合

外科护理学是一门实践性很强的应用性学科，如：手术前的肠道准备、手术中的配合、手术后的伤口换药、引流管的护理等，都需要将课堂上所学的理论知识与临床具体护理的实践相结合；只有掌握了扎实的理论知识，在临床护理工作中才能胜任"病房的哨兵"这一角色，才能在具体的护理实践操作中发现病情变化的先兆和蛛丝马迹，才能为挽救患者的生命赢得宝贵的时间。因此，外科护理学的学习不但要学习书本上的知识，还要加强实验室的练习、临床见习、临床实习等环节的学习，积极参加各项教学活动，如参加病例讨论和教学查房、主动汲取营养，利用各种学习机会和手段，逐渐学会发现问题、分析问题和解决问题的能力。在不断拓展自己知识面的同时提高动手能力，将自己塑造成一名合格的外科护士。

第四节 外科护士应具备的素质

外科护理工作的特点是急诊多、病情变化快，复杂多变的病情需要在短时间内做出正确判断并给予应急处理；外科麻醉和手术又存在潜在并发症的风险；患者在承受躯体病痛的同时还要承担手术和麻醉带来的精神压力，多需要护理人员予以排解；外科工作节奏快、劳动强度大，需要护士付出的更多；鉴于上述工作特点对外科护士的综合素质也提出了更高的要求。

（一）扎实的专业素养

外科护士不仅要掌握丰富的理论知识，而且还应娴熟的掌握各项操作技能和先进仪器设备的使用方法；能融会贯通地将所学的各科相关知识运用于临床护理工作中；不仅具有敏锐的观察力和迅速的判断力，还应具有果敢的应急处理能力。良好的人际关系和沟通能力，以及团队协作能力；只有具备了这些扎实的护理专业素质，才能在外科护理岗位上充分发挥专业优势，实现护士的人生价值和职业理想。

（二）高尚的职业精神

敬重护理职业，热爱护理事业。工作中严肃认真、一丝不苟、兢兢业业，认真执行各项规章制度和护理常规，始终把患者的健康和生命安危放在首位。具有一颗善良的心，救死扶伤，忠于职守，廉洁奉公，实行人道主义，急患者之所急，想患者之所想。不怕苦、不怕累，具有一心为人类健康服务的奉献精神。

（三）良好的人文素养

在护理工作中护士应注重语言修养，尊重、爱护、鼓励患者，在外科突如其来的创伤和手术面前体现对患者的关心、体贴,使患者从护士的言行举止中能感受到医者仁心的魅力。运用礼貌而优美的语言,给患者以精神上的支持,促进他们早日康复。

(四)健全的身心素质

应具有强健的体魄和健康的心理,乐观、开朗、情绪稳定,态度温和,以适应外科工作特点;同时有较强的自控能力,适时有效地调节和控制不良情绪,正确处理好医-护、护-护、护-患之间的关系。具有强健的体魄,饱满的工作热情,随时能投入各类突发事件的急诊抢救工作中(如工伤、交通事故等)。

(五)良好的法律修养

在法制社会中,护理人员不仅应该认真学习相关法律法规,如《中华人民共和国护士条例》《中华人民共和国护士管理办法》《传染病防治法》《消毒管理办法》《医疗事故处理条例》等;还应将所学的知识贯彻在临床医疗护理活动中,做到遵纪守法,依法执业。维护患者、医疗机构和个人的合法权益,从而树立良好的职业形象。

(李远珍)

思维导图

 思考题

请结合本章学习回答以下的问题:

1. 请结合外科护理工作特点和合格外科护士的素质要求,拟订自己的学习计划。

2. 通过本章的学习,你对未来的职业生涯规划有何想法?

3. 结合外科护理学发展史,谈谈外科护士在临床护理工作中的重要地位。

第二章

手术室管理及外科无菌技术

第二章 课件

学习目标

识记:

1. 能描述手术室布局和设置要求。

2. 能复述手术室环境管理制度。

3. 能简述手术室护士的职责要求。

4. 能列举常用手术体位及适用范围。

理解:

能比较不同级别洁净手术室的适用范围。

运用:

1. 能运用课程知识执行外科手消毒、穿无菌手术衣及戴手套、脱无菌手术衣及手套。

2. 能运用所学为手术室不同类别物品选择合适的消毒灭菌方法。

3. 在手术过程中执行无菌操作原则。

4. 在手术过程中能正确识别与传递常用手术器械。

 导入情境与思考

赵先生,40岁。2小时前不慎从高处坠落,右腹部碰及木桩。出现头晕、心悸、口渴、恶心、呕吐、面色苍白、四肢湿冷等症状。腹部超声检查显示"肝脏破裂",患者于入院30分钟后被送入手术室进行手术治疗。

请思考:

1. 完成这台手术需要哪些医务人员的配合?

2. 为了高效完成手术,器械护士在手术过程中应如何与手术医生密切配合?

文档:手术患者
十大安全目标

手术室是外科手术治疗和危急重症抢救的场所,是医院的重要技术部门,要求建筑位置、结构和布局合理,仪器设备先进、齐全,同时手术室还应当建立严格的管理制度,以保证外科手术的高效率和高质量。手术室护理是指患者在手术全期所采取的一系列护理措施。其主要工作是协助麻醉,安置手术体位,配合手术,供应手术物品,维护手术室无菌环境及保障患者安全。目前,手术室护士更趋于专业化,手术室专科护士的培养是我国手术室护理实践发展的策略和方向。

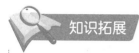 **知识拓展**

我国手术室专科护士培养

　　手术室专科护士主要为手术中患者提供全程、专业的护理服务,满足术中患者的个体需求。2007 年卫生部发布了《专科护理领域护士培训大纲》。手术室专科护士培训目标要求掌握:①手术室护理工作范围、特点及发展趋势。②手术室管理的基本内容及规章制度。③手术室医院感染预防与控制的原则和措施。④手术室患者围术期护理要点。⑤手术室患者安全管理。⑥手术配合技术和护理操作技术。⑦手术室的职业安全与防护措施。⑧手术室突发事件的应急处理等。2016 年,国家卫生计生委《全国护理事业发展规划(2016—2020 年)》提出将专科护士列为重大工程项目。

第一节　手术室概况

一、手术室布局与环境

(一)位置

　　手术室位置宜选择在自然环境较好,大气含尘、含菌浓度较低,无有害气体的区域,以尽量保证空气洁净。并与手术科室、中心 ICU、检验科、血库、病理科、消毒供应中心、复苏室等相邻,最好之间有直接的通道和通信联系设备。低层建筑一般选择在中上层或顶层,高层建筑则尽可能避免设在首层或顶层。

(二)布局

　　手术室设计强调平面布局和人流、物流的合理、顺畅,以充分发挥手术室的功能,尽可能降低交叉感染的风险,全过程控制感染。手术室设 4 条出入口:即患者出入口、工作人员出入口、无菌物品出入口和污物出口。手术室内设内外 2 条走廊:①内走廊,为洁净走廊,供医护人员通过及运送患者和无菌物品使用。②外走廊,为清洁走廊,供术后器械、敷料等污物的转运。刷手间和无菌物品间等都设置在洁净走廊的周围。手术室按照洁净程度分为 3 个区域:

　　1. 洁净区　设在内侧,包括手术间、洗手间、内走廊、无菌物品间、药品间、麻醉准备间等。非手术人员或非在岗人员禁止入内,此区内的一切人员及其活动都必须严格遵守无菌原则。

　　2. 准洁净区　设在中间,包括器械室、敷料室、洗漱室、消毒室、外走廊、复苏室、石膏室等。该区是非洁净区进入洁净区的过渡区域,进入者不得大声谈笑和高声喊叫,凡已行手臂消毒或已穿无菌手术衣者,不可进入此区。

　　3. 非洁净区　设在外围,包括办公室、会议室、污物室、资料室、电视教学室、值班室、更衣室、更鞋室、医护人员休息室、手术患者家属等候室等。患者在此换乘手术室平车进入手术间。

(三)设施及配置

　　1. 建筑要求　手术间按照不同用途设计大小,一般大手术间面积 40~50m²,中小手术间面积 20~40m²。心脏手术、器官移植手术等需要的辅助仪器多则需要大手术间,面积 60m²。手术室内净高 2.8~3.0m,内走廊宽 2.2~2.5m,外走廊宽 1.2~1.5m。门窗结构应考虑紧密性能,一般为封闭式无窗手术间,以防止尘埃或飞虫进入。门净宽不小于 1.4m,便于平车进出,最好采用感应自动开启门。室内装饰要求平整、光滑、无起尘、无积尘、室内设施装置、电器设备均应嵌入墙内。手术间地面应采用防滑、耐磨、耐腐蚀、无凹槽、易刷洗的地板,不设地漏;地面与墙面连接处必须是圆角;手术间应有隔音、空气过滤净化装置,以防手术间相互干扰,保持空气清洁。

2. 手术间的装备与设施 手术间的数量与手术科室床位比一般为 1∶(20~25)。手术间内只允许固定放置必需的器具和物品。手术间的基本配备包括多功能手术床、大小器械桌、无影灯、麻醉机、器械药品柜、观灯片、输液轨、脚踏凳、手术圆凳、摆放体位用物、高频电刀、污物桶等。现代手术室有中心供氧、中心负压吸引器和中心压缩空气、麻醉排废气终端等设施,配备心电监护仪、X 线摄影、显微外科设备及多功能控制面板(包括空调、呼叫系统、计时器、温湿度显示器及调节开关等),还有观摩设施供教学和参观使用。

3. 其他工作间的设置和要求 麻醉准备间是供患者进入手术间前进行麻醉诱导用,麻醉复苏室供全身麻醉患者术后苏醒用,均应备有必要的仪器设备和急救药品。物品准备用房包括器械清洗间、器械准备间、敷料间、无菌间等,应符合洁污流程,以防止物品污染。手术室应有单独的快速灭菌装置,以便进行紧急物品灭菌;同时设有无菌物品贮藏室以存放无菌敷料、器械等;还配有一定空间存放必要的药品、器械和仪器。洗手间设备包括感应式或脚踏式水龙头、无菌刷子、外科消毒洗手液、无菌擦手巾及计时钟等。

（四）洁净手术室

洁净手术室(clean operating room)是指采用空气净化技术,使手术室内细菌浓度控制在一定范围,空气洁净度达到一定级别。手术室内温度应保持在 21~25℃,相对湿度 40%~60%。

1. 空气净化技术 是指选用不同的气流方式和换气次数,过滤进入手术室的空气以控制尘埃含量,使空气达到净化的一定级别。

(1) 空气过滤器:空气在进入手术室之前要经过初、中、高效 3 级过滤器。初效过滤器,为第一级过滤,通常来自外界新风,对空气中≥5μm 微粒的滤除率在 50% 以上;中效过滤器,为第二级过滤,对空气中 1~10μm 微粒的滤除率在 50%~90%;高效过滤器,为第三级过滤,对空气中≥0.5μm 微粒的滤除率在 95% 以上。由于细菌多附着在 1μm 左右的尘埃上,高效过滤器过滤细菌的有效率可达 99.95%以上。

(2) 净化空气的气流方式

1) 乱流式气流:气流不平行、方向不单一、流速不均匀,且有交叉回旋的气流。此方式除尘率较低,适用于万级以下的手术室,如污染手术间和急诊手术间。

2) 垂直层流:将高效过滤器装在手术室顶棚内,垂直向下送风,两侧墙下部回风。

3) 水平层流:在一个送风面上布满过滤器,空气经高效过滤,水平流经室内。

采用后两者层流方式的洁净手术室又称为单向流洁净室,其气流分布均匀,不产生涡流,除尘率高,适用于百级至万级的手术室。

2. 洁净手术室净化标准及适用范围 根据每立方米空间中粒径大于或等于 0.5μm 空气尘埃粒子数的多少,洁净手术室可分为Ⅰ级(100 级)、Ⅱ级(1 000 级)、Ⅲ级(10 000 级)、Ⅳ级(100 000 级)4 种,数字越高净化级别越低。洁净度随换气次数的增加而提高,一般换气次数 25 次 /h,可保持手术进行中空气细菌数控制在 $175cfu/m^3$ 以下(表 2-1)。

(1) 特别洁净手术间(Ⅰ级):适用于心脏、器官移植、人工关节置换、脑外科和眼科等无菌手术。

(2) 标准洁净手术间(Ⅱ级):适用于整形外科、泌尿外科、胸外科、骨科、肝胆胰外科和普外科(Ⅰ类切口手术)。

(3) 一般洁净手术间(Ⅲ级):适用于胸外科、泌尿外科、妇产科、耳鼻喉科和普外科(非Ⅰ类切口手术)。

(4) 准洁净手术间(Ⅳ级):适用于肛肠外科、污染类手术。

表 2-1 洁净手术室分级

等级	手术室名称	手术区空气洁净度级别(级)	表面最大染菌密度(个/cm²)	沉降法(浮游法)细菌最大平均浓度		自净时间(min)
				手术区	周边区	
I	特别洁净手术室	100	5	0.2 个/30min·Φ90 皿(5 个/m³)	0.4 个/30min·Φ90 皿(10 个/m³)	≤15
II	标准洁净手术室	1 000	5	0.7 个/30min·Φ90 皿(25 个/m³)	1.5 个/30min·Φ90 皿(50 个/m³)	≤25
III	一般洁净手术室	10 000	5	2 个/30min·Φ90 皿(75 个/m³)	4 个/30min·Φ90 皿(150 个/m³)	≤30
IV	准洁净手术室	300 000	5	5 个/30min·Φ90 皿(175 个/m³)		≤40

（五）手术室的环境管理

1. 清洁和消毒 每日手术前 1h 开启净化空调系统持续净化运行,当日手术结束后净化空调系统继续运行直至恢复该手术间的洁净级别。禁止物品遮挡各手术间回风口,以免影响空气回流。每日清洁处理回风口,每周清洁 1 次过滤网、至少 1 次彻底大扫除。每月做 1 次空气洁净度和生物微粒监测。每日手术间启用前,宜用清水进行物体表面清洁。每日手术结束后应及时对手术间进行清洁及消毒。采用湿式打扫,用消毒液擦拭溅到地面、墙面的血液、药液,用 500mg/L 有效氯消毒液擦拭手术间内的设备、物品进行消毒后再清洁。特殊感染如肝炎病毒、艾滋病病毒、梅毒阳性患者,手术时使用一次性物品,手术后用 1 000mg/L 有效氯消毒液擦拭地面及房间物品进行消毒后,再清洁。

2. 手术室管理

（1）除手术室人员和当日手术者外,其他人员不得擅自进入。

（2）患有急性感染性疾病,尤其是上呼吸道感染者不得进入手术室。

（3）工作人员进入洁净区必须更换手术室专用清洁鞋帽、衣裤、口罩,中途离开须穿外出服、换外出鞋。

（4）手术开始后,应尽量减少开门次数。减少走动和不必要的活动,不可在无菌区中间穿行,或在无菌区内大声叫喊、咳嗽。

（5）手术患者进入手术室需更换清洁病员服,患者贵重物品等不得带入手术室。

（6）手术间内的人数应根据手术间的大小决定。

（7）无菌手术与有菌手术严格分开,若在同一手术间接台,应先安排无菌手术,后做污染或感染手术。

（8）所有进入洁净区的物品、设备应拆除外包装,清洁后方可进入。

（9）手术室备齐急救用物,专人负责检查补充;手术室人员须熟悉各种物品放置地点及使用方法。

（10）各种危险化学品应专人保管,登记注册,专柜加锁存放,远离火源。

（11）手术室物品未经许可不得外借。

二、手术室人员的职责

参加手术的人员包括手术医师、麻醉医师、手术室护士,并配备麻醉护士和其他工勤人员。各类人员职责清楚、分工明确、相互协作,共同完成每台手术。

1. 手术医师职责 ①手术者:负责并主持整个手术操作的全过程。除按术前计划执行手术方式和操作步骤外,还应根据术中发现作出决定;②助手:包括第一、第二助手,必要时还有第三助手。其主要职责是完成手术野皮肤的消毒和铺巾,协助手术者进行止血、结扎、拭血、暴露手术野、拉钩、剪线等操作,维持手术区整洁。

2. 麻醉医师　负责手术患者的麻醉、给药、监测及处理;协助巡回护士做好输液和输血工作;观察、记录患者手术全过程的病情变化,出现异常及时通知手术者,组织抢救处理;术毕,协同手术室人员将患者送回病房或复苏室。

3. 洗手护士(scrub nurse)　又称器械护士。其工作范围局限于无菌区内,主要职责是负责手术全过程所需要器械、物品和敷料的传递,配合医师完成手术。其他工作还包括术前访视和术前准备。①术前访视:术前1天访视患者,了解患者的病情和需求,根据手术种类和范围准备手术器械和敷料。必要时参加病例讨论。②术前准备:术前15~30min洗手、穿无菌手术衣、戴无菌手套;铺置好无菌器械台,检查手术器械性能、完整性并按手术进程摆放整齐。协助医师进行手术区皮肤消毒和铺无菌手术单,连接并固定电刀、吸引器等。③清点、核对物品:分别于术前和术中关闭体腔及缝合切口前,与巡回护士共同清点各种器械、敷料、缝针等数量,核对后准确记录于物品清点记录单上。术中增减的用物须反复核对清楚并及时记录。④正确传递用物:手术过程中,按手术步骤向医师传递器械、敷料、缝针等手术用物,及时擦拭器械上的血渍。做到主动、迅速、准确无误。传递任何器械时都要以柄轻击术者伸出的手掌。⑤保持器械和用物整洁:保持手术野、器械托盘、器械桌、器械及用物等干燥、整洁、无菌。器械分类摆放整齐,用后及时取回擦净,做到“快递、快收”,暂时不用的器械可放于器械台一角。若器械接触过阴道、肠道等污染部位,应分开放置,以防污染扩散。⑥配合抢救:密切关注手术进展,若出现大出血、心搏骤停等紧急情况,立即备好抢救用品积极配合医师抢救。⑦标本管理:妥善保管术中切下的组织或标本,按要求及时送检。⑧包扎和整理:术后协助医师消毒处理切口,包扎切口并固定好各种引流管。⑨整理用物:按要求分类处理手术器械及各种用物、敷料等。

4. 巡回护士(circulating nurse)　又称辅助护士,其工作范围是在无菌区外,主要任务是在台下负责手术全过程中器械、布类、物品和敷料的准备和供给,主动配合手术和麻醉,根据手术需要,协助完成输液、输血及手术台上特殊物品、药品的供给。对患者实施整体护理。①术前物品准备:查看手术通知单,了解实施手术名称、麻醉方式及患者相关信息(过敏史、生化检查等),必要时参加病例讨论、访视患者,做好术前宣教。②核对患者:核对床号、姓名、性别、年龄、住院号、诊断、手术名称、手术部位、术前用药。检查患者全身皮肤完整性、肢体活动情况及手术区皮肤的准备情况。了解病情,检查术前皮试结果并询问有无过敏史。建立静脉通路并输液;核对患者血型、交叉试验结果,做好输血准备。注意保暖和保护患者隐私。③安置体位:协助麻醉医师安置患者体位并注意看护,必要时用约束带,以防坠床。麻醉后,按照手术要求摆放体位,充分暴露手术区,固定牢固,确保患者安全舒适。若使用高频电刀,则需将负极板与患者肌肉丰富处全面接触,以防灼伤。患者意识清醒者,予以解释,取得其合作。④清点、核对物品:分别于术前和术中关闭体腔及缝合伤口前,与器械护士共同清点、核对用物。严格执行核对制度,避免异物存留于体内。⑤术中配合:随时观察手术进展情况,随时调整灯光,及时供应、补充手术台上所需物品。密切观察患者病情变化,保证输液、输血通路通畅,保证患者术中安全,主动配合抢救工作。认真填写手术护理记录单,严格执行术中用药制度,监督手术人员的无菌操作及时纠正错误。⑥术后整理:术后协助医师清洁患者皮肤、包扎伤口、妥善固定引流管,注意保暖。整理患者物品,护送患者回病房,将患者术中情况及物品与病区护士交班。整理手术间,补充手术间内的各种备用药品及物品,进行日常清扫及空气消毒。

5. 其他岗位护士

(1) 供应护士:负责与中心供应室完成手术室器械、敷料的交接和准备,保证手术所需用物;做好日常清洁消毒工作。

(2) 办公室护士:负责接待、咨询、文档输入,协助护士长排班等工作。

(3) 麻醉护士:负责麻醉药品的管理,手术前麻醉药的准备,手术中配合麻醉。

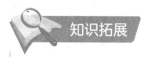 知识拓展

手术安全核查内容及流程

　　手术安全是手术工作的核心之一。手术安全核查由手术医师、麻醉医师和手术室护士3方共同完成,分别在麻醉实施前、手术开始前和患者离开手术室前三个时机执行。

　　1. 麻醉实施前　核对患者身份(姓名、性别、年龄、住院号)、手术方式、知情同意情况、手术部位与标识、麻醉安全检查、皮肤是否完整、术野皮肤准备、静脉通道建立情况、患者过敏史等。

　　2. 手术开始前　核查患者身份(姓名、性别、年龄)、手术方式、手术部位与标识,并确认风险预警等内容。

　　3. 患者离开手术室前　核查患者身份(姓名、性别、年龄)、实际手术方式。术中用药、输血的核查,清点手术用物,确认手术标本,检查皮肤完整性、引流管,确认患者去向等内容。

第二节　患者的准备

一、一般准备

　　手术室护士在术前应对手术患者进行访视,了解患者一般情况,回答患者及家属有关手术的问题。手术当天患者应在手术开始前提前送入手术室,护士按照手术安排表仔细核对患者的姓名、床号、住院号、诊断名称、手术部位、手术医生等,确保手术部位正确无误;检查手术部位标识及手腕带信息,清点需带入手术室的药品和各项物品无误。询问患者有无发热、咳嗽、流涕等症状,女患者还要询问有无月经来潮。询问禁饮食的时间、麻醉前用药、灌肠、排尿等情况。若患者能说话,以上问题必须由患者自己回答。做好麻醉和手术前的各项准备工作。同时要对患者进行心理辅导,减轻其焦虑、恐惧等反应,使其能较好地配合麻醉和手术。

二、安置手术体位

　　手术体位是根据患者的身体条件和手术部位来决定的,由患者的卧姿、体位垫的使用、手术床的操作3个部分组成。以巡回护士操作为主,必要时由手术人员核实或配合,共同完成手术体位的安置。其要求是:①最大限度保证患者的舒适与安全。②充分暴露手术野,避免不必要的裸露。③保持各管路的通畅,不影响呼吸、循环功能。不影响麻醉医师观察和监测。④妥善固定。避免血管及神经受压、肌肉扭伤、压疮等并发症。常用的手术体位有以下几种(图2-1):

　　1. 仰卧位(supine position)　为最常见的手术体位。

　　(1) 水平仰卧位:适用于胸部、腹部、下肢等手术。方法:患者仰卧于手术台上。头部垫软枕;双上肢自然放于身体两侧,中单固定双臂;膝下放一软枕,膝部上方或下方5cm用宽约束带固定;足跟用软垫保护。

　　(2) 垂头仰卧位:适用于颈部手术。方法:双肩下垫一肩垫,抬高肩部20°,头后仰;颈下垫一圆枕以防颈部悬空;头两侧用沙袋固定;将手术床背板抬高10°~20°,以利于头颈部静脉血回流,余同"水平仰卧位"。

　　(3) 上肢外展仰卧位:适用于上肢、乳房手术。方法:患侧上肢外展置于托手器械台上,外展不超过90°,余同"水平仰卧位"。

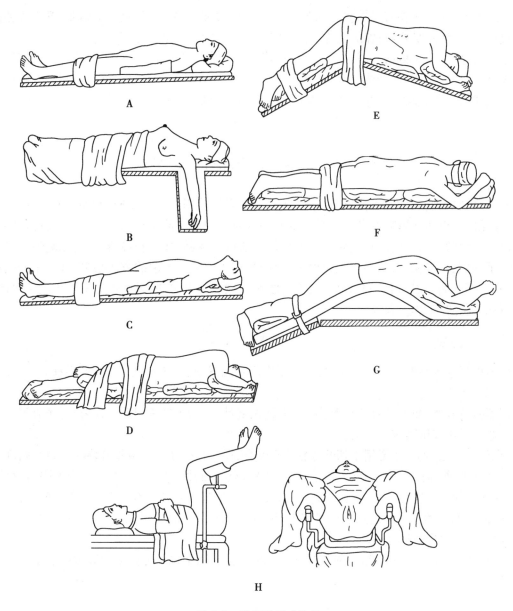

图 2-1　常见的手术体位

A. 水平仰卧位；B. 乳房手术平卧位；C. 颈仰卧位；D. 胸部手术侧卧位；E. 肾手术侧卧位；F. 俯卧位；G. 腰椎手术俯卧位；H. 膀胱截石位

2. 侧卧位（lateral position）

（1）一般侧卧位：适用于肺、食管、侧胸壁、侧腰部（肾及输尿管中上段）等手术。方法：患者健侧卧 90°；双臂向前伸展于托手架上，束臂带固定双上肢；头、侧胸部垫软垫；胸背部两侧各垫一个长沙袋，置于中单下固定；上腿屈曲 90°，下腿伸直，两腿间垫以软枕；约束带固定髋部。肾及输尿管中上段手术时，患侧肾区应对准手术台腰桥，使腰部平直舒展，大腿上 1/3 用约束带固定，铺无菌巾后，升高腰桥。

（2）脑科侧卧位：适用于颞部、颅后窝、枕大孔区等手术。方法：患者侧卧 90°；头下垫头圈或置于头架上，下耳郭置于圈中防止受压，上耳孔塞棉球以防进水；侧胸部垫软垫，束臂带固定双上肢于支架；于背部、髋部、耻骨联合部各上一挡板或用宽约束带固定肩部、髋部以固定身体；下腿屈曲、上腿伸直，以放松腹部，两腿间垫软枕，约束带固定髋部。

3. 俯卧位（prone position）　适用于颅后窝、颈椎后路、脊柱后入路、背部、骶尾部等手术。方法：患者俯卧于手术台,头放于头托或支撑于头架上(颅后窝、颈椎后路手术);双肘稍屈曲,置于头旁;胸部、髋部各垫一软枕,使腹肌放松;膝部用约束带固定;足背下垫小枕,防止足背过伸。

4. 膀胱截石位(lithotomy position)　适用于会阴部及腹会阴联合手术等。方法:患者仰卧,臀部齐手术床缘,臀下垫一中方枕;两腿屈髋、双膝置于腿架上,两腿间角度为 60°~90°,双腿高度以患者腘窝的自然屈曲下垂为准;腘窝部垫一软枕,并用约束带固定;膝关节摆正,不压迫腓骨小头,以免损伤腓总神经。

第三节　手术器械和物品灭菌法

手术中需要的器械、物品种类繁多,包括各类手术必须使用的基础器械和物品,如手术刀、剪、钳、镊、牵开器、缝针、缝线、纱布、纱条、布单等;专科手术使用的专科器械和物品,如骨刀、骨锤、胸骨撑开器、心脏拉钩、眼科剪、显微器械等;特殊手术使用的器械和物品,如腹腔镜器械、高频电刀、电锯、电钻等。所有手术器械及物品都需经过灭菌处理,以防止伤口感染。灭菌的方法很多,最常用的是高压蒸汽灭菌法,多用于耐高温、耐湿的物品。其他方法有环氧乙烷灭菌法、过氧化氢低温等离子灭菌法、低温甲醛蒸汽灭菌法、干热灭菌法等。

一、手术器械

手术器械是手术操作必需的基础物品,包括常用基础器械、专科器械以及特殊器械。

(一)基础手术器械

常用器械有 6 类,即手术刀、剪、镊、钳、牵开器及缝针,多为不锈钢材质,其特点为耐高温、耐潮湿、易清洗。通常采用高压蒸汽灭菌法。

1. 手术刀(scalpel)　主要用于切开和锐性分离组织。手术刀由刀柄和可装卸的刀片两部分组成(图 2-2)。刀柄根据其长短、大小分为 7 号、4 号、3 号刀柄,刀片按其形态、大小分为大圆刀、小圆刀及小尖刀,手术刀片为一次性消毒包装使用。装载刀片时,用持针器夹取刀片前端背部,使刀片的缺口对准刀柄前部的槽孔,稍用力向后拉动即可装上;卸载刀片时,用持针器夹取刀片尾端背部,并向上稍用力提出槽孔,向前推即可卸下(图 2-3)。

2. 手术剪(scissors)　分为组织剪和线剪(图 2-4),主要用于锐性分离组织和剪线。组织剪尖端为圆弧形,线剪尖端为直形。

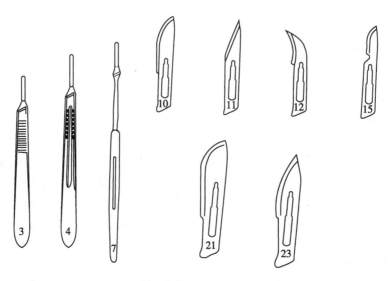

图 2-2　各种手术刀柄及刀片

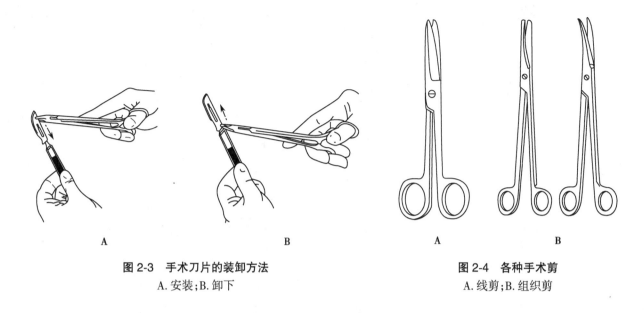

图2-3　手术刀片的装卸方法
A.安装；B.卸下

图2-4　各种手术剪
A.线剪；B.组织剪

3. 钳类　主要用于钳夹止血和钝性分离组织，也可用于夹持缝针、纱布等。按用途分为血管钳、组织钳、分离钳、卵圆钳、持针器等。按形状分为直钳和弯钳(图2-5)。

4. 镊子　分为平镊和有齿镊(图2-6)，主要用于夹持和扶持组织，便于分离、止血和缝合。

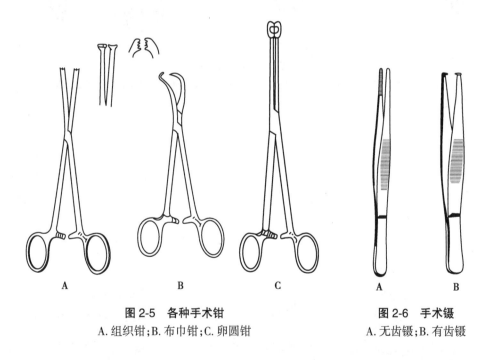

图2-5　各种手术钳
A.组织钳；B.布巾钳；C.卵圆钳

图2-6　手术镊
A.无齿镊；B.有齿镊

5. 牵开器　通常称为拉钩。有手动牵开器和自动牵开器两种，用于牵开组织、脏器、血管和神经等，显露手术野，便于术者操作(图2-7)。

6. 缝针　常用的有三角针和圆针两类。前者用于缝合皮肤、韧带等坚韧组织；后者用于缝合血管、神经、脏器、肌肉等软组织。缝针有直、弯两种，大小、粗细各异，根据不同组织选择合适的缝针(图2-8)。现临床上通常使用带线缝针以减少对组织的损伤。

(二) 专科手术器械

在各种手术中除使用基础手术器械外，还根据各专科手术部位及组织脏器选用不同的专科器械，

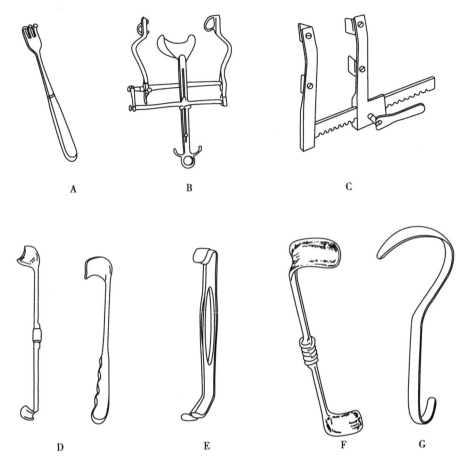

图 2-7   各种牵开器

A. 皮肤拉钩；B. 三翼腹壁自动牵开器；C. 胸腔自动牵开器；D. 阑尾拉钩；E. 甲状腺拉钩；
F. 腹腔直角拉钩；G. S 形拉钩

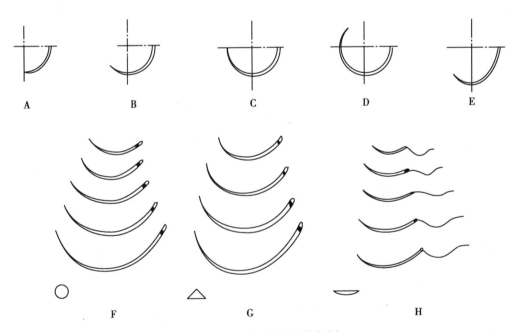

图 2-8   各种缝合针（按弧度分）

A. 1/4 弧度圆针；B. 3/8 弧度圆针；C. 1/2 弧度圆针；D. 5/8 弧度圆针；E. 混合弧度圆针；F. 圆针；G. 三
角针；H. 铲形针

如胸外科开胸用肋骨剪、胸骨撑开器,骨科使用的骨刀、骨锤,泌尿外科肾脏手术使用的肾蒂钳等,通常采用高温蒸汽灭菌。

（三）特殊手术器械

由于外科手术技术的发展,出现了一些特殊手术器械,如腹腔镜器械、内镜腔道器械、吻合器、电刀、电钻等,因器械材料的特殊,通常采用环氧乙烷灭菌和过氧化氢低温等离子灭菌。

二、缝合线

主要用于术中缝合组织脏器,也可以用于结扎血管止血。缝线分为可吸收缝线和不可吸收缝线两大类。多数为一次性灭菌包装。

（一）不可吸收缝线

不可吸收缝线是由天然材质加工制成、人工合成或直接由金属材料制成,不能被组织酶消化吸收的缝线。如丝线、金属缝线、尼龙线、聚酯缝线、聚丙烯缝线。

1. 丝线　由天然蚕丝制成,是手术中最常使用的缝线,其特点是质地柔软、强度高,组织反应小。线的型号以号码显示,号码越大线越粗。临床上以一次性单根线应用最多,使用前应先用生理盐水湿润。

2. 金属缝线　以不锈钢丝缝线为主,主要用于胸骨、矫形外科、减张缝合以及其他骨组织的固定缝合。

3. 尼龙线　由合成的聚酰胺聚合物制成。其特点是组织反应小、强度高,多用于血管、显微外科、眼科手术的缝合。

4. 聚酯缝线　由聚酯制成的编制多股缝线。其特点是操作性能好、柔韧性高,打结牢固,多用于心血管外科手术。

5. 聚丙烯缝线（polypropylene）　又称滑线。由聚丙烯聚合而制成,为单股缝线,表面光滑,其特点是组织反应小、柔软、抗张力强、不易打结。广泛用于心胸外科、普外科、整形外科及眼科手术。

（二）可吸收缝线

可吸收缝线是由哺乳动物的胶原蛋白或人工合成的多聚体(聚羟基乙酸包膜)制作而成。分为天然可吸收缝线和合成可吸收缝线两大类。常用于妇科、泌尿外科、普外科、骨科等手术中组织脏器的缝合。

1. 天然可吸收缝线　分普通肠线和铬制肠线两种。由高纯度化的胶原蛋白加工而成。有缝线质地较硬,组织反应较大等缺点,目前在临床上已很少使用,逐渐被合成可吸收缝线代替。

2. 合成可吸收缝线　其特点为表面光滑、吸收快、损伤小、组织反应小。根据缝线的吸收时间和聚合体材料的区别,分为涂层可吸收缝线、快吸收缝线、编织可吸收缝线、单股可吸收缝线等,临床应用广泛。

（1）涂层可吸收缝线:由聚交酯和乙交酯共聚物加上硬脂酸钙所制成的多股编制可吸收缝线。其特点为打结平稳、穿过组织流畅、减少钳闭组织的倾向。可用于筋膜缝合、皮下包埋缝合、也可用于感染手术的缝合,50~70d 被完全吸收。

（2）快吸收缝线:其特点为吸收快速,缝合后第 5 天失去 50% 的张力,缝合后第 14 天失去所有张力。适用于表面皮肤及黏膜的缝合。

（3）编制可吸收缝线:由乙醇酸的聚合体制作而成。其特点是缝合后 15d 开始被组织吸收,缝合后 60~90d 被组织完全吸收,多用于皮下包埋缝合。

（4）单股可吸收缝线:由羟基乙酸和 epsilon caprolactone 的聚合物制成,其特点为柔韧性强、操作方便、容易打结,91~119 天被完全吸收,用于除神经血管眼科及显微外科手术以外的皮下缝合及结扎。

三、引流用物

外科引流是指将人体组织间隙或体腔中积聚的脓、血、渗出液或其他液体通过引流物或引流装置导流至体外的技术。常用的引流用物按材质分为乳胶引流管和硅胶引流管,按功能又可分为单腔、双腔和三腔引流管、T 形引流管等。根据引流部位、腔隙深浅、引流液的量和性质选择合适的引流物。可选用高压蒸汽灭菌或按照产品说明指南灭菌。目前,一次性使用包装应用广泛。常见引流物及用途如下:

1. 乳胶片引流条　乳胶片为乳胶材质根据手术切口大小剪成条状制成。用于皮下浅层组织引流。
2. 乳胶引流管　用于腹腔引流及深部腔隙引流。
3. 硅胶引流管　因其材质较硬,适用于胸腔闭式引流。
4. T 形引流管　材质为乳胶,外观呈 T 字形,用于胆总管切开术后的胆汁引流。
5. 负压引流装置　由引流管和收集液体的负压瓶组成,引流管前端有数个小孔,便于充分引流。用于甲状腺、乳腺、骨关节等手术的切口引流。

四、布类和敷料

布类包括手术衣、手术单及包布等,敷料类包括脱脂纱布类和脱脂棉花类。现在一次性无纺布手术衣和手术单应用越来越广泛,免去反复清洗、消毒、折叠的程序,可节约人力和时间,且特别适用于感染手术的铺巾。布类和敷料通常选用高压蒸汽灭菌。手术布包灭菌后在夏季保存 7d,冬季可保存 10~14d。一次性塑封包装可保存 180d。

（一）布类

1. 手术衣　用于遮盖手术人员经洗手消毒后的手臂和身体未经消毒的部位,穿上后的手术衣应盖住手术者膝盖以下,袖口缝制成松紧口,便于手套盖住袖口。胸腹部为双层加强制作,起防水和隔离作用。折叠时衣面向里,领口在最外面,便于取用时识别,避免污染手术衣无菌面。手术衣分为全遮蔽式和后开襟式。全遮蔽式手术衣可包裹遮盖手术者背部,增加了手术人员身体的无菌区域,已逐渐取代后开襟式手术衣。

2. 手术单　用于手术区皮肤消毒后铺巾、铺无菌器械桌以形成手术无菌区域。手术单有各种不同规格、型号,折叠方法各异。

3. 包布　用于包裹各种手术器械包、敷料包,便于灭菌及存放。

（二）敷料

1. 纱布类　用于手术拭血、止血、压迫、皮肤消毒、包扎及覆盖伤口等。体腔内推广使用带钡线纱布,术中如遇纱布数量不符、异物遗留体腔时便于 X 线透视、寻找;皮肤消毒、切口包扎等不用带钡线纱布。

（1）纱布块:由 4 层纱布制成,按不同规格尺寸分为大、中、小纱布,分别用于不同手术部位,小纱布也可用于皮肤消毒,制作时毛边折叠在里面。

（2）纱布垫:由 6~8 层纱布制成,制作时将毛边缝制在里面,一角嵌入约 2cm 长布带,使用时用盐水浸湿,用于保护脏器组织。

（3）纱布条:按用途分子宫纱条、腹腔纱条、鼻纱条,用于填塞、压迫止血。

（4）纱布球:用于压迫深部出血点或拭血等。

2. 棉花类

（1）棉片:常用于神经外科手术。目前均推广使用带钡线脑棉。

（2）棉球:用于皮肤黏膜的消毒及压迫深部出血点或拭血。

3. 敷贴类　目前临床上已大量使用敷贴替代纱布类敷料。其优点是柔软、舒适、透气、不粘连伤口、与皮肤贴合力强、且方便揭除,一次性灭菌包装使用。适用于各类手术切口或伤口的覆盖。

4. 特殊敷料

(1) 油纱:凡士林油加温融化后,将纱布浸于其中、均匀覆盖,冷却凝固而成。用于脓肿切开引流、填塞伤口,也可用于新鲜创面的覆盖,如取皮植皮创面。

(2) 碘仿纱条:碘仿、乙醇按一定比例均匀混合后制成的纱条。用于耳、鼻窦、腭裂修补、人工肛门的手术,也可用于深部腔隙及感染窦道的填塞,起止血、引流、防腐、消炎的作用。

(3) 绷带:用以固定和保护手术或受伤部位。适用于四肢、头部及胸腹部。

五、器械物品传递

手术器械物品的传递是手术室护士的主要工作,围绕切开、止血、结扎、暴露、分离、缝合等外科手术技术展开,能较好地反映洗手护士对手术流程、操作步骤、器械使用、器械台管理、无菌观念等方面的业务能力。洗手护士要熟知各种器械的握持、使用及传递方法。正确的传递不仅便于外科医生操作,缩短手术时间,提高工作效率,而且可避免器械对参加手术人员的刺伤或割伤。不同的器械物品,其传递方法也有差异。

(一) 锐利器械传递方法

1. 传递手术刀的方法 采用弯盘进行无触式传递方法,水平传递给术者,防止职业暴露(图2-9)。

2. 剪刀传递方法 洗手护士右手握住剪刀的中部,利用手腕部运动,适力将柄环部拍打在术者掌心上(图2-10)。剪与钳类器械握持方法相同,即拇指和第4指套入环柄中,中指扶持靠近关节处(图2-11)。

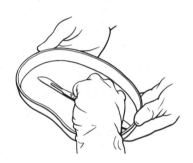

图2-9 手术刀传递方法

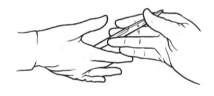

图2-10 剪刀传递方法

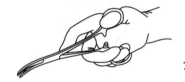

图2-11 钳、剪握持方法

3. 持针器传递方法 ①持针器夹针方法:右手拿持针器,用持针器开口处的前1/3夹住缝针的后1/3;缝线卡入持针器的前1/3。②传递持针器的方法:洗手护士右手捏住持针器的中部,针尖端向手心(图2-12),针弧朝背,缝线搭在手背上或握在手心中,利用手腕部适当力度将柄环部拍打在术者掌心上。

(二) 钝性器械传递方法

1. 止血钳传递方法 ①单手传递法:洗手护士右手握住止血钳前1/3处,弯侧向掌心,利用腕部运动,将环柄部拍打在术者掌心上(图2-13)。②双手传递法:同时传递两把器械时,双手交叉同时传递止血钳,注意传递对侧器械的手在上,同侧手在下,不可从术者肩或背后传递,其余同单手法。

2. 镊子传递方法 洗手护士右手握住镊子夹端,并闭合开口,水平式或直立式传递,让术者握住镊子中上部(图2-14)。

3. 拉钩传递法 洗手护士右手握住拉钩前端,将柄端水平传递给术者(图2-15)。

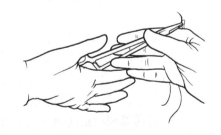

图2-12 持针器传递方法

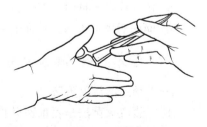

图2-13 止血钳传递方法

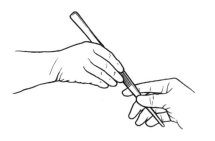 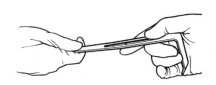

图 2-14   镊子传递方法   图 2-15   拉钩传递方法

4. 牵开器传递方法   手动拉钩握持方法是单手握住拉钩的柄端,使用拉力牵开组织,传递时,应先将钩端湿润或用盐水纱布包裹,再将柄端传递给术者。传递自动牵开器时,应同时提供盐水纱布或纱布垫,以保护组织减少损伤。

（三）缝线传递法

1. 徒手传递法   洗手护士左手拇指与示指捏住缝线的前 1/3 处并拉出缝线,右手持线的中后 1/3 处,水平递给术者;术者的手在缝线的中后 1/3 交界处接线。当术者接线时,双手稍用力紧绷缝线,以增加术者的手感（图 2-16）。

2. 血管钳带线传递法   洗手护士用止血钳前端夹紧结扎线一端 2mm,传递时手持轴部,弯曲向上,用柄轻击术者手掌传递（图 2-17）。

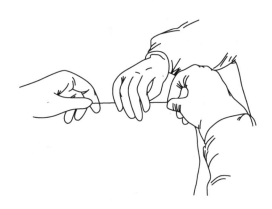 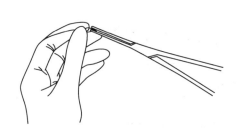

图 2-16   缝线徒手传递方法   图 2-17   血管钳带线传递法

（四）纱布、纱布垫的传递

纱布和纱布垫均应展开,先用生理盐水浸湿、拧干后成角传递给术者。

（五）传递手术器械的注意事项

1. 传递器械前、后均应检查器械的完整性,防止缺失部分遗留在手术部位。

2. 传递器械应做到稳、准、轻、快,用力适度以达到提醒术者注意力为限。

3. 传递器械的方式应准确,以术者接过后无须调整方向即可使用为宜。

4. 传递拉钩前应用盐水浸湿。

5. 传递锐利器械时,建议采用无触式传递,预防职业暴露。

6. 面向对侧或跨越式传递器械时,禁止从医生肩后或背后传递。

六、手术器械灭菌及消毒方法

（一）高压蒸汽灭菌法

高压蒸汽灭菌法是目前医院内应用最多的灭菌法,效果很可靠。高压蒸汽灭菌器分为下排气式和预真空式两种。下排气式灭菌器的式样很多,有手提式、卧式及立式等,但其基本结构和作用原理相同。均由一个有两层壁的耐高压的锅炉构成。蒸汽进入灭菌室内,积聚而使压力增高,室内温度也随之升高。当高压蒸汽达到一定的温度和时间,即能杀灭包括具有顽强抵抗力的细菌芽胞在内的一切微生物。不少医院现已采用了更为先进的预真空式蒸汽灭菌器。其特点是先抽吸灭菌器内的空气使其呈真空状态,然后由中心供气系统将蒸汽直接输入灭菌室,这样可以保证灭菌室内的蒸汽分布均匀,整个灭菌过程所需时间缩短,对物品的损害也更轻微,使用过程有严格的规定:①灭菌包裹体积的上限为长40cm、宽30cm、高30cm。②包扎不能过紧,不用绳扎。③灭菌室内不宜排得过密。下排气式蒸汽灭菌器的装载量为柜室容积的10%~80%,预真空式蒸汽灭菌器的装载量为柜室容积的5%~90%,禁止超载以免妨碍蒸汽透入,影响灭菌效果。④预置专用的包内及包外灭菌指示纸带,当压力及温度均达到灭菌要求时,特殊包内卡由无色变为黑色,包外指示带即出现黑色条纹。⑤已灭菌的物品应注明有效日期。

（二）化学气体灭菌法

这类方法适用于不耐高温、湿热的医疗材料的灭菌,如电子仪器、光学仪器、内镜及其专用器械、心导管、导尿管及其他橡胶制品等物品。目前主要采用环氧乙烷灭菌法、过氧化氢低温等离子灭菌法和低温甲醛蒸汽灭菌法等。使用方法如下:

1. 环氧乙烷灭菌法　气体有效浓度为450~1 200mg/L,灭菌室内温度为37~63℃,需持续1~6h能达到灭菌要求。物品以专用纸袋密封后放入灭菌室,灭菌的有效期为半年。环氧乙烷法处理后残留气体的排放,不能采用自然挥发,而应设置专用的排气系统排放。

2. 过氧化氢低温等离子法　该方法的原理是在灭菌设备内激发产生辉光放电,以过氧化氢为介质,形成低温等离子体,发挥灭菌作用。过氧化氢作用浓度为>6mg/L,温度为45~65℃,最短时间为28~75min。灭菌前物品应充分干燥。

（三）药液浸泡法

锐利手术器械、内镜等还可以采用化学药液浸泡达到消毒目的。目前临床上大多采用2%中性戊二醛作为浸泡液,30min达到消毒效果,灭菌时间为10h。用于消毒的其他品种浸泡液包括10%甲醛、70%酒精、1∶1 000苯扎溴铵和1∶1 000氯己定等。

（四）干热灭菌法

适用于耐热、不耐湿,蒸汽或气体不能穿透物品的灭菌。如玻璃、粉剂、油剂等物品的灭菌。干热温度达到160℃,最短灭菌时间为2h,170℃为1h,180℃为30min。

第四节　手术室无菌操作技术

一、手术人员一般准备

手术人员应保持身体清洁,进入手术室时,先要换穿手术衣裤和手术室专用鞋,将上衣扎入裤中,自身衣服不得外露。戴好口罩、手术帽。头发、口鼻不外露。剪短指甲,并去除甲缘下的积垢。手臂皮肤有破损或化脓性感染时,不能参加手术;患有呼吸道感染时不得进入手术室。

二、无菌器械桌的准备

无菌器械桌用于术中放置器械,由巡回护士和器械护士共同准备。

1. 巡回护士　将手术包、敷料包放于桌上,用手打开第一层包布(双层),注意只能接触包布的外面,由里向外展开,手臂不可跨越无菌区。用无菌持物钳打开第二层包布,先对侧后近侧。

2. 器械护士　铺在台面上的无菌巾共4~6层,无菌单应下垂至少30cm。将器械按使用先后分类,并有序地摆放于器械桌上(图2-18)。放置在无菌桌内的物品不能伸至桌缘外。若无菌桌单被水或血浸湿,则失去无菌隔离作用,应及时加盖干的无菌巾或更换。若为备用无菌桌(连台手术),应用双层无菌巾盖好,有效期 4h。

三、外科手消毒

外科手消毒(surgical hand antisepsis)是指外科手术前医务人员用皂液和流动水洗手,再用手消毒剂清除或者杀灭手部暂居菌和减少常居菌的过程。使用的手消毒剂常具有持续抗菌活性。

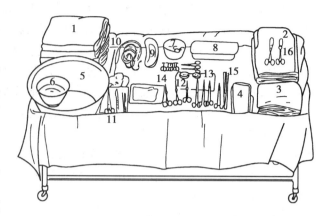

图 2-18　无菌桌无菌物品的摆放

(一)外科手消毒目的

外科手消毒目的是消除或者杀灭手表面暂居菌,减少常居菌,抑制手术过程中手表面微生物的生长,减少手部皮肤细菌的释放,防止病原微生物在医务人员和患者之间的传播,有效预防手术部位感染发生。

(二)外科手消毒方法

外科手消毒包括清洁和消毒 2 个步骤。先用肥皂液或洗手液,按"七步洗手法"彻底清洁双手、前臂和上臂下 1/3,去除表面各种污渍,然后用消毒剂作皮肤消毒。目前常用的消毒剂有乙醇、异丙醇、氯己定、碘伏等。消毒方法有免刷手消毒方法和刷手消毒方法。具体使用方法应遵循产品的使用说明。

1. 免刷手消毒方法　①取适量的手消毒剂揉搓至双手的每个部位、前臂和上臂下 1/3,并认真揉搓 2~6min,用流动水冲净双手、前臂和上臂下 1/3,用无菌巾彻底擦干。②取免冲洗手消毒剂于一侧手心,揉搓一侧指尖、手背、手腕,将剩余手消毒液环转揉搓至前臂、上臂下 1/3。③取免冲洗手消毒剂与另一侧手心,步骤同上。④最后取免冲洗手消毒剂,按照七步洗手法揉搓双手至手腕部,揉搓至干燥。

文档:刷手消毒方法

2. 刷手消毒方法(不建议常规使用)　若无菌手术完毕,手套未破,需进行另一台手术时,可不重新刷手,仅需取适量消毒剂涂抹双手和前臂,揉搓至干燥后再穿无菌手术衣、戴手套。若前一台为污染手术,接连施行下一台手术前应重新洗手。

(三)外科手消毒注意事项

1. 在整个过程中双手应保持位于胸前并高于肘部,保持手尖朝上,使水由指尖流向肘部,避免倒流。

2. 手部皮肤应无破损。

3. 冲洗双手时避免溅湿衣裤。

4. 戴无菌手套前,避免污染双手。

5. 摘除外科手套后应清洁洗手。

6. 外科手消毒剂开启后应标明日期、时间,易挥发的醇类产品开瓶后的使用期不得超过 30d,不易挥发产品开瓶后使用期不得超过 60d。

四、穿无菌手术衣

(一)穿无菌手术衣目的

穿无菌手术衣的目的是避免和预防手术过程中医护人员衣物上的细菌污染手术切口,同时保障手术人员安全,预防职业暴露。

(二)穿无菌手术衣方法

1. 传统对开式手术衣穿法　①取手术衣,在较宽敞的地方双手持衣领打开手术衣。双手提住衣领两角,衣袖向前位将衣展开,衣内面朝向自己。②向上轻抛手术衣,顺势将双手插入袖中,两臂平行前伸,不可高举过肩。③巡回护士在穿衣者背后抓住衣领内面,协助拉袖口,并系住衣领后带。④穿衣

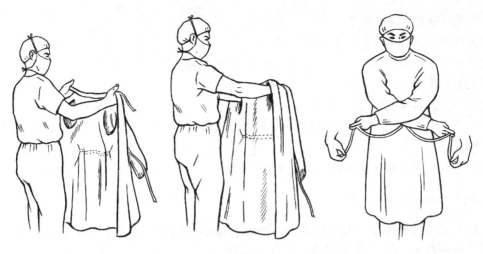

图 2-19　传统对开式手术衣穿法

者双手交叉,身体略向前倾,用手指夹住腰带递向后方,由巡回护士接住并系好。⑤穿好无菌手术衣后,双手应保持在腰以上、胸前及视线范围内(图 2-19)。

2. 全遮盖式手术衣穿法　①取手术衣,在较宽敞的地方双手持衣领打开手术衣。双手提住衣领两角,衣袖向前位将衣展开,衣内面朝向自己。②向上轻抛手术衣,顺势将双手插入袖中,两臂平行前伸。③巡回护士在穿衣者背后抓住衣领内面,协助拉袖口,并系住衣服后带。④穿衣者戴好无菌手套。⑤解开腰间活结,将腰带递给已戴好手套的手术人员或由巡回护士用无菌持物钳夹持腰带绕穿衣者一周后交穿衣者自行系于腰间(图 2-20)。

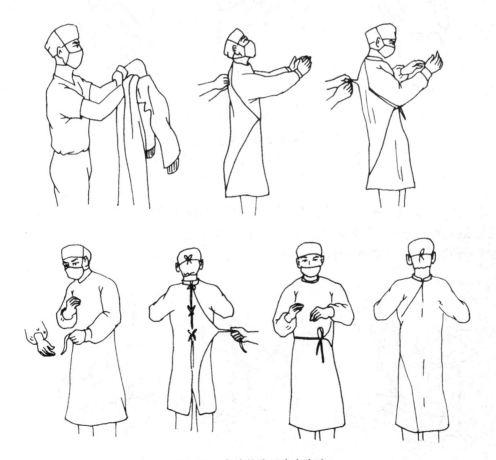

图 2-20　全遮盖式手术衣穿法

（三）穿无菌手术衣注意事项

1. 穿无菌手术衣必须在相应手术间进行。

2. 无菌手术衣不可触及非无菌区域,如有质疑立即更换。

3. 有破损的无菌衣或可疑污染时立即更换。

4. 巡回护士向后拉衣领时,不可触及手术衣外面。

5. 穿无菌手术衣人员必须戴好手套,方可解开腰间活结或接取腰带,未戴手套的手不可拉衣袖或触及其他部位。

6. 无菌手术衣的无菌区范围为肩以下、腰以上及两侧腋前线之间。

五、戴无菌手套

戴手套时,首先要根据手的大小选择适合号码,手套的号码有 6 号、6.5 号、7 号、7.5 号、8 号等各种型号,一般女性选择 6.5 号、7 号,男性选择 7 号、7.5 号。

1. 开放式戴手套　戴手套前先穿好手术衣。选取尺码合适的手套,离开无菌台面,打开手套袋。①右手捏住手套的翻折部(内面),取出手套,使两只手套的掌面对合,大拇指向前,显露左侧套口,左手 5 指伸入左手套内。②用戴了手套的左手 2~5 指插入右手套翻折部内,将右手插入手套内。③分别将两手手套的翻折部翻回裹在手术衣的袖口上(图 2-21)。

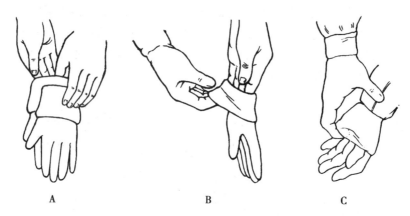

图 2-21　开放式戴无菌手套法

A. 先将右手插入手套内;B. 已戴好手套的右手指插入左手套的翻折部,帮助
左手插入手套内;C. 将手套翻折部翻回盖住手术衣袖口

2. 闭合式戴手套　①双手伸入袖管后,不要伸出袖口,在袖筒内将无菌手套包装打开平放于无菌台面上。②左手隔着衣袖将左手手套的大拇指与袖筒内的左手大拇指对正,右手将手套边反翻向左手背,左手五指张开伸进手套。同法戴右手套(图 2-22)。

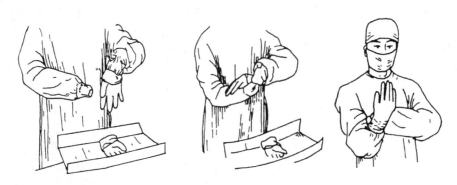

图 2-22　闭合式戴无菌手套法

3. 协助他人戴手套 协助者将手套撑开，被戴者手直接插入手套中。

4. 戴无菌手套的注意事项 ①未戴手套的手不可触及无菌手套的外面,已戴手套的手不可触及无菌手套的内面。②向近心端拉衣袖时用力不可过猛,袖口拉到拇指关节处即可。③戴手套时,将反折边的手套口翻转过来包裹住袖口,不可将腕部裸露。④感染、骨科等手术时手术人员应戴双层手套。

六、脱无菌手术衣和手套

1. 脱手术衣 ①他人帮助脱手术衣法:手术人员双手抱肘,由巡回护士松解腰带后将手术衣肩部向肘部翻转,再向手的方向拉扯脱下手术衣,手套的腕部亦随之翻转于手上。②自行脱手术衣法:巡回护士松解腰带后,洗手护士左手抓住手术衣右肩并拉下,使衣袖翻向外,同法拉下手术衣左肩,脱下手术衣,使衣里外翻,保护手臂及洗手衣裤不被手术衣外面污染。

视频:手术室无
菌操作及配合

2. 脱手套 用戴手套的手抓取另一手的手套外面,翻转脱下;用已脱手套的拇指伸入另一手套的里面,翻转脱下。注意保护清洁的手不被手套外面污染。

七、患者手术区皮肤消毒

麻醉成功、手术体位安置好后,由手术医生(第一助手)在洗手后、穿手术衣之前进行手术区皮肤消毒,目的是杀灭切口及其周围皮肤上的病原微生物,避免术后切口感染。消毒前检查手术区域皮肤的清洁程度、有无破损及感染。

1. 常用消毒液 常用的消毒液有碘伏(0.2% 安尔碘)、0.5%~1% 碘伏、2%~3% 碘酊、75% 医用酒精、0.1%~0.5% 洗必泰(氯己定)、3% 过氧化氢溶液。其中碘伏属于中效消毒液,可直接用于皮肤、黏膜和切口消毒。

2. 消毒方法 用 2%~3% 碘酊涂擦手术区,待其干燥后以 75% 医用酒精涂擦 2~3 遍;或使用0.5%~1% 碘伏直接涂擦手术区至少 2 遍。对婴幼儿皮肤消毒、面部皮肤、口鼻腔黏膜、会阴部手术消毒可选 0.1% 洗必泰、0.5% 水溶性碘剂等。植皮时,供皮区用 75% 医用酒精消毒 3 遍。

3. 消毒范围 包括手术切口周围 15~20cm 的区域,若有延长切口的可能,应扩大消毒范围。

4. 消毒原则 ①以手术切口为中心向四周涂擦。②感染伤口或肛门会阴部皮肤消毒,应从外周向感染伤口或会阴肛门处涂擦。③已接触污染部位的药液纱球不能回擦。

八、患者术区铺巾法

手术区皮肤消毒后,由器械护士配合手术医生铺盖无菌手术巾和无菌单。目的是建立无菌安全区,显露手术切口所必须的最小皮肤区域,其余部位予以遮盖,以避免和减少术中污染。铺单原则是除切口区域外,手术区周围要有 4~6 层无菌布单覆盖,外周最少 2 层。以腹部手术为例,一般铺以下三重巾 / 单(图 2-23)。

1. 铺无菌手术巾 又称切口巾,即用 4 块无菌巾遮盖切口周围。①器械护士持无菌巾折边的1/3,第一、二、三块无菌巾的折边朝向第一助手,第四块的折边朝向器械护士自己,按顺序传递给第一助手。②第一助手接过折边的无菌巾,分别铺于切口下方、上方及对侧,最后铺自身侧。每块手术巾的内侧缘距切口线 3cm 以内。已铺好的无菌巾不可随意移动,如需移动只能向切口外移。③手术巾的 4 个交角处分别用布巾钳夹住。铺巾完成后,第一助手应再次消毒手臂并穿无菌手术衣,戴无菌手套后再铺其他层的无菌单。

2. 铺手术中单 器械护士应与穿好无菌手术衣的医生配合铺单。将 2 块无菌中单分别铺于切口的上、下方。双手托住中单,将中单对折面翻开,一端递给手术医生,2 人各持一端同时退后悬空展开,将中单一侧平齐切口边缘,向另一侧展开时转腕用中单角包住手部,展开后同时松手,使中单自然垂下。铺巾者需注意避免铺巾过程中已消毒的手触及未消毒物品造成污染。

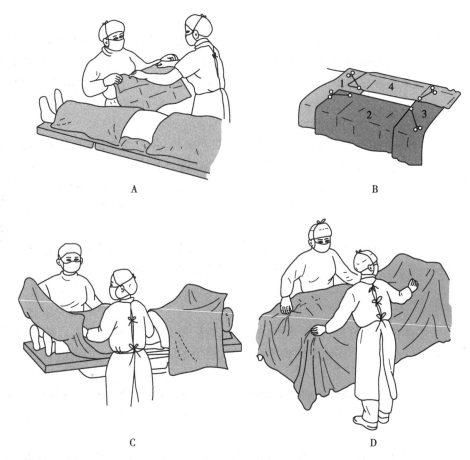

图 2-23　腹部手术铺单法
A. 铺无菌手术巾；B. 布巾钳固定；C. 铺中单；D. 铺剖腹单

3. 铺手术洞单　将有孔洞的剖腹大单正对切口，短端向头部、长端向下肢，先向上方再向下方，分别展开。展开时手卷在剖腹单里面，以免污染。要求短端盖住麻醉架，长端盖住器械托盘，两侧和足端应垂下超过手术台边缘 30cm。已铺下的无菌单只能由手术区向外移动，不可向内移动。

九、手术中的无菌原则

手术中的无菌操作是预防切口感染、保证患者安全的关键，是影响手术成功的重要因素。由于患者术中切口是开放的，因此，要严格遵守无菌原则，并贯穿手术的全过程。

1. 明确无菌范围　手术人员刷手后，手臂不可接触未经消毒的物品。穿好手术衣后，手术衣的无菌范围为肩以下、腰以上、双手、双臂、腋前线以前的区域。手术人员手臂应保持在腰水平以上，肘部内收，靠近身体，既不能高举过肩，也不能下垂过腰或交叉于腋下。不可接触手术床边缘及无菌器械桌桌缘以下的布单。凡下坠超过手术床边缘以下的器械、敷料及缝线等一概不可再取回使用。无菌器械桌仅桌缘平面以上属无菌，参加手术人员不得扶持无菌器械桌的边缘。

2. 保持物品无菌　无菌区内所有物品均应严格灭菌。手套、手术衣及手术用物（如无菌巾、布单）如疑有污染、破损、潮湿，应立即更换。一份无菌物品只能用于一个患者，打开到手术台后即使未用，也不能留给其他患者使用，需重新包装、灭菌后才能使用。

3. 保护皮肤切口　在切开皮肤前，可先粘贴无菌塑料薄膜，再经薄膜切开皮肤，以保护切口。切开皮肤及皮下脂肪层后，切口边缘应以无菌大纱布垫或手术巾遮盖，并用缝线及巾钳固定，或进入体腔后使用切口保护器保护切口，仅显露手术野。凡与皮肤接触的刀片和器械不应再用，若需延长切口或缝合前，需用 75% 乙醇再消毒皮肤 1 次。手术因故暂停时，切口应用无菌巾覆盖。

4. 正确传递物品和调换位置 手术时不可从手术人员背后或头顶方向传递器械及手术用品,应由器械护士从器械升降台侧正面方向递给。手术人员应面向无菌区,在规定区域内活动。同侧手术人员如需交换位置,一人应先退后一步,背对背转身到达另一位置,以防接触对方背部非无菌区。对侧手术人员如需交换位置,需经器械台侧交换。

5. 污染手术的隔离技术 进行胃肠道、呼吸道或宫颈等污染手术时,切开空腔脏器前,先用纱布垫保护周围组织,并随时吸除外流的内容物,被污染的器械和其他物品应放在污染器械盘内,避免与其他器械接触,污染的缝针及持针器应在等渗盐水中刷洗。完成全部污染步骤后,手术人员应用灭菌用水冲洗或更换无菌手套,尽量减少污染机会。

6. 减少空气污染 手术进行时不应开窗通风或用风扇,室内空调机风口也不能吹向手术台,尽量减少人员走动,以免扬起尘埃,污染手术室内空气。手术过程中保持安静,不高声说话嬉笑,尽量避免咳嗽、打喷嚏,不得已时须将头转离无菌区。请他人擦汗时,头应转向一侧。口罩若潮湿,应更换。每个手术间参观人数不超过 2 人,参观手术人员不可过于靠近手术人员或站得太高,也不可在室内频繁走动。

文档:手术室护士职业危险因素及防护对策

附一:高频电刀的应用与护理

高频电刀(high frequency electrotome)是由主机和附件组成,两者正确连接后方可使用,具有无血切割、电灼、电凝、双极电凝等多种功能。因具有切口整齐、止血彻底、节省时间等特点,在临床上被广泛应用。但若使用不当,可造成灼伤,给患者带来不必要的痛苦。使用时应做好如下步骤:

(一) 评估

1. 环境 避免潜在的富氧环境,同时避免可燃、易燃消毒液在手术野集聚或浸润布类敷料,床单位保持干燥。

2. 患者 ①评估患者体重、皮肤:如温度、完整性、干燥程度、毛发、文身等。②佩戴金属饰品情况:如戒指、项链、耳环、义齿等。③体内各类医疗设备及其他植入物:如永久性心脏起搏器、植入式机械泵、植入式耳蜗、助听器、齿科器具、内置式的心脏复律除颤器等。④患者身体与导电金属物品接触情况:如手术床、器械托盘等,避免直接接触。

3. 设备 ①检查主机功能状态,调节的模式、参数符合手术需求,禁止使用破损、断裂、有缺损的附件。②评估回路负极板及其粘贴部位与手术切口的距离。③评估电刀笔、腔镜电凝器械、电刀连接导线绝缘层的完整性。

(二) 操作要点

1. 准备高频电刀和电刀连线,将连接线端口插入高频电刀相应插口。

2. 按照生产厂家的使用说明开机自检。

3. 连接电刀回路负极板并选择患者合适的部位粘贴。

4. 根据手术类型和使用的电刀笔,选择合适的输出模式及最低有效输出功率。电刀功率选择的原则为达到效果的情况下,尽量降低输出功率。

5. 将高频电刀笔与主机相连,电刀连线固定时不能与其他导线盘绕,防止发生耦合效应;电刀笔不使用时将其置于绝缘的保护套内;为避免设备漏电或短路,勿将电线缠绕在金属物品上;有地线装置者应妥善连接。

6. 及时清除电刀笔上的焦痂;发现电刀头功能不良应及时更换。

7. 手术结束,将输出功率调至最低后,关闭主机电源,再拔出单极电刀连线,揭除回路负极板,拔出电源线。

(三) 回路负极板的使用

1. 负极板的选择 选择导电胶黏性强并容易撕脱的带双箔回路的软质回路负极板,选择大小合适的回路负极板,成人和儿童均有专用回路负极板。

2. 选择粘贴部位　选择易于观察、肌肉血管丰富、皮肤清洁、干燥的区域。靠近手术切口部位,距离心电图电极 15cm 以上;距手术切口 15cm 以上,避免电流环路中近距离通过心电图电极和心脏。对安装心脏起搏器的患者应慎用电刀,以防产生干扰,影响起搏器工作。

3. 确保粘贴牢靠　粘贴负极板前要清洁粘贴部位皮肤,确保其与皮肤有效接触和粘贴紧密。患者躁动时,应及时检查负极板有无移动或脱落,必要时关闭电源,更换负极板。防止负极板被消毒液浸湿,以免负极板遇易燃液体燃烧而导致烧伤及电极导线损坏。

(四) 注意事项

1. 注意绝缘　安置患者体位时,应用布单包裹好患者肢体,避免身体接触手术床的金属部分,患者与手术床之间至少要有 4cm 的绝缘层。

2. 防止电火花遇乙醇燃烧　巡回护士要监督和提醒医生,皮肤消毒时蘸取酒精不可过多,须待乙醇完全挥发后再铺无菌单或贴切口膜。切开皮肤前,若再次用乙醇消毒,也应待乙醇完全挥发后才启用电刀。否则,可因电火花点燃乙醇而造成灼伤。在距离用氧通道较近的颈前、颌面等部位的手术时,应特别注意,防止因患者口鼻、气管内氧浓度较高,造成严重的后果。

3. 器械护士的配合　手术中,器械护士应及时清理电刀头上的炭化物,以保持良好的传导功能;暂时不用时应把电刀头放在安全位置,以防意外启动导致灼伤;手术过程中注意保持无菌单干燥,如不慎被液体浸湿,要及时覆盖干燥的无菌单或更换,以防止通过湿润的电刀头导电,灼伤患者皮肤。

4. 应将工作提示音调到工作人员清晰听到的音量。

5. 腔镜手术使用带电凝功能的器械前,应检查绝缘层的完整性,防止漏电发生,损伤邻近脏器。

6. 仪器应定期检测及保养。

附二:外科手术基本技术

外科手术基本技术包括切开(incision)、止血(hemostasis)、打结(knot)、缝合(suture)等技术,它不仅是外科医生应具备的基本功,也是手术室护士应熟悉的基本技术。外科门诊护士要具备浅表脓肿切开引流、小伤口清创缝合等手术技术;手术室器械护士要配合手术医生完成手术基本操作技术,因此,不但要掌握手术基本技术理论,还应练习其操作方法,并根据操作方法领会配合要领。

1. 切开

(1) 执刀要领:①执弓式:为常用的一种执刀法,以手指按刀背后 1/3 处,用腕与手指力量切割,适用于胸、腹部较大的切口。②抓持式:力量在手腕,用于切割范围广、用力较大的切开,如切开较长的皮肤切口、筋膜、慢性增生组织等。③执笔式:如同执钢笔,动作涉及腕部,力量主要在手指,力量短距离精细操作,用于切割短小切口,分离血管、神经等。④反挑式:即刀刃由组织内向外面挑开,以免损伤深部组织,用于腹膜切开、浅表脓肿切开等。

(2) 注意事项:切口的大小以方便操作及不造成过多组织损伤为原则。切开时应用手绷紧皮肤,刀腹与皮肤垂直,用力均匀地一次性切开,避免中途起刀再切,特别是在同一平面多次切开,可使切口不整齐或造成过多的组织损伤。保持起刀与止刀切开的组织深浅一致(图 2-24)。

2. 止血

(1) 压迫止血:用 40~50℃热盐水纱布或棉垫压迫出血处 2~3min,必要时重复 2~3 次,适用于较广泛的毛细血管出血或渗血。

(2) 结扎止血:即用止血钳钳夹出血部位的血管,然后予以单纯结扎或缝合结扎,是手术中最常用的、最有效的止血方法;较小的血管出血可采用单纯结扎,较大的血管出血或重要部位的出血阻断,常在单纯结扎的基础上再加缝合结扎(图 2-25)。

(3) 电凝止血:即通过高频电流的电热效应使血液凝固的小块组织炭化,血管钳应准确地夹住出

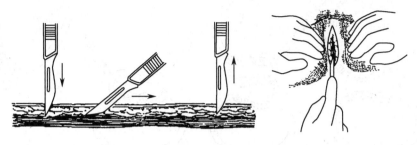

图 2-24　皮肤切开的正确方法

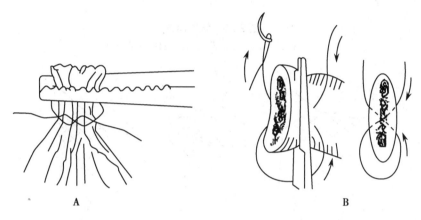

A　　　　　　　　　　　　　B

图 2-25　结扎止血法
A. 单纯结扎；B. 缝合结扎

血点并避开其他组织,在钳端加电进行间接电凝血,也可使用单极或双极电凝镊对准出血点加电直接电凝止血。此法适用于不宜结扎的小出血点止血。

（4）其他方法止血:如肝脏出血或创面渗血用吸收性明胶海绵填塞止血、骨髓腔出血用骨蜡封闭止血、大血管或脏器大出血用血管阻断法止血等。

3. 打结　即用缝线进行结扎,用于止血、缝合、固定引流管或其他装置时,可根据需要使用不同种类的结及不同的打结方法。

（1）手术结的种类:外科手术结有四种,即方结、三重结、多重结和外科结,手术中最常用的是方结。①方结:第 1 个结和第 2 个结方向相反,不易滑脱。②三重结:是在方结的基础上再加 1 个结,第 2 个结和第 3 个结方向相反,可加强结的牢固性。③多重结:是在三重结的基础上再打几个结,用于摩擦系数小的单股或多股合成线的打结,因这种线具有恢复原状的记忆特性,至少要打 5、6 个结。④外科结:是打第 1 个结时缝线缠绕 2 次,在打第 2 个结,不易滑脱或松动。若打结方法不正确,可打出假结、滑结等错误结,错误结容易滑脱或松动,造成出血（图 2-26）。

（2）打结的方法:常用的方法有 3 种,即单手打结法、双手打结法和器械打结法,以单手打结法和器械打结法最常用。这里只介绍 2 种。①单手打结法:即以一手(左右手均可)为主进行打结操作,此法操作简单、速度较快为手术中最常用（图 2-27）。②器械打结法:即用持针器或止血钳打结,适用于深部结扎或缝线短徒手打结有困难时,也适用于一人操作无助手操作穿线时（图 2-28）。

（3）打结注意事项:打结时两手用力要相等,两手指的用力点及结扎点应在一条直线上。否则可打成滑结。打第 2 个结时不可牵拉缝线而使第 1 个结松动,应在缝线无张力的情况下打结。手术结打好后,应剪除多余的缝线、剪线时将剪刀前端略张开,沿拉直的结扎线滑至线结处,剪刀头稍微倾斜(右手用剪刀向右、左手用剪刀向左)后剪断缝线。倾斜的角度越大,保留的线头越长,一般丝线应留 1~2mm,肠线应留 3~4mm。皮肤缝线需要拆除,应保留 5~8mm。

4. 缝合　是指缝针和缝线通过手工的方法使切开或离断的组织创缘对合,以消灭无效腔,促进伤

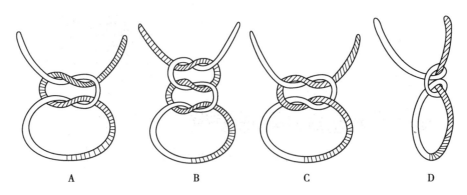

图 2-26 结的种类
A.方结;B.三重结;C.假结;D.滑结

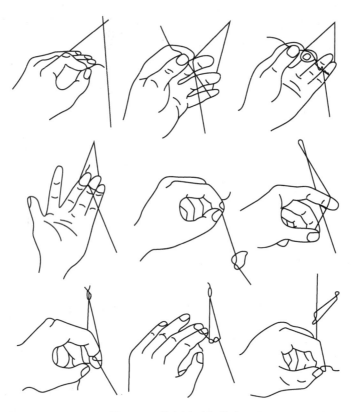

图 2-27 单(左)手打结法

口早期愈合。此外,缝合还可起到止血、重建器官结构或整形作用。吻合器吻合、订合器订合也属于缝合的范畴,但临床手术过程中最常用的仍是手工缝合。

(1) 缝合的类型:缝合可分为间断缝合和连续缝合 2 种类型(图 2-29)。每类又是单纯缝合、内翻缝合(包括荷包缝合)及外翻缝合 3 种方法。①单纯缝合:缝合后创缘两侧组织直接平行对合,适用于皮肤、筋膜、皮下组织等缝合。②内翻缝合:缝合后创缘两侧组织部分呈内翻状态,保持缝合或吻合口表面光滑,适用于胃肠道、胆道等吻合。③外翻缝合:缝合后创缘两侧组织部分外翻,保持缝合或吻合口内面光滑,适用于腹膜、松弛的皮肤缝合及血管吻合等。

1) 间断缝合:是利用多根缝线对伤口进行缝合,每缝 1 针打 1 个结。此法操作简单,缝合牢固,切口的张力分担至各个线结,即使某根缝线断裂也不会对整个缝合口造成影响,用途广泛,但操作费时,用线较多。

2) 连续缝合:是用 1 根缝线作一系列的缝合,在缝合起针和末针各打 1 结。此法快捷,对合严密,

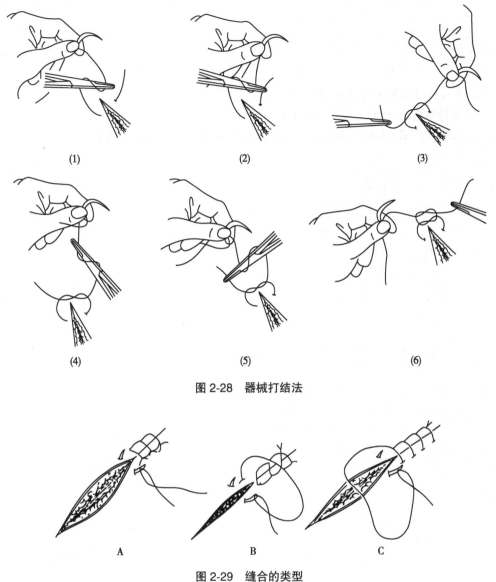

(1)　　　　　　　　　(2)　　　　　　　　　(3)

(4)　　　　　　　　　(5)　　　　　　　　　(6)

图 2-28　器械打结法

A　　　　　　　　　B　　　　　　　　　C

图 2-29　缝合的类型
A.单纯间断缝合；B.单纯连续缝合；C.绞锁连续缝合

止血彻底,节省缝线,缝线强度来源于沿整条缝线均匀分布的张力,一旦一处断裂可使整个缝合处断裂。用于腹膜、筋膜的对合及消化道、血管的吻合或闭合等。

(2) 缝合注意事项:按解剖层次由深至浅对位缝合,不留无效腔。按照缝合组织器官的类型,选择适当的缝针、缝线和缝合方法。

（万凌云）

思维导图

自测题

？ 思考题

结合导入情境与思考的案例回答下列问题：
1. 应安排该患者于何种级别手术室进行手术？
2. 进入手术室后，参与手术的医护人员应进行哪些必要的准备工作？

第三章

微创外科患者的护理

第三章 课件

学习目标

识记：
1. 复述微创外科、内镜技术、腔镜外科和介入治疗的概念。
2. 简述腔镜设备的组成。
3. 陈述腹腔镜和胸腔镜手术的适应证和禁忌证。

理解：
1. 解释腹腔镜的基础技术。
2. 阐述腹腔镜术后并发症的护理措施。

运用：
运用护理程序对腹腔镜和胸腔镜手术患者实施整体护理。

导入情境与思考

刘先生,35 岁,因左上腹疼痛 3 个月,加重伴恶心、呕吐 1 天入院。呕吐物为食物残渣、少量咖啡色陈旧血液。

既往史:慢性胃炎 3 年。

生活史:饮食不规律,喜欢酸辣、烧烤、火锅。

体格检查:T 37.6℃,P 56 次 /min,R 22 次 /min,BP 80/40mmHg。

左下腹及剑突下压痛、反跳痛、腹肌紧张。患者意识清醒,口唇发绀,贫血貌。

经胃镜检查明确诊断为胃溃疡,择期在全麻下行腹腔镜下胃部分切除术,术后发生了高碳酸血症和酸中毒。患者十分担心术后康复。

请思考:
1. 患者术前可能存在哪些现存的护理诊断?
2. 患者进行腹腔镜手术前,护士应提供哪些护理措施?

微创外科(minimally invasive surgery,MIS)是通过微小创口或微小入路,将腔镜、内镜等特殊器械、物理能量或化学药剂送入人体内部,完成对人体内病变、畸形、创伤的灭活、切除、修复或重建等外科手术操作,以达到治疗目的的医学科学分支。微创外科力求以最小的侵袭或损伤达到最佳外科治疗效果,与传统外科手术比较,具有创伤小、恢复快、节省人力与物力等优点。微创外科包括内镜技术、腔镜外科和介入治疗,本章主要介绍腔镜外科手术患者的围术期护理。

第一节　概　　述

(一) 微创外科的发展

微创外科是 20 世纪末在外科领域中发展起来的一门新兴学科,被誉为外科发展史上的里程碑,是 21 世纪外科发展的方向之一。

腹腔镜外科的发展　1901 年德国外科医生用 Nitze 膀胱镜对狗内脏进行了检查,被称为"Koelioskopie",即体腔镜检查。1910 年瑞典的内科医生将这项技术从动物实验变为临床实践,利用腹水研究肝脏的膈面,并首次将这项技术称为腹腔镜检查(laparoscopy)。1938 年匈牙利的 Veress Janos 发明了沿用至今的气腹针及人工气腹装置,使人工气腹的安全性得到提高。1941 年,美国人 Powers 和 Barnes 报道了美国首例腹腔镜输卵管绝育术。20 世纪 60 年代起,现代医学的迫切需要使腹腔镜手术器械有了较大的发展。1966 年德国的 Semrn 发明了自动 CO_2 气腹机和气腹压力监测系统、盆腔冲洗泵、腔内电凝器等。1983 年,英国泌尿外科医师 Wickham 首次提出微创外科的概念。1987 年,法国外科医师 Mouret 完成了世界上首例腹腔镜胆囊切除术。20 世纪 90 年代,微创外科发展迅猛:①初期,微创外科在普外、胸外、妇产科、泌尿外科等各个领域开始实施;②中期,技术进入相对成熟期;③后期,开始探索肿瘤的微创治疗。1998 年 5 月,电脑遥控机器人辅助心脏手术首次在巴黎获得成功。21 世纪以后,达·芬奇手术机器人系统的临床应用成为微创外科发展的新潮流,标志着微创外科进入一个崭新的时代。

(二) 微创外科的理念

微创外科的发展经历了 100 余年的历史,从最初对疾病的诊断,发展成现在的涉及几乎所有专业的一种技术;它本身不仅是一个专科,而且是一种外科的思维方式与哲学。微创外科应用当代先进的电子、电热、光学等设备和技术,以电子镜像代替肉眼直视、以细长器械代替手指,力求在最小的切口路径、最少的组织损伤、机体最轻的应激反应下,完成对体内病灶的观察、诊断、切除等,并对异常组织器官重建。微创外科甚至可以通过人的自然孔道,如口腔、鼻孔、肛门、阴道、尿道、耳道等使用内镜或腔镜进行手术治疗。

微创外科强调以人为本,即从人文关怀的角度出发,确立患者在医疗过程中的主体地位,并将其贯穿在医疗活动的始终,努力维持患者的内环境稳定,以最小的组织器官损伤、最轻的全身应激反应、最完美的伤口愈合,达到最理想的医疗效果。微创外科提供的医疗服务"富含人情味和人性化",将患者的生理和心理创伤降到最低点。

(三) 微创外科的分类

一般来说,微创外科是指内镜外科及腔镜外科。广义来说,它包括一切微小切口与微小创伤的外科治疗手段,如导管介入、伽马刀、激光刀、冷冻、微波、射频、内镜、腔镜、达·芬奇机器人手术系统(robotic surgical system)等可以替代传统的手术刀或手术方式以治疗各种外科疾病。通常微创外科分为内镜技术、腔镜外科和介入治疗 3 类。

1. 内镜技术　是将内镜通过人体自然通道或人工建立的通道,送到或接近人体的体内病灶部位,在内镜直视下或在 X 线与超声检查辅助下,对局部病灶进行止血、切除、清除结石、引流或重建通道等手术,以达到明确诊断、治疗疾病或缓解症状的目的。目前习惯上把经自然通道进入者称为内镜,例如胃镜、结肠镜等。经人工戳孔进入体腔或潜在腔隙者称为腔镜,例如腹腔镜、关节镜等。

根据内镜结构分类:分为刚性硬质内镜和软质内镜 2 种。软质内镜又分为纤维镜和电子镜。通常硬质内镜又称为腔镜。根据内镜诊疗部位分类:分为消化内镜(gastrointestinal endoscopy)、脑室镜、呼吸内镜、血管镜及心镜、胸腔镜、腹腔镜、膀胱镜、肾盂镜、宫腔镜、关节镜等。其中消化内镜应用较广泛,按其功能和技术难度又分为胃肠道内镜(食管镜、胃镜、结肠镜等)、胰-胆管内镜(十二指肠镜、胆道镜、胰管镜等)、超声内镜(超声胃镜、超声十二指肠镜、超声结肠镜)和肝胆管内镜(经口胆道镜、胆囊镜)等。其中脑室镜、胸腔镜、膀胱镜、肾盂镜、宫腔镜、关节镜通常称为腔镜。

2. 腔镜外科 是硬质内镜经人工建立的通道进入体腔或潜在腔隙,对局部病灶进行止血、切除、缝合、重建通道等手术;以达到明确诊断、治疗疾病或缓解症状的目的。

3. 介入治疗 是在现代影像学技术(X线、CT、MRI或超声等检查)引导下,结合临床治疗学原理,将细径导管或治疗探头经皮引导至病变或接近病变的部位,通过导管和探头对外科疾病实施治疗的技术方法,是微创外科的重要组成部分,具有创伤小、操作简便、定位准确、并发症少等优点。介入治疗的应用丰富了许多疾病的临床诊断和治疗方法,它虽然不能完全取代外科手术,但却是外科手术良好的辅助治疗手段。根据介入途径的不同分为2类。

(1) 血管性介入:在影像学的引导下,将专用的导管或器械通过大血管,如股动脉、肱动脉、颈动脉或颈静脉等送入靶器官,进行造影诊断和治疗,包括选择性造影术、经导管栓塞术、药物灌注术、球囊扩张、支架植入、插管技术等。

(2) 非血管介入:在影像学的引导下,避开血管直接作局部病变穿刺活检;囊肿、脓肿或积液置管引流;局部注射麻醉药物以阻滞神经镇痛,或对原发肿瘤和转移性癌肿实施局部注射无水酒精,以及激光、射频、微波或冷冻等治疗。

(四) 微创外科基本诊疗技术

微创外科技术种类繁多,包括染色、放大、造影、活检、高频电凝及超声刀、激光、微波、射频、氩氦刀的应用等。

1. 染色、放大 是应用特殊的染料对胃肠道黏膜进行染色,从而提高病变检出率的方法,而放大则是将观察对象放大60~170倍。联合应用染色内镜和放大内镜能更准确地反映病变的病理学背景,从而提高早期癌的检出率。

2. 造影 内镜下的造影技术如经内镜逆行胰胆管造影术,膀胱镜下逆行输尿管肾盂造影术等扩展了常规X线造影技术的应用范围,提高了诊断准确率。

3. 活检 经内镜可以利用活检钳取出组织标本,获得病变的病理诊断,为进一步治疗打下基础。

4. 高频电刀 是一种取代机械手术刀进行组织切割的电外科器械,通过电极尖端产生的高频电流在与机体接触时,可使组织瞬时加热,实现对机体组织的分离和凝固,达到切割和止血的目的。

5. 激光 具有高亮度、单色性好、方向性强等特点,可用于组织的切割、凝固、止血、气化等。根据不同的目的可以选择不同类型的激光。由于正常组织与肿瘤等病变组织在激光激发后产生不同的荧光,故可以诱导荧光对早期肿瘤进行诊断。

6. 微波 是一种频率为300~3 000MHz的电磁波。在微波的作用下,生物组织中的极性分子(如水和蛋白质等),随外加电场的交变频率变化发生高速转动而产生热效应和非热效应,可以用于理疗、热疗或者手术。

7. 射频 是一种高频交流变化电磁波。高于10kHz的高变电流通过活体组织时,组织内离子随高变电流产生振动,在电极周围产生90~100℃的高温,通过热传导使局部组织毁损,但并不引起神经肌肉的应激。射频现已应用于肝癌、消化道出血、消化道息肉、胃食管反流、骨关节炎等疾病的治疗。

8. 氩氦刀 是一种冷冻治疗仪,可使靶区组织的温度在10~20s内迅速降到-140℃以下,然后快速升温至30~35℃,从而使病变组织摧毁。在腔镜下可通过氩氦刀对肝、肾等器官的恶性肿瘤进行冷冻治疗。

(五) 微创外科的应用范围

腔镜外科手术具有创伤小、痛苦少、恢复快、瘢痕少等优点,在外科手术中应用广泛,深受患者欢迎。现主要应用于肝胆外科、胃肠外科、妇科、泌尿外科领域,以腹腔镜技术为基础,在骨科、胸外科、甲状腺外科及疝外科等领域也有延伸应用。

1. 普外科　腹腔镜手术种类不断扩展,几乎覆盖了所有腹腔和盆腔手术。腹腔镜胆囊切除术已成为胆囊结石的首选治疗方法。纤维胆道镜可用于胆道探查取石,也能完成取异物、止血、狭窄胆管扩张、胆道支架放置等操作。腹腔镜手术治疗胃癌应用于临床日趋增多,可分为完全腹腔镜下胃癌手术、腹腔镜辅助下胃癌手术和手助腹腔镜下胃癌手术3种。此外,腹腔镜已逐步应用于肝、胰腺、结肠肿瘤及乳腺和甲状腺疾病的外科治疗。

2. 神经外科　脑神经内镜手术将脑内镜置入脑内,在显微外科手术器械、激光装置和超声引导、CT 和 MRI 三维重建图像定位等的配合下,利用神经内镜辅助颅内疾病的手术。脑神经内镜可用于立体定向放射治疗,脑室内病变、脑囊肿、脑脓肿、脑内异物取出、脑内血肿的处理,以及脑肿瘤的探查、活检及切除等。

3. 胸心外科　使用的内镜技术包括胸腔镜、纵隔镜和支气管镜,应用范围包括食管外科、肺外科、气管外科、纵隔外科以及心脏外科等广泛领域。胸腔镜可应用于胸部疾病的诊断、活检,可进行食管肿瘤的切除和食管重建、纵隔淋巴结清扫、食管破裂修补、肺楔形切除、肺叶及全肺切除,膈疝手术,心包手术和冠心病的治疗等。

4. 泌尿外科　是内镜技术应用最为广泛的临床科室之一,约 90% 以上的泌尿外科手术均可通过内镜来施行。泌尿系结石很少进行开放手术治疗,可通过经皮肾镜、输尿管镜、膀胱镜或腹腔镜,采用气压弹道、液电、超声、激光等方法清除。经尿道前列腺电切术目前已经成为治疗良性前列腺增生症的"金标准",已很少实施开放手术来摘除前列腺。另外,传统的开放手术如肾上腺肿瘤切除术、肾癌根治术、膀胱癌根治术、前列腺癌根治术等都可以在内镜下完成。

5. 骨科　关节镜在骨科疾病的诊治方面,不仅是关节疾病的辅助诊断手段,而且是关节外科和运动医学领域中一种不可或缺的治疗手段。关节镜下手术已成为治疗一些关节疾病的金标准。在关节镜下可进行各种骨、软骨、韧带、关节囊的刨削、修整、修补或重建手术,可应用于包括膝、肘、肩、踝等在内的全身各关节,治疗范围包括急性关节创伤和关节内骨与软骨的骨折、慢性关节创伤等。在脊柱疾病治疗方面,采用内镜技术可行前路或后路的脊柱手术以及经椎间盘镜行腰椎间盘切除术。

（六）微创外科原理及设备

微创外科工作原理相似,即使用腔镜技术获取较大的手术视野,最大限度地减少手术创伤,此处以腹腔镜为例,讲解微创外科工作原理及需使用相关设备与器械。

1. 工作原理

（1）二维摄像系统:腹腔镜目镜上物体被摄像头按光学原理以电讯号的方式输入信号转换器,再转换为彩色视频信号,输给监视器并在监视器屏幕上显示出来,其示意图为:目镜物体像→摄像头→信号转换器→监视器。目前临床上应用广泛。

（2）三维摄像系统:被摄物体经目镜上的两个特殊通道分别成像,图像经左右两个镜头送入摄像机的左右通道,然后进入三维发生器,三维发生器将左右两组图像依次送入监视器,在监视器上能看到左右重叠的图像,戴上专用液晶镜片的眼镜,即可在显示器上看到立体的图像。现已逐渐被临床接受,但尚未普及。示意图如下:

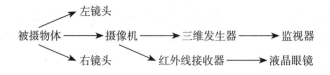

2. 基本设备　腹腔镜设备主要包括电视摄像系统、CO_2 气腹机、冷光源机、单(双)极电镊、超声刀、吸引冲洗装置及基本手术器械(图 3-1)。

（1）电视摄像系统：由腹腔镜镜头、摄像头、连接线、信号转换器及监视器组成，可保存和记录手术图像。常见的腹腔镜镜头按镜身直径有 3mm、5mm、10mm 三种；按物镜平面角度有 0°镜和 30°镜两种。30°镜因其可变换观察角度，故常用。

（2）CO_2 气腹机：由气腹机主机、气腹硅管、过滤器接口组成。全自动的 CO_2 气腹机可显示 CO_2 的流速、流量及气腹压力值，并带有压力检测报警系统。

（3）冷光源机：腹腔镜使用冷光源，包括冷光源机和导光纤维。冷光源连接后须调整"白平衡"，以达最真实的色彩传导。

（4）单（双）极电凝：由电刀主机、电缆线、负极板、脚踏开关和单（双）极电刀头组成。

（5）超声刀：是腹腔镜手术中最重要的器械之一，比高频电刀具有更大的优越性，集分离、切割、凝血功能于一身。它不具有热传导作用，可以减少切割组织的热损伤；最高温度为 150℃，烟雾产生少，对手术野影响小；对 5mm 以下的血管可有效止血。

（6）基本手术器械

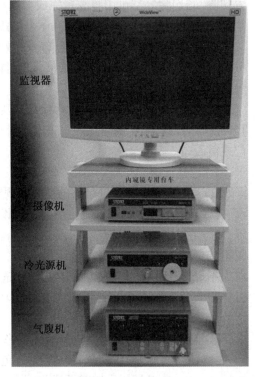

图 3-1　腹腔镜仪器台车

1）气腹针：即 Veress 针，针芯尾部有弹簧保护装置，穿刺时针芯遇阻力退回针管内，当穿刺成功阻力消失时，针芯头弹出，保护内脏器官。

2）穿刺套管（trocar）：包括穿刺锥和套管两部分。按套管直径有 3mm、5mm、10mm 和 12mm 四种，一般常用 5mm 和 12mm 两种。按材质不同可分为金属穿刺套管和一次性塑料穿刺套管。套管内有单向阀门装置，防止手术器械进出前后漏气。

3）分离和抓取器械：分离钳有直钳、弯钳；尖头和钝头等选择，用于分离、止血、打结等；抓钳有无损伤和有损伤两种，无损伤抓钳用于需保留的肠管、系膜等，有损伤抓钳用于夹持粘连带及需切除的脏器。

4）吸引冲洗装置：腹腔镜吸引器有足够的长度能通过穿刺套管进入腹腔，后端连接负压吸引管和冲洗管，通过吸引器上的双向阀门转换功能，进行有效冲洗和吸引。

5）缝合结扎用具：①持针器、无损伤针或可吸收线针；②打结器；③推结器；④腹内、外结扎推进器。

6）手术剪：可进行钝性分离粘连、剪线等，有直剪和弯剪之分。

7）电凝钩：用于解剖分离组织、电凝止血。

8）金属夹和施夹器：用于血管的夹闭和结扎，分为可吸收和不可吸收两种。

9）腔内吻合器和钉仓：腔内吻合器有直线型切割吻合器和圆形吻合器两类，钉仓对空腔脏器进行吻合。

第二节　腔镜外科患者的护理

一、腹腔镜

腹腔镜外科起步于胆囊切除术，腹腔镜胆囊切除术作为经典手术已基本取代了开腹手术，欧美等发达国家已作为胆囊急诊手术的最佳选择。现在腹部外科中的胰十二指肠手术切除、肝胰部分切除、胃切除、肠切除等都可用腹腔镜完成。远程操纵的人工智能机器人电视腹腔镜(达·芬奇系统)手术成功,为电视腹腔镜技术的发展揭开了新的篇章。

腹腔镜手术在外科手术中已普及,做好患者围术期护理及手术配合至关重要。腹腔镜仪器及器械的有效管理能保障手术顺利开展,同时能使腹腔镜手术设备高效运转。

【基本技术】

1. 手术体位　腹腔镜胆囊切除术、腹腔镜胆总管切开取石术均采取 15°~30° 头高脚低及右侧抬高 15°~20° 体位;腹腔镜阑尾切除术采取平卧位;腹腔镜乙状结肠切除术采取头低足高及右侧倾斜的仰卧位或截石位。

2. 建立气腹

(1) 目的:为手术提供足够的空间和视野,避免术中损伤其他脏器和组织。

(2) 气体选择:由于术中使用电外科设备会产生火花,因此不能使用易燃气体(例如氧气)建立气腹;氮气在人体内不易被吸收、不易排出,若压力过高,氮气进入血液有气体栓塞的危险,所以建立气腹不选择氧气和氮气。目前临床最常用二氧化碳气体(CO_2)来建立气腹,是因为 CO_2 具有以下特征:遇火不燃烧,不会烫伤腹腔脏器与组织;透明、无烟雾,不影响手术视野;CO_2 在血液中溶解度高,可被机体吸收后经肺呼出。如果患者有心肺功能不全,建立气腹不适合使用 CO_2,可选用氦气(He)、笑气(N_2O)。

(3) 建立气腹的方法:常选择脐孔下缘切口向腹腔内注入 CO_2 建立气腹。

(4) CO_2 气腹压力设置:一般压力范围 10~15mmHg,常用压力为 12mmHg;妇科手术设置在 10~14mmHg;腹腔镜胆胃脾等手术设置在 10~12mmHg;老年患者手术设置在 8~10mmHg。气腹压力过高时,CO_2 经血液和组织吸收过多可导致高碳酸血症及酸中毒。

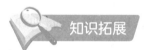

知识拓展

单孔腹腔镜技术(SPL)

传统腹腔镜手术的切口为多孔,一般选择脐下缘、剑突下、右锁骨中线肋下缘、右腋前线肋下缘 4 个手术小切口。脐下缘切口用于建立 CO_2 气腹,剑突下切口为主操作孔,可置入分离钳、电钩、施夹器等;其余切口用于置入手术器械。1992 年,Pelosi 改革传统多孔腹腔镜技术,成功实施了只做单一切口的单孔腹腔镜阑尾切除术,开创了单孔腹腔镜技术的新篇章。Navarra 等于 1997 年成功实施单孔腹腔镜胆囊切除术。目前临床多采用经脐单孔手术。由于脐部是胚胎时期的自然腔道,术后具有创伤小、疼痛轻、恢复快、瘢痕小、美容效果卓越等优点。目前 SPL 已成功应用于阑尾、胆囊、胃、脾、直肠切除术、腹股沟疝修补等手术领域,已成为腹腔镜技术发展的一个重要方向。

【适应证与禁忌证】

1. 适应证　手术指征同开放手术,适用于肝、胆、胰、脾、胃、肠、阑尾、肾、卵巢等腹腔与盆腔的器官、组织病灶或肿瘤的手术切除;疝修补术;急腹症探查等。

2. 禁忌证　①严重的心、肺、肝、肾功能不全;②盆腔、腹腔巨大肿块;③弥漫性腹膜炎伴肠梗阻;④食管裂孔疝、脐疝、腹外疝、横膈疝;⑤严重的腹膜、盆腔粘连;⑥凝血功能障碍。

【护理评估】

(一) 术前评估

1. 健康史　①一般情况:包括患者的年龄、性别、职业、饮食习惯等;②既往史:了解心、肝、肺、脑等重要器官功能;手术史;过敏史;评估患者的病因、病程及诊疗、用药情况等。

2. 身体状况

(1) 症状与体征

1) 局部:评估患者的腹部、盆腔是否有阳性体征;腹部手术部位皮肤有无破损、毛发;脐部的清洁程度。

2) 全身:评估患者的生命体征、营养状况、有无水肿、高血压、贫血、皮肤完整性等;有无心、肝、肾功能障碍;有无感染、高碳酸血症、酸中毒等症状。

(2) 辅助检查:评估术前常规实验室检查、影像学检查(胸部 X 线、心电图等)。

3. 心理、社会状况　评估患者是否担心腹腔镜手术的预后;评估患者及其家属对腹腔镜手术、术后并发症、术后治疗和康复等相关知识的了解及接受程度;评估家属及社会、医疗保健支持体系对腹腔镜手术所需医药费用的承受能力。

(二) 术后评估

1. 术中情况　了解手术名称、术中出血量以及麻醉和留置引流管情况。

2. 身体状况　评估生命体征;切口疼痛与愈合情况;是否发生 CO_2 气腹相关并发症(皮下气肿、高碳酸血症、酸中毒等)、肺部感染、泌尿系统感染、出血、吻合口瘘等术后并发症。

【常见护理诊断 / 问题】

1. 急性疼痛　与手术引起的组织损伤有关。

2. 低效性呼吸型态　与术后伤口疼痛、CO_2 潴留导致酸中毒、气胸有关。

3. 潜在并发症:出血、感染、皮下气肿、酸中毒等。

4. 知识缺乏:缺乏腹腔镜手术治疗与术后康复知识。

【护理目标】

1. 患者疼痛程度减轻,疼痛评分下降。

2. 患者呼吸频率恢复到正常范围,血氧饱和度提高。

3. 患者术后未发生并发症,或者并发症得到及时发现和处理。

4. 患者能复述腹腔镜手术的优点、术后护理与出院后注意事项的要点。

【护理措施】

(一) 术前护理

1. 心理护理　大多数患者不了解麻醉和腹腔镜手术过程,担忧手术效果和医疗费用,术前会出现情绪紧张、焦虑甚至恐惧心理,可根据术前评估的结果,选择图文并茂的腹腔镜手术宣传册、图片、短视频等方法,向病人介绍腹腔镜手术的优点;简介麻醉方法、手术体位、手术方法、术后治疗护理重点;安排手术成功的患者在术前与患者交流,减轻患者的术前紧张情绪与顾虑。

2. 术前准备　①协助做好术前检查、准备术前用药;②皮肤准备:术前 1 日清洁皮肤、备皮。脐部是腹腔镜手术的重要入路,术前可采用棉签、棉球清洁脐部。先使用无刺激的植物润肤油(如杏仁油、松节油、液状石蜡油)软化脐部污垢,然后再用肥皂水或者沐浴液清洁脐孔,最后用温水清洗并擦干;③胃肠道准备:禁食、清洁灌肠,时间和方法同开腹手术;④呼吸道准备:指导患者戒烟、呼吸训练、有效咳嗽;⑤术前排空膀胱、必要时导尿并留置尿管。

(二) 术中护理

1. 巡回护士的配合

(1) 全身麻醉后安置尿管、粘贴负极板,根据手术需要协助医生安置手术体位。

(2) 检查各种仪器电源插头及仪器是否完好后,接通电源;CO_2 气腹机与中心供气相连,检查设备性能是否处于正常工作状态;根据手术医生需求摆放于合适的位置。

(3) 铺好无菌器械台后,与洗手护士正确连接气腹管、光纤、镜头、超声刀等各种仪器导线,腹腔镜镜头、导光纤维、电凝钩线等用无菌保护套保护;第一穿刺孔建立后,打开气腹机、光源和摄像机开关,调节镜头"白平衡"。

（4）熟练掌握仪器的常见故障处理，以便能在术中及时解决；术中应观察各仪器的运行状态，根据手术需要及时调整各仪器参数的大小，维持气腹压力在 12~14mmHg。

（5）术中密切观察患者的生命体征变化，防止因体位、气腹压等而引起血压、心率的改变；注意为患者保暖；及时添加手术用物，以保证手术的顺利进行。

（6）手术结束关闭各仪器时，注意关闭顺序，以免损坏。各仪器关闭顺序如下：冷光源机→摄像机→监视器→气腹机。冷光源机：调节亮度至最小值→关闭光源开关→关闭主机开关→拔除电源插头。摄像机：关闭开关→镜头与摄像头分离→拔除电源插头。气腹机：关闭进气开关→关闭电源开关→拔除电源插头→分离气腹机与中心供气装置。

2. 洗手护士的配合

（1）熟悉腹腔镜手术各类器械的基本操作要点，了解手术步骤；提前外科洗手，组装手术操作器械，清点并检查其完整性，特别注意细小的零件是否完好、配套；将器械整齐摆放于无菌器械桌上，保护好镜头，避免损坏镜面。

（2）与巡回护士配合做好仪器设备的正确连接，将各种连接线固定于手术大单上；使用无菌保护套保护光纤、摄像头时应避免污染，并注意勿将光导纤维折叠、扭曲，防止折断。

文档：腹腔镜仪器、器械的管理

（3）密切关注手术进展，根据手术需要传递抓钳、分离钳、电凝勾、剪刀等；镜面清晰度不够时及时用纱布抹拭，器械有血污、焦痂时及时清除。

（4）熟练掌握腹腔镜器械的常见故障处理，以便能在手术过程中及时解决因器械故障而造成手术进展不顺利。

（5）手术结束应清点手术器械用物，清点并检查其完整性，以免精细零件等异物遗留体腔。

（三）术后护理

1. 一般护理　①体位：术后卧床 6h 后可取半卧位，生命体征平稳者可下床活动。②饮食：非胃肠道手术术后 6h，如果患者肛门排气，无恶心、呕吐等胃肠道症状，可进食流质饮食；进食后观察有无恶心、呕吐等胃肠道症状；术后有胃、肠、胆吻合口者，禁食，留置胃管胃肠减压至吻合口愈合、肛门排气后方可进食。③吸氧：监测呼吸和血氧饱和度，必要时低流量吸氧，以提高血氧浓度，促进 CO_2 排泄，预防高碳酸血症或酸中毒。④指导患者做深呼吸、有效咳嗽训练。

2. 病情观察　监测生命体征、意识，观察伤口、引流管情况，注意是否有并发症发生。

3. 疼痛护理　腹腔镜术后腹部切口会有轻微的疼痛，若患者疼痛剧烈，遵医嘱予以镇痛药。少数患者术后出现肩背部酸痛，是因为建立气腹残留在腹腔内的 CO_2 排出不完全，CO_2 聚集在膈肌下产生碳酸并刺激膈肌和胆囊创面，导致术后肩背部疼痛，术后延长吸氧时间、按摩肩背疼痛部位可缓解症状。

4. 伤口护理　根据渗液、渗血等异常情况，按无菌原则更换伤口敷料。

5. 腹腔引流管护理　妥善固定引流管；评估引流液的颜色、性状和量。如果术后出现引流液增多、血性、墨绿色或者结石样沉淀物等异常情况，应及时报告医师。

6. 并发症的护理

（1）CO_2 气腹相关并发症：常见并发症包括高碳酸血症与酸中毒、皮下气肿、气胸、心包积气、气体栓塞、心律不齐、下肢静脉淤血、静脉血栓、腹腔内器官缺血、体温下降等。

1）原因：CO_2 气腹使腹腔压力增加，导致膈肌上抬、肺顺应性降低、有效通气减少、心排血量减少、心率减慢、下肢静脉血淤积、内脏血流减少，从而对心肺功能产生影响。人体对 CO_2 的吸收与术中气腹压力呈正相关，当腹腔内 CO_2 气压较高时，CO_2 逸入组织间隙并加速经腹膜大量吸收入血。CO_2 在血浆中有较高的弥散性和溶解度，引起高碳酸血症及酸中毒，多为可逆性。如果手术持续时间过长，高碳酸血症导致酸中毒时，交感肾上腺兴奋性增加，机体受 CO_2 压力和化学因素的影响会出现心动过速、高血压、颅内压增高等严重后果，甚至会引起全身重要脏器损伤和生理功能紊乱。

2）表现：腹胀、皮下捻发音；呼吸困难、气促；低体温；心律失常、下肢静脉淤血、血压增高、颅内压增高等。

3）护理：①预防：术中发生高碳酸血症及酸中毒时，立即通知医师将气腹压力降至12mmHg；患者头胸部抬高20°，减轻CO_2挤压膈肌对心肺的压迫，促进体内CO_2排出。术毕缝合腹部切口前，在患者腹壁轻轻加压促使体内和皮下CO_2气体排出，减少体内残留。术后6h取半卧位，保持呼吸道通畅、低流量给氧、深呼吸，促进体内CO_2排出。②处理：皮下气肿者取半卧位，症状轻者延长吸氧时间，CO_2可自行吸收；症状严重者须及时报告医师，准备穿刺排气用物。监测呼吸状态和血氧饱和度，必要时作血气分析，纠正酸中毒。

（2）出血

1）原因：术后可发生戳孔出血、腹壁血肿；腹膜后大血管损伤多为暴力穿刺所致，虽然发生率较低，但死亡率高；手术区域血管损伤，如肠系膜和网膜血管损伤、胆囊切除术时损伤肝门血管。

2）表现：患者出现血压下降，引流管引流出血性液体，敷料有血性渗液，腹痛、腹胀等；严重时发生失血性休克症状。

3）护理：监测生命体征；观察伤口敷料渗湿情况以及引流液的颜色、性状和量，警惕术后出血；遵医嘱使用止血药、输血或准备再次手术止血。

（3）感染

1）原因：术后可发生吻合口瘘、戳孔感染、腹壁坏死性筋膜炎，内脏损伤可导致腹膜炎、肺部感染、泌尿系统感染等。

2）表现：患者出现发热、腹痛、板状腹、腹腔引流液性状异常等。

3）护理：监测体温；保持引流管通畅，观察引流液性状；遵医嘱应用抗生素；观察伤口并按照无菌原则换药；必要时行超声、CT、ERCP等辅助检查。

【护理评价】

1. 疼痛程度是否减轻。

2. 呼吸功能是否改善，气促、发绀等缺氧征象是否减轻或消失。

3. 并发症是否得以预防或得到及时发现和处理。

4. 是否能复述腹腔镜手术的优点与术后康复注意事项的要点。

二、胸腔镜

1990年，Lewis开创了电视辅助胸腔镜外科（video-assisted thoracic surgery，VATS）；1992年，我国引入该技术，发展出全胸腔镜下胸外科技术；2011年，Gonzalez成功实施单孔胸腔镜肺叶切除术。与传统开胸手术相比，胸腔镜手术能维持胸廓的稳定性、对循环系统影响较小、高血压和心律失常的发生率低、更有利于早期心肺功能的恢复。中国肺癌临床指南将胸腔镜下肺叶切除术列为早期非小细胞肺癌根治性手术方式之一。目前我国胸腔镜手术技术逐渐成熟，已成功应用达·芬奇机器人手术系统实施肺叶切除手术。胸腔镜手术将成为21世纪心胸微创外科发展的主要方向。

【手术设备与器械】

主要包括：①胸腔镜图像显示与存储系统；②手术设备：高频电刀、超声刀；③特殊手术器械：穿刺器、防雾油、直线切制缝合器、支气管及血管闭合器等。

【基本技术】

1. 手术体位　①多孔胸腔镜手术时多采取侧卧位，健侧在下，手术侧在上，最大限度地暴露胸膜腔；②单孔胸腔镜手术，如肺叶切除术可采取前倾20°健侧半俯卧位，比侧卧位手术视野显露更佳。

2. 全麻气管插管　采用双腔气管插管，实现左、右肺独立换气，术中手术侧肺不通气利于手术操作。

3. 手术切口　切开胸壁与胸膜后即可建立气胸，无须注入CO_2气体。切口分类：①多孔：多选择"3孔法",比"4孔法"减少了胸后背的1个孔,从而缓解术后胸痛。3孔包括主操作孔、观察孔、听诊三角辅助操作孔。②单孔:是"单一小切口"的新方法,具有切口小、创伤小、疼痛轻、美容效果佳、对肺的牵拉损伤小等优点。

【适应证与禁忌证】

1. 适应证　适用于胸腔内胸膜、肺、纵隔等器官和组织的诊断与治疗。包括:①胸膜病变;②肺大疱切除或套扎;③胸交感神经切断术、迷走神经干切断术;④外周肺结节的楔形切除;⑤纵隔疾病;⑥肺气肿减容手术;⑦自发性或外伤性血气胸;⑧肺的良性恶性肿瘤。

2. 禁忌证　①患侧胸部手术史或者胸膜感染史,胸膜肥厚粘连严重,胸腔镜不能进入者;②严重的心肺功能不全、全心衰竭、心功能Ⅲ级以上、休克经输血未能缓解者,不能耐受单肺通气者;③严重急性心肌梗死、室性心律失常、缩窄性心包炎;④凝血功能障碍者;⑤年龄 <6 个月,体重 <8kg;⑥气管、支气管严重畸形,无法行双腔气管插管或单侧支气管插管者;⑦弥漫性胸膜间皮瘤,手术无法彻底切除者;⑧肿瘤侵及胸壁;⑨肿瘤巨大、广泛性转移;中心型肺癌;直径大于 5cm 的 T_2 期肺癌。

【护理措施】

(一) 术前护理

1. 心理护理　向患者讲解胸腔镜手术的特点、手术室环境、麻醉方法、手术体位、术后治疗与护理等,解除患者顾虑,降低其术前焦虑情绪。

2. 术前准备　指导患者进行呼吸功能锻炼和术后上肢功能锻炼,同时练习适应术中体位(患侧上肢上抬侧卧位)及床上大小便。

(二) 术后护理

1. 一般护理　①体位与活动:麻醉清醒前去枕平卧;麻醉清醒后如生命体征平稳可取半卧位,根据情况早期下床活动。②饮食:非胃肠道手术术后麻醉清醒 4~6h,如果患者肛门排气,无恶心、呕吐等胃肠道症状,可逐渐恢复饮食。③吸氧:氧气吸入,2~4L/min。

2. 病情观察　监测生命体征,观察伤口、引流管情况,注意是否有并发症发生。

3. 疼痛护理　评估患者的疼痛程度,遵医嘱给予镇痛药物,并指导其采取非药物镇痛的方法,如深呼吸、放松训练和音乐疗法。

4. 呼吸道护理　加强呼吸功能锻炼,可采取雾化吸入、叩背、震动排痰、保护伤口法、手指按压胸骨切迹上方气管的环状软骨等方法促进排痰。

5. 伤口护理　根据渗液、渗血等异常情况,按无菌原则更换伤口敷料。

6. 胸腔闭式引流管的护理　严格无菌,妥善固定,保持通畅,注意观察,及时处理意外事件,加强拔管后护理。

7. 并发症的护理　观察是否出现出血、肺部感染、肺不张、心律失常等并发症,一旦发生,及时协助医生处理。

详细内容参见第二十章　支气管肺癌外科治疗患者的护理。

（丁庆彬）

思维导图

自测题

思考题

结合导入情境与思考的案例回答下列问题：

1. 患者为何术后出现高碳酸血症？

2. 如何预防和处理术后高碳酸血症和酸中毒？

第四章

水、电解质、酸碱失调患者的护理

 学习目标

识记：

能复述等渗性缺水、高渗性缺水、低渗性缺水、水中毒、低钾血症、高钾血症、低钙血症、高钙血症、代谢性酸中毒、代谢性碱中毒、呼吸性酸中毒、呼吸性碱中毒的概念。

理解：

能阐述等渗性缺水、高渗性缺水、低渗性缺水、水中毒、低钾血症、高钾血症、低钙血症、高钙血症、代谢性酸中毒、代谢性碱中毒、呼吸性酸中毒、呼吸性碱中毒的病因、临床表现、辅助检查、处理原则。

运用：

1. 能分析脱水治疗方案的理论依据，能拟订液体疗法的护理计划。
2. 能判断液体疗法的效果，并能识别与液体疗法相关的并发症。
3. 能拟订静脉补钾治疗的护理计划，会判断补钾治疗的效果。

 导入情境与思考

马先生,52 岁。阵发性腹痛、腹胀、呕吐、停止排气排便 3d。3d 前饱餐后出现阵发性腹痛、腹胀和呕吐,每日呕吐 3~4 次,每次呕吐量较大。感觉口渴、无力、心慌,尿量明显减少。曾在社区门诊输液治疗,每日补液量 1 000ml。3d 未进食、未排气排便。半年前因慢性胃溃疡并发急性胃穿孔行胃大部切除术,无其他重要疾病史,本次发病前体重 70kg。

体格检查:T 37.0℃,P 96 次/min,R 24 次/min,BP 110/80mmHg,精神萎靡,眼窝凹陷,口唇黏膜干燥,皮肤干燥且弹性差,浅静脉瘪陷,肢端温度较低。腹胀明显,中下腹部可见肠型和蠕动波,压痛不明显,肠鸣音活跃,移动性浊音(−)。

实验室检查:血红细胞计数、血红蛋白含量和血细胞比容均有增高,血[HCO_3^-] 15mmol/L,血清 K^+ 3.0mmol/L、Na^+ 140mmol/L、Cl^- 102mmol/L,尿比重 1.025。

医疗诊断:急性肠梗阻伴水、电解质和酸碱代谢失衡。

治疗经过:入院后给予禁食、胃肠减压、输液、静脉输注抗菌药物等治疗。入院后 24h 的胃肠减压量约 1 000ml,T 38.8℃。

请思考：

1. 该患者入院时存在哪几种水、电解质和酸碱代谢失衡？诊断依据是什么？
2. 该患者目前有哪些护理诊断 / 问题？
3. 如何对患者现存问题进行护理？

体液平衡包括机体内水和钠代谢、电解质代谢和酸碱代谢的平衡，是维持机体正常新陈代谢和器官生理功能的基本保证，是维持机体正常生命活动的必要条件。当机体遭遇严重损伤、严重感染、大手术或发生恶性肿瘤、空腔器官梗阻时，可以打破机体内这种平衡，从而引起一系列的病理生理变化和临床病症，甚至危及患者的生命。因此，护理人员应密切观察水、电解质、酸碱失调患者的病情变化。

第一节 水和钠代谢失调

在体液代谢中，水与钠的关系十分密切，共同维持细胞外液的容量和渗透压的平衡，钠还能影响神经肌肉、心肌的兴奋性。任何能使水和钠摄入、排出或分布异常的因素，均可导致水和钠代谢失调，临床常见的有缺水与缺钠、水中毒两类情况。缺水与缺钠又依据两者缺少的比例分为等渗性缺水、高渗性缺水和低渗性缺水三种，其中等渗性缺水最常见；而水中毒则依其发病过程的急缓分为急性水中毒和慢性水中毒，临床上以急性水中毒较多见。

一、等渗性缺水

等渗性缺水（isotonic dehydration）又称急性缺水或混合性缺水，是外科患者中最易发生的缺水类型。系指水和钠成比例丧失，血清钠浓度和细胞外液渗透压维持在正常范围，但细胞外液量（包括循环血量）迅速减少。

【病因】

常见病因有：①消化液的急性丧失，如大量呕吐、腹泻和肠瘘等；②体液丧失在第三间隙，如急性肠梗阻、急性腹膜炎、大面积烧伤早期等。

【病理生理】

由于水和钠成比例丧失，血清钠仍在正常范围，细胞外液渗透压也基本不变，细胞内液并不会代偿性向细胞外液转移，故细胞内液的量一般不发生变化。但如果这种体液丧失持续时间较久，细胞内液也将逐渐向细胞外转移并随同细胞外液一起丧失，最终出现细胞内缺水。等渗性缺水时机体的代偿机制是因细胞外液量减少，刺激肾脏入球小动脉壁的压力感受器及远端肾小管致密斑的钠感受器，从而肾素 - 血管紧张素 - 醛固酮系统兴奋，醛固酮分泌增加，促进远端肾小管对钠的重吸收，随钠一同被再吸收的水量也有增加，从而代偿性地使细胞外液量得以回升。

【临床表现】

缺水和缺钠的程度不同，临床表现也有差异。①轻度：仅有缺水症状，如口唇黏膜干燥、皮肤干燥且弹性差、尿少、恶心、呕吐、厌食、头昏等，缺水量占体重的 2%~4%；②中度：有血容量不足表现，如心率增快、脉搏减弱、血压不稳或降低、肢端湿冷等，缺水量占体重的 4%~6%；③重度：出现明显休克的表现，常伴代谢性酸中毒，缺水量占体重的 6% 以上。

【辅助检查】

红细胞计数、血红蛋白和血细胞比容均明显增高；血清钠浓度正常；尿比重增高。

【处理原则】

1. 病因治疗 若能消除等渗性缺水的病因，缺水将很容易纠正。

2. 补充液体   ①丧失的液体:常用溶液为等渗盐水或平衡盐溶液。等渗盐水中 Cl^- 含量高于血清,大量应用可引起高氯性酸中毒。平衡盐溶液中电解质含量更接近血清,用于治疗等渗性缺水更为合理和安全。此外,平衡盐溶液中还含有碱性物质,有助于纠正酸中毒。常用的平衡盐溶液有碳酸氢钠和等渗盐水溶液(1.25% 碳酸氢钠溶液和等渗氯化钠溶液之比为 1:2)、乳酸钠和复方氯化钠溶液(1.86% 乳酸钠溶液和复方氯化钠溶液之比为 1:2)。②生理日需水和电解质:每日补充水 2 000ml、氯化钠 4.5~9g 和氯化钾 3~4g。

【护理评估】

1. 健康史   ①患者年龄:老年人及婴幼儿体液调节功能较差,易受到各种不良因素的影响而发生体液平衡失调;②体重变化:若短期内体重迅速减轻提示有水钠缺失;③近期疾病:如急性呕吐和腹泻、肠梗阻、肠瘘、腹膜炎、大面积烧伤等是导致等渗性缺水的常见原因;④治疗情况:如胃肠减压、造口引流可加重病情。

2. 身体状况   ①缺水一般表现:有无体重减轻、口唇黏膜干燥、眼窝凹陷、皮肤干燥且弹性下降、浅静脉瘪陷等;②血容量不足表现:有无神志淡漠、精神倦怠、心率增快、脉搏细速、血压不稳或血压下降、尿量减少等;③出入水量:了解饮食、管饲、静脉输液等入水量及呕吐、腹泻、出汗、排尿、创面渗液、消化道造口、胃肠减压等排水量。

3. 辅助检查   了解血液浓缩的程度,血清钠、氯、钾浓度,血液酸碱度及 CVP 测定结果等。

4. 心理、社会状况   了解患者和家属对疾病及其伴随症状的认知程度,评估其心理承受能力和心理反应情况。

【护理诊断/问题】

1. 体液不足   与大量呕吐、腹泻、腹膜炎、大面积烧伤等造成的急性体液丧失有关。

2. 有受伤的危险   与意识障碍、低血压有关。

3. 潜在并发症:休克、酸碱平衡失调、低钾血症。

【护理目标】

1. 患者体液量恢复平衡,缺水和缺钠的症状和体征消失。

2. 患者安全意识增强,能采取有效措施消除受伤的危险因素,未出现受伤现象。

3. 患者未发生并发症,或并发症得到及时发现和处理。

【护理措施】

(一)去除病因,纠正体液不足

1. 去除病因   配合医生积极治疗急性腹泻和呕吐、急性腹膜炎、大面积烧伤、肠梗阻等原发病,减少水和钠的丢失。

2. 纠正体液不足   遵循"先快后慢、先盐后糖、先晶后胶、尿畅补钾、交替输注、宁少勿多、宁酸勿碱"的原则实施液体计划,在补液时严格遵循定量、定性、定时的原则。

(1)定量:包括生理需要量、已丧失量和继续丧失量 3 个方面。

1)生理需要量:即正常人静息状态下每日的基础需水量,成人 2 000~2 500ml。简单的计算方法是:体重的第 1 个 10kg × 100ml/(kg·d) + 体重的第 2 个 10kg × 50ml/(kg·d) + 其余体重 × 20ml/(kg·d)。年龄超过 65 岁或患有心脏病者,实际补液量应少于上述计算所得量。小儿每日生理需要量平均为 100ml/(kg·d),可根据年龄、体重进行适当增加或减少。

2)已丧失量:指在制订补液计划前已经丢失的体液量,可按脱水程度计算。第 1 个 24h 补充计算量的 1/2,余下的 1/2 在第 2 个 24h 补充。

3)继续丧失量:又称额外丧失量,指在补液治疗开始后继续丢失的体液量,如呕吐、出汗、引流等损失的体液量。一般体温每升高 1℃,每千克体重增加补水 3~5ml;中、重度出汗约需增加补水 500~1 000ml;气管切开者经呼吸道蒸发的水分是正常的 2~3 倍,故成人气管切开者每日应增加补水 700~1 000ml。

(2) 定性：从生理需要量、已丧失量和继续丧失量 3 个方面分别考虑。

1) 生理需要量：补给等渗氯化钠溶液 500~1 000ml，剩余用 5%~10% 葡萄糖溶液补充；补给 10% 氯化钾 30~40ml。

2) 已丧失量：等渗性缺水一般补充平衡盐溶液或等渗盐水。

3) 继续丧失量：原则是缺什么补什么。如消化液丧失应根据消化道不同部位消化液中所含电解质的特点给予等质和等量补充；发热、气管切开主要丢失水分，给予 5% 葡萄糖溶液补充即可；中、重度出汗除丢失水分外，还有钠的丢失，故在补水的同时，还应补钠 1.25~2.5g。

(3) 定时：单位时间内的补液量及输注速度，应根据缺水与缺钠的程度、补液总量及患者心、肺、肝、肾等重要器官功能状态而定。对各器官功能良好者，按照先快后慢的原则可在第 1 个 8h 补充总量的 1/2，剩余的 1/2 在后 16h 内匀速输入。

(4) 观察疗效：应动态观察水和钠代谢失调的程度，判断治疗及护理效果，注意不良反应。①缺水征象：口唇黏膜干燥、眼窝凹陷、皮肤干燥和弹性下降、浅静脉瘪陷等有无好转；②意识状态：神志淡漠、精神倦怠有无改善；③生命体征：心率、脉搏、血压是否恢复正常；④出入水量：尿量是否恢复正常，出入水量是否平衡；⑤辅助检查：血常规、血清电解质、尿比重、CVP 等有无好转；⑥并发症：有无因输液过多或过快而导致的心力衰竭、急性肺水肿等并发症。

(二) 消除危险因素，预防受伤

1. 评估危险因素 有无意识障碍、血压不稳或血压偏低、肌肉无力及病室环境中易引起受伤的危险因素。

2. 采取防护措施 对有危险因素的患者，应采取防护措施。如意识障碍者，应加床栏保护、适当约束，并加强观察，以防坠床；对血压不稳或血压偏低者，告知其改变体位尤其是起立时，动作宜缓慢，以免因直立性低血压造成眩晕而跌倒受伤；对轻度肌无力能自行活动者，移除环境中的障碍物和危险物，防止患者活动时受伤；对严重肌无力不能自行活动者，提供周到的生活照顾，防止患者强行取放用物时受伤。另外，病情许可时，应指导和协助患者进行功能锻炼，以增强肌力，恢复体力，减少受伤的可能性。

(三) 并发症的护理

密切观察有无休克、酸碱平衡失调以及低钾血症的表现，一旦发现，及时与医师沟通，予以处理。

(四) 健康教育

在发生严重呕吐、腹泻、大面积烧伤等情况时，易出现等渗性缺水，应及时到医院诊治。

【护理评价】

1. 患者体液量是否恢复平衡，缺水和缺钠的症状和体征是否消失。

2. 患者是否安全意识增强，能否采取安全防护措施，有无出现受伤情况。

3. 并发症是否得以预防，或得到及时发现和处理。

二、低渗性缺水

低渗性缺水（hypotonic dehydration）又称慢性缺水或继发性缺水，指水和钠同时丧失，但失水少于失钠，血清钠浓度低于 135mmol/L，细胞外液渗透压降低。

【病因】

常由慢性体液丧失引起。常见的病因有：①消化液的持续丧失：如长期胃肠减压、反复呕吐或慢性肠瘘；②大面积创面的慢性渗液；③钠丧失过多：如使用排钠利尿剂依他尼酸、氯噻酮等；④钠补充不足：如治疗等渗性缺水时过多地补充水分而忽略钠的补充。

【病理生理】

由于体内失钠多于失水，细胞外液呈低渗状态，细胞外液可向细胞内转移引起细胞内水肿，出现以细胞外液减少为主的体液容量变化。细胞外液低渗时，机体出现如下代偿：①ADH 分泌减少，使肾小管重吸收水分减少、增加尿量,以提高细胞外液渗透压,但这种代偿会使细胞外液量进一步减少,于是细胞间液进入血液循环,以部分补偿血容量;②为避免循环血量的减少,此时肾素 - 血管紧张素 - 醛固酮系统兴奋,使钠和水的重吸收增加;ADH 由分泌减少转为增加,使水的重吸收增加。但若循环血量继续减少,超过机体的代偿能力时,将出现休克。

【临床表现】

以缺钠为主要表现,严重者可出现周围循环衰竭。①轻度:血清钠 <135mmol/L。患者自觉疲乏、头晕、手足麻木等症状,尿量增多。②中度:血清钠 <130mmol/L。除上述症状外,还有恶心、呕吐、脉搏细速、视物模糊、血压不稳或下降、脉压变小、浅静脉瘪陷、站立性晕倒、尿量减少等。③重度:血清钠 <120mmol/L。常有休克症状,并可伴肌肉疼挛性抽搐、腱反射减弱或消失、木僵、惊厥或昏迷等。

【辅助检查】

血清钠 <135mmol/L;尿比重 <1.010;红细胞计数、血红蛋白量、血细胞比容均增加;尿 Na^+、Cl^- 含量明显减少。

【处理原则】

1. 病因治疗   尽快处理引起低渗性缺水的病因。

2. 补充液体

(1) 丧失的液体:应针对性静脉补充含钠的等渗溶液或高渗氯化钠溶液,以纠正细胞的低渗状态和补充血容量。轻、中度缺钠者,可使用 5% 葡萄糖盐溶液;重度缺钠者可先静脉滴注晶体溶液(如平衡盐溶液、等渗氯化钠溶液),后输注胶体溶液(如羟乙基淀粉、右旋糖酐或血浆),以扩充血容量、改善微循环和组织器官灌注,一般晶体溶液的用量为胶体液的 2~3 倍,然后再静脉滴注 5% 氯化钠200~300ml,尽快纠正血钠过低,进一步恢复细胞外液量和渗透压,使水从水肿的细胞中外移,低渗性缺水的补钠量可按下列公式估计:需补钠量(mmol)=［正常血钠值(mmol/L)－测得的血钠值(mmol/L)］×体重(kg)×0.6(女性为 0.5),补钠盐量(g)= 需补钠量(mmol/L)/17mmol(17mmol Na^+ 相当于 1g 钠盐)。一般当日补充计算量的 1/2,余下的 1/2 在第 2 天补充。

(2) 生理日需水和电解质:同等渗性缺水。

【护理诊断／问题】

参见等渗性缺水。

【护理措施】

(一) 去除病因,纠正体液不足

1. 去除病因   配合医生消除低渗性缺水的病因,减少钠的继续丢失。

2. 纠正体液不足   遵医嘱静脉输注等渗氯化钠溶液、高渗氯化钠溶液、胶体溶液等恢复细胞外液量和渗透压。其他参见等渗性缺水。

(二) 消除危险因素,预防受伤

参见等渗性缺水。

(三) 健康教育

当存在长期胃肠减压、反复呕吐、慢性肠瘘、大面积创面、使用排钠利尿剂(依他尼酸、氯噻酮等)情况时,容易发生低渗性缺水,一旦出现疲乏、头晕、手足麻木、尿量增加等,应及时诊治。

三、高渗性缺水

高渗性缺水(hypertonic dehydration)又称原发性缺水,指水和钠同时丢失,但失水多于失钠,血清钠浓度高于 150mmol/L,细胞外液渗透压增高。

【病因】

常见病因有:①水分摄入不足:如过分限制水入量、长期禁饮食、吞咽困难、昏迷未能补水、高温环境作业得不到饮水等；②水分丧失过多：如高热、大量出汗、大面积烧伤暴露疗法、糖尿病患者的高渗性利尿或大量使用渗透性利尿剂等。

【病理生理】

由于细胞外液失水量大于失钠量，细胞外液渗透压高于细胞内液，细胞内液向细胞外液转移，导致以细胞内、外液量均减少，且以细胞内液减少为主。严重时，脑细胞可因缺水而发生功能障碍。细胞外液高渗透压时，机体出现如下代偿：①刺激视丘下部的口渴中枢，患者感到口渴而饮水，使体内水分增加，以降低细胞外液渗透压；②引起 ADH 分泌增加，使肾小管对水的重吸收增加，尿量减少，细胞外液量和渗透压得以恢复；③若缺水加重致循环血量显著减少会引起醛固酮分泌增加，加强对钠和水的重吸收，以维持血容量。

【临床表现】

根据缺水程度及症状的不同，缺水分为三度。①轻度：除口渴外无其他临床症状，缺水量占体重的 2%~4%；②中度：极度口渴，并伴有烦躁、乏力、口舌干燥、皮肤弹性差、眼窝凹陷、尿少，缺水量占体重的 4%~6%；③重度：除上述症状外，可出现躁狂、幻觉、谵妄、昏迷等脑功能障碍表现，缺水量占体重的 6% 以上。

【辅助检查】

可有血液浓缩表现；血清钠 >150mmol/L；尿比重 >1.020；红细胞计数、血红蛋白量、血细胞比容均增加。

【处理原则】

1. 病因治疗　积极消除引起高渗性缺水的病因。

2. 补充液体　①丧失的液体：无法口服的患者，应针对性地静脉补充水分或低渗液，常用液体为 5% 葡萄糖溶液或 0.45% 氯化钠溶液。但因高渗性缺水体内实际也存在缺钠，因缺水更多才使血钠浓度升高，故应动态观察血清钠浓度，必要时适当补钠。②生理需要量和电解质：同等渗性缺水。

【护理诊断 / 问题】

1. 体液不足　与高热、大汗、摄入水分不足、高渗性利尿等有关。

2. 口腔黏膜受损　与缺水导致的口腔黏膜干燥有关。

3. 有受伤的危险　与脑细胞缺水导致的意识改变有关。

【护理措施】

（一）去除病因，纠正体液不足

1. 去除病因　配合医生消除高渗性缺水的病因，减少水的丢失。

2. 纠正体液不足　能饮水的鼓励患者饮水，不能饮水的遵医嘱静脉输注 5% 葡萄糖溶液或 0.45% 氯化钠溶液。值得注意：因血液渗透压升高，应先给适当的葡萄糖溶液，再给含钠溶液；因患者也有缺钠，应在治疗过程中动态观察血清钠浓度变化，必要时适当补充含钠溶液，防止发生低钠血症。其他参见等渗性缺水。

（二）口腔护理

鼓励患者漱口，不要撕干燥的口唇黏膜或结痂，可用石蜡油润唇，保护黏膜。

（三）消除危险因素，预防受伤

参见等渗性缺水。

（四）健康教育

当不能摄入足够水分或存在高热、大量出汗、大量使用渗透性利尿剂等情况时，容易发生高渗性缺水，出现口渴感应立即饮水，并及时到医院诊治。

四、水中毒

水中毒(water intoxication)又称稀释性低钠血症,指总入水量超过了排出量,以致水分在体内潴留,引起血浆渗透压下降和循环血量增多。

【病因】

临床常见:①各种原因导致的抗利尿激素分泌过多;②肾功能不全,排尿能力降低;③大量摄入不含电解质的液体或静脉补充水分过多。

【病理生理】

因细胞外液量剧增,血清钠浓度被稀释而降低,血浆渗透压减低,细胞外液向细胞内转移,使细胞内、外液量都增加而渗透压均降低。此外,细胞外液量的增加可抑制醛固酮的分泌,使远端肾小管对水和 Na^+ 的再吸收减少,尿中排 Na^+ 增加,血清钠浓度随之降低,细胞外液渗透压降低更明显。

【临床表现】

按起病急缓,水中毒可分为急性和慢性两类。

(1) 急性水中毒:起病急,因脑细胞肿胀可造成颅内压增高,引起头痛、嗜睡、躁动、精神障碍、谵妄,甚至昏迷等;严重者可合并急性脑疝,出现相应的症状和体征。

(2) 慢性水中毒:在原发病的基础上逐渐呈现体重增加、软弱无力、呕吐、嗜睡、唾液和泪液增多等,一般无凹陷性水肿。

【辅助检查】

可有红细胞计数、血红蛋白和血细胞比容均降低等血液稀释表现;血浆渗透压降低;平均血细胞比容增加和平均血红蛋白含量降低;血清钠降低。

【处理原则】

1. 停止水分摄入　轻度水中毒者,限制水分摄入,在体内排出过多的水分后,水中毒即可解除。

2. 促进水分排出　严重水中毒者,除禁止水分摄入外,还应静脉输注高渗氯化钠溶液以缓解细胞肿胀和低渗状态,并酌情使用渗透性利尿剂(如 20% 甘露醇),促进水分的排出,必要时进行透析治疗。

【护理诊断/问题】

1. 体液过多　与水分摄入过多、排出减少或脏器功能不全有关。

2. 有受伤的危险　与脑细胞水肿导致意识障碍有关。

【护理措施】

(一) 消除病因,纠正体液过多

1. 消除病因　停止可能继续增加体液的各种治疗,如大量低渗液或清水洗胃、灌肠;对可能引起 ADH 分泌过多的高危患者(如疼痛、失血、休克、创伤、大手术或急性肾功能不全等),应严格执行补液计划,切忌过量和过快。

2. 控制水入量　每日水入量应限制在 700~1 000ml。

3. 促进水排出　遵医嘱给予 5% 氯化钠溶液和 20% 甘露醇静脉滴注,以纠正体液的低渗状态,消除脑细胞内水肿,促进水分自肾脏排出。

4. 做好透析护理　对透析疗法的患者,按透析患者护理,参见内科护理学相关章节。

5. 观察病情　密切观察头痛、嗜睡、躁动等颅内压增高症状有无好转;有无急性脑疝的症状和体征;辅助检查结果有无改善。

(二) 消除危险因素,预防受伤

参见等渗性缺水。

(三) 健康教育

当存在疼痛、失血、创伤或尿量减少等情况时,容易发生水中毒,应到正规医院接受治疗,不可盲目摄入过多水分。

第二节　钾代谢失调

钾是细胞内的主要阳离子,细胞内钾含量占体内钾总量的98%。钾随饮食摄入经消化道吸收,正常成人对钾的日需量为3~4g,多余的钾主要经肾脏排出体外。血清钾浓度常为3.5~5.5mmol/L。钾参与和维持细胞代谢,维持细胞内渗透压、酸碱平衡、神经肌肉兴奋性和心肌的生理功能。任何能使钾摄入、排出或分布异常的因素,均可引起体内钾代谢异常,包括低钾血症和高钾血症,以前者多见。

一、低钾血症

低钾血症(hypokalemia)是指血清钾浓度低于3.5mmol/L。

【病因】

常见原因有:

1. 摄入不足　如长期不能进食或进食不足、疾病或手术需要禁食等,会使钾摄入不足。

2. 丢失过多　如严重呕吐或腹泻、持续胃肠减压、肠瘘等使钾离子从胃肠道丧失过多,醛固酮增多症、急性肾衰竭多尿期、使用排钾利尿剂及肾小管性酸中毒等使钾离子随尿排出增多。

3. 体内钾分布异常　如输入大量葡萄糖和胰岛素、代谢性碱中毒时,K^+从细胞外转入细胞内,可引起血清钾浓度下降。

【临床表现】

1. 神经 - 肌肉症状　肌肉软弱无力为最早出现的症状,严重者出现四肢松弛性瘫痪、腱反射减弱或消失、抬头及翻身困难、吞咽困难、呼吸困难。

2. 消化道症状　因胃肠道平滑肌张力降低,出现恶心、呕吐、腹胀、便秘、肠鸣音减弱或消失等表现,严重者可出现麻痹性肠梗阻。

3. 循环系统表现　主要为传导阻滞和节律异常。表现为心悸、心动过速、心律不齐、血压下降,严重者可出现房室传导阻滞、心室颤动甚至心搏骤停。

4. 中枢神经症状　可表现出神志淡漠、倦怠、嗜睡或意识模糊等抑制症状。

5. 代谢性碱中毒　当血清钾过低时,细胞内K^+向细胞外转移(细胞内每转出3个K^+,细胞外就有2个Na^+和1个H^+转入),使细胞外液H^+浓度降低;远端肾小管K^+-Na^+交换减少,H^+-Na^+交换增加,使排H^+增多,出现反常性酸性尿。故低钾血症合并代谢性碱中毒是机体代偿的结果。可出现头晕、躁动、面部和四肢抽动、手足抽搐、口周及手足麻木等。

【辅助检查】

血清钾浓度<3.5mmol/L,可有代谢性碱中毒和反常性酸性尿。典型心电图改变为早期T波降低、变平或倒置,随后出现ST段降低、QT间期延长和U波等。

【处理原则】

1. 去除病因　寻找和去除导致低钾血症的病因,减少或终止钾的继续丧失。

2. 补充钾丢失　补钾应分次进行,边治疗边观察,需连续补充3~5d才能纠正缺钾。能口服者尽量口服补钾,不能口服者可静脉补钾。

【护理诊断/问题】

1. 活动无耐力　与低血钾所致肌无力有关。

2. 有受伤的危险　与肌无力和意识障碍有关。

【护理措施】

(一)去除病因,纠正低钾

1. 去除病因　配合医生治疗引起低钾血症的病因,减少钾的继续丢失。

2. 纠正低钾

(1)口服补钾：能口服者，遵医嘱给予钾制剂(如氯化钾缓释片、10%氯化钾口服液、枸橼酸钾口服液等)分次口服，并指导患者摄取含钾丰富的食品，如肉类、牛奶、绿豆、菠菜、黑木耳、香蕉、橘子、鲜果汁等。

(2)静脉补钾：不能口服者，遵医嘱给予10%氯化钾稀释后静脉滴注。静脉补钾应遵守以下原则：

1)掌握总量：一般每日补钾40~80mmol/L(按13.4mmol/L相当于1g氯化钾，每日补氯化钾3~6g)。

2)控制浓度：浓度不超过0.3%，即每1 000ml液体最多加入10%氯化钾30ml(相当于氯化钾3g)。

文档：中西医结合在低钾血症治疗的应用

3)限定速度：成人静脉补钾的速度不超过20mmol/h(以10滴为1ml计算，每分钟滴速不超过80滴)，严禁直接静脉注射氯化钾溶液，以免血钾突然升高导致心搏骤停。

4)见尿补钾：成人尿量每小时大于40ml或每日尿量大于500ml，才可输注含钾溶液。

(3)观察病情：观察肌无力、消化道功能异常、心律失常及意识状态等有无好转；血清钾是否恢复正常，反常性酸性尿和碱中毒有无好转；心电图低钾表现有无好转或消失。

(二)评估危险因素，预防受伤

参见等渗性缺水。

(三)健康教育

当存在进食减少或不能进食、呕吐、腹泻、胃肠道引流、肠瘘、使用排钾利尿剂等情况时，应及时补钾，以防发生低钾血症。在上述情况的基础上，若出现肌无力、腹胀、嗜睡、心悸等症状时，应及时到医院诊治。

二、高钾血症

高钾血症(hyperkalemia)是指血清钾浓度高于5.5mmol/L。

【病因】

常见病因有：

1. 钾排出减少　急性肾衰竭的少尿期是钾排出减少的最主要原因，应用保钾利尿剂、醛固酮分泌不足等也可使钾排出减少。

2. 钾摄入过多　如口服或静脉补钾过多、输入大量库存血、使用含钾药物等，会使血清钾的含量增加。

3. 钾分布异常　如严重挤压伤、大面积烧伤、严重感染、重症溶血等，可使细胞内的钾离子释放入细胞外液，导致血清钾浓度增高；酸中毒时钾离子从细胞内转向细胞外，也可使血清钾增高。

【临床表现】

1. 神经肌肉症状　表现为手足麻木、四肢极度无力，腱反射减弱或消失，严重者出现软瘫、呼吸困难或窒息。

2. 循环系统表现　表现为心动过缓、心律不齐，甚至心脏停搏于舒张期。因高血钾刺激使微循环收缩，可出现皮肤苍白、湿冷、肌肉酸痛、血压改变等症状。

3. 中枢神经系统表现　多有神志淡漠或恍惚。

4. 代谢性酸中毒　当血清钾过高时，细胞外K^+向细胞内转移(细胞外每转入3个K^+，细胞内就有2个Na^+和1个H^+转出)，使细胞外液H^+浓度升高；远端肾小管K^+-Na^+交换增加，H^+-Na^+交换减少，使排H^+减少，出现反常性碱性尿。故低钾血症合并代谢性酸中毒是机体代偿的结果。可出现眩晕、嗜睡、面色潮红、心率加快、血压偏低及呼吸深快等。

【辅助检查】

血清钾浓度>5.5mmol/L，可有代谢性酸中毒和反常性碱性尿。典型心电图表现为早期T波高而尖、

QT 间期延长,随后出现 QRS 波增宽和 PR 间期延长等。

【处理原则】

1. 去除病因　去除引起高钾血症的病因,积极治疗原发病,防止血钾继续升高。

2. 降低血钾　①禁钾:禁止一切含钾的食物、药物等进入机体;②转钾:可静脉注射碱性溶液(如 5% 碳酸氢钠溶液或 11.2% 乳酸钠溶液)或 25% 葡萄糖溶液加胰岛素(每 5g 葡萄糖加 1U 胰岛素)促使钾离子转入细胞内;③排钾:静脉注射排钾利尿剂(如呋塞米)促进钾从肾脏排出;口服或直肠灌注阳离子交换树脂(聚磺苯乙烯),结合肠道的钾离子,同时口服山梨醇或甘露醇导泻,促使钾经肠道排出;当血清钾浓度超过 7mmol/L 时,给予透析治疗。

3. 对抗钾对心肌的毒性　因钙与钾有对抗作用,可静脉注射 10% 葡萄糖酸钙或 5% 氯化钙溶液,可缓解钾对心肌的毒性作用。

【护理诊断/问题】

1. 活动无耐力　与高钾血症致肌无力有关。

2. 潜在并发症:心律失常、心搏骤停。

【护理措施】

(一)消除病因,纠正高钾

1. 消除病因　积极配合医生查找和消除引起高钾血症的病因,防止血清钾继续升高。

2. 纠正高钾　①停止使用所有含钾药物,并指导患者禁止食用一切含钾食物;②遵医嘱给予 5% 碳酸氢钠、11.2% 乳酸钠溶液、25% 高渗葡萄糖加胰岛素等静脉滴注,促使钾转移至细胞内;③遵医嘱静脉注射排钾利尿剂,或给阳离子交换树脂口服或灌肠并配合导泻促使钾排出;④严重高钾血症者,配合腹膜透析或血液透析治疗,并做好相关护理,参见内科护理学有关章节。

(二)防治并发症

遵医嘱给予 10% 葡萄糖酸钙溶液或 5% 氯化钙溶液 10~20ml 静脉推注,缓解钾对心肌的毒性作用;密切观察心律、心率、血清钾和心电图变化,一旦发现心律失常应立即联系医生,并配合处理,若发现心搏骤停即刻进行心肺复苏。

(三)健康教育

存在肾功能减退、使用保钾利尿剂等情况时,应限制含钾食物和药物的摄入,并定期复查血清钾浓度,以防发生高钾血症。

第三节　钙、镁、磷代谢失调

一、钙代谢失调

体内的钙 99% 以磷酸钙和碳酸钙形式存在于骨骼和牙齿中,细胞外液中钙含量很少。体内的钙约 50% 为离子状态,起维持神经肌肉稳定性的作用;40% 与蛋白质结合;10% 与阴离子结合成碳酸盐、磷酸盐或枸橼酸盐。血清钙浓度受甲状旁腺素、降钙素及维生素 D 的调节和影响,正常为 2.25~2.75mmol/L。临床上,钙代谢失调以低钙血症为多见。

(一)低钙血症

低钙血症(hypocalcemia)是指血清钙浓度低于 2.25mmol/L。

【病因】

常见病因有急性重症胰腺炎、坏死性筋膜炎、胰腺及小肠瘘、甲状旁腺受损、降钙素分泌亢进、血清白蛋白减少、高磷酸血症、应用氨基糖苷类抗生素及维生素 D 缺乏等。

【临床表现】

主要表现为情绪易激动、口周和指(趾)尖麻木及针刺感、手足抽搐、肌肉疼痛、腱反射亢进,以及面神经叩击征（Chvostek 征）阳性。

【辅助检查】

血清钙 <2.25mmol/L，部分患者可伴血清甲状旁腺素降低。

【处理原则】

以治疗原发病和补钙为原则。症状发作时，可用 10% 葡萄糖酸钙或 5% 氯化钙 10ml 静脉推注，必要时 8~12h 可重复使用；需长期治疗者，可采用口服钙剂和维生素 D_3。

【护理诊断／问题】

有受伤的危险　与低钙致手足抽搐有关。

【护理措施】

1. 去除病因，提高血钙浓度

（1）去除病因：配合医生查找和去除病因，减少钙的丢失、增加钙的吸收。

（2）提高血钙浓度：指导患者摄取高钙低磷饮食，如牛奶、海带、虾皮、豆制品等；遵医嘱补充钙剂和维生素 D_3，如 10% 葡萄糖酸钙溶液缓慢静脉推注、含钙口服液或片剂等口服、含维生素 D 制剂口服或维生素 D_3 肌内注射等。

2. 预防受伤和窒息　采取安全防护措施，防止患者坠床、跌倒。监测血清钙浓度，严重低钙者可出现呼吸肌痉挛，应床头准备气管切开包，密切观察呼吸频率和节律，一旦出现窒息征象，立即配合医生行气管切开术。

3. 健康教育　当存在导致低钙的因素时，应摄取高钙低磷饮食，必要时遵医嘱补充钙剂和维生素 D。

（二）高钙血症

高钙血症（hypercalcemia）是指血清钙浓度高于 2.75mmol/L。

【病因】

常见原因有甲状旁腺功能亢进、骨转移性癌、服用过量维生素 D、肾上腺功能不全、肢端肥大症、多发性骨髓瘤等。

【临床表现】

主要表现为便秘和多尿，初期出现疲倦、乏力、食欲减退、恶心、呕吐、体重下降等；随血钙浓度升高可出现头痛、背部和四肢疼痛、口渴、多尿等，甚至出现室性期前收缩和自发性室性节律。

【辅助检查】

血清钙 >2.75mmol/L，部分患者可伴尿钙增加。血清钙高达 4~5mmol/L 时可危及生命。

【处理原则】

以处理原发病和促进肾脏排泄为原则。通过低钙饮食、补液、应用乙二胺四乙酸（EDA）、类固醇、硫酸钠等降低血清钙浓度。甲状旁腺功能亢进者，经手术切除腺瘤或增生的腺组织可彻底治愈。

【护理诊断／问题】

便秘　与高钙血症致肠蠕动无力有关。

【护理措施】

1. 消除病因，降低血钙浓度

（1）消除病因：配合医生查找和消除高钙的病因，防止血钙浓度继续升高。需要手术治疗者，做好手术前后护理。

（2）降低血钙浓度：动态监测血钙浓度；遵医嘱静脉补液、应用乙二胺四乙酸（EDTA）、类固醇和硫酸钠等，并指导患者限制高钙饮食、多饮水，以降低血钙浓度。

2. 防治便秘　除多饮水外，还应指导患者多食纤维素丰富的食物如南瓜燕麦粥、荞麦面、绿豆芽、黄瓜、苹果等，以利排便；必要时遵医嘱给予泻药或灌肠通便。

3. 健康教育　当存在导致高钙的因素时，应多饮水、多食纤维素丰富的食物、限制高钙饮食，保持大便通畅,必要时使用泻药或灌肠。

二、镁代谢失调

体内的镁约 50% 存在于骨骼中,其余大部分存在于肌肉、肝和脑细胞内,仅 1%~4% 存在于细胞外液和结缔组织。血清镁的 2/3 以离子形式存在,1/3 与蛋白质结合。血清镁浓度正常为 0.70~1.10mmol/L,镁对神经活动的控制、神经肌肉兴奋性的传递、肌收缩及心脏机动性等方面均有重要作用。临床上,镁代谢失调以低镁血症为多见。

(一)低镁血症

低镁血症(hypomagnesemia)是指血清镁浓度低于 0.70mmol/L。

【病因】

常见原因有长期禁食、摄入不足、吸收障碍、慢性腹泻、消化液丧失、应用利尿剂、醛固酮增多、甲状旁腺功能亢进及高钙血症等。

【临床表现】

临床表现与低钙血症相似,有肌震颤、手足抽搐、Chvostek 征阳性等。血清镁浓度与机体镁缺乏症状并不一定平行。因此,凡有诱因且有症状者,就应怀疑镁缺乏。此外,在排除低钙、低钾或纠正低钙、低钾后,症状仍无改善时也应考虑镁缺乏。

【辅助检查】

血清镁 <0.70mmol/L,常伴低钾血症。心电图显示 QT 间期延长。镁负荷试验阳性,即静脉注射硫酸镁或氯化镁 0.25mmol/kg,正常人注入量的 90% 很快从尿中排出,而低镁血症者尿镁很少,注入量的 40%~80% 被保留在体内。

【处理原则】

去除病因,适量补镁。症状轻者可口服镁剂,严重者可肌内注射或静脉注射镁剂,常用镁剂为硫酸镁和氯化镁。完全纠正低镁血症需要较长时间,故在症状解除后仍应继续补充镁剂 1~3 周。治疗低镁血症应兼顾补钙和补钾。

【护理措施】

1. 去除病因,提高血镁浓度

(1)去除病因:协助医生治疗引起低镁血症的病因,防止镁缺乏继续加重。

(2)提高血镁浓度:监测血清镁浓度变化,遵医嘱补充镁剂。肌内注射硫酸镁宜做深部注射,并经常更换注射部位,防止局部形成硬结影响患者的舒适和治疗疗效。静脉注射硫酸镁应控制总量和滴注速度,避免急性镁中毒和心搏骤停。补镁过程中,应密切观察病情变化,一旦出现呼吸抑制、血压下降、腱反射减弱等,提示镁中毒,应及时联系医生并配合处理。

2. 健康教育　当存在消化道疾病、长期饮食摄入不足、应用利尿剂或患有甲状旁腺功能亢进时,应注意监测血清镁浓度,一旦发现低镁血症应及时补镁。

(二)高镁血症

高镁血症(hypermagnesemia)是指血清镁浓度高于 1.10mmol/L。

【病因】

主要原因为肾功能不全,偶见于用硫酸镁治疗时;严重损伤、烧伤、休克和酸中毒等也可引起高镁血症。

【临床表现】

主要表现为乏力、疲倦、腱反射减弱、血压下降等。严重者可出现呼吸肌麻痹、意识障碍和心搏骤停等。

【辅助检查】

血清镁 >1.10mmol/L,常伴高钾血症,心电图改变与高钾血症相似,可见 PR 间期延长,QRS 波增宽和 T 波增高等。

【处理原则】

去除病因,降低血镁浓度。一旦诊断为高镁血症,应立即停用镁剂;静脉缓慢推注 10% 葡萄糖酸钙或氯化钙溶液,对抗镁对肌肉和心脏的抑制作用;纠正酸中毒、补充血容量。必要时进行透析治疗。

【护理措施】

1. 去除病因,降低血镁浓度

(1) 去除病因:协助医生治疗高镁血症的病因,防止血镁浓度继续升高。

(2) 降低血镁浓度:监测血镁浓度,立即停用镁剂;对严重高镁血症者进行透析治疗,其护理措施参见内科护理学相关章节。

2. 对抗镁对肌肉和心脏的毒性 遵医嘱静脉缓慢注射葡萄糖酸钙或氯化钙溶液,对抗镁对肌肉和心脏的毒性作用。

3. 健康教育 当存在肾功能不全或静脉输注硫酸镁时,应定期监测血清镁浓度,以及早发现和治疗高镁血症。

三、磷代谢失调

人体内的磷约 85% 存在于骨骼中,其余以有机磷酸酯形式存在于软组织中,细胞外液中含磷仅 2g。磷是核酸及磷脂的基本成分,是高能磷酸键的成分之一,参与蛋白质的磷酸化,细胞膜的组成和维持酸碱平衡等。正常血磷浓度为 0.96~1.62mmol/L。

(一) 低磷血症

低磷血症(hypophosphatemia)是指血清无机磷浓度低于 0.96mmol/L。

【病因】

常见病因有:

1. 磷摄入过少 长期经静脉或胃肠途径补充不含磷的营养物。

2. 磷排泄增多 脂肪泻、慢性腹泻、吸收不良综合征、维生素 D 缺乏、肾小管性酸中毒及甲状旁腺功能亢进等。

3. 磷转移入细胞内 大量葡萄糖及胰岛素输入使磷进入细胞内、呼吸性碱中毒等。

4. 其他 严重烧伤、感染、酒精中毒等。

【临床表现】

无特异性表现,可有神经肌肉症状,如头晕、厌食、肌无力等。重症者可伴抽搐、精神错乱、昏迷,甚至呼吸肌收缩无力而危及生命。

【辅助检查】

血清磷 <0.96mmol/L,常伴血清钙升高。

【处理原则】

积极治疗原发病,适当补磷。对甲状旁腺功能亢进者应行手术治疗,术后低磷血症可纠正。对长期禁食和静脉营养者应常规补磷。

【护理措施】

1. 去除病因,提高血清磷浓度

(1) 去除病因:配合医生治疗低磷血症的病因,防止病情继续加重。对甲状腺功能亢进手术治疗者,做好手术前后护理。

(2) 提高血磷浓度:监测血磷和血钙浓度,遵医嘱将甘油磷酸钠注射液稀释后静脉滴注。指导患者进食含磷丰富的食物,如紫菜、蛋黄、香菇、牛奶、豆类等。

2. 健康教育 当存在低磷危险因素时,应减少高钙低磷食物的摄入,并每日适量补磷。

（二）高磷血症

高磷血症（hyperphosphatemia）是指血清无机磷浓度高于 1.62mmol/L。

【病因】

常见病因有：

1. 磷摄入或吸收过多　如服用维生素 D 过量等。

2. 磷排泄减少　如急性肾衰竭、甲状旁腺功能减退等。

3. 磷向细胞外液转移　如酸中毒、挤压伤、应用细胞毒性化疗药物等。

【临床表现】

没有典型表现，高磷常导致继发性低钙，故主要出现低钙血症表现。

【辅助检查】

血清磷浓度 >1.62mmol/L，常伴血清钙降低。

【处理原则】

治疗原发病，降低血磷浓度。可使用利尿剂，服用能与磷结合的抗酸剂如氢氧化铝凝胶，同时补钙，纠正低钙血症。急性肾衰竭合并高磷血症者，必要时进行透析治疗。

【护理措施】

1. 去除病因，降低血清磷浓度

（1）去除病因：配合医生治疗高磷血症的病因，防止病情继续加重。对急性肾衰竭合并高磷血症进行透析治疗者，应做好透析护理。

（2）降低血磷浓度：监测血磷和血钙浓度，遵医嘱应用利尿剂，促进磷随尿液排出；给患者口服氢氧化铝凝胶，其在肠道内和磷结合，使磷随大便排出；指导患者多摄入高钙低磷食物。此外，遵医嘱给予钙剂治疗低钙血症。

2. 健康教育　当存在高磷危险因素时，应多摄入高钙低磷食物。

第四节　酸碱代谢失调

适宜的体液酸碱度是维持人体正常功能的重要保证。在正常情况下，体液的 pH 维持在 7.35~7.45，它有赖于体内的缓冲系统、肺和肾脏的调节。

1. 缓冲系统　血浆中主要的缓冲对有三对，即 HCO_3^-/H_2CO_3、HPO_4^{2-}/H_2PO_4 和 Pr/HPr。其中最主要的是 HCO_3^-/H_2CO_3，其比值决定血浆 pH。当 HCO_3^-/H_2CO_3 保持 20：1 时，血浆 pH 为 7.35~7.45。

2. 肺　肺主要通过呼吸排出 CO_2 调节酸碱平衡。当体内酸过多时，呼吸加深加快，排出大量 CO_2，使 pH 升高；反之，呼吸变慢变浅，减少 CO_2 的排出。

3. 肾　肾调节酸碱平衡能力最强。肾主要通过 Na^+ -H^+ 交换、HCO_3^- 重吸收、分泌 NH_4^+ 和排泄有机酸等四种方式调节体内酸碱平衡。

若体内酸或碱性物质过多或过少，超出了人体的代偿能力，或体内的调节功能发生了障碍，即可表现出不同类型的酸或碱代谢失调。通常分为代谢性酸中毒、代谢性碱中毒、呼吸性酸中毒、呼吸性碱中毒四种类型，这四种类型可以单独出现，也可合并存在，若有两种以上并存，则称为混合型酸碱失衡。临床最常见的是代谢性酸中毒。

一、代谢性酸中毒

代谢性酸中毒（metabolic acidosis）指体内酸性物质积聚或产生过多，或 HCO_3^- 丢失过多而导致的血液 pH 低于 7.35。

【病因】

常见病因有：

1. 摄入酸过多   如过多进食酸性食物或输入酸性药物。

2. 代谢产酸过多   如严重损伤、腹膜炎、高热或休克时,分解代谢增加及无氧酵解过程中产生的乳酸、酮酸等增多。

3. 肾排酸减少   如肾功能不全或醛固酮缺乏或应用肾毒性药物等,可影响内源性 H^+ 的排出。

4. 碱丢失过多   如腹泻、胆瘘、肠瘘或胰瘘等导致大量碱性消化液丧失或肾小管上皮不能重吸收 HCO_3^- 等。

【临床表现】

轻度酸中毒者,症状常被原发病掩盖。重度酸中毒者,可出现如下表现:

1. 呼吸改变   较典型的症状为呼吸深而快,呼吸频率可达 50 次 /min,呼出气体有酮味。

2. 神经系统症状   可出现疲乏、眩晕、嗜睡、感觉迟钝或烦躁不安,甚至意识模糊或昏迷,伴对称性肌张力减低,腱反射减弱或消失。

3. 循环系统症状   可有面色潮红、心率加快、血压偏低,易发生休克、心律失常等。

4. 缺水表现   多数患者伴有缺水症状和体征。

【辅助检查】

失代偿期 pH 和 $[HCO_3^-]$ 明显下降,$PaCO_2$ 正常;代偿期血液 pH、$[HCO_3^-]$ 和 $PaCO_2$ 有一定程度降低;可伴高钾血症。

【处理原则】

积极处理原发病和消除诱因,补充碱性溶液。当血浆 $[HCO_3^-]$ 为 16~18mmol/L 时,一般在消除病因和纠正缺水后,酸中毒基本纠正,不需碱剂治疗;当血浆 $[HCO_3^-]$<10mmol/L 时,则必须给予碱剂治疗。常用碱性溶液为 5% 碳酸氢钠,一般成人给予 125~250ml,用药后 2~4h 复查动脉血气分析和血清电解质,根据具体情况调整后续治疗方案。纠正酸中毒时应注意适时补充钙和钾。

【护理措施】

1. 去除病因,纠正酸中毒

(1) 去除病因:配合治疗代谢性酸中毒的病因,防止病情继续加重。肾衰竭进行透析治疗时,做好透析护理。

(2) 纠正酸中毒:动态观察动脉血气分析和血清电解质浓度变化,当血浆 $[HCO_3^-]$<10mmol/L 时,遵医嘱给予 5% 碳酸氢钠静脉滴注,用药 2~4h 复查动脉血气分析和血清电解质,必要时重复使用。在纠正酸中毒同时,应遵医嘱按需补钾和补钙。

2. 健康教育   当机体存在高热、腹泻、少尿等情况时,伴有呼吸加深加快,提示代谢性酸中毒,应及时诊治。

二、代谢性碱中毒

代谢性碱中毒(metabolic alkalosis)指体内 H^+ 丢失或 HCO_3^- 增多而导致的血液 pH 高于 7.45。

【病因】

常见原因有:

1. H^+ 丢失过多   如严重呕吐、长期胃肠减压,可使大量 H^+、Cl^- 丢失,是外科患者发生代谢性碱中毒最常见的原因。

2. 碱性物质摄入过多   如长期服用碱性药物或大量输注库存血。

3. 低钾血症   当血清钾降低时,细胞内钾离子向细胞外转移,细胞内的 3 个 K^+ 与细胞外的 2 个 Na^+ 和 1 个 H^+ 进行交换,使细胞外液 H^+ 浓度降低。

4. 利尿剂使用如呋塞米、依他尼酸等可抑制肾近曲小管对 Na^+ 和 Cl^- 的重吸收,导致低氯性碱中毒。

【临床表现】

碱中毒轻者,症状多被原发病所掩盖,严重可有以下表现:①呼吸改变:呼吸变浅变慢;②神经系统症状:如头昏、嗜睡、谵妄或昏迷等;③缺水症状和体征;④低钙症状:如手足抽搐、麻木、腱反射亢进等。

【辅助检查】

失代偿期 pH 和[HCO_3^-]明显增高,$PaCO_2$ 正常;代偿期血液 pH、[HCO_3^-]和 $PaCO_2$ 有一定程度增高;可伴低钾和低氯血症。

【处理原则】

关键在于积极治疗原发病,消除病因。对胃液丧失所致的代谢性碱中毒,可输注等渗盐水或葡萄糖盐水,代谢性碱中毒几乎都存在低钾血症,故还应补充氯化钾溶液;氯化钠溶液和氯化钾溶液能补充氯和钾,可纠正低钾低氯性碱中毒。必要时,补充盐酸精氨酸溶液。严重代谢性碱中毒([HCO_3^-]45~50mmol/L,pH>7.65)时,可静脉滴注稀释的盐酸溶液,以尽快中和细胞外液中过多的 HCO_3^-。

【护理措施】

1. 去除病因,纠正碱中毒

(1) 去除病因:配合医生积极治疗代谢性碱中毒的病因,如幽门狭窄者行手术治疗,做好手术前后护理。

(2) 纠正碱中毒:观察动脉血气分析和血清电解质变化,遵医嘱补充等渗盐水、葡萄糖盐水、10%氯化钾溶液等。对严重代谢性碱中毒者,遵医嘱给予稀释的盐酸溶液,其给予方法是:将 1mmol/L 盐酸 150ml 溶入等渗盐水或 5% 葡萄糖溶液 1 000ml 中配成 0.15mmol/L 的稀释盐酸溶液,经中心静脉导管缓慢滴入,滴速为 25~50ml/h。治疗期间应每 4~6h 重复测定血气分析及血清电解质。纠正碱中毒不宜过于迅速,一般也不要求完全纠正。此外,纠正碱中毒的同时,应遵医嘱补充钙和钾。

2. 健康教育　当因胃部病变出现呕吐并伴有呼吸变浅变慢、头昏、嗜睡、手足抽搐时,提示发生了代谢性碱中毒,应及时诊治。

三、呼吸性酸中毒

呼吸性酸中毒(respiratory acidosis)指肺泡通气及换气功能减弱不能充分排出体内生成的 CO_2,使血液中 $PaCO_2$ 增高而引起的高碳酸血症,血液 pH 低于 7.35。

【病因】

常见原因有:

1. 急性肺通气障碍　如全身麻醉过深、镇静剂过量、呼吸机使用管理不当、喉或支气管痉挛、急性肺气肿、严重气胸、胸腔积液、心搏骤停等可引起急性或暂时性呼吸性酸中毒。

2. 慢性阻塞性肺部疾病　如肺组织广泛纤维化、重度肺气肿等可引起持续性呼吸性酸中毒。

【临床表现】

主要表现为:

1. 呼吸系统症状　主要为胸闷、气促、呼吸困难、发绀。

2. 神经系统症状　因 CO_2 潴留导致脑血管扩张,可出现颅内压增高、脑水肿,患者出现持续性头痛,甚至表现出脑疝的症状和体征。

3. 循环系统症状　因酸中毒和高钾血症,可发生心律失常。

【辅助检查】

血 pH 降低、$PaCO_2$ 增高、[HCO_3^-]正常。

【处理原则】

在积极去除诱因和治疗原发病的同时,改善通气功能,必要时做气管插管或气管切开辅助呼吸,以排除过多的二氧化碳。

【护理措施】

1. 去除病因,改善通气

(1) 去除病因:配合医生查找并去除病因,如全身麻醉过深、呼吸机使用管理不当可调整呼吸机参数,促使体内蓄积的 CO_2 排出。

(2) 改善通气:病情需要时,配合医生做气管插管或气管切开进行辅助呼吸,给低流量氧气吸入,因高流量吸氧可降低呼吸中枢对缺氧的敏感性,从而抑制呼吸。治疗期间应密切观察呼吸频率、深度、节律及呼吸肌运动情况,监测心电图、动脉血气分析和血清电解质变化,为医生调节治疗方案提供依据。

2. 健康教育 在原有肺组织广泛纤维化、重度肺气肿等慢性阻塞性肺病的基础上,出现持续性头痛、呼吸困难加重等,应考虑呼吸性酸中毒,需及时诊治。

四、呼吸性碱中毒

呼吸性碱中毒(respirator alkalosis)指由于肺泡通气过度、体内 CO_2 排出过多,使血液中 $PaCO_2$ 降低而引起的低碳酸血症,血液 pH 高于 7.45。

【病因】

凡能引起过度通气的因素均可导致呼吸性碱中毒。常见病因有中枢神经系统疾病、癔症、高热、疼痛、创伤、感染、低氧血症、呼吸机辅助通气过度等。

【临床表现】

主要表现为:

1. 呼吸系统症状 可仅有呼吸急促。

2. 神经系统症状 出现头昏、晕厥、表情淡漠或意识障碍。

3. 低钙症状 出现手足和口周麻木及针刺感、肌震颤、手足抽搐及陶瑟征(Trousseau 征)阳性。

4. 循环系统症状 常伴心率增快。

【辅助检查】

血 pH 增高、$PaCO_2$ 和 $[HCO_3^-]$ 降低。

【处理原则】

在积极治疗原发疾病的同时,采取限制通气的措施,减少 CO_2 的呼出。

【护理措施】

1. 去除病因,限制通气

(1) 去除病因:积极配合医生查找并去除原因,如降温、止痛、纠正缺氧、调整呼吸机参数等。

(2) 限制通气:如使用纸袋罩住口鼻,减少二氧化碳的排出。虽给予含 $5\% CO_2$ 的氧气有治疗作用,但这种气源不容易获得,实用价值小。治疗期间应观察病情变化,监测呼吸、心电图、动脉血气分析和血清电解质等,为医生调节治疗方案提供依据。

2. 补充钙剂 遵医嘱给予 10% 葡萄糖酸钙溶液 20ml 缓慢静脉注射,以缓解低钙症状。

3. 健康教育 在发生癔症、高热、疼痛、创伤和感染时,可能合并呼吸性碱中毒。若有呼吸急促、头昏、晕厥、表情淡漠或意识障碍、手足和口周麻木、肌震颤、手足抽搐等及时诊治。

(李吉明)

思维导图

自测题

思考题

结合导入情境与思考的案例回答下列问题：

1. 给患者拟订第 1 个 24h 的补液计划（即定量、定性、定时），如何判断液体疗法的效果？

2. 对该患者除了实施液体疗法外，还需要采取哪些护理措施？为什么？

第五章

外科休克患者的护理

第五章 课件

学习目标

识记：

能复述休克、低血容量性休克、失血性休克、创伤性休克、感染性休克的概念。

理解：

1. 能阐述低血容量性休克、感染性休克的病因、临床表现、辅助检查、处理原则。

2. 解释休克的病理生理过程。

应用：

1. 能分析休克患者的病因，并能拟订维持血容量的护理计划，判断扩容治疗的效果。

2. 能运用相关知识参与休克患者的抢救。

3. 能运用护理程序拟订休克患者的护理计划。

导入情境与思考

周女士，49岁。呕血、排黑便3天。3天前呕吐鲜红色血，12次/d，每次30~50ml，无血块，排黑色稀便及暗红色血便，1~2次/d，约100~150ml/d，伴头晕、乏力，上腹轻度闷痛不适，未治疗。入院前4h，再发呕吐鲜红色血数次，总量约100ml，伴头晕、乏力、心悸、出冷汗，由120急送入院。2年前外院诊断"肝硬化"。

体格检查：T 38.9℃，P 146次/min，R 22次/min，BP 60/40mmHg，昏迷状态，被动体位，全身皮肤黏膜苍白、黄染，皮肤湿冷。双肺听诊无异常。心率146次/min，律齐，无杂音，脉搏细弱。腹平软，上腹腹壁静脉曲张，腹部压痛、反跳痛等无法判断，肝、脾肋下未及，移动性浊音(±)，肠鸣音9次/min。肌力、肌张力正常。

请思考：

1. 该患者可能的临床诊断有哪些？主要诊断依据分别是什么？

2. 为明确诊断还需进行哪些检查？

3. 该患者现存的护理诊断/问题是什么？

休克(shock)是机体受强烈致病因素侵袭后，由于有效循环血量锐减，组织灌注不足所引起的以微循环障碍、代谢障碍和细胞受损为特征的病理性症候群,是全身严重的应激反应。休克发病急,进展快,并发症严重,若未能及时发现和治疗,可发展至不可逆阶段而威胁患者的生命。

第一节　休克概述

休克被认为是一个序贯性事件,它是一个从组织灌注不足的亚临床阶段向多器官功能障碍综合征(multiple organ dysfunction syndrome,MODS)的临床阶段发展的连续过程。所谓有效循环血量,是指单位时间内通过心血管系统进行循环的血量(不包括储存于肝、脾的淋巴血窦中或停留于毛细血管中的血量)。机体要维持有效循环血量必须依赖于:充足的血容量、有效的心搏出量和适宜的周围血管张力3个因素。如果其中任何一个因素的改变,超出了机体的代偿限度,即可导致有效循环血量的急剧下降,造成全身组织、器官血液灌注不足和细胞缺氧而发生休克。在休克的发生和发展中,上述3个因素常都累及,并且相互影响。

引起休克的原因复杂多样,休克的分类方法也很多,目前尚无一致意见。根据引起休克的原因将其分为5类,即低血容量性休克(hypovolemic shock)、感染性休克(infectious shock)、心源性休克(cardiogenic shock)、神经性休克(neurogenic shock)和过敏性休克(anaphylactic shock)。其中,低血容量性休克和感染性休克是外科最常见的休克,称为外科休克,是本章讲解的主要内容。按血流动力学特点将其分为2类,即低排高阻型休克和高排低阻型休克。低排高阻型休克又称低动力型休克(hypodynamic shock)、"冷休克(cold shock)",临床上最常见,低血容量性休克、心源性休克和大多数感染性休克(革兰氏阴性菌感染)均属此类。高排低阻型休克又称高动力型休克(hyperdynamic shock)、"暖休克(warm shock)",部分感染性休克(革兰氏阳性菌感染)属于此类。

【病理生理】

各类休克的共同病理生理基础是有效循环血量锐减和组织灌注不足,以及由此导致的微循环变化、代谢变化和炎症介质释放和缺血再灌注损伤。

(一)微循环变化

1. 微循环收缩期(休克代偿期)　当有效循环血量锐减时,引起血压下降、组织灌注不足和细胞缺氧,刺激主动脉弓和颈动脉窦压力感受器引起血管舒缩中枢加压反射,交感-肾上腺轴兴奋,大量的儿茶酚胺释放及肾素-血管紧张素分泌增加等,使心跳加快,心排血量增加,选择性地使外周皮肤,骨骼肌和内脏(肝、脾等)小血管,微血管平滑肌收缩,以保证心、脑等重要器官的供血。由于毛细血管前括约肌强烈收缩,动静脉短路和直捷通路开放,外周阻力和回心血量都有所增加。随着毛细血管前括约肌收缩和后括约肌相对开放,毛细血管网内压力降低,血管外液进入血管,虽然血容量得到部分补偿,但组织仍处于低灌注和缺氧状态。由于静脉回心血量尚可保持,血压仍维持不变。脑和心脏的微血管α受体较少,故脑动脉和冠状动脉收缩不明显,重要生命器官仍得到较充足的血液灌注,故此期称为休克代偿期。若此时能够去除病因、及时救治,休克较容易纠正。

2. 微循环扩张期(休克抑制期)　当循环血量继续减少,长时间的、广泛的微动脉收缩、动静脉短路及直接通道开放,使进入毛细血管的血量继续减少。由于组织灌注不足无氧代谢产生的酸性物质(如乳酸、丙酮酸等)增多,又不能及时清除,使毛细血管前括约肌失去对儿茶酚胺的反应能力,由收缩转为舒张。小静脉对酸中毒的耐受性较大,仍处于收缩状态,以致大量血液滞留在毛细血管网内,出现微循环淤血、组织缺氧。毛细血管网内的静水压增高、管壁通透性增强,使血浆外渗、血液浓缩、血液黏稠度增加。使回心血量进一步减少,心排血量继续下降,心、脑等重要器官灌注不足,休克加重并进入抑制期。

3. 微循环衰竭期(休克失代偿期)　由于微循环内血液浓缩、血液黏稠度增加及酸性环境中血液的高凝状态等,使红细胞与血小板易发生聚集并在血管内形成微血栓,甚至引起弥散性血管内凝血(disseminated intravascular coagulation,DIC)。弥散性血管内凝血消耗了各种凝血因子,且激活了纤维蛋白溶解系统,出现严重出血倾向。此时,组织的血液灌注严重不足,细胞处于严重缺氧和缺乏能量状态,加之酸性代谢产物和内毒素的作用,使细胞内的溶酶体膜破裂,释放多种水解酶,引起组织细胞自溶和死亡,导致广泛的组织损害,甚至多器官功能受损。此期称为休克失代偿期。

(二) 代谢变化

1. 代谢性酸中毒 组织灌注不足和细胞缺氧时,体内葡萄糖以无氧酵解供能。产生的三磷酸腺苷(ATP)较有氧代谢时明显减少,而丙酮酸和乳酸生成增多,加之肝因灌注量减少处理乳酸能力减弱,结果使乳酸在体内的清除率降低、血液内含量增多,出现代谢性酸中毒。

2. 能量代谢障碍 无氧酵解产生的能量显著少于有氧代谢。休克时,儿茶酚胺和肾上腺皮质激素明显升高,可促进胰高血糖素生成并抑制胰岛素分泌,使肝糖原和肌糖原分解加速,使血糖水平升高。还可抑制蛋白质合成、促进蛋白质分解,引起血尿素氮、肌酐、尿酸含量增加。这可以为机体提供能量与合成急性期反应蛋白的原料,但是有特殊功能的酶类蛋白质被分解消耗后,会影响机体的生理过程,导致多脏器功能障碍综合征。休克时血容量降低,使抗利尿激素和醛固酮增加,通过肾使水、钠潴留,以保证血容量。

3. 细胞膜屏障功能的改变 由于代谢性酸中毒和无氧代谢产生的能量不足,不仅使细胞膜的通透性发生改变,还使得细胞膜上的钠钾泵功能失常。细胞内的钠离子不能排出,细胞外的钾离子无法进入细胞内,出现血钾升高、血钠降低,细胞外液随钠离子进入细胞内,造成细胞外液减少及细胞过度肿胀、变性、死亡。溶酶体膜受到破坏时除可释放大量引起细胞自溶和组织损伤的水解酶外,还可产生心肌抑制因子、缓激肽等毒性因子加重休克。

(三) 炎症介质释放和缺血再灌注损伤

严重的创伤、感染、休克可刺激机体释放过量炎性介质形成"瀑布样"连锁放大反应。炎性介质包括白介素、肿瘤坏死因子、集落刺激因子、干扰素和血管扩张剂一氧化氮等。活性氧代谢产物可造成脂质过氧化和细胞膜破裂。

(四) 内脏器官继发性损害

休克时,内脏器官处于持续缺血、缺氧状态,可发生变性、出血、坏死,导致器官功能障碍甚至衰竭。若两个或两个以上的重要器官或系统同时或序贯发生功能障碍或衰竭,称为多系统器官功能障碍综合征或多器官衰竭,是休克患者死亡的主要原因。

1. 肺 低灌注和缺氧可损伤肺毛细血管的内皮细胞和肺泡上皮细胞。内皮细胞损伤可致毛细血管壁通透性增加而引起肺间质水肿,肺泡上皮细胞损伤可使表面活性物质生成减少,肺泡表面张力升高,继发肺泡萎陷、局限性肺不张,进而出现氧弥散障碍,通气血流比例失调,肺内分流和无效腔样通气增加,临床表现为进行性呼吸困难和缺氧,称为急性呼吸窘迫综合征(acute respiratory distress syndrome, ARDS)。常发生于休克期内或休克稳定后48~72h内。

2. 肾 正常生理状况下,80%的肾脏血流供应肾皮质的肾单位。休克时儿茶酚胺、抗利尿激素、醛固酮分泌增加,引起肾血管收缩,肾血流量减少和肾小球滤过率降低,水钠潴留,尿量减少。此时,肾内血流重新分布,主要转向髓质,使肾皮质血流锐减,肾小管上皮细胞缺血坏死,引起急性肾衰竭(acute renal failure, ARF),表现为少尿或无尿等。

3. 心 冠状动脉灌注量的80%来源于舒张期,休克时由于心率过快、舒张期过短或舒张压降低,可使冠状动脉灌注量减少,心肌因缺血缺氧而受损。一旦心肌微循环内血栓形成,可引起局灶性心肌坏死和心功能衰竭。此外,缺血、再灌注损伤、酸中毒以及高血钾等均可加重心肌功能的损害,导致急性心力衰竭。

4. 脑 休克早期,由于机体血液的重新分布及脑血管对儿茶酚胺的作用不敏感,使脑的血供基本能得以满足。但休克晚期,持续性的血压下降,使脑灌注压和血流量下降,可出现脑缺氧。缺血、二氧化碳潴留和酸中毒会引起脑细胞肿胀、血管壁通透性升高和血浆外渗,出现继发性脑水肿和颅内压增高,表现为意识障碍,甚至出现脑疝。

5. 肝　肝细胞缺血、缺氧,肝血窦及中央静脉内微血栓形成,肝小叶中心区坏死。肝脏灌注障碍还可使网状内皮细胞受损,肝脏的解毒及代谢能力减弱,易发生内毒素血症,加重代谢紊乱及酸中毒。临床可出现黄疸、转氨酶升高,严重者表现为肝性脑病和肝衰竭。

6. 胃肠道　胃肠道黏膜缺血、缺氧可使正常黏膜上皮细胞屏障功能受损,引起急性糜烂出血性胃炎或溃疡形成,称为应激相关胃黏膜损伤(stress-related gastric mucosal injury),表现为上消化道出血。此外,还可引起肠道内的细菌或毒素经淋巴或门静脉途径侵害机体,发生细菌易位或内毒素易位,形成肠源性感染,这是导致休克继续发展和发生多系统器官功能障碍综合征的重要原因。

【临床表现】

按照休克的发病过程,其临床表现分为休克早期、休克期和休克晚期(表 5-1)。

表 5-1　休克不同时期的临床表现

分期	神志	外周循环				脉搏	血压	尿量	估计失血量
		口渴	皮肤黏膜色泽	体表温度	体表血管				
休克早期	神志清楚,伴有痛苦表情,精神紧张	口渴	开始苍白	正常或发凉	正常	100 次/min 以下,尚有力	收缩压正常或稍高,舒张压增高,脉压缩小	正常或减少	20% 以下(800ml 以下)
休克期	神志尚清楚,表情淡漠	很口渴	苍白	发冷	表浅静脉塌陷,毛细血管充盈迟缓	100~120次/min	收缩压为 90~70mmHg,脉压小	尿少	20%~40%(800~1 600ml)
休克晚期	意识模糊,甚至昏迷	非常口渴,但可能无主诉	显著苍白,肢端青紫	厥冷(肢端更明显)	表浅静脉塌陷,毛细血管充盈非常迟缓	速而细弱,或摸不清	收缩压为 70mmHg 以下或测不到	尿少或无尿	40% 以上(1 600ml 以上)

1. 休克早期　血容量减少不超过 20%(800ml 以下),相当于微循环收缩期。此期机体处于代偿阶段,表现为精神紧张、兴奋或烦躁不安;口渴;皮肤苍白、手足湿冷;呼吸急促、脉率增快;收缩压正常或略低、舒张压升高、脉压减小;尿量正常或减少。此期若能得到及时处理,休克可很快好转。

2. 休克期　血容量减少 20%~40%(800~1 600ml),相当于微循环扩张期。此期机体失去代偿能力,表现为神情淡漠、反应迟钝;皮肤和黏膜发绀、四肢湿冷;呼吸浅快脉搏细速;收缩压为 70~90mmHg,脉压减小;浅静脉瘪陷、毛细血管充盈时间延长;尿量少于 30ml/h。此期若能正确处理,休克尚有逆转的可能。

3. 休克晚期　血容量减少 40% 以上(1 600ml 以上),相当于微循环衰竭期。此期已经发展至 DIC 和重要脏器功能衰竭阶段。表现为不同程度的意识障碍;皮肤、黏膜发绀加重或有花纹、四肢厥冷;脉搏微弱,甚至摸不清;血压进行性下降,甚至测不出;尿量进行性减少,甚至无尿;有出血症状如皮肤黏膜出血点或瘀斑、呕血、便血等。如出现进行性呼吸困难,脉速、烦躁,给予吸氧仍无改善,提示可能并发呼吸窘迫综合征。此期患者常因继发多器官功能衰竭而死亡。

【辅助检查】

(一)实验室检查

1. 血、尿和粪常规检查　红细胞计数、血红蛋白含量减低,提示失血;血细胞比容增高提示血浆丢失。白细胞计数及中性粒细胞比例增高提示有感染存在。尿比重增高提示有血液浓缩或血容量不足。粪便隐血阳性或黑便提示消化系统出血。

2. 血生化检查　包括肝肾功能检查、动脉血乳酸盐测定、血糖检测、电解质检查等,可以了解患者是否合并 MODS 及细胞缺氧、酸碱平衡失调的程度等。休克时无氧代谢必然导致高乳酸血症的发生,监测其变化有助于估计休克程度及复苏趋势。动脉血乳酸盐浓度正常值为 1~1.5mmol/L,危重患者允许到 2mmol/L。动脉血乳酸盐值越高,预后越差。超过 8mmol/L,几乎无生存可能。

3. 动脉血气分析　动脉血氧分压(PaO_2)正常值为 10.7~13.0kPa(80~100mmHg),反映氧供应情况。PaO_2 低于 60mmHg,吸入纯氧仍无改善者,提示发生 ARDS。二氧化碳分压($PaCO_2$)正常值为 4.8~5.8kPa(36~44mmHg),是通气和换气功能的指标,可作为呼吸性酸中毒或碱中毒的依据。过度通气可使 $PaCO_2$ 降低,也可能是代谢性酸中毒代偿的结果。剩余碱(BE)正常值为 −3~+3mmol/L,可反映代谢性酸中毒或碱中毒。BE 值过低或过高,则提示存在代谢性酸中毒或碱中毒。pH 反映总体的酸碱平衡状态,在酸中毒或碱中毒的早期,通过代偿机制,pH 可在正常范围之内。

4. 凝血功能检查　对疑有 DIC 的患者,应测定血小板的数量和质量、凝血因子的消耗程度及反映纤溶活性的多项指标,在下列五项检查中若有三项以上出现异常,临床上又有休克及微血管栓塞症状和出血倾向时,便可诊断 DIC。包括:①血小板计数低于 80×10^9/L;②凝血酶原时间比对照组延长 3s 以上;③血浆纤维蛋白原低于 1.5g/L 或呈进行性降低;④鱼精蛋白副凝试验(3P 试验)阳性;⑤血涂片中破碎红细胞超过 2%。

(二)影像学检查

创伤患者,应视受伤情况做相应部位的影像学检查,以排除骨骼、内脏或颅脑损伤,感染患者可通过 B 超发现深部感染灶,并判断感染的原因。

(三)血流动力学监测

1. 中心静脉压(central venous pressure,CVP)　代表右心房或胸腔段腔静脉内的压力,其变化反映血容量和右心功能。正常参考值为 0.49~1.18kPa(5~12cmH$_2$O)。若低于 0.49kPa(5cmH$_2$O)提示血容量不足;高于 1.47kPa(15cmH$_2$O)则提示心功能不全、静脉血管床过度收缩或肺循环阻力增高;若 CVP 超过 1.96kPa(20cmH$_2$O)则提示存在充血性心力衰竭。临床实践中强调对 CVP 进行连续测定,动态观察其变化趋势。

2. 肺毛细血管楔压(pulmonary capillary wedge pressure,PCWP)　经周围静脉将 Swan-Ganz 漂浮导管置入至肺动脉及其分支测得肺毛细血管楔压(PCWP)。反映肺静脉、左心房和左心室的压力。PCWP 的正常值为 0.8~2kPa(6~15mmHg)。若 PCWP 低于正常值,则提示有血容量不足(较 CVP 敏感)。PCWP 增高则常见于肺循环阻力增高时,例如肺水肿。从临床角度,若发现有 PCWP 增高,即使此时 CVP 值尚属正常,也应限制输液以免发生肺水肿。此外,通过 Swan-Ganz 漂浮导管还可获得混合静脉血标本进行血气分析,不仅可了解肺内动静脉分流和通气/血流比值的变化情况,而且混合静脉血氧分压(PVO$_2$)是重症患者重要的预后指标。虽然 PCWP 的临床价值很大,但是肺动脉导管技术属有创性,且有发生严重并发症的可能(发生率为 3%~5%),故应严格掌握适应证。

3. 心排血量(CO)和心脏指数(CI)　心排血量是每搏输出量(SV)与心率的乘积,用 Swan-Ganz 导管由热稀释法测出,成人 CO 正常值为 4~6L/min。单位体表面积的心排血量称心脏指数(CI),正常值为 2.5~3.5L/(min·m^2)。休克时,CO 多见降低,但某些感染性休克者,可见增高。

(四)胃肠黏膜内 pH 监测

休克时的缺血和缺氧可很早反映在胃肠黏膜。胃肠黏膜 pH 能反映该组织局部灌注和供氧的情况,有助于发现隐匿性休克、提示预后。胃肠黏膜内酸度测量能够较真实地反映机体对缺血反应最敏感区域的灌注变化。

(五)其他

如腹腔穿刺、胸腔穿刺、阴道后穹窿穿刺等,有助于对病因的判断。

【处理原则】

尽早去除病因,迅速恢复有效循环血量,纠正微循环障碍,恢复组织灌注,增强心肌功能,恢复机体正常代谢和防止发生 MODS。

1. 紧急处理　主要包括：①积极处理引起休克的原发伤病，如创伤制动、大出血止血等。②保持呼吸道通畅，早期以鼻导管或面罩间歇给氧，减轻组织缺氧状态；呼吸困难严重者，可做气管插管或气管切开。③采取休克体位，以增加回心血量、减轻呼吸困难。④注意保暖，尽量减少搬动，骨折处临时固定，必要时应用止痛剂等。

2. 恢复有效循环血量　是治疗休克最基本和首要的措施，也是纠正休克引起的组织低灌注和缺氧的关键。应迅速建立静脉通道。在连续监测动脉血压、尿量和 CVP 的基础上，结合患者的皮肤温度、末梢循环状况，估算输液量及判断补液效果。通常先快速输入晶体液，再输入胶体液，必要时可输血。近年发现 3%~7.5% 的高渗盐溶液在抗休克治疗中也有良好的扩容和减轻组织细胞肿胀的作用。

3. 积极处理原发病　在治疗休克中，消除引起休克的病因和恢复有效循环血量同等重要，这是抗休克治疗的根本措施。由外科疾病引起的休克，如内脏大出血、消化道穿孔、肠绞窄坏死或梗阻性化脓性胆管炎等，应在尽快恢复有效循环血量后，及时手术治疗原发病，或在积极抗休克的同时施行手术，以免延误抢救时机。对于感染性休克患者，尽早处理原发感染灶和应用抗菌药物。对未确定病原菌者，先根据临床判断早期、联合使用广谱抗菌药，再根据药物敏感试验结果调整为敏感的窄谱抗菌药。

4. 纠正酸碱平衡失调　休克时微循环改变、细胞代谢异常和重要器官功能障碍，可引起酸碱平衡紊乱，应积极采取防治措施，维持机体的酸碱平衡。休克患者由于组织缺氧，常有不同程度的酸中毒。但在休克早期，由于过度换气可引起低碳酸血症及呼吸性碱中毒。经迅速补充血容量后，组织灌注改善，轻度酸中毒即可消失；而且扩容治疗时输入的平衡盐溶液使大量的碱性物质进入体内，故休克早期轻度酸中毒者无须再应用碱性药物。但休克严重、酸中毒明显、扩容治疗效果不佳时，就需应用碱性药物。尤其对于感染性休克的患者，常有不同程度的酸中毒，且发生较早，应及时给予纠正。一般补充血容量的同时，先输入 5% 碳酸氢钠 200ml，再根据血气分析结果进行补充。

5. 应用血管活性药物和强心剂　严重休克时，单用扩容治疗不易迅速改善循环和升高血压，以维持脏器的血液灌注。若经补液、纠酸等措施后，仍未纠正休克时，应酌情采用下列血管活性药物。必要时，使用强心剂。

(1) 血管收缩剂：常用去甲肾上腺素、间羟胺和多巴胺等。血管收缩剂使小动脉普遍处于收缩状态，虽可暂时升高血压，但可使组织缺氧更加严重，应慎重选用。

(2) 血管扩张剂：常用酚妥拉明、酚苄明、阿托品、山莨菪碱等。血管扩张剂可以解除小血管痉挛，改善微循环，增加组织灌注量。但可使血管容量相对增加而血压有不同程度的下降，故只有当血容量已基本补足，血压保持在 12kPa(90mmHg)，而患者发绀、四肢厥冷、毛细血管充盈不良等循环状态未好转时，才考虑使用。

(3) 强心药：常用多巴胺、多巴酚丁胺和强心苷类等。休克发展到一定程度都伴有不同程度的心肌损害，应用强心药可增强心肌收缩力，减慢心率。

休克时血管活性药物的选择应结合当时的主要病情，如休克早期与毛细血管前微血管痉挛有关；后期则与微静脉和小静脉痉挛有关，因此应采用血管扩张剂配合扩容治疗。在扩容尚未完成时，有时也要适时、适量的使用血管收缩剂。

6. 改善微循环　对诊断明确的 DIC，可用肝素抗凝治疗，有时可以使用抗纤维蛋白溶解药，如氨甲苯酸、氨基己酸等；抗血小板黏附和聚集的阿司匹林、潘生丁(双嘧达莫)和低分子右旋糖酐等。

7. 应用糖皮质激素　对于严重休克及感染性休克患者可使用皮质类固醇。主要作用是：①扩张血管，改善微循环。②防止细胞内溶酶体被破坏。③增强心肌收缩力，增加心排血量。④增进线粒体功能，防止白细胞凝集。⑤促进糖异生，减轻酸中毒。一般主张大剂量静脉滴注，一次滴完，只用 1~2 次。

8. 应用其他药物　如三磷酸腺苷 - 氯化镁（ATP-MgCl$_2$）、纳洛酮、超氧化物歧化酶（SOD）、前列环素（PGI$_2$）等，也有助于休克的治疗。

第二节　低血容量性休克

低血容量性休克在外科休克中最常见，包括失血性休克、创伤性休克和失液性休克，血流动力学特点为心排血量降低，外周血管阻力升高。由于皮肤血管收缩，血流量减少，使皮肤温度降低，主要表现为"冷休克"。

【病因】

1. 出血　多见于大血管破裂、腹部损伤引起的实质性内脏器官（肝、脾）破裂、胃十二指肠溃疡大出血、门静脉高压症的食管 - 胃底曲张静脉破裂出血等。通常在迅速失血超过全身总血量的 20% 时，即发生出血性休克。

2. 创伤　见于严重的外伤，如大血管破裂、复杂性骨折、挤压伤或大手术等，引起血液或血浆丧失，损伤处炎性肿胀和体液渗出，可导致低血容量。受损机体内可出现组胺蛋白酶等血管活性物质，引起微血管扩张和通透性增高，有效循环血量进一步降低。另外，创伤可刺激神经系统，引起疼痛和神经内分泌系统反应，影响心血管功能。上述因素的综合作用，可导致创伤性休克。

3. 失液　如大面积烧伤创面大量血浆渗出、肠梗阻时消化液积聚于肠腔或腹膜炎时腹腔大量渗液，均可导致液体丢失和血容量减少而引起失液性休克。

【处理原则】

主要包括补充血容量和积极处理原发病、控制出血及对症处理。应注意同时进行，以免病情继续发展引起器官损害。

（一）补充血容量

积极快速补充血容量仍是低血容量性休克患者的首要措施，补液量及种类应根据患者的血压和脉率的变化、症状、体征、血流动力学指标、创伤情况等估计。虽然在低血容量性休克中，丧失的主要是血液，但在补充血容量时，并不需要全部补充血液。故对这种休克患者，在抽血送查血型和交叉配血后，即可自静脉快速滴注等渗盐水或平衡盐溶液，在 45min 内输入 1 000~2 000ml。患者的血压恢复正常，并能继续维持，表明失血量比较小且已不再继续出血。如果此时患者的血红蛋白浓度大于 100g/L、血细胞比容超过 30% 表明能够满足患者的生理需要（携氧能力），可不必输血。如果失血量大或继续有失血，则这种快速输入平衡盐溶液所带来的血压回升和脉率减慢是暂时的，应输入血液。全血有携氧能力，可改善贫血和组织缺氧。这种晶体液和血液同用的补充血容量的方法，可补充因钠和水进入细胞内引起的功能性细胞外液减少；降低血细胞比容和纤维蛋白原浓度，以减少毛细血管内血液的黏稠度和改善微循环的血液灌注。临床通常根据动脉血压和中心静脉压两个参数做综合分析来指导补液。对创伤性休克的低血容量程度的判断有一定难度除可见的外出血之外，创伤区域的组织内出血、水肿和渗出都是导致血容量降低的原因。因此，应对补充血容量后的结果做认真的监测和分析，避免因补液不足而致休克不能纠正的问题。

（二）止血

在补充血容量的同时，应该尽快止血。血容量不足的时间持续愈久，休克的纠正将愈困难。一般可先采用暂时止血的措施，待休克初步纠正后，再进行根本的止血措施。但是在难以用暂时止血的措施控制出血时（如肝、脾破裂等），应在抗休克治疗同时进行手术止血。

（三）对症处理

1. 创伤后疼痛刺激严重者需适当给予镇痛镇静剂。

2. 妥善临时固定（制动）受伤部位。

3. 对危及生命的创伤如开放性或张力性气胸、连枷胸等，应做必要的紧急处理。

4. 手术和较复杂的其他处理,一般应在血压稳定并初步回升后进行。

5. 创伤或大手术继发休克后,还应使用抗生素,避免继发感染。

【护理评估】

（一）健康史

了解有无导致休克的相关因素,如大面积烧伤、骨折、挤压综合征、急性上消化道大出血、实质性脏器破裂、大血管破裂、急性弥漫性腹膜炎、急性肠梗阻等;了解受伤和休克后的救治情况,是否合并肾、肺、脑、心、肝和消化道疾病,这些器官或系统疾病患者发生休克后更容易出现多器官或系统功能障碍综合征。

（二）身体状况

1. 意识状态　了解意识和精神状态,有无精神紧张、兴奋、烦躁不安,或表情淡漠、反应迟钝、意识模糊、昏迷等。

2. 生命体征　有无收缩压降低、脉压缩小或血压测不到等;有无脉率增快、脉搏细弱或测不到;有无呼吸浅促或不规则,呼吸超过 30 次 /min 或低于 8 次 /min,表示病情危重;有无高热或体温偏低,多数患者体温偏低,感染性休克有高热,若体温突升至 40℃以上或骤降至 36℃以下,常提示病情危重。

3. 皮肤色泽及温度　有无皮肤及黏膜苍白或发绀、手足湿冷、皮肤花斑或皮肤干燥潮红、手足温暖等。

4. 周围血管情况　有无浅静脉萎陷、毛细血管充盈延迟等。

5. 尿量及尿比重　有无尿量减少或无尿、尿比重异常;24h 液体出入量是否平衡。

6. 局部情况　有无颅脑、胸部、腹部、泌尿、骨关节及肌肉、皮下组织、皮肤损伤的体征;有无局部出血、伤口、内脏或骨骼外露情况;有无体表软组织或内脏器官感染的体征。

（三）辅助检查

了解各项实验室检查及血流动力学监测结果,以估计休克的原因、严重程度及有无继发重要器官功能损害,有利于拟订护理计划。

（四）心理、社会状况

休克起病急、病情重、变化快、并发症多,加之抢救中使用的监测和治疗仪器较多,易使患者和家属产生濒临死亡的感受,出现不同程度的紧张、焦虑或恐惧心理。应观察了解患者和家属的情绪反应和对疾病及其伴随症状的认知程度,评估其心理承受能力和心理反应情况及对治疗和预后的知晓程度。

【护理诊断 / 问题】

1. 体液不足　与急性大量失血、失液有关。

2. 气体交换受损　与微循环障碍、缺氧和呼吸形态改变有关。

3. 体温过高或体温过低　与感染、毒素吸收或体表灌注减少有关。

4. 有感染的危险　与机体免疫降低、留置导尿管和静脉导管有关。

5. 有受伤的危险　与微循环障碍、烦躁不安、意识不清、疲乏无力等有关。

6. 潜在并发症:多器官功能障碍综合征。

【护理目标】

1. 患者能维持充足的液体容量,血压、脉搏稳定,皮肤转暖,末梢循环改善。

2. 患者呼吸平稳,动脉血气分析结果在正常范围。

3. 患者体温维持在正常范围。

4. 患者住院期间未发生新的感染。

5. 患者未发生意外伤害。

6. 多器官功能障碍得到有效防治。

【护理措施】

（一）紧急救护

1. 安置休克卧位　安置患者于平卧位或仰卧中凹卧位。

2. 控制出血　立即采取压迫止血、加压包扎、使用止血带、止血钳等措施，控制活动性出血。

3. 保持呼吸道通畅　立即清理口鼻分泌物、呕吐物、血迹或异物等，必要时置口咽通气道，以保持呼吸道通畅。

4. 改善缺氧状况　遵医嘱行鼻导管给氧，氧浓度为 40%~50%、流量为 6~8L/min，以提高动脉血氧浓度。严重呼吸困难者，应协助医生行气管插管或气管切开，并尽早使用呼吸机辅助呼吸。

5. 使用抗休克裤　抗休克裤（图 5-1）是专为紧急抢救各种原因所致的低血容量性休克患者而设计，它通过对腹部和下肢施加可测量和可控制的压力，使体内有限的血液实现最优分配，进而迅速改善心、脑重要内脏器官的血供。现场穿抗休克裤，只需 1~2min，可使自身输血达 750~1 500ml，同时可以控制腹部和下肢出血，迅速纠正休克。当休克纠正后，由腹部开始缓慢放气，每 15min 测量血压一次，若血压下降超过 5mmHg，应停止放气，并重新注气。

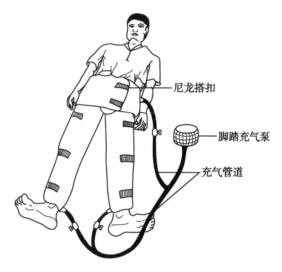

图 5-1　抗休克裤

尼龙搭扣

脚踏充气泵

充气管道

6. 调节体温　多数患者体温偏低，应采取保暖措施，但禁忌体表加温（如使用热水袋保暖等），以防血管扩张加重休克。感染性休克者可有高热，应采取降温措施。

7. 镇静、止痛　保持患者安静，尽量减少不必要的搬动，骨折处行临时固定。必要时，遵医嘱给予镇静、止痛药物。

（二）补充血容量

1. 建立静脉通路　尽快建立两条静脉通路，一条用于快速补液，另一条用于静脉给药。对因周围血管塌陷或肥胖使静脉穿刺困难时，应立即行中心静脉穿刺插管，并同时监测 CVP。

2. 合理补液　一般先补给晶体溶液如平衡盐溶液、生理盐水、复方氯化钠溶液等，以增加回心血量和心搏出量。以后根据情况补充胶体溶液如全血、血浆、血浆增量剂、白蛋白等，以减少晶体液渗出至血管外第三间隙。也可应用 3%~7.5% 氯化钠进行休克复苏。应根据患者的心肺功能、失血或失液量及血压、中心静脉压监测结果等调整补液速度（表 5-2）。准确记录输入液体的种类、数量、时间及速度等，并详细记录 24h 出入液量，为后续治疗提供依据。

表 5-2　中心静脉压、血压与补液的关系

中心静脉压	血压	原因	处理原则
低	低	血容量严重不足	充分补液
低	正常	血容量不足	适当补液
高	低	心功能不全或血容量相对过多	给强心药，纠正酸中毒，舒张血管
高	正常	容量血管过度收缩	舒张血管
正常	低	心功能不全或血容量不足	补液试验

补液试验：取生理盐水 250ml，于 5~10min 内经静脉滴入，若血压升高而中心静脉压不变，提示血容量不足；若血压不变而中心静脉压升高 0.29~0.49kPa（3~5cmH_2O），则提示心功能不全。

（三）配合治疗原发病

对内脏大出血、消化道穿孔、绞窄性肠梗阻或梗阻性化脓性胆管炎等患者,需在补充血容量的同时做好手术前的各项准备工作,以便及时实施手术治疗。

（四）纠正酸中毒

休克早期因过度换气可有呼吸性碱中毒,另外,输注的平衡盐溶液中也含有一定量的碱性溶液,故一般不主张早期使用碱性药物;但在休克晚期因组织严重缺氧、酸性代谢产物蓄积,可出现明显代谢性酸中毒,应遵医嘱给予碱性溶液。常用碱性溶液为 5% 碳酸氢钠,一般先给 125~250ml 静脉滴注,动态观察 $[HCO_3^-]$ 变化,必要时重复使用。

（五）用药护理

1. 血管活性药物　使用血管活性药物时,应注意:①从低浓度、慢滴速开始用药,逐渐达到理想的治疗水平;当生命体征和病情平稳后逐渐减慢速度,直至停药。②使用缩血管药物时,应慎防药液外渗,以免引起皮下组织坏死;若出现脉搏细速、四肢厥冷、出冷汗、尿量减少,应停止用药,以防因血管收缩而加重器官功能损害。③扩血管药物只有在血容量补足的情况下方可使用,以防血管扩张导致血压进一步下降而加重休克。④用药期间应严密观察血压、脉搏、尿量、末梢循环等变化,视具体情况调整静脉滴注药物的浓度及速度。

2. 强心药物　对于心功能不全的患者,应遵医嘱给予强心药物如静脉注射毛花苷 C,注意观察有无心律失常、黄视或绿视、胃肠道反应等中毒症状。

3. 抗凝药物　对弥散性血管内凝血的患者,遵医嘱给予肝素、抗纤维蛋白溶解药如氨甲苯酸、抗血小板黏附和聚集药物如低分子右旋糖酐等,并注意观察微循环衰竭的症状和体征有无好转。

4. 糖皮质激素　对感染性休克及严重休克患者,应遵医嘱给予糖皮质激素。一般主张大剂量糖皮质激素如氢化可的松静脉滴注,但限于 1~2 次,以防引起副作用。

5. 抗菌药物　对感染性休克患者,先遵医嘱联合使用广谱抗菌药物,再根据药物敏感试验结果遵医嘱调整为敏感的窄谱抗生素。

6. 其他药物　遵医嘱使用三磷酸腺苷氯化镁（$ATP-MgCl_2$）、纳洛酮、超氧化物歧化酶（SOD）、前列环素（PGI_2）等。

（六）观察病情

1. 意识　反映脑组织灌注情况。若由烦躁不安转为平静或由意识模糊、反应迟钝转为清醒、对刺激反应正常,表明循环血量已基本补足,脑组织灌注改善,抗休克治疗有效。

2. 生命体征　若血压上升且稳定、脉搏有力、休克指数[脉率(次/min)÷收缩压(mmHg)]在 1.0 以下,呼吸平稳,体温维持在正常范围,表示休克好转。若休克指数超过 1.0 表示休克未纠正,超过 2.0 表明有严重休克。若呼吸急促、变浅、不规则表示休克恶化;当呼吸超过 30 次/min 或低于 8 次/min 时,表示病情危重;若出现进行性呼吸困难、发绀、动脉血氧分压低于 60mmHg,吸氧后无改善,则提示已出现急性呼吸窘迫综合征。若体温突升至 40℃ 以上或骤降至 36℃ 以下,提示病情危重。

3. 皮肤、黏膜　皮肤、黏膜的色泽和温度能反映体表灌注情况。若皮肤和口唇颜色由苍白或发绀转为红润,手足温度由湿冷或冰凉转为温暖,表示血容量补足,末梢循环恢复,休克有好转。但暖休克时,皮肤表现为干燥潮红、手足温暖,观察时应注意这一点。若皮肤青紫,并出现瘀点、瘀斑,提示已发生 DIC。

4. 周围静脉瘪陷和毛细血管充盈时间　周围静脉由瘪陷转为充盈,毛细血管充盈时间恢复正常,表示血容量恢复,休克有好转。

5. 尿量及尿比重　是反映肾血流灌注情况的重要指标,也是判断血容量是否充足最简单而有效的指标。尿量少于 25ml/h、尿比重增高,表明血容量不足;血压正常,尿量仍少且比重低,应考虑急性肾衰竭;尿量超过 30ml/h,尿比重正常,表示休克已纠正。

6. 实验室检查　遵医嘱定时采集血液标本,送实验室检查。观察血、尿和粪便常规检查、血清电解质测定、动脉血气分析及 DIC 监测结果有无好转或恶化。

7. 特殊监测　观察 CVP、PCWP、CO、CI 等监测结果有无好转或恶化。

（七）其他护理

1. 呼吸道护理　为患者定时活动双侧上肢,以促进肺的扩张;定时翻身、叩背,鼓励深呼吸和有效咳嗽,痰液黏稠者行雾化吸入,必要时行机械吸痰,以促进呼吸道分泌物的排出。昏迷患者,头应偏向一侧,以免舌后坠或呕吐物误吸引起窒息。

2. 皮肤护理　保持床单清洁、平整、干燥。病情允许时,每 2h 为患者翻身一次,按摩受压部位皮肤,以预防压疮。

3. 导尿管护理　妥善固定导尿管,防止管道扭曲、折叠或受压,定时挤捏,以保证通畅,必要时用生理盐水冲洗;观察尿液的性质和量,一旦发现异常,及时通知医生;严格无菌操作,每日 2 次清洁、消毒会阴部和尿道口,防止逆行感染;休克纠正,尿量恢复正常后,遵医嘱拔除导尿管。

4. 安全防范措施　对烦躁不安或意识不清者,应采取安全防范措施。如加床旁护栏,以防坠床,输液肢体宜用夹板固定,以防输液针头脱出,必要时使用约束带将四肢固定于床旁。

5. 营养支持护理　对不能进食或进食不足者,应遵医嘱给予肠内或肠外营养,并做好相关护理（参见第八章　营养支持患者的护理）。

（八）心理护理

安慰患者及家属,做好必要的解释工作,使其能安心地接受治疗和护理。抢救过程中做到严肃认真、细心沉稳、忙而不乱、快而有序,通过各种护理行为使患者和家属产生信任感和安全感,减轻焦虑和恐惧心理,树立战胜疾病的信心。

（九）健康教育

向家属和患者介绍各项抗休克措施的必要性及携带各种管道的重要性,使其能积极配合治疗和护理。指导康复期的患者适当休息,加强营养,加强自我保护,防止因意外伤害而再次发生休克。

【护理评价】

1. 患者能否维持充足的体液容量,血压、脉搏是否稳定,皮肤是否转暖,末梢循环是否改善。

2. 呼吸是否平稳,动脉血气分析结果是否在正常范围。

3. 体温是否维持在正常范围。

4. 住院期间是否未发生新的感染。

5. 多器官功能障碍是否得到有效防治。

第三节　感染性休克

感染性休克也是外科常见休克,治疗相对较困难。本病可继发于以释放内毒素的革兰氏阴性杆菌为主的感染,故又称内毒素性休克。内毒素与体内的补体、抗体或其他成分结合,可引起血管痉挛,损伤血管内皮细胞;同时内毒素可促使体内释放多种炎性介质,引起全身炎症反应综合征（SIRS）,进一步发展可导致休克及 MODS。

【病因】

常见于急性胆道感染、急性化脓性腹膜炎、绞窄性肠梗阻、大面积烧伤感染及急性尿路感染等。大多数感染（革兰氏阴性菌感染）性休克出现外周血管大量收缩、阻力增加,微循环淤滞,毛细血管渗出增加,回心血量减少,心排血量降低,表现为皮肤血管收缩、皮肤湿冷等"冷休克"症状。少部分感染（革兰氏阳性菌感染）性休克出现外周血管扩张、阻力降低,心排血量正常或稍高,血容量相对不足,由于血流的分布异常和动 - 静脉短路的开放,表现为皮肤血管扩张、皮肤较温暖而干燥等"暖休克"症状,当病情加重时也能转变为"冷休克"。

【处理原则】

感染性休克的病理生理变化比较复杂,治疗也比较困难。首先是病因治疗,原则是在休克未纠正以前,应着重治疗休克,同时治疗感染;在休克纠正以后,则应着重治疗感染。

1. 补充血容量　此类患者休克的治疗首先以输注平衡盐溶液为主,配合适当的胶体液、血浆或全血,恢复足够的血容量。一般应作中心静脉压监测维持正常 CVP 值,同时要求血红蛋白 100g/L,血细胞比容 30%~50%,以保证正常的心脏充盈压、动脉血氧含量和较理想的血液黏稠度。感染性休克的患者,常有心肌和肾脏受损,故也应根据 CVP,调节输液量和输液速度,防止过多的输液导致不良后果。

2. 控制感染　主要措施是应用抗菌药物和处理原发感染灶。对病原菌尚未确定的患者,可根据临床判断最可能的致病菌种应用抗菌药,或选用广谱抗菌药。如腹腔内感染多数情况下以肠道的多种致病菌感染为主,可考虑选用第三代头孢菌素,加用甲硝唑、替硝唑等,或加用青霉素或广谱青霉素等。已知致病菌种时,则应选用敏感而较窄谱的抗菌药。原发性感染病灶的存在是发生休克的主要原因,应尽早处理,才能纠正休克和巩固疗效。

3. 纠正酸碱平衡　感染性休克的患者,常伴有严重的酸中毒,且发生较早,需及时纠正。一般在纠正、补充血容量的同时,经另一静脉通路滴注 5% 碳酸氢钠 200ml,并根据动脉血气分析结果,再作补充。

4. 活血管药物的应用　经补充血容量、纠正酸中毒而休克未见好转时,应使用血管扩张药物治疗,还可与以 α- 受体兴奋为主,兼有轻度兴奋 β- 受体的血管收缩剂或兼有兴奋 β- 受体作用的 α- 受体阻滞剂联合应用,以抵消血管收缩作用,保持、增强 β- 受体兴奋作用,而又不致使心率过于增速,例如山莨菪碱、多巴胺等或者合用间羟胺、去甲肾上腺素,或去甲肾上腺素和酚妥拉明联合应用。感染性休克时,心功能常常受损。改善心功能可给予强心苷、β- 受体激动剂多巴酚丁胺。

5. 糖皮质激素治疗　糖皮质激素能抑制多种炎症介质的释放和稳定溶酶体膜,缓解 SIRS。但应用限于早期、用量宜大,可达正常用量的 10~20 倍,维持不宜超过 48h。否则有发生急性胃黏膜损害和免疫抑制等严重并发症的危险。

6. 其他治疗　包括营养支持,对并发的 DIC、重要脏器功能障碍的处理等。

【护理诊断/问题】

参见本章第二节　低血容量性休克。

【护理措施】

1. 标本采集　已知局部感染灶者,采集局部分泌物或采用穿刺抽脓等方法进行细菌培养;全身脓毒血症者,在患者寒战、高热发作时采集血培养标本,以提高检出率。

2. 给氧　氧疗是治疗感染性休克的重要措施,可减轻酸中毒,改善组织缺氧。应注意监测患者的血氧饱和度、末梢血液循环情况等,维持血氧饱和度 ≥92%。

其余护理措施参见本章第二节　低血容量性休克。

(张培华)

思维导图

自测题

？ 思考题

结合导入情境与思考的案例回答下列问题：

1. 该患者是否存在休克？若存在休克，是什么类型的休克？目前处于休克哪一期？
2. 该患者发生了哪些病理生理改变？
3. 对该患者应采取哪些护理措施？

第六章

麻醉患者的护理

 学习目标

识记：

能叙述全身麻醉、椎管内麻醉、局部麻醉、全脊椎麻醉的概念。

理解：

1. 能比较各类麻醉方法的特点。

2. 能阐述麻醉前患者准备及麻醉后患者的护理措施。

运用：

1. 能识别和配合医师处理麻醉并发症。

2. 能运用护理程序对麻醉患者实施整体护理。

 导入情境与思考

高先生，22 岁。转移性右下腹部疼痛，伴恶心和呕吐 2 天。

体格查体：T 38.6℃，P 84 次 /min，R 21 次 /min，BP 120/76mmHg。腹部平坦，右下腹肌紧张、压痛、反跳痛。血常规 HB 120g/L，WBC 15.7×10⁹/L，出凝血时间未见异常，尿常规正常。

初步诊断为急性阑尾炎，拟在硬脊膜外阻滞麻醉下行阑尾切除术。

患者被接入手术室接受麻醉。取右侧卧位，经 T_{12}~L_1 穿刺，退出针芯时发现有脑脊液流出。改气管插管全麻，过程顺利，效果好，术毕患者苏醒好，安全返回病房。

术后 24h 下床活动，活动后即出现头晕、头痛，后颈部疼痛，活动受限，但无恶心、呕吐。术后第 3 天颈部出现痉挛性放射痛，且进行性加重，上至头顶部。给予卧床休息、扩容治疗 1 周后，症状完全消失，痊愈出院。

请思考：

1. 麻醉前用药应如何选择？

2. 此类手术通常采用哪种麻醉方式？

3. 麻醉中应注意观察和处理哪些并发症？

麻醉（anesthesia）是通过麻醉药物或其他方法，抑制中枢或周围神经系统的某些功能，使机体全部或部分暂时失去感觉或伴肌肉松弛、反射活动减弱或消失的一种技术。它是保证手术安全、减轻患者痛苦、创造良好手术条件的重要措施之一,也是当代外科治疗不可缺少的重要组成部分。临床上常说的麻醉一般指手术过程中为消除疼痛而实施的麻醉。实际上,麻醉作为一门学科,其工作范畴除临床麻醉外,还包括重症监护与治疗、急救与复苏、疼痛治疗和麻醉治疗等。本章主要介绍临床麻醉的方法及麻醉前、麻醉中、麻醉后患者的护理。

第一节　麻　醉　概　述

临床麻醉关系着整个手术过程是否能够顺利完成,麻醉工作虽属麻醉医生的工作范围,但所有参与手术的医护人员均须了解有关麻醉的知识,包括麻醉方法、麻醉药的作用、麻醉对机体的影响、麻醉并发症及危险性等,以便能尽早发现患者的异常征象,迅速采取有效措施,以避免意外事件的发生。

临床麻醉主要分局部麻醉、全身麻醉、椎管内麻醉三大类。局部麻醉又称区域麻醉,麻醉药作用于周围神经系统,使相应区域的痛觉消失,运动出现障碍,但患者意识清醒。常用局部麻醉有表面麻醉、局部浸润麻醉、区域阻滞、神经阻滞。全身麻醉是麻醉药作用于中枢神经系统使之抑制,患者的意识和痛觉消失、肌肉松弛、反射活动减弱。常用的全身麻醉有吸入全身麻醉、静脉全身麻醉、复合全身麻醉。椎管内麻醉主要根据麻醉阻滞的部位不同,使脊神经所支配的相应区域产生麻醉作用。常用的椎管内麻醉有蛛网膜下腔阻滞(简称腰麻)、硬膜外阻滞麻醉、腰硬联合麻醉。

临床常将几种药物或几种方法配合使用,称为复合麻醉。有意降低患者的体温以提高组织细胞对缺血缺氧的耐受力,称为低温麻醉。主动地降低患者血压以减少术中失血或避免大血管破裂称控制性降压麻醉,这些措施对提高手术安全性,为手术成功创造条件,成效显著。

一、全身麻醉

利用麻醉药物使中枢神经系统受到抑制,产生神志消失,周身痛觉消失,肌肉松弛和反射抑制等麻醉状态,称为全身麻醉(general anesthesia),简称全麻。

全身麻醉时,患者意识消失、全身感觉消失、反射活动减弱或伴肌肉松弛,能减轻患者的痛苦,满足全身各部位手术需要。全麻药对中枢神经的抑制作用是可控制、可逆转的,无时间限制,患者清醒后不留后遗症,具有舒适、安全之优点,故适用于全身各个部位的手术。

(一)吸入麻醉

吸入麻醉(inhalation anesthesia)是利用气体或经挥发出来的气体通过呼吸道进入体内,从而产生全身麻醉。其特点为麻醉深浅易于控制,用药比较单纯,药物在体内分解代谢少,大都从呼吸道排出。缺点是所需设备比较昂贵,如无排污措施可造成手术环境污染。

1. 吸入麻醉原理　呼吸过程中,若开启麻醉剂挥发器,挥发器内有一定浓度的麻醉气体可循麻醉回路,通过气管、支气管而到达肺泡,肺泡内的麻醉气体则经肺泡毛细血管向血液循环移行到组织,当中枢神经系统内吸入麻醉剂达到一定浓度,就可产生全身麻醉效应。而关闭挥发器可使麻醉机呼吸回路中麻醉气体分压下降,随着呼吸运动,呼吸道内麻醉气体分压也降低,中枢神经系统等组织器官中的麻醉剂则可经血液循环移至肺泡内,进而排出体外,麻醉减弱直至患者清醒。在麻醉过程中,肺泡、血液和组织间的麻醉气体分压,始终保持着动态平衡。目前常用的挥发性麻醉剂有七氟烷、安氟烷、异氟烷和地氟烷等,气体麻醉剂是氧化亚氮。

2. 常用吸入麻醉药物　常用吸入麻醉药物特性与临床应用见表6-1。

3. 吸入麻醉的实施

(1)麻醉诱导

1)开放点滴诱导法:将金属丝网面罩绷以纱布扣于患者口鼻部,将挥发性麻醉药液滴于纱布上,通过患者的自主呼吸吸入而使之逐渐进入麻醉状态。

表 6-1　常用吸入麻醉药物特性与临床应用

特性与临床应用	安氟烷	异氟烷	七氟烷	地氟烷	氧化亚氮
分子量	184.5	184.5	200	168.0	44.0
沸点（℃）	56.5	48.5	58.5	23.5	−88.0
蒸气压 20℃（kPa）	23.3	31.8	20.92	88.4	5 200
化学反应(有无爆炸性)	无	无	无	无	无
血/气分配系数	1.8	1.4	0.69	0.42	0.47
肺泡气有效浓度(%)	1.68	1.15	1.71	7.25	105.0
肝毒性	小	小	小	低	无
肾毒性	小	小	小	低	无
致畸性	无	无	无	无	无
心律失常	无	少见	少见	少见	无
常用浓度(%)	2~2.5	1~2	2~4	0.5~1.5	50~66
麻醉性能	好	好	好	好	
麻醉作用	肌肉松弛、咽部反射消失	明显		明显	弱
诱导时间	迅速、在短时间达 4%	迅速、在短时间达 3%	迅速、平稳，少有兴奋现象	迅速，常见兴奋现象	非常快

2) 面罩吸入诱导法：将麻醉面罩扣于患者口鼻部，开启麻醉药蒸发器并逐渐增加吸入浓度，待患者意识丧失并进入麻醉第三期时，静脉注射肌松剂后行气管内插管。

(2) 麻醉维持：经呼吸道吸入一定浓度的吸入性麻醉药，以维持适当的麻醉深度和保持稳定的麻醉状态。目前，吸入的麻醉气体为氧化亚氮，其麻醉作用弱、高浓度吸入时有发生缺氧的危险；吸入的挥发性麻醉药为安氟烷、异氟烷等氟化类麻醉药，其麻醉性能强，但肌松作用差。因此，临床上常将氧化亚氮、氧气、挥发性麻醉药联合应用维持麻醉，必要时加肌松药。

(二) 静脉麻醉

静脉麻醉(intravenous anesthesia)是将静脉麻醉药注入患者静脉内，经血液循环作用于中枢神经系统，从而产生全身麻醉的方法。静脉麻醉药物种类较多，优缺点各不相同，配伍应用的方法也很多。总的特点是诱导迅速，患者舒适，对呼吸道无刺激性，不增加呼吸道黏液分泌，肺部并发症少，药物无燃爆特性，给药合理时苏醒也较快。其缺点是有些药物镇痛作用不强，静脉麻醉的肌肉松弛作用也较差。药物一旦注入体内，须在体内代谢、分解和解毒，如用药过量，苏醒可延迟，处理也较困难，与吸入麻醉比"可调性"差。

1. 常用静脉麻醉药物

(1) 普鲁泊福(propofol)：又称丙泊酚，是一种超短效静脉麻醉药物，具有镇静、催眠和轻微镇痛作用。起效快，静脉注射后 30~40s 后患者即入睡，维持时间仅为 3~10min，停药后苏醒快而完全。用于门诊手术麻醉具有较大的优越性。对心血管系统和呼吸的抑制作用明显，可引起严重低血压(用药后血压约下降 40%)和呼吸抑制。对老年人和术前循环功能不全者应减量。主要用于全麻的诱导与维持、门诊小手术麻醉，还可作为神经阻滞的辅助药物。

(2) 依托咪酯(etomidate)：又称乙咪酯，是一种短效的、非巴比妥类静脉麻醉药，此药具有较好的镇静作用，无镇痛作用。起效甚快，患者可在一次臂-脑循环时间内迅速入睡，诱导期安静、舒适、平稳、无兴奋躁动，且有遗忘现象。

适应证:①麻醉诱导;②门诊手术麻醉(内镜检查、扁桃体摘除、人工流产、拔牙等);③危重患者手术麻醉(心功能不全、脑动脉瘤、主动脉瘤、颈动脉和冠状动脉闭塞、血管移植、瓣膜置换和主动脉-冠状动脉旁路术)。

不良反应:①15%~20%患者出现注射部位疼痛,其乳化剂痛感发生率低;②注射后出现肌震颤或痉挛,发生率32%;③与任何可能引起血压下降药物合用可导致血压下降;④术后恶心、呕吐发生率30%,乳化剂明显减少;⑤抑制肾上腺皮质的应激反应。

(3)硫喷妥钠(thiopental sodium):是一种超短效的巴比妥类静脉全麻药,迄今仍是最强的抗惊厥药。小剂量注射有镇静催眠作用,剂量稍大时注药后20s内即可使患者入睡,作用时间约15~20min。由于其有抑制呼吸、引起喉痉挛及支气管痉挛、直接抑制心肌及扩张血管等不良反应,故禁用于哮喘、心、肺功能障碍及严重低血压患者。主要用于全麻诱导、短小手术麻醉、控制惊厥和小儿基础麻醉。

(4)氯胺酮(ketamine):为一种分离性强镇痛麻醉药。体表镇痛作用强,麻醉中咽喉反射存在,苏醒较慢。静脉注射30~60s起效,维持15~20min。肌内注射5min起效,15min时作用最强。

文档:复合全身
麻醉常用药物

应用氯胺酮麻醉后,临床体征的表现远较其他麻醉药复杂多样:①镇痛强度大;②患者呈意识消失或模糊,但可有睁眼、眼球水平震颤、肌张力增强,甚至出现各种各样的表情,俗称"木僵状态";③清醒过程中,患者可有梦幻般的感觉以及烦躁不安等精神状态异常的表现;④可使血压升高,心率增快,外周血管阻力增加;⑤可延长心肌有效不应期,故有一定抗心律失常的作用;⑥对呼吸系统的作用影响较小。癫痫、颅内压增高及缺血性心脏病患者禁用。主要用于全麻诱导和小儿基础麻醉。

2. 静脉麻醉的实施

(1)麻醉诱导:先以面罩吸入纯氧2~3min,再经静脉缓慢地注射适当的静脉麻醉药物,待患者意识丧失后给予肌松剂,直至其全身骨骼肌及下颌逐渐松弛,呼吸由浅到完全停止后,采用麻醉面罩进行人工呼吸,然后行气管内插管。气管插管成功后,立即与麻醉机连接,并行人工呼吸或机械通气。

(2)麻醉维持:在完成麻醉诱导后,给予单次、分次或连续注射静脉麻醉药物,以维持麻醉的深度和达到稳定的麻醉状态。目前所用的静脉麻醉药,除氯胺酮外,其他均属于催眠药,镇痛效果不佳。如硫喷妥钠,在深度麻醉时有一定的镇痛作用,但对生理的影响也较大。故单一的静脉全麻仅适用于全麻诱导和短小手术,而对复杂或较长时间的手术,多采用复合全身麻醉。

(三)复合全身麻醉

随着吸入和静脉全麻药物的日益增多,麻醉技术的不断完善,复合麻醉在临床上得到越来越广泛的应用,麻醉效果也越来越好,麻醉并发症也越来越少。复合全身麻醉根据给药的途径,分为全静脉麻醉(total intravenous anesthesia,TIVA)和静吸复合麻醉。

1. 全静脉麻醉　是指在静脉麻醉诱导后,采用多种短效静脉麻醉药复合应用,以间断或连续注射法维持麻醉。为达到满意的镇痛效果、抑制应激反应,麻醉中需用强效麻醉性镇痛药。为达到肌松和便于实施机械通气,必须给予肌松药。因此,全静脉麻醉必须将静脉麻醉药、麻醉性镇痛药和肌松药复合应用。

2. 静吸复合麻醉　全静脉麻醉的深度缺乏明显的标志,给药时机较难掌握,有时麻醉可能突然变浅。因此,在静脉麻醉的基础上,当麻醉变浅时,间断地吸入一定量的挥发性麻醉药,这样既可维持麻醉的稳定状态,又可减少吸入麻醉药的用量,且在麻醉后能迅速苏醒。

(四)麻醉机

麻醉机(anesthesia machine)是进行临床麻醉和急救时不可缺少的设备,可以供给患者氧气、吸入麻醉药和进行人工呼吸。麻醉机的主要结构包括气源、蒸发器、呼吸环路系统及麻醉呼吸器等(图6-1)。

1. 气源　气源主要指供给患者氧气和氧化亚氮的储气设备,有钢瓶压缩氧气和液态氧化亚氮,或中心供氧源。

2. 蒸发器　蒸发器为能有效地将挥发性麻醉药液蒸发为气体,并能精确地调节麻醉药蒸气输出浓度的装置。蒸发器具有专用性,应使用与挥发性麻醉药液相匹配的蒸发器。

3. 呼吸环路系统 呼吸环路系统是将新鲜气体和吸入麻醉药输送到患者的呼吸道,并将患者呼出的气体排出体外的装置。

4. 麻醉呼吸器 麻醉呼吸器是用来控制患者呼吸的装置。分为定容型和定压型2种,可设置或调节潮气量、每分通气量、气道压力、呼吸频率、吸呼时间比等参数,有的还可设置呼吸末正压、吸入氧气浓度、气道压报警界限等,有利于保证麻醉的安全。

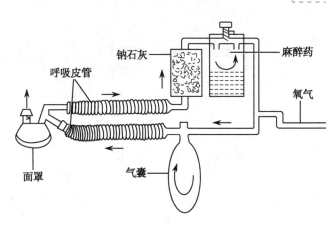

图 6-1 麻醉机及吸入麻醉循环通路

二、椎管内麻醉

将局麻药物注射至椎管内不同空隙,使药物浸润到的部分脊神经根,脊神经受到暂时阻滞,使脊神经所支配的相应区域产生麻醉作用称为椎管内麻醉(intrathecal anesthesia)(图6-2)。椎管内阻滞麻醉一般分为两大类:蛛网膜下腔阻滞(含鞍区麻醉)和硬膜外阻滞(含骶管阻滞麻醉)。

（一）蛛网膜下腔阻滞

将局麻药注入蛛网膜下腔内,阻断部分脊神经的传导功能而引起相应支配区域的麻醉作用,称为蛛网膜下腔阻滞(subarachnoid block)。因穿刺部位都在腰椎故简称腰麻,国外多称为脊椎麻醉(spinal block)。

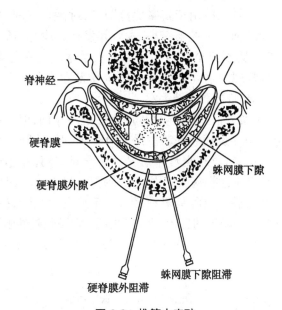

图 6-2 椎管内麻醉

1. 适应证与禁忌证 任何麻醉方法的适应证与禁忌证均为相对的,主要取决于手术要求、患者情况及麻醉医生的技术水平。

（1）适应证:①下腹部以下部位的手术(子宫及其附件手术、膀胱手术、前列腺切除、疝修补、低位肠道手术、剖宫产、下肢手术、肛门会阴手术、人工流产手术、诊断性刮宫、尿道、腰交感神经结切除、一侧下肢骨关节,软组织手术);②晚期肿瘤止痛。

（2）禁忌证:①中枢神经系统疾病,如脑脊膜炎、颅内压增高、脊髓及脊神经根病变;②休克;③穿刺部位皮肤感染或脓毒症;④脊柱外伤、结核或严重畸形;⑤急性心力衰竭或冠心病发作;⑥严重腰背痛史、凝血机制障碍、明显腹内压增高;⑦血红蛋白低于50g/L、年老体弱、小儿不合作者、精神病患者等。

2. 常用药物 蛛网膜下腔阻滞麻醉常用药物见表6-2。

（二）硬脊膜外腔阻滞麻醉

将麻醉药注入椎管内硬脊膜外腔,使一定部位的脊神经根产生暂时麻醉,称为硬脊膜外腔阻滞麻醉(epidural block),简称硬膜外麻醉,是临床广泛采用的麻醉方法之一,不仅用于成年人,也用于小儿。按给药方式不同可分为单次法与连续法2种。连续法是通过穿刺针,在硬膜外间隙置入塑料导管(图6-3),然后根据病情、手术范围和时间,分次给药。麻醉时间灵活,全脊椎麻醉并发症明显减少,目前临床普遍应用此方法。按脊神经阻滞部位的不同,可分为高位、中位、低位硬膜外麻醉和骶管麻醉。

表 6-2　蛛网膜下腔阻滞麻醉常用药物

麻醉药	常用量 (低位mg)	鞍麻 (mg)	药液 比重	配制方法	适宜浓度 (%)	诱导时间 (min)	维持时间 (min)
普罗卡因	100~150	50~100	重	150mg 晶粉 +5% 葡萄糖或 脑脊液 2.7ml+0.1% 肾上腺 素 0.3ml	5~6	1~5	45~90
丁卡因	10~15	4~6	重	1% 丁卡因 1ml+5% 葡萄糖 液 1ml+3% 麻黄碱 1ml	0.33	5~10	120~180
布比卡因	8~12	3~6	重	0.375% 布比卡因 2ml+10% 葡萄糖液 1ml	0.5~0.75	5~10	120~150

1. 适应证与禁忌证

(1) 适应证:由于其麻醉范围广,对循环、呼吸功能的影响较蛛网膜下腔阻滞小,术后并发症亦少,故适应证范围较广,从颈部至胸腹部以及四肢手术均可采用此麻醉法。最常用于膈以下的各种腹部、腰部和下肢手术。也可用于颈部、腰部和上肢手术。

(2) 禁忌证:基本与蛛网膜下腔阻滞相同,但中枢神经系统有慢性疾病者并非禁忌。对呼吸、循环、肝或肾功能不全的患者,可根据具体情况适当选择应用,并非绝对禁忌。有出血性疾病或应用抗凝治疗患者应慎用,以免发生硬膜外血肿。对呼吸困难、颈短、年龄大、肥胖、有颈椎增生以及胸部畸形的患者,不宜选用颈、胸段硬膜外阻滞。

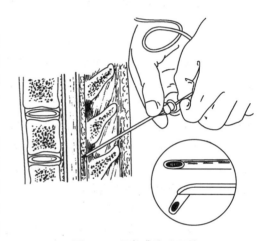

图 6-3　硬脊膜外腔置管

2. 常用药物　硬脊膜外腔阻滞麻醉常用药物见表 6-3。

表 6-3　硬脊膜外腔阻滞麻醉常用药物

麻醉药	常用浓度(%)	最大用量(mg)	麻醉性能	诱导作用	作用时间
利多卡因	1~2	400	强	快,5min	60~90min
丁卡因	0.25~0.33	60	较强	较慢,20~30min	3~4h
布比卡因	0.5~0.75	150	强	稍快,10~15min	4~7h

三、局部麻醉

利用局麻药物作用于躯体某一局部,使局部痛觉及感觉暂时抑制或消失,称为局部麻醉(local anesthesia)。根据产生局部麻醉的方式不同。可分为表面麻醉、局部浸润麻醉、局部区域阻滞和神经阻滞 4 种。局部区域阻滞、神经阻滞及椎管内阻滞都是使躯体某一部位产生麻醉作用,因而也统称为部位麻醉。

(一) 局部麻醉方法

1. 表面麻醉(topical anesthesia)　将穿透性能强的局麻药直接与黏膜接触,可穿透黏膜阻滞其内的神经末梢而产生局部麻醉作用,称为表面麻醉。人体感觉的各种信号是通过感受器而传入的。在皮肤和黏膜的游离神经末梢都分布有疼痛感受器。因此,只有当局麻药到达感受器时,才能产生阻滞作用。

常用方法:有滴入法、喷雾法、敷贴法、填塞法、灌注法等,根据手术部位不同可选择使用。如眼科手术用滴入法;鼻腔、口腔手术用棉片敷贴法或喷雾法;咽喉、气道手术用喷雾法或滴入法;尿道和膀胱手术用灌注法。

注意事项:①应选用穿透性能强的局麻药行表面麻醉。②不同部位应选择不同药物浓度,如角膜麻醉应刺激性小、浓度低,防止造成角膜损伤;气管黏膜和尿道黏膜对局麻药的吸收同静脉注射一样快,应严格控制用量,防止因药物浓度较大、反复用药引起局麻药毒性反应。③以填充法表面麻醉时,充填前应挤去纱条所浸的过多药液,以防吸收过多而引起局麻药毒性反应。④为了确保局麻药能与黏膜充分接触,药液不被分泌物所稀释,在咽喉、气管及支气管表面麻醉前应给予阿托品。

2. 局部浸润麻醉(local infiltration anesthesia) 将局麻药沿手术切口分层注入手术区域的组织内,阻滞其内的神经末梢而达到麻醉作用的方法,称为局部浸润麻醉。是一种常用的局部麻醉方法。这种方法适用于体表手术和介入性检查的麻醉。

操作要点:应掌握"一针技术",即先在手术切口的一端行皮内注射形成橘皮样皮丘,然后从皮丘边缘进针注药形成第二个皮丘,如此重复操作,沿手术切口形成一条皮丘带,若需要向周围或深层部位浸润时,也应从已经浸润过的组织进针。这样可减少患者因多次穿刺引起不适感。为达到完善麻醉的目的,可采用"分层注药"的方法,即浸润一层切开一层,使手术部位都被浸润。

注意事项:①注药前要回抽,证实无回血才可注药;②注药时应适当加压,使药液在组织内形成张力性浸润,以到达神经末梢充分阻滞的目的;③为延缓局麻药吸收、延长作用时间、预防毒性反应、减少创面渗血,可在局麻药液内加入肾上腺素,但对老年、甲状腺功能亢进、高血压和周围血管疾病患者应慎重;制作带蒂皮瓣时禁用,以防加重缺血,导致组织坏死;④手术部位有感染或恶性肿瘤者不宜施行局部浸润麻醉,以免感染或肿瘤的扩散。

3. 区域阻滞麻醉(regional block anesthesia) 将局麻药注射于手术部位的周围和基底部,使手术野的神经干及神经末梢受到阻滞,以达到完善麻醉作用的方法,称为区域阻滞麻醉。区域阻滞麻醉适用于体表小肿物切除或悬垂组织(如舌、乳腺或阴茎等)的手术,具有避免穿刺肿瘤组织、不影响局部解剖层次辨认等优点。

注意事项:局麻药液中可加入适量的肾上腺素,但在悬垂组织基底部阻滞时,一般不加肾上腺素,以免引起远端组织的缺血和坏死。

4. 神经阻滞麻醉(nerve block anesthesia) 将局麻药注射于神经干、丛、节的周围,阻滞其冲动传导,使受该神经支配的区域产生麻醉作用,称为神经阻滞麻醉。由于外周神经干是由多种神经纤维组成,包括感觉神经、运动神经、交感神经及副交感神经,因此,神经阻滞麻醉的临床效果及其对生理的影响与阻滞程度有关。感觉神经被阻滞只产生镇痛作用;运动神经同时被阻滞可产生无痛和运动麻痹;交感神经被阻滞引起外周血管的扩张。神经阻滞麻醉是常用的麻醉方法之一,只要手术部位局限于某一些神经干(丛)所支配范围,并且阻滞时间能满足手术的需要者,即可选用。可以单独应用,也可与基础麻醉或全身麻醉复合应用。临床常用肋间、眶下、坐骨、指(趾)神经干阻滞,颈丛、臂丛神经阻滞(图6-4),以及用于诊疗目的的星状神经节和腰交感神经节阻滞等。

注意事项:①对穿刺部位有感染、恶性肿瘤或难以定位者不宜选用;②必须熟悉其解剖位置和体表标志,有时也需要患者的合作如保持适当体位,及时说出异常感觉的发生和方向等;③操作时应力求定位准确、轻巧,避免误伤周围血管或器官。

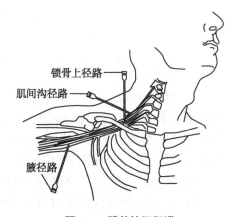

图6-4 臂丛神经阻滞

(二)常用局部麻醉药物

常用局部麻醉药物与浓度见表6-4。

表 6-4　常用局部麻醉药物与浓度(%)

药名	表面麻醉	局部浸润	神经阻滞
普鲁卡因	—	0.25~1.0	—
丁卡因	1~2	—	—
利多卡因	2~4	0.25~0.5	1~2
罗哌卡因	—	0.2	0.25

第二节　麻醉患者护理

为提高患者麻醉中的安全性,避免麻醉意外的发生,减少麻醉后的并发症,必须做好麻醉前、中、后三期护理工作,确保患者手术的顺利与生命的安全。

一、麻醉前护理

麻醉前护理是指患者进入手术室接受麻醉之前的护理。麻醉前护理的主要任务是评估患者是否存在影响麻醉的全身和局部因素,以及患者对麻醉的耐受能力,找出需要医疗或护理干预的问题,纠正全身状况,改善重要脏器功能,消除不利因素,提高对麻醉的耐受性,确保麻醉和手术的安全及顺利,减少麻醉后并发症。

【护理评估】

(一)健康史

1. 一般情况　包括年龄、性别、职业等。

2. 既往史　有无中枢神经、心血管和呼吸系统疾病史及肝、肾、肾上腺、甲状腺等重要器官功能障碍,尤应注意糖尿病、高血压、冠心病、慢性阻塞性肺病、哮喘和出血性疾病等;有无静脉炎。此外,全麻患者还应了解有无颌关节活动受限、小下颌畸形或颈椎病等病史;椎管内麻醉患者还应了解有无脊柱疾病及穿刺部位皮肤感染等。

3. 既往手术和麻醉史　是否接受过手术和麻醉;接受过何种手术和麻醉;术中与术后情况是否平稳。

4. 有无烟、酒嗜好和药物成瘾史　每日饮酒和吸烟的数量多少;对何种药物成瘾。

5. 用药史　有无以往或近期用药史;了解药物的名称、剂量、使用方法及药物不良反应,特别注意强心剂、抗高血压药、降血糖药、催眠药、镇痛药、激素类药物、抗凝药等应用史;有无药物过敏史。

6. 家族史　家族中有无遗传性、过敏性及其他疾病史。

(二)身体状况

1. 症状和体征　①生命体征是否稳定,意识、精神、面色、表情有无异常;②有无心、肺、肝、肾、脑等重要脏器功能损害的表现;③有无贫血、营养不良、水电解质和酸碱代谢失衡的症状和体征。此外,全麻患者还应检查牙齿有无缺少或松动,是否装有义齿;椎管内麻醉患者还应了解有无椎间盘突出、脊柱畸形或骨折、穿刺部位感染灶等。

2. 麻醉耐受能力　可根据患者的心功能分级和病情分级对麻醉耐受能力作出判断。

(1)心功能分级:心功能Ⅰ级,对麻醉耐受力良好;Ⅱ级,耐受力尚可;Ⅲ级,经充分准备后可耐受;Ⅳ级,耐受力极差,宜推迟手术。

(2)病情分级:见表 6-5。

(三)辅助检查

了解血、尿、粪常规,血生化检查,血气分析,心电图及影像学检查等结果,以评估有无重要脏器功

表 6-5 病情分级与麻醉耐受力的关系[美国麻醉医师协会(ASA)分级]

病情分级	健康状况	麻醉耐受能力	围术期死亡率(%)
I	发育、营养良好,除局部病变外,无心、肺、肝、肾和中枢神经系统疾病	对麻醉和手术耐受良好,正常情况下没有什么风险	0.06~0.08
II	有轻微心、肺、肝、肾等重要器官病变,但代偿功能健全	一般麻醉和手术耐受力良好,麻醉经过平稳	0.27~0.4
III	有严重心、肺、肝、肾等重要器官病变,但仍在代偿范围内,体力活动受限,但能应付日常工作	麻醉和手术有一定危险,耐受力差,麻醉前准备要充分,对麻醉期间可能发生的并发症要采取有效的预防措施	1.82~4.3
IV	有严重心、肺、肝、肾等重要器官病变,功能代偿不全,经常面临对其生命安全的威胁	实施麻醉和手术均有危险,风险很大,耐受能力很差	7.8~23.0
V	病情极危重,濒临死亡,无论手术与否,生命难以维持24h	麻醉和手术均异常危险,手术是孤注一掷,不宜实施择期麻醉和手术	9.4~50.7

注:如系急诊手术,在每级数字后标注"急"或"E"(emergency),表示风险较择期手术增加。

能及凝血机制障碍、贫血、低蛋白血症、水电解质和酸碱代谢失衡、感染、糖尿病等异常情况。

（四）心理、社会状况

了解患者的性格特征、人格类型等;患者及家属的情绪状态、最关心的问题、对所患疾病和麻醉方法的认知程度;家属对患者的支持力度、关心程度及家庭经济承受力;有无可利用的社会资源和支持系统等。

【护理诊断/问题】

1. 恐惧 与麻醉知识缺乏和担心麻醉的安全性有关。

2. 知识缺乏:缺乏配合麻醉前医疗和护理工作的知识。

3. 营养失调:低于机体需要量 与疾病所致营养摄入不足或机体代谢增强有关。

【护理目标】

1. 患者恐惧减轻或消失。

2. 患者能复述配合麻醉前医疗和护理工作的内容和方法。

3. 患者营养状况改善,能耐受手术治疗。

【护理措施】

1. 心理护理 根据患者和家属的心理状况,采取适当的护理措施。临床经验表明,减轻麻醉前焦虑或恐惧的最有效措施是进行麻醉知识教育。向患者和家属介绍麻醉的方法和实施过程,如何配合麻醉、麻醉过程中可能的感受、麻醉中可能出现的问题及抢救措施、麻醉后恢复过程等;要告知在麻醉实施前尚需与麻醉师签署麻醉同意书。通过教育,使患者和家属对麻醉有正确的认识,减轻焦虑和恐惧,增强信心,以最佳心态接受并配合麻醉。

2. 提高对麻醉的耐受力 指导患者合理膳食,以摄取足够的营养。凡禁食、进食困难或营养不良者,遵医嘱给予营养支持治疗。对有水电解质及酸碱代谢失衡、贫血、低蛋白血症者,给予输液、输血或人血白蛋白等。对患有心、肝、肾、肺等重要脏器疾病及甲状腺功能亢进、糖尿病者,应采取相应的治疗和护理措施(详见第七章第一节 手术前护理)。

3. 消化道准备 目的是保持胃肠道空虚,防止麻醉中呕吐物误吸引起窒息或吸入性肺炎。除门诊小手术实施局麻外,其他择期手术麻醉前成人均应禁食12h,禁饮4h,婴幼儿应禁饮食4~6h。对饱餐后急诊手术的患者,应插粗胃管抽吸胃内容物,必要时用生理盐水洗胃。

4. 局麻药过敏试验 对使用有致敏性局麻药的患者,应遵医嘱在麻醉前24h内做过敏试验。

5. 皮肤准备　局麻和椎管内麻醉患者,应遵医嘱在麻醉前 24h 内进行麻醉区域的皮肤准备。

6. 麻醉前用药　目的是减轻患者的紧张、焦虑和恐惧,使其能在安定的情绪下配合麻醉;抑制呼吸道腺体分泌,减少唾液,保持口腔干燥和呼吸道通畅,以防发生误吸;消除因麻醉或手术而引起的不良反射,特别是迷走神经反射,预防麻醉意外;提高患者的痛阈,缓解原发病或麻醉前有创操作引起的疼痛。遵医嘱在麻醉前 30~60min 给药。常用药物有以下几种:

(1) 催眠药:常用苯巴比妥、戊巴比妥和司可巴比妥等。具有镇静、催眠和抗惊厥作用,并能预防局麻药物毒性反应。

(2) 镇静药:常用地西泮、劳拉西泮、氟哌利多、异丙嗪等。具有镇静、催眠、抗焦虑和抗惊厥作用,对预防局麻药物毒性反应也有一定效果。

(3) 镇痛药:常用哌替啶、吗啡、芬太尼等。与全身麻醉药起协同作用,增强麻醉效果,减少全麻药用量。剧痛患者麻醉前给药可使其安静合作;椎管内麻醉前给药能减轻腹部手术中的内脏牵拉反应;吗啡对呼吸中枢有抑制作用,故小儿、老人应慎用,新生儿、临产的孕妇及呼吸功能障碍者禁用。

(4) 抗胆碱药:常用阿托品、东莨菪碱、山莨菪碱等。有抑制腺体分泌的作用,可使口腔唾液和呼吸道黏液减少,有利于保持呼吸道通畅;还能抑制迷走神经反射,避免术中心动过缓和心搏骤停。是全身麻醉和椎管内麻醉前用药。阿托品对心动过速、甲状腺功能亢进、高热等患者不宜使用,必要时可选用东莨菪碱或山莨菪碱。

7. 其他准备　患者进入手术室接受麻醉前,应摘除义齿、戒指、手链、项链等,以防这些佩戴物在麻醉中对患者造成损伤;若涂有口红或腮红也应擦除,以便于麻醉中观察唇色和面色。

【护理评价】

1. 患者恐惧是否减轻或消失。

2. 患者能否复述配合麻醉前医疗和护理工作的内容和方法。

3. 患者营养状况是否改善,能否耐受手术治疗。

二、麻醉中护理

麻醉中护理是指从患者进入手术室准备麻醉开始至手术结束终止麻醉的一段时间的护理。在麻醉过程中,由于疾病本身的原因和麻醉药物的影响,患者可能出现神经、循环、呼吸等系统的异常情况,甚至出现生命危险。因此,麻醉中护理的主要任务是协助麻醉师实施麻醉,保证静脉输液通路通畅,与麻醉师密切配合,监测生命体征、尿量等变化,及时发现和协助处理异常情况,保证患者安全。

【护理评估】

1. 心理状态　接诊患者后,观察其精神紧张、焦虑和恐惧的程度。

2. 麻醉前准备情况　了解患者是否按照要求禁饮食,是否接受了麻醉前用药,有无发热、咽痛、咳嗽、麻醉部位皮肤感染等情况,女性患者还要了解有无月经来潮。

3. 生命体征　测量体温、脉搏、呼吸、血压等,以便与术中生命体征作出比较。

4. 麻醉或手术史　了解有无麻醉或手术史,尤应注意局麻药过敏史。

【护理诊断/问题】

1. 恐惧　与面临麻醉风险和手术室的陌生环境有关。

2. 潜在(全麻)并发症:呕吐与窒息、呼吸暂停、呼吸道梗阻、低血压或高血压、心搏骤停与心室纤颤、高热和惊厥等。

3. 潜在(椎管内麻醉)并发症:血压下降与心动过缓、呼吸抑制、局麻药毒性反应、恶心和呕吐、全脊髓麻醉等。

4. 潜在(局麻)并发症:局麻药毒性反应、局麻药过敏反应等。

【护理措施】

（一）心理护理

体谅患者面临麻醉和手术室陌生环境所产生的心理变化，以和蔼的态度接待患者，耐心询问和说明有关问题，并配合适当的肢体语言，让患者感到亲切可信，减轻其紧张、焦虑或恐惧。

（二）配合麻醉

根据麻醉方法，配合麻醉师准备麻醉设备、器械和药品，包括麻醉机、吸引器、供氧设备、面罩、喉镜、气管导管、监护仪、椎管内麻醉穿刺包、麻醉药、急救用药、注射器、消毒用品等，所有设备、器械必须保证处于性能完好状态。不同麻醉方法，对护理配合的要求也有所不同，具体内容如下：

1. 配合全身麻醉　全身麻醉实施前，建立通畅的静脉通路；若有胃肠减压管，应开放导管，并接引流袋；再次检查麻醉设备、器械和药品是否准备齐全，性能是否完好；连接监护仪，监测心电图、血压、脉搏、呼吸、血氧饱和度等；协助麻醉师实施麻醉诱导、气管内插管、连接麻醉机和全麻维持等操作。

2. 配合椎管内麻醉　椎管穿刺前，开放静脉通路，准备好穿刺用的消毒物品、注射器、局麻药和椎管内麻醉穿刺包等。向患者说明并协助摆放麻醉需要的体位，如侧位穿刺，应保持后背与手术台边缘靠齐，低头、弓背、双手抱膝；坐位穿刺（大多用于鞍区麻醉），应保持臀部与手术台缘相齐，两足踏于凳上，头部尽量向前下垂，弯腰弓背。椎管穿刺时，应扶持患者，维持穿刺要求的体位，尽量增大棘突间隙，便于麻醉师穿刺。穿刺成功后，再根据手术要求安置手术体位。

3. 配合局部麻醉　局部麻醉时，协助患者摆放麻醉体位，提供良好的灯光照明，保证麻醉部位充分显露以便于操作，同时应照顾到患者的舒适和隐私部位的保护；查看局麻药物过敏试验结果、准备好注射器、消毒物品等；提供并查对局麻药物，掌握好局麻药的用量和浓度，以防一次用量过大、短时间内用药过多或浓度过高，引起局麻药毒性反应。

（三）观察和处理并发症

1. 全麻并发症

（1）反流与误吸：由于患者意识、咽反射消失，一旦有反流物即可发生反流与误吸，尤以产妇和小儿发生率较高。若误吸大量胃内容物，死亡率可高达70%。误吸可引起急性呼吸道梗阻。完全性呼吸道梗阻可立即导致窒息、缺氧，如不能及时解除梗阻可危及患者的生命。误吸胃液可引起肺损伤、支气管痉挛、毛细血管通透性增加，引起肺水肿和肺不张。预防反流和误吸的措施：减少胃内容物的滞留，促进胃的排空，加强对呼吸道的保护。饱餐后急诊手术患者，术前应插粗胃管抽吸胃内容物；所有带胃管的患者，术前均应开放胃管并接引流袋。一旦发生反流和误吸，应积极配合麻醉师处理。

（2）呼吸暂停：多见于未行气管插管的静脉全麻患者，尤其使用硫喷妥钠、异丙酚或氯胺酮施行门诊小手术及各种内镜检查者；也见于全麻未苏醒而拔除气管插管的患者。对于此症，应以预防为主，麻醉中要加强监测，备好各项急救物品，尽量采用注射泵给药。处理措施：一旦发生应立即施行人工呼吸，必要时可在肌松药辅助下行气管插管和人工呼吸。

（3）呼吸道梗阻：①上呼吸道梗阻，常见原因为舌后坠、咽喉部分泌物积聚、喉头水肿、喉痉挛等；完全梗阻者表现为鼻翼扇动和"三凹征"，虽有强烈的呼吸动作，而无气体交换；不全梗阻者可出现呼吸困难和噪声呼吸如鼾声、水泡声、痰鸣声、鸡鸣声等。处理措施：舌后坠时应托起下颌，置口咽通气道，并清除咽喉部分泌物；喉头水肿者可给予糖皮质激素，必要时行气管切开；喉痉挛时应加压给氧，必要时行气管插管。②下呼吸道梗阻，常见原因有气管、支气管分泌物积聚，唾液、呕吐物误入气道或支气管痉挛。轻度梗阻者没有明显症状，但肺部可听到啰音；严重梗阻者可出现呼吸困难、潮气量降低、气道阻力增高、缺氧和发绀、心率增快、血压下降。处理措施：气管插管，吸除分泌物，报告医师，给解痉药物。

（4）低血压、高血压：①低血压，常见原因为麻醉药引起的血管扩张、术中牵拉内脏所致的迷走反射、术中大量失血和补液不足等；若麻醉期间收缩压下降超过基础值的30%或绝对值低于80mmHg，即可诊断为低血压。处理措施：首先减浅麻醉，补充血容量，彻底外科止血，必要时暂停手术操作，给予血管收缩药,待麻醉深度调整适宜、血压平稳后再继续手术。②高血压,除伴随高血压、嗜铬细胞瘤、颅内压增高等患者外,多与麻醉浅、镇痛药用量不足、通气不足、气管插管和手术刺激等有关;若麻醉期间舒张压高于100mmHg或收缩压高于基础值的30%,即可诊断为高血压。处理措施:有高血压病史者,应在全麻诱导前静脉注射芬太尼,以减轻气管插管引起的心血管反应。术中根据手术刺激程度调节麻醉深度,必要时行控制性降压,以维持循环稳定。

(5) 心搏骤停与心室纤颤:为最严重的麻醉意外事件。心搏骤停可由于手术牵拉内脏(如胆囊)时迷走神经反射引起;心搏骤停与心室纤颤,也容易发生于原有器质性心脏病、急性失血、高碳酸血症、高钾血症或低钾血症的患者。处理措施:保持麻醉深度适宜,维持血流动力学稳定,维持心肌氧供需平衡,处理相关诱因,必要时采取复苏措施。

(6) 高热和惊厥:多发生在婴幼儿,因婴幼儿的体温调节中枢尚未发育完善,体温极易受环境温度的影响。严重高热病儿可出现突发的全身或局部肌群的强直性或阵挛性抽搐。处理措施:一旦发现体温升高,应积极进行物理降温,特别是头部降温,以防脑水肿,必要时立即给氧,保持呼吸道通畅,静脉注射小剂量硫喷妥钠。

2. 椎管内麻醉并发症

(1) 血压下降与心动过缓:因椎管内交感神经被阻滞,麻醉区域血管扩张,回心血量减少,可使血压下降,麻醉平面越高,血压下降越明显。高血压、血容量不足的患者,因其本身代偿能力低下,更容易发生血压下降。在上腹部手术时,因胸腰段交感神经阻滞范围较广,较易发生血压下降,反射性血压剧降和心动过缓也比较多见。处理措施:血压下降时,应加快输液速度、给予麻黄碱;心动过缓时,可静脉注射阿托品。

(2) 呼吸抑制:椎管内麻醉可阻滞颈、胸段脊神经,影响肋间肌和膈肌的运动,甚至出现肋间肌麻痹。患者出现胸闷气短、咳嗽无力、说话费力、胸式呼吸减弱,当出现发绀时,已为时过晚。此外,严重血压下降,可引起呼吸中枢缺氧,也是呼吸抑制的原因。处理措施:安慰患者,给氧或面罩下给氧辅助呼吸。一旦呼吸停止,立即行气管内插管和人工呼吸。

(3) 恶心和呕吐:①麻醉平面过高,发生低血压和呼吸抑制,引起脑缺氧使呕吐中枢兴奋;②迷走神经功能亢进,使胃肠蠕动增强;③手术牵拉腹腔内脏,使迷走神经兴奋;④术中辅用哌替啶。应针对原因,采取相应处理措施。如提升血压、给氧、麻醉前给予阿托品、减少或停止对腹腔内脏牵拉操作等;必要时给予氟哌利多、昂丹司琼等,具有一定的预防和治疗作用。

(4) 局麻药毒性反应:见于硬脊膜外腔阻滞的患者,因导管误插入硬脊膜外血管或穿刺中损伤了硬脊膜外腔血管,使局麻药在短时间内大量入血所致,也可因一次用药超过限量引起。毒性反应表现和处理措施,同本节局麻并发症。

(5) 全脊椎麻醉:为硬脊膜外腔阻滞最危险的并发症。因穿刺针刺破硬脊膜致导管插入蛛网膜下腔,使硬脊膜外腔阻滞所用的麻醉药全部或大部分注入蛛网膜下腔产生异常广泛的阻滞所致。表现为注药后迅速出现低血压、意识丧失、呼吸抑制、心率缓慢、全部脊髓支配区域痛觉消失。处理措施:立即以面罩给氧,并紧急行气管内插管和人工通气,加快输液速度,使用升压药物、呼吸兴奋剂等,维持呼吸与循环功能。

3. 局麻并发症

(1) 毒性反应:是因局麻药吸收入血后,血药浓度超过一定阈值所致。常见原因有:①一次性用量超过限量;②局麻药误注入血管内;③注药部位血供丰富、患者体内缺水或局麻药液中未加肾上腺素,药物吸收过快;④患者体质衰弱,对局麻药物的耐受性差。临床上也有用小剂量局麻药物后出现毒性反应,称为高敏反应。毒性反应表现:轻者表现为嗜睡、眩晕、惊恐、视力模糊、肌肉颤抖、言语不清、语无伦次;严重者出现意识障碍、抽搐、惊厥、呼吸困难、血压下降、心率缓慢,甚至心搏和呼吸停止。一旦发现上述情况,应立即采取处理措施:①立即停药、给氧;②建立静脉通道、输液,应用地西泮、苯巴比妥类药物,抽搐和惊厥者给予硫喷妥钠,并配合气管插管;③血压下降者给麻黄碱或间羟胺等维持循环功能;④一旦呼吸停止,立即进行心肺复苏。

(2) 过敏反应:较少见。酯类局麻药普鲁卡因可引起过敏反应。过敏反应表现:轻者出现荨麻疹、咽喉水肿、支气管痉挛、低血压和血管神经性水肿等;重者可有突然惊厥、失语、意识障碍和休克等。对过敏反应,应以预防为主,用药前询问有无药物过敏史并进行药物过敏试验。一旦发生过敏反应,立即处理。包括加快输液速度、给氧、给予抗过敏药物和升压药物等。

三、麻醉后护理

由于外科疾病本身及麻醉、手术对患者生命活动的严重干扰,麻醉后可能存在呼吸、循环、消化、内分泌及神经系统等多方面的生理功能紊乱。对麻醉后呼吸和循环功能稳定者,可直接送回外科病房;否则,应留麻醉苏醒室(recovery room)或 ICU 进行监测和护理。此期,护理工作的重点是监测病情变化,纠正麻醉及手术创伤所造成的各系统功能紊乱,预防和处理术后并发症,促进机体的全面康复。

【护理评估】

1. 术中情况 了解麻醉方法、麻醉药物种类和用量等;术中失血、失液量及晶体液、胶体液补充量;术中有无异常情况及需要立即执行的医嘱等。

2. 身体状况 重点检查患者意识、生命体征、皮肤的颜色和温度、尿量及肢体的感觉、运动和肌腱反射等情况;了解饮食、睡眠、切口疼痛及活动情况;观察有无并发症的症状和体征等。

3. 辅助检查 了解实验室及其他检查结果有无异常。

4. 心理、社会状况 了解患者及家属对麻醉和手术的评价及在患者照顾方面的要求;观察患者和家属的情绪反应,鼓励他们表达自己的意愿和担忧;评估家庭应对能力及对患者的支持程度。

【护理诊断/问题】

1. 急性疼痛 与麻醉消失后失去了对疼痛反应的抑制作用有关。

2. 有受伤的危险 与全麻恢复期躁动及幻觉有关。

3. 潜在并发症:头痛、尿潴留、脊髓功能损害、肺不张和肺炎等。

【护理措施】

(一) 安置合适体位

全麻后,患者清醒前采取去枕平卧位,头偏向一侧;椎管内阻滞后,平卧 6~8h,蛛网膜下腔阻滞者应去枕平卧。在麻醉作用消失、血压和脉搏平稳后,应根据手术部位改其他体位(参见第七章第二节手术后护理)。局麻后,对体位一般没有特殊要求。

(二) 观察病情变化

局麻、小手术患者,遵医嘱每 1~2h 观察和记录一次血压、脉搏、呼吸、瞳孔、意识等变化。全麻、较大手术及危重患者,应送患者于麻醉苏醒室或 ICU,安排专人护理,并常规进行呼吸、循环功能监测,并每 5~15min 记录一次,直至患者完全清醒;至少应测定并记录体温一次,若有异常应连续监测。具体观察内容如下。

1. 呼吸系统 包括呼吸次数、节律及胸腹部呼吸活动幅度,以判断患者的呼吸功能;肺部听诊,了解有无导管移位、肺不张、分泌物积聚等;监测血氧饱和度、动脉血气分析,以及早发现低氧血症。

2. 循环系统 包括心电监护,了解有无心肌缺血、心律失常等;监测血压、中心静脉压,以判断循环血量及心血管功能;按压甲床,观察毛细血管充盈时间,了解末梢循环情况;观察尿量,了解血容量和肾功能情况。

3. 中枢神经系统 全麻后应注意意识状态、瞳孔大小及对光反射、对痛觉的感知情况、体温变化等;椎管内麻醉后应密切观察被阻滞部位的感觉和运动恢复情况等。

4. 拔除气管插管指征 全麻患者满足下列条件时,即可拔除气管插管:①意识及肌力恢复,能根据指令做睁眼、开口、舌外伸、握手等动作,上肢抬高时间达 10s 以上;②自主呼吸恢复良好,无呼吸困难,呼吸频率在 15 次/min 左右;潮气量 >5ml/kg;肺活量 >15ml/kg;$PaCO_2<6kPa$(45mmHg);非给氧状态

下 PaO$_2$>8kPa(60mmHg);吸纯氧状态下 PaO$_2$>40kPa(300mmHg);③咽喉、呛咳反射恢复;④鼻腔、口腔及气管内无分泌物。

5. 转回普通病房标准　麻醉苏醒室或 ICU 患者达到下列标准时,即可转回普通病房。①意识清醒,定向力恢复,能正确回答问题;②呼吸平稳,能深呼吸和咳嗽,SaO$_2$>95%;③血压、脉搏稳定已超过30min,心电图无严重心律失常及 ST 段、T 波改变。

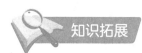
知识拓展

Steward 苏醒评分表

患者状况	0 分	1 分	2 分
清醒程度	对刺激无反应	对刺激有反应	完全清醒
呼吸通畅程度	呼吸道需予以支持	可以自护维持呼吸道通畅	可按医师吩咐咳嗽
肢体活动程度	肢体无活动	肢体无意识活动	肢体能做有意识活动

上述三项总分为 6 分,当患者评分 >4 分时,可考虑转出麻醉后恢复室。

Aldrete 评分表

患者状况	0 分	1 分	2 分
活动力	无法按指令移动肢体	按指令移动两个肢体	按指令移动四肢
呼吸	呼吸暂停	呼吸困难	能深呼吸和随意咳嗽
循环	全身血压波动幅度超过麻醉前水平的 50%	全身血压波动幅度超过麻醉前水平的 20%~49%	全身血压波动幅度超过麻醉前水平的 20%
意识	无反应	可唤醒	完全清醒
SpO$_2$	即使辅助给氧仍 <90%	辅助给氧下仍维持 >90%	呼吸室内空气下 >92%

上述三项总分为 10 分,当患者评分 >9 分时,可考虑转出麻醉后恢复室。

（三）维持呼吸功能

首先应保持呼吸道通畅,如防治误吸和舌后坠、清除呼吸道分泌物、及时处理喉痉挛和呼吸抑制等。较大手术后,无论全麻或椎管内麻醉,均应常规给氧。对并存肺部疾病或行开胸和上腹部手术者,更应重视呼吸功能的变化和管理。

（四）维持循环功能

麻醉恢复期血压容易波动,体位变化对循环也有影响。血容量不足、静脉回流障碍、血管张力降低等可引起低血压;术后疼痛、低氧血症和 / 或高碳酸血症、颅内压增高、高血压患者术前停用降压药物等可引起高血压。除严密观察和监测外,应遵医嘱针对病因进行处理。

（五）维持正常体温

多数全麻大手术后患者体温过低,应注意盖好被盖,无休克者可使用 50℃以下的热水袋保暖。少数患者,尤其小儿全麻后可有高热,甚至惊厥,应给予物理降温、氧气吸入,必要时给予镇静药物。

（六）采取安全防范措施

麻醉恢复期应妥善保护患者,对躁动不安者应加床栏。必要时,予以适当约束,以防患者坠床、拔出静脉输液针头或引流管、抓脱切口敷料等。

（七）观察与处理并发症

1. 头痛　见于蛛网膜下腔阻滞的患者。多发生在术后 1~2d,多数在 1 周内消失。由于穿刺针较粗或反复穿刺刺破硬脊膜,脑脊液不断漏入硬脊膜外腔,使颅内压下降,颅内血管扩张所致。特点是抬头或坐起时加重,平卧后减轻或消失。处理措施:患者出现头痛时,嘱其平卧休息、多饮水,并给予镇痛或镇静类药物;必要时,可配合医生向硬脊膜外腔注入生理盐水、5%葡萄糖溶液或右旋糖酐15~30ml,疗效较好。

2. 尿潴留　为椎管内麻醉后较常见的并发症。主要原因有:①支配膀胱的骶神经被阻滞后恢复较迟;②下腹部或肛门、会阴部手术后切口疼痛导致膀胱括约肌和尿道括约肌痉挛;③患者不习惯于床上排尿。表现为下腹胀痛、充溢性尿失禁、耻骨上触及胀大膀胱等。处理措施:根据患者情况,可采用针刺穴位(三阴交、足三里、内关、中极)、热敷膀胱区、温水冲浴会阴部、调整体位和姿势、肌注卡巴胆碱等方法;必要时,在无菌条件下实施导尿术。

3. 脊髓功能损害　可见于硬脊膜外腔阻滞的患者。其原因有:①神经损伤:穿刺针和质硬导管均可损伤脊神经根或脊髓;②硬脊膜外血肿:容易发生于凝血功能障碍或应用抗凝药物的患者;③脊髓前动脉综合征:脊髓前动脉为终末血管,供应脊髓截面前2/3的区域,如较长时间供血不足,可引起脊髓缺血性改变,甚至坏死,称脊髓前动脉综合征。可能与原有动脉硬化、局麻药中肾上腺素浓度过高、麻醉期间较长时间低血压等有关;④硬脊膜外脓肿:由于无菌操作不严格或穿刺针通过感染组织,引起硬脊膜外腔感染所致。脊髓功能损害表现为穿刺部位以下感觉、运动障碍或出现截瘫,应针对原因进行处理。

4. 肺不张和肺炎　由于麻醉过程中痰液堵塞支气管或误吸引起。主要见于全麻、气管插管、麻醉前有呼吸道感染、吸烟等患者。表现为术后高热、咳嗽、咳痰、肺部啰音等。以预防为主,及时清除呼吸道分泌物,保持气道通畅,防止误吸。必要时,遵医嘱使用抗生素。

5. 处理切口疼痛　麻醉作用消失后,所有患者均会面临切口疼痛这一共性问题,严重疼痛会影响患者的休息、食欲、免疫功能、应激能力,容易出现并发症。传统的方法是遵医嘱给患者口服或肌内、皮下静脉注射镇痛药物,目前常用患者自控镇痛法(参见患者自控镇痛的应用与护理)。

附:患者自控镇痛的应用与护理

患者自控镇痛(patien controlled analgesia,PCA)是20世纪70年代初问世的一种镇痛技术,随着计算机技术与医学的紧密结合,90年代初微电脑PCA泵才在临床逐渐广泛应用。镇痛泵是一种能按照设定要求向患者体内定时、定量注射镇痛药物的装置,由注药泵、自动控制装置、输注管道等构成(图6-5)。标准PCA是患者感觉疼痛时按压启动键,通过由计算机控制的微量泵向体内注射设定剂量的药物,其特点是在医生设置的范围内,患者自己按需调控注射止痛药的时机和剂量,达到不同患者、不同时刻、不同疼痛强度下的镇痛要求。PCA可经静脉(PCIA)、硬膜外腔(PCEA)、皮下注射(PCSA)或外周神经阻滞(PCNA)进行,其中PCIA和PCEA临床最为常用。

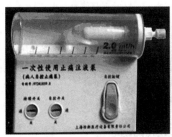
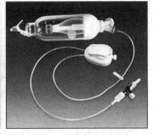
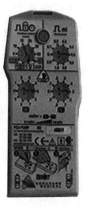

图6-5　镇痛泵

（一）PCA 止痛泵的优缺点

1. 优点

（1）PCA 装置体积小,不需交流电,携带方便,利于术后患者早期下床活动。

（2）PCA 操作简单,止痛效果好,能有效减轻患者对疼痛的焦虑、恐惧心理,避免了患者反复肌注止痛药物的痛苦,保证了术后休息,也增加了术后舒适感。

（3）经 PCA 给药准确性高,能维持稳定的血药浓度,使患者持续无痛,最大限度地避免了止痛药物的毒副作用。

2. 缺点　主要为 PCA 所用药物的不良反应。PCIA 主要使用麻醉性镇痛药如吗啡、芬太尼或曲马多等,PCEA 为局麻药和麻醉性镇痛药的复合应用如布比卡因加少量的芬太尼或吗啡。因此,部分患者可出现呼吸抑制、恶心、呕吐、腹胀、尿潴留、皮肤瘙痒等不良反应。

（二）使用前教育

1. 宣教 PCA 重要性　宣传教育是保证术后患者正确使用 PCA 泵的前提。告知患者疼痛是一种复杂的生理和心理过程,可以引起机体的应激反应,使机体代谢明显增加,并影响休息、睡眠和食欲,疼痛可以引起或加重一些不良情绪,如脾气暴躁或消极悲观等,上述情况均不利于术后机体恢复,所以术后要有效镇痛。目前临床应用的 PCA 泵是消除术后疼痛的有效措施。使患者在知情同意的前提下,接受并配合麻醉师进行 PCA 治疗。

2. 介绍 PCA 泵的原理及其安全性　说明 PCA 可实现微量持续输注,能达到定时、定量、患者控制加量和安全有效的镇痛目的。

（三）使用后护理

1. 指导使用方法　把 PCA 泵放于患者身边,告知患者疼痛时,可以自行按下自控键钮。

2. 观察呼吸情况　呼吸的观察对带 PCA 泵的患者尤为重要。因为 PCA 泵使用的止痛药为吗啡或芬太尼,这类药物对呼吸有明显的抑制作用,尤其对老年、低血容量、设定剂量过大时,在持续泵注射的基础上给药,将增高呼吸抑制的发生率。所以,对麻醉后使用 PCA 泵的患者,应给予鼻塞或鼻导管吸氧,监测呼吸、血压、脉搏,并做好记录。对止痛效果不明显的患者应联系麻醉医生,并进行处理。

3. 穿刺部位护理　无论 PCA 管道放置在静脉、硬膜外还是皮下,均应注意观察穿刺部位有无渗出,告诉患者活动时不要牵拉 PCA 泵的管道,防止将导管从体内拔出。

4. 预防压疮　定时翻身,防止硬膜外隙导管长时间压迫背部皮肤而引起压疮。

（四）止痛药不良反应的观察及护理

1. 恶心、呕吐　患者出现恶心、呕吐时,应将其头偏向一侧,防止呕吐物误吸。频繁剧烈呕吐者,应在医生指导下应用止吐药物,并做好心理安慰和解释工作,消除患者及家属的紧张情绪,并暂时关闭镇痛泵。鼓励患者早进食,以流质为主,如米汤、鸡汤、鱼汤等,以有效对抗空腹所致的恶心,促进胃肠功能尽快恢复。

2. 腹胀　使用镇痛泵期间,应观察患者的肠蠕动恢复情况,指导其通过增加翻身次数或床边活动增进肠蠕动,促进排气,消除腹胀。必要时遵医嘱给予肠动力药物。

3. 尿潴留　常见第七章第二节　手术后护理。

4. 皮肤瘙痒　一般不需要处理,停药可消失。

（张培华）

思维导图

自测题

？思考题

结合导入情境与思考的案例回答下列问题：

1. 麻醉前需要做哪些准备？
2. 麻醉过程中还可能出现哪些并发症？如何预防和处理？
3. 该患者发生头痛的原因及机制可能是什么？如何预防和处理？

第七章

手术前后患者的护理

第七章　课件

学习目标

识记：
1. 能叙述围术期、围术期护理的概念以及手术的分类。
2. 简述手术的分类。

理解：
1. 能阐述术后并发症的临床表现、预防和护理。
2. 解释术前合并慢性并发症的患者术前准备注意事项。
3. 归纳总结术后病情观察的要点。

运用：
1. 能对手术前后患者进行病情评估，并实施护理措施。
2. 能运用相关知识，对手术前后患者进行健康教育。
3. 能应用护理程序对围术期患者实施整体护理。

 导入情境与思考

　　王先生,78岁。右腹股沟区可回复性肿块1年余,7h前肿块不可回纳并伴有疼痛明显,行急诊手术。术后第3天自感小腿后部疼痛,有紧束感,检查下肢有凹陷性水肿,沿静脉走行有触痛。患者有慢性支气管炎病史,吸烟史,高血压病史十余年。初步考虑为下肢深静脉血栓形成。

请思考：
1. 估计该患者发生疼痛的可能原因有哪些？
2. 目前可采取哪些护理措施为患者缓解疼痛？

　　手术是临床疾病治疗的重要手段,但手术创伤、麻醉等也会加重患者的身心负担,进行术前、术后的精心护理可为患者获得良好的治疗效果。加强围术期护理可使患者手术耐受能力增加,有助于预防和减少术后并发症,为获得良好的手术治疗效果奠定基础。

　　围术期(perioperative period)是指从患者决定手术之时起,至与这次手术有关的治疗基本结束为止的一段时间。它包括3个阶段:①手术前期:从患者决定接受手术到麻醉开始前;②手术期:从患者麻醉开始至手术结束;③手术后期:从患者手术结束至患者痊愈出院或继续追踪。围术期患者护理的主要任务是全面评估患者生理心理状态,提高患者对手术的耐受性,以最佳状态配合手术,使手术的危险性减至最小限度,避免和减少术后并发症的发生,使患者早日康复。本章着重讲解手术前护理和手术后护理。

患者的术前准备与疾病的轻重缓急、手术范围的大小有密切关系。因此,根据患者的不同情况,可将手术进行分类。

1. 根据手术的时限 分为以下 3 种类型:

(1) 急诊手术:病情危急,需在最短时间内进行必要准备后,迅速实施手术,挽救患者生命,如外伤性大血管破裂、脾破裂等。

(2) 限期手术:术前准备的时间由于病情的影响受到一定的限制,应在尽可能短的时间内做好术前准备,进行手术,如恶性肿瘤根治术。

(3) 择期手术:术前准备的时间不影响病情的变化,可选择合适时机,在充分的术前准备后进行手术,如一般的良性肿瘤切除术和腹股沟疝修补术等。

2. 根据手术的目的 分为以下 4 种类型:

(1) 诊断性手术:目的是确定或证实可疑诊断。如淋巴结活检、乳腺肿物针吸活检、剖腹探查术等。

(2) 治疗性手术:目的是对病变、受损或先天畸形的组织器官进行修补或切除,达到治疗的目的。如乳腺癌根治术、阑尾切除术、肠穿孔修补术、骨折的复位与固定术等。

(3) 姑息性手术:目的是减轻无法治愈疾病的症状。如为减轻疼痛,对晚期癌症疼痛患者实施交感神经切除术;为解决进食问题对晚期胃癌患者实施胃空肠吻合手术等。

(4) 美容性手术:目的是改善外形。如隆胸手术,重睑手术、去皱手术等。

将手术进行分类可协助护士正确地进行术前准备并进行手术安排,从而为提高患者治愈率及术后并发症的预防奠定基础。

第一节 手术前护理

完善的手术前护理是手术成功的重要条件。手术前护理的重点是在全面评估患者健康状况的基础上,帮助拟行手术的患者做好心理和身体两方面的准备,提高机体对手术的耐受力,使其在最佳状态下接受手术,以达到最佳治疗效果。

【护理评估】

(一)健康史

重点了解与本次疾病有关或可能影响患者手术耐受力及预后相关的病史。

1. 一般资料 如年龄、性别、民族、职业、生活习惯、个人嗜好等。

2. 现病史 本次就诊或患病的原因、主要症状和体征、治疗和护理经过、检查结果和入院诊断等。

3. 既往史 既往有无各系统伴随疾病;有无抗凝药、降压药、利尿剂、糖皮质激素、甾类化合物等服用史;有无抗生素、局麻药物过敏史等。

4. 手术史 了解既往有无手术经历,何时何地接受过何种麻醉和手术,手术经过是否顺利,手术效果及术后康复情况是否满意等。

5. 家族史 家族中有无类似疾病史或遗传性、传染性疾病史。

6. 月经、婚育史 月经初潮年龄、周期、经量、末次月经时间,结婚年龄、生育情况等。

(二)身体状况

通过全面体格检查,评估患者生命体征,了解各系统功能,有无心、肺、肝、肾等重要器官功能不全,估计手术的耐受性。

1. 评估重要系统功能

(1) 心血管系统:评估患者脉搏、血压、心率、心律,了解有无心血管疾病的症状和体征。

(2) 呼吸系统:有无呼吸困难、咳嗽、咳痰、胸痛、哮喘的持续时间及吸烟量;检查胸廓形状,呼吸频率、节律、氧饱和度;上呼吸道感染、慢性阻塞性肺部疾患等。

(3) 泌尿系统:评估患者排尿情况,有无尿频、尿急、尿痛、排尿困难、遗尿、尿失禁、少尿、无尿等,观察尿液情况,尿量、颜色、性状及尿比重等;了解有无肾功能不全、前列腺肥大、急性肾炎等手术危险因素。

(4) 神经系统:评估患者是否有头晕、头痛、耳鸣、眩晕,瞳孔不对等、步态不稳和抽搐等;认知水平、定向力是否正常;了解有无不能控制的癫痫病,帕金森病,颅内高压、意识障碍等手术危险因素。

(5) 血液系统:患者是否有牙龈出血、皮下瘀斑、外伤后出血不止,了解是否有出血倾向的疾病等。

(6) 内分泌系统:有无甲状腺功能亢进、糖尿病、肾上腺皮质功能不全等慢性疾病。

(7) 其他:除了评估重要系统功能外,还需评估其他重要脏器功能,还包括肝脏、肾脏、肺、胃肠道功能等。

2. 辅助检查 评估实验室检查结果,如血、尿、便常规,出、凝血时间,血生化检查等。了解 X 线、B 超、CT、MRI 等影像学检查结果、心电图、内镜和其他特殊检查结果有无异常。

3. 手术耐受力 评估患者的手术耐受力。①耐受良好:全身情况较好、无重要内脏器官功能损害、疾病对全身影响较小;②耐受不良:全身情况不良、重要内脏器官功能损害较严重、疾病对全身影响明显、手术损害大。

(三) 心理、社会状况

了解术前患者的心理问题及产生心理问题的原因;了解家庭成员、亲朋好友、同事对患者的关心及支持程度;了解家庭的经济承受能力等。

【护理诊断 / 问题】

1. 焦虑 与外科疾病诊断,担心麻醉和手术、担心疾病预后、住院费用等有关。

2. 营养失调:低于机体需要量 与摄入不足、丢失过多、禁食等有关。

3. 知识缺乏:缺乏术前配合诊疗与护理的有关知识。

4. 体液不足 与摄入不足、体液丢失、体液在体内分布转移等有关。

【护理目标】

1. 患者焦虑缓解,情绪平稳。

2. 患者营养状况改善,体重增加或维持。

3. 患者获得有关术前诊疗和护理的知识,能主动有效地配合。

4. 患者体液不足改善,能较好地耐受手术和麻醉。

【护理措施】

(一) 心理护理

态度亲切和蔼、工作主动热情,取得患者的信任,使患者有安全感。观察患者的情绪反应,鼓励其说出内心的感受和最关心的问题,并给予适当解释和安慰;教会患者自我调节情绪,尽快适应健康状况的改变。提供相关医学信息,如医护措施的目的、意义、可能会带来的不适配合方法等,以消除患者的疑虑,减轻其焦虑、恐惧等心理反应,也可列举成功案例或邀请恢复期患者介绍配合治疗和护理的经验,增强患者对手术治疗的信心和勇气。

(二) 常规术前准备

常规准备主要包括呼吸道、消化道、皮肤准备,手术当日准备以及为预防术后并发症所做的其他准备。

1. 呼吸道准备 目的是预防术后肺部并发症的发生。首先,告知吸烟者,术前 2 周严格戒烟。防止呼吸道分泌物过多,影响呼吸道通畅。其次,鼓励患者术前练习深呼吸运动,指导胸部手术者进行腹式呼吸训练,腹部手术者进行胸式呼吸训练;学会有效咳嗽、排痰等方法。①深呼吸训练:经鼻慢慢深吸气,使胸部和腹部逐渐隆起,屏气数秒钟,噘嘴呼气至胸部和腹肌收缩。②有效咳嗽和排痰训练:排痰前,应先轻咳几次,使痰液松动,再深吸气后用力咳嗽,使痰液顺利排出。为保护切口和减轻切口疼痛,可教会患者在深吸气前用双手按住季肋部或切口两侧,限制胸部或腹部活动的幅度。另外,对已有呼吸道感染者,应协助医生给予抗菌药、雾化吸入等治疗。

2. **消化道准备**　包括口腔护理、禁饮食、灌肠、洗胃、洗食管、插胃管等。

(1) 口腔护理:目的是防止口腔内细菌下行,导致感染性并发症。认真做好口腔护理对食管、胃肠道及呼吸道手术尤为重要,如提供漱口液漱口、处理口腔内感染灶等。

(2) 禁饮食:目的是保持胃肠道空虚,防止麻醉和手术过程中呕吐引起吸入性肺炎或窒息。除门诊小手术外,其他手术前均应常规禁饮食,成人禁食 8~12h,禁饮 4~6h;儿童禁食 6~10h,禁饮 4~6h;婴儿禁奶 6h。

(3) 灌肠:目的是防止术后腹胀和便秘,以利手术操作,避免粪便污染腹腔和手术切口。一般手术前一日晚灌肠 1 次;肛门、结直肠手术,术前需清洁灌肠。

(4) 洗胃、洗食管:目的是减轻胃或食管黏膜水肿,有利于吻合口愈合,减少术后并发症。对幽门梗阻者,术前 3d 每晚用生理盐水洗胃;对食管梗阻者,术前 3d 用庆大霉素、甲硝唑和生理盐水洗食管。

(5) 插胃管:目的是吸出胃肠内容物,防止术中呕吐,减轻术后腹胀,利于吻合口愈合。对腹腔、胃肠道手术者,应于手术前插胃管。

3. **手术区皮肤准备**　目的是减少手术区皮肤的细菌的种类和数目,使其达到无害化程度,是预防手术后切口感染的重要环节。正确准备手术部位皮肤,彻底清除手术切口部位和周围皮肤的污染。①清洁:术前 1d 下午或晚上,清洗皮肤、细菌栖息密度较高的部位(如手、足、腋下、腹股沟等),或不能接受强刺激消毒剂的部位(如面部、会阴部),术前可用氯己定(洗必泰)反复清洗。腹部或腹腔镜手术的患者应注意脐部清洁。若皮肤上有油脂或胶布粘贴的残迹,用松节油或 70% 乙醇擦净。②备皮:在不影响手术的情况下,尽量避免术前不必要的备皮;术前确需备皮时,应在术前即刻或手术室内进行,并使用不损伤皮肤的方法(如电动剃毛或脱毛)去除手术部位毛发,不宜使用刀片刮除毛发。备皮范围包括切口周围至少 15cm 的区域,不同手术部位的备皮范围见表 7-1 和图 7-1。

表 7-1　常用手术皮肤准备的范围

手术部位	备皮范围
颅脑手术	全部头皮,前额,两鬓及颈后皮肤,保留眉毛
颈部手术	上自下唇,下至胸骨角,两侧至斜方肌前缘
胸部手术	上起锁骨上窝,下至脐水平,前后胸范围均应超过中线 5cm 以上
上腹部手术	上起乳头连线,下至耻骨联合,两侧至腋后线剃除阴毛
下腹部手术	上起剑突,下至大腿上 1/3 前内侧及会阴部,两侧至腋后线,剃除阴毛
腹股沟手术	上起脐水平线,下至大腿上 1/3 内侧,包括会阴部,剃除阴毛
肾区手术	上起乳头连线,下至耻骨联合,前后均过正中线
会阴及肛门部手术	自髂前上棘连线至大腿上 1/3,包括会阴、臀部、腹股沟部
四肢手术	是以切口为中心,上下 20cm 以上,一般要超过远、近端关节或为整个肢体

4. **合理休息和营养**　为患者提供安静、舒适的环境,保证休息和睡眠,必要时遵医嘱使用镇静药物。根据手术种类、方式、部位、范围的不同,给予患者个体化的营养指导。在病情允许的范围内,鼓励患者摄入富含营养素、易消化的食物,改善营养。必要时遵医嘱给予肠内或肠外营养支持。

5. **维持体液平衡**　若存在水、电解质、酸碱代谢失衡,应遵医嘱给予液体疗法,使血清电解质和血

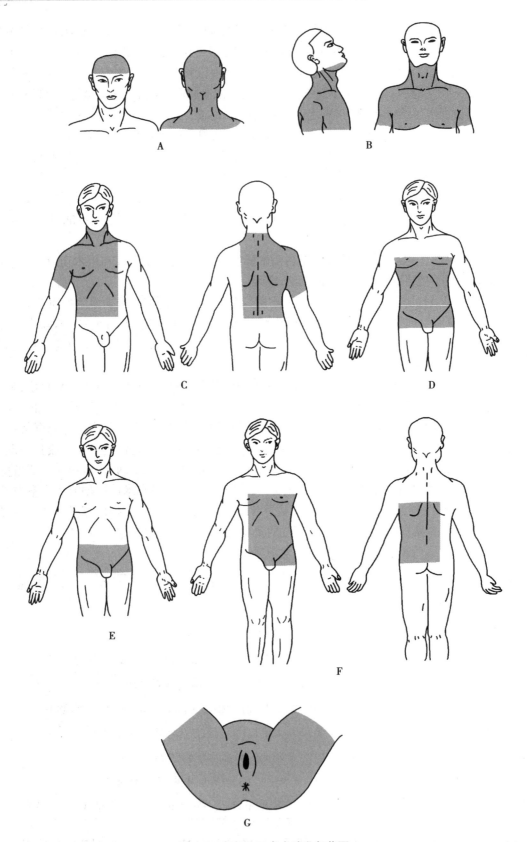

图 7-1   各部位手术皮肤准备范围

A. 颅脑手术；B. 颈部手术；C. 胸部手术（右）；D. 腹部手术；E. 腹股沟手术；F. 肾手术；G. 会阴部及肛门手术

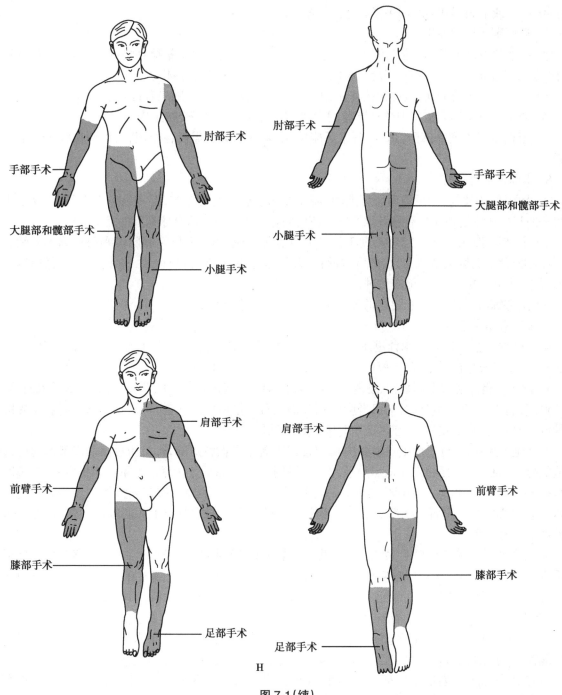

H

图 7-1(续)

H. 四肢手术皮肤准备范围

液的 pH 恢复正常。

6. 备血、药敏试验　大手术可能需要输血者,应遵医嘱测定血型、做交叉配血试验,备足术中用血。根据麻醉方法及病情,术前 24h 内做好普鲁卡因、抗生素等过敏试验。

7. 手术当日准备

(1) 了解患者病情,测量患者生命体征。若发现有与疾病无关的体温升高,或女性患者月经来潮等情况,应联系医生推迟手术。

(2) 进入手术室前,嘱患者排空膀胱,并遵医嘱为胃肠道手术及上腹部手术患者插胃管,为手术时间在 4h 以上或下腹部和盆腔内手术患者插导尿管。

（3）遵医嘱予以术前用药。

（4）嘱患者拭去指甲油，进入手术室前洁面、不化妆，以利观察末梢循环情况。告知取下义齿、发夹、眼镜、手表、首饰及贵重物品等交家属保存，以防术中遗失或造成损伤。

（5）备好手术需要的病历、影像检查片、术中特殊药品及用物等，随患者带入手术室。

（6）与手术室接诊人员仔细核对患者、手术部位及名称等，做好交接工作。

（7）根据手术类型及麻醉方式准备术后床单元，备齐床旁所需设备及用物，以便接收术后返回的患者。

8. 术前适应性训练

（1）床上使用便器：术后患者卧床期间，需要在床上利用便盆排便，但多数患者不习惯，易发生尿潴留和便秘。故术前即应指导患者练习床上使用便盆。以适应术后卧床期间的需要。

（2）下肢运动锻炼：下肢运动有助于促进下肢静脉回流，预防血栓性静脉炎和肌萎缩。鼓励患者每 1~2h 进行练习：膝关节弯曲，抬高后靠近胸部，再伸直膝关节保持数秒后，平放至床上，做股四头肌收缩舒张，重复 5 次，换另一侧交替进行。

（3）足部练习：做踝关节和足趾的关节全范围活动，重复 10 次。

（三）特殊术前准备

除了做好上述一般常规术前准备外，对于一些特殊患者如营养不良，心血管疾病，肺部疾病，肝、肾疾病，糖尿病及急诊手术等，应根据具体情况，做好特殊术前准备。

1. 营养不良　通过平衡膳食、肠内、肠外营养支持等途径改善患者的营养状况，提高手术耐受力。对于血浆白蛋白浓度 30~35g/L 的患者应鼓励多摄入富含蛋白质的饮食，若低于 30g/L，则需要遵医嘱静脉输注血浆、人血白蛋白等，在术前短时间内纠正低蛋白血症。

2. 心血管疾病　对于血压在 160/100mmHg 以下者不必做特殊准备；血压过高的患者术前应选用合适的降压药物，使血压稳定在适当水平，但并不要求降至正常后才手术。严重心律失常者，应遵医嘱进行抗心律失常药物治疗，心律失常纠正后方可手术。心力衰竭患者应在病情控制 3~4 周后再考虑手术。急性心肌梗死患者发病后 6 个月内不宜施行择期手术，6 个月以上无心绞痛发作者，在严格监护条件下可施行手术。

3. 肺部疾病　有急性呼吸系统感染的患者，若为择期手术，则应推迟 1~2 周，待感染控制后再施行手术；若为急诊手术，需遵医嘱应用抗生素控制感染，并避免术中应用吸入麻醉。凡有肺部病史或拟行肺叶切除术、食管或纵隔肿瘤切除的患者，术前应作血气分析和肺功能检查。遵医嘱采取解痉、祛痰、控制感染、体位引流等有效措施，改善呼吸功能，减少术后肺部并发症发生的概率。

4. 肝、肾疾病　术前准备的重点是最大限度地改善肝、肾功能，提高手术耐受能力。术前进行肝、肾功能检查，了解肝、肾功能损害程度，损害程度愈重，手术耐受力愈差。避免使用损害肝、肾功能的药物。对有活动性肝炎，表现为营养不良、腹水、黄疸的患者除急症外一般不宜手术。重度肾功能损害者需要在有效的透析疗法处理后才能施行手术。

5. 糖尿病　糖尿病患者手术耐受力差，术后易发生并发症。术前应注重处理糖尿病慢性并发症（如心血管、肾疾病）和控制血糖。通过饮食控制和胰岛素治疗，使血糖水平控制在轻度升高状态（5.6~11.2mmol/L），尿糖 +~++。应用长效胰岛素或口服降血糖药物治疗者，术前均应改用胰岛素皮下注射，4~6h/ 次，使血糖和尿糖控制于上述水平。尽量缩短术前禁食时间，以免发生酮症酸中毒。

6. 急诊手术　急诊手术前准备必须争分夺秒，在做好急救处理的同时，尽快进行必要的术前准备，以争取时间，赢得手术治疗机会。首先，抢救危及生命的情况如心搏骤停、窒息、气胸等。若患者处于休克状态，应立即建立双路静脉输液通道，迅速补充血容量，改善微循环；若有开放性伤口，应及时包扎、止血。立即通知患者禁饮食，迅速做好备皮、配血、药物过敏试验，急查血、尿常规，凝血分析，给予术前用药等，备好术中必需物品，并与手术室工作人员做好交接。

7. 妊娠 妊娠患者患外科疾病需手术治疗时,其治疗原则是降低外科疾病及手术对母体及胎儿的影响。临床常见有妊娠期合并阑尾穿孔,胎儿病死率为 8.7%,如并发弥漫性腹膜炎妊娠晚期患者易出现早产,胎儿病死率高达 35.7%。如果手术时机可以选择,应尽量选择在妊娠中期,较为安全,可尽量避免流产及早产。如果时间允许,术前应尽可能全面检查各系统、器官功能,特别是心、肝、肾、肺等功能,发现异常,术前应尽量纠正。需禁食时,从静脉补充营养,尤其是氨基酸和糖类,以保证胎儿的正常发育。确有必要时,允许行放射性检查,但必须加强必要地保护性措施,尽量使辐射剂量低于 0.05~0.1Gy。为治疗外科疾病而必须使用药物时,尽量选择对孕妇、胎儿安全性较高的药物,如镇痛药吗啡对胎儿呼吸有抑制作用,应使用哌替啶代替,但应控制剂量,且分娩前 2~4h 内不用。如抗生素可使用广谱青霉素等对孕产妇相对安全的药物。

8. 凝血功能障碍 患者凝血功能障碍可能引起术中出血或术后血栓形成,除常规检查凝血功能外,还需询问患者及家属有无出血或血栓栓塞史,是否有出血倾向的表现,是否服用抗凝药物。如确定有凝血功能障碍,遵医嘱做相应的处理,如输注血小板或使用抗凝药物。对于使用抗凝药物者,应注意:①监测凝血功能;②术前 7d 停用阿司匹林,术前 2~3d 停用非甾体药物,术前 10d 停用抗血小板药(如噻氯匹定和氯吡格雷等);③术前有使用华法林抗凝者,只要国际标准化比值维持在接近正常水平,小手术即可安全施行,大手术前 4~7d 停用华法林,但是血栓栓塞的高危患者在此期间应继续使用肝素;④择期大手术患者在手术前 12h 内不使用大剂量低分子肝素,4h 内不使用大剂量普通肝素;心脏外科患者手术 24h 内不用低分子肝素;⑤在抗凝治疗期间需急诊手术者,一般需停止抗凝治疗,用肝素抗凝者,可用鱼精蛋白拮抗,用华法林抗凝者,可用维生素 K 和 / 或血浆或凝血因子制剂拮抗。

(四)健康教育

重点对患者进行以下教育:①讲解所患疾病、麻醉、手术等基本知识,使患者理解手术治疗的必要性及配合术前准备的内容和方法;②告知加强营养,注意休息和适当活动,提高抗感染能力;③戒烟、刷牙、漱口,保持口腔卫生;注意保暖,预防上呼吸道感染;④指导患者做好术前各种适应性训练。

【护理评价】

1. 患者焦虑是否减轻,能否配合术前准备。

2. 患者营养状况是否良好。

3. 患者是否熟知所患疾病、术前准备和术后配合的有关知识。

4. 患者体液不足是否得以纠正。

第二节 手术后护理

手术后护理的目的是减轻患者的痛苦和不适,尽快恢复正常生理功能,预防并发症,促进患者全面康复。

【护理评估】

(一)术中情况

了解麻醉种类、手术方式、术中失血量、输液和输血量、尿量及用药情况,携带的引流装置,有无立即需要执行的医嘱或特别需要注意的问题等。

(二)身体状况

1. 系统评估 对患者全身各个系统进行全面的观察,包括意识、体温、脉搏、呼吸、血压、排尿功能、肠蠕动、语言能力、肢体活动能力、水电解质和酸碱平衡和出入水量等。

2. 切口和引流物 了解切口的部位及敷料包扎情况,注意有无渗血、渗液及疼痛等。了解所放置引流物的种类、数目、引流部位,检查引流是否通畅、有效,观察记录引流液的量、性状,若引流出新鲜血液,每小时超过 150ml,连续 3h,提示有内出血可能。

3. 术后不适及并发症 了解有无发热、切口疼痛、恶心呕吐、腹胀、呃逆、尿潴留等常见不适。注意有无术后出血、术后感染、切口裂开、肺不张和肺炎、尿路感染、深静脉血栓形成等并发症。

4. 营养状况　评估术后患者每日摄入营养素的种类、量和途径,了解术后体重变化。

（三）辅助检查

了解各项辅助检查的结果,尤其注意血常规、尿常规、生化检查、血气分析等实验室检查结果,尤其注意尿比重、血清电解质、血清白蛋白及转铁蛋白等,并与术前检查结果进行比较,以便更全面地掌握患者手术后的基本情况。

（四）心理、社会状况

应评估术后患者和家属的心理反应、家庭应对机制及对患者的支持程度等,以便采取针对性的护理措施。如疾病的病理性质、器官结构和功能损害、身体形象改变、生活方式改变、康复过程等均可引起患者和家属消极情绪反应如焦虑、愤怒、悲观、抑郁等;术后切口疼痛、生活不能自理、担心医疗费用、家庭角色变化等,还会增加焦虑的程度;若术后出现并发症或恢复过程不顺利,还能使患者和亲属产生疑虑和恐惧心理。

【护理诊断/问题】

1. 急性疼痛　与手术创伤、特殊体位、携带引流管等有关。

2. 低效性呼吸型态　与术后疼痛、卧床、切口疼痛、胸部包扎、使用镇静剂等有关。

3. 有体液不足的危险　与术中出血、失液或术后禁食、呕吐、引流等有关。

4. 营养失调:低于机体需要量　与禁饮食、手术创伤导致机体代谢率升高有关。

5. 活动无耐力　与切口疼痛、乏力、术后虚弱等有关。

6. 潜在并发症:术后出血、切口感染或裂开、肺部感染、尿路感染、深静脉血栓形成等。

【护理措施】

（一）患者的搬运和交接

手术结束返回病房时,应多人联合轻缓地搬运患者,搬运时应注意保护头部,防止震动和过大的体位变动,妥善保护切口敷料和携带的各种导管。病房护士与麻醉师、手术室护士做好床边交接。

（二）安置卧位

麻醉作用消失前,应根据麻醉方法安置体位(参见第六章　麻醉患者的护理)。麻醉作用消失后,若血压、脉搏平稳,应根据手术部位安置体位。颅脑手术后,无休克或昏迷者,采取15°~30°头高脚低斜坡卧位,有利于静脉回流和减轻脑水肿;颈、胸手术后,采取高半坐卧位,以利于呼吸和有效引流;腹部手术后,采取低半坐卧位或斜坡卧位,既有利于呼吸,减轻腹壁张力,同时可促进炎性渗出物局限于盆腔,避免形成膈下脓肿;脊柱或臀部手术后,可取俯卧或仰卧位;四肢手术后应抬高患肢,以减轻肿胀。

（三）观察病情

1. 生命体征及意识　全麻、大手术后或合并心血管疾病等患者,每15~30min监测1次生命体征,至病情稳定后改为1~2h观察记录1次。中、小型手术患者,术后当日每1~2h测量1次脉搏、呼吸、血压,监测6~8h或至生命体征平稳。病情不稳或特殊手术者,可使用心电监护仪进行连续监测。

2. 中心静脉压　如果手术前及手术中有大量血液、体液丢失,在术后早期应监测中心静脉压。

3. 出入液量　中等及以上手术,应观察并详细记录液体出入量。尿量是反映体液容量是否充足的重要指标,病情复杂或危重者应留置导尿管,观察和记录每小时尿量。

4. 其他　根据病情需要及手术情况进行其他监测,如呼吸、心脏功能不全者监测肺动脉压,肺动脉楔压及混合静脉血氧分压等,颅脑手术后监测颅内压及苏醒程度,肢体血管手术后监测指(趾)端末梢循环状况,胰岛素瘤患者术后定时监测血糖、尿糖等。

（四）维持呼吸功能

应保持呼吸道通畅,定期翻身、拍背,遵医嘱持续或间断给氧,必要时还应给予雾化吸入。若有呼吸道梗阻征象,应针对原因采取措施,如舌后坠时可用双手托起下颌,必要时安放通气管;若因各种原因痰液不能去除,应配合医生做气管插管或气管切开,实施人工辅助呼吸。

（五）维持循环功能

由于手术野的不显性液体丢失、手术创伤及术后禁食等原因，术后需遵医嘱对患者进行输液。因此，应掌握好输液速度、量及成分，维持血压在正常范围，防止因输液过快导致的心衰、肺水肿及因输液过慢导致的脱水。若出现心律失常、心功能不全等情况时，应遵医嘱给予相应的药物治疗。

（六）维持营养平衡

1. 提供饮食　①非胃肠道手术：若采用局部麻醉，全身反应轻，术后即可进食；若采用椎管内麻醉，无恶心呕吐者术后 3~6h 可根据需要进食；若为全身麻醉，待完全清醒，恶心、呕吐反应减轻后，方可进食。②胃肠道手术：一般禁食 24~48h，待 2~3d 肠蠕动恢复、肛门排气、拔除胃管后，开始饮水和进少量流质饮食，后酌情改为半流质，逐渐过渡到普通饮食。

2. 营养支持　术后禁饮食或饮食不足期间，应遵医嘱由静脉补充水、电解质、维生素，必要时输注血浆、全血、人血白蛋白等，长期禁饮食或不能进食者，遵医嘱实施肠内营养或肠外营养支持，并做好相关护理。

（七）引流管（物）的护理

为将人体组织间或体腔中积聚的脓、血、液体导引至体外，防止术后感染、促进伤口愈合、保障患者安全，外科手术时一般会视手术情况在手术部位放置引流管（物），这些引流管（物）对患者的康复起着非常重要的作用，做好引流管（物）的护理是外科护士一项非常重要的工作。

1. 标记　放置多根引流时，应分别标注各引流管的名称。

2. 妥善固定　妥善固定引流管，以防滑入体腔或脱出。

3. 保持通畅　随时检查引流管有无受压、折曲、堵塞，并做好记录。必要时挤捏引流管或遵医嘱冲洗引流管，以保持引流通畅。

4. 观察引流液的量、性状　观察引流液的量和性状并做好记录。若引出的血液每小时超过 150ml 且连续 3h 以上，提示有内出血。

5. 防止感染　每日定时更换引流袋（瓶）及连接管，定期更换引流管口处覆盖的敷料，严格无菌操作，防止感染。

6. 拔管指征　①一般乳胶片引流在术后 1~2d 拔除；②烟卷引流一般术后 3d 内拔除；③若为预防性引流渗液用的引流管，需保留至并发症可能出现的时间之后拔除，一般术后 5~7d；④胃肠减压管在肠蠕动恢复、肛门排气后拔除；⑤其他引流管视具体情况决定拔除时间。

（八）切口护理

定时观察切口敷料有无松脱、渗血或渗液，发现切口渗液或渗血时，应联系医生及时更换敷料，并配合查明原因，进行对因处理。对烦躁不安的患者，可适当使用约束带，防止敷料脱落。具体护理措施参见文后附：伤口护理。

（九）休息与活动

提供安静的病室环境，尽可能集中安排护理工作，以减少对患者的干扰，使其得到充分休息，缓解术后疲乏。在病情许可的情况下，应鼓励患者早期活动。向患者解释早期活动的好处：①增加肺活量，促进肺复张，减少肺部并发症；②改善全身血液循环，促进伤口愈合，预防深静脉血栓形成；③促进肠功能恢复，减轻腹胀；④减少尿潴留的发生。术后活动应根据患者的耐受程度，逐步增加活动量，以不使患者感到疲倦为原则。早期可进行床上活动，如进行深呼吸和有效咳嗽、四肢屈伸运动、间歇翻身等。大部分患者术后 24~48h 内可试行下床活动。腹腔镜手术创伤较小，术后可尽早下床活动。下床活动前，应固定好各种导管，以防脱落。体弱或卧床时间较长者，下床活动时，应有两人协助，以防发生意外。

（十）术后不适的护理

1. 切口疼痛　麻醉作用消失后，切口可出现疼痛，以 24~48h 内最重。术后疼痛剧烈可影响各器官的正常生理功能和休息，故需关心患者，并采取相应的护理措施。应评估和了解疼痛程度：根据

WHO标准及患者的临床表现,将手术后疼痛程度分为4级:①无痛,患者咳嗽时,切口无痛;②轻度疼痛,轻度可忍受的疼痛,能正常生活,睡眠基本不受干扰,咳嗽时感到切口轻度疼痛,但仍能有效地咳嗽;③中度疼痛,中度持续性疼痛,睡眠受干扰,需用镇痛药,不敢咳嗽,怕轻微振动,切口中度疼痛;④重度疼痛,持续剧烈疼痛,睡眠受到严重干扰,需用镇痛药治疗。

有效的缓解疼痛的措施包括:①与患者讨论术后疼痛,解释疼痛的原因,减轻患者对疼痛的恐惧感。②针对引起疼痛的原因,采取相应的措施。将患者安置于舒适体位,有利于减轻疼痛;指导患者在咳嗽、翻身时固定切口部位,减少对切口的刺激;妥善固定引流管,防止由于位置不当或移位牵拉诱发疼痛。③指导患者运用正确的非药物方法减轻疼痛,如分散患者注意力,减轻对疼痛的敏感性;应用按摩、放松,阻滞或抑制疼痛冲动的传导。④小手术后可遵医嘱口服镇静止痛类药物,或肌内注射哌替啶等控制切口疼痛。⑤大手术后1~2d内常使用患者自控镇痛泵止痛。当患者感觉疼痛时,自行按压自控镇痛泵按钮,通过计算机控制的微量泵向体内注射事先设定的药物剂量,进行镇痛。给药途径以经静脉、硬膜外最为常用。常用药物为吗啡、哌替啶、芬太尼、曲马多等。患者自控镇痛泵是目前较好的术后止痛方法。

2. 恶心、呕吐　多为麻醉反应所致,待麻醉作用消失后,即可自行停止,无须特殊处理。呕吐时将患者的头偏向一侧,防止误吸。观察和记录呕吐次数、呕吐量和呕吐物性状。必要时遵医嘱给予镇静、止吐药物。若持续性呕吐,应配合医生查明原因,如有无急性胃扩张或肠梗阻、颅内压增高、糖尿病酸中毒、尿毒症、水和电解质代谢紊乱等,针对原因进行处理。

3. 发热　常出现在中等及大手术后。由于手术创伤的反应,术后患者体温可略升高,变化幅度在0.1~1℃,一般不超过38℃,1~2d逐渐恢复正常,称之为外科手术热或吸收热。若术后24h内的体温过高(>39℃),可能代谢性或内分泌异常、低血压、肺不张和输血反应有关;若术后3~6d仍持续发热或体温降至正常后再度升高,要警惕合并感染的可能。对高热患者应配合医生进行血常规、尿常规、X线片、B超、创口分泌物涂片和培养、血培养等检查,以查明原因,在采取物理降温和药物降温措施的同时,进行对因处理。

4. 腹胀　常由于麻醉药物作用、手术刺激,使肠蠕动抑制、肠管积气过多引起。一般48h后胃肠蠕动恢复和肛门排气,腹胀可自行缓解。严重腹胀可使膈肌抬高,影响呼吸功能;使下腔静脉受压,影响血液回流;还可增加胃肠吻合口和腹部切口张力,影响愈合。对腹胀患者,应鼓励早期下床活动,促进肠功能恢复;采用持续胃肠减压、放置肛管排气、高渗溶液低压灌肠等缓解症状。非胃肠道手术者,可使用促进肠蠕动的药物,直至肛门排气。非手术治疗无好转,应配合医生查明有无腹腔炎症、低钾血症、肠粘连或其他原因导致的肠梗阻等,进行对因治疗。

5. 呃逆　术后呃逆可能是神经中枢或膈肌直接受刺激引起。多数患者为暂时性的,少数为顽固性。术后早期发生者,可采用压迫眶上缘,短时间吸入二氧化碳,抽吸胃内积气、积液,给予镇静或解痉药物等措施。上腹部手术后如出现顽固性呃逆,应警惕吻合口破裂、十二指肠残端瘘、膈下积液或感染等,必要时行超声检查明确诊断,进行对因处理。

6. 尿潴留　较常见,尤其是老年人多见。多发生在椎管内阻滞以及盆腔、肛门、会阴部手术后。与麻醉阻滞骶神经致排尿反射抑制,会阴部和肛门手术切口疼痛导致尿道括约肌痉挛,患者不习惯于卧床排尿等有关。若手术后6~8h患者尚未排尿,或虽排尿,但尿量少、次数频繁,应叩诊耻骨上区,如呈浊音则可判断有尿潴留。首先,稳定患者情绪,若无禁忌,可协助患者坐位或立起排尿。其次,采用听流水声、下腹部热敷、轻柔按摩膀胱区等适当方法诱导排尿。另外,可用镇静止痛药物解除切口疼痛,或用卡巴胆碱等刺激膀胱壁肌肉收缩,促使患者自行排尿。若上述措施无效,遵医嘱严格无菌条件下导尿,一次放尿液不超过1 000ml。尿潴留时间过长,导尿时尿液量超过500ml者,应留置导尿管1~2d,有利于膀胱逼尿肌收缩功能的恢复。

（十一）术后并发症的护理

手术后并发症可划分为两大类:一类为各种手术都可能发生的共性并发症,如出血、感染、深静脉血栓形成等;另一类是与手术方式相关的特殊并发症,如空腔脏器吻合后的吻合口瘘。本节仅讨论术后共性并发症,与各疾病手术方式相关的并发症将在各器官、系统疾病中讨论。

1. 术后出血　可发生在切口、空腔脏器或体腔内。可能与术中止血不完善,创面渗血未完全控制,原痉挛的小动脉断端舒张,结扎线脱落,凝血障碍等有关。一般发生在术后48h内,故术后早期应密切观察生命体征,敷料有无渗血、引流液量和性状等。少量出血可表现为切口敷料被血液渗湿或经引流管引流出少量血液,应更换敷料、加压包扎、输液、使用止血药物。短期内大量出血,可迅速出现低血容量性休克的早期征象,应稳定患者的情绪,取平卧位,镇静,给氧,迅速建立2条以上静脉通路,遵医嘱输液、输血和使用止血药物等,一旦明确为活动性出血,应立即做好手术止血准备。

2. 术后感染

(1) 肺不张和肺炎:年老体弱、胸或腹部大手术、长期吸烟、急或慢性呼吸道感染以及术后呼吸运动受限、呼吸道分泌物积聚、排出不畅等是肺炎、肺不张的危险因素。肺不张患者可有术后早期发热、呼吸和心率增快的表现。颈部气管可能受牵拉偏向患侧,肺部听诊可闻及局限性湿性啰音、呼吸音减弱等。血气分析提示氧分压下降和二氧化碳分压升高,胸部X线检查呈现典型肺不张征象。继发感染时,体温明显升高,白细胞计数和中性粒细胞计数增加。一旦发生肺不张,除全身或局部应用抗生素控制感染外,还应采取促进排痰和肺扩张的措施,如指导患者做深呼吸运动、有效咳嗽和咳痰、帮助患者翻身和叩背等。痰液黏稠不易咳出者,嘱患者多饮水,同时给予抗生素、糜蛋白酶、沐舒坦等超声雾化吸入,每日2~3次,以稀释痰液,使其易于咳出。对一般排痰措施无效者,可采用纤维支气管镜吸痰,必要时做气管切开,吸净痰液,尽快解除气道阻塞。肺不张应重在预防。主要措施包括:有吸烟嗜好者,术前2周应停止吸烟,减少呼吸道分泌物。术前有呼吸道感染者,应积极治疗,待感染控制后再手术。胸、腹带包扎松紧适宜,避免限制呼吸运动。防止呕吐物或分泌物吸入肺内,全身麻醉患者拔管前应吸净支气管内分泌物。术后定时做深呼吸运动及有效咳嗽和排痰,并鼓励患者早期下床活动。痰液较多者采取体位引流和药物排痰,保持呼吸道通畅。

(2) 尿路感染:最基本的原因是尿潴留,长期留置导尿管或反复多次导尿亦可引起尿路感染。感染起自膀胱炎,上行感染可引起肾盂肾炎。术后注意观察和识别泌尿系统感染的征象。急性膀胱炎常表现为尿频、尿急、尿痛,甚至排尿困难,一般无全身症状,尿液检查有较多红细胞和脓细胞。急性肾盂肾炎多见于女性,主要表现为畏寒发热,肾区疼痛,白细胞计数增高,中段尿镜检可见大量白细胞和细菌。对于泌尿系感染者,遵医嘱正确采集尿标本送尿培养和药物敏感试验,给予有效抗生素控制感染,并指导患者多饮水,维持充足的尿量(>1 500ml/d),以冲刷尿路。

(3) 切口感染:可能的原因有创口内遗留无效腔、血肿、异物,使局部组织抵抗力低下;营养不良或合并有贫血、糖尿病、肥胖等。常发生于术后3~5d,表现为切口疼痛无减轻或疼痛减轻后又加重,局部出现红肿、压痛或有波动感,伴体温升高、脉率加快、白细胞计数增高等。早期局部热敷、理疗;若已形成脓肿,应拆除局部缝线,敞开切口引流,定时换药;遵医嘱合理使用抗生素。

3. 切口裂开　可能原因有营养不良、切口缝合欠佳、切口感染、腹内压突然增高等。常发生于术后1周左右,往往在患者腹部突然用力时,自觉切口疼痛和突然松开,随即有淡红色液体浸湿敷料。若皮肤缝线完整,而深层组织完全裂开,称为部分裂开;若切口全层裂开,有网膜或内脏脱出,称为完全裂开。一旦发生切口裂开,应立即协助患者平卧位休息,稳定患者情绪,避免惊慌。告知患者禁食,避免用力或咳嗽。用无菌生理盐水纱布覆盖切口,并用腹带轻轻包扎。若有内脏脱出,切勿盲目回纳,以免造成脏器扭转或腹腔内感染。同时联系医生,做切口减张缝合。术后应采取加强营养、补充维生素C、纠正贫血和低蛋白血症、抗感染治疗、消除腹内压增高因素等措施,以防再次发生裂开。

4. 深静脉血栓形成　多见于下肢深静脉。常见危险因素包括:术后卧床过久、活动减少而致下肢血流缓慢;血液处于高凝状态;血管壁因手术、外伤、反复穿刺置管或输注高渗性液体、刺激性药物等致血管内膜损伤。老年患者或肥胖者属高发人群。早期患者自诉腓肠肌疼痛和紧束感,继之下肢出现凹陷性水肿,可扪及索状变硬的静脉,沿静脉走行有触痛。有时可先出现浅静脉发红、变硬、明显触痛,常伴体温升高。腓肠肌挤压试验或足背屈曲试验阳性。一旦发生,应立即停止患肢静脉输液,抬高患肢、制动,局部 50% 硫酸镁湿敷。遵医嘱静脉输注低分子右旋糖酐、复方丹参液,以降低血液黏滞度,改善微循环,同时监测凝血功能。局部严禁按摩,以防血栓脱落引起栓塞,同时监测凝血功能。

术后应重视本症的预防,鼓励患者早期下床活动,卧床期间多做双下肢运动,维持肌张力,促进静脉回流。对高危患者,可下肢用弹性绷带或穿弹性袜,促进静脉血液回流。采取正确的坐、卧姿势,避免妨碍血液循环。对于血液处于高凝状态的患者,可预防性地口服小剂量阿司匹林或复方丹参片。

深静脉血栓如处理不当导致血栓脱落,易堵塞肺动脉主干或分支引起肺栓塞,引起肺血液循环障碍的临床和病理生理综合征,包括肺血栓栓塞症、脂肪栓塞综合征、肿瘤栓塞、羊水栓塞、空气栓塞和细菌栓塞。患者可表现为胸闷、呼吸困难、胸痛、咯血等,体格检查可检查出胸膜摩擦音或胸腔积液。若累及肺段较多,引起脑供血不足的患者可能出现突然晕厥、休克等急性表现。肺栓塞处理不当会在短时间内引起患者死亡,因此应:①密切监测生命体征,绝对卧床休息;②遵医嘱合理使用溶栓和抗凝药物治疗;③呼吸支持,给予吸氧,必要时予以气管插管及机械通气;④适当的时候还可给予患者镇痛药物缓解患者的焦虑、恐惧情绪。

5. 消化道并发症　常见急性胃扩张、肠梗阻等并发症。正常情况下,腹腔手术后胃肠道功能的恢复一般在术后 12~24h 开始,此时可闻及肠鸣音;术后 48~72h 整个肠道蠕动可恢复正常,肛门排气、排便。预防消化道并发症的常见措施有:①胃肠道手术前留置胃管;②维持水、电解质和酸碱平衡,输液过程中注意补钾,及早纠正低血钾、酸中毒等;③术后适当禁食、胃肠减压;④取半卧位,按摩腹部;⑤尽早下床活动。

6. 压疮　为术后常见的皮肤并发症。多由于术后患者切口疼痛、手术特殊要求需长期卧床,局部皮肤组织长期受压,同时受到汗液、尿液、各种引流液等的刺激以及营养不良、水肿等原因导致,压疮多见于背部、骶部、足跟等部位,多局部血运障碍,愈合能力差,溃疡经久不愈。

压疮重在预防,常见的预防措施有:①注重生活护理,定时翻身;②正确使用石膏、绷带及夹板;③保持患者皮肤及床单清洁干燥,预防皮肤感染,使用便盆时协助患者抬高臀部;④协助并鼓励患者坚持每日进行主、被动运动,鼓励早期下床活动;⑤使用翻身枕、气垫床或水胶体敷料等预防压疮;⑥营养不良者应积极纠正其营养状态。一旦出现压疮,应及时去除病因。压疮伴小水疱未破裂者,一般可自行吸收;大水疱可在无菌操作下用注射器抽出疱内液体,再用无菌敷料包扎;浅表溃疡用透气性好的保湿敷料覆盖;坏死溃疡者,清洁创面、去除坏死组织,保持引流通畅。

(十二) 心理护理

加强巡视,建立相互信任的护患关系,鼓励患者说出想法与面临的困难,明确其心理状态,给予适当的解释和安慰;满足其合理的需求,并提供有关术后康复、疾病方面的知识,帮助患者缓解术后的不适;帮助患者建立疾病康复的信心,告知其配合治疗与护理的要点;鼓励患者加强生活自理能力,指导患者正确对待疾病并提高预后能力。

【健康教育】

1. 术后恢复期患者,应均衡饮食,注意休息,适当活动,劳逸结合。活动量逐渐增加,一般出院后 2~4 周仅从事一般性工作和活动。

2. 术后继续药物治疗者,遵医嘱服用药物,注意观察药物的疗效及副作用。

3. 拆线后切口部位可用无菌纱布覆盖 1~2d,以保护局部皮肤,拆线 1 周后可以洗澡。若带伤口出院者,应告知患者定期到门诊换药,将换药时间、次数向患者及家属交代清楚。

4. 一般术后 3 个月内门诊复查,了解切口愈合和机体康复情况。

附:伤口护理

伤口护理(wound nursing)的主要任务是更换或交换敷料(exchange dresses),俗称换药。换药是临床上的常用技术,是处理各种伤口、创面、脓肿、窦道、瘘管等的基本方法。其目的包括:观察伤口情况,及早发现异常;清洁伤口,清除分泌物,预防和控制感染;保护肉芽组织和新生上皮,促进伤口愈合。

(一)伤口的分类

1. 缝合伤口　又称缝合切口。

(1)手术切口分类:根据外科手术切口微生物污染情况,将其分为清洁切口、清洁-污染切口、污染切口、感染切口。

1)清洁切口:又称Ⅰ类切口。手术未进入感染炎症区,未进入呼吸道、消化道、泌尿生殖道及口咽部位。如甲状腺、疝等手术切口。

2)清洁-污染切口:又称Ⅱ类切口。手术进入呼吸道、消化道、泌尿生殖道及口咽部位,但不伴有明显污染。如胃、肠等手术切口。

3)污染切口:又称Ⅲ类切口。手术进入急性炎症但未化脓区域;开放性创伤手术;胃肠道、尿路、胆道内容物及体液有大量溢出污染;术中有明显污染(如开胸心脏按压)。

4)感染切口:又称Ⅳ类切口。有失活组织的陈旧创伤手术;已有临床感染或脏器穿孔的手术。如阑尾周围脓肿、急性腹膜炎等手术切口。

(2)手术切口愈合分级:①甲级愈合,用"甲"字表示,指愈合良好,无不良反应。②乙级愈合,用"乙"字表示,指愈合处有炎症反应,但未化脓,如红肿、硬结、血肿、积液等。③丙级愈合,用"丙"字表示,指切口已化脓。

(3)缝合切口愈合时间:切口愈合时间即为拆线时间,一般依据切口部位、患者的年龄及身体状况而定。头面部为术后4~5d;下腹部为术后6~7d;胸部、上腹部为术后7~9d;四肢、脊柱为术后12~14d;减张缝合为术后14d。青少年患者拆线时间可以适当缩短,年老、营养不良者拆线时间适当延迟,切口较长者先间隔拆线,1~2d后再将剩余缝线拆除。用可吸收缝线行美容缝合者可不拆线。

(4)切口愈合情况记录:采用切口分类与切口愈合分级联合书写的记录方式。如疝修补术切口愈合良好,则记为"Ⅰ/甲";胃大部切除术切口曾发生红肿、硬结,但完全吸收而愈合,则记为"Ⅱ/乙";胃穿孔并发腹膜炎行胃大部切除术、切口愈合良好,则记为"Ⅲ/甲"。

2. 肉芽伤口

(1)健康肉芽:肉芽为鲜红色,较坚实,致密小颗粒状,分泌物少,触之易出血。

(2)不良肉芽:肉芽生长过度,高于创面,水肿时呈苍白或淡红色,感染时呈暗红色。肉芽表面光滑,无明显颗粒,质地松软,触之不易出血,表面可有脓苔。

(3)慢性溃疡:肉芽颜色灰暗或淡红,质硬,无明显颗粒,触之不易出血,表面可有脓苔。

3. 脓腔伤口　多有脓肿切开引流或缝合感染形成。伤口较深,伤口内多有脓液。

(二)换药原则和方法

伤口换药的原则包括:

(1)无菌原则:凡接触伤口的器械、敷料及物品均应灭菌,换药操作过程应严格执行无菌操作规程,避免发生医院内感染。

(2)换药顺序:先换清洁伤口,再换污染伤口,最后换感染伤口。特异性感染伤口,应由专人换药,用过的器械要经专门处理后再灭菌,换下的敷料等应焚烧。

(3)换药次数:依具体情况而定,过于频繁地换药,可能损伤肉芽组织或增加伤口感染的机会。一般缝合切口术后第3天换药,若无感染或敷料潮湿、脱落等情况,直至拆线时再换药。分泌物不多,肉芽生长良好的伤口,可隔日换药;感染严重、分泌物较多的伤口,应每日1次或数次换药,必要时,可行湿敷。

(4)局部用药和引流:对无感染的浅表创面可不使用药物,只在其表面用凡士林纱布保护;对感染重、脓性分泌物多、水肿等创面,可采用适宜的药液纱条湿敷;对脓腔伤口应采用药液纱条引流。伤口内放置的预防性引流物如橡皮片,一般在手术后24~48h无明显引流液时即可拔除;用于深部的引流管,应根据引流需要,在引流液明显减少或感染基本控制时拔除;用于深部感染的烟卷引流,在每次换药时应转动并外拔和剪去少许,逐渐拔除。

（三）换药方法和步骤

换药前应事先了解伤口情况,以便按伤口情况准备应用的器械、敷料及药品等,避免浪费和临时忙乱。

1. 换药前准备

（1）操作人员准备:换药者穿戴好衣、帽和口罩,洗手后准备换药物品。

用物准备:一般准备无菌换药盒1个,内装镊子2把,乙醇棉球、生理盐水棉球、药液纱条、纱布块等若干。若使用换药碗,应准备2个,一个内装换药用物,另一个扣盖其上。目前,临床上广泛使用一次性无菌换药包,包内含有2个换药盒、1块治疗巾、2把镊子、1个碘伏棉球袋、数个干棉球及数块纱布。必要时,准备探针、缝针、手术刀、手术剪、止血钳等;此外,还要准备胶布、绷带等其他物品。

（2）环境准备:原则上在换药室进行换药。但由于手术后患者活动不便,因此常采用床边换药。换药前半小时内不要扫地,避免室内尘土飞扬;调整室内温度适宜;光线不足时使用床边照明;避开患者进餐、睡眠、会客等时间;较大伤口或隐私部位换药要使用屏风遮挡。

（3）患者准备:向患者说明换药的目的及注意事项,以取得患者的配合。帮助患者采用既舒适又能充分暴露伤口的体位。对严重损伤、大面积烧伤及小儿或严重恐惧患者,可提前30分钟给予镇静止痛药物,必要时使用短效麻醉药,以减轻患者的痛苦。

2. 换药操作步骤

（1）揭除敷料:第1步,松绑外面包裹的绷带。第2步,一手扶持粘贴胶布对应处下方的皮肤,另一手轻轻将胶布揭开。第3步,用手沿切口方向取下外层敷料,内面朝上放入换药盒盖内或备用弯盘内。第4步,用无菌镊子沿切口方向揭除内层敷料,若内层敷料与创面粘贴紧密,可用生理盐水湿润后,再轻轻揭去,放到揭下的外层敷料上。

（2）伤口处理:双手执镊操作,一把镊子接触伤口,另一把接触敷料,两镊不可相碰。缝合伤口由中心向四周消毒,化脓伤口由四周向中心消毒,范围应稍大于敷料覆盖的范围,注意勿使消毒液流入伤口内。缝合伤口用70%乙醇棉球涂擦2遍即可;开放伤口应先用70%乙醇棉球消毒伤口周围皮肤,再用生理盐水棉球擦拭伤口分泌物,并放置适当的引流物。

（3）包扎固定:创面处理完毕,缝合伤口直接覆盖无菌敷料即可,开放伤口应再次用70%乙醇棉球消毒伤口周围皮肤后覆盖无菌敷料。创面大,渗液多的创口,可加用棉垫。胶布粘贴的方向应与皮纹平行,若胶布不易固定时须用绷带包扎。

3. 换药后整理　帮助患者采取舒适的体位,整理床单位。换下敷料倒入污物桶内;所用器械清洗后放到指定地点,准备打包、灭菌;锐利器械按要求放入消毒盘中浸泡消毒;破伤风、铜绿假单胞菌感染患者换下的敷料应随即焚烧,使用后的器械用1%过氧乙酸溶液浸泡30分钟,清洗后再高压蒸汽灭菌。

（四）不同伤口的处理

1. 缝合伤口

（1）无菌缝合伤口:一般手术后第3天打开敷料,观察切口有无感染征象,如无异常,用70%乙醇棉球消毒伤口和皮肤,覆盖敷料并胶布固定,直至拆线再换药。

（2）切口缝线反应:术后2~3d内,创口一般均有轻度水肿,针眼周围及缝线下稍有红肿,但范围不大,这是一种生理反应。伤口常规消毒后用70%乙醇纱布湿敷即可。

（3）针眼脓肿:为缝线反应的进一步发展,针眼处有脓液,发红、肿胀。对较小的脓肿,可先用无菌针头刺破并用无菌干棉球挤压出脓液,然后以70%乙醇消毒即可;脓肿较大或感染较深者,应提前拆除此针缝线。

（4）伤口感染:表现为局部肿胀,压痛明显,伤口周围暗红,范围超过两侧针眼,甚至有波动感出现。应尽早部分或全部拆除缝线;有脓液时将伤口敞开,清除脓液和伤口内异物(如线头等);清洗后放置合适的引流物,若伤口敞开后分泌物不多或仅有血性分泌物,则于清洗或清除异物后,用蝶形胶布拉拢创口即可,以后酌情换药;伴有全身症状者,可适当使用抗生素,配合局部理疗或热敷。

2. 拆线方法

(1) 取下切口上的敷料,以 2.5% 碘酊、70% 乙醇由切口向周围皮肤消毒一遍。

(2) 用镊子将线头提起,将埋在皮内的线段拉出针眼之外少许,在该处用拆线剪断,以镊子向剪线侧抽出缝线

(3) 再用碘酊、乙醇消毒皮肤遍后覆盖纱布,胶布固定。

3. 肉芽伤口

(1) 健康肉芽:肉芽鲜红、致密细小颗粒状、较坚实、触之容易出血、无脓苔。以生理盐水棉球擦去分泌物,敷以生理盐水纱布或凡士林纱布即可,若创面过大,应予植皮。

(2) 不良肉芽组织,常有以下四种:

1) 水肿肉芽:颜色白或淡红,呈水肿样,分泌物也较多,表面光滑,无颗粒状,且常常高于皮肤表面,有波动感,应将其去除、剪平。

2) 弛缓肉芽:颜色暗红,分泌物不多,生长不均衡,由创缘向伤口中心呈斜坡形,表面的颗粒不明显。往往是由于健康肉芽受到过多的摩擦或受到刺激性药物的伤害及创面营养障碍等因素引起来的。此时,患者除了应该注意全身营养外,还应进行必要的伤口处理,创面过大时还需要植皮。

3) 溃疡性肉芽:是由多种原因造成肉芽经久不愈,加上伤口周围组织发炎,形成较硬的瘢痕,创缘呈堤状隆起。这种肉芽常由局部血管病、结核病等引起,必须针对病因进行长时间的治疗才能有效。

4) 急性肉芽炎:由于肉芽组织受到感染引起的,常见原因是伤口消毒不完善,或擦洗创面过于用力,致使肉芽组织破坏引起感染。处理上除了局部用药外,全身可应用抗生素进行治疗。

(刘　敦)

思维导图

自测题

 思考题

结合导入情境与思考的案例回答下列问题:

1. 术后疼痛程度的评估方法有哪些?

2. 如何处理该患者的切口疼痛?

3. 术后如何指导患者进行功能锻炼及活动?

4. 术后腹胀的处理措施有哪些?

5. 术后如何协助患者做好伤口护理?

第八章

营养支持患者的护理

第八章　课件

0801

学习目标

识记：
1. 能复述营养支持、肠内营养和肠外营养的概念。
2. 能复述肠内营养和肠外营养的适应证和禁忌证。

理解：
1. 解释营养状态的评定指标、营养不良的分类及能量需要的估算方法。
2. 概括肠内营养和肠外营养的营养制剂、给予途径和方式。

应用：
能运用护理程序对肠内营养和／或肠外营养支持患者实施整体护理。

导入情境与思考

黄先生，45 岁。因进行性吞咽困难 3 个月，加重 2 周入院。

患者 3 个月前吞咽食物时偶感胸骨后异物感或停滞感，胸骨后刺痛感，时轻时重，未予重视，此后出现进行性吞咽困难，最初是对固体食物，随后对半流质、流质食物难以吞咽。近 2 周症状加重，出现持续性胸背疼痛，声音嘶哑，伴明显消瘦、乏力，时感头晕，无发热、黄疸。既往身体健康，无药物过敏史平时生活尚规律，喜食麻辣食物，抽烟，20 支／日，饮酒少量。

体格检查：T 36.5℃，P 90 次／min，R 20 次／min，BP 120/80mmHg，身高 170cm，体重 55kg。神清，面色苍白，消瘦，发育正常，左锁骨上触及淋巴结 1 枚，约 0.6cm×0.4cm，质硬、固定，心肺检查无异常，腹软，无压痛及反跳痛，肝脾肋下未触及，Murphy（－），移动性浊音（－）。

实验检查：血常规示 Hb 80g/L，WBC 7.0×10⁹/L；血生化示 TP 60g/L，ALB 30g/L；食管吞钡造影检查提示：食管中段有明显的不规则狭窄和充盈缺损。纤维食管镜检查提示食管癌。

请思考：
1. 护士应从哪些方面评估该患者的营养状态？
2. 该患者现存的护理诊断／护理问题有哪些？
3. 如何针对该患者现存护理诊断／护理问题进行护理？

营养支持(nutritional support,NS)是指在饮食摄入不足或不能进食时,通过肠内或肠外途径补充或完全提供人体所需营养的一种技术。营养支持的临床应用始于 20 世纪上半叶,发展主要集中于下半叶,尤其 1968 年 Dudrick 等提出经深静脉输注营养的方法并在临床实施后,开辟了营养支持的又一新途径。我国自 1970 年以来,逐渐将营养支持应用于临床,20 世纪 80 年代以后有了很大发展。外科患者由于疾病和手术创伤,易导致营养不良,影响组织、器官的结构和功能以及机体的康复,严重者还会导致多器官功能衰竭,危及患者的生命。因此,外科营养支持是维持与改善机体组织、器官的结构与功能,促进患者康复的重要措施之一。

第一节 营养支持概述

(一) 外科患者营养代谢的特点

饥饿、创伤和感染等是引起外科患者代谢改变的常见因素,这些因素可引起机体的神经 - 内分泌系统调节异常而出现一系列的病理生理改变。表现为交感神经系统兴奋,胰岛素分泌减少,肾上腺素、去甲肾上腺素、肾上腺皮质激素、促肾上腺皮质激素、胰高血糖素及抗利尿激素分泌均增加,使体内营养代谢处于分解代谢增强、合成代谢降低的状况。

1. 饥饿时的机体代谢变化　饥饿时机体正常代谢途径可能部分或全部停止,一些途径则被激活或出现新的代谢途径。饥饿时外源性能量底物和营养物质缺乏,机体只能利用自身储存的糖原、蛋白质和脂肪以维持生存。饥饿早期,机体首先消耗肝脏及肌肉中的糖原储备以供能。由于体内以碳水化合物储存的能量有限,仅有糖原 500g 左右,禁食 24h 即被耗尽,为了维持机体组织的能量供给,在神经 - 内分泌调节作用下,肝脏及肌肉蛋白分解,释放出氨基酸,通过肝糖异生作用生成葡萄糖供能。此阶段,机体能量消耗下降,蛋白质合成下降。饥饿 3~4d 后,在内分泌激素的作用下,体内脂肪水解增加,逐步成为机体最主要的能源。体内酮体形成及糖异生作用增强,大脑及其他组织越来越多利用酮体作为能源,以减少骨骼肌蛋白分解程度,尽可能地保存机体的蛋白质,维持生命。

2. 创伤、感染等应激状态下机体代谢变化　手术创伤、外科感染等应激情况下,机体发生一系列代谢改变,表现为体内三大营养素分解代谢增强、合成代谢降低的高代谢状态,其程度和时间与创伤、感染的严重程度成正比。其代谢变化的特征表现为:①静息能量消耗增加;②高血糖和尿糖,伴胰岛素抵抗(insulin resistance);③蛋白质分解增加,出现负氮平衡;④脂肪分解明显增强;⑤水、电解质及酸碱平衡失调,维生素、微量元素代谢紊乱。

(二) 营养状况的评定

1. 营养评定(nutritional assessment)　是由专业人员对患者的营养代谢、机体功能等进行全面检查和评估。目的是判断患者的营养代谢状态,确定营养不良的类型和程度,制订营养支持的方案及评价营养支持效果。患者营养状况的评定常结合临床检查、人体测量指标和实验室检测指标等多方面进行综合评价。

(1) 临床检查:通过病史和膳食评估,了解有无慢性消耗性疾病、手术创伤、感染等应激状态,有无摄食量、体重变化以及呕吐、腹泻等消化道症状;通过体格检查及时发现肌肉萎缩、毛发脱落、皮肤损害、水肿或腹水等营养不良的体征。

(2) 人体测量:常用的人体测量指标包括体重、体质指数、握力测定、皮褶厚度等。

1) 体重:体重是最常用、最简单而又可靠的营养状况评价方法。由于短期内体重变化可受体内水钠潴留或脱水情况的影响,故应根据患病前 3~6 个月的体重变化来判断。无主观意识控制体重的情况下,6 个月内体重下降 >10% 或 3 个月内体重下降 >5%,即存在营养不良。应用时还可参考理想体重。我国成年男性理想的体重(kg) = 身高(cm) −105;成年女性理想的体重(kg) = 身高(cm) −105−2.5;若比理想体重低 10% 以下时,提示有营养不良。但应排除脱水或水钠潴留引起的体液平衡失调等因素的影响。

2) 体质指数（body mass index，BMI）：是目前评价机体营养状况以及肥胖的可靠指标。其计算公式：BMI= 体重（kg）/ 身高 ^{2}（m^2）。BMI 正常值为 18.5~24kg/m^2，<18.5kg/m^2 为消瘦，25~30kg/m^2 为超重，>30kg/m^2 为肥胖。

3) 握力测定：反映肌肉功能的有效指标，与机体营养状况和手术后恢复程度相关，可在整个病程中重复测定、随访其变化。正常男性握力≥35kg，女性握力≥23kg。

4) 其他：肱三头肌皮褶厚度可间接反映机体脂肪储存情况；上臂肌肉周径可用于判断机体骨骼肌储存的情况。但因缺乏中国人群正常参考值，加之测量误差较大且与临床结局无确定关系，故临床应用价值不高。

（3）实验室检测

1) 血浆蛋白：血浆蛋白水平可以反映机体蛋白质营养状况，是预测疾病严重程度和手术风险的重要指标。血浆蛋白包括血清白蛋白（清蛋白）、转铁蛋白及前白蛋白等，营养不良时均都可出现不同程度的下降。由于白蛋白半衰期为 18d，比转铁蛋白（8d）及前白蛋白（2d）的半衰期长，因此后两者能更好地反映营养状态变化，是营养不良早期诊断和营养支持效果评价的敏感指标。

2) 氮平衡：用于评价机体蛋白质合成与分解代谢状况的可靠指标。氮平衡计算公式：氮平衡 =24h 摄入氮量（g）[静脉输入氮量或口服蛋白质（g）/6.25]−24h 排出氮量（g）（尿中尿素氮 +4g）。当摄入的氮量大于排出量为正氮平衡，体内蛋白质合成代谢大于分解代谢；反之为负氮平衡，分解代谢大于合成代谢。

3) 免疫指标：营养不良时常伴有免疫功能降低。①周围血液总淋巴细胞计数：其正常值为（2.5~3.0）× 10^9/L，若低于 1.5 × 10^9/L 常提示营养不良；②迟发性皮肤超敏试验：接种 5 种抗原，24~48h 后观察其反应，皮丘直径≥5mm 为阳性，否则为阴性。正常范围为至少对 2 种抗原有反应，若对少于 2 种抗原有反应提示营养不良。

4) 肌酐身高指数（creatinine height index，CHI）：肌酐是肌蛋白在体内的代谢产物，尿中肌酐排泄量与体内骨骼肌群基本成正比。营养不良时，肌酐身高指数降低超过正常值的 10%。肌酐身高指数和计算公式：

将上述各项检测结果与标准参考值进行比较，综合判断患者的营养状况（表 8-1）。

表 8-1　营养状态的评定

评价指标	正常范围	轻度营养不良	中度营养不良	重度营养不良
体重下降（%）	<10	10~20	20~40	>40
白蛋白（g/L）	>35	30~35	21~30	<21
转铁蛋白（g/L）	2.0~2.5	1.8~2.0	1.6~1.8	<1.6
前白蛋白（g/L）	0.18~0.45	0.14~0.16	0.10~0.14	<0.10
氮平衡（g/24h）	0 ± 1	−5~−10$^{\triangle}$	−10~−15$^{\triangle}$	<−15$^{\triangle}$
总淋巴细胞计数（× 10^9/L）	1.5	1.2~1.5	0.8~1.2	<0.8
皮肤超敏试验阳性反应（>5mm）	至少对 2 种抗原有反应	只对 1 种抗原有反应	只对 1 种抗原有反应	对抗原无反应

注：$^{\triangle}$表示轻度、中度、重度负氮平衡。

2. 营养不良的分类　营养不良是因能量、蛋白质及其他营养素缺乏或过度，导致营养不足或营养过量，影响机体功能及临床预后。目前，营养不良通常指能量或蛋白质摄入不足或吸收障碍造成的特异性营养缺乏症状，即蛋白质 - 能量营养不良（protein-energy malnutrition，PEM），分为以下 3 种类型：

（1）消瘦型营养不良（marasmus）：又称能量缺乏型，由于蛋白质和能量摄入不足，肌肉组织和皮下脂肪被消耗所致。以人体测量指标下降为主，临床表现为消瘦，但血浆蛋白指标基本正常。

（2）低蛋白型营养不良（kwashiorkor）：又称蛋白质缺乏型或水肿型，常由蛋白质摄入不足或丢失过多、而热量摄入正常或较多引起，主要表现为血浆蛋白质水平降低或组织水肿，而其他测量指标仍正常甚至高于正常，患者体重下降不明显。

（3）混合型营养不良（marasmus kwashiorkor）：又称蛋白质 - 能量缺乏型营养不良，患者各项检测指标均低于正常，多见于晚期肿瘤和消化道瘘等患者，常同时兼有上述 2 种类型的临床特征。

（三）营养风险筛查

营养风险（nutritional risk）是指现存或者潜在的与营养因素相关的导致患者出现不利临床结局的风险。营养风险与临床结局密切相关，有营养风险的患者发生临床不良结局的可能性更大。同时，有营养风险的患者从营养支持中受益的机会也更多。临床常用营养筛查工具有以下 4 种：

1. 营养风险筛查工具（nutritional risk screening tool 2002，NRS-2002）　是目前住院患者营养风险筛查的首选工具。由欧洲肠外肠内营养学会（European society for parenteral and enteral nutrition，ESPEN）推出，其包括 3 方面内容，分别从疾病严重程度、营养状态和年龄进行评分（表 8-2）。NRS 总分 0~7 分，NRS 评分 ≥3 分存在营养风险，NRS 评分 <3 分则无营养风险。2006 年中华医学会肠外肠内营养学会（Chinese society for parenteral and enteral nutrition，CSPEN）推荐采用其进行营养风险筛查。

表 8-2　NRS-2002 营养风险筛查工具

疾病评分	1. 评分 1 分：□髋骨骨折　　□慢性疾病急性发作或有并发症者　　□ COPD 　　　　　　　□血液透析　　□肝硬化　　□一般恶性肿瘤患者　　□糖尿病 2. 评分 2 分：□腹部大手术　　□脑卒中　　□重度肺炎　　□血液恶性肿瘤 3. 评分 1 分：□颅脑损伤　　□骨髓移植　　□ APACHE 评分 >10 分 ICU 患者
营养状态	1. BMI（kg/m^2）□小于 18.5（3 分） 注：因严重胸腹水、水肿，得不到准确 BMI 值时，无严重肝肾功能异常者，用白蛋白替代（<30g/L，3 分） 2. 体重下降 >5% 是在　　□ 3 个月内（1 分）　　□ 2 个月内（2 分） 　　　　　　　　　　　　□ 1 个月内（3 分） 3. 一周内进食量较从前减少　　□ 25%~50%（1 分）　　□ 51%~75%（2 分） 　　　　　　　　　　　　　　□ 76%~100%（3 分）
年龄	年龄≥70 岁（1 分） 年龄 <70 岁（0 分）

对于表中没有明确列出诊断的疾病参考以下标准，依照调查者的理解进行评分。

1 分：慢性疾病患者因出现并发症而住院治疗。患者虚弱但不需卧床。蛋白质需要量略有增加，但可通过口服补充来弥补。

2 分：患者需要卧床，如腹部大手术后。蛋白质需要量相应增加，但大多数人仍可以通过肠外或肠内营养支持得到恢复。

3 分：患者在加强病房中靠机械通气支持。蛋白质需要量增加而且不能被肠外或肠内营养支持所弥补。但是通过肠外或肠内营养支持可使蛋白质分解和氮丢失明显减少。

2. 主观综合评定法（subjective global assessment，SGA）　适用于发现已经存在的营养不良，是美国肠外肠内营养学会（ASPEN）推荐的临床营养不良筛查工具。以健康史和临床检查为基础进行评分，其内容主要包括近期饮食改变、胃肠道症状、活动能力改变、体重变化、应激反应、肌肉消耗、踝部水肿和三头肌皮褶厚度来评估营养状态。A 级为营养良好，B 级为轻至中度营养不良，C 级为重度营养不良。

3. 营养不良通用筛查工具（malnutrition universal screening tool，MUST）　适用于社区人群的营养

筛查,主要用于评定因功能受损所致的营养不良。该方法包括 3 方面内容:①机体体质指数测定(0~2 分);②体重变化情况(0~2 分);③急性疾病影响情况(如果已经存在或将会无法进食 >5d 者加 2 分);总评分 = 上述三个部分评分之和,0 分 = 低风险、1 分 = 中等风险、2 分 = 高风险。

4. 微型营养评定法(mini nutritional assessment,MNA) 主要用于社区老年患者的营养不良筛查。该方法包括人体测量、整体评定、膳食问卷以及主观评定等 18 项内容评分相加即为 MNA 总分。评定标准如下:MNA≥24 表示营养状况良好;17≤MNA<24 表示存在发生营养不良危险;MNA<17 表示有确定的营养不良。

(四)营养物质的需要量

明确人体正常营养需要量是实施营养支持的前提,可选择以下的方法评估患者的营养需要量:

1. 能量需要量

(1)基础能量消耗(basal energy expenditure,BEE):Harris-Benedict 公式是计算健康成人基础能量消耗的经典公式:

$$男性 BEE(kcal)=66.5+13.7W+5H-6.8A;$$
$$女性 BEE(kcal)=65.5+9.6W+1.7H-4.7A;$$

式中 W 为体重(kg);H 为身高(cm);A 为年龄(岁)。

因患者的能量代谢与健康人存在差异,在实际使用时应做相应校正。

(2)静息能量消耗(resting energy expenditure,REE):是指在餐后 2h 以上,在合适的温度下,平卧休息 30min 后测得的人体能量消耗。与基础能量消耗相比,增加了食物的特殊动力作用和机体完全清醒状态时的能量代谢,一般比基础能量消耗高出 10% 左右。常采用代谢仪测定。

(3)实际能量消耗(actual energy expenditure,AEE):计算公式为 $AEE=BEE \times AF \times IF \times TF$,其中 AF(active factor)为活动因素,完全卧床为 1.1,卧床加活动为 1.2,正常活动时为 1.3;IF(injury factor)为手术,创伤等因素,中等手术为 1.1,脓毒血症为 1.3,腹膜炎为 1.4 等;TF(thermal factor)为发热因素,正常体温为 1.0,每升高 1℃,增加 0.1。

(4)简易估算法:根据患者性别、体重和应激状态估算见表 8-3。实际应用中还需根据病情和预期目标调整。

表 8-3 按患者体重及应激估计每日基本能量需要

机体状态	非应激状态	应激状态
男性	25~30kcal/kg	30~35kcal/kg
女性	20~25kcal/kg	25~30kcal/kg

2. 营养素需要量 营养素中的供能物质为碳水化合物、脂肪与蛋白质,其供能各占总能量的一定比例。正常状态下,碳水化合物供能占总供能量的 50%~60%,脂肪供能占 25% 左右,蛋白质作为人体合成代谢原料,仅提供少量热量,约占 15%,热氮比为 125~150kcal:1g。应激状态下,脂肪供能可达 40% 左右,蛋白质供能也增加,占 25%,碳水化合物供能减少,占 45%。因此,应增加脂肪和蛋白质的供给来给予营养支持。此外,还需考虑其他营养成分,包括水、电解质、维生素和微量元素,临床上常需要根据病情适当补充。

(五)营养支持的指征及目标

1. 营养支持的指征 当患者出现下列情况之一时,应提供营养支持:①近期体重下降大于正常体重的 10%;②血浆白蛋白 <30g/L;③连续 7d 以上不能正常进食;④已明确为营养不良;⑤具有营养不良风险或可能发生手术并发症的高危患者。

2. 营养支持的目标 供给细胞代谢所需要的能量与营养物质,维持组织器官的结构与功能,通过营养支持调理代谢紊乱,调节免疫功能,增强机体抗病能力,从而影响疾病的发展与转归。

第二节　肠 内 营 养

肠内营养(enteral nutrition,EN)指经胃肠道途径供给患者营养素的方法,包括口服和管饲(经导管输入)2种。其优点有:①营养物质经肠道和门静脉吸收,能被机体很好地利用,符合生理状态;②改善和维持肠道黏膜细胞结构与功能的完整性,保护肠道屏障功能;③促进胃肠道运动,刺激消化液分泌,从而加速胃肠道功能的恢复;④严重的代谢并发症少,安全、经济、方便。因此,凡患者胃肠道功能允许者,应首选经胃肠道营养。

【适应证与禁忌证】

1. 适应证　①不能正常经口进食者,如吞咽和咀嚼困难、意识障碍致不能进食、食管疾病等;②处于高分解代谢状态,如大面积烧伤、严重感染等;③患有慢性消耗性疾病,如结核、肿瘤等。④某些消化道疾病,如消化道瘘、短肠综合征、肠道炎性疾病、胰腺炎等经肠外营养至病情稳定时,可逐步增加或过渡到肠内营养。

2. 禁忌证　①肠梗阻;②消化道活动性出血;③腹腔或肠道感染;④严重呕吐、腹泻或吸收不良;⑤严重创伤、感染等应激状态早期或休克状态;⑥短肠综合征或高流量肠瘘。

【肠内营养制剂】

肠内营养制剂品种较多,各有特点,根据其组成,分为非要素型、要素型、组件型及疾病专用型4类。在选择时应根据患者的年龄、胃肠道功能、营养需求、疾病种类、喂养途径及耐受力等综合考虑选择适宜的制剂。

1. 非要素型制剂　以整蛋白为氮源,需要经过消化才可以吸收,适用于消化和吸收功能基本正常者。优点是渗透压接近等渗(300~450mmol/L),口感较好,不易引起胃肠道反应,对胃肠道黏膜有较好的保护作用。临床常用的有混合奶、均浆膳、牛奶基础膳和无乳糖膳等。

(1) 混合奶:以全脂乳(粉)、脱脂乳(粉)、蛋等作为主要氮源,混合而成的流质饮食。配制简单、经济、胃肠道刺激作用小,但营养素不全面。

(2) 均浆膳:也称均浆制剂,包括自制均浆膳和商品均浆膳2种。自制均浆膳是根据病情需要,将多种自然食物如牛奶、鱼、肉、水果、谷类、豆类、蔬菜等粉碎后,加工混合成流质的营养液。具有价格低廉、食物口感良好、可自行配制、应用方便等优点,不足之处在于受食物种类限制而不能保证完整的营养成分,且营养素含量难以精确计算。

(3) 牛奶基础膳:是一种商品多聚体膳。以全奶、脱脂奶或鸡蛋清蛋白作为氮源;脂肪以奶脂、大豆油、玉米油为主。其残渣量很少,对胃肠道刺激作用较小。

(4) 无乳糖膳:不含乳糖或含乳糖酶,制剂含蛋白、糖类、脂肪、多种维生素和矿物质。配方中的蛋白质由酪蛋白、乳清蛋白或大豆蛋白等水解、分离而来;糖类通常是淀粉及其水解物形式的葡萄糖多聚体;脂肪来源于植物油。适用于乳糖酶缺乏或不足的患者。

2. 要素型制剂　也称要素膳,是一种营养素齐全,不需消化或稍加消化即可吸收的少渣营养剂。以游离氨基酸或蛋白质水解产物、短肽为氮源;以葡萄糖、蔗糖为碳水化合物来源;以植物油为脂肪来源;并含有多种矿物质、维生素和微量元素。其特点是营养成分全面,营养素极易消化,可被肠道完全吸收。但因其含有氨基酸和/或短肽,口感较差,应以管饲为主。

3. 组件型制剂　即营养素组件,也称不完全膳食。是以某种或某类营养素为主的肠内营养制剂,对完全型肠内营养制剂进行补充或强化,以适应患者的特殊需要。组件制剂主要包括蛋白质组件、糖类组件、脂肪组件、维生素组件和矿物质组件等。

4. 疾病专用型制剂　根据不同疾病特征设计的特殊治疗用制剂。

(1) 肝功能衰竭制剂:为高支链氨基酸配方,其氮源为14种氨基酸。特点是支链氨基酸(亮氨酸、异亮氨酸、苯丙氨酸、缬氨酸)含量较高,占总氨基酸的35%~40%,而芳香族氨基酸(酪氨酸、色氨酸、苯丙氨酸)与蛋氨酸含量较低,仅占 3% 左右。支链氨基酸可以经肌肉代谢,减少肝脏负担,其还可以与芳香族氨基酸竞争进入血 - 脑屏障,减少假性神经递质的产生。有利于维持营养,促进肝细胞再生和肝功能恢复,防治肝性脑病的作用。

(2) 肾衰竭制剂:为必需氨基酸配方,氮源为 8 种必需氨基酸。可用于急性或慢性肾功能衰竭患者,供给 8 种必需氨基酸可重新利用体内分解的尿素氮合成非必需氨基酸,这样既能降低血清尿素氮的水平,又可合成蛋白质,达到正氮平衡。

(3) 创伤用制剂:其蛋白质及必需氨基酸的含量均较高,有的创伤用制剂含有 RNA,精氨酸、谷氨酰胺等,可提高创伤患者的免疫功能。适用于大手术后、烧伤、多发性骨折及脓毒症等高代谢患者。

(4) 糖尿病制剂:糖类以低聚糖或多糖(如淀粉)为主,内含有足够的膳食纤维,可减慢血糖上升的速度和幅度;不饱和脂肪酸含量相对较高,可减慢营养液在胃内的排空速度。有利于糖尿病患者的血糖保持在一个相对稳定的范围。

【肠内营养液的输注】

(一)输注途径

根据胃肠道内营养时间长短、患者胃肠道功能、有无误吸可能等因素,可选择口服和管饲 2 种方法,其中管饲又有经鼻置管和造瘘管 2 种输注途径。

1. 鼻胃管或鼻肠管　适用于短期(一个月以内)胃肠内营养者,管端可置于胃、十二指肠或空肠等处,操作简单,是临床上使用最多的方法。①鼻胃管:适用于胃肠道连续性完整的患者,胃的容积大,对营养液的渗透压不敏感,但存在反流与误吸的危险。②鼻十二指肠管或鼻空肠管:适用于胃或十二指肠连续性不完整、胃或十二指肠动力障碍的患者。经鼻腔将三腔喂养管放入十二指肠或空肠,输注营养液的同时可以进行胃肠减压,此法可避免营养液的反流与误吸。

2. 胃 / 空肠造瘘管　适用于需要长期营养支持的患者,可采用剖腹手术、腹腔镜手术或经皮内镜辅助放置胃 / 空肠造瘘管。经皮胃镜下胃造口术,无须全麻,创伤小,术后可立即灌食,置管可保留数月或数年。空肠造口管喂养可避免反流与误吸,并可同时实行胃肠减压,尤其适用于十二指肠或胰腺疾病者。

(二)输注方式

根据喂养管尖端所在位置和胃肠道承受能力,选择肠内营养输注方式。

1. 分次给予　适用于喂养管尖端位于胃内及胃功能良好者,将配好的肠内营养液用注射器分次缓慢注入,每次量为 100~300ml,在 10~20min 内注入;每次间隔 2~3h,每日 6~8 次,也可根据患者的耐受程度加以适当调整。应用此方法要注意观察患者有无胃肠道反应,如腹胀、腹泻、恶心等。

2. 连续输注　适用于导管尖端位于十二指肠或空肠内及胃肠道耐受性较差的患者。将营养液置于吊瓶内,经输注管与喂养管相连,借助重力或营养泵进行 24h 连续输注。临床上推荐采用肠内营养输注泵连续输注,可以保持恒定的输液速度,显示流速和容量,并有提示报警功能,便于监控管理,尤其适用于病情危重、胃肠道功能和耐受性较差、经十二指肠或空肠造瘘管进行管饲的患者。

3. 间隙重力滴注　介于分次输注与连续输注之间,输注装置与连续输注相同,每次 250~500ml,在 2~3h 完成,每次间隔 2~3h,每日 4~6 次。

【护理评估】

1. 健康史　了解患者年龄、近期饮食情况,如饮食习惯、饮食种类、进食量、食欲有无改变等;既往健康状况及有无导致营养不良的原因,如手术、创伤、严重感染或慢性消耗性疾病等。

2. 身体状况　评估患者全身及局部身体状况;根据体格检查、人体测量指标、实验室检查判断患者的营养状况;评估患者肠内营养的适应证和禁忌证。了解患者血浆白蛋白、细胞免疫功能等检查结果,评估患者的营养不良的严重程度。

3. 心理、社会状况　了解患者及家属对肠内营养支持必要性和重要性的认知程度、对营养支持的接受程度、家庭经济状况及对营养支持费用的承受能力等。

【护理诊断/问题】

1. 营养失调:低于机体需要量　与摄入不足、呕吐、禁食和大量消耗有关。

2. 有误吸的危险　与胃排空障碍、患者意识障碍和体位等有关。

3. 有胃肠动力失调的危险　与不能经口摄食、管饲及患者不耐受等有关。

4. 有皮肤完整性受损的危险　与长期留置喂养管对黏膜、皮肤的刺激有关。

5. 潜在并发症:代谢并发症、电解质平衡失调、再进食综合征、感染。

【护理目标】

1. 患者营养状况得到改善。

2. 未发生误吸或发生误吸的危险性降低。

3. 胃肠道动力正常,未出现腹胀和腹泻,维持正常的排便形态和规律。

4. 黏膜、皮肤保持完整。

5. 潜在并发症能得到积极预防或被及时发现和有效处理。

【护理措施】

(一)保持喂养管通畅

1. 防止管道受压、扯脱　妥善固定喂养管,患者翻身、床上活动时勿压迫、折叠、扭曲、拉扯喂养管。

2. 防止管腔堵塞　营养液残留易堵塞管腔,因此每次输注前后、特殊注药前后以及连续输注过程中每间隔4h,应以温开水20~30ml冲洗管道,防止管腔堵塞。一旦发生堵管,立即用温开水反复脉冲式冲管并回抽,也可使用活化的胰蛋白酶制剂、碳酸氢钠冲管,必要时更换喂养管。

3. 专管专用　喂养管通常只用于输注营养液,如需注入药物,务必参考药物使用说明书,药物需经研碎、溶解后再注入,避免与营养液混合而凝结成块堵塞管腔。

(二)预防误吸发生

1. 管道护理　①妥善固定喂养管:经鼻置管者固定于鼻翼及面颊部处;行造瘘管者用缝线固定于腹壁;②选择管径适宜的喂养管:管径越粗,发生胃内容物反流的机会也越大;③输注前确定喂养管尖端位置有无移位:首次置管借助X线检查确定喂养管尖端位置;管道在体外做好标记,输注前观察标记处有无变化,判断管道有无移位。

2. 取合适体位　进行肠内营养时及输注后1h内,抬高床头30°~45°,取半卧位,有助于防止营养液反流和误吸。

3. 及时评估胃内残留量　经胃进行肠内营养时,每次输注营养液前及连续输注过程中,每隔4h评估胃内残留量,若超过100~150ml,应减慢或暂停输注,必要时遵医嘱使用胃动力药物,避免胃潴留引起反流和误吸。

4. 加强观察　肠内营养期间加强对患者的观察,如患者突然出现呛咳、呼吸急促或咳出类似营养液的痰液时,应疑有误吸发生。立即鼓励和刺激患者咳嗽,尽可能排出吸入物和分泌物,必要时经鼻导管或气管镜清除误吸物。

(三)提高胃肠道耐受性

1. 输注环节的调控　肠内营养液是高渗液体,为使患者胃肠道能逐步适应,应从低浓度、低剂量、低速度开始,逐渐增加。①经胃管给予:开始即可用全浓度,滴速约50ml/h,每日给予500~1 000ml,3~4d内逐渐增加滴速至100ml/h,达到每日总需要量2 000ml。②经肠管给予:先用1/4~1/2全浓度(即等渗液),滴速宜慢(25~50ml/h),从500~1 000ml/d开始,逐日增加滴速、浓度,5~7d达到患者能耐受的每日总需要量。用肠内营养专用输注泵控制输注速度为佳。输注时保持营养液温度接近体温,室温较低时可使用恒温加热器。

2. 加强观察　倾听患者主诉,注意有无恶心、呕吐、腹胀、腹泻等胃肠道不适现象。若患者出现上述不适,应查明原因,针对性采取措施,如减慢速度、降低浓度或遵医嘱应用促胃肠动力药物,若患者对乳糖不耐受,应改用无乳糖配方营养制剂。

3. 防止营养液污染   营养液应现配现用,配制时遵守无菌操作原则;暂不用时置于4℃冰箱保存,并在24h内用完;输注管或专用泵管应每日更换。

4. 加强支持治疗   伴有低蛋白血症的患者,遵医嘱给予白蛋白或血浆等,以减轻肠黏膜组织水肿而导致的腹泻。

(四)避免皮肤和黏膜损伤

经鼻置管的患者,鼻咽部黏膜因长期受压而易产生溃疡,可选用材质细软的喂养管,每日用油膏涂拭鼻腔黏膜起润滑作用,防止鼻咽部黏膜溃疡产生;经肠造瘘者,保持造瘘口周围皮肤清洁、干燥、定时更换敷料,可在造瘘口周围皮肤涂氧化锌软膏,防止局部皮肤损伤。

(五)代谢性并发症的护理

1. 水、电解质平衡失调   记录24h液体出入量,监测电解质变化,动态评价肠内营养支持效果和安全性。一旦发生水、电解质平衡失调,应及时遵医嘱给予对症处理,必要时调整营养支持方案。

2. 糖代谢紊乱   注意监测血糖和尿糖,及时发现患者血糖变化。高血糖常见于接受高热量营养的患者,或原有糖尿病、高代谢患者。一旦发生高血糖,应遵医嘱给予胰岛素治疗,并根据血糖水平调整胰岛素用量。低血糖多见于肠内营养的同时使用胰岛素控制血糖,没有根据患者的血糖及时调整胰岛素用量,或长期肠内营养而突然停止。一旦发生低血糖,应遵医嘱给予葡萄糖治疗。停止肠内营养时应逐渐减量,避免低血糖的发生。

3. 再喂养综合征(refeeding syndrome,RS)   见于长期禁食后开始肠内营养支持的患者,主要与饥饿导致的病理生理改变有关。临床主要表现为电解质平衡失调和心血管系统的并发症,严重者可发生心力衰竭和呼吸衰竭,导致死亡。因此,在开始肠内营养时应从低浓度、低剂量、低速度开始,逐渐增加,避免再喂养综合征的发生。

(六)感染性并发症的护理

1. 吸入性肺炎   是肠内营养最严重的并发症,常见于幼儿、老年患者及意识障碍患者。防止胃内容物潴留及反流是预防吸入性肺炎的重要措施。

2. 急性腹膜炎   多见于经空肠造瘘置管进行肠内营养者,与导管移位致营养液进入游离腹腔有关。若患者主诉腹痛、造瘘管周围渗出或腹腔引流管引流出类似营养液的液体,应怀疑喂养管移位。立即停止营养液输注并报告医师,协助清除或引流出渗漏的营养液。遵医嘱合理应用抗生素,避免继发性感染或腹腔脓肿。

3. 肠道感染   多见于营养液配制、储存、输注过程中出现微生物污染、变质等情况,预防重点在于防止营养液污染。

(七)肠内营养支持的监测

监测的目的在于肠内营养支持的效果,为调整营养支持方案提供依据。

1. 代谢状况   密切观察病情变化,肠内营养开始阶段每天监测尿糖和酮体,以后改为每周2次;定期监测血常规、电解质、血糖、肝肾功能等,以及时发现高血糖和高渗性非酮性昏迷。

2. 营养状况   监测项目包括:①体重、肱三头肌皮褶厚度、上臂中点肌肉周径等人体测量指标,每周测定1次;②血清白蛋白、淋巴细胞计数,肠内营养开始阶段每周测定2次,以后每1~2周测定1次;③氮平衡,肠内营养开始阶段每日测定1次,以后每周测定1次;④不定期监测铁、锌、铜等微量元素,以及叶酸、维生素B等。

(八)心理护理

告知患者及家属肠内营养支持的必要性和重要性,肠内营养的方法、途径、优点、监测指标和治疗费用等。消除患者和家属对肠内营养支持的顾虑,提高认识,积极配合治疗和护理。

(九)健康教育

1. 营养知识的宣教   提高人们对营养不良危害的认识,如出现进食减少、体重明显下降、乏力、水肿等现象应及时到医院检查和治疗。

2. 提高依从性　告知患者肠内营养的重要性和必要性。

3. 饮食指导　指导患者术后循序渐进恢复经口进食,告知患者和家属饮食护理的内容,保持均衡饮食措施。

4. 家庭护理指导　指导携带喂养管出院的患者及家属掌握居家喂养和自我护理方法,包括营养液的输注技术、导管的护理、营养状况的自我监测等。一旦出现并发症或可疑并发症应及时到医院检查和处理。

【护理评价】

1. 患者营养状况是否得到改善。

2. 误吸是否得以预防,或得到及时发现和处理。

3. 是否能维持正常的排便型态,未出现腹胀、腹泻或得到及时发现和处理。

4. 患者黏膜、皮肤是否保持完好。

5. 与肠内营养支持相关的感染是否得到预防或及时发现和有效处理。

第三节　肠外营养

肠外营养(parenteral nutrition,PN)是指通过胃肠道以外的途径(即静脉途径)供给机体营养素的一种方式。当患者所需的营养素全部经静脉途径补充时,称为全胃肠外营养(total parenteral nutrition,TPN)。肠外营养是肠功能衰竭患者必不可少的治疗措施,挽救了大量危重患者的生命。

【适应证与禁忌证】

1. 适应证　凡是需要营养支持但又不能或不宜接受肠内营养的患者,包括:①1 周以上不能进食或因胃肠道功能障碍或不能耐受肠内营养者;②通过肠内营养无法达到机体需要的目标量者。

2. 禁忌证　凝血功能异常、休克、严重代谢紊乱患者。

【肠外营养制剂】

1. 葡萄糖　是肠外营养最主要能源物质,约占总供能量的50%,葡萄糖供给量一般为 3~3.5g/(kg·d),严重应激状态下供给量降至 2~3g/(kg·d)。常用制剂为 25% 葡萄糖、50% 葡萄糖。应用时需注意:①高浓度葡萄糖因渗透压高,对静脉壁刺激大,不宜从周围静脉输入。②人体利用葡萄糖的能力有限,成年人利用葡萄糖的速度为每千克体重每小时 0.5g。应激状态下其利用率降低,过量或过快输入可导致糖代谢紊乱,甚至引起脂肪沉积,造成肝脂肪浸润,故强调糖和脂肪双能量来源。葡萄糖∶脂肪保持在 3∶2~1∶1。③葡萄糖代谢依赖胰岛素,对糖尿病和手术创伤致应激性高血糖的患者必须补充外源性胰岛素,并按血糖监测结果调整使用剂量。

2. 脂肪乳剂　是肠外营养中另一种重要的能源物质,还可提供必需脂肪酸(亚油酸、亚麻酸)维持细胞膜结构,剂量为 0.7~1.3g 甘油三酯 /(kg·d),约占总供能量的 30%~40%。脂肪乳剂渗透压与血液相似,对静脉壁无刺激,可经周围静脉输入,输注速度为 1.2~1.7mg/(kg·min)。临床常用的脂肪乳剂有长链甘油三酯脂肪乳剂(long chain triglyceride,LCT)和中 / 长链甘油三酯脂肪乳剂(medium chain triglyceride,MCT)。补充脂肪乳剂时需考虑机体对脂肪的利用和清除能力,需监测患者的血脂水平、脂肪清除率和肝功能。高脂血症患者(血甘油三酯 >4~5mmol/L),脂肪乳剂摄入量应减少或停用。

3. 氨基酸制剂　提供机体最直接、最有效的氮源,用于合成机体蛋白质及其他生物活性物质。肠外营养时推荐的供给量为 1.2~1.5g/(kg·d),严重分解代谢状态下供给量可提高到 1.5~2.0g/(kg·d),甚至更高。输注时应同时提供足量非蛋白热量以保证氨基酸能被机体有效利用。复方氨基酸溶液有 2 种类型:①平衡氨基酸溶液,含有 8 种人体必需氨基酸及 8~12 种非必需氨基酸,其组成比例符合正常机体代谢需要,适合于大多数患者。②特殊氨基酸溶液,针对某一疾病的代谢特点设计配方,兼有营养和治疗双重作用。如用于肝病的制剂中支链氨基酸含量增多;用于肾病的制剂以 8 种必需氨基酸为主。在严重感染、手术、创伤等应激状态下,内源性合成的条件必需氨基酸谷氨酰胺(glutamine,Gln)不能满足人体需要,严重缺乏时可影响多脏器的代谢功能。目前已有谷氨酰胺双肽制剂用于肠外营养,适用于严重分解代谢状况。

4. 电解质　肠外营养时需根据血清电解质水平调整和补充钾、钠、氯、钙、镁、磷等电解质成分,以维持水、电解质平衡,保持人体内环境稳定,维护各种酶的活性和神经、肌肉的应激性。常用制剂有10% 氯化钾、10% 氯化钠、10% 葡萄糖酸钙、25% 硫酸镁等。

5. 维生素制剂　是维持人体正常代谢和生理功能所不可缺少的营养素,常用制剂有水溶性维生素与脂溶性维生素两大类。前者包括维生素 B 族、维生素 C 和生物素,后者包括维生素 A、维生素 D、维生素 E、维生素 K。水溶性维生素在体内无储备,肠外营养时应每日给予;脂溶性维生素在体内有一定储备,短期禁食者不致缺乏,禁食时间超过 2~3 周才需补充。

6. 微量元素　复方微量元素静脉用制剂,含人体所需锌、铁、铬、铜、氟、碘、锰、硒和钼 9 种微量元素。短期禁食者可不予补充,全肠外营养超过 2 周时需给予补充。

【肠外营养液的输注】

(一) 输注途径

可选择经外周静脉或中心静脉途径给予。临床上选择肠外营养途径时,须综合考虑营养液渗透压、营养支持的时间、既往静脉置管史、拟订穿刺部位的血管解剖条件、患者疾病及凝血功能等因素。

1. 外周静脉置管(peripheral parenteral nutrition,PPN)　操作简便、并发症较少,适用于短期(<2 周)肠外营养、肠内营养摄入不足及中心静脉置管和护理有困难的患者。

2. 中心静脉置管(central parenteral nutrition,CPN)　适用于肠外营养时间 2 周以上、营养素需要量较多及营养液的渗透压较高(超过 900mOsm/L)的患者。包括:①经锁骨下静脉、颈内静脉穿刺置管入上腔静脉途径;②经外周静脉穿刺置入中心静脉导管途径(peripheral inserted central catheter,PICC)。PICC 具有操作简便、安全、并发症少、带管时间长、护理方便、不影响患者生活等优点,是长期静脉营养支持的最佳途径。

(二) 肠外营养液的配制

配制肠外营养液应在层流环境、按无菌操作技术要求进行,由专人负责,配制过程符合规定的程序,按医嘱将葡萄糖、脂肪乳、氨基酸、维生素、电解质、微量元素等均匀混合,装入聚合材料制作的 3L 静脉输液袋中,这种方法配制的肠外营养液称为全营养混合液,又称"全合一"营养液。配制过程中注意配伍禁忌,保证混合液中营养素的理化性质保持在正常状态;营养液中不得加入其他药物如抗生素、激素、升压药等。

(三) 输注方式

有全营养混合液输注和单瓶输注两种,根据医院条件和患者需要选择使用。

1. 全营养混合液(total nutrients admixture,TNA)输注　又称"全合一"输注,是一种科学、合理的输注方式。优点:①多种营养成分搭配更合理,降低代谢并发症的发生率;②混合后稀释了高浓度葡萄糖的渗透压,减少对血管壁的刺激性,可经周围静脉输注;③单位时间内脂肪乳剂输入量低于单瓶输注,可避免因脂肪乳剂输注过快引起的副作用;④单位时间内葡萄糖的输入量低于单瓶输注,可避免血糖的大幅波动;⑤使用过程中无须排气及更换输液瓶,简化了输注步骤;⑥全封闭的输注系统减少了污染和空气栓塞的机会。目前临床已有将全营养混合液制成两腔或三腔袋的产品,腔内分装氨基酸、葡萄糖和脂肪乳剂,有隔膜将各种成分分开,临用前用手加压即可压破隔膜,使各成分立即混合。

2. 单瓶输注　为各营养素分步输入,在不具备全营养混合液输注方式时采用。这种方法不利于所供营养素的有效利用,也易产生与代谢相关的并发症如高糖或高脂血症等。

【护理诊断 / 问题】

1. 营养失调:低于机体需要量　与摄入不足、呕吐、禁食和大量消耗有关。

2. 潜在并发症:气胸、空气栓塞、感染、高血糖、低血糖、高甘油三酯血症、肝脂肪变性等。

【护理措施】

(一)合理安排输注

合理安排输注顺序和输注速度,对已有水、电解质紊乱的患者,先纠正脱水和电解质失衡,再输注全营养混合液。输注速度不超过 200ml/h,连续匀速输注,有条件时使用输液泵控制速度。

(二)预防和处理并发症

1. 置管相关并发症 在穿刺置管和输注营养液过程中,可发生一些与导管有关的并发症,重在预防。

(1)气胸:因中心静脉穿刺或置管过程中刺破胸膜所致。表现为胸闷、胸痛、呼吸困难,同侧呼吸音减弱等现象,应立即停止穿刺置管,做好胸腔穿刺减压和胸腔闭式引流的准备,协助医师处理。

(2)血管损伤:因同一部位反复穿刺所致。表现为局部出血或血肿,应立即退针,局部加压止血,另行选择血管穿刺。

(3)胸导管损伤:可发生于左锁骨下静脉穿刺时损伤胸导管。表现为有清亮的淋巴液渗出,应立即退针或拔出导管。损伤轻微,偶有乳糜瘘者,多数可自愈;损伤严重者须引流及手术治疗。

(4)导管移位或堵塞:妥善固定静脉导管,防止导管扭曲、移位,每班查看体外导管长度;停止输注时采用脉冲式正压封管技术,防止回血凝固致导管堵塞。如果导管堵塞不能再通,不可强行推注通管,应拔除或更换导管。

(5)空气栓塞:是最严重的并发症,可导致患者的死亡,应以预防为主。空气栓塞可发生在穿刺置管过程中,也可发生在更换输液瓶(袋)、冲管以及导管拔除过程中。必须提高警惕,严格遵守操作流程,锁骨下静脉穿刺时,应置患者于平卧位、屏气。置管成功后及时连接输液管道,牢固连接,输液结束应旋紧肝素帽或正压接头。如发生空气栓塞症状,立即安置患者左侧卧位,头低脚高,通知医师并协助抢救。

2. 代谢性并发症 长期应用 TPN 时,如营养液配制或输入不当,可发生代谢性障碍。在治疗护理过程中应进行系统和全面的监测,为早期发现和早期处理提供线索。

(1)高血糖:单位时间内输入的葡萄糖量超过人体代谢能力或胰岛素相对不足时,患者可出现高血糖,当血糖浓度超过 40mmol/L 可致高渗性非酮症昏迷。因此,葡萄糖输注速度应控制在 5mg/(kg·min)以下,加强临床病情观察,一旦患者出现渗透性利尿、脱水、电解质紊乱、头晕、嗜睡、烦躁及昏迷等症状,应立即协助医师积极处理,停输葡萄糖溶液或含有大量糖的营养液,静脉输注低渗或等渗盐水以纠正高渗环境,内加适量胰岛素以降低血糖,但应避免血浆渗透压下降过快引发急性脑水肿。

(2)低血糖:因目前很少单独输注高浓度葡萄糖溶液,此类并发症已少见。持续应用高浓度葡萄糖溶液,促使机体持续释放胰岛素,若突然停用易发生低血糖,表现为脉搏加速、面色苍白、四肢湿冷和低血糖性休克。应立即协助医师积极处理,推注或输注葡萄糖溶液。预防关键在于停用营养支持前4h,将输入速度减少一半,并改用等渗糖溶液。

(3)脂肪代谢紊乱:脂肪乳剂输入速度过快或总量过多超过人体的代谢能力时,患者可发生高脂血症或脂肪超载综合征,表现为发热、急性消化道溃疡、血小板减少、溶血、肝脾肿大、骨骼肌肉疼痛等。一旦发现类似症状,应立即停输脂肪乳剂。对长期应用脂肪乳剂的患者,应定期监测其脂肪廓清情况以了解患者对脂肪的代谢、利用能力。

3. 感染 感染源可来自导管的皮肤入口处、导管和输入的营养液。

(1)导管性脓毒症:一旦发生穿刺部位红、肿、热、痛或患者发生不明原因的发热、寒战、反应淡漠或烦躁等感染征象,应及时通知医师,协助处理。预防的措施:①维护好管道,穿刺 24h 后再次消毒置管口皮肤,更换透明敷贴并注明时间,以后每周至少消毒、更换 1 次,局部有异常时及时消毒和更换敷贴。每日更换输液管道,遵守无菌操作原则。②规范配制和使用全肠外营养混合液,营养液现配现用,并在 24h 内输完,暂时不用者保存于 4℃冰箱内,输注前 0.5~1h 取出置室温下复温后再输。③怀疑出现导管性脓毒症者,应做营养液细菌培养及血培养;更换输液袋及输液管;观察 8h 后仍不退热者,拔除静脉导管,导管尖端送做细菌培养加药物敏感试验,遵医嘱使用抗生素。

(2)肠源性感染:因长期全肠外营养肠道缺少食物刺激,胃肠激素分泌减少,体内谷氨酰胺缺乏,导致胃肠道黏膜萎缩,肠屏障功能减退。其严重后果是肠内细菌、内毒素移位,损害肝及其他器官功能,引起肠源性感染,最终导致多器官功能衰竭。为此,当患者胃肠道功能恢复的情况下尽早改用肠内营养,补充谷氨酰胺,是保护肠屏障功能的有效措施。

4. 肝胆系统损害　主要是葡萄糖超负荷引起肝脂肪变性。此外,必需脂肪酸缺乏、长期全肠外营养时肠道缺少食物刺激、体内谷氨酰胺大量消耗、以及肠黏膜屏障功能降低、内毒素移位等也可发生。主要表现为转氨酶升高、碱性磷酸酶升高、高胆红素血症等。为减少此类并发症,应以脂肪乳剂替代部分葡萄糖,减少葡萄糖用量,尽早由肠外营养转为肠内营养。

5. 血栓性静脉炎　多见于经周围静脉肠外营养支持时,由于高渗营养液或导管刺激血管内膜,导致血管内皮受损所致。表现为局部红肿,疼痛,可触及痛性索状硬条或串珠样结节等。一旦发生血栓性静脉炎,应更换输注部位,局部可给予湿热敷、外涂抗凝消炎软膏。

(三)肠外营养的监测

参见本章第二节　肠内营养。

(四)心理护理

参见本章第二节　肠内营养。

(五)健康教育

1. 相关知识　告知患者及家属保护静脉导管的重要性和方法,避免导管受压、扭曲、脱出;告知合理输注营养液及控制输注速度的重要性,不能自行调节速度。

2. 尽早肠内营养　指导患者在胃肠功能恢复或允许摄食情况下,尽早经口摄食,以预防和降低肠外营养相关并发症。

3. 出院指导　做好出院指导,与患者一起制订饮食计划,指导均衡营养饮食,告知定期到医院复诊。

附:经外周穿刺中心静脉置管(PICC)的临床应用与护理

经外周穿刺中心静脉置管(peripherally inserted central catheter,PICC)指由外周静脉穿刺插管,导管尖端位于上腔静脉。用于为患者提供中期至长期的静脉输液治疗。美国在20世纪70年代开始将PICC技术应用于临床,20世纪90年代后期在我国开始使用。PICC具有留置时间长(最长可达1年),很大程度减少因频繁穿刺给患者带来的痛苦,有效地保护外周静脉,还具有操作方法简单、穿刺成功率高、并发症少等诸多优点。

(一) PICC 在临床中的应用

1. PICC 在肿瘤患者中的应用　肿瘤患者常需接受经静脉给药的多周期化疗药物治疗。在肿瘤患者的化疗过程中,由于化疗药物的强烈刺激以及对患者外周静脉的反复穿刺,致使静脉炎的发生率较高。若强刺激性化疗药物从血管外渗,甚至可导致周围组织坏死,给患者带来巨大痛苦。以往对肿瘤患者进行化疗时,常选择锁骨下静脉或颈内静脉进行穿刺,但面临着穿刺难度大、成功率低、穿刺时间长,而且容易引起气胸、血胸、空气栓塞及感染等并发症的危险。采用PICC技术,由于上腔静脉内的血流量为250ml/min,注入化疗药物后可很快被稀释,可以减少或消除化疗药物对周围血管的刺激性损害,为肿瘤治疗开辟新的静脉给药途径。

2. PICC 在肠外营养患者中的应用　肠外营养液由葡萄糖、氨基酸、脂肪乳剂、电解质、维生素和微量元素等多种营养成分组成,渗透压高对周围静脉有较大的刺激。输注的容量大,尤其采用全肠外营养(TPN)的患者;TPN输注时间长,通常治疗时间 >7d。采用PICC导管进行 TPN,因具有操作相对简单,成功率高,可保护外周静脉等优点,使 TPN 能够顺利进行,从而保证了对患者的营养供给。近年来 PICC 在 TPN 中的应用越来越多,并取得了满意的效果,已被患者及医护人员所接受。

3. PICC 在危重患者抢救中的应用　危重患者病情重、病情变化突然,在抢救过程中及时有效地输入药物和补充液体成为抢救成功的关键。因此,保持通畅的静脉通道显得尤为重要,PICC 在抢救患者时用药起效快,能通过输液泵或加压快速扩充血容量,为患者提供了一条安全有效的静脉通道。此外,还可以通过 PICC 准确测量中心静脉压,了解心、肺、肝肾功能情况,提高抢救成功率,目前 PICC 在 ICU 的应用越来越多。

（二）PICC 置管的方法

临床使用的 PICC 导管常采用医用高等级硅胶材料制成,导管质地柔软,与组织相容性较好,对血管刺激性小。导管型号根据患者血管情况及输液要求选择,尽可能选择较细型号的导管以减少静脉炎和血栓形成。导管末端有开口式以及三向瓣膜式等类型。PICC 选择肘部的静脉置管,首选贵要静脉,其次为肘正中静脉,再次为头静脉。在 X 线实时透视或 B 超引导下穿刺,导管尖端置于上腔静脉的下 1/3 段到上腔静脉与右心房连接处。

（三）PICC 的护理

1. PICC 置管术后的护理

(1) 穿刺部位的护理:PICC 穿刺后 24h 更换 1 次敷料,以后每周更换 1 次,敷料松动或潮湿随时更换,穿刺部位建议使用无菌透明敷贴覆盖。PICC 置管期间应严密观察穿刺部位有无红肿、疼痛、出血现象,患者有无主诉不适、体温升高等现象。

(2) 封管的方法:在输注高渗性营养液、高刺激性的药物及输血前后,应及时以 10~20ml 生理盐水冲管,再以 240U/ml 肝素盐水 1ml 封管,更好地保证导管的畅通。间断输液时,每周冲管并封管 1 次。

(3) 留置的时间:PICC 留置时间从 4d 到 1 年不等,留置时间的长短与患者对长期输液治疗的需求,以及有无并发症有关。故只要留置期间无并发症,不影响留置,就可延长时间,不必换管。

(4) 拔管后的护理:拔管前向患者讲述拔管过程,患者取仰卧位,外展穿刺侧上肢,去掉敷料并局部消毒,指导患者做深吸气,与皮肤平行先缓慢拔出一小段,然后再慢慢拔出导管。拔出导管后注意观察导管是否完整,以防导管断裂在血管内。拔管后按压穿刺点不少于 5min,并用无菌敷料覆盖穿刺点 24h,嘱患者 24h 内尽量减少穿刺肢体活动,以免再出血。

2. 常见并发症的预防及护理

(1) 机械性静脉炎:是 PICC 最常见的并发症之一,与多次反复穿刺、导管尖端不在中心静脉有关。一般发生在置管后 2~10d,表现为沿静脉走向出现发红、条索状改变、局部硬结、肿胀或疼痛。PICC 置管前选择合适的导管和血管,提高穿刺技巧和一次置管成功率,确保导管尖端处于正确位置,是降低机械性静脉炎发生率的关键。当发生机械性静脉炎时,应抬高患肢,促进静脉回流,局部用 50% 硫酸镁溶液湿敷。如经处理 3d 未见好转或更严重者,则考虑拔管。

(2) 导管相关性血行感染:PICC 术后继发感染,甚至发生脓毒血症是最严重的并发症。如患者出现不明原因的发热和血白细胞计数增高,中性粒细胞比例增高,应高度怀疑导管相关性血行感染。立即拔管做局部和导管内液细菌培养,并行抗感染治疗。预防导管感染的关键是置管时严格按照操作流程,严格无菌操作,定时换药,更换肝素帽 1 次 / 周。

(3) 导管堵塞:导管堵塞的发生与输入液体的成分、输入液体的顺序、封管的方式和血液的黏稠度有关。预防措施包括:①合理安排输入液体的顺序,用生理盐水间隔高渗性、高 pH、强刺激性的药物。输注液体前后,均用生理盐水 20ml 脉冲式冲管。②对血液黏稠度高的患者,要增加冲管次数,每 4h 应用生理盐水 20ml 冲管 1 次,冲净血管内的药液和血液。③使用精密输液器,如输液泵,利用其内置过滤网,可有效地减少输液微粒造成的导管堵塞。

(4) 血栓形成:主要原因为 PICC 导管较长且长期漂浮在血管中,会使血液形成涡流而产生微血栓。患者可无任何症状,也可表现为同侧手臂、颈、手的疼痛及肿胀感,护士抽回血有阻塞感。为减少血栓形成,护士穿刺及送管时,动作要轻柔,避免损伤血管内膜,保证一次置管成功。妥善固定导管,保持导管尖端位于正确位置。正确评估患者有无血栓高危因素,对于可疑血栓形成的患者行血管超声检查,一旦发现血栓应及时进行链激酶或尿激酶溶栓治疗。

(5)导管异位:与PICC置管长度的测量方法不当、患者局部血管解剖变异、穿刺时患者体位、操作者送管技巧等因素有关。如发现体外导管增长或敷料不在原处,则可行胸透或B超确定导管位置。发生导管异位后,不必马上拔除导管,可在X线或B超引导下将导管退出5~6cm后,再用0.9%的生理盐水5~10ml冲管,导管可随回心血流入上腔静脉,或将导管拔出到胸锁关节处的锁骨下静脉输液,如导管移位距离大,则应拔管后重新置管。

(6)导管脱出:与导管固定不牢固、肢体过度活动和外力牵拉等原因有关。预防的重点在于妥善固定导管,更换敷料时注意由肢体远端向近端揭开敷料,避免牵拉导管;指导患者置管侧肢体不可负重、不可过度活动或过度牵扯导管。

3. 健康教育

(1)置管前向患者介绍PICC的重要性、优越性、导管维护的知识,以减少并发症,延长PICC应用时间。

(2)置管一侧手臂可以做一般的家务和运动,如扫地、洗碗、握拳活动、弯曲伸展手臂,适当进行活动可以促进血液循环,预防血栓形成。但要注意避免过度用力,严禁提5kg以上重物,拄拐杖等。

(3)置管一侧手臂避免测量血压或扎止血带。衣服袖子不宜过紧,应选择宽大袖口,睡眠时注意不要压迫置管一侧。

(4)儿童患者应嘱咐不要玩弄PICC导管体外部分,以免损伤导管或导管拉出体外。

(5)置管期间可以淋浴,但要保持穿刺部位保持干燥,避免盆浴或泡浴。

(6)带管出院后,嘱患者每7d到置管医院门诊做一次PICC导管维护。

(周 薇)

思维导图

自测题

？ 思考题

结合导入情境与思考的案例回答下列问题:

1. 患者围术期是否需要营养支持? 应选择何种营养支持方式?

2. 患者术后经鼻肠管给予肠内营养,应如何观察与护理?

第九章

损伤患者的护理

第九章　课件

 学习目标

识记：

1. 能复述创伤的病因、分类、愈合类型。

2. 能简述创伤的临床表现和影响创伤愈合的因素。

3. 能复述创伤、烧伤、蛇咬伤、犬咬伤的临床表现。

理解：

1. 解释创伤、烧伤、蛇咬伤、犬咬伤的病理生理变化。

2. 能比较不同临床分期烧伤患者的治疗和护理要点。

3. 能归纳创伤、烧伤、蛇咬伤、犬咬伤的治疗原则。

应用：

1. 能对创伤、烧伤、咬伤患者伤口及创面实施护理。

2. 能运用护理程序对创伤、烧伤、咬伤患者实施整体护理。

 导入情境与思考

　　王女士，40 岁。体重 60kg，被火焰烧伤 2h。未经处理，急诊入院。体格检查：P 106 次 /min、BP 75/55mmHg；烦躁不安、口唇黏膜干燥、呼吸急促、声音嘶哑、咳出泡沫痰。双上肢及面部、颈部烧伤，胸部有 5 个手掌大小的面积烧伤，烧伤部位呈现大小不等的水疱，部分疱皮脱落处可见创面潮湿、红白相间、痛觉不重；部分区域呈蜡白色，触之较硬、无痛。

　　请思考：

1. 目前该患者存在的主要护理诊断 / 问题是什么？

2. 烧伤后发生休克的主要机制是什么？

3. 如何针对该患者现存问题进行护理？

　　损伤（injury）是指人体受各种致伤因子作用后发生的组织结构破坏和生理功能紊乱。引起损伤的原因可分为：①机械性因素：如重物挤压、钝器打击、锐器切割、火器伤、跌倒、撞击等；②物理性因素：如高温、低温、电流、激光、放射线、冲击波等；③化学性因素：如强酸、强碱、毒气、磷等；④生物性因素；

如毒蛇、犬、猫、昆虫等咬伤、抓伤或蜇伤等。本章主要介绍机械性因素导致的创伤,高温导致的烧伤,毒蛇及犬咬伤患者的护理。

第一节　创　　伤

创伤(trauma)是指机械性致伤因素作用于人体所造成的组织结构完整性破坏或功能障碍。流行病学调查显示:我国创伤发生率呈上升趋势,主要见于青壮年人群,男性多于女性。

【病因与分类】

(一)按致伤原因分类

锐器可致刺伤、切割伤等;钝性暴力可致挫伤、挫裂伤、挤压伤等;切线方向暴力可导致擦伤、裂伤、撕裂伤等;机械牵拉暴力可致撕脱或脱套伤;子弹、弹片、爆炸片等可致火器伤等;高压高速气浪可致冲击伤。

(二)按受伤部位分类

可分为颅脑伤、颌面部伤、颈部伤、胸(背)部伤、腹(腰)部伤、骨盆伤、脊柱和脊髓伤及四肢伤等。

(三)按皮肤、黏膜完整性分类

1. 闭合性损伤(closed injury)　伤后皮肤、黏膜保持完整者称闭合性损伤。常见有以下几种:

(1)挫伤(contusion):指钝器或重物打击所引起的皮下浅表软组织损伤。皮下组织破裂、出血,可引起疼痛、青紫、血肿、肿胀、功能障碍等。

(2)扭伤(sprain):指关节过度屈伸、旋转或牵拉所造成的关节囊、韧带、肌腱的损伤或完全撕裂。多发生于肩、肘、腕腰、髋、踝等关节,局部可出现肿胀、疼痛、活动受限等。

(3)挤压伤(crush injury):指人体四肢、躯干肌肉丰富的部位受重物长时间挤压造成肌肉组织缺血坏死,继而引起肌红蛋白血症、肌红蛋白尿、高钾血症和急性肾衰竭为特点的全身反应,称为挤压综合征(crush syndrome)。当压力解除后可出现广泛出血、血栓形成、组织坏死和严重的全身炎症反应。

(4)震荡伤(concussion):也称冲击伤。多指爆炸产生的冲击波形成高压及高速气流所造成的胸腔、腹腔内脏器官及耳鼓膜的损伤。其特点是伤情外轻内重,发展迅速,常发生多部位或多脏器损伤。

2. 开放性损伤(open injury)　伤后皮肤、黏膜破损者称开放性损伤。常见以下几种:

(1)擦伤(abrasion):指皮肤受到物体机械摩擦而发生的表皮破损。伤处可有出血、擦痕、液体渗出及表皮脱落。

(2)切割伤(incised wound):指皮肤、皮下组织或深层组织受到刀片、铁片、玻璃片等锐器划割而发生的损伤。伤口比较整齐、裂开小、出血多,严重者可切断肌肉及肌腱等组织。

(3)刺伤(pricking wound):指尖锐的物品刺入人体而引起的损伤。伤口小而深,可深入体腔、内脏,容易引起厌氧菌感染。

(4)裂伤(laceration):指皮肤及深层组织遭受较大的钝性暴力引起断裂。局部组织损伤严重,容易引起组织坏死。

(5)撕脱伤(avulsion):指高速旋转的外力作用于人体造成皮肤、皮下组织甚至筋膜、肌肉、肌腱等剥离性损伤。创面较大,出血多,并伴有剧烈疼痛,易出现休克。

(6)火器伤(firearm wound):指由火药作动力发射或引爆的投射物,如弹丸、弹片等所致的损伤。伤情一般较为严重,易合并局部烧伤、化脓性感染和破伤风。

(四)按伤后病变程度分类

1. 轻度　仅伤及局部软组织,只需局部处理或小手术治疗。

2. 中度　伤及广泛软组织,可伴内脏损伤和四肢骨折等,一般无生命危险,需手术治疗。

3. 重度　组织、脏器损伤极为严重,可危及生命或治愈后可能留有严重残疾。

【病理生理】

在致伤因素的作用下,机体迅速发生局部反应和全身性防御反应,目的是维持内环境的稳定。轻度创伤全身性反应轻微,重度创伤可有明显的全身性反应,且容易出现并发症。

（一）局部反应

由受伤部位组织结构的破坏,细胞的变性坏死,微循环障碍或病原微生物及异物存留所致。表现为局部血管通透性增加,血浆成分外渗、白细胞等趋化因子迅速聚集于伤处以吞噬和清除致病菌和异物,并发生肿胀、发热、疼痛等炎症表现。局部反应的轻重与致伤因素的种类、作用时间、组织损害程度、性质、污染情况及有无异物残留等有关。局部炎症反应一般持续 3~5d;局部伤情严重,渗出多,则炎症反应持续时间延长,组织修复缓慢。

（二）全身反应

是指致伤因素作用于人体后引起的一系列神经 - 内分泌活动增强,由此而引发的各种功能和代谢改变的过程,是一种非特异性应激反应。

1. 神经 - 内分泌系统变化　创伤后因疼痛、精神紧张、有效血容量不足等因素的综合作用,下丘脑 - 垂体 - 肾上腺皮质轴和交感神经 - 肾上腺髓质轴产生大量的儿茶酚胺、抗利尿激素、生长激素、肾上腺皮质激素和胰高血糖素;同时,肾素 - 血管紧张素 - 醛固酮系统被激活,共同调节全身各器官功能和物质代谢,动员机体的代偿能力,对抗致伤因素的损害作用。

2. 代谢变化　创伤后由于神经 - 内分泌系统的作用,机体基础代谢率增高,分解代谢增强,糖、蛋白质、脂肪分解代谢加速,出现高血糖、高乳酸血症,血中游离脂肪酸和酮体增加,尿素氮排出增加,导致负氮平衡;水、电解质代谢紊乱可导致水钠潴留及钾、钙、磷代谢异常等。

3. 免疫系统变化　创伤后可影响机体的免疫系统,导致免疫功能紊乱,抗感染能力降低。

（三）创伤的修复

创伤修复的基本方式是由伤后增生的细胞和细胞间质再生、充填、连接或替代损伤后的缺损组织。理想的修复是完全修复,即组织缺损完全由原来的细胞来修复,恢复原有的结构和功能。由于人体各组织细胞固有的再生能力不同,各种组织创伤后修复情况差别较大,创伤后较常见的修复方式是不完全修复,即组织损伤不能由原来的细胞修复,而是由其他细胞如成纤维细胞等增生替代完成。

1. 组织修复基本过程

（1）局部炎症反应阶段:在创伤后立即发生,伤口先由血凝块充填,随后血浆反应蛋白取代血凝块充填伤口并构成网架,达到止血和封闭伤口目的。此期持续 3~5d。

（2）组织增生和肉芽组织形成阶段:伤口内成纤维细胞、内皮细胞等增殖,分化、迁移,分别合成、分泌胶原纤维等基质和形成新生血管,共同构成肉芽组织。随着胶原纤维的增多,肉芽组织逐渐变为瘢痕组织,充填伤口使其愈合。

（3）组织塑形阶段:主要是胶原纤维交联增加,强度增加;多余的胶原纤维被胶原酶降解;过度丰富的毛细血管网消退,伤口的黏蛋白及水分减少等。

2. 愈合的类型

（1）一期愈合（primary healing）:又称原发愈合。组织修复以原来的细胞为主,修复处仅含少量纤维组织。局部无感染、血肿和坏死组织,创缘整齐,对合良好,愈合顺利,愈合后功能较好。多见于损伤程度轻、范围小、无感染的伤口或创面。

（2）二期愈合（secondary healing）:又称瘢痕愈合。组织修复以纤维组织为主,需周围上皮逐渐覆盖或植皮后才能愈合,愈合时间显著延长,瘢痕明显,愈合后对局部组织结构和功能有不同程度的影响。多见于损伤程度重、范围大、坏死组织多,且常伴有感染或异物存留的伤口。

3. 影响创伤愈合的因素

（1）局部因素:包括局部感染、异物存留、失活组织过多、缺损组织过大、血液循环障碍、治疗方法不当等。

（2）全身性因素：包括高龄、营养不良、维生素缺乏、低蛋白血症、贫血、肥胖、慢性消耗性疾病（如糖尿病、肝硬化、结核、恶性肿瘤等），使用某些药物（如糖皮质激素、细胞毒素类药物）、免疫功能低下（如白血病或艾滋病等）。

【临床表现】

由于创伤的原因、部位和程度不同，其临床表现各不相同，内脏损伤等分别在有关章节叙述，本节仅介绍创伤患者常见的共性表现和并发症。

1. 局部表现

（1）疼痛：疼痛的程度与受伤部位的神经分布、创伤轻重、炎症反应程度等因素有关。疼痛于活动时加剧，制动后减轻，一般在受伤2~3d后可缓解，疼痛持续或加重可能并发感染。

（2）肿胀：因出血、液体渗出所致。常伴有皮肤青紫、瘀斑和血肿。受伤后2~3d肿胀严重，可导致局部和肢体远端血液循环障碍。

（3）功能障碍：由组织结构的破坏、肿胀、疼痛等引起，有定位诊断价值。

（4）伤口或创面：开放性创伤可见。伤口形状、大小、深度不一，有出血、血块或异物等。

2. 全身表现

（1）体温增高：中、重度创伤患者常有发热，一般不超过38.5℃，由创伤性炎症反应所致。如并发感染可致高热，脑损伤可引起中枢性高热，体温可达40℃。

（2）脉搏、呼吸、血压改变：伤后儿茶酚胺释放增多，使心率和脉搏加快；当发生大出血或休克时，可出现血压降低、脉搏细弱；伤及重要脏器时可致呼吸、循环功能衰竭。

（3）其他：可有口渴、尿少、食欲减退、倦怠和失眠等。

3. 并发症　创伤可发生多种并发症，影响组织修复、病情发展和预后。常见的有以下几种：

（1）感染：开放性损伤一般都有污染，如污染严重，处理不及时或不当，加之免疫功能降低易发生感染。闭合性损伤如伤及消化道或呼吸道也容易发生感染。初期为局部感染，重者可迅速扩散，导致全身感染或全身炎症反应综合征。广泛软组织损伤、伤道较深、污染严重并有大量坏死组织存在者，可发生破伤风或气性坏疽。

（2）创伤性休克：创伤后剧烈疼痛、大量失血、失液致血容量减少、组织和器官灌注不足可引起休克。

（3）应激性溃疡：发生率较高，多见于胃、十二指肠。溃疡可为多发性，严重者可发生大出血或穿孔。

（4）多器官功能衰竭：创伤时多伴有组织的严重损伤，存在大量的坏死组织，可造成机体严重而持久的炎性反应，加之休克、免疫功能紊乱、应激及全身因素的作用，容易发生急性肾功能衰竭、急性呼吸窘迫综合征。此外，由于缺血缺氧、炎症介质和细胞因子的作用还可发生心脏和肝脏功能损害。

（5）凝血功能障碍：主要由于凝血物质的消耗、缺乏，抗凝系统活跃，易造成出血倾向。

（6）脂肪栓塞综合征：多见于多发性骨折，主要病变部位是肺，造成肺通气功能障碍甚至呼吸功能不全。

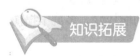
知识拓展

创伤后应激障碍

创伤后应激障碍（post-traumatic stress disorder，PTSD）是指个体经历、目睹或遭遇到一个或多个涉及自身或他人的死亡，或受到死亡的威胁，或严重的受伤，或躯体完整性受到威胁后，所导致的个体延迟出现和持续存在的精神障碍。PTSD一般在精神创伤性事件发生后数天至6个月内发病，病程至少持续1个月以上，可长达数月或数年，个别甚至达数十年之久。

病期在 3 个月之内的称为急性 PTSD；在 3 月以上的称为慢性 PTSD；若症状在创伤事件后至少 6 个月才发生则称为延迟性 PTSD。

PTSD 女性多见，其核心症状有创伤性再体验症状、回避和麻木类症状、警觉性增高症状等。心理治疗是 PTSD 最为有效的方法，包括认知行为治疗、焦虑控制训练、眼动脱敏和再加工以及心理动力学治疗等。

【辅助检查】

1. 实验室检查　血常规检查可判断失血的程度、血液浓缩情况及有无感染；尿常规及血、尿淀粉酶测定有助于判断有无泌尿系统或胰腺损伤；血生化检查有助于了解有无水、电解质及酸碱平衡失调；肾功能测定有助于对肾损伤的判断。

2. 穿刺和导管检查　诊断性穿刺是一种简单、安全的辅助检查方法。胸腔穿刺可明确有无血胸或气胸；腹腔穿刺可证实有无内脏破裂或出血等；导尿检查和膀胱注液试验可了解有无尿道或膀胱损伤；中心静脉压监测有助于判断血容量和心功能。

3. 影像学检查　X 线透视或摄片可确定有无骨折、脱位、金属异物存留和胸、腹腔内有无气体等；CT 和 MRI 检查可诊断颅脑损伤和某些腹部实质脏器及腹膜后的损伤；B 型超声检查可明确有无肝、脾、肾等实质性脏器损伤和腔内积液等。

【现场救护】

现场救护的目的是抢救生命，因此，应争分夺秒、判断准确、反应敏捷、动作迅速，医护通力合作。应迅速评估伤员伤情，优先解除危及生命的紧急情况，如呼吸循环骤停、窒息、大出血、张力性或开放性气胸、休克等，在伤情得到基本控制后，再进行其他后续处理，为转送或后续确定性治疗创造条件。

1. 心肺复苏　一经确诊为呼吸循环骤停，应立即采取胸外心脏按压及口对口人工呼吸。

2. 保持呼吸道通畅　立即解开患者的衣领，清除口腔内异物及气管内分泌物；必要时置口咽通气导管、用粗针头做环甲膜穿刺或行气管插管、气管切开等。

3. 止血、纠正低血容量　采取指压法、加压包扎法或止血带法控制出血。使用止血带时应标注时间，每隔 1h 放松止血带一次，每次放松 2~3min，以恢复远端血运。尽快建立静脉通路，补充血容量，若为腹部及腹部以下出血、骨盆或下肢骨折可使用抗休克裤，能起到抗休克、止血、固定骨折等作用。

4. 包扎伤口　对开放性伤口用无菌敷料或干净布单、衣服等覆盖包扎伤口，防止进一步污染。腹腔内脏脱出时不要轻易回纳以防污染腹腔，应先用合适的容器保护伤口后再行包扎。脑组织外露时可用纱布卷垫高伤口周围，再行头部包扎。骨端外露时不要轻易还纳或复位，以免将细菌带入伤口深部引起深部感染。开放性气胸应迅速用无菌敷料或干净的布单、衣物等封堵伤口。

5. 固定和制动　骨关节损伤必须固定以减轻疼痛，避免骨折端损伤血管和神经，并有利于防治休克和安全转送。较重的软组织损伤局部应固定制动。四肢骨折可利用夹板或就地取材进行固定；颈椎骨折者可用沙袋或衣物进行头颈部固定；脊椎骨折者应维持脊柱伸直位，用硬板搬运。对可疑骨折者应按骨折固定。

6. 处理气胸　张力性气胸应在患侧锁骨中线第 2 肋间穿刺排气；开放性气胸应封堵伤口行胸腔闭式引流术。

7. 安全转送　经上述初步处理后，再安全平稳地转送患者。转送途中应继续采取保暖、止痛、止血、给氧、补液等措施，以保持病情稳定，预防休克的发生；密切观察病情变化，一旦出现异常情况，立即进行处理。

【处理原则】

1. 维持呼吸和循环功能　保持呼吸道通畅，必要时行气管插管或气管切开，给氧；伤后初期冷敷，48h 后热敷或红外线照射；血肿较大或关节腔内积血较多时，可穿刺抽出积血再加压包扎，控制出血。

出血较多者尽早输液、输血或应用血管活性药物等,防治休克。

2. 镇静、止痛   骨折、关节脱位及严重软组织创伤,应予以固定和制动,避免不必要的搬动,以减轻疼痛。疼痛严重和烦躁不安者给予镇静、止痛药物,但在对诊断未明确时禁止使用吗啡类镇痛药物。单纯软组织损伤者予以局部制动、患肢抬高可减轻疼痛;合并骨折、关节脱位者需进行手法或手术复位、固定。

3. 预防感染   根据伤情给予有效的抗生素。开放性损伤及时进行清创,常规注射破伤风抗毒素1 500U,伤口污染严重时剂量可加倍。

4. 支持治疗   给予营养支持,保护重要脏器的功能,维持水、电解质和酸碱平衡。

5. 防治并发症   包括局部和全身并发症,主要有感染、创伤性休克、器官功能衰竭、脂肪栓塞综合征、凝血功能障碍等。

6. 手术治疗   合并重要脏器、血管、神经、肌腱等损伤者应手术探查和修复处理。开放性伤口手术清创。

【护理评估】

1. 健康史   向伤者、家属、目击者和现场救护人员了解受伤经过、受伤后的表现、现场救治情况、转送途中的处理及病情变化等。此外,了解伤前是否饮酒、以往有无高血压、糖尿病、肝硬化、慢性尿毒症、血液病等病史;有无服用长期糖皮质激素类、细胞毒性类药物等;有无药物过敏史。

2. 身体状况   了解受伤的部位,疼痛和功能障碍的程度。检查受伤局部有无青紫、瘀斑、血肿、伤口、出血、压痛及功能障碍等;注意伤口的位置、形状、大小、深度及有无污染、外露组织、异物存留等情况;有无合并伤,如骨折或其他器官损伤等。观察有无生命体征、意识、瞳孔、尿量等改变,有无休克及其他并发症的表现。

3. 辅助检查   了解血常规、尿常规、血生化等检查结果有无异常;穿刺和导管检查有无阳性发现;影像学检查有无异常发现。

4. 心理、社会状况   了解患者和亲属对创伤的诊断性检查、治疗方法、护理措施及康复知识的知晓程度;观察有无因突发创伤而引起的恐惧、焦虑;了解患者和家属对急性事件的应对能力,对创伤可能引起肢体功能障碍、形体改变的承受能力;了解家庭、社会对患者的支持情况。

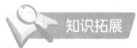

知识拓展

创伤患者评估的注意事项

创伤患者评估时应注意以下事项:①发现危重情况如窒息、大出血等,必须先立即抢救,不可为了检查而贻误抢救时机。②评估步骤尽量简洁,询问病史和体格检查可同步进行。体检时动作要谨慎、轻巧,以免加重损伤。③重视症状明显部位,同时应仔细寻找比较隐蔽的损伤,如有肋骨骨折可能合并肝脾破裂。④多位患者同时就诊时,不可忽视异常安静的患者,因其可能有窒息、休克或昏迷等严重情况。⑤对难以诊断的患者,应在对症处理同时密切观察病情变化,采取必要的辅助检查措施,及早明确诊断。

【护理诊断/问题】

1. 急性疼痛   与局部受伤及创伤性炎症反应有关。

2. 焦虑   与创伤的刺激、对预后的担心及经济拮据等有关。

3. 体液不足   与创伤后失血、失液有关。

4. 生活自理缺陷   与伤后躯体活动障碍、治疗限制等有关。

5. 潜在并发症:感染、创伤性休克、应激性溃疡等。

【护理目标】

1. 患者疼痛逐渐减轻至消失。

2. 患者焦虑程度减轻或消失。

3. 患者体液得到及时的补充,生命体征平稳。

4. 患者对提供的生活照顾满意,并逐渐完成部分或全部自理。

5. 潜在并发症能被及时发现,并得到及时处理。

【护理措施】

1. 安置合适卧位　血压降低或不稳者取平卧位或仰卧中凹位。血压正常且稳定者根据受伤的部位安置卧位,如颅脑损伤取床头抬高 15°~30° 卧位,胸、腹部损伤取半卧位,肢体损伤安置伤肢抬高位,脊椎损伤取平卧位,伴昏迷者采用侧卧位或侧俯位等,病情稳定后指导患者进行功能锻炼。

2. 氧气吸入　保持呼吸道通畅,给氧,根据病情调节给氧浓度和氧流量;有气管插管或气管切开者做好相应护理。

3. 防治休克　对严重创伤患者应迅速建立 2~3 条静脉通路,遵医嘱快速输液、输血、应用血管活性药物等,防治休克。

4. 减轻疼痛　肢体创伤者应协助患者维持有效固定和制动,避免因活动而加重疼痛。疼痛严重者遵医嘱应用镇静止痛剂,同时注意观察止痛效果和药物的不良反应。

5. 防治感染　严格执行无菌操作,遵医嘱使用抗生素和破伤风抗毒素。

6. 营养支持　提供高蛋白、高维生素、高热量、易消化饮食,鼓励患者多饮水,对摄入不足者遵医嘱静脉补液;严重营养不良者遵医嘱行肠内或肠外营养,必要时输注血浆、人血白蛋白或全血等。

7. 观察病情　①严密观察全身情况及局部症状,判断病情是否趋于好转并稳定。若出现烦躁不安、面色苍白、脉率增快、血压下降、手足冰凉等应考虑创伤性或失血性休克;若有尿量减少、尿比重下降、肌红蛋白尿、氮质血症等应警惕急性肾衰竭;若有呼吸急促、呼吸困难进行性加重、发绀,氧疗后无明显改善,应怀疑急性呼吸窘迫综合征。②观察肢端感觉、运动、肿胀、皮肤颜色和温度及动脉搏动情况,若有异常应及时协助处理。③观察有无感染征象;观察伤口引流情况,一般术后 24~48h 拔除伤口内引流物。

8. 心理护理　针对患者的心理状况,满足其的心理需求,提供心理护理和社会支持,有助于减轻焦虑和恐惧,帮助其树立康复信心。

9. 健康指导　恢复期的患者加强功能锻炼,以预防伤部或伤肢功能障碍;告知患者定期到医院复诊,以了解创伤恢复的情况。

【护理评价】

1. 患者疼痛是否减轻或消失。

2. 患者焦虑是否获得减轻或消失。

3. 患者体液不足是否得到及时补充,并保持生命体征平稳。

4. 患者对提供的生活照顾是否满意,能否逐渐完成部分或全部生活自理。

5. 潜在并发症是否被及时发现,并得到有效处理。

第二节　烧　伤

烧伤(burn)是指由热力所引起的组织损伤的统称,包括热(火焰、热液、蒸汽、热固体)、光(紫外线)、化学腐蚀剂(强酸、强碱、磷)、放射线、电(电流、电弧)等所致的损伤。因光、化学物质、电等所致的损伤特性不同,所以通常烧伤指因火焰、热液、蒸汽、热固体等所致的烧伤。严重烧伤可致残,甚至危及生命。

【病理生理】

1. 局部变化　烧伤后皮肤立即出现三个区带的病理学损伤。

(1) 坏死带:最表面的皮肤组织由于受直接热源损伤而发生坏死,称坏死带。

(2) 淤滞带:坏死带下层的皮肤组织受间接热损伤,毛细血管及小静脉扩张,管腔内堆积大量溶解的红细胞,血管内皮细胞肿胀、排列松散,引发血液淤滞和组织变性,处于濒死状态,称淤滞带。

(3) 充血带:淤滞带下层的皮肤组织由于局部热损伤和自身化学物质的损伤而产生炎性反应,毛细血管及小动脉扩张充盈,称为充血带。

此外,烧伤后局部及邻近组织毛细血管通透性增高,血浆样液体渗至细胞间、皮层间或体外,形成水肿、水疱或创面渗液,造成体液减少,水、电解质及酸碱失衡,血液浓缩,血容量不足而导致休克。深度烧伤可致皮肤脱水、凝固、甚至炭化形成焦痂。

2. 全身变化　较大面积烧伤引起全身性反应。伤后机体反应性释放出的多种因子,如应激性激素、炎性介质、多种酶、细胞分解代谢产物等所致。主要表现为血容量减少、红细胞丢失、负氮平衡、免疫功能降低等,从而诱发休克、肺部感染、急性呼吸衰竭、急性肾衰竭、烧伤脓毒症、应激性溃疡等并发症,使病情恶化。

【临床分期】

根据烧伤的病理生理特点,病程大致分为 3 期,各期之间常互相重叠、相互影响。分期的目的是为了突出不同时期临床治疗和护理的重点。

1. 急性渗出期　大面积烧伤,由于大量体液渗出可引起低血容量性休克。体液渗出自伤后数分钟开始,2~3h 最快,8h 达到高峰,随后逐渐减缓,48h 后趋于稳定并开始回吸收。因此,烧伤后 48h 内最容易出现低血容量性休克,临床上称其为休克期。

2. 感染期　烧伤后皮肤生理屏障被损坏,创面的坏死组织和富含蛋白质的渗出液成为致病菌的培养基;深度烧伤区的周围因血栓形成阻塞血管导致局部组织缺血和代谢障碍,使白细胞、抗体和抗生素等难以到达创面,不利于控制细菌的繁殖和生长;严重烧伤后的应激反应使机体的免疫功能降低,对致病菌的易感性增加。烧伤面积越大、深度越深、程度越严重,感染的机会也越多、程度也越重,并且感染的威胁将持续至创面完全愈合。

此外,深度烧伤形成的凝固性坏死和焦痂,在伤后 2~3 周即进入组织溶解期,细菌也极易侵入机体引起感染,此期为烧伤并发全身性感染的又一高峰期。若创面处理不当或患者抵抗力极低,大量致病菌可侵入创面邻近组织引起侵入性感染,痂下组织的细菌量增多,可形成烧伤创面脓毒症。

3. 修复期　烧伤后在炎症反应的同时,组织修复也已开始。创面的修复期与感染期并行发展,创面的修复与烧伤的深度、面积及感染的程度密切相关。Ⅰ度和浅Ⅱ度烧伤多能自行修复;深Ⅱ度烧伤靠残存的上皮岛融合修复;Ⅲ度烧伤靠皮肤移植修复,可留有瘢痕,导致无汗、感觉丧失、畸形及关节功能障碍等。

【临床表现】

(一) 烧伤面积估计

烧伤面积通常以占体表面积的百分率进行估计。目前常采用的是中国新九分法和手掌法。

1. 中国新九分法　适用于大面积烧伤估计。即将全身体表面积划分为 11 个 9% 等分和 1 个 1%。其中头颈部:1×9%;双上肢:2×9%;躯干:3×9%;双下肢:5×9%+1%,共 11 个 9% 加 1%(图 9-1)。

儿童头较大、下肢短,可按下列公式计算:头颈部面积:9%+(12-年龄)%;双下肢面积:46%-(12-年龄)%(表 9-1)。

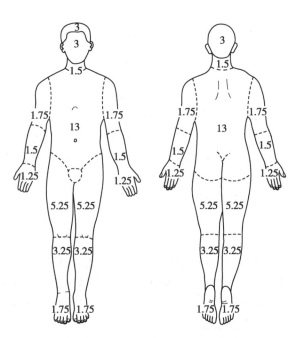

图 9-1　中国新九分法各部位体表面积的估计(成人)

表 9-1　中国新九分法各部位体表面积估计

部位		占成人体表面积(%)		占小儿体表面积(%)
头部	发部	3	9×1	9+(12-年龄)
	面部	3		
	颈部	3		
双上肢	双手	5	9×2	9×2
	双前臂	6		
	双上臂	7		
躯干	躯干前	13	9×3	9×3
	躯干后	13		
	会阴	1		
双下肢	双臀	5	9×5+1	9×5+1-(12-年龄)
	双大腿	21		
	双小腿	13		
	双足	7		

注:成年女性双臀和双足各占 6%。

2. **手掌法**　适用于小面积烧伤的估计。以患者自己的手掌测量,患者五指并拢后一手掌的面积约为体表面积的 1%(图 9-2)。

（二）烧伤深度判断

目前通用三度四分法来描述烧伤深度(图 9-3)。分为Ⅰ度烧伤、Ⅱ度(浅Ⅱ度、深Ⅱ度)、Ⅲ度烧伤。临床常称Ⅰ度和浅Ⅱ度为浅度烧伤;深Ⅱ度和Ⅲ度为深度烧伤。烧伤深度与其表现特点(表 9-2)。

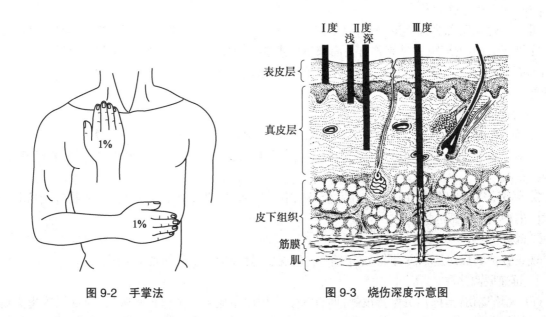

图 9-2　手掌法　　　　　　　　　　　图 9-3　烧伤深度示意图

（三）烧伤程度判断

烧伤的病情程度依据烧伤的面积、深度、并考虑全身情况,如休克、吸入性损伤和复合伤等综合判断。将烧伤程度分为 4 度(表 9-3)。通常情况下,烧伤总面积的计算不包括Ⅰ度烧伤。

表 9-2 烧伤深度及局部表现

深度		组织损伤	临床表现	预后
Ⅰ度(红斑烧伤)		表皮层	皮肤红斑,轻度水肿,干燥,灼痛,无水疱	3~5d 脱屑痊愈
Ⅱ度(水疱烧伤)	浅Ⅱ度	表皮全层及真皮浅层	水疱大小不一,剧痛,疱壁较薄,基底潮红,水肿明显	1~2 周内愈合,无瘢痕,多数有色素沉着
	深Ⅱ度	真皮深层	水疱较小,痛觉迟钝,有拔毛痛,疱壁较厚,基底发白或红白相间,水肿明显	3~4 周愈合,有瘢痕和色素沉着
Ⅲ度(焦痂烧伤)		皮肤全层、皮下组织、肌肉和骨骼	创面无水疱,无弹性,干燥如皮革样或呈蜡白、焦黄甚至炭化,可有树枝状栓塞血管,痛觉消失	3~4 周后焦痂自然脱落,愈合后留有瘢痕或畸形

表 9-3 烧伤程度及判断标准

程度	判断标准
轻度烧伤	Ⅱ度烧伤总面积在 10% 以下
中度烧伤	Ⅱ度烧伤面积在 11%~30%,或Ⅲ度烧伤面积在 10% 以下
重度烧伤	烧伤总面积 31%~50%,或Ⅲ度烧伤面积 11%~20%,或总面积、Ⅲ度烧伤面积虽未达到上述范围,但已发生休克、吸入性损伤或有较重复合伤者
特重烧伤	烧伤总面积在 50% 以上,或Ⅲ度烧伤面积在 20% 以上,或存在较重的吸入性损伤、复合伤等

(四)全身性表现

小面积、浅度烧伤无全身症状;大面积、重度烧伤患者伤后 48h 内易发生低血容量性休克。全身可出现发热、急性脱水、低血容量性休克等,严重者可并发多器官功能障碍综合征等。

(五)吸入性烧伤表现

吸入性烧伤又称为呼吸道烧伤,是指吸入火焰、蒸汽或化学性烟尘、气体等所引起的呼吸系统损伤。多见于大面积烧伤,尤其是伴有头面部烧伤患者。表现特点:①头面部、颈部、口部周围常有深度烧伤创面,鼻毛烧掉,口鼻有黑色分泌物;②有呼吸道刺激症状,咳出炭末样痰,声音嘶哑,呼吸困难;③肺部可闻及哮鸣音;④有些患者可无体表烧伤而死于吸入性窒息。

【辅助检查】

1. 血、尿、粪常规检查 判断有无血液浓缩、贫血、肾功能衰竭及消化道出血等。

2. 血生化检查和动脉血分析 发现有无电解质和酸碱平衡失调、急性肾功能障碍、急性呼吸窘迫综合征等。

3. 细菌培养和药物敏感试验 并发全身感染和局部感染时,做血液及创面分泌物细菌培养,了解致病菌的种类和敏感的抗生素。

【现场救护】

现场救护的目的是尽快消除致伤因素,脱离现场,处理危及生命的紧急情况。

1. 迅速脱离热源

(1)火焰烧伤:指挥伤员保持镇静,如有浓烟应用湿布掩盖口鼻保护呼吸道,应尽快脱离火场;不要用手扑打火焰、奔跑,应就地翻滚或跳入水池灭火;施救者也可将伤员按倒,就近用非易燃材料如棉被、雨衣、毯子、雪或砂土熄灭火焰;凝固汽油弹爆炸时,用雨衣或其他物件遮盖身体,待油滴落下后抛掉遮盖物,离开燃烧区。

(2)化学烧伤:强酸或强碱烧伤应立即用大量清水反复冲洗,尽量缩短强酸、强碱与皮肤接触的时间;沥青烧伤亦迅速用水冲洗冷却;磷及磷的氧化物烧伤用湿布覆盖,创面浸入水中,不要将创面暴露于空气中,以防磷在空气中自燃;禁止创面涂油膏,以免磷溶解后被吸收引起中毒症状;用湿布掩盖口鼻,可防止磷化物吸入呼吸道。

(3) 热液烧伤:可将伤处浸泡于自来水或清洁的河水、井水中,不宜浸泡的部位可用凉水冷敷,持续 30~60min,以取出后不痛或轻痛为止。

2. 抢救生命　优先处理危及生命紧急情况,如心搏骤停、大出血、窒息及其他严重的复合伤等。对伴有吸入性损伤的患者,要保持呼吸道畅通,及时进行气管切开和氧气吸入。

3. 保护创面　用各种现成的敷料做初期包扎,或用清洁的衣物覆盖创面,以保护创面,避免再污染或再损伤。避免用有色药物涂抹创面。

4. 镇静、止痛　安慰受伤者使其情绪稳定;疼痛剧烈者及时给予地西泮、哌替啶等镇静止痛,合并呼吸道烧伤或颅脑损伤者忌用吗啡,以免抑制呼吸。

5. 补充液体　口服淡盐水或烧伤饮料(100ml 液体中含食盐 0.3g、小苏打 0.15g、苯巴比妥 5mg、糖适量)等补充液体。有条件时应及早静脉输液。切忌口服大量白开水或单纯输入大量 5% 葡萄糖溶液,以防形成细胞外液低渗,加重组织水肿。

6. 安全转送　对大面积烧伤者,应先现场抢救、抗休克,待休克基本平稳后再转送,转送途中应维持输液,保持呼吸道通畅,加强病情观察,稳定患者的情绪。

【处理原则】

1. 防治休克　液体疗法是防治烧伤休克的关键措施。

(1) 补液总量:补充创面丢失量和生理需要量。

伤后第一个 24h:每 1% 烧伤面积(Ⅱ度、Ⅲ度)每千克体重应补充电解质溶液和胶体溶液共 1.5ml(儿童 1.8ml,小儿 2.0ml),生理需要量 2 000ml(小儿按千克体重计算);第二个 24h:创面丢失量为第一个 24h 的 1/2,生理需要量不变;第三个 24h:创面丢失量根据情况而定,生理需要量不变。

(2) 液体种类:电解质溶液和胶体溶液的比例,一般为 2∶1,广泛深度烧伤和小儿烧伤应为 1∶1。电解质溶液首选平衡盐溶液、林格液,并适当补充碳酸氢钠溶液;胶体溶液首选血浆,也可使用血浆代用品,但总量不可超过 1 000ml,Ⅲ度烧伤应输注全血。生理需要量选用 5% 或 10% 的葡萄糖溶液。

(3) 补液速度:根据烧伤体液渗出的规律安排补液速度。第一个 24h 的补液总量按三个时段输注,第一个 8h 输入创面丢失量的 1/2,余下的 1/2 在后 16h 平均输入,生理需要量平均输入。第二个 24h 和第三个 24h 的液体总量,24h 平均输入即可。

2. 处理创面　目的是清创、保护创面、减轻疼痛、预防感染、封闭创面和促进愈合。

(1) 初期清创:患者休克控制后,在良好的麻醉和无菌条件下进行清创。先剃除或剪除创面及周围的毛发,修剪指(趾)甲。用肥皂水和清水冲洗创面及周围皮肤,若创面污染较重,可用 1% 苯扎溴铵溶液和大量生理盐水冲洗,然后用碘伏消毒周围皮肤和创面,清理创面异物。浅Ⅱ度创面,小水疱可不做处理,大水疱应用无菌注射器抽出疱液,破损的表皮应剪除。深Ⅱ度、Ⅲ度创面的坏死表皮也应去除,之后根据烧伤的部位、面积、深度及医疗条件等采取包扎疗法或暴露疗法。

(2) 包扎疗法:适用于四肢浅度烧伤、小面积烧伤者或病室条件较差时。清创后用凡士林纱布覆盖创面,再用多层吸水敷料均匀包裹,包扎厚度 3~5cm,包扎范围应超过创面边缘 5cm。

(3) 暴露疗法:适用于头面、臀、会阴烧伤及大面积烧伤或创面严重感染者。将患者暴露在清洁、温暖、干燥的环境中,创面涂 1% 磺胺嘧啶银霜、碘伏等。对躯干环形烧伤的患者,需用翻身床,防止创面持续受压。

(4) 手术疗法:对深度烧伤创面,有条件时应及早实施手术切痂或削痂加植皮术。供皮区条件较好者可用游离皮片移植、皮瓣移植等方法修复严重的皮肤与组织缺损,减轻功能障碍。大面积烧伤者因供皮区面积不足,可采用大张异体皮开洞嵌植自体皮、自体微粒植皮、网状皮片移植等方法,以尽量覆盖创面,减少感染机会,减轻瘢痕挛缩,降低致残率。

3. 防治感染　防治感染是烧伤治疗中的突出问题。感染可为创面感染,也可为全身性感染。导致创面感染的致病菌为铜绿假单胞菌、金黄色葡萄球菌、大肠埃希菌、白色葡萄球菌等,也可发生真菌、克雷伯杆菌、无芽胞厌氧菌感染等。全身性感染可来源于创面感染、肠源性感染及静脉导管感染等。清创前即应及早使用抗生素和破伤风抗毒素,感染症状控制后应及时停用抗生素,避免二重感染。

4. 营养支持　大面积烧伤后分解代谢增强,患者已发生营养不良,故应增加高热量和蛋白质食物的摄入,必要时给予肠内或肠外营养。

5. 防治并发症　大面积烧伤患者可并发急性肾衰竭、急性呼吸窘迫综合征、应激性溃疡等,应采取相应的防治措施。

【护理评估】

1. 健康史　向伤者、家属、目击者和现场救护人员了解烧伤经过、伤后的表现、现场救治情况、转送途中的处理及病情变化等。

2. 身体状况　评估烧伤的部位,烧伤面积、烧伤深度、烧伤程度等。评估烧伤创面的污染情况;有无合并呼吸道烧伤等。观察有无生命体征、意识、瞳孔、尿量等改变,了解有无休克及其他并发症发生。

3. 辅助检查　了解血常规、血细胞比容、尿常规、血生化等检查结果有无异常。

4. 心理、社会状况　了解患者有无因烧伤而引起恐惧、焦虑;了解患者有无因头面部烧伤担心留下瘢痕、身体形象改变而引起的自卑、绝望等负性情绪;评估患者及家属对突发打击的心理承受能力;了解家庭、社会对患者的支持情况。

【护理诊断/问题】

1. 急性疼痛　与皮肤感觉神经末梢受到热力刺激及局部炎症反应有关。

2. 有窒息的危险　与呼吸道烧伤引起水肿、黏膜脱落、胸壁焦痂限制呼吸等有关。

3. 焦虑　与烧伤现场刺激、担心毁容或残疾、治疗费用过高等有关。

4. 营养失调:低于机体需要量　与烧伤后机体处于高分解状态、能量摄入不足有关。

5. 潜在并发症:低血容量性休克、全身性感染、急性肾衰竭等。

【护理措施】

(一)病室要求

病室温度应维持在 28~32℃,相对湿度在 40%~60%;室内备有抢救设备和急救物品;严重烧伤患者应安排单人隔离病室,并严格执行消毒隔离制度,严禁家属探视;进入病室的工作人员应穿戴好口罩、帽子、隔离衣、鞋子等;接触患者创面时要戴无菌手套;患者的用物也应进行无菌处理;病室内空气、地面、台面、物品等也应定时消毒。

(二)休克期的护理

1. 开通静脉通路　迅速建立 2~3 条静脉通路或深静脉穿刺置管,以保证快速输液的顺利进行。

2. 合理安排输液速度和顺序　按照先快后慢、先盐后糖、先晶后胶、液种交替等原则合理安排输液的速度和顺序。

3. 观察补液效果　观察尿量、周围血液循环、意识、血压、脉率、中心静脉压等变化,以判断补液效果。若达到以下指标说明补液合理,休克好转,否则应加快补液速度或增加补液量。①尿量:成人维持 30~40ml/h 以上,儿童 20ml/h,婴儿 1ml/(kg·h);有血红蛋白尿或肌红蛋白尿者,成人应在 50ml/h 以上;②周围血液循环:毛细血管充盈时间正常,手足温暖,口唇和甲床颜色红润,口渴症状消失;③意识:意识清醒、安静;④脉率和血压:成人脉率 120 次/min 以下,收缩压在 90mmHg 以上,脉压在 30mmHg 以上;儿童脉率 140 次/min 以下;⑤中心静脉压:维持在 5~12cmH_2O。

(三)创面的护理

1. 配合早期清创　小面积烧伤,一般在门诊清创后即可离院。大面积烧伤清创前应尽快输液,纠正休克;遵医嘱给予抗生素、注射破伤风抗毒素;注射镇静、止痛药物;准备清创用药液及物品,如 3% 过氧化氢溶液、生理盐水、0.1% 苯扎溴铵溶液、碘伏、1% 磺胺嘧啶银霜、清创包、无菌敷料等。

2. 包扎疗法的护理　①指(趾)包扎时要分开包扎,防止愈合后相互粘连;②包扎松紧度适宜,观察末梢循环情况,若发现肢端发绀、苍白、感觉异常应考虑包扎过紧,应及时予以松解;③将患肢放置于功能位并适当抬高,以利于静脉回流;④保持敷料干燥,若被渗液浸湿、污染或有异味应及时更换;发现创面感染征象时,应改为暴露疗法,同时积极抗感染治疗;⑤夏季应注意预防中暑。

3. 暴露疗法的护理　①环境清洁无菌,控制室温在 28~32℃,湿度在 40% 左右;②头面部创面暴露,随时用无菌吸水敷料或棉签吸净创面渗液;③适当约束肢体,防止无意抓伤;④Ⅱ度烧伤创面可用 1% 磺胺嘧啶银霜或碘伏涂擦,Ⅲ度烧伤创面可用 2% 碘酊涂擦,每日 4~6 次;⑤定时翻身或使用翻身床,交替暴露受压创面(图9-4);⑥密切观察创面情况,注意有无痂下感染;环形焦痂者,还应注意观察呼吸和肢远端血运情况。

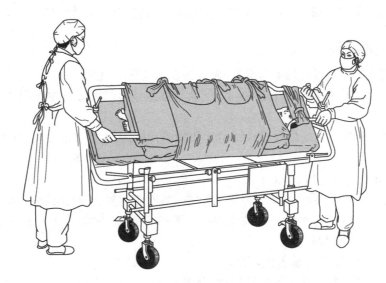

图 9-4　烧伤翻身床使用示意图

4. 切痂皮的护理　切痂皮分为一次性切痂植皮和分次切痂植皮。

(1) 术前护理:做好供皮区的皮肤准备;若移植异体或异种皮,应备好皮源;必要时做好交叉配血试验、备血。

(2) 术后护理:除手术后一般护理措施外,应重点做好受皮区和供皮区护理。①局部制动:受皮区与供皮区均应制动,以免受皮区皮瓣移动影响存活,或供皮区活动过多影响伤口愈合;②抬高患肢:若受皮区与供皮区位于肢体,肢体应抬高,以促进静脉回流;③更换敷料:一般受皮区于术后 5d 打开敷料,观察移植皮瓣有无血运障碍、继发出血或感染征象等;供皮区若无特殊情况 2 周可自行愈合,期间无须换药。若受皮区渗液较多,应打开敷料,用红外线灯烤照,以利于创面干燥。受皮或供皮区若有感染征象,应定时更换敷料。

5. 感染创面的护理　感染不仅影响创面愈合,还可导致脓毒血症和其他并发症。主要护理措施包括换药、通畅引流、清除坏死组织,可选用湿敷、暴露或半暴露、浸浴疗法。浸浴疗法是将全身或局部创面浸入含有一定浓度消毒液的温水(40℃左右)中,用以清洁创面,减少创面的细菌与毒素,促进坏死组织软化、分离,引流痂下脓液,达到治疗目的。适用于大面积烧伤脱痂期间创面伴有感染者。浸浴容器可根据创面大小选用无菌面盆、浸浴槽等。每次浸浴 30min 左右,使用次数和间隔时间依烧伤创面情况而定。

6. 特殊部位烧伤护理

(1) 吸入性损伤:热力及化学性烟尘等侵及呼吸道可引起气管、支气管黏膜充血、水肿,严重者可影响通气功能,出现低氧血症及二氧化碳潴留,甚至短时间内发生窒息。①床旁准备气管切开包、吸痰器、气管镜等;②吸氧;③鼓励患者深呼吸和有效咳嗽,定时翻身、叩背,必要时雾化吸入、吸痰;④若发现呼吸困难,分泌物不能有效排出,应行气管切开,并做好相关护理;⑤伤后 5~7d 气管壁的坏死组织开始脱落,应密切观察和及时处理,以防引起窒息。

(2) 头面颈部烧伤:头面部血管丰富、组织疏松,烧伤后易出现明显水肿、五官分泌物增多等,也常合并吸入性损伤,多采用暴露疗法。应安置半卧位,必要时给予相应处理。①保持眼、耳、鼻清洁,及时用棉签拭去分泌物;②双眼使用抗生素眼膏或眼药水,防止角膜干燥而发生溃疡;③保护耳郭,避免患侧卧位,防止耳郭受压发生软骨炎;④定时清洁口腔,用复方硼酸液等漱口或给予口腔护理,预防口腔黏膜溃疡及感染。

(3) 会阴部烧伤:创面易被大小便污染,感染概率相对较高。会阴区多采用暴露疗法。①将大腿外展,充分暴露创面;②及时清除分泌物,保持创面清洁、干燥,防止粘连;③便后用生理盐水或 0.1% 苯扎溴铵溶液清洗肛门、会阴部,防止大、小便污染创面;④每晚会阴部清洁消毒 1 次,预防尿路及会阴部感染。

(四) 全身性感染的护理

1. 观察病情变化　若患者出现下列情况,应考虑发生全身性感染。

(1) 体温变化:可表现为体温骤升至 40~42℃,常伴寒战或体温骤降至 36℃ 以下,见于革兰氏阴性杆菌感染。

(2) 意识的改变:早期可出现烦躁、谵语、幻觉和躁动,以后表现为表情淡漠、神志恍惚、定向障碍,甚至昏迷。

(3) 心率加快:成人常在 140 次 /min 以上。

(4) 呼吸急促:早期呼吸快而浅,呼吸音粗可为呼气性呼吸困难,后期出现张口呼吸、点头呼吸等。

(5) 创面变化:可出现创面水肿、分泌物增多、色泽灰暗、创缘下陷、上皮生长停滞,有点状出血或坏死斑,干燥焦痂变为潮湿、腐烂等。

(6) 实验室检查:白细胞计数骤升或骤降。

2. 应用抗生素　遵医嘱给予有效的抗生素,观察治疗效果及药物不良反应,定期取创面分泌物做细菌培养和药物敏感试验,以便调整用药。

3. 正确处理创面　根据创面情况,按时换药,并选择局部用药。

4. 消毒隔离　采取必要的消毒隔离措施,防止交叉感染。

5. 支持疗法　遵医嘱给予输液、营养支持,必要时输血浆、人血白蛋白、免疫球蛋白、新鲜全血等,以维持水、电解质和酸碱平衡,提高机体免疫力及修复能力。

6. 营养支持护理　烧伤患者代谢率高出正常人 2 倍以上,应给予高热量、高蛋白、高维生素饮食;经口摄入不足者,遵医嘱给予肠内或肠外营养支持。

(五) 并发症的观察和护理

1. 急性肾功能衰竭　若发现患者有肌红蛋白或血红蛋白尿应遵医嘱输入 5% 碳酸氢钠以碱化尿液,防止肾小管阻塞出现急性肾衰竭。若患者出现少尿,尿比重降低,血肌酐尿素氮和血钾等升高,提示可能发生了急性肾衰竭,应遵医嘱控制补液量,纠正水、电解质和酸碱平衡失调等。

2. 急性呼吸窘迫综合征　若发现患者呼吸急促、呼吸困难进行性加重、发绀,给予氧疗无改善,提示并发急性呼吸窘迫综合征,应做好气管切开和机械通气准备,并遵医嘱给予抗生素、糖皮质激素等其他处理。

3. 应激性溃疡　对严重烧伤患者遵医嘱给予西咪替丁等静脉滴注,若患者呕吐咖啡样物、呕血、排出柏油样大便、胃肠减压引出咖啡样液体或新鲜血液等,提示可能发生了应激性溃疡,应遵医嘱给予雷尼替丁、奥美拉唑、生长抑素等静脉滴注,以抑制胃酸分泌,保护胃黏膜,防止病情加重,并给予维生素 K_1 和氨甲苯酸等止血药物。

(六) 心理护理

多与患者交谈,注意沟通技巧,避免语言、眼神、行为等无意中对患者造成伤害。鼓励患者说出最关心的问题和对护理的需求,针对具体情况,采取有针对性的护理措施。对丧失治疗信心者,列举成功的病例,鼓励患者树立信心和勇气;对面容受损或肢体残损者,应鼓励其面对现实,还应动员亲朋好友对患者进行安慰和劝导,邀请其参与社交活动,以减轻患者的心理压力,促进康复。

（七）健康教育

指导恢复期患者坚持功能锻炼,尤其是作业锻炼,以最大限度恢复机体的生理功能,对因瘢痕挛缩造成毁容、功能障碍的患者,应指导其在合适的时间接受整形手术。

第三节 咬 伤

自然界咬或蜇人致伤的动物有犬、猫、蛇、蜂、蝎、蜈蚣等,利用其牙、爪、角、刺等攻击人体可造成软组织撕裂、挫压、毁损,甚至伤及骨、关节及内脏等。在咬、蜇伤的同时还将口腔唾液、爪甲及环境中的微生物带入伤口,可引起化脓性感染、狂犬病、破伤风、气性坏疽等。此外,狂犬、毒蛇咬伤、足节动物蜇伤的同时常注入毒素,可引起人体中毒甚至死亡。本节只讲解最常见的两种咬伤,即毒蛇咬伤和犬咬伤。

一、毒蛇咬伤

毒蛇咬伤(snake bite)是我国南方农村和山区的常见生物性损伤。我国大约有毒蛇 50 余种,以眼镜蛇、五步蛇、金环蛇、银环蛇、蝰蛇、蝮蛇等比较多见。毒蛇的头多呈三角形,颈部较细,尾部粗短,色斑鲜艳;毒蛇有一对毒牙,与毒腺排毒导管相通。毒蛇咬伤留下一对较深齿痕,蛇毒注入体内,引起严重的全身中毒。

【病因与病理】

蛇毒是含有多种毒性蛋白质、溶组织酶以及多肽的复合物。按照其毒性可分为以下 3 种:

1. 神经毒素 以金环蛇、银环蛇、海蛇等为代表,对中枢神经和神经肌肉节点有选择性的抑制作用,使呼吸肌麻痹和其他肌肉瘫痪。

2. 血液毒素 以竹叶青蛇、五步蛇等为代表,对血细胞、血管内皮细胞及心肌、肾组织有严重破坏作用,引起出血、溶血、休克甚至心力衰竭和肾衰竭等。

3. 混合毒素 以眼镜蛇、蝮蛇、眼镜王蛇为代表,兼有神经毒素、血液毒素两种致病作用。

【临床表现】

临床表现与毒蛇种类、蛇毒吸收量及患者的年龄、健康状况等有关,儿童、年老、体弱瘦小者表现较严重。

1. 神经毒素中毒 为头晕、嗜睡、语言不清、视力模糊、眼睑下垂、四肢麻木、软弱、乏力、吞咽困难、呼吸困难等,最后呼吸停止和循环衰竭。局部伤口麻木感或痒感,肿胀和疼痛较轻,常不引起注意。

2. 血液毒素中毒 伤口剧痛,随即肿胀并迅速向近端扩散,伤口内渗出血性液体;有皮下大片瘀斑,皮肤水疱或血疱,甚至全身广泛出血,如眼结膜下出血、鼻出血、呕血、便血、咯血、尿血等,并可引起畏寒、发热、心律失常、谵妄等,严重者出现休克、心力衰竭、肝性脑病、急性肾衰竭等。

3. 混合毒素中毒 兼有神经毒素和血液毒素中毒的症状,伤口表现类似血液毒素中毒,全身表现类似神经毒素中毒。

【辅助检查】

毒蛇咬伤根据受伤史和典型临床表现即可作出判断,无须辅助检查。但必要时可进行尿常规、肝功能、肾功能、凝血功能等检查,以了解咬伤后身体的功能状况。

【处理原则】

1. 阻止毒素吸收

(1)绑扎:被毒蛇咬伤后,不能奔跑,立即将患肢置于低处,减少活动。用布条、手巾、绷带、草绳等在伤肢近侧 5~10cm 处或伤肢根部予以绑扎,以阻断淋巴和静脉的回流,达到阻止蛇毒吸收的目的。每隔 15~30min 将缚扎带放松 1~2min,以免造成肢体受损。待伤口得到彻底处理或服用蛇药后 3~4h 松开绑扎。

(2) 冰敷:有条件时在绑扎的同时用冰块敷于伤肢,使血管和淋巴管收缩,减慢蛇毒吸收。也可将伤肢浸入 4~7℃冷水中,3~4h 后改为冰袋冷敷,持续 24~36h。局部降温时,应注意全身保暖。

2. 促进毒素排出　用大量清水冲洗伤口,将残余蛇毒排出,若有残留毒牙应拔除,最好用 3% 过氧化氢溶液或 1:5 000 高锰酸钾溶液冲洗,可直接破坏蛇毒。伤口冲洗后用锐器在咬痕处挑开扩大伤口,使毒素经伤口排出,并用手自近心端向伤口处反复推挤,采用伤口排毒措施;若口腔黏膜无破损可用嘴吸伤口,也可用吸奶器或拔火罐;若周围肿胀可用尖刀多处刺破皮肤,以增加引流,但血液毒素类毒蛇咬伤者禁忌多处切开,以防出血不止。经过上述处理后,尽快将患者送至医院进行清创术等后续治疗。

3. 抑制和破坏毒素　给予抗蛇毒药物内服和外敷、抗蛇毒血清注射等,有较好的解毒作用。将胰蛋白酶注射于伤口周围或环形阻滞于肿胀上方,可起到分解蛇毒的作用。

4. 全身支持疗法　血压降低者给予输液,必要时输血;呼吸困难、缺氧者及时给氧,使用呼吸兴奋剂;给予肾上腺糖皮质激素,能提高机体对蛇毒的耐受性。

5. 预防感染　使用抗生素和 TAT,以预防化脓菌和厌氧菌感染。

6. 预防并发症　采取积极措施预防休克及心、肺、肝、肾等功能损害。

【护理措施】

1. 心理护理　关注患者和家属的心理反应,给予安慰和鼓励,并介绍治疗成功的病例和经验,树立信心,积极配合治疗和护理。

2. 伤口护理　伤肢保持下垂,以减少毒素的吸收;对多处切开扩创引流的伤口,可用高渗盐水或 1:5 000 高锰酸钾溶液多层纱布湿敷,有利于引流毒液和减轻肿胀,纱布需保持湿润,血污较多时要及时更换。

3. 应用抗蛇毒血清和抗生素　遵医嘱给予蛇伤药口服、外敷或注射;给予抗蛇毒血清和破伤风抗毒素注射,注射前需做过敏试验;给予抗生素以预防感染。

4. 支持疗法　给予高热量、高蛋白、高维生素饮食,指导患者多饮水。给予足够热量及维生素 B、维生素 C,必要时输注新鲜血液,以增强机体抵抗力。因蛇毒对心、肾的毒性较大,不但不宜大量快速静脉输液,而且在补液过程中应注意心、肺情况,以防补液过量引起心衰和肺水肿。

5. 观察和处理并发症　进行心电和血氧饱和度监测,密切观察意识、血压、脉搏、呼吸和尿量变化,注意有无中毒性休克表现。在血容量正常情况下,若蛇咬伤后 8h 仍未排尿,应考虑急性肾衰的发生,及早遵医嘱应用甘露醇利尿、碱性溶液等。若出现呼吸困难、发绀时,应警惕呼吸衰竭,需及时给氧,遵医嘱使用呼吸兴奋剂,并准备好气管插管及呼吸机,必要时紧急气管插管及应用呼吸机。若出现呕血、便血或血尿,提示内脏出血,应遵医嘱应用止血剂,如出血过多应予输血。

6. 健康教育

(1) 在野外工作或旅行时,应随身携带蛇伤药;最好穿长裤、长靴或用厚帆布绑腿,草木丛生处应用木杆等拨开枝叶赶走毒蛇,夜间要携带照明工具,防止踩到毒蛇被咬伤。选择宿营地时,要避开草丛、石缝、树丛、竹林等阴暗潮湿的地方,晚上在帐篷周围点燃火焰。

(2) 一旦被蛇咬伤,切忌慌乱奔跑,立即口服蛇药。立即在伤口上方 5~10cm 处用鞋带、细绳等缚扎肢体,保持肢体处于下垂位置,减少活动,以减少毒素的吸收。随后采用伤口排毒措施,尽快将患者转入医院进行清创术等后续治疗。

二、犬咬伤

犬咬伤(dog bite)随着家养宠物增多,犬咬伤的发生率不断增加。一般的犬咬伤,有伤口出血、疼痛等表现,可引发化脓性感染及特异性感染,其损伤性质、处理原则、护理措施等同一般创伤。狂犬咬伤后,因狂犬唾液中携带的狂犬病毒,可经口进入人体引起一种以侵犯神经系统为主,以恐水为临床特征的急性传染性疾病,称为狂犬病,又名恐水症(hydrophobia)。被犬咬伤后狂犬病的发病率为15%~20%,一旦发病,死亡率近乎100%。

【病因与病理】

狂犬病是人畜共患急性传染病,病原体是狂犬病毒,传染动物主要是病犬。狂犬病毒主要存在于病犬的脑组织及脊髓中,其唾液腺和唾液中也含有大量病毒,并随唾液向体外排出,狂犬病毒对神经组织具有强大的亲和力。当被病犬咬、抓、舔等,狂犬病毒均可由唾液腺经伤口途径进入人体,可在伤口及附近的组织细胞内停留1~2周,并生长繁殖,若未被迅速灭活,则沿周围传入神经上行至中枢神经系统引起发病。

【临床表现】

感染病毒者是否发病与潜伏期的长短、咬伤部位、入侵病毒的数量、毒力及机体的抵抗力等有关。潜伏期长短不一,一般为10d至数月,甚至长达1年,多数1~3个月。咬伤越深、部位越接近头面部,其潜伏期越短、发病率越高。典型的临床表现分为3期:

1. 前驱期　一般持续1~4d。大多数患者有发热、头痛、乏力、食欲缺乏、恶心、周身不适等症状。对痛、声、风、光等刺激反应敏感,并有咽喉紧缩感。50%~80%的患者伤口及其附近有麻木、发痒、刺痛或虫爬感、蚁走感,是由于病毒繁殖刺激周围神经元所致。

2. 兴奋期或痉挛期　一般持续1~3d。表现为极度恐惧、烦躁、恐水、怕风;由于自主神经功能亢进,出现大汗、流涎、高热、体温达40℃以上,心率快、血压升高、瞳孔扩大;随后可有精神失常、定向力障碍、幻觉、谵妄等。病程进展很快,多在发作中死于呼吸或循环衰竭。

3. 麻痹期　一般为6~18h。痉挛减少或停止,患者逐渐安静,出现弛缓性瘫痪,尤以肢体软瘫为多见。眼肌、颜面肌及咀嚼肌亦可受累。呼吸变慢及节律不整,心搏微弱,神志不清,最终因呼吸麻痹和循环衰竭而死亡。

【处理原则】

目前尚无有效治疗方法。正确处理伤口、注射狂犬病疫苗,预防狂犬病的发生,是降低死亡率的关键。一旦发生,给予对症治疗,减轻患者痛苦。

1. 彻底清创　若伤口较浅用2%碘酊、70%乙醇消毒后包扎即可。否则,立即行清创术,用大量生理盐水、0.1%苯扎溴铵、3%过氧化氢溶液反复冲洗伤口,用2%碘酊和70%乙醇反复擦洗伤口。必要时扩大伤口,并用力挤压周围组织,将伤口上沾染的犬唾液及伤口内的血液冲洗干净,伤口不予缝合,以利引流。若病毒在尚未固定于神经组织之前即被彻底清洗掉,可防止狂犬病发生,至少可延缓发病(延长潜伏期),以便疫苗能够充分发挥作用。若咬伤时间较长或伤口已经结痂,也必须按上述方法处理伤口。

2. 免疫治疗　一般于被咬伤当日及咬伤后3d、7d、14d、28d各注射狂犬病疫苗1剂,共5剂,成人、儿童用量相同。严重咬伤如头、面、颈、手指、多部位咬伤者,应在上述方法的基础上,于咬伤当日、3d各增加1剂,并于当日用抗狂犬病毒血清或狂犬病免疫球蛋白做咬伤局部浸润注射。若曾接受过主动免疫,则在咬伤当日及伤后3d各注射狂犬病疫苗1剂即可。

3. 预防感染　常规给予抗生素和破伤风抗毒素注射,以预防感染。

4. 补液和营养支持　发作期因患者不能饮水、多汗,常出现脱水,应静脉补液维持体液平衡。根据需要给予肠内或肠外营养支持。

5. 对症处理　痉挛发作给予镇静解痉药物;呼吸困难或分泌物不能排出者行气管切开;体温过高时给予降温处理。

【护理措施】

1. 预防和控制痉挛　安置患者住单人房间,保持病室和周围环境安静,避免光、音响、气流、水声等刺激,护理操作应在给予镇静剂后集中进行,以防反复刺激导致痉挛发作;痉挛或狂躁发作时,遵医嘱给予苯巴比妥钠、氯丙嗪、地西泮等药物镇静解痉。

2. 保持呼吸道通畅　气道分泌物过多时,应定时吸痰;遵医嘱给予氧气吸入;备好急救药品及器械,如镇静剂、呼吸兴奋剂、气管插管及气管切开包、吸痰器、人工呼吸机等。必要时进行气管插管或气管切开,使用人工呼吸机。

3. 严格消毒隔离　严格遵守消毒隔离制度,专人护理。护理人员需穿隔离衣、戴帽子、口罩和手套,防止患者唾液和伤口分泌物通过皮肤、黏膜侵入而引起感染。患者换药、治疗等物品应专用,用过的污物敷料要及时焚烧,器械要经特殊处理后才可高压灭菌。

4. 补充营养和液体　因发作时多汗、流涎、不能饮水,应及时补液,维持水电解质平衡。能够进食者,选择半流质饮食或软食,供给高热量、高蛋白质和高维生素饮食。每次食量宜少,让患者充分咀嚼。对不能进食者,可采用鼻饲,在痉挛发作间歇期或应用镇静剂后进食,必要时遵医嘱行肠内或肠外营养。

5. 观察免疫注射不良反应　狂犬病疫苗、抗狂犬病毒血清、狂犬病免疫球蛋白等免疫注射后,观察上述各种制剂有无不良反应,并及时处理。

6. 预防感染　遵医嘱使用抗生素和破伤风抗毒素,注意观察用药效果和不良反应;加强伤口护理,观察伤口敷料渗血、渗液情况,及时更换敷料;严格执行接触隔离制度,患者分泌物严格消毒,以防接触感染。

7. 健康教育

(1) 教育患者不宜接近、触摸或挑逗犬,一旦被犬抓伤或怀疑密切接触的犬为病犬,应尽早注射狂犬病疫苗。

(2) 被犬咬伤后,应立即在伤口近端扎止血带,用大量清水反复冲洗伤口,并用手挤压伤口周围组织,以清除沾染在伤口上的犬唾液和伤口内的血液。及时清创,注射狂犬疫苗、破伤风抗毒素。

附一:清创术

清创术(debridement)是对开放性伤口(污染伤口)进行清洗、去除失活组织、异物等扩创、缝合处理,使之变成清洁伤口或接近清洁伤口,为组织愈合创造良好的条件,争取一期愈合。清创时间越早越好,伤后 6~8h 是最佳时间,此时清创一般可达一期愈合。若伤口污染严重或清创时间较晚,但尚未发生明显感染的伤口,清创后可放置引流,观察48h,如无感染征象,可行延期缝合。

【伤口分类】
据创伤和外科手术中污染的可能性将伤口分为三类:①清洁伤口:指非外伤性、未感染的伤口,一般指手术的无菌切口;②污染伤口:指有细菌污染但尚未发生感染的伤口,一般指开放性伤口早期;③感染伤口:开放性伤口污染严重或较长时间未得到处理,已发生感染的伤口。

【适应证】
各种类型开放性损伤的伤口,具备以下条件者:

1. 伤后 6~8h 以内者。

2. 伤口污染较轻,不超过伤后 24h 者。

3. 头面部伤口,一般在伤后 24~48h 以内,争取清创后一期缝合。

4. 若不能满足上述 3 个条件,则只清创不缝合。

【清创前准备】
1. 清创前须对患者进行全面评估,血容量不足或休克者遵医嘱输液,补充血容量,待休克好转后争取时间进行清创。

2. 向患者做好解释工作,告知清创术的目的。

3. 协助患者采取适当的体位。

4. 应用止痛和术前镇痛药物,以减轻疼痛。

5. 对伤口较大,污染严重,应预防性应用抗生素,注射破伤风抗毒素 1 500~3 000U。

6. 准备清创所用器械和物品 无菌手术包、备皮包、生理盐水、3% 过氧化氢、碘伏、2% 利多卡因、绷带、宽胶布、止血带、帽子、口罩、一次性无菌手套等。

【清创方法】

1. 清洁伤口周围皮肤 先用无菌纱布覆盖伤口,剃去伤口周围的毛发。用肥皂水和无菌毛刷刷洗伤口周围的皮肤,继以生理盐水反复冲洗,污染严重伤口可刷洗多次,直至清洁为止。冲洗时勿使肥皂水流入伤口内;有油污者用汽油或者乙醚擦除。

2. 清洗伤口 去除覆盖在伤口的无菌纱布,用生理盐水冲洗伤口,并以海绵钳夹无菌小纱布轻轻擦拭伤口内的组织;用 3% 过氧化氢冲洗伤口,再用生理盐水冲洗干净;擦干伤口内的冲洗液及伤口周围的皮肤。

3. 检查伤口 检查伤口内有无凝血块及异物,并检查伤口深度,有无合并神经、血管、肌腱及骨骼损伤。若有较大的出血点应止血。如四肢创面有大量出血,可用止血带止血,并记录上止血带的时间,用无菌纱布覆盖伤口。

4. 皮肤消毒铺无菌巾 术者洗手消毒后常规消毒皮肤、铺无菌巾,勿让消毒液流入伤口内。

5. 清创 术者再次洗手消毒后戴无菌手套,用手术剪清除伤口周围不整齐的皮肤边缘 1~2mm,已失活皮肤予以切除。若切口过小,应扩大切口充分暴露。一般从伤口两端沿纵轴延长,深筋膜应当做相应的切开,彻底止血,清除伤口内的异物,剪除伤口内失活组织。污染明显的小碎骨片应予以取出,较大的游离骨片或与软组织相连的小骨片应予以保留,以恢复解剖形态及功能。清创术时对损伤的脏器,肌腱、骨、关节囊、血管、神经等酌情进行修复。

6. 缝合伤口 遵循清创缝合的原则,经上述被处理的伤口原则为清洁伤口,再用生理盐水冲洗伤口。清洁伤口由深向浅按局部的解剖层次缝合,避免遗留无效腔,防止形成血肿,必要时放置引流物。缝合皮下组织后,用 70% 乙醇消毒伤口周围皮肤,再缝合皮肤。

7. 包扎固定 对齐皮缘,挤出皮下积血,70% 乙醇消毒皮肤,覆盖无菌纱布,并妥善包扎固定。

【清创后护理】

1. 四肢伤口清创后应抬高伤肢、制动,观察肢端感觉、运动、肿胀情况、皮肤颜色、温度及动脉搏动情况,若有异常应及时协助处理。

2. 定时更换敷料,并观察有无感染征象,若伤口出血或发生感染时,应即拆除缝线。

3. 术后 24~48h 拔除伤口内引流物。

4. 病情稳定后指导患者进行功能锻炼。

附二:断肢(指)再植术与护理

断肢(指)再植[limp(digital)replantation]是将失去血液供应的离断肢体,通过骨科与显微外科手术重建其血液循环,使肢体获得再生的手术。

【分类】

1. 根据其损伤程度 分为完全性断肢(指)和不完全性断肢(指)两类。

(1) 完全性断肢(指):是指肢体完全离断,没有组织相连或在清创时必须将残存的损伤组织切除者。

(2) 不完全性断肢(指):是指肢体骨折、脱位、软组织离断超过 2/3,且主要血管断裂,如不缝接血管将致远端肢体坏死。

2. 根据损伤性质 分为切割性,碾压性和撕裂性断肢(指)三大类。

(1) 切割性断肢(指):是指锐器切割,断面整齐,修复成功率高。

(2) 碾压性断肢(指):是冲床冲压或车轮、重物等碾压,局部组织损害广泛且较重,但较局限,切除碾压部分后,可成为切割伤口,再植成功率也较高。

(3) 撕裂性断肢(指):是转动的皮带或离心机等将肢体广泛的撕裂,血管、肌腱、神经常不在一个断面上断裂,修复困难,功能恢复也较差。

【适应证】

1. 全身情况良好,无严重的合并伤。

2. 肢体情况 断肢远、近侧要相对完整,有可供修复的神经、血管、肌腱和肌肉,且再植成活后能恢复一定功能。

3. 再植时限 一般以伤后 6~8h 为时限,如断肢早期开始冷藏保存,可适当延长;断肢(如上臂、大腿)再植时间应严格控制,断指再植可延长至 12~24h。

4. 离断平面 断指再植无明显的平面限制,即使断成两段亦可再植,而且越是远端的断指,再植术后功能越好;但高位断肢的平面与再植时限、术后对全身情况的影响及功能恢复等有明显关系,应予特别注意。

【禁忌证】

1. 患全身性慢性疾病,不能耐受长时间手术或有出血倾向者。

2. 断肢(指)多发性骨折及严重软组织挫伤,血管床严重破坏,血管、神经、肌腱高位撕脱者。

3. 断肢(指)经刺激性液体及其他消毒液长时间浸泡者。

4. 高温季节,肢体离断时间过长,未经冷藏保存者

5. 精神不正常,无再植要求,且不能合作者。

【护理】

(一) 术前护理

1. 了解受伤史 了解伤员的外伤史及现场急救、伤肢保存等情况。

2. 保存伤肢(指) 接到断肢后应立即检查,用无菌敷料包好后置于无菌盘上,放在 4℃冰箱冷藏。

3. 改善全身情况 遵医嘱补充血容量,防治休克,给氧,预防性应用抗生素和破伤风抗毒素。

4. 观察病情 观察意识、生命体征、尿量等变化,发现异常情况及时配合医生进行处理。

5. 用物及其他准备 手术室护士应准备术中使用的器械包、固定器材、手术显微镜及显微外科器械等;急诊室或病房护士,应准备术中及术后用血、注射麻醉前用药、X 线或 CT 片等。

(二) 术后护理

1. 环境要求与体位 病房应安静舒适、空气新鲜,室温保持在 23~25℃。注意局部和全身保暖,注意热力不可直接接触再植肢体的皮肤,可用 60~100W 侧照灯照射,照射距离 30~50cm。一般采取平卧位,再植肢体用软枕垫高,使之处于或略高于心脏水平,维持于功能位,严格制动,并应用支被架保护,以防被褥压迫,影响再植肢体血液循环。

2. 全身反应的观察与处理 一般低位断肢(指)再植术后全身反应轻。高位断肢再植,特别是缺血时间较长的高位断肢再植,可出现低血容量性休克和心、脑、肾功能障碍。因此,应监测体温、脉搏、呼吸、血压、尿量、意识及尿常规、尿比重、血常规、血生化等指标的变化,一旦出现持续高热、烦躁不安或昏迷、心率加快、脉搏减弱、血压下降、尿量减少、血红蛋白尿或无尿等情况,应及时报告医生,并积极配合处理。若经过处理后,上述情况仍无好转,应及时截除再植的肢体,以避免其对生命的威胁。

3. 再植肢体的观察与处理 观察肢体的血循环,及时发现和处理血管危象。

(1) 测量皮温:为重要监测内容,可用半导体点温测定计在两侧肢体相应部位测量皮温,并进行对比。术后 10d 内,一般要求每 1~2h 测一次。若再植肢体与健侧体皮温相差 ±0.5~ ±2.0℃以内,说明动、静脉吻合口通畅,再植肢体血液循环良好;再植肢体与健侧肢体皮温突然相差 3℃以上,多表示动脉栓塞,应立即行手术探查;再植肢体与健侧肢体皮温相差逐渐增大,一般 24~48h 后皮温相差达 3℃以上,

多提示静脉栓塞。测定皮温时部位要固定,时间要恒定,并排除外界因素的干扰。

(2) 观察再植肢体末端颜色、毛细血管充盈、脉搏及肿胀情况:再植肢体血循环良好时,皮肤及指(趾)甲红润,早期颜色可比健侧稍红、皮温亦可比健侧稍高,毛细血管充盈良好,指(趾)腹饱满,远端可扪及动脉搏动,指(趾)腹侧方切开1~2s内流出鲜红色血液。若指(趾)颜色由红润变成苍白,皮温下降,毛细血管充盈消失,指(趾)腹干瘪、侧方切开不出血,则表示动脉血供中断;如指(趾)腹颜色由红润变成紫灰,皮温降低,毛细血管回流缓慢,指(趾)腹张力降低、侧方切开缓慢流出暗红色血液,则表示动脉供血不足;如指(趾)腹颜色由红润变成暗紫色,皮温逐渐下降,毛细血管充盈加快,指(趾)腹张力高、腹侧方切开立即流出暗紫色血液,随后又流出鲜红色血液,表示静脉回流障碍。血管危象多发生在术后48h内,由血管痉挛或栓塞所致,一旦发现应报告医生,积极配合处理。

(3) 血管危象的处理:打开敷料,解除压迫因素;应用臂丛或硬脊外阻滞;应用解痉药物如罂粟碱、山莨菪碱、妥拉唑林等;也可行高压氧治疗。经短时间观察未见好转者,多为血管栓塞,应立即手术探查,取出血栓、切除吻合口重新吻合,有望使再植肢体转危为安。

4. 预防血栓形成　遵医嘱给予低分子右旋糖酐、阿司匹林、肝素等,进行辅助治疗。应用抗凝剂时,应注意观察有无皮下出血、血尿、便血等,定期测定凝血时间。

5. 预防血管痉挛　低温、疼痛刺激、吸烟等均可引起血管痉挛,除做好保暖止痛、戒烟护理,还应遵医嘱给予解痉剂如妥拉唑林、罂粟碱、利多卡因等。

6. 预防感染　遵医嘱应用抗生素预防感染。若有高热,应观察伤口有无局部感染征象。

7. 功能锻炼　一般术后5d左右,伤口疼痛消失后,即可开始被动活动关节,每日3~4次;在不影响骨折愈合的前提下,3周左右可逐渐增加活动范围及次数,主动和被动活动结合;4~6周以主动活动为主;6~8周以促进神经恢复、瘢痕软化为主。功能锻炼应循序渐进,活动力量和幅度应由小到大。

附三:皮肤移植与护理

皮肤移植(skin trandplantion)简称植皮,即利用自身或异体皮片移植到皮肤缺损区域使创面愈合的方法,或因整形的需要再造体表器官的方法。植皮术是烧伤治疗和体表整形常用的方法。皮肤移植种类较多,根据皮片来源可分为自体皮移植、同种异体皮移植、异种异体皮移植、人造皮移植等。

(一) 自体皮移植

1. 游离皮片移植　通过手术的方法,切取自体某部位(供皮区)的部分厚度或全层厚度的皮片,完全分离,移植到自体的缺损部位(受皮区),使之重新建立血液循环,并继续保持活力,以达到整形修复的目的。根据取皮片的厚度可分为刃厚皮片、中厚皮片和全厚皮片。

(1) 刃厚皮片:含皮肤的表皮层及少许真皮乳头层。皮肤极薄,其厚度0.15~0.25mm。因皮片过薄,存活后易收缩,不耐磨,有色素沉着,适合修复肉芽组织创面及皮源不足的患者。取皮方法可用滚轴刀或剃须刀片(图9-5)。

(2) 中厚皮片:含表皮和真皮的1/2~1/3,厚度为0.3~0.6cm。移植后容易存活,弹性和耐磨性较刃厚皮片好。适用于关节、手背等功能部位及晚期瘢痕挛缩的修复。取皮时可用鼓式切皮器,调节刀片至要求的厚度,可整张取下(图9-6)。

(3) 全厚皮片:含表皮和真皮全层。存活后色泽、弹性、功能接近正常皮肤,耐磨性好。适用于面、颈、手掌、足底等部位的创面修复手术等。

游离皮片的存活有赖于皮片与创面血液循环的建立,故移植时应保证创面无坏死组织,无积血,均匀地加压包扎使皮片紧贴创面不留无效腔。术后注意局部制动。

2. 皮瓣移植　可概括为带蒂皮瓣移植与游离皮瓣移植两类。适用于修复软组织严重缺损,肌腱、神经、血管裸露,创底血液循环差的深度创面。

(1) 带蒂皮瓣移植:由带有血液供应的皮肤与皮下组织构成,除蒂部与供皮区相连接外,其他三面

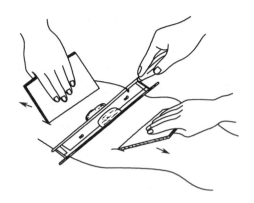

图9-5　滚轴式切皮取皮法

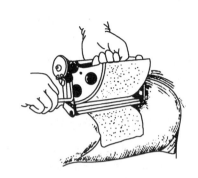

图9-6　鼓式切皮器取皮法

均与供处分离。皮瓣缝合固定于缺损处后,蒂部仍与供处连接,暂时保证皮瓣的血液供应,待皮瓣与创底建立血液循环(3~4周)后,再予以断蒂。取皮前应根据创面的大小精心设计,皮瓣的长宽比例最好为1:1,不宜超过1.5:1。

(2) 游离皮瓣移植:是将一块完全游离的自体皮瓣通过显微外科手术,将皮瓣的动静脉与缺损区的动静脉相吻合,使皮瓣建立血液循环。

3. 大面积Ⅲ度烧伤的皮肤移植　大面积Ⅲ度烧伤的有效治疗方法是早期切痂、削痂与植皮。当自体供皮区不能满足皮源需求时,可采用自体皮与异体皮混植的方法。异体皮有同种异体皮和异种皮,同种异体皮可来自志愿者或新鲜尸体,异种皮多来自小猪皮。异体或异种皮可起到过渡性覆盖创面的作用,其覆盖作用持续的时间分别为3周左右和2周左右,为自体皮片赢得了增生、扩散的时间。皮肤混植的方法有3种:大张异体皮开洞嵌植自体皮、自体微粒植皮、网状皮片植皮。

(1) 大张异体皮开洞嵌植自体皮:取整张中厚异体皮均匀开洞,洞的大小与洞距约为0.5cm,张力缝合于创缘,异体皮紧贴创面,使异体皮与创底建立暂时性的循环,2d后若异体皮肤颜色红润,则可在洞中嵌入自体小皮片(图9-7),随之异体皮逐渐被排斥,自体皮逐渐扩增融合,一般可扩大至6倍或更多倍。

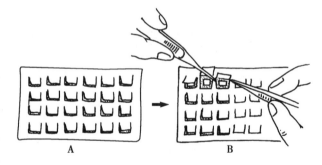

图9-7　大张异体开洞嵌植自体皮
A.大张异体皮开洞;B.嵌植小片自体皮

(2) 自体微粒植皮:微粒皮片的扩展主要依靠皮缘的细胞,将同一面积的皮片剪的小片越多,其周边就越大,扩展率亦越高。微粒植皮即将有限的自体刃厚皮片剪成直径小于1mm的微粒,将微粒皮均匀地散在切痂创面,其上覆盖异体皮,微粒皮面积与创面的比例可为1:(10~20),适用于自体皮严重缺少时采用的植皮方法。

(3) 网状皮片植皮:是临床常用的方法,适用于深度烧伤切痂后的创面、肉芽创面、瘢痕切除后整形修复及关节部位创面的覆盖等。从供皮区切取大张中厚自体皮片,以手工或机器均匀开洞,拉开成网状(可扩大1~3倍);将网状皮片间断缝合于受皮区创缘;油纱布、无菌敷料覆盖创面,适当加压包扎、制动。

(二) 护理

1. 术前护理

(1) 供皮区准备:供皮区应无感染和皮疹,按常规在术前一日备皮,注意剃除毛发时不要刮破皮肤,小儿仅做清洁即可。术前应用0.1%苯扎溴铵或70%乙醇消毒,不宜用碘酊消毒。

(2) 受皮区准备:如为肉芽创面植皮,术前数日应加强换药,彻底清除创面坏死组织,可用抗生素溶液湿敷,使其成为清洁的创面。

(3) 切痂的准备:大面积Ⅲ度烧伤切痂植皮前,应充分备血。

2. 术后护理

(1) 制动、保暖、抬高肢体:植皮及供皮部位均应制动,以免皮片移动影响存活;肢体应抬高,促进静脉回流;注意保暖。

(2) 创面护理:观察植皮区与供皮区敷料有无渗血、渗液,保持清洁干燥。植皮区术后5d打开敷料,观察有无血运障碍、继发出血或感染。供皮区若无特殊情况无须换药,2周可自行愈合。若敷料渗出较多,应去除敷料并用烤灯烤照,以利于创面干燥;若植皮或供皮区有感染征象,应定期进行换药。

(3) 预防感染:遵医嘱应用抗生素,预防感染。

(4) 功能锻炼:向患者说明功能锻炼的目的和意义,与患者共同制订功能锻炼计划,并教会患者功能锻炼的方法,说明注意事项。

(邹继华)

思维导图

自测题

 思考题

结合导入情境与思考的案例回答下列问题:

1. 该患者的烧伤深度和烧伤程度如何?

2. 该患者伤后第一个24h应补多少液体?

3. 如何安排补液速度和判断补液的效果?

4. 针对护理问题如何对患者实施护理?

第十章　课件

识记：

1. 列举外科感染的分类。

2. 复述常见软组织感染的概念、病因、临床表现及治疗原则。

3. 陈述全身感染的概念、临床表现及治疗原则。

4. 陈述破伤风的病因、病理及治疗原则。

理解：

1. 解释外科感染的特点。

2. 比较破伤风与气性坏疽的临床特点。

运用：

能运用所学知识和技能对外科感染患者实施整体护理。

导入情境与思考

刘先生，27岁。上唇疖红肿热痛3d，未采取任何措施。1d前患者用手挤压后出现寒战、高热、头痛、昏迷。

体格检查：T 40℃，P 90次/min，R 26次/min，BP 102/80mmHg。意识模糊，眼部肿胀压痛，上唇隆起有压痛，心肺未发现异常，腹平软，无压痛。

辅助检查：血白细胞计数 $18×10^9$/L，中性粒细胞87%，血红蛋白110g/L；空腹血糖13.6mmol/L；肝肾功能正常。

请思考：

1. 针对此患者此时病情如何进行对症护理？

2. 为明确诊断，您考虑需要如何进一步检查？

感染是由病原体侵入人体，并在体内滞留与繁殖所引起的局部组织和/或全身性炎症反应。外科感染（surgical infection）是指需要外科治疗的感染性疾病及创伤、手术、烧伤、有创检查、留置导管等并发的感染。本章以外科感染的概述为引领，讲解浅部软组织化脓性感染、手部急性化脓性感染、全身化脓性外科感染及破伤风、气性坏疽等患者的护理,而深部体腔感染、器官与组织的局限性感染等,将在有关章节中讲解。

第一节　外科感染概述

引起外科感染的病原体包括病毒、细菌、真菌与寄生虫等,以细菌感染最常见。外科感染具有以下一般特点:①感染多数与创伤或手术有关;②大部分由几种细菌引起,一部分即使开始是单种细菌引起,在病程中常发展为几种细菌的混合感染;③多数有明显而突出的局部症状和体征;④病变常集中在某个局部,可引起化脓、组织坏死及结构破坏;⑤常需手术或换药处理;⑥愈合后大多形成瘢痕组织,严重瘢痕可影响功能和美观。

【分类】

外科感染的病原菌种类多,可侵及人体不同部位的组织器官,引起多种病变。临床可按照致病菌种类和病变性质、病程及发生情况进行分类。

（一）按致病菌种类和病变性质分类

1. 非特异性感染(nonspecific infection)　又称化脓性感染或一般性感染,占外科感染的大多数,如疖、痈、丹毒、急性乳腺炎、急性阑尾炎、急性腹膜炎等。常见的化脓性致病菌有金黄色葡萄球菌、溶血性链球菌、大肠埃希菌、铜绿假单胞菌、变形杆菌、拟杆菌等(表10-1)。这类感染病理过程、临床表现、治疗原则、护理措施等方面有相同之处,即病变通常先有急性炎症反应,如红、肿、热、痛和功能障碍,继而发展为局部脓肿。

表 10-1　常见的化脓性致病菌

致病菌及其致病性	引起的感染及脓液特点
金黄色葡萄球菌。常存在于鼻、咽部黏膜及皮肤上。致病力甚强,主要产生溶血素、杀白细胞素和血浆凝固酶等	可引起疖、痈、淋巴结炎、脓肿、骨髓炎、伤口感染、脓毒症等。表皮葡萄球菌也能引起化脓性感染,特别是人造瓣膜、人造血管等置换术后,但致病力较弱。感染容易局限。脓液稠厚、黄色、无臭,也能引起全身性感染,由于局限化的特性,常伴有转移性脓肿
溶血性链球菌。多寄生在口咽、鼻腔黏膜及皮肤上。能产生溶血素和多种酶,如透明质酸酶、链激酶、链道酶等	可引起蜂窝织炎、丹毒、淋巴管炎、脓毒症等。其产生的毒素和酶能溶解细胞间质的透明质酸、纤维蛋白和其他蛋白质,破坏纤维所形成的脓肿壁,使感染容易扩散。脓液稀薄、量大、淡红色
大肠埃希菌。寄居在结肠内。单独致病力并不大,多为混合感染	可引起尿路感染、胆道感染、腹膜炎、阑尾炎、胃肠手术后感染、脓毒症等。单纯大肠埃希菌感染脓液并无臭味,与厌氧菌混合感染时,脓液稠厚、灰白色、粪臭或恶臭
铜绿假单胞菌。常存在于肠腔内和潮湿的皮肤皱褶处。它对大多数抗生素不敏感,故成为继发感染的重要致病菌	常引起大面积烧伤创面感染、脓毒症、尿路感染等。脓液淡绿色,有特殊的甜腥臭味
脆弱拟杆菌。常存在于口腔、结肠和生殖道内。常与其他厌氧菌或需氧菌协同引起混合感染	可引起腹膜炎、胃肠手术后感染、深部脓肿、静脉炎、脓毒症等。脓液恶臭味,有产气性,涂片可见到革兰氏染色阴性的杆菌,但普通培养无细菌生长
变形杆菌。常存在于肠道和尿道内。对大多数抗生素有耐药性,故在抗生素治疗后,原来的混合感染可以变为单纯的变形杆菌感染	可引起大面积烧伤创面感染、腹膜炎、尿路感染等。脓液有特殊恶臭味

2. 特异性感染(specific infection)　是由特异性致病菌引起的感染。常见的特异性致病菌有结核分枝杆菌、破伤风梭菌、梭状芽胞杆菌等。这类感染因致病菌的种类,在病理过程、临床表现、治疗原则

及护理措施等方面各有不同。

（二）按病程分类

1. **急性感染**（acute infection）　病程在 3 周以内，病变以急性炎症为主，大多数非特异性感染属于此类。

2. **慢性感染**（chronic infection）　病程超过 2 个月或更久，部分急性感染迁延不愈可转为慢性感染，常与致病菌的耐药性强或与宿主抵抗力弱等因素有关。

3. **亚急性感染**（subacute infection）　病程介于急、慢性感染之间。

（三）其他分类

1. **按病原体的来源分类**　①外源性感染（exogenous infection）：指病原体由体表或外环境侵入人体而造成的感染；②内源性感染（endogenous infection）：指由原存体内（如肠道、胆道、肺或阑尾等）的病原体而造成的感染，亦称自身感染（autogenous infections）。

2. **按病原体入侵时间分类**　①原发感染（primary infection）：指由伤口直接污染而造成的感染；②继发感染（secondary infection）：指在伤口愈合过程中而出现的病菌感染。

3. **按感染发生的条件分类**　①机会性感染（opportunistic infections）：指通常条件下非致病菌或致病力低的病菌，由于数量多和毒力增大或机体免疫力下降而引起的感染，亦称条件感染；②二重感染（superinfection）：指在一种感染的过程中又发生另一种微生物感染，通常由使用抗生素诱发，又称菌群交替症；③医院内感染（nosocomial infection）：指住院患者在医院内获得的感染，包括在住院期间发生的感染和在医院内获得而出院后发生的感染，又称医院获得性感染（hospital-acquired infections，HAI）。

【病因】

（一）病菌的致病因素

1. **黏附因子及荚膜或微荚膜**　病菌可产生黏附因子，其有利于病菌黏附和侵入人体组织细胞。有些病菌具有荚膜或微荚膜，能抗拒吞噬细胞的吞噬或杀菌作用而在组织内生存繁殖，并导致组织细胞损伤。

2. **病菌毒素**　病菌可释放多种胞外酶、外毒素和内毒素，统称病菌毒素。这些毒素可导致感染扩散、组织结构破坏、细胞功能损害和代谢障碍等，是引起临床症状和体征的重要因素。

3. **病菌的数量与增殖速度**　侵入人体组织的病菌数量越多，导致感染的几率越高。人体在健康状态下，若污染伤口内的细菌数目低于 10^5，发生感染的几率较小；若细菌数目在短时间内迅速增殖，则容易引起感染。

（二）机体的易感性

正常情况下，人体存在天然的和获得的感染防御机制，若某些局部或全身因素导致这些防御机制受损，则可能发生感染。

1. **局部因素**　①皮肤或黏膜破损：如开放性创伤、烧伤、胃肠穿孔、手术、组织穿刺等；②体内管腔阻塞：如肠梗阻、阑尾腔梗阻、胆道梗阻、尿路梗阻、乳腺导管阻塞等；③血管或体腔内留置导管：如静脉导管、脑室引流管等；④局部血供障碍或积液：如血栓闭塞性脉管炎、大隐静脉曲张、切口积液、压疮等；⑤局部异物残留：如内固定器材、假体植入、外伤性异物等。

2. **全身因素**　①严重创伤或休克、糖尿病、尿毒症、肝功能障碍等；②长期使用肾上腺皮质激素、免疫抑制剂、抗肿瘤药物和放射治疗；③严重营养不良、低蛋白血症、白血病或白细胞过少等；④先天性或获得性免疫缺陷综合征。

【病理生理】

（一）非特异性感染

1. **炎症反应**　致病菌侵入组织并繁殖，产生多种酶与毒素，可以激活凝血、补体、激肽系统以及血小板和巨噬细胞等，导致炎症介质的生成，引起血管扩张与通透性增加，白细胞和吞噬细胞进入感染部位发挥吞噬作用，单核-巨噬细胞通过释放促炎细胞因子协助炎症及吞噬过程。引发炎症反应的作用,能使入侵微生物局限化,最终被清除;同时还引发效应症状,局部出现红、肿、热、痛等炎症的特征性表现。部分炎性介质、细胞因子和病菌毒素等可进入血流,引起全身性炎症反应。

2. 感染的结局　感染的结局取决于病原菌的种类、数量、增殖速率与毒性、机体的抵抗力、感染的部位及治疗措施是否得当等,可能出现以下结局:

(1) 炎症消退:当人体抵抗力较强、抗生素治疗及时和有效时,吞噬细胞和免疫成分能快速地抑制病原菌的生长、繁殖,消除组织细胞崩解产物与死菌,使炎症消退,感染痊愈。

(2) 炎症局限:当人体抵抗力占优势时,感染可被局限化,组织细胞崩解可形成脓性物质,出现在创面或积聚于组织间隙,或形成脓肿。局部炎症病变或小的脓肿,经过有效治疗可吸收消退;较大的脓肿可在破溃后或手术切开引流后,局部肉芽组织充填伤口,形成瘢痕痊愈。

(3) 炎症扩散:当病菌数量多、毒性大和 / 或人体抵抗力明显减弱时,感染难以控制,并向感染灶周围或经淋巴、血液途径迅速扩散,引起全身性外科感染,严重者可危及生命。

(4) 转为慢性炎症:病菌大部分消灭,仅有少量残存。此时,组织炎症持续存在,中性粒细胞浸润减少而成纤维细胞增加,变为慢性炎症。在人体抵抗力降低时,病菌可再次繁殖,炎症又重新变为急性过程。

(二) 特异性感染

特异性感染的致病菌各有其独特的致病作用,故各种特异性感染的病理生理过程也不相同。

1. 结核病　由结核杆菌引起,呈慢性过程。结核杆菌无内毒素,也不产生外毒素和侵袭性酶类,其致病作用主要靠菌体的磷脂、糖脂、结核菌素等,这些菌体成分不激发急性炎症反应,而是引起比较独特的浸润、结节、肉芽肿、干酪样坏死及迟发型变态反应等。病变液化后可形成无疼痛、无发热的冷脓肿;但若与化脓性致病菌混合感染,则可呈一般性脓肿表现。

2. 破伤风　由破伤风梭菌引起,呈急性过程。破伤风梭菌的致病作用是病菌产生的外毒素,主要是痉挛毒素,经血液循环和淋巴系统作用于脊髓前角细胞和脑干运动神经核,抑制突触释放抑制性传递介质。运动神经元因失去中枢抑制而兴奋性增强,致使随意肌紧张与痉挛;同时可阻断脊髓对交感神经的抑制,导致交感神经过度兴奋,引起血压升高、心率加快、体温升高、大汗等症状。溶血毒素可引起局部组织坏死和心肌损害。

3. 气性坏疽　由梭状芽胞杆菌引起,以产气荚膜杆菌、水肿杆菌和腐败杆菌等为主,呈急性过程。此类病菌能释放多种病菌毒素,可使血细胞、肌细胞等迅速崩解,组织水肿并有气泡,病变迅速扩展,全身中毒严重。

【临床表现】

(一) 非特异性感染

1. 局部表现　急性感染局部呈现红、肿、热、痛和功能障碍等典型表现。浅部脓肿形成时,局部可触及波动感;深部脓肿穿刺可抽出脓液。慢性感染可出现局部肿胀或硬结,但红、热、疼痛较轻。

2. 器官 - 系统功能障碍　感染侵及某一器官时,如肝、胆、肺、肾等,可引起该器官 - 系统的功能障碍,出现相应的临床症状和体征,详见各有关章节。

3. 全身表现　轻微感染者无全身表现。严重者可出现发热、呼吸和心率增快、头痛、乏力、全身不适、食欲缺乏等,甚至出现感染性休克、多器官功能障碍等症状。

(二) 特异性感染

特异性感染可有特殊的临床表现,如破伤风有肌强直性痉挛,而无局部表现;气性坏疽局部有严重胀裂样疼痛、肌组织坏死、水肿、皮下捻发音(气泡)等,全身呈现严重中毒症状。

【辅助检查】

1. 实验室检查　①血常规:是最常用的检查,多数患者有白细胞计数及中性粒细胞比例升高;严重感染时可有白细胞计数减少、明显核左移、出现中毒颗粒等;病程较长的重症患者可有红细胞和血红蛋白减少;②细菌学检查:血液、尿液、痰液、脓液、分泌物、渗出液或穿刺液涂片染色镜检、细菌培养及药物敏感试验,可明确致病菌种类及指导用药。

2. 影像学检查　①B超检查:适用于探测肝、胆、胰、肾及浅部软组织的感染病灶及腹腔、胸腔、关节腔等部位的感染;②X线检查:适用于检测胸腹部或骨关节病变,如肺部感染、胸腔积液或积脓等;③CT、MRI检查:有助于诊断实质性器官的病变,如肝脓肿等。

【处理原则】

局部治疗与全身治疗并重,对症治疗与病因治疗兼顾。包括去除感染病因,清除毒性物质(脓液、坏死组织等),抑制病菌生长,增强人体抗感染能力和促进组织修复。

(一)局部治疗

1. 非手术治疗　目的是防止感染扩散,改善局部血液循环,促进炎症吸收、消退或局限,减轻肿胀和疼痛。①患部制动和抬高,必要时采用夹板或石膏固定;②外敷药物,如鱼石脂软膏、金黄膏、50%硫酸镁溶液等;③物理治疗,如热敷、超短波或红外线照射等。

2. 手术治疗　当已形成脓肿时,需手术切开引流或B超引导下穿刺引流。脏器感染或已发展为全身化脓性感染时,应积极处理感染病灶或切除感染器官。

(二)全身治疗

1. 抗生素治疗　较小范围或较轻的局部感染,可不用或口服抗生素。较大范围或有扩散趋势的局部感染及全身性感染,必须分次静脉使用抗生素。早期可根据感染部位、临床表现及脓液性状等估计病原菌的种类,选用适当的抗生素。获得细菌培养和药物敏感试验结果后,应根据检查结果选用敏感抗生素。

2. 全身支持治疗　包括充分休息和睡眠;高维生素、高热量、高蛋白质、易消化饮食;维持水电解质和酸碱平衡;对不能进食、明显摄入不足或者高分解代谢者,酌情提供肠内或肠外营养支持;严重感染者可输注血浆、人血白蛋白、丙种球蛋白或多次少量输注新鲜全血等。

3. 对症治疗　全身中毒症状严重者,在大剂量应用抗生素的同时,可短期使用糖皮质激素,以减轻中毒症状;出现感染性休克者给予抗休克治疗;高热者给予物理或药物降温,体温过低者给予保暖;疼痛剧烈者给予止痛药物;抽搐者给予镇静解痉药物等;合并糖尿病者用降糖药物控制血糖。

4. 中医中药治疗　感染急性期过后,可采用中医中药疗法,促进机体康复。

第二节　浅部软组织的化脓性感染

浅部软组织的化脓性感染是指发生于皮肤、皮下组织、淋巴管、淋巴结、肌间隙及其周围疏松结缔组织间隙等处的由化脓性致病菌引起的各种感染。

【病因与病理】

1. 疖(furuncle)　是单个毛囊及其周围组织的急性化脓性感染。致病菌多为金黄色葡萄球菌或表皮葡萄球菌。多发生于毛囊和皮脂腺丰富的部位,如头面部、颈背部、腋窝及腹股沟等处,常与皮肤不洁、擦伤、环境温度较高或机体抵抗力降低有关。因金黄色葡萄球菌的毒素含凝固酶,黄白色的脓栓形成是其感染的一个特征。在身体不同部位同时发生几处疖或反复发生多处疖称为疖病,可见于糖尿病患者。

2. 痈(carbuncle)　是多个相邻毛囊及其所属皮脂腺或汗腺的急性化脓性感染,或由多个疖融合而成。致病菌为金黄色葡萄球菌。好发于颈部、背部等皮肤厚韧部位。常见于成年人,尤其是糖尿病及免疫力低下的患者。感染常从一个毛囊底部开始,沿皮下深筋膜向四周扩散,再向上侵及周围的毛囊群,形成多个脓头(图10-1)。颈部痈俗称"对口疔",背部痈俗称"搭背"

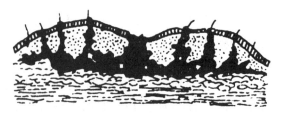

图10-1　痈

（图 10-2）。

3. 急性蜂窝织炎（acute cellulitis） 是皮下、筋膜下、肌肉间隙或深部疏松结缔组织的一种急性弥漫性化脓性感染。致病菌主要为溶血性链球菌，其次是金黄色葡萄球菌，少数由厌氧菌和大肠埃希菌引起。常因皮肤、黏膜损伤引起，由于受侵组织较疏松，加之病菌释放毒性较强的溶血素、透明质酸酶和链激酶等，可破坏组织结构，使病变扩展较快而不易局限。

4. 急性淋巴管炎（acute lymphangitis）和淋巴结炎（lymphadenitis） 是病菌从皮肤、黏膜损伤处或其他感染病灶（如疖、足癣等），经组织淋巴间隙进入淋巴管所引起的浅部淋巴管与淋巴结的急性炎症。常见的致病菌为金黄色葡萄球菌和溶血性链球菌。急性网状淋巴管炎称为丹毒（erysipelas），常见于小腿和面部，病变蔓延较快，常有全身反应，治愈后容易复发。急性管状淋巴管炎好发于四肢，下肢更常见。淋巴管炎很少发生局部组织坏死或化脓。急性淋巴结炎好发于颈部、腋窝和腹股沟，也可见于肘内侧或腘窝，可化脓或形成脓肿。

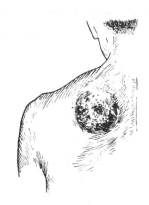

图 10-2 背部痈

【临床表现】

1. 疖 初起为红、肿、热、痛的小结节，以后渐增大呈圆锥形隆起，数日后结节中央因组织坏死而变软，出现黄白色小脓栓，之后脓栓脱落排出脓液，炎症逐渐消失而痊愈。发生在面部"危险三角区"的疖（上唇疖、鼻疖）如被挤压或处理不当，细菌可沿内眦静脉和眼静脉进入颅内海绵窦，引起化脓性海绵状静脉窦炎，出现颜面部进行性肿胀，伴寒战、高热、头痛、呕吐等症状，严重时还可出现昏迷，威胁患者生命。

2. 痈 初始时局部为稍隆起的暗红色、质地坚韧和界限不清的疼痛肿胀浸润区；以后中心部出现多个"脓头"，并逐渐发生组织坏死、化脓、溃烂、塌陷，形成"火山口"样改变，周围组织呈现明显的浸润性水肿。唇痈容易引起颅内化脓性海绵状静脉窦炎，常伴相应部位的淋巴结肿大。多有明显的全身症状，严重者可发生脓毒症或感染性休克。

3. 急性蜂窝织炎 由于病菌的种类与毒性、患者的状况、感染原因和部位不同，临床上可见以下几种类型：

（1）一般性皮下蜂窝织炎：局部明显红肿、剧痛，向四周迅速扩散不易局限，病变区与正常皮肤无明显界限，病变中央常因缺血而发生坏死；深部感染者，局部表现多不明显，但有体表组织水肿和深部压痛，多伴有寒战、发热、疼痛、全身无力等全身症状；严重者体温明显增高或过低，甚至出现意识改变。

（2）产气性皮下蜂窝织炎：容易发生在下腹与会阴部，常与皮肤受损且污染严重有关。初期表现类似一般性蜂窝织炎，但病变进展快且可触及皮下捻发音，破溃后有臭味，全身状况恶化较快。

（3）新生儿皮下坏疽：多发生在背部、臀部等经常受压的部位。初起皮肤发红，触之稍硬；随后病变范围扩大，中心部分变暗、变软，皮肤与皮下组织分离，可有皮肤漂浮感或波动感，甚至皮肤坏死，呈灰褐色或黑色，可破溃流脓。患儿出现发热、拒奶、哭闹不安或嗜睡等全身症状。

（4）颌下急性蜂窝织炎：多见于小儿，感染起自口腔或面部。此类蜂窝织炎，除红、肿、热、痛等局部症状和高热、乏力、精神萎靡等全身症状外，还可由于喉头水肿和气管受压而出现呼吸困难，甚至窒息表现。

4. 急性淋巴管炎和淋巴结炎

（1）网状淋巴管炎（丹毒）：起病急，开始即有全身不适、畏寒、发热、恶心等症状，继而局部皮肤出现水肿性鲜红斑，中心颜色稍淡，周围较深，与正常皮肤边界清楚，略隆起。当红肿向四周扩散时，中心红色逐渐消退，表面脱屑，颜色转为棕黄色。皮损表面可出现水疱，自觉灼热、疼痛，可伴发淋巴管炎及淋巴结炎。全身中毒症状随局部病变的加重而加重。丹毒可复发，下肢丹毒反复发作可以引起淋巴水肿，甚至发展成"象皮肿"。

（2）管状淋巴管炎：皮下浅层淋巴管炎表现为伤口近侧表皮下有一条或多条"红线"（中医称红丝

疗),触之质硬而有压痛,炎症扩展时红线向近心端延伸。皮下深层淋巴管炎体表无"红线"表现,但可出现患肢肿胀,有条形压痛区。两种淋巴管炎都可引起畏寒、发热、头痛、乏力、不适、食欲缺乏等全身症状。

(3) 急性淋巴结炎:早期仅有局部淋巴结肿大、触痛,表面皮肤正常。炎症加重时,疼痛加剧,表面皮肤红肿、发热,并伴有全身症状。淋巴结炎可发展为脓肿,少数可破溃流脓。

【辅助检查】

参见本章第一节中相关内容。

【处理原则】

1. 疖   早期炎性结节可不使用抗生素,当出现脓头或波动感时,用苯酚点涂脓头或用针头、刀尖将脓栓剔除,排出脓液。其他参见本章第一节中相关内容。

2. 痈   多需及早使用抗生素,切开引流时切口应为"+"或"++"形,切缘适当超出病变边缘。其他参见本章第一节中相关内容。

3. 急性蜂窝织炎   多需及早使用抗生素,产气性皮下蜂窝织炎和新生儿皮下坏疽,应在病变处做多个小切口,用浸有药液湿纱条引流;颌下急性蜂窝织炎,当其他方法治疗无效时,应及早切开减压,以防喉头水肿、气管受压而引起窒息。其他参见本章第一节中相关内容。

4. 急性淋巴管炎和淋巴结炎   应同时兼顾原发感染灶的治疗。多需及早使用抗生素;丹毒应待局部及全身症状消失后继续用药 3~5d,以防复发;淋巴结炎形成脓肿时,应切开引流。其他参见本章第一节中相关内容。

【护理诊断 / 问题】

1. 疼痛   与炎性物质刺激神经末梢有关。

2. 体温过高   与感染毒素吸收有关。

3. 潜在并发症:颅内化脓性海绵状静脉窦炎、脓毒症、窒息等。

4. 知识缺乏:缺乏预防感染和自我护理的知识。

【护理措施】

1. 局部护理,缓解疼痛   安置合适体位,患肢妥善制动和抬高,防止碰撞和挤压;遵医嘱实施外敷药物和物理治疗;疼痛剧烈者给予镇静止痛药物。

2. 控制感染,维持正常体温   遵医嘱给予抗生素,注意药物剂量、浓度、给药方式、给药时间,以保证有效的血药浓度;脓肿形成者,做好切开引流术前准备,切开引流后应定时伤口换药,保持引流通畅,促进伤口愈合。体温升高时,按发热患者护理,参见护理学基础有关章节。

3. 观察病情,防治并发症   观察局部和全身症状有无好转,伤口敷料有无渗液或渗血,抗生素治疗有无不良反应,血白细胞计数和分类是否恢复正常,影像学检查结果有无好转等。有无化脓性海绵状静脉窦炎、呼吸困难或窒息、感染性休克或脓毒症等并发症表现,一旦出现并发症表现,及时配合医生处理。

4. 严格消毒隔离,防止医院内感染   丹毒具有接触传染性,严格执行消毒隔离制度、手卫生制度。患者用过的换药用具应以 0.2% 过氧乙酸浸泡 30min,再清洗和消毒,更换下来的敷料应进行焚烧处理。对多重耐药菌感染者,执行 2011 年卫生部《多重耐药菌医院感染预防与控制技术指南》中的有关规定。

5. 健康教育   保证休息和睡眠,多饮水,摄入营养丰富饮食,提高机体抵抗力。面部感染尤其"危险三角区"感染时勿挤捏,以防引起颅内感染。丹毒容易复发,症状和体征消失后应继续用药 3~5d。积极治疗足癣、糖尿病及营养不良等,以防此类感染复发。

第三节   手部急性化脓性感染

手是人类的重要劳动器官,一旦发生急性化脓性感染,会对患者的劳动能力造成不同程度的影响。手部的解剖结构与功能具有其特殊性,各个部位感染后临床表现存在一定差异,但治疗原则和护理措施基本相同。常见的手部急性化脓性感染有甲沟炎和脓性指头炎、急性化脓性腱鞘炎和滑囊炎、急性手掌深部间隙感染等,主要致病菌为金黄色葡萄球菌。

【病因】

1. 甲沟炎(paronychia)　是甲沟或其周围组织的化脓性感染。多因甲沟皮肤损伤,如刺伤、挫伤、拔皮刺或剪指甲过深等引起。

2. 脓性指头炎(felon)　是手指末节掌面皮下组织的急性化脓性感染。可由甲沟炎扩散、蔓延所致,也可因手指末节刺伤或皮肤受损后引起。

3. 急性化脓性腱鞘炎(acute tenovaginitis)和滑囊炎(bursitis)　急性化脓性腱鞘炎主要指手掌面的屈指肌腱鞘炎,常因手掌面的刺伤或邻近组织的感染蔓延所致。手背面的伸指肌腱鞘炎少见。滑囊炎可由腱鞘炎蔓延而来,也可因手掌面刺伤引起。

4. 急性手掌深部间隙感染　急性手掌深部间隙感染可以由腱鞘炎感染蔓延引起,也可因直接刺伤所致。

在手的掌面真皮与深层末节指骨骨膜,中、近指节处腱鞘以及掌深筋膜之间,有垂直的纤维条索连接,将皮下组织分隔成多个相对封闭的腔隙(图10-3)。因此,皮下组织感染时,不易向周围扩散,因组织内压力升高而致剧烈疼痛,并出现明显的全身症状。若不及时处理,可引起指骨坏死和骨髓炎。

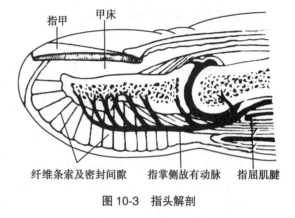

图10-3　指头解剖

掌面的5条屈指肌腱各被同名腱鞘包绕,拇指和小指的腱鞘分别与桡侧和尺侧的滑液囊相通,故拇指和小指腱鞘炎可引起尺侧和桡侧滑液囊炎。两侧滑液囊有时在腕部有一小孔相通,感染可能相互传播。但示指、中指与无名指的腱鞘不与滑液囊相沟通,感染常局限在各自的腱鞘内,但可扩散至手掌深部间隙。

手掌深部间隙是掌面屈指肌腱鞘和滑液囊深面的疏松组织间隙。掌腱膜和第三掌骨相连的纤维结构将此间隙分隔为尺侧的掌中间隙和桡侧的鱼际间隙。示指腱鞘炎可引起鱼际间隙感染;中指和无名指腱鞘炎可引起掌中间隙感染(图10-4)。

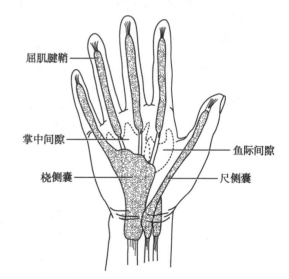

图10-4　手掌侧的腱鞘、滑液囊和深部间隙

【临床表现】

1. 甲沟炎　轻者甲沟皮肤红肿、轻微疼痛;重者炎症可由一侧甲沟蔓延至甲根和对侧,形成半环形脓肿;脓肿再向甲下蔓延形成甲下脓肿,可见甲下有黄白色脓液、甲与甲床分离;若处理不当,可发展为慢性甲沟炎或指骨骨髓炎。多无全身症状。

2. 脓性指头炎　开始指头有针刺样疼痛、轻度肿胀,继而肿胀加重、疼痛剧烈。当指动脉受压时,疼痛转为波动性跳动,患肢下垂时加重。剧痛常使患者烦躁、彻夜不眠。严重者可引起神经末梢麻痹、局部组织坏死、指骨缺血和坏死,表现为指头疼痛减轻,皮色由红转白或破溃溢脓,伤口经久不愈。多伴发全身症状。

3. 急性化脓性腱鞘炎和滑囊炎　①急性化脓性腱鞘炎:患指除末节外,呈明显的均匀性肿胀,皮肤极度紧张;患指各指间关节轻度屈曲,被动伸直可引起剧烈疼痛;整个腱鞘均有压痛,因腱鞘坚韧,故不出现波动;②急性化脓性滑囊炎:尺侧滑囊炎表现为小鱼际和小指腱鞘区肿胀、压痛;小指和无名指呈半屈曲状,被动伸直可引起剧痛。桡侧滑囊炎表现为大鱼际和拇指腱鞘区肿胀、压痛;拇指肿胀、微屈、不能外展和伸直。两者病情发展迅速,发病 12~24h 可出现明显的全身症状。

4. 急性手掌深部间隙感染　①掌中间隙感染:掌心正常凹陷消失,呈肿胀、隆起,皮肤紧张、发白;压痛明显,手背部水肿严重;中指、无名指和小指呈半屈状,被动伸直可引起剧痛;②鱼际间隙感染:掌心凹陷仍在,大鱼际和拇指与示指指蹼明显肿胀;示指半屈,拇指外展略屈,活动受限,不能做对掌运动。两者常有明显的全身症状。

【处理原则】

1. 非手术治疗　手部感染初期可局部理疗,碘酊或碘伏浸泡,外敷鱼石脂软膏等,必要时口服抗生素。

2. 手术治疗　手部感染不同于其他部位的软组织感染,一旦非手术治疗无效,出现剧烈跳痛、明显肿胀,即应切开减压与引流,以防发生指骨坏死、骨髓炎或肌腱坏死。切开引流时,应注意切口的位置(图 10-5、图 10-6、图 10-7、图 10-8),以防瘢痕愈合后影响手部功能。

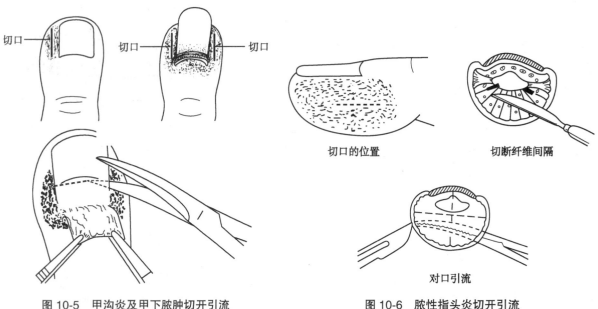

图 10-5　甲沟炎及甲下脓肿切开引流　　　　图 10-6　脓性指头炎切开引流

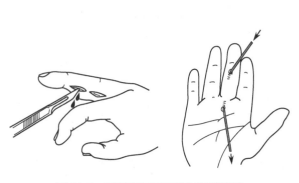

图 10-7　腱鞘炎切开引流与置管引流

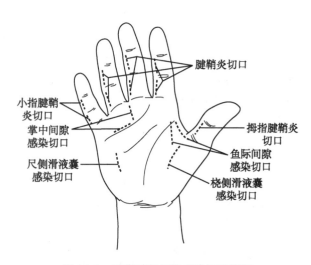

图 10-8　手掌深部间隙感染切开引流

【护理诊断 / 问题】

1. 疼痛　与炎症反应使神经末梢受刺激有关。

2. 体温过高　与致病菌的毒素吸收有关。

3. 潜在并发症：指骨坏死、肌腱坏死等。

【护理措施】

1. 局部护理,缓解疼痛　参见本章第二节　浅部软组织的化脓性感染。

2. 控制感染,维持正常体温　参见本章第二节　浅部软组织的化脓性感染。

3. 观察病情　观察手指肿胀、疼痛、颜色及全身症状有无好转;观察伤口敷料有无渗液或渗血,冲洗管是否通畅。炎症进展期,若脓性指头炎的患者疼痛突然减轻、指头皮色由红转白,提示可能发生了骨坏死;若腱鞘炎的患者疼痛突然减轻,提示可能出现了腱鞘坏死或感染扩散;若自行破溃或切开引流伤口经久不愈,应怀疑并发了指骨骨髓炎,进一步做 X 线摄片检查。观察有无抗生素的不良反应;白细胞计数和分类是否恢复正常。

4. 健康教育　保持手部清洁,防止刺伤、挫伤。手部皮刺可剪除,不可徒手撕或拔。指甲长度应与指腹前端齐平,不宜剪得过短。一旦发生手部刺伤,应用碘酊或碘伏消毒、无菌纱布包扎。急性化脓性腱鞘炎、滑囊炎及深部间隙感染者,在炎症消退或切开引流 1 周左右开始按摩、理疗和功能锻炼,以防肌肉萎缩、肌腱粘连、关节僵硬等。

第四节　全身性外科感染

全身性外科感染(systematic surgical infection)是指病原菌由原发感染灶侵入人体血液循环,并在体内生长繁殖或产生毒素,引起一系列全身感染症状或中毒症状的病理生理和临床症状。随着分子生物学的发展和对感染病理生理的进一步认识,目前国际上用脓毒症(sepsis)和菌血症(bacteremia)来描述全身性外科感染。脓毒症是指由病原体因素引起的全身性炎症反应,体温、循环、呼吸、神志有明显改变者,用以区分一般非侵入性的局部感染。菌血症是脓毒症的一种,多指在脓毒症的基础上,血培养检出病原菌者,而非过去偏向于一过性菌血症的概念。

【病因】

(一) 致病菌的因素

1. 致病菌的来源　全身性外科感染常继发于严重创伤后的感染和各种化脓性感染,如大面积烧伤创面感染、开放性骨折合并感染、急性弥漫性腹膜炎、急性梗阻性化脓性胆管炎、绞窄性肠梗阻等,也可继发于静脉导管感染,病原体从感染灶不断进入血液循环、产生毒素引起全身性感染。此外,在严重创伤、长期全胃肠外营养等危重患者,肠黏膜屏障功能严重受损或衰竭,肠内致病菌和内毒素可经肠道移位而导致全身性感染,即肠源性感染。

2. 致病菌的种类　①革兰氏阴性杆菌:最常见,主要有大肠埃希菌、铜绿假单胞菌、变形杆菌,其次为克雷伯菌、肠杆菌等;②革兰氏阳性球菌:主要为金黄色葡萄球菌,其次为表皮葡萄球菌、肠球菌;③无芽胞厌氧菌:常见的有拟杆菌、梭状杆菌、厌氧葡萄球菌、厌氧链球菌等;④真菌:常见的有白色念珠菌、曲霉菌、毛霉菌、新型隐球菌等;属于条件性感染,可发生在持续应用抗生素、基础疾病较重加用免疫抑制剂或激素、长期留置静脉导管等情况下。

(二) 人体的易感因素

1. 全身因素　如年老、体弱、婴幼儿;糖尿病、尿毒症、肝硬化、营养不良;长期或大量应用糖皮质激素、抗癌药、免疫抑制剂。

2. 局部因素　如长期中心静脉置管、脓肿未及时引流、清创不彻底(伤口存有异物、无效腔)、感染灶引流不畅。

3. 菌群失调　长期使用广谱抗生素,使非致病菌或条件致病菌得以大量繁殖,转为致病菌而引起感染。

【临床表现】

起病急骤,病情严重,发展迅速,无论哪种致病菌引起的感染,均可有以下共性表现:

1. 全身表现　①症状:骤起寒战,继以高热(老年及衰弱者可有体温不升),伴有头痛、头晕、关节酸痛、食欲缺乏、恶心、呕吐、腹胀、腹泻、大量出汗等;②体征:体温可高达40~41℃或低于36℃;面色苍白或潮红;神志淡漠、烦躁不安、谵妄或昏迷;心率加快、脉搏细数;呼吸急促或呼吸困难;肝脾肿大、黄疸、皮下出血、瘀斑等;③并发症:感染性休克、多器官功能障碍综合征等。

2. 原发感染灶的表现　如急性血源性骨髓炎出现患肢剧痛;急性弥漫性腹膜炎有腹膜刺激征;急性梗阻性化脓性胆管炎多有腹痛、寒战高热和黄疸;绞窄性肠梗阻表现为腹痛、腹胀、呕吐、停止排便排气等。

【辅助检查】

参见本章第一节中相关内容。

【处理原则】

同本章第一节中相关内容,采用综合性治疗措施,但关键在于处理原发感染灶。

(一) 原发感染灶治疗

包括清除感染灶的坏死组织和异物、消灭无效腔、充分引流脓肿,并要消除血流障碍、梗阻等相关因素。若疑为静脉留置导管继发全身外科感染,应首先拔除静脉导管;若考虑为肠源性感染,则应及时纠正休克恢复肠黏膜的血流灌注,早期肠内营养促进肠黏膜的修复,口服肠道生态制剂维护肠道正常菌群等。

(二) 全身治疗

包括抗生素治疗、营养支持治疗、对症治疗等(参考本章第一节中相关内容)。同时,治疗感染性休克、重要脏器功能损害等并发症及糖尿病、肝硬化、尿毒症、营养不良等伴发病。

【护理评估】

1. 健康史　了解有无严重创伤后感染、局部化脓性感染等病史,感染发生的时间、经过、治疗情况等;有无静脉内留置导管或完全胃肠外营养等情况;有无营养不良、糖尿病、尿毒症、免疫缺陷等全身性疾病;有无长期使用皮质激素、免疫抑制剂、抗肿瘤药物或抗生素等情况。此外,还应了解有无抗生素过敏史。

2. 身体状况　检查有无浅部感染灶及感染灶的部位、红肿热痛范围和程度,有无波动试验阳性,有无创面及分泌物、脓液等;检查有无深部感染灶及感染灶的部位、炎性肿块的大小、深压痛及体表组织水肿的程度等。观察意识、生命体征、面色、尿量、肢端温度等,有无寒战、高热、恶心、呕吐、头痛、头晕、食欲减退等全身中毒症状;有无水电解质及酸碱平衡失调、感染性休克及心、肺、肝、肾、脑等重要脏器损害的症状和体征。

3. 辅助检查　有无血白细胞计数明显增高或降低、中性粒细胞核左移和出现中毒颗粒等;有无肝肾功能损害、代谢性酸中毒、电解质紊乱等;尿中有无蛋白、红细胞、白细胞、管型和酮体等;脓液、血培养有无致病菌生长及敏感的抗生素;影像学检查是否显示出感染部位及有无组织破坏或脓肿等。

4. 心理、社会状况　全身性外科感染多为原发感染灶病情加重和发展的结果,发病急、病情重、变化快,患者及亲属易产生紧张、焦虑、恐惧等心理反应。应观察他们的情绪变化和行为反应,判断其心理状态;还应了解他们对全身性感染的知晓程度及亲属对患者的支持程度等。

【护理诊断 / 问题】

1. 体温过高　与致病菌毒素吸收有关。

2. 营养失调:低于机体需要量　与机体分解代谢增加有关。

3. 潜在并发症:水电解质代谢紊乱、感染性休克等。

【护理目标】

1. 患者体温恢复正常。

2. 能维持营养平衡。

3. 潜在并发症得到预防或能被及时发现和有效处理。

【护理措施】

（一）控制感染,维持正常体温

1. 配合清除感染灶　配合医生查找和清除原发性感染灶。如遵医嘱对浅部感染脓肿形成或脏器感染需要手术治疗者,做好术前准备和术后护理;静脉留置导管感染者拔除导管并送细菌培养和药物敏感试验;肠源性感染者早期施行肠内营养;肠道菌群失调时给予口服肠道生态制剂。

2. 合理应用抗生素　严格执行医嘱,静脉分次注射抗生素,并观察体温、脉搏变化,判断原发病灶清除及抗生素治疗的效果。寒战、高热发作时,遵医嘱采集血液培养标本,送细菌或真菌培养和药物敏感试验,以指导抗生素的使用。高热者给予物理或药物降温。

（二）营养支持疗法

给予高热量、高蛋白、高维生素、易消化饮食,摄入不足者给予肠外营养支持,必要时输注人血白蛋白、血浆等,感染严重者输注丙种球蛋白、多次少量新鲜血液等。

（三）观察病情,防治并发症

观察意识、体温、脉搏、呼吸、血压、尿量、皮肤颜色、肢端温度等有无好转;24h液体出入量是否平衡;实验室检查结果有无改善;影像学检查是否显示感染病灶已被有效控制。若出现水电解质及酸碱代谢失调、感染性休克的表现,应立即与医生沟通,采取有效处理措施。

（四）健康教育

体表或脏器有感染灶时应及时就医,清除感染灶,防止发展为全身性外科感染。体内有感染灶或静脉留置导管的情况下,骤起寒战、高热伴头痛、头晕、恶心、呕吐、腹泻、腹胀、面色苍白或潮红、冷汗、心率增快、呼吸急促、明显虚弱、神志淡漠等,提示有全身性外科感染的可能,应及时诊治,防止发生感染性休克等严重情况。加强营养,锻炼身体,积极治疗糖尿病及慢性消耗性疾病等,以提高机体的抵抗力,减少全身性感染的几率。

【护理评价】

1. 患者体温是否恢复正常。

2. 能否维持营养平衡。

3. 潜在并发症是否得到预防或被及时发现和有效处理。

第五节　破　伤　风

破伤风(tetanus)是由破伤风梭菌经体表破损处侵入组织,并大量繁殖、产生毒素所引起的一种以肌肉强直性收缩和阵发性痉挛为特征的急性特异性感染。破伤风除可能发生于各种创伤后的伤员,还可能发生于不洁条件下分娩的产妇和新生儿。

【病因】

致病菌为破伤风梭菌,是一种革兰染色阳性厌氧芽胞梭菌,广泛存在于人畜肠道中,随粪便排出体外,以芽胞状态分布于自然界,尤以土壤中为常见。引起破伤风发病必须具备3个条件:①破伤风梭菌直接侵入人体伤口;②伤口内有缺氧环境,如伤口深而窄、局部缺血、异物存留、组织坏死、填塞过紧、引流不畅或混合其他需氧化脓菌感染等;③人体的免疫力低下。

【病理生理】

破伤风梭菌的芽胞在缺氧的环境中发育为增殖体,迅速繁殖并产生大量外毒素(痉挛毒素和溶血毒素),主要是痉挛毒素导致了一系列的临床症状和体征。痉挛毒素被吸收至脊髓、脑干等处,与联络神经细胞的突触相结合,抑制突触释放抑制性传递介质。运动神经元因失去中枢抑制而兴奋性增强,致使随意肌紧张与痉挛,同时还可阻断脊髓对交感神经的抑制,导致交感神经过度兴奋,引起血压升高、心率增快、体温升高、大汗等症状。溶血毒素可引起局部组织坏死和心肌损害。

【临床表现】

破伤风分为潜伏期、前驱期和发作期。潜伏期一般为 6~12d,最短 24h,最长可达数月。潜伏期越短,预后也愈差。新生儿破伤风一般产后 7d 左右发病,故俗称"七日风"。潜伏期无临床症状,前驱期和发作期可出现以下表现:

(一)前驱期

表现为前驱症状,如乏力、头晕、头痛、咀嚼无力、张口不便、烦躁不安、打哈欠等,其中张口不便为主要特征。

(二)发作期

表现出典型症状,即全身或局部肌肉强直性收缩和阵发性痉挛。

1. 肌肉强直性收缩　一般先由咀嚼肌群开始,随后依次为面肌、颈项肌、背腹肌、四肢肌、肋间肌、膈肌。咀嚼肌收缩出现咀嚼不便、张口困难,甚至牙关紧闭;面部表情肌收缩出现蹙眉、口角向下外牵扯,形成"苦笑面容";颈项肌收缩出现颈项强直、头向后仰、不能作点头动作;背肌和腹肌收缩出现腰部前凸、头后仰、足跖屈,形如背弓,称为"角弓反张";四肢肌收缩出现握拳、屈肘、伸膝姿势;肋间肌及膈肌收缩出现呼吸困难,甚至窒息;膀胱括约肌收缩出现尿潴留。

2. 阵发性痉挛　在肌肉持续性收缩的基础上,任何轻微的刺激如声音、光线、气流、震动、触碰或疼痛等均可诱发强烈的阵发性痉挛。发作时表现为大汗淋漓、口唇发绀、呼吸急促、口吐白沫、流涎、磨牙、头后仰、四肢屈曲、抽搐不止等。每次发作持续数秒钟或数分钟不等,间歇时间越短,持续时间越长,病情越严重。发作时患者意识清楚,十分痛苦。

3. 并发症　因随意肌的持续性收缩和阵发性痉挛,可引起各种并发症。常见的有肺不张和肺部感染、呼吸停止或窒息、尿潴留、肌肉断裂或骨折、脱水、电解质及酸碱平衡失调、营养不良、心力衰竭等。其中窒息、肺部感染、心力衰竭是患者死亡的主要原因。

【辅助检查】

1. 伤口渗出物涂片　可发现破伤风梭菌。

2. 血常规检查　合并化脓菌感染者可有血白细胞计数和中性粒细胞比例增高。

3. 血生化检查　常有电解质及酸碱平衡失调表现。

【处理原则】

1. 清除毒素来源　给予大剂量青霉素和甲硝唑,抑制破伤风梭菌,减少毒素的来源。有伤口的患者,应在良好麻醉和充分镇静的情况下实施清创术,彻底清除伤口的异物和坏死组织,完全敞开伤口,用 3% 过氧化氢溶液冲洗和湿敷伤口。对伤口已经闭合者,应仔细检查痂下有无窦道或无效腔,必要时扩创引流。

2. 中和游离毒素　注射破伤风抗毒素(TAT)和破伤风人体免疫球蛋白(TIG),中和血液中尚未与神经组织结合的毒素。破伤风毒素一旦已与神经组织结合,抗毒血清即无中和作用,故应尽早使用。TAT 剂量为 10 000~60 000U 加入 5% 葡萄糖溶液 500~1 000ml 内缓慢静脉滴注,无须连续应用。TIG 3 000~6 000U 肌内注射,一般只用 1 次。

3. 控制和解除痉挛　是治疗破伤风的中心环节。轻症患者可使用镇静剂,如地西泮肌内或静脉注射、苯巴比妥钠肌内注射、10% 水合氯醛保留灌肠等;较重患者可使用冬眠Ⅰ号(氯丙嗪和异丙嗪各 50mg、哌替啶 100mg)加入液体中静脉缓慢滴注;对痉挛发作频繁且不宜控制的严重患者,可在气管插管或气管切开和人工控制呼吸的条件下,给予硫喷妥钠和肌松剂。

4. 防治并发症　是降低破伤风患者死亡率的重要措施。①肺不张和肺部感染:对频繁抽搐且药物不能控制或呼吸道分泌物过多且不能有效排出者,应尽早行气管切开、吸痰,必要时行人工辅助呼吸;②体液失衡:补充水、电解质及碱性液等;③营养不良:加强营养支持,必要时输注血浆、人血白蛋白或新鲜全血等。

【预防】

要减少破伤风的发病率,降低其对人类健康的危害,重点在于预防。

1. 彻底清创 是预防破伤风的关键措施。清创时应彻底清除伤口内的异物、坏死组织、积血等,用3%过氧化氢溶液冲洗和湿敷伤口,破坏有利于病菌生长的缺氧环境。

2. 人工免疫 ①自动免疫:注射破伤风类毒素,刺激机体产生抗体;伤后尽早注射TAT,小儿、成人一次用量均为1 500U,伤口污染严重者可加倍。必要时,还可在受伤1周后追加1次。②被动免疫:可注射破伤风人体免疫球蛋白(TIG),儿童、成人一次用量均为3 000U,伤口污染严重者可加倍。

【护理评估】

1. 健康史 了解有无开放性皮肤或黏膜损伤史,伤后是否进行过清创和/或注射过破伤风抗毒素。产后妇女和新生儿,还应了解有无不洁条件下分娩、产后感染或新生儿脐带消毒不严等情况。

2. 身体状况 了解有无乏力、不适、嗜睡、咀嚼无力、张口不便等前驱症状;咀嚼无力、张口不便及肌肉紧张的时间、程度、进展情况;有无刺激性痉挛发作,每次发作的持续时间、间歇时间。测量生命体征,尤其注意有无呼吸困难和发绀;检查有无张口困难、"苦笑面容"、颈项强直、角弓反张、握拳、屈肘、伸膝和四肢抽搐等体征;观察有无肺部感染、尿潴留、脱水、电解质和酸碱平衡失调、营养不良、心力衰竭及肌腱断裂、骨折等并发症表现。

3. 辅助检查 了解伤口渗出物涂片、血常规、血生化等检查结果,以利于对病情的全面评估。

4. 心理、社会状况 了解患者和家属对疾病的认识,对治疗和预后的知晓程度,家庭对患者的支持程度等。病情较重时,张口困难,各种需求难于表达,患者非常痛苦,加之需要隔离治疗,容易出现孤独、无助或恐惧感。

【护理诊断/问题】

1. 有窒息的危险 与喉头、膈肌、肋间肌持续紧张或阵发性痉挛及黏痰堵塞气道有关。

2. 有受伤害的危险 与强烈的肌痉挛发作有关。

3. 潜在并发症:肺不张和肺部感染、呼吸停止或窒息、尿潴留、肌肉断裂或骨折、脱水、电解质及酸碱平衡失调、营养不良、心力衰竭等。

【护理目标】

1. 患者呼吸道通畅,无窒息发生。

2. 痉挛得到有效控制,未发生坠床或其他意外损伤。

3. 潜在并发症得以预防,或被及时发现并得到有效处理。

【护理措施】

1. 保持呼吸道通畅 常规准备气管切开包、无菌手套、吸引装置、氧气吸入装置及急救药品和物品等;对抽搐频繁无法咳痰或有窒息危险者,尽早配合医生行气管切开,必要时进行人工辅助呼吸,并做好相关护理;痉挛控制后,应协助患者翻身、叩背、雾化吸入、吸痰等,促使痰液排出;患者应缓慢进食,避免强喂、强咽,频繁抽搐者禁止经口进食,以防发生误吸。

2. 预防意外伤害 预防患者受伤害的根本措施是控制和解除痉挛。①维护休养环境:安置单人间、室内遮光、温湿度适宜、环境安静;护理患者时应低声、轻巧,避免声音、光线、温度、气流、震动等刺激,各项操作应在使用镇静剂30min后集中进行,避免反复刺激和打扰患者;②遵医嘱应用镇静、解痉药物,控制和解除痉挛;③采取保护措施:如升高床栏、使用约束带、关节部位放置软垫、抽搐时应用牙垫、静脉输液部位用夹板固定等,防止抽搐时发生坠床、肌肉或骨损伤、舌咬伤、输液针头脱落等。

3. 防治并发症 ①除保持呼吸道通畅外,还应遵医嘱给予有效的抗生素,定时观察呼吸变化,若出现咳嗽、咳痰、呼吸无力、呼吸音减低、肺部啰音及体温升高等表现,提示肺不张和肺部感染,应及时与医生沟通并配合处理;②遵医嘱静脉输液,防治水、电解质及酸碱代谢失调,输液期间观察有无口渴、皮肤和黏膜干燥、脉搏增快、血压不稳或降低、尿量减少等,必要时联系医生调整补液量;抽搐发作后应及时检查有无输液通路阻塞、输液部位肿胀或输液针头脱出等;③提供高热量、高蛋白、高维生素、易消化饮食,少量多餐,避免呛咳和误吸;不能进食或进食不足者,遵医嘱给予肠内或肠外营养,以防治营养不良。

4. 用药护理　①遵医嘱定时、定量注射 TAT 和 TIG,给予地西泮、苯巴比妥钠、水合氯醛、冬眠药物、硫喷妥钠、肌松剂和抗生素等;②注射 TAT 和有过敏反应的抗生素前,按要求做药物过敏试验;③观察用药效果和不良反应:如给予镇静解痉、冬眠药物后肌痉挛和阵发性抽搐有无缓解,冬眠药物应用后有无血压、脉搏和呼吸异常改变,硫喷妥钠注射后有无喉痉挛和呼吸抑制等,必要时联系医生、调整用药。

5. 消毒隔离　应专人护理,谢绝探视。接触患者时须穿隔离衣,戴帽子、口罩、手套,身体有伤口者避免进入病室。所有器械、物品及敷料等均需专用,使用后的器械用 1% 过氧乙酸溶液浸泡 30min,清洗后再高压蒸汽灭菌,伤口更换下来的敷料应焚烧;患者用过的碗筷、药杯等用 0.1% 过氧乙酸溶液浸泡后,再煮沸 30 分钟;患者的排泄物经消毒后再处理;病室内空气、地面、用物等,也需定时消毒。

6. 其他护理　如心理护理、口腔护理、皮肤护理、外阴和导尿管护理等。

7. 健康教育　加强劳动保护,避免开放性损伤,一旦遭遇开放伤,应及时到医院处理伤口。宣传新法接生、儿童按时接种百白破疫苗。若有下列情况,应注射 TAT:①深而窄的伤口,如锈钉或木刺刺伤;②伤口虽浅但沾染人畜粪便或泥土;③医院外未经消毒处理的急产或流产;④陈旧性异物摘除术前。

【护理评价】

1. 患者呼吸道能否保持通畅且无窒息发生。

2. 痉挛是否得到有效控制,未发生坠床或其他意外损伤。

3. 潜在并发症是否得以预防或被及时发现并得到有效处理。

第六节　气性坏疽

气性坏疽(gas gangrene)是由梭状芽胞杆菌引起的一种以肌肉组织广泛坏死和肌炎为特征的严重的急性特异性感染,本病发展迅速,预后差。

【病因】

致病菌为梭状芽胞杆菌,它是一类革兰染色阳性厌氧或微需氧芽胞杆菌,主要有产气荚膜梭菌、水肿杆菌、腐败杆菌和溶组织杆菌等,气性坏疽常为多种致病菌的混合感染。梭状芽胞杆菌广泛存在于泥土和人畜粪便中,尽管伤后受污染的机会较多,但发生气性坏疽的几率较少。只有在人体抵抗力降低,同时存在缺氧环境的情况下,梭状芽胞杆菌才能生长繁殖,引起气性坏疽。临床上,开放性骨折伴血管损伤、挤压或碾轧伴深部肌肉损伤、长时间使用止血带、石膏包扎过紧、肛门和会阴部严重创伤等情况下,容易发生气性坏疽。

【病理生理】

梭状芽胞杆菌的致病因素主要为多种外毒素和酶。这些外毒素和酶可引起溶血并损害心、肝、肾等器官。部分酶能引起糖类和组织蛋白分解,糖类分解可产生大量气体,气体积聚于组织间引起组织膨胀;组织蛋白分解可产生恶性水肿和硫化氢气体,引起组织严重水肿、气肿和广泛性坏死,伤口恶臭;坏死组织产物和毒素吸收后,可引起全身严重中毒反应,甚至发展为感染性休克和多器官功能障碍综合征。

【临床表现】

气性坏疽的潜伏期一般为 1~4d,最短 8~10h,最长 5~6d。

1. 局部症状　开始出现伤肢沉重不适,随之出现下列典型表现:①患处呈胀裂样剧痛,常为最早的症状,一般镇痛药不能缓解;②患处明显肿胀,且进行性加剧,压痛剧烈;③伤口周围皮肤水肿、苍白、紧张、发亮,随后转为紫红、紫黑,并出现大小不等的水疱;④按压伤口周围可有捻发感,伤口内可流出带有恶臭的夹杂气泡的浆液性或血性液体;⑤伤口内肌肉坏死,呈暗红色或土灰色,失去弹性,切割时不收缩,也不出血,并有恶臭味的浆液性或血性液体流出。

2. **全身表现**　有头痛、头晕、烦躁不安或表情淡漠、高热、脉速、呼吸急促、出冷汗、进行性贫血等中毒症状,甚至出现感染性休克的症状和体征。

【辅助检查】

1. **实验室检查**　①血常规:多有血红蛋白迅速下降、白细胞计数升高;②血生化:可出现电解质及酸碱平衡失调改变;③细菌学检查:伤口内渗出物涂片可检出粗大的革兰染色阳性梭菌,可同时行渗出物细菌培养;④伤口分泌物涂片。

2. **影像学检查**　X 线、CT 检查显示伤口肌群间有气体影像。

【处理原则】

一旦确诊,应立即采取措施,以挽救患者生命,减少组织坏死,降低截肢几率。

1. **彻底清创**　在积极抗休克和防治严重并发症的同时行清创术。患处做广泛、多处切开,彻底清除异物,切除所有坏死组织,范围达正常组织,切口不予缝合。若整个肢体已广泛感染、病情不能控制,应行截肢术,残端不予缝合。术中、术后采用 3% 过氧化氢溶液冲洗和湿敷伤口,术后及时更换敷料,必要时可再次清创。

2. **应用抗生素**　首选大剂量青霉素,每日用量在 1 000 万 U 以上;大环内酯类和尼立达唑类抗生素也有一定疗效。

3. **高压氧治疗**　可提高组织和血液含氧量,破坏致病菌生长繁殖的环境,提高治愈率,降低伤残率。

4. **全身支持疗法**　包括输液、输血、输注血浆和人血白蛋白、肠内或肠外营养支持等。

5. **对症处理**　如退热、镇痛等。

【护理诊断/问题】

1. **疼痛**　与组织损伤和肿胀、炎症刺激有关。

2. **体温过高**　与感染、毒素吸收有关。

3. **悲伤**　与失去部分组织、截肢有关。

4. **潜在并发症**:感染性休克、营养不良。

【护理措施】

1. **缓解疼痛**　观察疼痛的性质、程度;疼痛剧烈时,遵医嘱给予麻醉性镇痛药或使用患者自控镇痛泵;截肢后出现幻肢痛时,应向患者做出解释,以减轻其忧虑和恐惧。

2. **控制感染,维持正常体温**　①清除感染灶:如配合医生清创或截除感染肢体、用 3% 过氧化氢溶液冲洗和湿敷伤口、定时更换敷料和保持创面引流通畅等;观察患处疼痛、渗出及周围皮肤颜色、肿胀等情况,若有局部感染控制不良迹象,应及时与医生沟通,给予再次清创;②应用抗生素:遵医嘱给予大剂量有效抗生素静脉点滴,抑制病菌生长;③采取降温措施:对体温过高的患者,遵医嘱给予物理降温或药物降温。

3. **防治并发症**　密切观察生命体征、意识、尿量、记录液体出入量,一旦出现感染性休克征象,应及时与医生沟通,按感染性休克处理;协助患者摄取高蛋白、高热量、富含维生素、易消化的饮食,对不能进食或进食不足的患者,遵医嘱给予肠内或肠外营养,必要时输注人血白蛋白、血浆或少量多次新鲜血,以防治营养不良。

4. **心理护理**　与患者多沟通,关注其情绪反应,说明本病的治疗方法及手术的必要性和重要性,用成功的案例鼓励患者,指导截肢的患者正确看待肢体残障,树立适应自身形象和日常生活变化的信心。

5. 消毒隔离   参见本章第五节   破伤风。

6. 健康教育   加强劳动保护,防止严重损伤;遭受开放伤后及时到医院处理伤口;指导截肢患者安装和使用假肢,进行截肢后适应性训练,并加强心理护理和社会支持,尽快提高患者的适应能力和生活自理能力。

附:浅表脓肿切开引流术

脓肿(abscess)是急性感染后,病变组织坏死、液化,在器官、组织或体腔内形成的具有完整腔壁的脓液积聚。浅表脓肿是指人体浅表部位感染后形成的脓液积聚,常继发于各种浅表的化脓性感染如疖、浅部淋巴结炎、急性皮下蜂窝织炎等,也可以是全身化脓性感染的转移性脓肿。表现为局部红、肿、热、痛(转移性脓肿例外),触之疼痛加重、有波动感。波动感不明显者,可用注射器穿刺,若抽出脓液则可确定诊断。浅表脓肿切开引流术是外科门诊换药室护士应掌握的基本技术,小脓肿切开引流护士可独立完成,较大或重要部位脓肿切开引流由医生完成,护士应做好配合。

【术前准备】

1. 手术人员准备   手术人员应穿隔离衣,戴帽子和口罩,洗手。

2. 物品准备   包括消毒用物、脓肿切开包、局部麻醉药、无菌注射器、无菌试管、无菌手套等。

3. 环境准备   最好在换药室或门诊手术室进行切开引流术,无条件时也可在病床旁实施。手术前半小时不可扫地、铺床;调整室内温度使患者感到舒适;光线不足时应备灯光照明;准备屏风遮掩患者。

4. 患者准备   向患者做好解释工作,对过分紧张或恐惧的患者,提前30min给予镇静止痛药物。

【操作步骤】

1. 安置体位   安置既让患者感到舒适,又利于手术操作的体位。

2. 皮肤准备   用碘酊、乙醇或用碘伏消毒手术区皮肤,铺无菌洞治疗巾。

3. 实施麻醉   在脓肿隆起处用1%利多卡因或1%普鲁卡因作皮肤浸润麻醉。小儿可用氯胺酮全麻。

4. 切开操作   用尖刀先将脓肿切开一小口,再将刀翻转,使刀刃朝上,由里向外挑开脓肿壁,排出脓液。随后用手指或止血钳伸入脓腔,探查脓腔大小,并分开脓腔间隔。脓腔较大者,可用止血钳作引导,向两端延长切口达脓腔边缘,将脓腔前壁完全切开。如脓腔太大或因局部解剖、美容等原因,不宜做大切口时,应行对口引流,以使引流通畅。排净脓液后,用止血钳夹住凡士林纱布条一端送到脓腔底部,并从脓腔底部开始有序地进行填塞,另一端留在脓腔外,覆盖无菌纱布包扎(图10-9)。

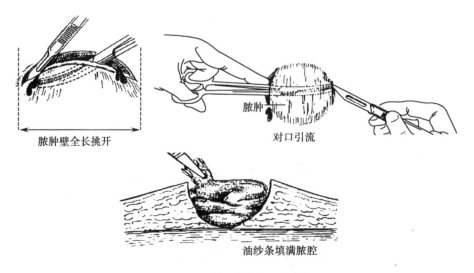

脓肿壁全长挑开

对口引流

脓肿

油纱条填满脓腔

图 10-9   浅部脓肿切开引流术

【注意事项】

为了保证术后引流通畅、避免手术并发症、减少手术瘢痕对身体功能或美容的影响,脓肿切开引流时应注意以下事项:切口要足够大,以使脓腔彻底敞开;切口要顺皮纹,最大限度减少手术瘢痕对美观的影响;切口应避开神经、血管,以防术中造成损伤;切口不应跨越关节,以防手术瘢痕影响关节功能;切口不要在感觉敏锐或负重部位,以免手术瘢痕影响感觉的敏锐性或负重能力。

【术后处理】

术后第 2 天更换敷料。拔除油纱布引流条,检查引流情况,用盐水棉球清理脓腔,并重新放置等渗盐水纱布引流条、覆盖无菌纱布、包扎。以后每日或隔 1~2d 换药一次。

（陈学政）

思维导图

自测题

 思考题

结合导入情境与思考的案例回答下列问题:

1. 分析患者发病的可能原因,这些原因对你有什么启发?

2. 该患者现存主要护理诊断是什么? 应采取哪些护理措施?

3. 健康教育的重点是什么?

第十一章

肿瘤患者的护理

第十一章
课件

导入情境与思考

张先生,50岁。因咳嗽、咳痰3个月余,加重伴痰中带血3周入院。

患者3个月前无明显诱因出现咳嗽、咳痰,口服抗生素后无好转,近3周自觉咳嗽加重、痰量增多、痰中带血。发病以来,胸闷、低热,食欲缺乏,体重较之前减轻4kg。

既往身体健康,无药物过敏史,抽烟,20支/d。

体格检查:T 37.5℃,P 80次/min,R 17次/min,BP 110/75mmHg,胸、腹部检查无异常。

辅助检查:胸部X线示右肺门3cm×3.5cm块状阴影,同侧肺门淋巴结肿大,支气管纤维镜检查确诊为右侧肺中心型肺癌。

请思考:

1. 目前此患者存在哪些护理诊断/问题?

2. 该患者拟采取手术治疗,术后2周进行第1次化疗,治疗后采取哪些措施以减少并发症的发生?

第一节　概　　述

肿瘤(tumour)是机体中正常细胞在内、外各种致瘤因素的长期作用下产生过度增生及异常分化所形成的新生物(neoplasm)。新生物一旦形成,不因致瘤因素的消除而停止生长。由于老龄化进展加快和疾病谱的改变,恶性肿瘤对人类的威胁日益突出,预计将成为21世纪每个国家的首位死因。全世界每年患恶性肿瘤的人数约1 808万,发病率236.9/10万,死于恶性肿瘤的人数约956万,死亡率125.2/10万。我国每年新发病例约392.9万,男性约215.1万,女性约177.8万,发病率285.8/10万;死亡病例约233.8万,男性148.0万,女性约85.8万,死亡率为170.05/10万。我国最常见恶性肿瘤,男性中依次为肺癌、胃癌、结直肠癌、肝癌、食管癌;女性中依次为乳腺癌、肺癌、结直肠癌、甲状腺癌与胃癌。男、女首位恶性肿瘤死亡原因均为肺癌。根据肿瘤对人体的影响,可将其分为恶性、良性和交界性3种。恶性肿瘤可发生转移,治疗困难,常危及生命。良性肿瘤不发生转移,除发生在重要部位,一般不危及生命。但良性肿瘤与恶性肿瘤之间有时并无绝对界限,有的良性肿瘤可以恶变,也有的肿瘤介于两者之间,这部分肿瘤被称为交界性肿瘤。

【分类】

根据肿瘤的形态和对机体的影响,可将肿瘤分为良性肿瘤、恶性肿瘤与介于良、恶性肿瘤之间的交界性肿瘤。

1. 良性肿瘤(benign tumour)　一般称为"瘤",通常有完整包膜,边界清楚,生长速度缓慢,无浸润和转移能力,色泽和质地接近正常组织。肿瘤细胞分化成熟,形态变异小。手术切除后少有复发,对机体危害小。

2. 恶性肿瘤(malignant tumour)　是指具有浸润和转移能力,无完整包膜,边界不清,可向周围组织浸润生长,且生长速度快、难以治愈、最终往往可导致患者死亡的肿瘤。恶性肿瘤来源于上皮组织者称为癌(cancer),来源于间叶组织者称为肉瘤(carcinoma);胚胎性肿瘤常称为母细胞瘤,如神经母细胞瘤,肾母细胞瘤;还有少数恶性肿瘤仍沿用传统名称"瘤"或"病",如恶性淋巴瘤、白血病、霍奇金病等。

3. 交界性肿瘤(borderline tumour)　在临床上,少数肿瘤形态上虽属于良性,但常呈现浸润性生长,切除后易复发,甚至出现转移,在生物学行为上介于良、恶性肿瘤之间,故称为交界性肿瘤,如包膜不完整的纤维瘤、卵巢交界性浆液性囊腺瘤等。

【病因】

恶性肿瘤的确切病因至今尚未明了,目前认为肿瘤是机体内在因素与外界因素联合作用,使细胞基因改变等多因素协同作用的结果。

1. 外源性因素

(1) 环境因素:①物理因素,如电离辐射可致皮肤癌、白血病;吸入放射性粉尘可致骨肉瘤、甲状腺肿瘤等;紫外线可引起皮肤癌。②化学因素,如烷化剂(有机农药、硫芥等)可致肺癌及造血器官肿瘤;多环芳香烃类化合物(3,4苯并芘)与皮肤癌、肺癌发病有关;氨基偶氮类染料易诱发膀胱癌、肝癌;亚硝胺类与食管癌、胃癌和肝癌发病有关;进食了被黄曲霉素污染的粮食者,肝癌、胃癌发病率明显增加。③生物因素,如EB病毒与鼻咽癌、伯基特淋巴瘤有关;单纯疱疹病毒反复感染与宫颈癌发病有关;肝癌发病与乙型肝炎病毒、华支睾吸虫感染有关;日本血吸虫与大肠癌有关等。

(2) 不良生活习惯:我国消化道肿瘤发病率较高,与人们喜食腌制、烟熏、煎炸、高脂肪、低纤维、低维生素饮食、大量饮酒及误食霉变食物等有关。吸烟不仅与肺癌的发病有密切关系,而且与膀胱癌等其他部位的癌肿发生也有一定关系。

(3) 慢性刺激与炎症:经久不愈的窦道和溃疡可因长期局部刺激而发生癌变,如慢性胃溃疡恶变率约为5%;慢性皮肤溃疡可恶变成皮肤鳞癌;慢性溃疡性结肠炎如不积极治疗也有可能恶变为结肠癌。

2. 内源性因素

(1) 遗传因素:遗传与人类肿瘤的关系虽无直接证据,但已经发现肿瘤具有遗传倾向性,即遗传易感性,如结肠息肉综合征、乳腺癌、胃癌、食管癌、肝癌、鼻咽癌等有家族史或家族发病倾向,说明遗传因素在肿瘤的发病中发挥一定的作用。

(2) 内分泌因素:内分泌失调可使某些激素持续作用于敏感组织,最终导致细胞增殖和恶变。如雌激素和催乳素与乳腺癌的发生有关;长期服用雌激素可引起子宫内膜癌;生长激素可以刺激癌肿的发展。

(3) 免疫因素:先天性免疫缺陷或长期使用免疫抑制剂的患者恶性肿瘤的发生率增高。如获得性免疫缺陷综合征(艾滋病)患者易患恶性肿瘤;丙种球蛋白缺乏症的患者易患白血病和淋巴网状系统肿瘤等。

(4) 心理、社会因素:流行病学研究显示,经历过重大社会刺激和情绪压抑者患恶性肿瘤的概率较其他人群高。如人的婚姻、家庭、工作、生活环境等发生重大改变,而致免疫、内分泌系统的功能紊乱,从而诱发肿瘤。

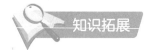

知识拓展

肿瘤的三级预防

虽然肿瘤病因至今不明,但人们对肿瘤是体内、外多因素协同作用的结果是认同的。据此国际抗癌联盟提出了恶性肿瘤三级预防的概念,认为1/3恶性肿瘤是可以预防的,1/3恶性肿瘤若能早期发现是可以治愈的,1/3恶性肿瘤积极治疗可以减轻病痛,延长寿命。

一级预防:即控制或消除肿瘤的发病因素。约80%以上的人类癌症与环境因素有关。教育全社会保护及净化生活环境,控制污染(大气、水源和土壤);改善工作环境,加强劳动防护(防日晒、放射线、粉尘),避免接触致癌物质;改变不良生活方式和行为习惯(戒烟、不吃霉变食物、改善饮食中营养结构、锻炼身体、避免病毒感染);注意心理卫生(保持心情舒畅、情绪乐观、培养良好的适应能力);以及近年来开展的免疫预防和化学预防。

二级预防:即早发现、早诊断、早治疗。针对肿瘤高发地区和高危人群开展肿瘤早期危险信号知识普及教育(如黏膜白斑、皮肤慢性溃疡、黑痣、囊性乳腺病、慢性萎缩性胃炎及胃溃疡、乙肝等)及定期体检,及时发现和正确处理癌前期病变(如切除胃肠道腺瘤或息肉,及时治疗子宫颈慢性炎症伴不典型增生病变,治疗慢性胃溃疡或经久不愈的下肢溃疡等),可改善检出肿瘤患者的预后。

三级预防:即对症治疗,积极康复,减少并发症,防止致残,提高生存率和生存质量。包括癌痛治疗和临终关怀等。

【病理】

1. 良性肿瘤　良性肿瘤细胞分化程度高,形态与正常细胞相似,核分裂少见,无病理性核分裂;可呈膨胀性或外生性生长。良性肿瘤危害小,易于治疗,可发生于全身不同的组织和器官。因其来源和发生部位不同,病理生理变化和临床表现也各异。临床常分为各脏器良性肿瘤和常见体表良性肿瘤。

2. 恶性肿瘤

(1) 发生发展:包括癌前期、原位癌及浸润癌3个阶段。一般情况下致癌因素作用30~40年,经10年左右的癌前期阶段恶变为原位癌。原位癌历经3~5年,在促癌因素的作用下发展成浸润癌。浸润癌的病程一般1年左右,但恶性程度低的肿瘤可持续10年左右。就病理形态而言,癌前期指上皮增生明显,并伴有不典型增生;原位癌指癌变限于上皮质内(未突破基底膜)的早期癌;浸润癌是指癌变突破基底膜向周围组织浸润并破坏及侵蚀周围组织的进展期癌。

(2) 分化与分级:恶性肿瘤根据其细胞分化的程度,分为高分化、中分化和低分化(未分化),也称Ⅰ、Ⅱ、Ⅲ级分化。高分化(Ⅰ级),瘤细胞分化程度较好,与其来源组织的正常形态相似,恶性度低;中分化(Ⅱ级),瘤细胞分化程度居中,明确保留起源组织的特点,恶性度居中;低分化(Ⅲ级),瘤细胞分化程度较差,近似来源组织的不成熟形态,恶性度高,预后差。

(3) 转移方式:恶性肿瘤的转移方式有4种:①直接蔓延,肿瘤细胞向与原发灶相连续的组织扩散生长,如子宫颈癌浸润至子宫体、阴道、尿道、直肠等。②淋巴转移,多数为邻近区域淋巴结转移,如甲状腺癌的颈部淋巴结转移;还可发生皮肤淋巴管转移,如乳腺癌发生皮肤淋巴管转移可出现"橘皮样"改变。③血行转移,肿瘤细胞侵入血管,随血流转移至远隔部位,如胃肠道肿瘤可经门脉系统转移到肝脏。④种植转移,肿瘤细胞脱落在体腔或空腔脏器内发生转移,如胃癌细胞种植转移至腹膜和盆腔。

(4) 分期:恶性肿瘤分期的目的是为了合理制订治疗方案,正确地评价治疗效果,判断预后,国际抗癌联盟提出了 TNM 分期法。T 指原发肿瘤(tumour)、N 为淋巴结(node)、M 为远处转移(metastasis),再结合肿块大小、浸润程度在字母后标以数字0~4。0代表无,1代表小,4代表大;有远处转移为 M_1,无为 M_0。根据 TNM 的不同组合,诊断为Ⅰ、Ⅱ、Ⅲ、Ⅳ期,临床无法判断肿瘤体积时则以 Tx 表示。各类肿瘤 TNM 分期的具体标准由各专业会议协定。

【肿瘤细胞的增殖过程】

细胞增殖过程也称细胞周期、细胞分裂周期、细胞生活周期或细胞繁殖周期,指从一次细胞分裂结束至下一次细胞分裂结束所经历的全过程,由 G_1(DNA 合成前期)、S 期(DNA 合成期)、G_2 期(DNA 合成后期)及 M 期(有丝分裂期)4 个时相所组成。此外,处于分裂周期中的细胞可转化为 G_0 期细胞(静止期细胞),此类细胞暂时脱离细胞周期,停止细胞分裂,但仍然活跃地进行代谢活动,执行特定的生物学功能,一旦得到信号指使,会快速返回细胞周期,进行分裂增殖。肿瘤的 G_0 期细胞对化疗基本不敏感,因此,常为复发或转移的根源。

【临床表现】

1. 局部表现

(1) 肿块:无痛性肿块常是体表和浅部肿瘤的首发症状。其特点是生长快、质地硬、较固定、边界不清;而深部肿瘤表面症状不明显,可以出现周围组织、脏器受压或梗阻症状,如肺癌压迫上腔静脉引起上腔静脉综合征、压迫颈交感神经引起 Horner 综合征、结直肠癌引起肠梗阻等。

(2) 疼痛:疼痛是中、晚期肿瘤的常见症状。由于肿瘤的生长、破溃、感染等侵犯或压迫神经组织,可出现局部的胀痛、刺痛、跳痛、烧灼痛或放射痛等;常难以忍受,夜间更明显;空腔脏器肿瘤引起痉挛、梗阻时,表现为绞痛。

(3) 溃疡:体表或空腔脏器的恶性肿瘤,若生长迅速,血供不足可继发坏死,若继发感染形成溃疡,可见血性分泌物伴恶臭。

(4) 出血:恶性肿瘤自身破溃或侵蚀血管可引起出血。根据肿瘤生长部位不同而表现各异,如消化道肿瘤可表现为呕血、黑便、血便、黏液血便等;泌尿系肿瘤可出现血尿;呼吸系统肿瘤可出现咯血或血痰;肝癌结节破裂可导致腹腔内出血。

(5) 梗阻:恶性肿瘤可阻塞或压迫空腔器官而引起梗阻症状,随梗阻部位不同可有不同症状。如食管癌可致吞咽困难;胃癌伴幽门梗阻可致呕吐;胰头癌或壶腹部肿瘤可引起黄疸;支气管癌可致肺不张等。

(6) 转移症状:淋巴转移者可有区域淋巴结肿大;骨转移者可有疼痛、硬结及病理性骨折等;肺转移可出现咳嗽、咯血、血丝痰等;肝转移可表现为肝大、黄疸、腹水、肝性脑病等。

2. 全身表现　良性及恶性肿瘤早期全身症状不明显。恶性肿瘤中、晚期,可有慢性消耗和中毒症状,表现为消瘦、乏力、体重下降、低热、贫血等,甚至全身衰竭,呈现恶病质(cachexia)。某些肿瘤还可呈现相应脏器的功能低下或亢进,导致全身性改变。如甲状旁腺瘤引起骨质改变,颅脑肿瘤引起颅内压增高,肾上腺嗜铬细胞瘤引起高血压等。

【辅助检查】

1. 实验室检查

(1) 血、尿及粪常规检查：检查结果阳性并非恶性肿瘤特异的标志，但可提供诊断的线索。如恶性肿瘤均可有贫血和血沉增快；白血病血象可有明显改变；泌尿系肿瘤可见血尿；消化道肿瘤大便隐血试验可呈阳性。

(2) 血清学检查：血清学检查是用生化方法测定人体中由肿瘤细胞产生的分布在血液、分泌物、排泄物中的肿瘤标记物（如某些酶、激素、糖蛋白和肿瘤代谢产物），如碱性磷酸酶有助于肝及骨肿瘤的诊断；酸性磷酸酶有助于前列腺癌的诊断；绒毛膜促性腺激素用于绒毛膜上皮癌的诊断；胰岛细胞瘤伴胰岛素分泌过多等。

(3) 免疫学检查：主要检查来自体内肿瘤的胚胎抗原、相关抗原及病毒抗原。如癌胚抗原（CEA）在胃癌、结肠癌、肺癌、乳腺癌均可增高；α-胚胎抗原（AFP）测定可以作为原发性肝癌早期诊断的依据；抗 EB 病毒抗原的 IgA 抗体测定可协助鼻咽癌的诊断；前列腺抗原（PSA）测定对前列腺癌的诊断有重要意义；癌胚抗原 199（CA-199）对消化道肿瘤和胰腺癌的诊断有价值；癌胚抗原 125（CA-125）可用于卵巢癌的诊断。近年来，质谱（mass spectrometry，MS）技术在蛋白质组学中的应用也为筛选新的肿瘤标志物提供新途径。

(4) 基因或基因产物检测：核酸中碱基排列具有极严格的特异顺序，基因诊断即利用此特征，根据有无特定序列以确定是否有肿瘤或癌变的特定基因存在。如慢性粒细胞性白血病几乎均有 22 号染色体长臂异常，即费城染色体出现。以及可以利用目前的基因测序技术了解基因突变情况并指导临床相关治疗，如乳腺癌、肺癌、结肠癌中均有一些基因的突变或缺失，根据检测结果进行相应的靶向药物治疗。

2. 影像学检查

(1) X 线检查：透视、摄片、断层摄片可显示骨、肺、纵隔、口腔颌面肿瘤阴影；各种腔道器官和血管 X 线造影，可了解肿瘤的部位、形态和肿瘤的血管图像；硒静电 X 线和钼靶 X 线等特殊 X 线显影术可应用于软组织及乳腺组织，不同软组织显示不同对比影像，图像清晰。

(2) 电子计算机 X 射线断层扫描（electronic computer X-ray tomography technique，CT）：可以判断肿瘤的部位、大小、形态，用于颅内肿瘤、实质性脏器肿瘤、实质性肿块及淋巴结等的鉴别诊断。

(3) 超声检查（ultrasonography，US）：是一种安全、简便、无创的检查方法，有助于了解肿瘤的部位、范围及形态。目前广泛应用于肝、胆、胰、脾、子宫及卵巢的检查，对判断囊性与实质性肿块很有价值。同时，还可以在超声引导下进行穿刺活检。

(4) 磁共振成像（magnetic resonance imaging，MRI）：利用原子核在磁场内共振产生影像的原理来诊断肿瘤的一种技术。此项检查分辨率高，更适用于中枢神经系统肿瘤的诊断。

(5) 放射性核素显影：利用不同种类核素对正常组织和肿瘤组织的亲和力差异，向体内注入放射性核素，通过扫描或 γ 照相机追踪其分布并记录图像以作诊断。常用于甲状腺肿瘤、肝肿瘤、骨肿瘤、脑肿瘤及大肠癌的诊断。

(6) 正电子发射断层显影（positron emission tomography，PET）：以正电子核素标记为示踪剂，通过正电子产生的 γ 光子，重建出示踪剂在体内的断层图像。肿瘤组织生长迅速、代谢旺盛，葡萄糖酵解速率增高，利用正电子核素标记葡萄糖作为显影剂，根据肿瘤与正常组织对葡萄糖利用率的变化和差异显像，诊断率高达 90% 左右。临床上多将 PET 与 CT 结合，进行检查。

3. 内镜检查　内镜可直接观察空腔器官、胸腔、腹腔以及纵隔的肿瘤，并能取细胞或组织行病理学检查；同时可经内镜插管做造影检查或在镜下对局部病变进行治疗。常用的有支气管镜、胃镜、直肠镜、乙状结肠镜、膀胱镜、阴道镜、腹腔镜、关节镜等。

4. 病理学检查　是目前确诊肿瘤的直接而可靠的依据。

(1) 临床细胞学检查：取材方法有：①自然脱落细胞，取胸水、腹水、尿液沉渣、痰液及阴道分泌物涂片。②细针穿刺涂片或超声导向穿刺涂片。③黏膜细胞，食管拉网、胃黏膜洗脱液、宫颈刮片及内镜下肿瘤表面刷脱细胞。

（2）病理组织学检查：应将肿瘤完整切除送检，或于术中切除肿块做快速冷冻切片检查，以决定手术方式。

【处理原则】

肿瘤的治疗贵在早诊断、早治疗。良性肿瘤及交界性肿瘤以手术切除为主，切除标本送病理学检查。恶性肿瘤早期以根治性手术为主，辅以化疗、放疗、免疫疗法、中医中药的治疗及生物疗法等综合治疗；晚期宜采取放疗或化疗、姑息性手术，辅以全身支持治疗和对症处理，以延长生命、提高生存质量为宗旨。

1. 手术治疗（surgical therapy）　目前仍是治疗实体肿瘤最常用和最有效的方法。常用的术式有以下几种：

（1）预防性手术：用于治疗癌前病变，防止其发生恶变或发展至进展期癌。如：宫颈癌前病变的利普刀手术治疗，家族性结肠息肉病的早期手术治疗等。

（2）根治性手术：即将肿瘤所在器官的大部或全部连同肿瘤周围的正常组织和区域淋巴结整块切除，并应用隔离技术阻隔肿瘤细胞沾污或扩散，结扎回流静脉等措施。此类手术切除范围大，除可发生一般手术后并发症外，还可出现不同程度的功能障碍，如截肢后肢体残障、人工肛门术后排便方式改变、全胃切除后消化吸收功能障碍等。

（3）扩大根治术：在原根治术范围基础上进一步扩大手术范围，适当切除附近的器官及区域淋巴结。

（4）对症手术或姑息性手术：仅做原发灶切除，或将原发灶旷置，以解除或减轻痛苦，延长生命，进而可争取综合治疗机会，改善生存质量。

（5）其他手术：如激光手术切割或激光气化治疗、超声手术切割、冷冻手术等，可用于不同部位肿瘤的治疗。如重建和康复手术，以提高肿瘤根治术后患者的生活质量。

2. 化学药物治疗（chemotherapy）　简称化疗，是通过使用影响细胞代谢或有丝分裂过程的药物来杀灭肿瘤细胞的治疗方法。化疗是一种全身性治疗方法，在预防和消除肿瘤转移方面优于手术和放疗。

（1）常用药物：化疗药物按作用原理分为7类（表11-1）。有全身给药和局部给药两种方法。全身给药包括静脉注射、口服、肌内注射等；局部给药包括瘤内注射、腔内注射、鞘内注射、动脉内灌注或化疗栓塞等，具有用药量少、肿瘤局部药物浓度高、全身毒性低等优点。

表 11-1　常用抗癌药物

分类	作用原理	常用药品
细胞毒素类（烷化剂类）	氮芥基因作用于 DNA 和 RNA、酶、蛋白质使细胞死亡	环磷酰胺（CTX）、氮芥、卡莫司汀、马利兰（myleran，又名白消安）、洛莫司汀（CCNU）等
抗代谢类	对核酸代谢与酶结合有竞争作用影响阻断核酸合成	5-氟尿嘧啶（5-FU）、甲氨蝶呤（MTX）、氟尿嘧啶（FU-207）、阿糖胞苷（AraC）、6-巯基嘌呤（6-MP）等
抗生素类	干扰 RNA、DNA、蛋白质的合成，或损伤细胞	放线菌素 D（ACD）、丝裂霉素（MMC）、阿霉素（ADM）、博来霉素（BLM）等
生物碱类	干扰纺锤体形成、使细胞停在有丝分裂中期	长春新碱（VCR）、喜树碱（CPT）、长春碱（VLB）、秋水仙碱（COLC）
激素类	改变机体内激素水平，影响肿瘤生长	己烯雌酚、丙酸睾酮、泼尼松、地塞米松、甲状腺素等
分子靶向药物	特异地选择致癌位点来相结合发生作用，使肿瘤细胞特异性死亡	利妥昔单抗、西妥昔单抗、甲磺酸伊马替尼等
其他		顺铂（DDP）、羟基脲（HU）、左旋咪唑、植物凝集素、门冬酰胺酶（ASP）

（2）化疗方式：化疗药物不能百分之百杀灭肿瘤细胞，因此仍能出现临床复发。多药物联合应用是控制复发的可能途径，根据化疗在治疗中的地位和治疗对象的不同，其临床应用方式有诱导化疗、辅助化疗或新辅助化疗及转化化疗。

（3）化疗不良反应：化疗药物在抑制或杀灭肿瘤细胞的同时，对机体正常组织或细胞也有不同程度的损害，因而可出现各种不良反应。常见的有骨髓抑制、消化道反应、脱发、免疫功能降低及肝、肾功能损害等，经外周静脉给药者可出现静脉炎，若药液外渗可致局部组织坏死等。

3. 放射线治疗（radiotherapy）　简称放疗，是利用各种放射线的电离辐射作用，破坏或杀灭肿瘤细胞而达到治疗目的，包括远距离治疗（外照射）、近距离治疗（内照射）、立体定向放射治疗、适形放射治疗等方法。放射治疗源包括深度 X 线、γ 射线、放射性核素（如镭、^{60} 钴）、粒子加速器等。

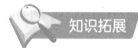知识拓展

适形放射治疗

　　适形放射治疗（conformal radiation therapy）是一种新的放疗技术，它使高照射剂量分布区的三维形态与病变形态一致，最大限度地将剂量集中到病灶内，而使其周围正常组织器官少受或免受不必要的照射。适形放射治疗的应用有助于减轻放疗反应，增加病变区的剂量，不仅能提高疗效，同时，扩展了放疗的适应证。例如，常规放疗较少应用于腹部肿瘤的治疗，主要是由于胃肠道及肝等对放射线敏感，限制了肿瘤剂量的提高，适形放射治疗则克服了这一困难。它是肿瘤放疗技术发展的一个方向。

（1）肿瘤对放疗敏感性：①高度敏感，适宜放射治疗。如淋巴及造血系统肿瘤、性腺肿瘤、多发性骨髓瘤等。②中度敏感，放疗可作为综合治疗的一部分。如鼻咽癌、食管癌、乳腺癌、肺癌、宫颈癌等。③低度敏感，不宜采用放疗。如胃肠道腺癌、软组织及骨肉瘤等。

（2）放疗不良反应：放疗在抑制或杀灭肿瘤细胞的同时，对机体正常组织也会造成损害，引起不良反应，常见有骨髓抑制、皮肤反应、黏膜反应、脱发、放射性器官损伤及疲劳、全身不适等。

4. 生物治疗（biological therapy）　是利用生物学技术改善个体对肿瘤应答反应的一种方法，包括免疫治疗与基因治疗两类。免疫治疗能调动人体的防御系统，提高免疫功能，达到抗肿瘤的目的，如接种卡介苗、麻疹疫苗、注射干扰素，接种自身或异体瘤苗、肿瘤免疫核糖核酸等。基因治疗是应用基因工程技术，干预存在于靶细胞的相关基因的表达水平以达到治疗目的的一种方法，将外源正常基因导入靶细胞，以纠正或补偿缺陷和异常基因引起的疾病。目前尚处于实验阶段。

文档：肿瘤细胞的低强度激光疗法

5. 其他治疗　中医中药治疗，多用于手术及放、化疗后的辅助治疗，可促进肿瘤患者的康复。内分泌治疗，对某些发病与激素水平有关的肿瘤可进行增添激素或内分泌去势治疗。分子靶向治疗，设计相应的治疗药物，药物在体内会特异性的选择致癌位点进行结合，发生作用，导致肿瘤细胞特异性死亡，对正常细胞无伤害。

第二节　肿瘤患者的护理

【护理评估】

（一）术前评估

1. 健康史

（1）年龄：部分肿瘤与发病年龄关系密切，如儿童易患胚胎性肿瘤或白血病；青少年易患肉瘤；而

癌多见于中年人,值得注意的是癌症发病年龄有前移的倾向。

(2) 病程:肿瘤的病程与其恶性程度有关,恶性度越高病程越短,良性肿瘤恶变时则肿块迅速增大。

(3) 相关因素:询问患者有无长期接触有害理化因素或病毒、血吸虫感染史;不良生活习惯、大量吸烟或饮酒史;慢性刺激与炎症疾病史;肿瘤家族史;内分泌紊乱或使用激素治疗史;先天或后天免疫缺陷疾病及长期使用免疫抑制剂;经历重大精神创伤、心理压力及情绪抑郁等。

(4) 影响因素:注意评估有无影响手术、放疗和化疗耐受能力的因素,如心、肺、肝、肾功能不全及消化系统功能障碍、贫血、龋齿、慢性感染灶、皮肤损害性疾病、皮肤过敏等。

2. 身体状况　　了解肿块发生的时间、生长速度,是否伴有疼痛、出血、溃疡、梗阻等症状。检查肿块的部位、大小、质地、光滑度、活动度及有无压痛等;有无相应区域淋巴结肿大,如颈部、锁骨上、腋窝、腹股沟等;有无低热、消瘦、乏力、贫血、水肿等全身消耗和中毒症状。

3. 辅助检查　　了解实验室、影像学、内镜及病理学等检查的结果,以评估肿瘤的部位、大小、性质、转移情况及患者对手术的耐受能力等。

4. 心理、社会状况　　观察患者的情绪、行为反应,评估患者的心理状态和心理承受能力。同时了解患者和家属对治疗方法、预后和康复知识的知晓程度,家庭经济状况及可利用的社会资源等。肿瘤患者的心理变化通常分为 5 期,但各期间可以相互转化或交叉出现。

(1) 震惊否认期(shock and deny stage):患者在初悉病情后表现出对事实的否认、怀疑诊断的可靠性,甚至辗转求医;若过分强烈,可延误治疗。

(2) 愤怒期(anger stage):患者接受事实,并出现愤怒和不满情绪,常迁怒于家属和医务人员,甚至百般挑剔、无理取闹、出现冲动行为;若长期存在,会导致心理异常。

(3) 磋商期(bargaining stage):患者"讨价还价",存有幻想,寻求各种治疗信息,祈求延长生命,有利于治疗。

(4) 抑郁期(depression stage):患者对治疗失去信心,不遵从医嘱,甚至有轻生的念头,应予以关注,此期对治疗不利。

(5) 接受期(acceptance stage):患者能以平和的心态配合治疗和护理。

(二) 术后评估

1. 术中情况　　了解麻醉和手术方式及术中治疗情况,有助于术后做好相关护理。

2. 身体状况　　系统评估生命体征、伤口敷料;了解辅助检查结果,倾听患者主诉,评估各种引流管等;评估和判断患者是否出现化学治疗及放射治疗的毒副反应。

3. 心理、社会状况　　评估患者和家属对疾病长期治疗的心理准备情况,了解患者对预防疾病复发因素的知晓情况等。

【护理诊断 / 问题】

1. 焦虑 / 恐惧　　与恶性肿瘤诊断、害怕治疗痛苦和并发症、担心预后和治疗费用等有关。

2. 营养失调:低于机体需要量　　与肿瘤所致高分解代谢、营养摄入减少及吸收障碍等有关。

3. 急性疼痛　　与手术创伤有关。

4. 慢性疼痛　　与肿瘤侵犯或压迫神经等有关。

5. 潜在(手术治疗)并发症:参见第七章第二节　手术后护理。

6. 潜在(化疗)并发症:骨髓抑制、消化道反应、血栓性静脉炎、化疗药外渗等。

7. 潜在(放疗)并发症:骨髓抑制、皮肤反应、黏膜反应等。

8. 知识缺乏:缺乏肿瘤的预防、治疗、护理与康复的相关知识。

【护理目标】

1. 患者焦虑 / 恐惧减轻或消失。

2. 营养失调得以纠正。

3. 疼痛减轻或消失。

4. 潜在并发症能被及时发现并得到有效处理。

5. 能叙述肿瘤治疗、护理与康复的相关知识,能演示自我护理和康复锻炼的方法。

【护理措施】

（一）心理护理

"谈癌色变"是大多数人的反应。护理时应根据不同文化背景的患者、疾病不同阶段的心理特征采取针对性的护理措施。①震惊否认期:应鼓励家属多给患者感情上的支持和生活上的关心照顾,使之有安全感;并因人而异地逐渐使患者了解病情真相。②愤怒期:应诱导患者充分表达内心真实感受,以便纠正其感知错误;请其他病友介绍治疗经验,教育和引导患者正视现实。③磋商期:此期患者容易接受他人的劝慰,应利用患者的求生欲望,鼓励患者及时治疗;同时尊重患者的要求。④抑郁期:此期患者感到绝望无助,表现对治疗失去信心,医护人员应给予更多的关心和抚慰;鼓励亲属多陪伴患者,避免患者独自承受痛苦,防止意外事件的发生。⑤接受期:应尊重患者的意愿,尽量满足其各方面的需求,最大限度地提高生活质量,树立正确的生死观。此外,应根据疾病治疗的具体方案介绍手术、放疗、化疗的必要性及治疗过程,可能出现的不良反应和并发症等,指导患者面对现实,积极调整心态,适应身体状况的改变,树立与肿瘤斗争的坚强信心。临床常用的心理护理方法有:心理疏导、松弛疗法、音乐疗法、幽默疗法、想象疗法、信仰疗法和文体活动等,应结合不同患者的具体心理问题选择相适宜的护理措施。

（二）营养支持

指导患者合理饮食,逐步纠正营养失调,提高手术耐受性。如以高蛋白、高糖、高维生素、清淡、易消化的饮食为主,少量多餐。放疗、化疗间歇期间采用超食疗法,即给予优质蛋白质及其他必需的营养素,以迅速纠正放、化疗期间的营养摄入不足。对伴有疼痛和恶心等不适者,餐前适当用药物控制症状。创造愉快、舒适的进餐环境,提供适合患者口味的食物,并可加用调味品以刺激食欲。不能经口进食者按需给予肠内或肠外营养支持。

（三）缓解疼痛

对行手术治疗后切口疼痛者可遵医嘱及时予以镇痛药物治疗。对于有疼痛症状的癌症患者,应当遵循"常规、量化、全面、动态"评估的原则,将疼痛评估列入护理常规监测和记录的内容;根据患者的疼痛程度实施癌痛个体化治疗。对轻度疼痛者可通过安置舒适体位,利用读书、看报、听音乐等来分散其注意力以减轻疼痛;对中、重度疼痛者遵医嘱给予镇痛药物治疗,应遵守 WHO 癌痛三阶梯止痛治疗指南的 5 项基本原则:

1. 口服给药　首选口服,对不宜口服的患者可用其他给药途径,如吗啡皮下注射、患者自控镇痛,较方便的方法有透皮贴剂等。

2. 按阶梯用药　根据患者疼痛程度,有针对性地选用不同强度的镇痛药物。①轻度疼痛:可选用非甾体类抗炎药物(NSAID)。②中度疼痛:可选用弱阿片类药物,并可合用非甾体类抗炎药物。③重度疼痛:可选用强阿片类药物,并可合用非甾体类抗炎药物。

3. 按时用药　按规定时间间隔规律性给予镇痛药。有助于维持稳定、有效的血药浓度。

4. 个体化给药　根据具体病情和癌痛缓解药物剂量,制订个体化用药方案。

5. 注意具体细节　加强用药监护,密切观察其疼痛缓解程度和机体反应情况,注意药物联合应用的相互作用,并及时采取必要措施尽可能减少药物的不良反应,以期提高患者的生活质量。

（四）手术治疗的护理

参见第七章　手术前后患者的护理。同时应注意以下几点:

1. 手术前　备皮、灌肠、插胃管和尿管等操作应轻柔仔细,遇阻力不可强行置管,必要时更换小一号导管,防止刺激肿瘤而引起癌细胞扩散。

2. 手术中　应遵守无瘤原则,提供电刀切割、电凝止血,妥善保存肿瘤标本,提供化疗药物冲洗创腔。

3. 手术后　应注重器官功能障碍、身体形象改变和手术后并发症的护理。

（五）化疗患者的护理

1. 化疗前评估　当患者存在下列情况时，应禁忌化疗：①年老、体衰、营养状况差、恶病质。②白细胞低于 $3 \times 10^9/L$，血小板低于 $80 \times 10^9/L$ 或有出血倾向。③肝功能障碍或严重心血管疾病。④骨髓转移。⑤贫血及低蛋白血症。

2. 化疗的实施　化疗前做好化疗常识的宣教，使患者能理解并配合治疗。静脉给药时，应根据各类药物的具体使用要求和原则，选择正确的溶媒，合理配制药液，按规定的速度给药；若选择外周静脉，应有计划地两臂交替、由远及近穿刺静脉；妥善固定穿刺针头，确保输入通畅后方可输注化疗药物，输液过程中加强巡视，以防针头滑脱导致药液外渗，引起皮下组织坏死。若选择经外周静脉穿刺置管的中心静脉导管（PICC）给药，应做好 PICC 导管的维护。

3. 化疗反应的护理

（1）骨髓抑制：是最严重的化疗反应，主要表现为白细胞、血小板减少，也可有红细胞减少，应注意观察有无感染、出血及贫血等临床表现。化疗期间应每周查血常规 1~2 次。白细胞低于 $3.5 \times 10^9/L$ 时，可给予升白细胞药物，并做好病室空气消毒，减少探视，以预防院内感染；白细胞低于 $1.0 \times 10^9/L$ 时，应实施保护性隔离或将患者置于层流室。血小板低于 $80 \times 10^9/L$ 时，应避免肌内注射，并指导患者做好自身防护，使用软毛刷刷牙，预防身体受伤；血小板低于 $50 \times 10^9/L$ 时，应要求患者绝对卧床休息，限制活动，以预防出血。红细胞降低时，应给予支持疗法，如使用中药、输注红细胞或给予升血细胞类药物等。

（2）消化道反应：主要表现为恶心、呕吐、腹泻、口腔黏膜溃疡等。化疗用药期间可通过调整进餐时间（如早餐提前 1h，晚餐推迟 1h），午餐减少进食量，相对减少胃内食物，从而减少呕吐次数，必要时给予镇静止吐药，严重呕吐者给予肠外营养。保持口腔清洁，于睡前和三餐后用温盐水含漱；如合并真菌感染，则用 3% 苏打水漱口，制霉菌素液含漱，溃疡面涂 0.5% 金霉素甘油等。口腔炎或溃疡剧痛者可用 2% 利多卡因喷雾止痛，进食时改用吸管吸取流质食物；对腹泻者，给予输液治疗，并做好肛周清洁护理。

（3）脱发：通常在用药后 1~2 周出现，在 2 个月内最显著。一般化疗停止后 2~3 个月内头发会再生。预防脱发可使用冰帽局部降温，减少局部血运，以减轻药物对毛囊的损害。对严重脱发者可指导其佩戴假发。

（4）免疫功能降低：肿瘤患者免疫力低下，加之化疗、放疗致白细胞减少，患者容易出现细菌或真菌感染，常见的感染部位有口腔、皮肤、肺部及尿路等。应保持病室内空气流通、清新、温湿度适宜，鼓励患者深呼吸和有效咳嗽。避免到人员稠密的公众场所，外出佩戴口罩预防呼吸道感染。根据病情做好口腔、皮肤和留置尿管的护理。同时注意观察有无上述部位感染的征象，遵医嘱给予提高免疫力的药物如免疫球蛋白等。

（5）肝、肾功能损害：多数抗癌药在肝脏代谢、经肾脏排出体外，所以肝、肾功能容易受损。肝脏损害表现为黄疸、肝脏肿大、转氨酶增高等，需暂停化疗，给予高蛋白、高糖、高维生素和低脂饮食，予以保肝治疗。化疗引起组织崩解，易产生高尿酸血症，甚至形成尿酸结晶，加之多数化疗药的代谢产物溶解性差，易形成结晶，可堵塞肾小管，引起肾脏损害，表现为无症状性血清肌酐升高或轻度蛋白尿，甚至无尿和急性肾衰竭。为预防肾损害，应指导患者多饮水，稀释尿液，并仔细观察尿量，必要时遵医嘱使用利尿剂；每次排尿后监测尿液 pH，当其低于 6.5 时，报告医生，应遵医嘱给予碳酸氢钠和别嘌醇，以碱化尿液、抑制尿酸的生成。

（6）血栓性静脉炎：反复静脉给药可刺激血管，引起无菌性血栓性静脉炎。表现为用药血管疼痛、局部皮肤红肿，继之变黑、血管变硬呈条索状。化疗时应注意保护静脉，将化疗药物稀释至要求的浓度，并在规定的时间内输注，输液结束应注入生理盐水 5~10ml 后拔针，以减少化疗药物对血管的刺激；

如长期静脉化疗,应两臂交替,由远及近地保护性使用静脉,保证用药静脉有足够的恢复时间。一旦出现血栓性静脉炎,即停止使用相关静脉,局部予以冷敷、硫酸镁湿敷或理疗,禁忌局部挤压或按摩,防止血栓脱落引起栓塞。

(7) 化疗药外渗与组织坏死:化疗药物外渗可导致局部组织坏死。静脉给药应妥善固定针头,注入化疗药物前应先注射生理盐水,确认针头在血管内方可用药;注射中严密观察穿刺部位有无肿胀,告知患者如有疼痛或不适,及时反应。一旦发现药液外渗,应立即停止给药,不急于拔针,待接注射器回抽溢出的药液和局部(含皮下)注射解毒剂后再拔针。常用解毒剂硫代硫酸钠用于氮芥、丝裂霉素、放线菌素 D 等药物外渗;碳酸氢钠用于长春新碱、阿霉素等药物外渗。临床还常用地塞米松加利多卡因做局部皮下封闭治疗,以减轻疼痛,同时配合冷敷(奥沙利铂除外)治疗。注射强刺激性化疗药时,穿刺点应避开关节部位,选用前臂静脉,以防药物渗出损伤手背、腕部肌腱和韧带而致残。局部组织坏死者,应定时进行换药。

(六) 放疗患者的护理

1. 放疗前评估　当患者存在下列情况时,应禁忌放疗:①晚期肿瘤,伴严重贫血、恶病质;②出现严重并发症及合并各种传染病;③白细胞低于 $3 \times 10^9/L$,血小板低于 $80 \times 10^9/L$;④伴有严重心、肺、肾疾病;⑤接受过放疗的组织器官已有放射性损伤或严重放射性损伤部位复发。

2. 放疗的实施　放疗是在放疗科由专门人员通过专门设备来实施的,应给患者讲解放疗的基本知识,使其能配合治疗。

3. 放疗反应的护理

(1) 骨髓抑制、消化道反应、脱发:同化疗患者的护理。

(2) 皮肤反应:表现为放射性皮肤炎症反应。急性反应可分为 3 度:Ⅰ度(又称干反应),表现为红斑、有烧灼感、痒,继续照射局部皮肤由鲜红色渐变为暗红色,脱屑;可涂 0.2% 薄荷淀粉、冰片、三乙醇胺软膏(比亚芬)或羊毛脂止痒。Ⅱ度(又称湿反应),表现为高度充血、水肿、水疱,有渗出、糜烂;可喷复方维生素 B_{12} 溶液(贯新克),涂 2% 甲紫溶液,有水疱时可涂硼酸软膏。Ⅲ度(溃疡),损伤深达真皮层,形成溃疡或坏死,难以愈合。慢性皮肤反应出现在放疗后数月或更长时间,表现为照射区域皮肤萎缩、变薄、毛细血管扩张、淋巴水肿及深棕色斑点色素沉着等,无须特殊处理。放疗期间应指导患者选择宽松、柔软、吸湿性强的棉质内衣;照射野皮肤保持清洁、干燥、避免摩擦、冷热刺激及阳光直射,忌用肥皂清洁和乙醇、碘酊消毒;若有脱屑和瘙痒,应遵医嘱使用止痒剂,忌自行撕脱和搔抓;男性患者使用电动剃刀修面。

(3) 黏膜反应:放疗可引起口腔、鼻腔、鼻咽、喉、直肠、阴道等黏膜反应,表现为疼痛、充血、水肿、糜烂、白点、白斑、白膜(由白细胞、渗出物、脱落上皮细胞和细菌形成)、出血点等。远期表现为黏膜干燥、萎缩(主要因黏膜腺体受损所致)。应保持照射部位的黏膜清洁,避免刺激和损伤。可用复方硼砂漱液(朵贝液)含漱、生理盐水冲洗鼻咽部,用液状石蜡、复方薄荷油滴鼻。疼痛严重者可给予表面麻醉剂(如利多卡因)漱口。对症治疗可选用中药六神丸、喉正丸、双料喉风散等。若合并感染,可予以抗菌药物治疗。反应重者需停止放疗 1~2 周。

(4) 放射性器官损伤:肺、食管、肠道、膀胱、脊髓等接受放疗后可出现放射性损伤,表现为干咳、吞咽困难、便血和腹泻、血尿、肢体无力或瘫痪等。应注意观察病情变化,一旦出现上述症状,积极配合处理。

(5) 疲劳及全身不适:放疗后应安置患者静卧休息 30min;指导患者多饮水,必要时行静脉输液,以促进毒素的排泄。

(七) 健康教育

1. 心理支持　告知家属各种不良情绪刺激可促进肿瘤的发生和发展,发挥家属及社会支持系统的功能和作用,动员亲属陪伴、观察、调节患者情绪,使其保持心情愉快,增强战胜疾病的信心。

2. 加强营养　肿瘤患者不论是手术治疗后,还是放、化疗后康复期的患者均应均衡膳食,保持蛋白质和各种营养素、纤维素的摄入量,饮食宜清淡、易消化。

3. 运动康复　根据不同患者的具体病情指导其适时、适度地参加运动锻炼,规律生活,做到劳逸结合;对部分患者因手术后器官、肢体残缺的,应教会患者自我护理和康复锻炼的方法。

4. 坚持治疗　肿瘤治疗以手术为主,辅以放、化疗等综合治疗,常需要多个疗程,时间长,放、化疗的副反应重等,治疗过程十分痛苦,因此,应鼓励患者坚持配合治疗,勇敢面对现实,克服放、化疗带来的身体不适。

5. 定期复查　定期复查可以早期发现肿瘤复发或转移征象。一般恶性肿瘤手术治疗后3年内每3个月复查1次;3至5年每6个月复查1次;5年以后每年复查1次。故应遵医嘱定期复查。

【护理评价】

1. 患者焦虑、恐惧是否减轻或消失。
2. 营养状况是否改善。
3. 疼痛是否减轻、消失或被控制。
4. 潜在并发症是否被及时发现并得到有效处理。
5. 能否叙述肿瘤治疗、护理与康复的相关知识,能否演示自我护理和康复锻炼的方法。

附:体内埋置化疗泵的应用及护理

体内埋置化疗泵(亦称植入式给药装置或皮下埋置给药装置)是一种埋置于皮下,用于局部灌注药物或输送营养的多功能给药装置。该装置由药泵(包括泵体、穿刺窗)和不透X线导管以及附件(扳手、血管钩)组成(图11-1)。利用该泵对肿瘤进行灌注化疗是肿瘤治疗的一项技术。与一般动脉插管灌注化疗比较,它具有以下优点:①可长期携带和应用;②对患者的舒适度几乎无影响;③简化了动脉灌注的护理操作。适用于晚期肿瘤手术无法切除或不能耐受手术的胃癌、肝癌、肺癌等患者。

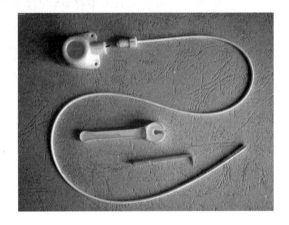

图11-1　体内埋置化疗泵

【操作方法】

以肝癌为例。切开腹壁进入腹腔,入腹后由胃大弯处分离胃网膜右动脉约1cm。用套线牵引动脉,切开前壁,插入导管直至肝动脉,根据肿瘤的位置决定插管留置在肝固有动脉、肝右动脉或肝左动脉,固定导管。将导管远端及其连接的化疗泵引至腹膜外,使导管在肌层内盘旋走行,再分离切口皮下组织,将充以肝素液的化疗泵埋置于皮下并固定,缝合切口。

【护理措施】

1. 心理护理　术前应向患者介绍体内埋置化疗泵化疗的方法及注意事项,消除患者顾虑,使其愿意接受这项技术。

2. 给药方法　以一次性推注给药为例,步骤如下:①确定化疗泵所在位置后,按常规消毒皮肤。②一手固定化疗泵,一手持注射器选择泵中心位置进行穿刺,有落空感时表明注射针已进入泵内,当继续进针出现明显抵触感时,表明已穿刺到位。③先注射5ml生理盐水,证实导管通畅后方可注射化疗药物。④注入肝素盐水2~3ml。⑤更换装有化疗药物的注射器,缓慢注入化疗药物。⑥化疗药物注射完毕,推注生理盐水5~10ml,冲洗导管。⑦更换注射器并注入肝素盐水2~3ml,封管。⑧拔出针头,无菌棉签压迫穿刺点,以无菌敷料覆盖,胶布固定。

3. 给药注意事项　①严格无菌技术操作。②穿刺时,妥善固定化疗泵,垂直进针。③注药前先回抽,证实导管通畅后方可注药;注药时应边注射边观察,注意有无局部隆起、苍白及疼痛等,防止药液渗漏;注药后常规注射肝素盐水封管。

4. 健康教育　嘱患者注意运动幅度,同时避免化疗泵局部受外力碰撞,以保证化疗泵在皮下的稳定性;注意个人卫生,保持皮肤清洁,预防感染;化疗间歇期化疗泵应每月进行一次冲管和封管处理。

（李远珍）

思维导图

自测题

思考题

结合导入情境与思考的案例回答下列问题:
1. 化疗期间如何预防血栓性静脉炎的发生?
2. 若化疗期间出现药液外渗该如何处理?
3. 若患者需接受放射治疗,该如何做好皮肤护理?

第十二章

器官移植患者的护理

第十二章
课件

📖 **学习目标**

识记：

1. 能复述器官移植、异位移植、同种异体移植术、排斥反应的概念。
2. 能简述常用免疫抑制剂及其不良反应、免疫治疗原则。

理解：

1. 比较不同类型排斥反应的特点。
2. 能简述器官移植前的准备。
3. 能阐述肾移植和肝移植的手术适应证与禁忌证、手术方法。

应用：

1. 能运用所学知识为肾移植、肝移植患者制订护理计划，提供围术期护理。
2. 能识别不同类型排斥反应的临床表现。

导入情境与思考

王女士，38岁。因少尿、胸闷、腹胀伴呕吐2周，呼吸困难2d入院，慢性肾小球肾炎8年病史。体查：T 37℃，P 108次/min，R 22次/min，BP 178/98mmHg；口唇发绀，贫血貌，两肺呼吸音增粗，两下肺可闻及少许湿啰音；心浊音界扩大，律齐，心音低；腹稍膨隆，无压痛，肝脾未及，移动性浊音(±)；下肢水肿。拟诊为慢性肾小球肾炎、慢性肾衰竭。给予吸氧、血液透析等治疗，并建议择期行肾移植术。家属同意肾移植。

请思考：

1. 肾移植术前护士需要对患者进行哪些护理评估？
2. 患者存在的最主要的护理诊断/问题是什么？
3. 如何针对该患者现存问题进行护理？

第一节　器官移植概述

器官移植(organ transplantation)是将健康的活体器官移植到自体或异体体表或体内,并使之迅速恢复功能的手术。目的是代偿受者相应器官因致命性疾病而丧失的功能,以挽救受者生命,提高生活质量。广义的器官移植包括细胞移植和组织移植。若献出器官的供者和接受器官的受者是同一个人,这种移植称为自体移植;供者与受者有着完全相同的基因型(即同卵双生子),这种移植称为同质移植。供者与受者属于同一种族,但基因不同,如:人与人之间的移植,称同种异体移植;不同种属间的移植,称为异种移植。从移植解剖部位来看,供者器官被移植到受者该器官原来的位置,称为原位移植;而该器官被移植到其他解剖位置则称为异位移植。若供体器官或组织来源于依法自愿捐献自身器官的自然人,称为活体供体移植,当活体供体与受体之间有血缘关系时称为亲属活体供体移植,无血缘关系的称非亲属活体供体移植;若供体器官或组织来源于脑死亡的人,称为尸体供体移植,此种供体来源数量有限。每次仅移植单个器官为单一或单独移植;两个器官同时移植到一个个体的体内为联合移植;同时移植三个或更多的器官到一个个体的体内称为多器官移植;在联合或多器官移植中,若两个或多个器官只有一个总的血管蒂,整块切除后,在植入时只需吻合其主要动静脉干,称为器官簇移植,此种移植方式较单一器官移植排斥反应轻,具有免疫学方面的优势。

要使移植器官能够长期存活,技术上有 3 个难关需要突破:血管吻合技术、移植器官活性保持和排斥反应的控制。

首先,移植器官一旦植入受者体内,必须立刻接通血管,以恢复供血提供养分,使细胞得以存活。这就要求有完善的血管吻合方法,1903 年才由 Alexis Carrel 创制出来,该技术一直沿用至今。

其次,切取的离体缺血器官在常温下短期内就会失活,不能用于移植,要在短促的时间内完成移植手术必须设法保持器官的活性。器官保存应遵循低温、预防细胞肿胀和避免生化损伤的原则,从而延长供体器官的存活时间,保持移植器官的最大活力。控制热缺血与冷缺血时间、配合安全有效的器官保存是器官移植成功的先决条件。热缺血(warm ischemia)是指器官从供体血液循环停止或者局部血供中止到冷灌注开始的间隔时间。热缺血时期对离体器官的损害最为严重,热缺血阶段的离体器官在 35~37℃下短时间内即趋于失去活力。为保证供体器官的功能和移植后的存活率,热缺血时间不宜超过 10min。目前临床大多采用单纯低温保存法,用特制的 0~4℃器官灌注液经血管系统对供者器官进行冷灌洗,使供者器官的中心温度迅速均匀降温,然后将其置于软性容器中,浸没并保存于 0~4℃保存液中直至移植,此段过程称之为冷缺血(cold ischemia),即供体器官冷灌注到移植后血供开放之前所间隔的时间,包括器官保存阶段。过长的冷缺血时间对移植器官的功能恢复和长期存活有不良影响。临床推荐离体器官冷缺血的保存时限为:心脏 5h、肝脏 6~12h、胰腺 10~20h、肾脏 40~50h 以内。

最后,同种异体或异种移植后,移植物抗原可刺激受者免疫系统,受者组织抗原也可能刺激移植物中的免疫细胞,从而诱发免疫应答,造成移植排斥反应。机体免疫系统能对进入其体内的外来“非己”组织器官加以识别、控制、摧毁和消灭,最终导致移植器官损伤和移植失败。移植器官如同人的其他细胞一样,有两大类主要抗原:ABO 血型和人类白细胞抗原(human leukocyte antigen,HLA),它们决定了同种移植的排斥反应。ABO 血型只有 4 种(O、A、B、AB),寻找 ABO 血型相同的供受者并不难;但是 HLA 异常复杂,现已查明有 7 个位点,即 HLA-A、B、C、D、DR、DQ、DP,共 148 个抗原,其组合可超过200 万种。除非同卵双生子,事实上不可能找到 HLA 完全相同的供受者。所以,移植后必须用强有力的免疫抑制措施才能保证移植的成功。直到 20 世纪 60 年代才陆续发现有临床实效的常用免疫抑制药物如下:

1. 类固醇皮质激素　是预防和治疗同种异体移植排斥反应的一线药物,常与其他免疫抑制剂联合应用。可能是通过抑制淋巴细胞的增殖、对外源性抗原反应的作用以及非特异性免疫作用来实现。临床上最常用的是泼尼松和甲基泼尼松龙(methylprednisolone,MP)。长期应用的主要副作用有 Cushing 综合征、感染、高血压、糖尿病、白内障、骨无菌性坏死、骨质疏松、肌萎缩和行为异常等。

2. 钙调磷酸酶抑制剂(CNI)　①环孢素 A(cyclosporine A,CsA):是目前免疫抑制维持治疗的最基本药物之一,其抑制 T 细胞的活化、增殖。其主要的副作用是肝肾毒性、高血压、高血糖、神经毒性、牙龈增生、多毛症、骨质疏松等。②他克莫司(tacrolimus,TAC,FK506):通过阻止 L-2 受体的表达抑制 T 细胞的活化、增殖。其肝肾毒性较 CsA 小,高血压和高胆固醇血症发生较少,但神经毒性、致糖尿病作用较 CsA 稍多。

3. 增殖抑制药物:①硫唑嘌呤(azathioprine,Aa):是免疫抑制治疗的经典药物,因较多副作用现已少用,主要作用是抑制所有分裂活跃细胞尤其是 T 细胞 DNA 的合成。②霉酚酸酯,亦称吗替麦考酚酯(mycophenolate mofetil,MMF):特异性抑制 T、B 淋巴细胞的增殖。其副作用主要表现为呕吐、腹泻、骨髓抑制(白细胞减少),无肝肾毒性。

4. 其他:如哺乳类雷帕霉素靶分子(mTOR)抑制剂如西罗莫司(sirolimus,SRL);抗淋巴细胞制剂如多克隆抗体的抗淋巴细胞球蛋白(antilymphocyte globulin,ALG)和抗胸腺细胞球蛋白(antithymocyte globulin,ATG)以及单克隆抗体的单克隆抗体 OKT$_3$;新型免疫抑制剂来氟米特(leflunomide)及其衍生物。

器官移植作为一种医学实践,须遵循医学伦理的基本原则。首先,自主原则,即所有器官的捐献都应当是以自愿为前提,任何人不得以牟取个人利益而未经捐赠者或死者家属同意而私自摘取他人的器官。其次,无害原则。但有学者认为活体供者的器官获得是从一个健康人体内切取器官,似乎违背了无害原则,但其目的是为了他人康复,在技术成熟而供体器官严重匮乏的情况下,拒绝自愿捐赠也许剥夺了器官衰竭者的生存机会。再次,有利原则。术前进行利弊权衡非常重要,应该能为患者带来好处,或至少利大于弊。最后,公平原则。器官的分配原则是以医疗需要为判断标准,把有限的器官分配给配型最合适的患者,提高移植的成功率。

第二节　器官移植患者的护理

器官移植的每一步对患者来说都是至关重要的,包括供者的选择、受者的准备、组织的配型、移植技术、手术后免疫抑制药物的应用以及并发症的预防处理等,都与移植器官是否成活,患者的生活质量密切相关。因此,做好相应的移植前准备和提供恰当的护理非常重要。

一、器官移植前护理

【护理评估】

(一)对供者的评估

1. 供者选择　选择供者一般以同卵孪生最佳。其次依次为异卵孪生、同胞兄妹、父母子女间、血缘相近的亲属以及无血缘的人的活体器官和尸体器官。评估供者是否符合捐赠条件:

(1)年龄小于 50 岁为佳,但随着移植技术的提高,年龄界限已放宽,如供肺、胰者不超过 55 岁,供心、肾、肝者分别不超过 60 岁、65 岁和 70 岁。

(2)无血液病、结核病等全身性疾病或恶性肿瘤。

(3)心理反应正常。

(4)重要器官功能测定,如心、肺、肝、肾功能等检查正常或供移植器官的结构和功能正常(如尸体供器官)。

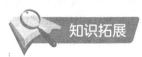

脑 死 亡

　　脑死亡是指包括脑干在内的全脑功能丧失的不可逆转的状态,脑电图等辅助检查确定脑功能丧失,虽然暂时仍有心跳,但是呼吸必须不间断地依赖呼吸机。我国于2003年颁发《中国脑死亡判定标准》,于2013年颁发《脑死亡判定标准与技术规范(成人质控版)》,明确规定判定脑死亡的3个步骤:①脑死亡临床判定有深昏迷、脑干反射消失、无自主呼吸;②脑死亡确认试验中至少有2项符合脑死亡判定标准;③脑死亡自主呼吸激发试验证实无自主呼吸。首次判定脑死亡12小时后须再次复查符合判定标准方可最终确认为脑死亡。

　　脑死亡判定标准的确立是医学进步的标志,至今全世界已有80多个国家和地区颁布了脑死亡判定标准。而脑死亡的供体器官是最佳的移植器官,所以脑死亡器官捐献(donation after brain death,DBD)成为器官移植的主要供体来源。2007年5月1日我国开始施行《人体器官移植条例》,标志着我国的人体器官移植正式受到法律的约束和保护、患者生前立有同意器官捐赠的遗嘱或者征得亲属同意时可实施器官摘除。

　　2. 免疫学检查

　　(1) ABO血型至少符合输血原则。

　　(2) 淋巴细胞毒交叉配合实验:将受体的血清与供体的淋病细胞混合一段时间后,计算淋巴细胞死亡百分比,大于10%提示移植后超急性排斥反应和加速性急性排斥反应的风险增加。

　　(3) 人类白细胞抗原(HLA)配型:一般认为HLA-DR对移植排斥反应最为重要,所以临床常检测HLA的A、B、DR三个位点,HLA六抗原配型与肾移植、骨髓移植的存活率有密切关系,与肝移植相关性较小。

　　(二) 对受者的评估

　　1. 健康史　评估患者的年龄,一般不超过55岁,评估患者有无重要脏器病变,是否有手术史、药物过敏史,评估患者自理程度。

　　2. 身体状况

　　(1) 生命体征:观察患者的体温、脉搏、呼吸和血压,了解是否存在感染、血容量不足、体液平衡失调等情况。

　　(2) 营养状况:评估有无因摄入不足、消化系统疾病、恶性肿瘤等引起营养障碍的因素,判断患者是否存在体重减轻、贫血、低蛋白血症等营养不良情况。

　　(3) 重要系统功能评价:①循环系统:了解患者是否存在心血管疾病病史。观察患者的血压、心率、四肢循环状况、有无肢体水肿等现象。②呼吸系统:了解患者有无吸烟史,吸烟时间及每天吸烟量。患者有无肺气肿、支气管哮喘病史,是否存在肺部其他疾患。③泌尿系统:评估患者有无尿频、尿急、尿痛和排尿困难等症状,观察尿量及尿液性状,了解有无肾脏疾病史,老年男性患者应注意有无前列腺增生症。④血液系统:有无出血倾向的病史,是否服用抗凝药物以及药物剂量和使用时间。⑤肝脏功能:若非肝移植患者,需了解肝功能。

　　3. 辅助检查

　　(1) 三大常规检查:血常规、尿常规及大便常规检查,有助于了解患者有无感染、贫血、凝血功能障碍等现象。

　　(2) 血生化检验:包括肝肾功能、电解质、血糖等,判断患者肝肾功能状态以及电解质及酸碱平衡情况。

（3）心电图：严重心律失常、心功能不全患者对手术和麻醉的耐受性低，易诱发心力衰竭，术前必须检查心电图，必要时行动态心电图检查以了解心功能状况。

（4）肺功能检测：评估患者的肺通气和换气功能，及时处理肺部疾患，减少术后肺部并发症的发生。

（5）影像学检查：X 线、B 超、CT 等检查了解病变的部位、大小、范围及性质，有助于临床诊断和确定手术方式。

4. 心理、社会状况

（1）心理状态：受者心理反应是否正常，是否存在悲观、恐惧、抑郁等心理特征。既往有无精神、心理疾病以及家族史。

（2）认知程度：患者能否接受手术，能否很好地配合治疗，对器官移植成功是否有信心。对器官移植相关知识的了解程度，是否愿意接受亲属捐赠的器官或尸体器官。

（3）社会支持系统：家属对器官移植的风险、手术后并发症的认知程度以及心理承受能力。有无足够经济实力承受器官移植所需医疗费用和后期免疫抑制药治疗。

【护理诊断/问题】

1. 焦虑　与担心手术失败、恐惧术后疼痛以及医疗费用昂贵等因素有关。

2. 营养失调：低于机体需要量　与长期疾病困扰、食欲差导致营养摄入不足有关。

3. 有感染的危险　与营养失调、机体抵抗力下降有关。

4. 知识缺乏：缺乏有关器官移植相关知识。

5. 有体液失衡的危险　与术前摄入过多或不足、利尿等有关。

【护理措施】

（一）心理护理

术前护士应主动为患者介绍住院环境，多与患者及家属交流，建立良好的护患关系。给患者及家属介绍移植手术对患者的重要性和必要性，以及手术方案和相关治疗措施。指导患者术前需要配合的事项，让患者正确面对疾病，避免过度紧张、恐惧或盲目乐观。与患者家属沟通，实事求是地说明手术的必要性和危险性，以取得家属的信任和配合，帮助患者树立战胜疾病的信心，主动配合术前准备，以积极良好的心态迎接手术。

（二）增强营养，提高患者耐受力

1. 完成各项检查　向患者说明检查的意义、配合要点，分析各项检查结果，以便评价患者对手术、麻醉的耐受力。

2. 维持体液平衡　监测生命体征、观察皮肤黏膜情况。若出现面色苍白、血压不稳等体液不足的表现，应及时补充血容量，纠正电解质紊乱和酸碱失衡。

3. 加强营养　给予高蛋白、高热量、高维生素、低脂、易消化、少渣饮食，必要时可采用胃肠外营养支持疗法，以增强机体的抵抗力和对手术的耐受力。

（三）预防感染

感染是器官移植手术失败的一个非常重要的因素，术前应积极治疗感染消除隐匿性感染灶。

1. 患者准备　根据手术需要协助患者作胃肠道和手术区域皮肤的准备。术前两天仔细检查有无全身或局部感染征象，及时治疗咽喉部和泌尿道等部位潜伏病灶，尤其是手术区域是否有皮肤破溃、毛囊感染等现象。注意保暖，防止呼吸道感染。术日晨测量生命体征、体重并记录。

2. 遵医嘱术前预防性应用抗菌药物。

3. 免疫抑制药物的应用　术前或术中即开始用，具体药物及其剂量、用法及用药时间可根据移植器官的种类和受者情况决定。

（四）病室准备

1. 病房准备　光线及照明充足、通风良好；配备空调、中心供氧和负压吸引装置、空气层流设备或其他空气消毒设施,有条件的医院可配置闭路电视监视系统及必要的生活电器,方便患者与家属沟通,缓解恐惧和孤独感。

2. 用物准备　根据手术后治疗和护理的需要,在病室内准备已消毒好的物品,如被套、中单、病员衣裤,入病室用的隔离衣、口罩和鞋等;准备好患者用的体温表、血压计、听诊器、吸引器、抢救车以及床旁监护仪等医疗护理用具;准备好患者的日常生活用品,并进行消毒处理后放置于床旁。

3. 设立专用药柜　器官移植患者术后的用药包括止血药、抗生素、免疫抑制剂、维生素、降压药、利尿药、白蛋白及急救药物等,这些药品价格昂贵,因此要设立专用药柜,安全管理患者药物。

（五）健康教育

健康教育包括介绍手术的重要性和必要性,尽量让患者和家属了解手术过程、工作人员情况、脏器功能、术后注意事项等。介绍术后排斥反应、术后使用药物(尤其是免疫抑制剂)、经济费用情况。

二、器官移植后患者的护理

【护理评估】

（一）手术情况

1. 患者的手术方式,麻醉类型,手术经过是否顺利,有无大出血、心跳呼吸骤停等意外发生,术中出血量,用药情况等。

2. 移植器官的位置与伤口的关系,引流管情况。

（二）身体状况

1. 一般情况　评估患者的意识是否清楚、生命体征是否稳定、伤口有无出血、引流管的类型、引流量及性状,监测每小时尿量、补液量等并准确记录出入量,定时监测动脉血气分析及血电解质等,以了解液体平衡情况。

2. 移植器官功能　移植术后患者的生命体征、消化道功能、心血管功能以及全身的营养状态。根据患者的临床表现、机体功能康复情况和实验室检查结果综合判断器官移植的效果。

3. 常见并发症观察　评估有无并发症发生,器官移植术后常见的并发症包括排斥反应、感染、消化道出血。

（1）排斥反应(rejection):主要由于供、受者双方组织相容性抗原不同引起的,是一种免疫系统识别"自我"和"非我"的过程。根据排斥反应的发生机制、病理、发生时间和临床表现不同,可分为超急性、加速性、急性和慢性排斥反应4种类型。

1）超急性排斥反应(hyperacute rejection):是指发生在移植物血管吻合、血液循环恢复后几分钟至数小时内不可逆的体液排斥反应。由于受者体内已有抗供者组织抗原的抗体存在,这些抗体与供者组织抗原一旦结合,立即通过激活补体而直接破坏靶细胞,导致移植器官的血管内皮细胞、血小板、中性粒细胞聚集和纤维蛋白沉着,造成广泛血栓、血管阻塞和组织坏死。临床表现为血供恢复后移植物色泽由鲜红变为暗红或青紫,质地逐渐变软,移植器官的功能迅速衰竭。一旦发生,只能切除移植物,进行再次移植。

2）加速性急性排斥反应(accelerated vascular rejection):也称血管排斥反应或延迟性超急性排斥反应,发生在移植术后3~5d内。主要表现为移植物逐渐恢复功能,甚至移植物功能完全恢复正常后突然出现体温升高、移植物肿胀、压痛,移植器官功能迅速减退甚至完全丧失。临床上加速性急性排斥反应并不少见,但常由于认识不足将其归于急性排斥反应。一旦发生经激素冲击治疗结合血浆置换去除血液中的抗体,有可能逆转。

3）急性排斥反应(acute rejection):最常见,常发生在移植术后1周至6个月内,通常在术后几周乃至一年内反复发生多次。主要由T、B淋巴细胞介导的免疫反应所致。病理表现为移植器官大量炎性细胞浸润,包括淋巴细胞、浆细胞、单核细胞等的浸润。临床表现为寒战、高热,移植器官肿大、胀痛、出血,移植器官功能明显减退,患者一般状态较差。诊断明确应尽早治疗,90%~95% 可以逆转。急性排斥反应治疗不彻底或反复发生,可导致慢性排斥反应甚至移植器官功能丧失。通常急性排斥反应发生越早、起病越急、病理形态改变程度越重,临床表现越危急。

4)慢性排斥反应(chronic rejection):是导致移植器官功能丧失的主要原因,可发生在移植术后数个月乃至数年,一般认为是抗体介导的排斥反应和 T 细胞介导的排斥反应反复发作,加上多种非免疫因素(如免疫抑制剂药物毒性和脂质代谢异常)等,导致慢性移植物失功。临床表现为移植器官功能缓慢减退,其病理特征主要是移植物动脉血管内膜因反复的免疫损伤以及修复增生而增厚,继而导致移植物广泛缺血、纤维化直至功能丧失。慢性排斥反应对免疫抑制剂不敏感,是影响移植物长期存活的主要原因。

(2) 感染:是器官移植后失败的常见并发症。常见的感染部位有切口、肺部、口腔等。

(3) 消化道出血:由于术前、术中抗凝药物的应用,术后大量使用激素,可导致胃肠黏膜发生应激性溃疡而出现消化道出血,这往往是危及患者生命的严重并发症,必须及时处理。发生出血后患者表现为心率加快、血压下降,甚至有休克表现,同时出现呕血、咯血或便血现象。

〔三〕心理、社会状况

1. 患者及家属对手术结果的态度,患者术后身心状况能否度过恢复期。

2. 患者能否接受保护性隔离,是否出现孤独和无助感。

3. 患者对有关健康教育内容的了解程度和出院前的心理状况。

【护理措施】

(一) 心理护理

1. 观察患者情绪,在患者隔离期间多与其沟通,讲解有关器官移植的知识,减少患者的精神压力,给患者提供听音乐、看电视的条件,丰富其娱乐生活,消除长时间待在隔离区产生的孤独感。

2. 患者对于自己长期患病给家庭带来的巨大负担可能会感到内疚,又担心移植器官功能恢复情况,要耐心解释,消除患者错误的猜测心理,增加患者接受治疗的信心。

3. 介绍同类移植成功的案例,增强患者战胜疾病的信心。鼓励移植患者互相交流心得,减轻焦虑抑郁情绪。

4. 提供良好的治疗环境,减少噪声、操作等对患者的影响。

(二) 预防感染

1. 评估引起感染的危险因素,并向患者及家属进行健康教育。

2. 严格病房管理,应以预防为主,做好保护性隔离。

(1) 向患者及其家属讲解保护性隔离的必要性与重要性。

(2) 工作人员与探视者入室需换鞋、穿隔离衣、戴好帽子口罩,避免频繁出入,若有感冒者不得入室。

3. 观察并保持伤口敷料干燥,发现渗液,及时更换,更换敷料时严格无菌技术操作,避免医源性感染。

4. 保持引流通畅,定期挤压引流管,必要时负压抽吸,勿使管道扭曲、打折,及时更换引流袋,并留取引流物和分泌物做细菌培养。

5. 呼吸道管理,每日 2 次口腔护理,观察口腔黏膜有无异常,及时针对性的局部用药;术后早期给予雾化吸入,每日 2 次;指导患者深呼吸、咳嗽、咳痰。

6. 合理使用抗生素、激素及免疫抑制剂,确保疗效可靠,同时防止长时间滥用抗生素引起二重感染。

7. 加强营养支持,增加机体抗感染能力。

8. 严密观察感染征兆,若患者体温升高,伴有局部症状,移植器官功能发生改变,常提示感染的存在,应立即通知医生,根据检查结果合理使用抗感染药物。

（三）排斥反应的观察和护理

1. 严密监测生命体征　重视不明原因的发热、畏寒、血压升高、尿量减少、意识障碍等。

2. 定期监测体内环孢素的浓度（于用药前 1h 进行）　以便及时观察疗效和药物毒性反应。

3. 每天监测白细胞计数、T 细胞计数等　以利于及早发现使用免疫抑制剂的不良反应，若发现白细胞过低，通知医生对症处理，必要时可遵医嘱使用升白细胞药物。

4. 对症处理　发现排斥反应，应遵医嘱积极对症处理，如镇静、镇痛、抗感染、维护各重要器官功能等，必要时做好术前准备，以便切除无功能移植器官。

5. 严格遵医嘱正确使用免疫抑制剂　加强依从性教育，指导患者按时、按量、准确服药。并强调长期、按时服用免疫抑制剂的重要性，不能自行增减或替换药物；不宜服用对免疫抑制剂有拮抗或增强作用的药物和食品，如人参或人参制品等。

（四）预防出血

1. 评估引起出血的潜在因素，以便重点预防。

2. 严密监测生命体征变化，注意患者血液循环改变情况，如心率、血压。

3. 注意伤口引流液的颜色及量的变化，若引流量大且为血红色液体，则应警惕活动性出血，及时通知医生处理。嘱患者绝对卧床休息，减少外界不良刺激，稳定患者情绪，必要时给予适当镇静剂。遵医嘱快速输液、输血，以补充血容量防止休克。及时使用止血药物，必要时做好手术止血的术前准备。

4. 观察是否有消化道出血的表现，注意有无口鼻出血、呕血、便血等。为防止消化道出血，术后遵医嘱可适当应用保护胃黏膜及抗酸药物。

5. 准确记录 24h 出入量，尤其是注意尿量、尿比重的改变。

（五）健康教育

1. 用药指导　指导患者掌握用药的剂量和方法、对药物副作用的观察。强调终身服用免疫抑制剂的必要性和重要性，不能随意增减或停用免疫抑制剂。教会患者免疫抑制剂的使用方法及毒副作用的观察。

2. 感染预防　告知预防感染的重要性，尽量少出入拥挤的公共场所，防止感冒和传染性疾病。养成良好的生活习惯，讲究个人卫生，若有感染应及时抗感染治疗。

3. 劳逸结合　生活起居应有规律，根据病情适当安排好生活与工作，进行适当的体育锻炼，提高机体抗病能力。避免剧烈运动与强体力劳动，防止受伤。尤其对肾脏移植的患者要注意保护移植肾。

4. 合理饮食　注意饮食的营养均衡，适当加强营养，禁烟酒，避免暴饮暴食，食物需经煮沸消毒或微波消毒，禁止服用增强免疫功能的滋补品。

5. 自我监测　教会患者自我监测，通过自我监测体温、脉搏、血压、尿量等指标，判断健康状况以及有无并发症。同时要监测移植器官的主要功能，如肾移植患者严密观察尿量，肝移植患者注意黄疸是否加深等。

6. 术后随访　给患者提供咨询的途径和方式，方便其随时咨询。给患者讲解术后随访的重要性，可通过门诊、电话、网络和书信的方式进行随访。

第三节　肾　移　植

肾移植（renal transplantation）是目前公认的救治终末期肾病的最佳治疗选择。临床各类器官移植中例数最多、疗效最显著。长期存活者工作、生活、心理、精神状态均较满意。

【适应证】

适用于经其他治疗无效、必须靠透析治疗才能维持生命的终末期肾病患者，如慢性肾小球肾炎、肾盂肾炎、多囊肾、糖尿病性肾病等发展到不可逆的慢性肾衰竭尿毒症期。一般说来,接受活体肾移植者年龄以 2~60 岁为佳,接受尸体肾移植者年龄以 6~45 岁为佳。

【禁忌证】

有以下情况者不适合肾移植或移植前需作特殊准备:①恶性肿瘤或转移性恶性肿瘤;②慢性呼吸功能衰竭;③严重心脑血管疾病;④泌尿系统严重的先天性畸形;⑤精神病和精神状态不稳定者;⑥肝功能明显异常者;⑦活动性感染,如活动性肺结核和肝炎等;⑧活动性消化道溃疡;⑨淋巴细胞毒交叉配合试验或 PRA 强阳性者。

【手术方法】

肾移植手术已很成熟,常用异位移植,即移植肾放在腹膜后的髂窝内,将供肾动脉与受体的髂内或髂外动脉吻合,供肾静脉与受体的髂外静脉吻合,供肾输尿管与受体的膀胱吻合,一般无须切除受体的病肾,但如病肾为肾肿瘤、严重肾结核、巨大肾囊肿、多发性肾结石合并感染者等则必须切除。

【护理评估】

(一) 术前评估

1. 健康史　了解有无心血管、呼吸、泌尿系统疾病及糖尿病等病史;有无手术史及药物过敏史。了解肾病情况,如病因、病程及诊疗情况,出现肾衰竭的时间及药物治疗的经过,行血液透析治疗的频率和效果等。

2. 身体状况　观察患者的生命体征;有无营养不良、水肿、贫血或皮肤溃疡等;有无排尿和尿量情况等;有无心、肝、肺等器官功能不全的表现或其他合并症、伴随症状,评估肾区有无疼痛、压痛、叩击痛,并评估疼痛的性质、范围、程度。

3. 辅助检查　了解各项实验室及影像学检查结果,还应评估供、受体间相关免疫学检查情况,如供、受体血型是否相符、HLA 配型相容程度、淋巴细胞毒交叉配合试验等。

4. 心理、社会状况　患者术前普遍存在的心理反应有 3 类:①迫切型:由于病情长期迁延不愈甚至威胁生命,长期忍受疾病折磨,对手术的期望值过高,而对手术可能出现的问题考虑较少;②迟疑型:因担心手术的安全性及效果、术后治疗及终身服药等问题,常表现出犹豫不决、情绪萎靡不振、不安和失眠;③恐惧型:惧怕手术、担心手术失败等。同时,应评估患者及家属对肾移植的认知程度,如对手术经过、术后治疗及护理、康复、治疗效果等相关知识的了解及接受程度。了解家庭及社会支持系统对肾移植手术的风险、肾移植所需医药费的承受能力等。

(二) 术后评估

1. 术中情况　了解麻醉方法、手术方式及术中输液、输血、用药、尿量情况等。

2. 身体状况　观察神志是否清醒;生命体征是否平稳;手术切口敷料有无渗血、渗液;各引流管是否通畅。

3. 心理、社会状况　了解术后患者和家属的心理变化,对康复和预后的期待,家庭对患者的支持程度等。

【护理诊断/问题】

1. 焦虑　与担心手术风险、术后效果及治疗、康复情况等有关。

2. 营养失调:低于机体需要量　与食欲减退、胃肠道吸收不良及低蛋白血症等有关。

3. 有体液不足的危险　与术前透析过度、补充不足或术后多尿期尿液排出过多等有关。

4. 潜在并发症:术后伤口出血、排斥反应等。

【护理目标】

1. 患者情绪稳定,焦虑减轻或缓解。

2. 患者营养状况和贫血得到改善。

3. 患者未发生体液不足或发生后得以及时纠正。

4. 患者未发生术后并发症,或并发症被及时发现和有效处理。

【护理措施】

（一）术前护理

1. 心理护理 因肾衰竭而靠血液透析维持生命的患者,对肾移植抱着很大的希望,同时又担心手术效果。因此,术前针对不同患者反映出的顾虑和不安等情况,及时给予心理干预,使患者对肾移植及其治疗有充分的认识,以积极的心态接受和配合手术。

2. 营养支持 评估患者营养状况,根据病情指导并鼓励患者进食低钠、优质蛋白、高维生素食物,必要时遵医嘱给予肠内或肠外营养,以增强患者对手术的耐受力。积极治疗和控制感染病灶,咽拭子和中段尿培养阴性才能实施手术。

3. 血液透析护理 按常规做好血液透析护理,术前1日必要时增加1次血液透析,以保证血钾在正常范围内,并有利于术中、术后的补液。

4. 其他护理措施、病室准备等见本章第二节相关内容。

（二）术后护理

1. 监测生命体征 术后每小时测量并记录脉搏、血压及中心静脉压(CVP),待病情平稳后逐渐减少测量次数。对血压、体温异常者,应高度重视,如血压过低,影响移植肾的有效血流灌注,体温>38℃要注意是否会发生排斥反应或感染。

2. 监测尿量和引流量 ①尿量:尿量是反映移植肾功能状况及体液平衡的重要指标,术后24h内监测每小时尿量,术后第1日尿量宜维持在300ml/h以上,不少于100ml/d;术后第3~4天尿量宜维持在200~500ml/h为宜,多数患者术后早期(多在24h内)出现多尿(尿量超过1 000ml/h),与术前尿毒症存在不同程度的水钠滞留有关;当尿量<100ml/h时及时报告,可能与术前血液透析过度、术中失血、术后发生急性肾小管坏死或急性排斥反应等有关。②引流量:应严密监测并记录引流情况,注意引流量和色泽变化,观察伤口有无出血、尿外渗等,并估计和记录其总量,以指导补液。

3. 合理静脉补液 由于肾功能异常、饮食受限、应用激素等因素的影响,患者容易发生水、电解质和酸碱平衡失调。①在静脉选择上,原则上不在手术侧下肢及有动静脉造瘘的肢体做静脉穿刺。②输液的原则应遵循"量出为入"的原则,根据尿量和中心静脉压的情况及时调整补液速度与量,及时补充水、电解质,一般当尿量<200ml/h、200~500ml/h、500~1 000ml/h、>1 000ml/h时输入量分别为等于尿量、尿量的4/5、尿量的2/3、尿量的1/2;24小时出入量差额不超过1 500~2 000ml。③输液种类:除治疗用药,以糖盐交替使用,早期不缺钾时一般不补钾,出现低钙时适当补钙。④保持静脉通路畅通,术后第1日应保证2条静脉通路,确保其中一条能供输血或快速输液用。

4. 饮食指导 术后胃肠功能恢复,可进少量饮食,视患者自身情况逐渐增加,并严格记录饮食和饮水量,维持机体出入量平衡。

5. 并发症护理

(1) 出血:防止血管吻合口破裂:①术后应平卧24h,要求移植肾同侧下肢髋膝关节水平各屈曲15°~25°,以降低血管吻合处的张力,禁止突然变化体位,防止血管吻合口破裂出血。②术后第2日进行床上活动,第3日可协助下床活动,活动量应逐渐加大。③保持大便通畅,避免腹内压增高。注意心率、血压及中心静脉压异常、有无移植肾区肿胀等,一旦发生出血征象,及时协助处理。

(2) 感染:肾移植术后以并发肺部感染和败血症的病死率较高,做好保护性隔离。①严格执行消毒隔离和无菌操作,预防交叉感染。②加强口腔、呼吸道、皮肤、切口、留置导管的护理,鼓励患者床上活动,按时翻身拍背,预防肺部感染等。③预防交叉感染:医护人员进隔离病房前应洗手并穿戴隔离衣帽、口罩和鞋。术后早期,若患者必须外出检查和治疗时,应注意保暖,并戴口罩、帽子等。④定期留血、尿、大便、咽拭子、引流液等标本做细菌培养及药敏试验,以便及早发现感染病灶。一旦出现疑似感染症状,遵医嘱应用敏感抗菌药物或抗病毒药物,及时有效控制感染。

(3) 急性排斥反应:遵医嘱准确运用免疫抑制剂,定期检测血药浓度,每日测空腹体重,以便调整药量。观察生命体征、尿量、肾功能及移植肾区局部情况,若出现体温突然升高且持续不降,伴血压升高、尿量减少、血肌酐升高,肾移植区闷胀感、压痛,患者情绪改变等,应考虑急性排斥反应,及时给予抗排斥冲击治疗,及时观察用药后效果,并注意有无应激性溃疡等药物不良反应。

（三）健康教育

1. 生活指导 教会患者自我监测:①每日定时测体重、体温、血压、尿量,特别要注意尿量的变化,控制体重,如有异常及时就诊;②告知预防感染的重要性,根据季节变化要注意保暖,预防感冒,如外出需戴口罩以避免交叉感染,注意个人清洁卫生;③根据身体恢复情况进行适当运动,注意保护移植肾不被硬物挤压或碰撞。

2. 用药指导 指导患者遵医嘱按时、定量服用免疫抑制药物及其他药物;切忌滥用补药、对肾脏有损害的药物、对免疫抑制剂有拮抗作用的药物和食品。

3. 随访指导 告知患者随访时间和地点,一般术后 3 个月内每周门诊随访 1 次,术后半年内每 2 周门诊随访 1 次,1 年内每月 1 次。

【护理评价】

1. 患者是否情绪稳定,焦虑是否减轻或缓解。

2. 患者是否营养状况得到改善。

3. 患者是否未发生体液不足,发生后是否得以及时纠正。

4. 患者是否未发生术后并发症,并发症发生时是否被及时发现和有效处理。

第四节 肝 移 植

肝移植(liver transplantation)系治疗各种终末期肝病最有效的手段。但因供肝来源不足,肝移植的临床应用受到了一定的限制。

【适应证】

肝移植适用于:

1. 终末期良性肝病变 如肝炎后肝硬化、酒精性肝硬化、坏死性肝硬化及暴发性肝功能衰竭等。

2. 终末期胆道疾病 如先天性胆道闭锁、硬化性胆管炎导致的胆汁性肝硬化等。

3. 代谢障碍性疾病 如肝豆状核变性、肝糖原贮积症等。

4. 肝脏肿瘤 如某些良性肿瘤、合并肝硬化的小肝癌等。

【禁忌证】

HIV 阳性;恶性肿瘤有肝外转移或者侵犯;肝胆管以外的全身性感染;器官功能衰竭(脑、心、肺、肾),既往有严重精神病史者为肝移植的绝对禁忌证。门静脉血栓或栓塞;胆道感染所致的败血症;年龄大于 60 岁者为肝移植的相对禁忌证。

【手术方法】

随着移植技术的发展,目前临床上开展的肝移植术式很多,但最常用术式是经典原位肝移植、背驮式肝移植、活体部分肝移植。

经典原位肝移植(orthotopic liver transplantation)是切除病肝时连同肝后下腔静脉一并切除,并将供肝植入时依次吻合肝上下腔静脉、肝下下腔静脉及门静脉、肝动脉和胆管。背驮式肝移植(piggyback liver transplantation)是保留受体肝后下腔静脉,将受体的肝静脉合并成形后与供体的肝上下腔静脉做吻合,而供肝肝下下腔静脉予以结扎。此术式在稳定血流动力学及简化手术操作方面有优势。此外,还有减体积式肝移植、活体部分肝移植、劈裂式肝移植和辅助式肝移植等。

【护理诊断/问题】

1. 焦虑 与担心手术风险、术后效果及治疗、康复情况等有关。

2. 营养失调:低于机体需要量 与慢性肝病消耗、禁食或摄入减少等有关。

3. 有体液不足的危险 与禁食、腹水或利尿等有关。

4. 低效性呼吸型态　与手术时间长、创伤大及气管插管等有关。

5. 潜在(术前)并发症:消化道出血、黄疸等。

6. 潜在(术后)并发症:出血、感染、排斥反应等。

【护理措施】

肝移植术前和术后的护理措施基本同于肾移植,但应注意以下不同点:

(一)术前护理

1. 营养支持　评估患者是否有贫血、凝血功能异常、低蛋白血症等情况,应给予富含热量、蛋白质及维生素易消化无刺激性的清淡饮食,但脂肪、蛋白质及热量的供给应避免过量,以防止肝细胞变性或诱发肝性脑病。

2. 肠道准备　术前 2~3d 口服肠道不吸收抗菌药物,术前 1d 进流质饮食,术前 1d 晚灌肠 1 次。

3. 交叉配血　肝移植手术因创伤大,患者自身凝血功能差等情况容易出血,术前应备足血源。

(二)术后护理

1. 严密监测呼吸功能　①由专人护理,麻醉未清醒前给予去枕平卧,头偏向一侧,以免呕吐物或痰液误吸入气管;②保持呼吸道通畅,术后患者常规使用呼吸机辅助呼吸,期间应及时吸净口腔及呼吸道内分泌物,保持气道湿化;患者清醒,循环系统功能稳定,自主呼吸功能恢复后,应尽早停用呼吸机;③动态监测动脉血气分析指标;④如病情稳定,各项指标正常,拔管后,监测呼吸情况,如血氧饱和度、动脉血气分析等;同时指导患者定时进行呼吸功能锻炼。

2. 维持体液平衡　术后 24h 是防治休克的关键时期。①严密监测血流动力学,根据患者情况持续动态做好监测记录,有效掌握患者血容量情况;②密切监测每小时尿量、引流量、补液量,准确记录出入量,以了解体液平衡情况;③维持静脉通路通畅,根据各项监测情况合理补液和准确用药,维持体液平衡。

3. 监测移植肝的功能　移植肝若成活,在术中接通血管后肝脏色泽红润,无大量渗血,体温开始回升,术后即有胆汁分泌,故应观察 T 管的引流情况,并记录胆汁的性质和量。胆汁分泌正常、凝血功能好转、黄疸减退等是移植肝功能良好的表现。

4. 营养支持　①术后第 1~3d,胃肠功能尚未恢复,患者不能进食,宜采用全肠外营养(TPN);②待肛门排气,拔出胃管后可进少量流质,视患者自身情况逐渐增加;③肝功能恢复好的患者给予高蛋白、高维生素、易消化的饮食,改善营养状况,提高机体免疫力;对于衰弱且不能自主进食的患者,可采用管饲要素膳,一旦能经口进食则鼓励经口进食;④肝移植患者早期给予肠内营养治疗,可有效地降低伤口感染率,改善氮平衡、增加氮贮备,促进胃肠道蠕动的恢复,也可避免肠外营养引起的感染、代谢紊乱等并发症。

5. 并发症护理

(1)出血:密切观察生命体征、腹腔引流管引流情况及血流动力学监测指标,若有出血征象,应及时通知医生,配合对症处理。常用措施包括:迅速建立两条以上静脉通路、遵医嘱输液,给予止血药,输注血小板、凝血因子及凝血酶原因子复合物等。若上述处理不能控制出血,应及时做好手术止血准备。

(2)感染:肺部感染是肝移植术后最常见的致命并发症。除认真执行消毒隔离和无菌技术外:①术后早期每日进行口腔护理 2 次,选择适宜的漱口液,预防口腔感染;②术后 2 周内每日擦浴 2 次,保持其清洁,防止感染;③切口敷料应保持清洁、干燥,一旦渗湿需及时更换,遵医嘱预防性应用抗菌药物;④引流管应妥善固定,保持引流通畅,防止逆行感染;⑤加强病室管理。

(3)急性排斥反应:常发生在术后 7~14d。表现为突然出现黄疸、肝区疼痛、食欲减退、烦躁不安、体温上升、腹部胀气、精神萎靡、胆汁分泌减少及颜色变浅和黏稠度降低、血清胆红素升高、转氨酶增高等,超声显示肝脏肿大及厚度增加。一旦发现上述情况,应及时通知医生,并协助应用抗排斥反应药物进行冲击治疗。

（三）健康教育

1. 生活指导　同肾移植健康指导。

2. 后续治疗指导　遵医嘱正确使用免疫抑制药物及其他药物,避免使用对肝脏有损害的药物;带T形管出院者,应告知其保持T形管周围皮肤及敷料清洁、干燥,定时换药,妥善保护引流管,避免管道曲折、受压或脱出。

3. 随访指导　遵医嘱定期到医院复查,发现异常及时就诊。

（刘明明）

　　　　思维导图　　　　　　　　自测题

 思考题

结合导入情境与思考的案例回答下列问题:

1. 该患者的心理护理如何进行?

2. 对该患者进行相应护理评估,尤其是观察其可能出现的排斥反应。

3. 患者出院后如何进行健康教育?

颅内压增高患者的护理

第十三章
课件

学习目标

识记：

1. 能复述颅内压增高与脑疝的概念。

2. 颅内压增高的病因、临床表现、辅助检查。

3. 能简述脑疝的临床表现。

理解：

1. 能解释颅内压增高与脑疝的病理生理及处理原则。

2. 能简述颅内压增高的护理评估内容和临床意义。

运用：

能运用护理程序对颅内压增高及脑疝患者实施整体护理。

导入情境与思考

李女士，34 岁。车祸致头部外伤 3h 入院，3h 前发生车祸，昏迷 20min 后清醒，诉头痛、头晕、恶心欲吐。2h 后头痛加重，呕吐频繁，随后出现意识不清，小便失禁。

体格检查：T 37.8℃，P 58 次 /min，R 16 次 /min，BP 97/60mmHg，昏迷状态，Glasgow 评分 8 分，右侧瞳孔散大，直径为 6mm，对光反射消失，左侧瞳孔直径为 3mm，对光反应存在，左侧肢体偏瘫，生理反射存在，巴宾斯基征阳性，其他病理征未引出。

CT 检查结果显示：右侧颞顶部的颅内板与脑表面之间有一双凸镜形密度增高影，直径 20mm，中线向左偏移 1cm。

请思考：

1. 该患者可能的临床诊断有哪些？主要诊断依据分别是什么？

2. 该患者目前最主要的护理诊断 / 问题是什么？

3. 目前该患者首要的护理措施是什么？

【解剖概要】

颅腔是由颅骨构成的半封闭体腔,颅骨分为脑颅和面颅两部分,脑颅围成颅腔容纳脑,面颅构成颜面的基本轮廓。颅腔的顶部称颅盖,由额骨、顶骨和枕骨构成。颅腔的底部由中部的蝶骨、后方的枕骨、两侧的颞骨、前方的额骨和筛骨构成。颅底内面观凹凸不平,由前向后形成前高后低的 3 个阶梯状的颅窝,分别称颅前窝、颅中窝和颅后窝。颅腔在颅缝闭合以后容积是固定不变的,1 400~1 500ml,容纳着脑组织、脑脊液和血液 3 种内容物。

颅腔被小脑幕分成幕上腔和幕下腔。幕上腔又被大脑镰分隔成左右两分腔,分别容纳左右大脑半球。幕下腔容纳小脑、脑桥和延髓。中脑在小脑幕切迹裂孔中通过,其外侧面与大脑颞叶的钩回、海马回相邻。发自大脑脚内侧的动眼神经,通过小脑幕切迹走行在海绵窦的外侧壁,直至眶上(图 13-1)。

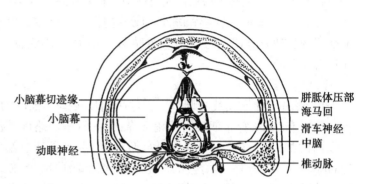

图 13-1　小脑幕切迹处的局部解剖关系

颅腔与脊髓腔相连处的出口称为枕骨大孔,延髓下端通过此孔与脊髓相连,小脑扁桃体位于延髓下端的背面,其下缘与枕骨大孔后缘相对(图 13-2)。

脑位于颅腔内,分为大脑、间脑、小脑和脑干 4 部分。大脑分左、右大脑半球,遮盖着间脑和中脑,并把小脑推向后下方。大脑半球表面的灰质层,称大脑皮质,大脑皮质的不同部位有不同的功能定位;深部的白质称髓质,大脑半球内的腔隙为侧脑室。小脑位于颅后窝,后上方隔着小脑幕,与端脑枕叶底面相对,前下方与脑干之间。脑干是中枢神经系

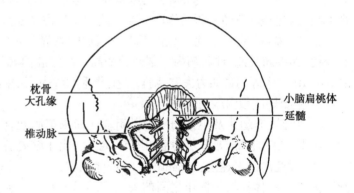

图 13-2　枕骨大孔处的局部解剖关系

统中位于脊髓和间脑之间一小部分,自上而下依次为中脑、脑桥和延髓。脑和脊髓的表面有 3 层被膜,由外向内依次为硬脑(脊)膜、蛛网膜和软脑(脊)膜。蛛网膜与软脑(脊)膜间的腔隙称蛛网膜下腔,内含脑脊液,脑脊液是无色透明的液体,主要由脑室的脉络丛产生,由侧脑室脉络丛产生的脑脊液经室间孔流至第三脑室,与第三脑室脉络丛产生的脑脊液一起,经中脑导水管流入第四脑室,再汇合第四脑室脉络丛产生的脑脊液一起经第四脑室正中孔和两个外侧孔流入蛛网膜下腔,最后经矢状窦旁的蛛网膜颗粒将脑脊液回渗到上矢状窦,回流至静脉系统。脑脊液处于不断产生和回流的相对平衡状态,缓冲脑和脊髓内的压力、保护和支持脑和脊髓的作用。

第一节　颅内压增高

颅内压(intracranial pressure,ICP)是指颅腔内容物对颅腔壁所产生的压力。由于颅内脑脊液介于颅腔壁与脑组织之间,一般以脑脊液静水压代表颅内压,可通过侧卧位腰椎穿刺或直接穿刺脑室测定。成人平卧安静时正常的颅内压为 70~200mmH$_2$O(0.7~2.0kPa),儿童正常颅内压为 50~100mmH$_2$O(0.5~1.0kPa)。

颅内压增高(increased intracranial pressure)是神经外科常见的临床病理综合征,是由颅脑损伤、脑出血、脑肿瘤、颅内炎症和脑积水等多种病理损害发展至一定阶段,导致颅腔内容物体积增加或

颅腔容积缩小,超过颅腔可代偿的容量,导致颅内压持续升高,成人在200mmH$_2$O(2.0kPa)、儿童在100mmH$_2$O(1.0kPa)以上,并出现头痛、呕吐和视神经乳头水肿的典型表现,称为颅内压增高。

【病因】

1. 颅腔内容物的体积或量增加　①脑组织体积增大:如脑组织炎症、脑组织损伤、脑组织缺血缺氧及中毒等导致的脑水肿。②脑脊液增多:如脑脊液分泌过多,吸收障碍或脑脊液循环受阻导致脑积水。③脑血流量增加:如高碳酸血症时血液中PaCO$_2$升高,导致脑血管扩张,颅内静脉回流受阻、过度灌注等。

2. 颅内空间或颅腔容积缩小　①颅内占位性病变:如颅内血肿、颅内肿瘤、脑脓肿等占据颅内一定空间,使空间相对缩小。②先天性畸形:如颅底凹陷症、狭颅症,使颅腔容积变小。③外伤:颅骨凹陷性骨折使颅腔变小。

【病理生理】

1. 颅内压的形成及其调节　正常颅内压可有小范围的波动,它与血压和呼吸关系密切,收缩期颅内压略有增高,舒张期颅内压稍下降;呼气时压力略增,吸气时压力稍降。颅内压的调节除部分依靠颅内的静脉血被排挤到颅外血液循环外,主要是通过脑脊液量的增减来调节。当颅内压降低于70mmH$_2$O(0.7kPa)时,脑脊液的分泌则增加,而吸收减少,使颅内脑脊液量增多,以维持正常颅内压在正常范围。相反,当颅内压高于70mmH$_2$O(0.7kPa)时,脑脊液分泌较前减少而吸收增多,使颅内脑脊液量保持在正常范围,以代偿增加的颅内压。此外,当颅内压增高时,有一部分脑脊液被挤入脊髓蛛网膜下腔,也起到调节颅内压的作用。脑脊液的总量占颅腔总容积的10%,血液则依据血流量的不同占总容积的2%~11%,一般而言允许颅内压增加的临界容积约为5%,以应付正常生理状态下颅内空间的变化,如果超过此范围,颅内压则开始增高。当颅腔内容物体积增大或颅腔容量缩减超过颅腔容积的8%~10%,生理调节能力失调,则会产生严重的颅内压增高。

2. 主要影响颅内压增高的因素

(1) 年龄:婴幼儿及小儿的颅缝未闭合或尚未牢固融合,颅内压增高可使颅缝裂开而相应地增加颅腔容积,从而缓和或延长了病情的进展,老年人由于脑萎缩,使颅内的代偿空间增多,故病情亦较长。

(2) 病变的进展速度:Langlitt在1965年用狗做颅腔内容物的体积与颅内压之间的关系实验,取得了颅内体积与压力之间关系曲线(图13-3),该曲线表明颅内压力与体积之间呈指数关系,即颅内压的调节功能存在一临界点,两者之间的关系可以说明些临床现象。当颅内占位性病变时,随着病变的缓慢增长,可以长期不出现颅内压增高症状,一旦代偿功能失调,颅内压则急骤上升,则病情将迅速发展,往往在短期内即出现颅内高压危象或脑疝。

(3) 病变的部位:在颅脑中线或颅后窝的占位性病变,容易阻塞脑脊液循环通路导致颅内压增高症状;颅内大静脉窦附近的占位性病变,由于早期即可压迫静脉窦,引起颅内静脉血液的回流或脑脊液的吸收障碍,使颅内压增高。

(4) 继发脑水肿的程度:脑转移肿瘤、脑脓肿、脑结核、炎症性反应等均可伴有明显的脑水肿,早期即可出现颅内压增高的症状。

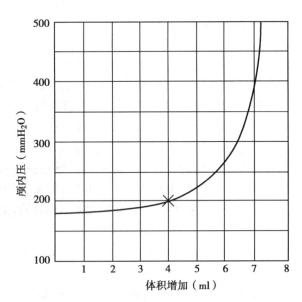

图13-3　颅内压力与体积之间的关系曲线

(5) 全身系统性疾病:电解质酸碱平衡失调、尿毒症、肝性脑病、毒血症、肺部感染等均可引起继发性脑水肿而导致颅内压增高,此外,高热可加重颅内压增高的程度。

3. 颅内压增高的后果　颅内压持续增高,可引起一系列中枢神经系统功能紊乱和病理变化,主要病理改变是脑血流量的降低和脑疝。

（1）脑血流量减少：正常成人每分钟约有 1 200ml 血液进入颅内，通过脑血管的自动调节功能进行调节。其公定为：

$$脑血液量（CBF）= 平均动脉压（MAP）- 颅内压（ICP）/ 脑血管阻力（CVR）$$

公式分子部分中的（平均动脉压 - 颅内压），又称脑灌注压（CPP），因此公式改写为：

$$脑血流量（CBF）= 脑灌注压（CPP）/ 脑血管阻力（CVR）$$

脑灌注压的正常值为 70~90mmHg（9.3~12kPa），脑血管阻力为 1.2~2.5mmHg（0.16~0.33kPa），此时脑血管的自动调节功能良好。若因颅内压增高而引起的脑灌注压下降，则可通过血管扩张，以降低血管阻力的自动调节反应使上述公式的比值不变，从而维持脑血流量的稳定。若颅内压不断增高使脑灌注压低于 40mmHg（5.3kPa）时，脑血管自动调节功能丧失，脑血流量随之急剧下降，就会造成脑缺血。当颅内压升至接近平均动脉压水平时，颅内血流几乎完全停止，脑组织处于严重缺血缺氧状态，甚至出现脑死亡。

（2）脑疝：参见本章第二节。

（3）脑水肿：颅内压增高可直接影响脑的代谢和血流量，从而产生脑水肿，使脑的体积增大，进而加重颅内压增高。脑水肿时液体可积聚在细胞外间隙，也可在细胞膜内。前者称为血管源性脑水肿，多见于脑损伤、脑肿瘤等病变初期，由于毛细血管通透性增加引起后者称为细胞中毒性脑水肿，常见于脑出血、脑缺氧的初期，可能由于某些毒素直接作用于脑细胞，脑细胞产生代谢功能障碍所致。在颅内压增高时，以上两种因素可同时或先后存在，故脑水肿多数为混合性，或先有血管源性后转化为细胞中毒性。

（4）库欣（Cushing）反应：随着颅内压不断增高，脑血液量减少，脑组织处于严重缺氧状态，为了维持必需的脑血流量，一方面，脑血管扩张，另一方面，机体通过自主神经系统调节，使全身周围血管收缩、血压升高、心率变慢、心搏量增加，呼吸减慢加深的三联反应称为库欣反应。

（5）胃肠功能紊乱及消化道出血：颅内压增高可引起下丘脑自主神经中枢缺血而致功能紊乱有关，也有人认为颅内压增高时，消化道黏膜血管收缩而造成缺血，产生广泛的消化道溃疡，而发生溃疡出血或穿孔。

【临床表现】

头痛、呕吐和视神经乳头水肿，是颅内压增高的典型表现，称为颅内压增高"三主征"。颅内压增高的三主征各自出现的时间不一致，常以其中一项为首发症状。

1. 头痛　是颅内压增高的最常见的症状之一，以早晨和晚间较重，多位于前额及颞部，可从颈枕部向前方放射至眼眶。头痛性质以胀痛和爆裂样痛多见，头痛程度随颅内压增高而进行性加重，咳嗽、打喷嚏、用力、弯腰、低头活动时头痛加重。

2. 呕吐　常在头痛剧烈时出现，呕吐呈喷射性，可伴有恶心，与进食无直接关系，呕吐后头痛可有所缓解。

3. 视神经乳头水肿　是颅内压增高的重要客观体征之一，表现为视神经乳头充血，边缘模糊不清，中央凹陷消失，视盘隆起，静脉怒张。若神经乳头水肿长期存在，视盘颜色苍白，视力减退，视野向心性缩小，称之为视神经继发性萎缩。若颅内压增高不能及时解除，视力恢复困难，甚至失明。

4. 意识障碍　急性颅内压增高初期可出现嗜睡、反应迟钝等；持续及严重的颅内压增高可出现昏睡、昏迷、伴有患侧瞳孔散大、对光反射消失、发生脑疝，去脑强直。慢性颅内压增高主要表现为神志淡漠、反应迟钝。

5. 生命体征变化　急性颅内压增高可出现典型的 Cushing 反应，表现为血压升高、脉搏缓慢而洪大有力、呼吸不规则、体温升高等病危状态甚至呼吸停止。终因呼吸循环衰竭而死亡。慢性颅内压增高者生命体征变化不明显。

6. 其他症状和体征　如复视、头晕、猝倒等。婴幼儿可见头皮静脉怒张、前囟饱满、颅缝增宽分裂等，头颅叩诊呈破罐音。

【辅助检查】

1. 影像学检查

(1) CT 和 MRI 检查:可见脑沟变浅,脑室、脑池缩小或脑结构变形等,通常能显示病变的位置、大小和形态,对绝大多数病变可做出定位诊断,也有用于定性诊断。CT 快速、精确、无创伤,是诊断颅内病变首选检查。在 CT 检查不能确诊的情况下,可进一步行 MRI 检查,有利于确诊,但检查时间较长,检查费用较高。

(2) 数字减影血管造影(DSA):用于诊断脑血管性疾病和血管丰富的颅内肿瘤。

2. 腰椎穿刺　可直接测量颅内压力,同时取脑脊液检查,但对已有明显颅内压增高症状和体征者应列为禁忌,以防引发急性脑疝。

【处理原则】

非手术治疗　适用于颅内压增高原因不明,或已查明原因但仍需要非手术治疗者,或作为手术前准备。主要方法:限制液体入量、脱水治疗、激素治疗、冬眠低温疗法、辅助过度换气等。

手术治疗　诊断明确后进行手术治疗,根据病因采取不同的不同手术方式。

(一) 非手术治疗

1. 一般治疗:①限制液体入量。②避免增加颅内压增高的诱因,如保持大便通畅,防止便秘。③保持呼吸道通畅,预防呼吸道感染。④给予氧气吸入。

2. 脱水治疗　适用于颅内压增高原因不明,或虽已查明原因仍需非手术治疗者,或作为手术前准备。高渗利尿剂选择的原则是:如患者意识清醒,颅内压增高程度较轻者,可先选用口服药物,常用口服药物:氢氯噻嗪 25~50mg,每日 3 次;乙酰唑胺 250mg,每日 3 次;呋塞米 20~40mg,每日 3 次。若意识障碍或颅内压增高症状较重者,应选用静脉用药。常用注射药物:20% 甘露醇 150~250ml 静脉滴注,每日 2~4 次;呋塞米 20~40mg,肌内或静脉注射,每日 1~2 次;20% 人血白蛋白 20~50ml 静脉滴注。

3. 激素治疗　肾上腺糖皮质激素能改善毛细血管通透性,减轻脑水肿,有助于降低颅内压。常用药物有地塞米松、氢化可的松、泼尼松等。

4. 辅助过度换气　目的是使 CO_2 排出,当 $PaCO_2$ 下降 1mmHg 时,可使脑血流量递减 2%,从而使颅内压相应下降。

5. 冬眠低温疗法　应用药物和物理方法降低患者体温,利于降低脑耗氧量和脑代谢率,减少脑血流量,改善细胞膜通透性,增加脑对缺血缺氧的耐受力。体温每降低 1℃,脑血流量平均减少 6.7%,脑脊液压力平均下降 5.5%。当体温降至 30℃时,脑代谢率仅为正常体温时的 50% 左右,脑脊液压力较降温前低 56%。但全身衰竭、休克、老年、幼儿及严重心血管功能不良者禁用。

(二) 手术治疗

手术去除病因是最根本和最有效的治疗方法,如手术切除颅内肿瘤、清除颅内血肿、处理大片凹陷性骨折等。有脑积水者可行脑脊液分流术,将脑室内的液体通过特制导管引流入蛛网膜下腔、腹腔或心房。

【护理评估】

(一) 术前评估

1. 健康史　了解有无颅内压增高的因素,如脑损伤、颅内炎症、缺氧、中毒、脑积水、颅内血肿、脑肿瘤、脑脓肿、狭颅症、颅底凹陷症等,初步判断颅内压增高的病因,有无引起颅内压突然增高的因素,如呼吸道梗阻、便秘、剧烈咳嗽、癫痫等;是否合并其他系统疾病,如肾、肺、心、肝和消化道疾病等,原有这些器官或系统疾病者,更容易发生多器官系统功能障碍综合征;了解患病后情况,包括病情进展的情况、是否接受过治疗及治疗效果等。

2. 身体状况　评估头痛的部位、性质、程度,持续时间、疼痛规律、疼痛加重的原因及诱因;呕吐的性质、严重程度、呕吐的诱因及伴随症状,有无呕血或黑便,有无水电质平衡紊乱及营养不良等并发症的表现;有无意识障碍及其严重程度;有无视神经乳头水肿及复视、失明等;婴幼儿还应检查有无头皮静脉怒张,囟门饱满,颅缝分离,头颅叩诊呈"破罐音"等。

3. 辅助检查　了解头颅 CT 及 MRI、脑血管造影或数字减影血管造影等检查结果,对判断有无颅内压增高及其原因有重要意义。此外,还应了解实验室检查结果。

4. 心理、社会状况　观察患者有无因头痛、呕吐等不适引起的烦躁不安、焦虑、紧张等心理反应,同时要了解患者及家属对疾病的认知程度,家庭经济状况和社会支持情况。

(二) 术后评估

1. 术中情况　了解手术方式、麻醉方式与效果,血肿清除、骨折碎片摘除情况。术中出血、补液、输血情况和术后诊断。

2. 身体状况　评估术后生命体征是否平稳,了解意识、瞳孔及神经系统症状和体征,了解颅内压的变化情况,评估伤口有无渗血、渗液,各引流管是否通畅,引流液性质、颜色、量等。

3. 心理、社会状况　了解家属有无紧张、康复训练的早期活动是否配合,对出院后的继续治疗是否清楚。

【护理诊断/问题】

1. 疼痛　与颅内压增高有关。

2. 有脑组织灌注无效的危险　与颅内压增高导致的脑灌注量下降有关。

3. 有体液不足的危险　与颅内压增高引起的剧烈呕吐及应用脱水剂有关。

4. 有受伤的危险　与意识障碍、视力障碍等有关。

5. 潜在并发症:脑疝、心脏骤停。

【护理目标】

1. 患者主诉头痛减轻,舒适感增强。

2. 患者脑组织灌注正常,未因颅内压骤增造成脑组织的进一步损害。

3. 患者未出现体液不足,无脱水的症状和体征。

4. 患者无意外受伤情况发生,日常生活需求能够被满足。

5. 患者未发生并发症,或出现并发症能被及时发现和处理。

【护理措施】

(一) 非手术治疗的护理

1. 体位　床头抬高 15°~30°,头、颈应呈一直线,以利于颅内静脉回流,减轻脑水肿;昏迷患者取侧卧位,便于呼吸道分泌物排出。

2. 给氧　持续或间断给氧,改善脑缺氧,根据情况使用辅助过度通气,降低 $PaCO_2$,使脑血管收缩,减少脑血流量,降低颅内压。过度换气有引起脑缺血的危险,使用期间监测脑血流和血气分析,维持 PaO_2 于 90~100mmHg(12~13.3kPa)、$PaCO_2$ 于 25~30mmHg(3.33~4.0kPa)水平为宜。过度换气持续时间不超过 24h,以免引起脑缺血。

3. 饮食与补液　对于不能经口进食者可留置鼻饲管,每日控制液体入量为 1 500~2 000ml,其中含钠液不超过 500ml,保持 24h 尿量不少于 600ml,成人每日补液应控制输液速度,防止短时间内输入大量液体,加重脑水肿。神志清醒者给予普食,但要限制钠盐摄入。频繁呕吐者应暂时禁食,以防吸入性肺炎。

4. 防止颅内压骤然升高

(1) 保持安静:卧床休息,保持安静,减少搬运患者的次数,急需搬运时动作要轻,头部相对固定。限制患者家属探视,避免情绪激动,以免颅内压骤然升高。必要时给予镇静药物。

(2) 防止剧烈咳嗽:及时控制呼吸道感染,防止剧烈咳嗽。

(3) 保持呼吸道通畅:安置适当卧位,防止颈部过屈、过伸或扭曲;预防呕吐物误吸,及时清除呼吸道分泌物和呕吐物;有舌根后坠者可托起下颌或放置口咽通气管;必要时配合医生尽早行气管切开术,以保持呼吸道通畅。

（4）防止便秘：能进食者鼓励多进食蔬菜和水果等粗纤维类食物，已发生便秘者嘱其勿用力屏气排便，可用缓泻剂，必要时低压小量灌肠通便。

（5）处理躁动和控制癫痫：躁动可使患者颅内压进一步增高，应及时妥善处理。了解躁动原因并予解除，适当使用镇静剂，避免强行约束导致患者剧烈挣扎而加重病情。癫痫发作可加重脑缺氧及脑水肿，应遵医嘱定时定量给予抗癫痫药，并注意以观察有无癫痫发作。做好安全护理，防止坠床等。

5. 脱水治疗的护理　遵医嘱定时、定量给予脱水剂。用药期间，应准确记录出入水量，并注意纠正利尿引起的电解质紊乱，使用高渗性液体后，血容量突然增加，可加重循环系统负担，有导致心力衰竭或肺水肿的危险，尤其老人、小儿及心功能不全者，应注意观察和及时处理，停止使用脱水剂时，应逐渐减量或延长给药间隔时间，以防颅内压反跳现象。

6. 激素治疗的护理　遵医嘱给予糖皮质激素，如地塞米松 5~10mg 或氢化可的松 100mg，用药期间，应观察有无应激性溃疡、继发感染等不良反应。

7. 冬眠低温疗法的护理

（1）环境和物品准备：将患者安置于单人病房，室内光线宜暗，室温 18~20℃。室内备有氧气装置、吸引装置、血压计、听诊器、水温计、冰袋或冰毯、冬眠药物、急救药品及器械、护理记录单等，安排专人护理。

（2）实施降温：先进行药物降温。按医嘱静脉滴注或肌内注射冬眠药物（如冬眠Ⅰ号合剂：氯丙嗪 50mg、异丙嗪 50mg、哌替啶 100mg 或冬眠Ⅱ号合剂：哌替啶 100mg、异丙嗪 50mg、双氢麦角碱 0.9mg，加入 5% 葡萄糖溶液或生理盐水 250ml 中静脉滴注，待自主神经被充分阻滞，患者御寒反应消失，进入昏睡状态后，方可加用物理降温措施。物理降温可使用冰帽或在体表大动脉处（如颈动脉、股动脉、腋动脉）放置冰袋或冰毯。降温速度以每小时下降 1℃为宜，体温降至肛温 32~34℃，腋温 31~33℃较为理想，降温过程中，应根据体温情况，控制冬眠药物的滴注速度，防止滴速过快过慢而导致体温过大波动。

（3）观察病情变化：治疗前测量和记录体温、脉搏、呼吸、血压、意识状态、瞳孔大小及对光反射、神经系统体征等，作为治疗后观察对比的基础。治疗期间，应每隔 1~2h 测量生命体征，若脉搏超过 100 次/min，收缩压低于 100mmHg，呼吸低于 10 次/min 或不规则时，应及时联系医生，遵医嘱更换冬眠药物或停止冬眠疗法。

（4）饮食护理：冬眠期间机体代谢率降低，对能量及水分的需求减少，胃肠蠕动减弱，因此，每日液体入量应控制在 1 500ml 以内。鼻饲液或肠内营养液温度应与当时体温相同；应观察有无胃潴留、腹胀、便秘等症状，管饲时还需注意预防反流和误吸。

（5）并发症护理：因冬眠药物作用，患者肌肉松弛，吞咽、咳嗽反射减弱，护理中加强呼吸道管理，以防发生肺部并发症；因冬眠低温使周围血管阻力降低、心排血量减少可出现直立性低血压，物理降温时，加强局部皮肤的观察与护理，防止压疮和冻伤。

（6）停止冬眠低温疗法护理：一般冬眠疗法时间为 2~3d，停止治疗时，应先停物理降温，再逐步停用冬眠药物，为患者加盖被毯，待体温自然回升。

8. 病情监测　密切监测意识、生命体征、瞳孔、肢体活动等变化，防止颅内高压危象或脑疝的发生，有条件者可行颅内压监测。

（1）意识状态：反映大脑皮质和脑干的功能状态，评估意识障碍的程度、持续时间和演变过程，是分析病情进展的重要指标。

1）通常将意识状态分为清醒、模糊、浅昏迷、昏迷和深昏迷 5 级（表 13-1）

2）格拉斯哥昏迷评分法（Glasgow Coma Scale，GCS）　根据患者睁眼、语言及运动反应进行评分，三者得分相加来判断意识状态。最高 15 分表示意识清醒，8 分以下为昏迷，最低 3 分，分数越低，表明意识障碍越严重（表 13-2）。

表 13-1 意识状态分级

意识状态	语言刺激反应	痛刺激反应	生理反应	大小便自理	配合检查
清醒	灵敏	灵敏	正常	能	能
模糊	迟钝	不灵敏	正常	有时不能	尚能
浅昏迷	无	迟钝	正常	不能	不能
昏迷	无	无防御	减弱	不能	不能
深昏迷	无	无	无	不能	不能

表 13-2 Glasgow 昏迷评分法

睁眼反应	计分	语言反应	计分	运动反应	计分
自动睁眼	4	回答正确	5	按吩咐动作	6
呼唤睁眼	3	回答错误	4	※刺激能定位	5
刺激睁眼	2	吐字不清	3	※刺激能回缩	4
不能睁眼	1	有音无语	2	※刺激时屈曲	3
		不能发音	1	※刺激时过伸	2
				无动作	1

注:痛刺激时肢体运动反应。

(2) 生命体征:观察的顺序是先呼吸,次脉搏,再血压,最后体温,以防止患者受刺激后出现躁动而影响观察结果的准确性。急性颅内压增高早期患者的生命体征常有血压升高,尤其是舒张压升高,脉压变小,脉搏减慢,呼吸减慢。

(3) 瞳孔:正常瞳孔等大、圆形,在自然光线下直径 3~5mm,直接、间接对光反射灵敏。若瞳孔出现大小、形状变化,对光反射减弱或消失,提示颅内压增高并伴有脑神经或脑干损伤,或继发了脑受压、脑疝等。

(4) 头痛、呕吐观察:观察头痛、呕吐的程度。若头痛、呕吐逐渐加重,提示可能继发了脑疝。

(5) 颅内压监护:颅内压持续严重增高提示预后较差;进行性增高提示有引发脑疝的可能。

(二) 手术治疗的护理

1. 术前护理 对择期手术患者,除实施非手术治疗的护理措施外,应于术前 3d 剃除头发,每日洗头 1 次,术前 2h 剃净头发,再用肥皂水洗头,戴清洁帽子。对急诊手术患者,应尽快做好术前准备,包括配合检查、剃头、验血型、交叉配血、局麻药物和抗生素过敏试验等。

2. 术后护理

(1) 安置体位:全身麻醉未清醒前,取去枕仰卧位,头偏向一侧。意识清醒、血压平稳后,宜抬高床头 15°~30°,以利于颅内静脉回流,降低颅内压。幕上开颅者应卧向健侧,避免切口受压;幕下开颅者早期宜无枕卧位或侧俯卧位。

(2) 密切观察病情:观察患者的意识状态、生命体征、瞳孔及对光反射、肢体活动、语言能力等,同时做好心率、血压、血氧饱和度、颅内压监护;观察有无中枢性高热、顽固性呃逆等症状,注意有无再出血、脑脊液漏、尿崩症、上消化道出、感染等并发症。

(3) 保持呼吸道通畅:给氧气吸入。清除呼吸道分泌物,定时协助患者翻身、拍背,痰液黏稠不易排出者给予雾化吸入,必要时协助医生行支气管镜吸痰或气管切开,并做好气管切开护理。

(4) 预防出血和血管痉挛:遵医嘱给予止血药和抗血管痉挛药物,并密切观察。

(5) 降低颅内压:同非手术治疗的护理。

(6) 补液与营养:意识清醒者,手术后第 1 天可进流质饮食,第 3 天给半流质饮食,逐步过渡到普通饮食。有恶心、呕吐或消化道出血时,术后可禁食 1~2d,给予静脉补液,成人补液量每天应控制在 1 500~2 000ml。迷走神经功能障碍者,应禁饮食,鼻饲供给营养。术后长期昏迷者,应行胃或空肠造瘘给予肠内营养,也可行肠外营养。

(7) 引流管的护理:手术后根据需要可安放硬脑膜外引流管、脑室引流管、血肿腔引流管等,各引流管均应妥善固定,保持通畅,避免受压、扭曲等;观察引流液的性状、颜色和量,严格无菌操作。

(8) 脑室引流的护理

1) 引流管安置:无菌操作下接引流袋,妥善固定,使引流管开口高于侧脑室平面 10~15cm,维持正常颅内压。搬动患者时,应夹闭引流管,防止脑脊液反流引起颅内感染。

2) 保持引流通畅:防止引流管受压、扭曲、折叠或阻塞,尤其在搬运患者或翻身时,防止引流管牵拉、滑脱。若引流管内不断有脑脊液流出、管内的液面随患者呼吸、脉搏等上下波动表明引流管通畅;若引流管无脑脊液流出,可能的原因有:①颅内压低于 120~150mmH$_2$O(1.18~1.47kPa),可降低引流袋高度,观察是否有脑脊液流出;②引流管在脑室内盘曲成角,可请医师对照 X 线检查,将过长的引流管缓慢向外抽出至有脑脊液流出,再重新固定;③若管口吸附于脑室壁,可将引流管轻轻旋转,使管口离开脑室壁;④引流管被小凝血块或破碎的脑组织阻塞,可在严格消毒管口后,用无菌注射器轻轻向外抽吸,切不可注入生理盐水冲洗,以免将管内阻塞物冲至脑室系统,引起脑脊液循环受阻。经上述处理后若仍无脑脊液流出,按需更换引流管。

3) 控制引流速度和量:术后早期应抬高引流袋,缓慢引流,每日引流量以不超过 500ml 为宜,使颅内压平稳降低,避免放液过快导致脑室内出血、硬膜外血肿或硬膜下血肿,诱发小脑幕切迹疝等。

4) 观察记录引流液情况:正常脑脊液无色透明、无沉淀。术后 1~2d 为血性后逐渐转清。若脑脊液中有大量血液或颜色逐渐加深,提示脑室持续出血,应及时报告医师进行处理,若脑脊液浑浊,呈毛玻璃状或有絮状物,提示有颅内感染,应及时引流脑脊液并送检。

5) 严格无菌,防止感染:保持穿刺部位敷料清洁干燥,穿刺点敷料和引流袋每日更换,如有污染则随时更换,更换引流袋时夹闭引流管,防止逆行感染。

6) 及时拔管:持续引流时间通常不超过 1 周,时间过长易发生颅内感染。拔管前行头颅 CT 检查,并先试行夹闭引流管 24h,观察患者有无头痛、呕吐等颅内压升高的症状。如出现上述症状,立即开放引流;如未出现上述症状,患者脑脊液循环通畅,即可拔管。拔管时先夹闭引流管,防止逆流感染。拔管后加压包扎,嘱患者卧床休息和减少头部活动,观察穿刺点有无渗血、渗液,严密观察患者意识、瞳孔、肢体活动变化,发现异常及时通知医师给予处理。

(9) 对症护理:切口疼痛,应遵医嘱给予止痛药物,颅内压增高引起头痛,应遵医嘱给予脱水药物、糖皮质激素等降低颅内压;血性脑脊液刺激脑膜引起头痛,应配合医生行腰椎穿刺引流血性脑脊液;中枢性高热,一般物理降温效果较差,需及时采用冬眠低温疗法;顽固性呃逆,应检查有无胃胀气或胃潴留,必要时插胃管抽空胃内容物,也可采用压迫眼球或眶上神经、刺激咳嗽等方法来抑制呃逆。

(10) 切口护理:观察切口敷料有无污染,固定是否牢固,定时更换无菌敷料。

(11) 并发症护理

1) 颅内出血:是术后最危险的并发症,多发生在术后 24~48h 内,表现为颅内压增高和脑疝的症状,应做好再次手术的准备。

2) 感染:常见的有切口感染、肺部感染、脑膜炎及泌尿系感染,一旦发现,及时对症处理。

3) 消化道出血:由于手术可引起应激性胃黏膜糜烂、溃疡、出血;一旦发生,应遵医嘱给予禁食、持续胃肠减压、胃内注入止血药物、输液、输血等处理。

4) 压疮:做好基础护理,保持床单整洁、干燥、无渣屑,每 2h 翻身叩背一次,按摩受压部位,预防压疮的发生。

(三) 健康教育

1. 生活指导　指导患者避免颅内压增高因素,如剧烈咳嗽、用力排便、提重物等,防颅内压骤然增高诱发脑疝。

2. 康复训练　对有神经系统后遗症者,遵医嘱坚持功能锻炼,以减少或减轻并发症和后遗症。

3. 复诊指导　出现头痛并进行性加重,伴呕吐时,及时到医院就诊。

【护理评价】

1. 患者头痛是否减轻,舒适感有无增强。

2. 颅内压增高症状是否得到缓解,意识状态是否改善。

3. 患者体液是否平衡,有无脱水的症状和体征。

4. 患者有无发生意外受伤情况,日常生活需求能否得到满足。

5. 患者脑疝、心脏骤停是否得以预防,或出现脑疝征象时能被及时发现和处理。

第二节　急性脑疝

当颅内压增高到一定程度时,尤其是局部占位性病变使颅内各分腔之间的压力不平衡,脑组织从高压力区向低压力区移位,导致脑组织、血管及脑神经等重要结构受压和移位,被挤入小脑幕裂孔、枕骨大孔、大脑镰下间隙等生理性或病理性间隙中,从而出现一系列严重的临床症状,称为脑疝(brain hernia)。脑疝是颅内压增高的严重后果,移位的脑组织压迫脑的重要结构或生命中枢,如不及时救治常危及患者生命。

【病因与分类】

1. 病因　颅内任何部位的占位性病变发展到严重程度均可引起脑疝。常见原因:①外伤所致各种颅内血肿。②各类型脑出血、大面积脑梗死。③颅内肿瘤;④颅内脓肿、颅内各种寄生虫及各种肉芽肿性病变。⑤对已有颅内压增高者,处理不当如行腰椎穿刺或放出脑脊液过快过多,使各分腔间的压力差增大,从而促使脑疝形成。

2. 分类　根据移位的脑组织及其通过的硬脑膜间隙和孔道,可将脑疝分为以下3类(图13-4):

(1) 小脑幕切迹疝:又称颞叶疝,颞叶的海马回、钩回通过小脑幕切迹被推移至幕下。

(2) 枕骨大孔疝或小脑扁桃体疝,小脑扁桃体及延髓经枕骨大孔推挤向椎管内。

(3) 大脑镰下疝:又称扣带回疝,一侧半球的扣带回经镰下孔被推挤入对侧分腔。

临床常见的急性脑疝主要为小脑幕切迹疝和枕骨大孔疝,本节重点讲解这两种脑疝。

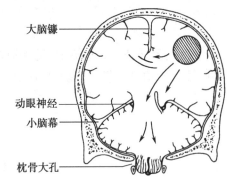

图 13-4　脑疝的分类

【病理生理】

发生脑疝时,移位的脑组织在小脑幕切迹或枕骨大孔处挤压脑干,使脑干移位导致其实质内血管受到牵拉,严重时基底动脉进入脑干的中央支可被拉断而致脑干内部出血。由于同侧的大脑脚受到挤压会造成对侧偏瘫,同侧动眼神经受到挤压可产生动眼神经麻痹症状。钩回、海马回移位可将大脑后动脉挤压于小脑幕切迹上致枕叶皮质缺血坏死。移位的脑组织可致小脑幕切迹裂孔及枕骨大孔堵塞,使脑脊液循环通路受阻,导致颅内压进一步增高,形成恶性循环,促使病情迅速恶化。

【临床表现】

1. 小脑幕切迹疝

(1) 颅内压增高:剧烈头痛,呈进行性加重,伴躁动不安,频繁的喷射性呕吐。

(2) 意识障碍:由于阻断了脑干内网状结构上行激活系统的通路,患者随着脑疝进展出现嗜睡、浅昏迷、深昏迷。

（3）瞳孔改变：脑疝初期由于患侧动眼神经受刺激导致患侧瞳孔变小，对光反射迟钝，随病情进展，患侧动眼神经麻痹，患侧瞳孔逐渐散大，直接和间接对光反射均消失，并有患侧上睑下垂、眼球外斜。晚期，对侧动眼神经因脑干移位也受到推挤时，可出现双侧瞳孔散大，对光反射消失，患者处于濒死状态（图 13-5）。

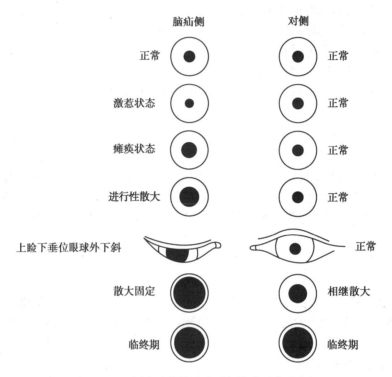

图 13-5　一侧小脑幕切迹疝引起的典型瞳孔变化

（4）运动障碍：表现为病变对侧肢体的肌力减弱或麻痹，病理征阳性（图 13-6），脑疝进展时可致双侧肢体自主活动消失，严重时可出现去大脑强直发作，这是脑干严重受损的信号，表现为四肢强直性

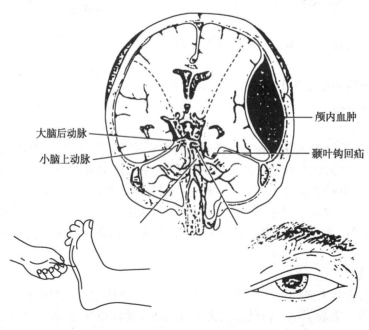

图 13-6　脑受压与临床表现的关系

伸展,上臂内收并旋内,前臂伸直并过分旋前,髋内收并内旋,膝伸直,颈后仰呈角弓反张。

(5) 生命体征变化:由于脑干受压,生命中枢功能紊乱或衰竭,可出现心率减慢或不规则,血压忽高忽低,呼吸不规则,大汗淋漓或汗闭,面色潮红或苍白,体温可达41℃以上或不升。最终因呼吸循环衰竭而导致血压骤降,呼吸心跳相继停止而死亡。

2. 枕骨大孔疝　常因幕下占位性病变引起,患者常有剧烈头痛,以枕后部疼痛为甚,呕吐频繁,颈项强直或强迫头位;生命体征紊乱出现较早,常迅速发生呼吸和循环障碍,意识障碍和瞳孔改变出现较晚。当延髓的呼吸中枢受压时,患者可突发呼吸骤停而死亡。

【处理原则】

关键在于及时发现和处理。一旦出现典型症状,应按颅内压增高处理原则,快速静脉滴注高渗性降低颅内压药物,以缓解病情,争取时间。当确诊,根据病情迅速完成开颅术前准备,尽快手术去除病因。

1. 患者一旦出现典型的脑疝症状,应立即给予脱水治疗,以缓解病情,争取时间。确诊后,根据病情迅速完成开颅术前准备,尽快手术去除病因,如清除颅内血肿或切除脑肿瘤等。

2. 若难以确诊或虽确诊但病变无法切除,可通过脑脊液分流术、侧脑室外引流术或病变侧颞肌下、枕下减压术等降低颅内压,挽救生命。

【护理措施】

1. 快速降低颅内压　一旦确诊立即遵医嘱静脉输注甘露醇、呋塞米、地塞米松等药物,并观察脱水效果。对于呼吸骤停的枕骨大孔疝,应立即做好钻颅术准备,进行脑室穿刺,缓慢放出脑脊液,使颅内压慢慢降低,然后做脑室引流,同时给予静脉滴注高渗脱水剂,以达到迅速降低颅内压的目的。

2. 给氧、维持呼吸　立即给予氧气吸入,并保持呼吸道通畅。对呼吸功能障碍者,配合医生行气管插管和人工辅助呼吸,气管切开后严密观察有无活动性出血,皮下气肿,气胸等发生,按气管切开护理常规护理。

3. 观察病情　密切观察意识、生命体征、瞳孔、肢体活动等变化(参见颅内压增高)。

4. 术前准备　协助医生尽快完成有关术前检查,做好急诊手术准备。包括剃头、交叉配血、药物过敏试验、麻醉前用药及术中用药等。

5. 心搏骤停的急救　若病情恶化并出现心搏骤停时,应即刻予以心肺脑复苏术(CPCR)。

附:颅内压监测与护理

颅内压监测是神经外科监护病房中重要的监护项目。其目的是了解颅内病变的动态变化,评价治疗效果,根据颅内压的变化调整治疗方案。

(一) 适应证

颅内压监测适用于下列情况:①重型颅脑损伤。②中型颅脑损伤,并发颅底骨折或伴有胸腹联合伤。③颅内肿瘤手术前后。④高血压脑出血。⑤蛛网膜下腔出血。⑥脑水肿。⑦脑积水。⑧其他:如外伤后曾出现休克、低氧血症及高碳酸血症,或者在诊断上需要对原发性或继发性脑干损伤进行鉴别。

(二) 监测方法

床旁监护仪显示波幅以(mmHg)为计量单位,常用监测方法分有创和无创两大类型。

1. 有创颅内压监测　有创监测方法较多,但原理相同,即将颅内压的变化通过传感转变为电信号,显示在示波屏或数字仪上,并用记录器连续地描记出压力曲线。临床上最常用的是脑室测压,颅内的压力值、压力波形均以此法为标准。其方法是颅骨钻孔后脑室穿刺置管,导管的另一端与体外传感器和监护仪连接,描记颅内压力曲线。若为手术患者测压,可在手术时将微型传感器置于硬脑膜外、硬脑膜下,将输出线路由切口引出体外与颅内压监护仪连接,即可测定颅内压。此外,终池穿刺(即腰椎穿刺)也是有创测定方法之一。

2. 无创颅内压监测　无创监测的原理和方法不尽相同。①视网膜静脉压监测颅内压:正常情况下,由于视网膜静脉经视神经基底部回流到海绵窦,视网膜中央静脉压≥颅内压,通过视网膜静脉压测定可瞬间测得颅内压。②闪光视觉诱发电位:它可反映从视网膜到枕叶皮质视觉通路的完整性,视觉通路位于脑底部,行程较长,当颅内压升高时,导致电信号在脑内传导速度减慢,闪光视觉诱发电位波峰潜伏期延长,延长时间与颅内压值成正比。③经颅多普勒超声检查:可连续监测脑底大动脉血流速度间接反映颅内压,当颅内压增高时,脑底动脉舒张期流速减慢,搏动指数增高,呈高阻力频谱形态。此外,头部 CT 检查可以用于颅内压的监测,它是通过脑水肿、脑沟变浅消失、脑室移位受压、中线移位等推断颅内压的程度,但准确性不足。

(三) 护理措施

1. 患者一般取床头抬高 10°~15° 自然卧位,以减轻腹腔脏器对胸腔的压迫,有利于呼吸运动及颈静脉回流,这对肥胖者和高龄患者尤为重要。

2. 保持呼吸道通畅,有利于降低因通气不畅而引起的 ICP 增高。

3. 维持测压导管通畅。

4. 控制躁动与缺氧。

5. 有创颅内压监测并发症的预防及处理

(1) 感染:脑内穿刺置管时间不应超过 1 周,如果病情需要应更换穿刺置管部位,并及时调整抗生素的应用。监护中应观察体温、血常规、脑脊液颜色及其红细胞与白细胞数值变化。

(2) 出血:穿刺点的颅内出血大多不需要处理,但如果出血继续、血肿扩大,应迅速做好开颅止血的各项准备,如建立静脉通路、备皮及配血等。

(3) 脑脊液漏:导管留置时间过久,穿刺置管处容易形成窦道,应随时更换敷料,保持局部皮肤清洁和干燥。

(罗前颖)

思维导图

自测题

? 思考题

结合导入情境与思考的案例回答下列问题:

1. 颅内压增高后果有哪些?

2. 脑疝发生后如何进行救治?

3. 如何对脑室引流患者进行护理?

第十四章

颅脑损伤患者的护理

1401

第十四章
课件

📖 **学习目标**

识记：
1. 能复述头皮损伤、颅骨骨折、脑损伤的分类。
2. 简述头皮损伤、颅骨骨折、脑损伤的临床表现。
3. 能复述头皮损伤、脑损伤患者急救处理原则。

理解：
1. 能比较各种头皮损伤、颅骨骨折的临床特点和护理措施。
2. 能解释颅骨骨折、脑损伤的发病机制。

运用：
能运用护理程序，为颅脑损伤患者实施整体护理。

📄 **导入情境与思考**

王先生,35岁。车祸伤后意识障碍2h入院。患者于2h前不慎发生车祸,两车相撞,头部撞击到挡风玻璃,当即意识丧失,呼之不应,鼻腔有血性液体流出,呕吐多次,为胃内容物。

体格检查：T 37.9℃,P 98次/min,R 16次/min,BP 150/80mmHg。急性病容,鼻腔持续有血性液体流出,额部可触及大小约5cm×6cm头皮血肿。胸腹部检查未见明显阳性体征。专科检查意识不清,刺痛不能睁眼,不能定位,双上肢可屈曲。能发声,有音无语,左侧瞳孔约6mm,直接、间接光反应消失,右侧瞳孔约4mm,直接、间接光反应迟钝,鼻腔持续有血性液体流出,颈软,右侧肢体肌力Ⅰ级,肌张力增高,病理征阳性,左侧肢体肌力Ⅵ级。肌张力可,病理征阴性。

请思考：
1. 该患者目前最主要的护理诊断/问题是什么？
2. 该患者首要的护理措施是什么？

颅脑损伤(craniocerebral injury)是常见的外科急症,可分为头皮损伤(scalp injury)、颅骨骨折(skull injury)和脑损伤(brain injury),三者可单独或合并存在。占全身损伤的15%~20%,仅次于四肢损伤,其致残率及致死率高居全身损伤之首。常见交通、工矿等事故,自然灾害、爆炸、火器伤、坠落、跌倒以及各种锐器、钝器对头部的损伤。严重的颅脑损伤常常伴有神经系统功能受损,甚至致残或死亡。因此,颅脑损伤预后起决定性作用的是脑损伤的程度及其处理效果。

【解剖概要】

1. 头皮　头皮分为5层(图14-1)。①皮肤 厚而致密,内含大量汗腺、皮脂腺和毛囊,具有丰富的血管,外伤时易致出血;②皮下组织:由致密的结缔组织和脂肪组织构成,前者交织成网状,内有血管、神经穿行;③帽状腱膜:前连额肌,后连枕肌,两侧与颞浅筋膜融合,质坚韧富有张力,此层与皮肤连接紧密,与骨膜连接疏松;④帽状腱膜下层:是帽状腱膜与骨膜之间的疏松结缔组织,范围较广,前至眶上缘,后达上项线,其间有许多导管与颅内静脉窦相通,是颅内感染和静脉窦栓塞的途径之一;⑤骨膜:由致密结缔组织构成,骨膜在颅缝处贴附紧密,其余部位贴附疏松,故骨膜下血肿易被局限。头皮血供丰富,由颈内、外动脉的分支供血,各分支间有广泛吻合支,故头皮抗感染及愈合能力较强。

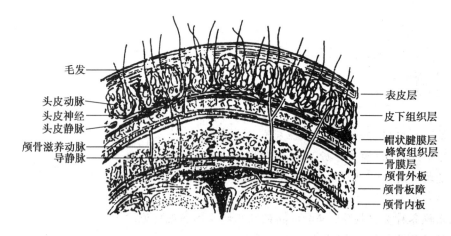

图 14-1　头皮分层

2. 颅骨　颅骨分为颅盖和颅底两部分,均有左右对称的骨质增厚部分,构成颅腔的坚强支架。

(1) 颅盖:骨质坚实,由内、外骨板和板障构成,外板厚,内板较薄,内、外骨板表面有骨膜覆盖,内骨膜也是硬脑膜外层;在颅骨的穹窿部,内骨膜与颅骨板结合不紧密,故颅顶部骨折时易形成硬脑膜外血肿。

(2) 颅底:骨面凹凸不平,厚薄不匀,有两侧对称、大小不等的骨孔和裂隙,脑神经和血管由此出入颅腔。颅底被蝶骨嵴和岩骨嵴分为颅前窝、颅中窝和颅后窝。颅骨的气窦,如额窦、筛窦、蝶窦及乳突气房等均贴近颅底,颅底部的硬脑膜与颅骨贴附紧密。颅底骨折越过气窦时,相邻硬脑膜常被撕裂,形成脑脊液漏,可导致颅内感染。

第一节　头皮损伤

头皮损伤均由直接外力作用使头皮完整性或内皮发生改变,包括头皮血肿(scalp hematoma)、头皮裂伤(scalp laceration)和头皮撕脱伤(scalp avulsion)。损伤类型与致伤物种类型密切相关。锐器伤常造成整齐的裂伤;钝器伤大多造成头皮挫伤,不规则裂伤或血肿;发辫卷入机器则可引起撕脱伤。头皮血供丰富,伤后极易失血,可导致患者尤其是小儿易发生失血性休克。虽然头皮抗感染和愈合能力较强,但如处理不当,一旦发生感染,则有可能向深部蔓延,引起颅骨骨髓炎和颅内感染。

【临床表现】

(一) 头皮血肿

头皮血肿(scalp hematoma)多由钝器伤所致,按血肿出现于头皮的不同层次分为3种。皮下血肿(subcutaneous hematoma)、帽状腱膜下血肿(subgaleal hematoma)和骨膜下血肿(subperiosteal hematoma)。

1. 皮下血肿　常见于产伤或碰伤。血肿比较局限、张力高、压痛明显,无波动,有时因血肿周围组织肿胀隆起,中央反而凹陷,易被误认为凹陷性颅骨骨折,可通过颅骨 X 线摄片或 CT 等检查鉴别。

2. 帽状腱膜下血肿　位于帽状腱膜与骨膜之间,是由于头部受到斜向暴力,头皮发生剧烈滑动,撕裂该层间的小血管所致。因该处组织疏松,出血较易蔓延,甚至可充满整个帽状腱膜下层,触之较软,可有明显波动。小儿及体弱者,可出现休克或贫血。

3. 骨膜下血肿　除婴儿因产伤或胎头吸引助产所致外,一般都伴有颅骨线性骨折。出血来源多为板障出血或骨膜剥离。血肿局限于某一颅骨范围之内,以骨缝为界。血肿的张力较高,波动不明显。

（二）头皮裂伤

头皮裂伤(scalp laceration)多因锐器或钝器伤造成,是常见的开放性头皮损伤。由于头皮血管丰富,出血较多,不易自行停止,严重可出现失血性休克。锐器伤所致的头皮裂伤边缘整齐,较平直;少数锐器可插入颅内,穿透颅骨和硬脑膜造成开放性脑损伤,大多数裂伤限于头皮,虽然可深达骨膜,但颅骨完整。钝器造成的头皮裂伤,多不规则,创缘有挫伤痕迹,常伴有着力点的颅骨骨折或脑损伤。

（三）头皮撕脱伤

头皮撕脱伤(scalp avulsion)是最严重的头皮损伤,往往因发辫卷入高速运转的机器内所致。由于头皮、皮下组织和帽状腱膜三层紧密相连,在强烈的牵扯下,使头皮自帽状腱膜下被撕脱。表现为头皮缺失、创面广泛出血、大范围颅骨外露,剧烈疼痛,可出现失血性或神经源性休克;也可合并颅骨及脑损伤、颈椎骨折或脱位等。

【处理原则】

处理原则是止血、包扎、清创,防治休克、预防感染,严密观察,警惕脑损伤。

1. 局部治疗

（1）头皮血肿:①皮下血肿:多数可自行吸收,无须特殊处理。②帽状腱膜下血肿:血肿较小者加压包扎,待其自行吸收,较大的血肿可在无菌条件下穿刺抽吸后加压包扎。如经反复穿刺加压包扎血肿仍不能缩小者,需注意是否有凝血功能障碍等原因。已有感染的血肿,需切开引流。③骨膜下血肿:处理与帽状腱膜下血肿相仿,但对伴有颅骨骨折者不宜加压包扎,以防血液经骨折缝流入颅内,引起硬脑膜外血肿。

（2）头皮裂伤:伤口立即加压包扎止血,争取 24h 内清创缝合。即使受伤超过 24h,只要无明显感染征象,仍可彻底清创一期缝合。需要注意检查有无颅骨和脑损伤。

（3）头皮撕脱伤:头皮撕脱伤应根据伤后时间、撕脱是否完全、撕脱头皮的条件、颅骨是否裸露、创面有无感染等情况采用不同的方法处理:①若皮瓣部分脱离且血供尚好,则清创后原位缝合。②如皮瓣已完全脱落,但完整,无明显污染,血管断端整齐,且伤后未超过 6h,清创后头皮血管显微吻合,再全层缝合头皮。③如撕脱的皮瓣挫伤或污染不能再利用,而骨膜未撕脱,可取自体中厚皮片作游离植皮,或作转移皮瓣。④撕脱时间长,创面感染或经上述处理失败者,可先行创面清洁和更换敷料,待肉芽组织生长后再植皮。如颅骨裸露,需在裸露颅骨作多处钻孔至板障层,待钻孔处长出肉芽后植皮。

2. 全身治疗　有休克者,给予输液、输血、止血等抗休克治疗,有可能感染者,应用抗生素、TAT等,以预防感染。

【护理诊断 / 问题】

1. 疼痛　与头皮损伤有关。

2. 恐惧　与外伤刺激、头皮出血较多等有关。

3. 潜在并发症:感染、失血性休克等。

4. 自我形象紊乱　与头皮撕脱伤后致头发缺失有关。

【护理措施】

1. 头皮血肿　指导患者早期冷敷,减轻出血和疼痛,48h 后热敷,促进血肿吸收。较大血肿难以吸收时,协助医生行血肿穿刺抽吸和加压包扎。嘱患者勿揉搓,以免增加出血。

2. 头皮裂伤　现场应使用无菌敷料或清洁的布单或衣物加压包扎。到医院后应早期清创缝合，并观察有无颅骨骨折及脑损伤的症状和体征。观察有无局部或全身感染的表现，遵医嘱应用抗生素。

3. 头皮撕脱伤

(1) 现场救护：现场除加压包扎外应妥善保护撕脱下来的头皮，将其用无菌敷料或清洁布单包裹，装入塑料袋内，再放置于有冰块的容器中，随伤员一起送往医院。

(2) 配合抗休克和清创：密切观察生命体征，及早发现休克征象。如发生休克，建立2条及以上静脉通路，快速输液，补充血容量，同时做好交叉配血、备皮、药物过敏试验等各项术前准备。现场带来的撕脱头皮置于4℃冰箱内存放，待休克纠正后，争取清创后再植。

(3) 预防感染：遵医嘱使用抗生素和TAT预防感染。若有感染征象，早期留取伤口分泌物标本，送细菌培养+药物敏感试验。

(4) 观察病情：观察有无颅骨骨折、脑损伤、局部感染等征象。

(5) 手术后护理：密切观察生命体征，安置适当卧位，定时伤口换药，严格无菌操作。

第二节　颅骨损伤

颅骨骨折是指颅骨受暴力作用后出现的颅骨结构的改变。颅骨骨折的危害性常常不在于骨折本身，而在于并发的硬脑膜、脑组织、颅内血管和脑神经的损伤。颅骨骨折按骨折部位分为颅盖骨折（fracture of skull vault）和颅底骨折（fracture of skull base）；按骨折形态分为线性骨折（linear fracture）和凹陷性骨折（depressed fracture）；按骨折是否与外界相通分为开放性骨折（open fracture）和闭合性骨折（closed fracture）。

【临床表现】

1. 颅盖骨折　以线性骨折最常见。表现为局部压痛、肿胀，常伴局部骨膜下血肿。凹陷性骨折好发于额骨及顶骨，成人凹陷性骨折多为粉碎性，婴幼儿可呈"乒乓球"凹陷样骨折。若骨折片损伤脑的重要功能区，可有偏瘫、失语、癫痫等神经系统定位病征。

2. 颅底骨折　常为线形骨折，多由颅盖骨折延到颅底，少数可因头部挤压伤或着力部分于颅底水平的外伤所造成。颅底部的硬脑膜与颅骨贴附非常紧密，故颅底骨折时易撕裂硬脑膜，产生脑脊液外漏而形成开放性骨折，多伴有颅内积气。按其发生部位分为颅前窝骨折，颅中窝骨折和颅后窝骨折，临床表现各异（表14-1）。

表14-1　颅底骨折的临床表现

骨折部位	脑脊液漏	瘀斑部位	可能累及的脑神经
颅前窝	鼻漏	眶周、球结膜下（熊猫眼）	嗅神经、视神经
颅中窝	鼻漏和耳漏	乳突部（Battle征）	面神经、听神经
颅后窝	无	乳突部、枕下部	少见

【辅助检查】

1. X线摄片　颅盖骨折依头颅正侧位X线检查确诊；颅底骨折作X线检查的价值不大。

2. CT检查　可以显示骨折情况，还可了解有无脑组织损伤和颅内血肿。颅底的高分辨CT（HRCT）有助于对骨折部位精确定位。

3. 葡萄糖定量测定　鉴别漏出液性质，为颅底骨折及脑脊液漏诊断提供依据。

【处理原则】

原则在于密切观察病情变化，合理用药，防治脑损伤和颅内感染。

1. 颅盖骨折　颅盖线形骨折本身不需要处理。如骨折线通过静脉窦或脑膜血管沟时，应警惕发生硬脑膜外血肿的可能。对凹陷骨折是否需要手术,目前一般认为:①凹陷深度 >1cm;②骨折片刺入脑内;③位于重要功能区;④骨折引起瘫痪、失语等功能障碍或局限性癫痫者,应手术治疗,将陷入的骨折片撬起复位,或摘除碎骨片后作颅骨成形。非功能区的轻度凹陷,或无脑受压症状的静脉窦处凹陷骨折,可暂不手术。

2. 颅底骨折 颅底骨折如为闭合性骨折,可无特殊处理。合并脑脊液漏,患者取头高位并卧床休息,脑脊液漏一般在 2 周内愈合。脑脊液漏超过 4 周未自行愈合者,需行硬脑膜修补术。出现脑脊液漏时即属于开放性损伤,应使用抗生素及 TAT 预防感染。

【护理诊断 / 问题】

1. 疼痛 与头部受伤有关。

2. 有感染的危险 与脑脊液外漏有关。

3. 潜在并发症:颅内出血、颅内压增高、颅内低压综合征等。

【护理措施】

1. 病情观察 严密观察意识、瞳孔、生命体征变化。如出现头痛、呕吐、生命体征异常、意识障碍等颅内压增高症状常提示骨折线越过脑膜中动脉沟或静脉窦,引起硬脑膜外血肿。偏瘫、失语等局部症状和体征,常提示凹陷性骨折压迫脑组织。有脑脊液漏者,密切观察有无颅内感染。

2. 脑脊液漏的护理

(1) 体位:取半坐卧位,头偏向患侧,并维持至漏液停止后 3~5d 后可改为平卧位。如果脑脊液外漏多,应取平卧位,头稍抬高,以防颅内压过低。

(2) 预防颅内感染:①保持外耳道、鼻腔和口腔清洁,每日 2 次清洁、消毒,清洁时棉球不可过湿,亦不可堵塞外耳道以免液体逆流入颅内。②在鼻前庭或外耳道口放置干棉球吸附漏出的脑脊液,棉球渗湿后随时更换,记录 24h 浸湿的棉球数,估计脑脊液外漏量。③告知患者避免用力咳嗽、打喷嚏、擤鼻涕及用力排便,以免鼻窦或乳突气房内的空气被压入颅内,引起气颅或颅内感染。④遵医嘱预防性应用抗生素及破伤风抗毒素,并观察有无体温升高、头痛、颈抵抗、烦躁、意识障碍等感染征象。⑤禁止耳或鼻腔滴药、冲洗和填塞,禁忌腰穿;脑脊液鼻漏者不可经鼻腔吸痰、放置胃管或行鼻导管给氧等。

3. 颅内低压综合征的护理

(1) 原因:颅内低压综合征多为脑脊液外漏过多导致。

(2) 表现:患者出现直立性头痛,多位于额、枕部,头痛与体位有明显关系,坐起或站立时,头痛加重,平卧时痛则很快减轻或消失。常合并有恶心、呕吐、头昏或眩晕、厌食、短暂的晕厥等。

(3) 护理:一旦发生,患者应卧床休息,取头低足高位,嘱患者多饮水或静脉输注生理盐水以大量补充水分。

4. 心理护理 向患者讲解疾病相关知识,病情、治疗方法及注意事项,取得配合。

5. 健康教育 指导患者及家属如出现剧烈头痛、频繁呕吐、意识模糊等,应及时就诊。对脑脊液外漏者,向其讲解预防脑脊液逆流入颅内的注意事项。

第三节 脑 损 伤

脑损伤是指头部直接或间接受到一定强度的外力作用,导致脑膜、脑组织、脑血管及脑神经发生病理性改变而表现出异常的临床表现和神经系统症状的综合征。

【病因与分类】

根据脑损伤机制及病理改变,可分为原发性脑损伤(primary brain injury)和继发性脑损伤(secondary brain injury)。原发性脑损伤是指外力直接作用于头部时立即发生的脑损伤,主要有脑震荡(cerebral concussion)、脑挫裂伤(cerebral contusion)、原发性脑干损伤(primary brain stem injury)等。继发性脑损伤是指外力作用于头颅后一定时间出现的脑损伤,主要有脑水肿(brain edema)、颅内血肿

(intracranial hematoma)等。根据损伤后脑组织是否与外界相通,分开放性脑损伤(open brain injury)和闭合性脑损伤(closed brain injury)。

【病理生理】

脑震荡仅显微镜下可见神经组织结构紊乱。脑挫裂伤轻者仅见局部软脑膜下皮质散在点片状出血。较重者损伤范围广泛,常有软脑膜撕裂,深部白质亦受累。严重者脑皮质及其深部的白质广泛破裂、挫碎、坏死,局部出血、水肿,甚至形成血肿。脑挫裂伤后继发性改变(脑水肿和血肿形成)比脑挫裂伤本身具有更重要的临床意义。脑水肿早期多属于血管源性,随后因缺血、缺氧,脑细胞直接受损,钙离子大量逆流进入细胞,造成膜磷脂代谢障碍,三磷酸腺苷生成减少及脑细胞膜脂质过氧化反应等,最终使脑细胞肿胀、崩解,引起细胞毒性脑水肿。脑水肿多在伤后3~7d内发展到高峰,此期间易发生颅内压增高,甚至脑疝。伤情较轻者,脑水肿可逐渐消退,日后伤灶形成瘢痕、囊肿或与硬脑膜粘连,成为外伤性癫痫(traumatic epilepsy)的原因之一;若蛛网膜与软脑膜粘连,可影响脑脊液循环,形成外伤性脑积水(traumatic hydrocephalus);广泛的脑挫裂伤可在数周以后形成外伤性脑萎缩(traumatic brain atrophy)。

【临床表现】

(一)脑震荡

脑震荡是最轻的脑损伤,其特点为伤后即刻发生短暂的意识障碍和近事遗忘。

1. 意识障碍 受伤后立即出现短暂的意识障碍,持续数分钟或十余分钟,一般不超过30min,有的仅表现为瞬间意识混乱或恍惚,并无昏迷。同时伴有皮肤苍白、出冷汗、血压下降、心动徐缓、呼吸微弱、肌张力减低、生理反射迟钝或消失等症状。

2. 逆行性遗忘 患者清醒后,对受伤当时和伤前近期的情况不能回忆,而对往事记忆清楚,称为逆行性遗忘。

3. 其他症状 常有头痛、头晕、失眠、疲乏无力、心悸、耳鸣、畏光、记忆力减退、情绪不稳等症状,一般持续数日、数周,少数持续时间较长。

(二)脑挫裂伤

脑挫裂伤是头部遭受暴力造成的原发性器质损伤。损伤既可发生于着力部位,也可在对冲部位。脑挫裂伤包括脑挫伤和脑裂伤,前者指脑组织遭受破坏较轻,软脑膜完整;后者指软脑膜、血管和脑组织同时有破裂,伴有外伤性蛛网膜下隙出血(traumatic subarachnoid hemorrhage)。两者常同时存在,合称为脑挫裂伤。

1. 意识障碍 是最突出的症状之一。伤后立即出现,持续时间长短不一,绝大多数超过半小时,常持续数小时、数日、数月乃至迁延性昏迷,与脑挫裂伤程度、轻重相关。

2. 头痛、恶心、呕吐 是脑挫裂伤最常见的症状,疼痛可局限于某一部位(多为着力部位),也可为全头性疼痛,呈间歇或持续性,在伤后1~2周内最明显,以后逐渐减轻,可能与蛛网膜下腔出血、颅内压增高或脑血管运动功能障碍相关。伤后早期的恶心、呕吐可能是受伤时第四脑室底的呕吐中枢受到脑脊液冲击、蛛网膜下腔出血对脑膜的刺激或前庭系统受刺激等原因引起,较晚发生的呕吐可能是颅内压逐渐增高而造成。

3. 生命体征 轻度和中度脑挫裂伤患者的血压、脉搏、呼吸多无明显改变。严重脑挫裂伤,由于脑组织出血和水肿引起颅内压增高,可出现血压上升、脉搏变慢、呼吸深而慢,危重者出现病理呼吸。伴有下丘脑损伤者,可出现持续性高热。

4. 局灶症状和体征 伤后立即出现与脑挫裂伤部位相应的神经功能障碍或体征,如运动区损伤出现对侧肢体瘫痪,语言中枢损伤出现失语等。但损伤仅伤及"哑区",如额叶和颞叶前端损伤后,可无明显神经功能障碍。

(三)原发性脑干损伤

原发性脑干损伤不同于因脑疝所致的继发性脑干损伤。表现为昏迷程度较深,持续时间较长。双侧瞳孔不等大,极度缩小或大小多变,对光反应无常,眼球位置不正或同向凝视。出现病理反射、肌张力增高、中枢性瘫痪等锥体束征及去脑强直等。常有中枢性高热和消化道出血。累及延髓时则出现严重的呼吸、循环功能紊乱症状。

（四）颅内血肿

颅内血肿是最多见、最危险,可逆性的继发性脑损伤。早期发现和及时处理可改善预后。根据血肿的来源和部位分为硬脑膜外血肿（epidural hematoma,EDH）、硬脑膜下血肿（subdural hematoma,SDH）和脑内血肿（intracerebral hematoma,ICH）3 种。根据血肿引起颅压增高及早期脑疝症状所需时间分为急性（3d 内出现症状）,亚急性（3d 至 3 周出现症状）和慢性（3 周以上出现症状）3 种类型。

1. 硬脑膜外血肿　出血积聚于颅骨与硬脑膜之间,约占外伤性颅内血肿的 30%,多数为急性型,硬膜外血肿在额颞部多见。

（1）意识障碍:进行性意识障碍为硬膜外血肿的主要症状,其变化过程与原发性损伤的轻重和血肿形成的速度密切相关。主要有 3 种类型:①原发脑损伤轻者,伤后无原发昏迷,待血肿形成后开始出现意识障碍（清醒→昏迷）;②原发脑损伤略重者,伤后一度昏迷、随后完全清醒或好转,经过一段时间因颅内血肿形成,颅内压增高使患者再度出现昏迷,并进行性加重（昏迷→中间清醒或好转→昏迷）,即存在“中间清醒期”。③原发脑损伤较重者,伤后昏迷进行性加重或持续昏迷。因为硬脑膜外血肿患者的原发脑损伤一般较轻,所以大多表现为前两种情况。

（2）颅内压增高及脑疝表现:患者在昏迷前或中间清醒期常有头痛、呕吐等颅内压增高症状,硬膜血肿所致的颅内压增高达到一定程度,便可形成脑疝。幕上血肿大多先形成小脑幕切迹,除意识障碍外,出现瞳孔改变,早期因动眼神经受到刺激,患侧瞳孔缩小,随即由于动眼神经受压,患侧瞳孔散大,对侧肢体偏瘫进行性加重;若脑疝继续发展,脑干严重受压,中脑动眼神经核受损,则双侧瞳孔散大。幕上血肿者大多先经历小脑幕切迹疝,然后合并枕骨大孔疝,故严重的呼吸、循环障碍常发生在意识障碍和瞳孔改变之后。幕下血肿者可直接发生枕骨大孔疝,较早发生呼吸骤停。

（3）神经系统体征:伤后立即出现局灶症状和体征,多为原发性脑损伤的表现。单纯硬脑膜外血肿,除非血肿压迫脑功能区,否则早期较少出现体征。但当血肿增大引起小脑幕切迹疝时,则可出现对侧锥体束征。脑疝进一步发展,脑干受压严重时可导致去脑强直。

2. 硬脑膜下血肿　出血积聚在硬脑膜与蛛网膜之间,约占外伤性颅内血肿的 40%,多数为急性和亚急性型。

（1）急性和亚急性硬脑膜下血肿:多见于额颞部,因多数与脑挫裂伤和脑水肿同时存在,多表现为伤后持续昏迷或昏迷进行性加重,中间清醒期不明显,较早出现有颅内压增高与脑疝症状。

（2）慢性硬脑膜下血肿:病情进展缓慢,病程较长,多为 1 个月左右,可为数月。临床表现差异很大。主要表现为 3 种类型:①慢性颅内压增高症状;②以病灶症状为主,如偏瘫、失语、局限性癫痫等症状;③以智力和精神症状为主,如头晕、记忆力减退、精神失常等。

3. 脑内血肿　出血积聚在脑实质内,发生率为 0.5%~1.0%。浅部血肿多由于挫裂的脑皮质血管破裂所致,常与硬脑膜下血肿同时存在,多位于额极、颞极及底面;深部血肿由脑深部血管破裂所引起,主要表现为进行性加重的意识障碍。若血肿累及重要功能区,可出现偏瘫、失语、癫痫等局灶症状。有颅内压增高与脑疝症状和体征。

【辅助检查】

1. 影像学检查　CT 检查为首选检查方法。CT 能清楚地显示脑挫裂伤的部位、范围和程度;硬脑膜外血肿在 CT 上表现为颅骨内板与硬脑膜之间的双凸镜形或弓形高密度影;硬脑膜下血肿在 CT 上表现为脑表面新月形高密度影;根据 CT 检查,还可了解脑室受压、中线结构移位的程度,及并存的脑水肿等情况。MRI 检查时间长,一般很少用于急性颅脑损伤的诊断。但对发现轻微的脑挫裂灶,MRI 检查优于 CT。

2. 腰椎穿刺　腰椎穿刺检查脑脊液是否含血,同时可测定颅内压或引流血性脑脊液以减轻症状。

但对颅内压明显增高者,禁用腰椎穿刺。

【处理原则】

包括防治脑水肿,保持呼吸道通畅,加强营养支持,处理高热、躁动和癫痫,做好脑保护、促苏醒和功能恢复。

1. 脑震荡　一般无须特殊治疗,主要以休息静养,卧床休息 5~7d,适量用镇静、镇痛药物,消除患者畏惧心理,多数患者在 2 周内恢复,预后良好。

2. 脑挫裂伤及原发性脑干损伤

(1) 非手术治疗

1) 一般处理:①静卧休息;②保持呼吸道通畅,对昏迷程度较深、痰多且排痰困难者尽早气管切开;③营养支持;④预防感染;⑤对症处理。

文档:亚低温治疗在颅脑损伤患者治疗中的应用

2) 防治脑水肿:是治疗脑挫裂伤的关键。包括应用脱水药物和激素、过度换气、给氧、限制液体入量、冬眠低温疗法等。

3) 促进脑功能恢复:应用营养神经药物,如三磷酸腺苷(ATP)、辅酶 A、细胞色素 C 等。

4) 亚低温和高压氧治疗:长期亚低温治疗和高压氧疗可极大地改善预后。

5) 重症监护室(ICU)救治:对不能手术的重症患者,应在 ICU 内接受生命体征监护,如颅内压(ICP)和脑灌注压(CPP)监测。

(2) 手术治疗:当非手术治疗无效、颅内压持续增高并出现脑疝迹象时,应手术去除颅内压增高的原因,解除脑受压,常用手术方法包括脑挫裂伤病灶清除、额极或颞极切除、颞肌下减压或去骨瓣减压。

3. 颅内血肿

(1) 硬脑膜外血肿

1) 非手术治疗:凡伤后无明显意识障碍,病情稳定,CT 所示幕上血肿量 <40ml,幕下血肿量 <10ml,中线结构移位 <1.0cm 者,可在密切观察病情的前提下,采用脱水降颅内压等非手术治疗。

2) 手术治疗:有明显颅内压增高症状和体征;CT 提示明显脑受压的急性硬脑膜外血肿,小脑幕上血肿 >30ml,幕下血肿 >10ml,即予手术治疗。可根据 CT 所见采用骨窗开颅或骨瓣,清除血肿,妥善止血。血肿清除后,如硬脑膜张力高或疑有硬脑膜下血肿时,应切开硬脑膜探查。对少数病情危急,来不及做 CT 等检查者,应直接手术钻孔探查,再扩大成骨窗清除血肿。

(2) 硬脑膜下血肿:急性和亚急性硬脑膜下血肿的治疗原则与硬脑膜外血肿相仿。慢性硬脑膜下血肿若已经形成完整包膜且有明显症状者,可采用颅骨钻孔引流术,术后在包膜内放置引流管继续引流,利于脑组织膨出和消灭无效腔,必要时冲洗。

(3) 脑内血肿　治疗与硬脑膜下血肿相同,多采用骨瓣或骨窗开颅。对少数脑深部血肿,如颅内压增高显著,病情进行性加重,也应考虑手术,根据具体情况选用开颅血肿清除或钻孔引流术。

【护理评估】

1. 健康史

(1) 一般情况:患者年龄、性别等。

(2) 外伤史:详细了解受伤过程,如暴力大小、方向、性质、速度,当时有无意识障碍,其程度及持续时间;有无中间清醒期、逆行性遗忘;受伤当时有无口鼻、外耳道出血或脑脊液漏发生;是否出现头痛、恶心、呕吐、大小便失禁等情况。初步判断是颅伤、脑伤或是复合损伤;同时应了解现场急救,转送情况及患者既往健康状况。

2. 身体状况

(1) 症状和体征:评估患者头部外伤情况,呼吸道是否通畅;评估患者有无意识障碍及其程度;有无严重生命体征变化,有无瞳孔大小及对光反射变化;有无肢体抽搐、偏瘫、失语等局部症状和体征。了解是否出现过颅内压增高和脑疝的症状。

(2) 辅助检查:CT、MRI 等检查结果,判断脑损伤的程度和类型。

3. 心理、社会状况　了解患者及家属的心理反应,因担心脑损伤给今后生活带来影响或留下后遗症等,可表现出焦虑、恐惧或忧虑、悲观、能否顺利回归社会等心理反应;还应了解家庭支持能力、程度及可利用的社会资源等。

【护理诊断 / 问题】

1. 意识障碍　与脑损伤、颅内压增高有关。

2. 清理呼吸道无效　与脑损伤后意识障碍有关。

3. 营养失调:低于机体需要量　与创伤后分解代谢增强及呕吐、昏迷不能进食等有关。

4. 躯体移动障碍　与脑损伤后意识障碍、肢体瘫痪及长期卧床等有关。

5. 潜在并发症:颅内压增高、脑疝等。

【护理目标】

1. 患者意识逐渐恢复或意识障碍无加重。

2. 患者呼吸道保持通畅,呼吸平稳,无缺氧和误吸征象。

3. 患者营养状态维持良好。

4. 患者未发生肢体挛缩畸形及功能障碍。

5. 患者未发生并发症,或并发症得到及时发现,并得到有效处理。

【护理措施】

(一) 现场急救

1. 维持呼吸道通畅　及时清除口咽部分泌物和呕吐物,并注意吸痰,如发生呕吐,及时将患者头偏向一侧以免误吸。必要时行气管插管或气管切开,使用呼吸机辅助呼吸。

2. 伤口处理　开放性颅脑损伤应剪短伤口周围头发,伤口局部不冲洗、不用药;外露的脑组织周围可用消毒纱布卷保护,外加干纱布架空包扎,避免局部脑组织受压。若伤情许可,宜将头部抬高以减少出血,对插入颅腔的致伤物不可贸然撼动或拔出,以免引起颅内大出血。尽早进行全身抗感染治疗及破伤风抗毒素预防注射。

3. 防治休克　出现休克征象,应安置患者休克卧位,保暖,补充血容量,并协助医生查明休克原因。

4. 做好护理记录　准确记录受伤经过、初期检查发现、急救处理经过及生命体征、意识、瞳孔、肢体活动、神经系统体征等,为进一步处理提供依据。

(二) 保持呼吸道通畅

颅脑损伤患者都有不同程度意识障碍,咳嗽反射和吞咽功能减弱或丧失,容易发生误咽误吸,或因下颌松弛导致舌后坠等原因引起呼吸道梗阻。呼吸道梗阻可加重脑水肿,使颅内压进一步增高,导致病情进一步恶化。因此,保持呼吸道通畅是颅脑损伤护理中的一项重要措施。

1. 体位　意识清醒者安置床头抬高 15°~30° 卧位,以利于颅内静脉回流。昏迷或吞咽功能障碍者取侧卧位或侧俯卧位。

2. 及时清除呼吸道异物　及时清除呼吸道分泌物、呕吐物,呕吐时头转向一侧,以防呕吐物、分泌物误吸。

3. 开放气道,维持呼吸功能　深昏迷者应托起下颌或放置口咽通气道,以防舌后坠阻碍呼吸,必要时行气管插管或气管切开,呼吸减弱伴潮气量不足,不能维持正常血氧者,及早使用呼吸机辅助呼吸。

4. 加强呼吸道管理　保持室内适宜的温湿度,加强湿化,避免呼吸道分泌物过于黏稠,以利于排痰。对建立人工气道者,加强气道管理。遵医嘱应用抗生素预防呼吸道感染。

（三）营养支持

营养障碍将降低机体的免疫力和修复功能，容易发生并发症。对于血流动力学稳定的患者，早期可采用肠外营养，经静脉输入脂肪乳、复方氨基酸、维生素等。如病情允许，尽早使用肠内营养，昏迷患者可采取鼻胃管或鼻肠管喂养，成人每日补充总热量8 400kJ和氮10g，每千克体重1~1.5g蛋白质。患者意识好转出现吞咽反射时，可耐心地经口试喂食，开始时以流质食物为宜。

（四）病情观察

1. 意识　意识障碍的程度可反映脑损伤的程度；其出现的早晚及有无继续加重是判断原发性和继发性脑损伤的重要依据。评估时，采用相同的语言和痛刺激，对患者的反应进行动态分析，以判断有无意识障碍及其程度。一般伤后立即出现昏迷是原发性脑损伤；伤后清醒后转为昏迷或意识障碍不断加深，是颅内压增高形成脑疝的表现；躁动患者突然昏睡应怀疑病情恶化。目前通用格拉斯哥昏迷评分法对患者进行评分，用量化方法反映意识障碍的程度。

2. 生命体征　颅脑损伤后患者可出现持续的生命体征紊乱。伤后早期，由于组织创伤反应，可出现中等程度发热，为吸收热；若损伤累及间脑或脑干，可导致体温调节紊乱，出现体温不升或中枢性高热；伤后即发生高热多系视丘下部或脑干损伤；伤后数日体温升高，常提示有感染性并发症。若伤后血压上升、脉搏缓慢而有力、呼吸深慢，提示急性颅内压增高，应警惕颅内血肿或脑疝发生。若患者突然发生呼吸心跳停止，应怀疑枕骨大孔疝。若闭合性脑损伤者出现休克征象时，应检查有无内脏出血，如迟发性脾破裂、应激性溃疡消化道出血等。

3. 瞳孔变化　对比两侧瞳孔大小、形状、对光反射，同时注意观察两侧眼裂大小、眼球的位置和运动情况。伤后立即出现一侧瞳孔散大，考虑原发性动眼神经损伤；伤后瞳孔正常，以后一侧瞳孔先缩小，继之进行性散大，并且对光反射减弱或消失，伴对侧肢体瘫痪、意识障碍，提示脑受压和脑疝；双侧瞳孔散大、对光反应消失、眼球固定伴深昏迷或去脑强直，多为原发性脑干损伤或临终表现；双侧瞳孔大小形状多变、对光反应消失，伴眼球分离或异位，多为中脑损伤表现；眼球不能外展且有复视者，多为展神经受损；眼球震颤常见于小脑或脑干损伤。此外，要注意伤后使用某些药物会影响瞳孔的观察，如阿托品、麻黄碱使瞳孔散大。

4. 锥体束征　有定位意义。伤后立即出现一侧上下肢运动障碍而且相对稳定，多为对侧大脑皮质运动区损伤所致。伤后一段时间出现的一侧肢体运动障碍且进行性加重，同时伴有意识障碍和瞳孔变化，多为幕上血肿引起的小脑幕切迹疝压迫中脑的大脑脚、损害其中的锥体束纤维所致。

5. 其他　观察有无脑脊液漏、呕吐、剧烈头痛或烦躁不安等颅内压增高的表现。

（五）症状护理

躁动者应适当加以约束和保护，同时应积极查找原因，如颅内压增高、缺氧、膀胱过度充盈，排便反射及冷、热、饥饿等均可引起躁动。不可盲目使用镇静剂，以防掩盖病情，也不要做强制性约束，以免患者挣扎导致颅内压进一步增高，在患者由躁动转为安静或由安静变为躁动时，均提示病情有变化。高热者给予降温护理。昏迷者按昏迷患者护理。

（六）并发症的观察与护理

1. 昏迷患者并发症的护理

（1）压疮：保持皮肤清洁干燥，床单平整无皱褶，定时翻身，防止皮肤长时间受压。尤其应注意骶尾部、足跟、耳郭等骨隆突部位。消瘦者及高热者常需要每小时翻身1次，长期昏迷、一般情况良好者，可每3~4h翻身1次。

（2）泌尿系感染：昏迷患者常有排尿功能紊乱需留置导尿管，导尿时应严格执行无菌操作，留置尿管期间应做好会阴部护理，若需长期导尿者，应行耻骨上膀胱造瘘术，以减少泌尿系感染。

（3）呼吸道感染：加强呼吸道护理，保持室内适宜的温度和温度，注意消毒隔离，保持口腔清洁，定时翻身、叩背和吸痰，保持呼吸道通畅。

（4）暴露性角膜炎：眼睑闭合不全者，角膜涂眼药膏保护；对无须随时观察瞳孔者，可用纱布遮盖上眼睑,必要时行眼睑缝合术。

(5) 失用综合征:每日进行 2~3 次四肢关节的被动运动及肌肉按摩,以防止或减轻关节挛缩和肌肉萎缩;保持患者肢体于功能位,防止关节僵硬和肌肉萎缩。

(6) 消化道出血:多因下丘脑或脑干损伤引起的应激性溃疡所致,大量使用糖皮质激素也可诱发。对消化道出血应以预防为主,遵医嘱使用 H_2 受体阻滞剂或质子泵抑制剂。一旦发生出血,应立即停用激素,开放静脉通路,遵医嘱补充血容量,应用抑制胃酸和止血药物,如雷尼替丁、奥美拉唑等。及时清理呕吐物,避免发生误吸。

(7) 外伤性癫痫:任何部位脑损伤都可引起癫痫,早期癫痫发作的原因是颅内血肿、脑挫裂伤、蛛网膜下隙出血等;晚期癫痫发作主要是脑的瘢痕、脑萎缩、感染、异物等引起。预防癫痫发作可用苯妥英钠 100mg,每日 3 次。癫痫发作者给予地西泮 10~20mg,静脉缓慢注射,直至抽搐停止,并坚持服用抗癫痫药物控制发作。保证患者睡眠,避免情绪激动,预防意外发生。

2. 颅内压增高和脑疝 参见第十三章 颅内压增高患者的护理。

3. 蛛网膜下腔出血 因脑裂伤所致,患者可出现头痛、发热、颈项强直等表现。应遵医嘱给予解热镇痛药物行对症处理。必要时可行腰椎穿刺放出脑脊液,减轻血性脑脊液的刺激,缓解临床症状。

(七) 手术前后护理

1. 手术前 重点是皮肤准备,交叉配血,局麻药物及抗生素过敏试验,麻醉前用药等。

2. 手术后 ①体位:小脑幕上开颅术后,取健侧卧位或仰卧位,避免切口受压,小脑幕下开颅术后,取侧卧位或侧俯卧位;②观察病情:严密观察意识、生命体征、瞳孔、神经系统体征等变化;③引流管护理:手术中常放置引流管,如脑室引流管、创腔引流管、硬脑膜下引流管等,护理时严格注意无菌操作,标识清楚,妥善固定,保持引流通畅,预防颅内逆行感染,观察并记录引流液的颜色、量和性质;④搬动患者时动作应轻稳,防止头部转动或受震荡,搬动患者前后应观察血压、脉搏、呼吸的变化。

(八) 心理护理

向患者及家属讲解病情及治疗护理方法,取得配合治疗和护理。病情稳定后,神经系统功能恢复缓慢,需要长时间进行精心护理和康复训练,患者及家属易产生烦躁、焦虑情绪,医护人员要帮助患者树立康复的信心,鼓励坚持功能锻炼;指导家属关心、支持和理解患者,增强患者的自信心。

(九) 康复护理

颅脑损伤后早期进行康复训练有助于改善脑功能,促进运动反射的重建及意识恢复,包括物理疗法和作业疗法等,如早期肢体的被动运动,保持肢体处于功能位,各关节的屈曲、伸展、外展等关节活动,坚持系统、正规的康复训练,改善和提高患者日常生活自理能力和生存质量。

(十) 健康教育

1. 康复指导 对存在肢体功能障碍、失语及生活不能自理者,当病情稳定后即开始康复锻炼,制订合适锻炼目标,耐心指导患者,帮助患者树立起坚持锻炼和重新生活的信心。加强营养。颅骨缺损者,外出时需戴安全帽,以防止意外事故挤压致颅内损伤。

2. 控制外伤性癫痫 按时服药控制癫痫症状发作,在症状完全控制后 1~2 年,逐步停药,不可突然中断服药。癫痫患者不可独居、独行,登高,游泳等,以防意外。

3. 生活指导 重度残疾的各种后遗症应采取适当的治疗,鼓励患者正确对待残疾,树立正确的人生观,指导其部分生活自理;对生活不能自理者,应教会家属基本生活照顾、康复护理方法及注意事项,促进患者早日恢复生活自理能力。

【护理评价】

1. 患者意识障碍程度是否减轻或逐渐恢复,意识障碍期间生理需求是否得到满足。

2. 患者呼吸道能否保持通畅,有无缺氧和误吸征象。

3. 患者营养状态是否维持良好。

4. 患者是否发生失用综合征,失用程度是否降低到最低。

5. 潜在并发症能否被及时发现,并得到有效处理。

（罗前颖）

思维导图

自测题

? 思考题

结合导入情境与思考的案例回答下列问题:

1. 该患者考虑诊断是什么?

2. 患者的意识障碍按 GSC 评分是多少? 目前主要的处理措施什么?

3. 手术前应做好哪些准备?

第十五章

常见颅脑疾病患者的护理

第十五章
课件

导入情境与思考

王先生,60岁。因突发头痛、呕吐、左侧肢体无力3h,意识障碍2h入院。患者于3h前因情绪激动突然出现头痛,为持续性的胀痛,随后出现喷射性的呕吐,呕吐出胃内容物,伴有左侧肢体无力,意识模糊,小便失禁。患者既往有高血压病史8年,收缩压最高达200mmHg,规律服用控制血压的药物,无糖尿病病史,无药物过敏史,无肝炎、结核病史,无外伤史及手术史。

体格检查:浅昏迷状态,BP 190/110mmHg,双侧瞳孔等大等圆,反射灵敏,双侧额纹对称,左侧鼻唇沟变浅。颈部软,无抵抗。左侧肢体疼痛刺激无自主活动,右侧正常。左侧肢体肌张力减弱,肱二头肌、肱三头肌、膝腱反射未引出,左侧病理反射阳性。辅助检查:头颅CT显示右侧基底节区局灶性高密度影。

请思考:
1. 结合此患者的症状、体征及检查结果,首先考虑发生了什么?
2. 如何针对该患者现存问题进行护理?

颅脑疾病种类较多,对人类健康危害较大,常见的有脑血管性疾病(如颅内动脉瘤、颅内动静脉畸形、脑卒中)、脑脓肿、颅内肿瘤、先天性颅脑畸形(如先天性脑积水、狭颅症、颅底凹陷症)等。本章讲授常见的脑血管性疾病、颅内肿瘤及先天性脑积水患者的护理。

第一节　脑血管性疾病概述

脑血管性疾病（cerebral vascular disease）种类较多，其发病率和死亡率都较高，严重威胁人类健康，与恶性肿瘤和冠心病构成人类死亡的 3 大原因。本节主要介绍颅内动脉瘤、颅内动静脉畸形和脑卒中等需要外科治疗患者的护理。

一、颅内动脉瘤

颅内动脉瘤（intracranial aneurysm）系颅内动脉壁的囊性膨出，是造成蛛网膜下腔出血的首位原因。本病可发生于任何年龄，动脉瘤破裂出血的患者多在 40~60 岁。其发病率在脑血管意外中居第 3 位，仅次于脑血栓形成和高血压脑出血。

【病因与病理】

颅内动脉瘤发病原因尚未完全清楚。但是动脉瘤的形成与脑动脉管壁上的先天缺陷、动脉粥样硬化、高血压和高血流的冲击有明显关系。

根据不同病因，可将动脉瘤分为以下 4 种：①先天性动脉瘤，最为常见，占全部动脉瘤的 80%~90%；②动脉粥样硬化性动脉瘤，占动脉瘤总数的 10%~18%；③感染性动脉瘤或真菌性动脉瘤，少见，约占动脉瘤总数的 2%；④外伤性动脉瘤，少见，约占总数的 0.5%。

根据病变部位，可将动脉瘤分为 2 种：①颈内动脉系统动脉瘤，约占动脉瘤总数的 90%；②椎基底动脉系统动脉瘤，约占动脉瘤总数的 10%。

组织学检查发现颅内动脉瘤壁仅存层内膜，中层平滑肌组织缺乏，弹性纤维断裂或消失。动脉瘤壁内有炎性细胞浸润。

【临床表现】

1. 动脉瘤破裂出血症状　多突然发生，患者可有情绪激动、体力劳动、用力排便、咳嗽等诱因，也可完全没有诱因或在睡眠中发病。动脉瘤若破裂，则表现为严重的蛛网膜下腔出血，患者突然出现剧烈头痛、频繁呕吐、烦躁不安、面色苍白、颈项强直、全身出虚汗等症状，可有不同程度的意识障碍。少数患者可发生颅内血肿，出现颅内压增高和脑疝。多数动脉瘤破口会被凝血封闭而出血停止，病情逐渐稳定。如治疗不及时，随着动脉瘤破口周围血块溶解，动脉瘤可能在 2 周内再次破溃出血，再出血率为 15%~20%。

2. 局灶症状动脉瘤　未破的患者大多数无症状。少数可出现局部症状，其取决于动脉瘤的部位、毗邻解剖结构及动脉瘤大小。动脉瘤较大者可压迫邻近结构而出现局灶症状，如动眼神经麻痹（患侧眼睑下垂、瞳孔散大、内收和上下视不能、直接和间接反射消失）、偏头痛、单侧眼球突出或视野缺损等。动脉瘤破裂引起蛛网膜下腔出血可导致脑血管痉挛，严重脑管痉挛可引起脑梗死，出现偏瘫失语、二便失禁等症状。

3. 动脉瘤的分级　动脉瘤出血后，病情轻重不一，为便于判断病情，选择造影和手术时机，评价疗效，国际采用 Hunt 五级分类法。Ⅰ级，无症状或仅有轻微头痛和轻微颈项强直。Ⅱ级，中等度颈项强直和较重头痛，除动眼神经麻痹外，无其他神经功能缺失。Ⅲ级，倦怠、意识模糊或轻度局限性神经功能缺失。Ⅳ级，昏迷、偏瘫、木僵，或尚有早期去脑强直和自主神经功能障碍。Ⅴ级，深昏迷，去脑强直，濒危状态。

【辅助检查】

1. CT 扫描　蛛网膜下腔出血急性期 CT 诊断阳性率极高，出血 1 周后 CT 不易诊断。

2. 脑血管造影　是确诊颅内动脉瘤的检查方法，能判明动脉瘤的部位、大小、形态、数目、囊内有无血栓，动脉痉挛程度以及侧支动脉供应情况，对确定手术方案有重要的意义。数字减影脑血管造影（DSA）则更为清晰。

3. 腰穿　怀疑蛛网膜下腔出血时,可行腰穿检查,脑脊液多呈粉红色或血色。腰穿可能诱发动脉瘤破裂出血,故一般不作为确诊蛛网膜下腔出血的首选。

4. MRI检查　可显示颅内各部位的动脉瘤与周围重要结构的关系,可明确动脉瘤大小,瘤周脑组织情况和动脉瘤内血栓。

【处理原则】

1. 非手术治疗　主要是防止出血或再出血,控制动脉痉挛。主要措施包括:①卧床休息,保持大便通畅,对症处理;②控制血压,降低颅内压;③应用钙离子拮抗剂预防和治疗脑动脉痉挛;④应用抗纤溶酶药物,预防再次出血。

2. 手术治疗　开颅夹闭动脉瘤蒂是最理想和首选的方法,也可采用动脉瘤栓塞治疗。病情Ⅰ、Ⅱ级者,应尽早行脑血管造影,争取在1周内手术,病情在Ⅲ级及Ⅲ级以上者,提示出血严重,可能有脑血管痉挛和脑积水,应在病情好转数日后再手术,等待手术期间可采取非手术治疗措施。

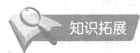

知识拓展

数字减影血管造影

数字减影血管造影(digital substraction angiography,DSA)是20世纪80年代发明的一项医学影像新技术。这项技术是指利用计算机处理数字化的影像信息,以消除骨骼和软组织影像,使血管清晰显示的技术。DSA被广泛应用于脑血管病检查,对于动脉瘤、动静脉畸形是确诊的最佳手段,不但能提供病变的确切部位,而且可了解病变的范围及严重程度,为手术提供较可靠的客观依据。对于缺血性脑血管病,也有较高的诊断价值。DSA可清楚地显示动脉管腔狭窄、闭塞、侧支循环建立情况等。由于DSA是一种有创性检查,不应作为脑血管病首选或常规的检查方法,需要掌握好适应证和禁忌证,并做好术前准备工作。

二、颅内动静脉畸形

颅内动静脉畸形(arteriovenous malformations,AVM)是先天性脑血管发育异常,由一团动脉、静脉及动脉化的静脉样血管组成。畸形的血管团可随人体发育而生长,其内有脑组织,周围脑组织可因缺血而萎缩,呈胶质增生带,有时伴陈旧性出血。颅内动静脉畸形可位于大脑半球的任何部位,本病发病年龄多在20~40岁,男性多于女性。

【临床表现】

1. 出血　是最常见的首发症状。畸形血管破裂可导致脑内、脑室内或蛛网膜下腔出血,出现意识障碍、头痛、呕吐等症状,但小的出血临床症状不明显。出血多发生在脑内,1/3引起蛛网膜下腔出血。

2. 癫痫　是较常见的首发症状。可在颅内出血时发生,也可单独发生。AVM诱发癫痫的主要原因为脑缺血、病变周围进行性胶质增生及出血后含铁血黄素刺激大脑皮质等。

3. 头痛　半数患者有头痛史。头痛可呈单侧局部性,也可全头痛,间断性或迁移性。头痛可能与供血动脉、引流静脉以及静脉窦的扩张有关,有时与AVM小量出血、脑积水和颅内压增高有关。头疼原因可能是硬脑膜上三叉神经受刺激所致。

4. 神经功能缺损　未破裂出血的AVM可有一过性或进行性神经功能缺损。脑内出血可致急性神经功能缺损。由于AVM盗血作用或合并脑积水,患者可表现为进行性偏瘫、肢体麻木、视野及语言功能障碍等。

5. 其他　可出现颅内杂音、智力障碍、眼球突出、复视或视力下降、心血管系统损害及脑积水。儿童大脑大静脉畸形也称大脑大静脉动脉瘤,可以导致心衰和脑积水。

【辅助检查】

1. 头部CT 经加强扫描AVM表现为混杂密度区,大脑半球中线结构无移位。在急性出血期,CT可以确定出血的部位及程度。

2. 头部MRI 因病变内高速血流表现为流空现象。另外,MRI能明确病灶与周围脑重要结构的关系,为切除AVM选择手术入路提供依据。

3. 脑血管造影 是确诊本病的必须手段。全脑血管造影并连续拍片,可了解畸形血管团大小、范围、供血动脉、引流静脉及血流速度。有时还可见由对侧颈内动脉或椎基底动脉系统的盗血现象。

4. 脑电图检查 患侧大脑半球病变区及其周围可出现慢波或棘波。

【处理原则】

1. 血管内栓塞治疗 所有颅内AVM都是血管内栓塞治疗的适应证,对于血流丰富或大型AVM,血管内栓塞术是优先考虑的治疗方法。AVM完全消失或畸形血管团缩小95%便认为是治愈,只有10%以下的病例达到治愈。对部分栓塞的患者,应在病灶缩小、血流减少、缓慢后及时进行手术或放疗。目前应用的栓塞材料有NBAC胶、弹簧圈、球囊和手术用丝线线段等。

2. 手术治疗 手术切除为治疗颅内AVM的最根本方法,不仅能杜绝病变再出血,还能阻止畸形血管盗血现象,从而改善脑血流。术前1~2周应用NBAC胶、球囊栓塞巨大动脉畸形令其体积缩小,为手术切除提供条件。应用显微手术技术,手术切除效果满意。对AVM出血形成血肿的急诊患者,有条件者应在术前完成脑血管造影,以明确畸形血管情况。患者已发生脑疝,无条件行脑血管造影,可行紧急开颅手术,先清除血肿降低颅内压,抢救生命,待二期手术再切除畸形血管。

3. 放射治疗 对位于脑深部或重要功能区,直径小于3cm的AVM可采用γ-刀治疗。手术后残存的AVM,直径小于3cm,也可考虑γ-刀或X-刀治疗,使畸形血管内皮缓慢增生,血管壁增厚,形成血栓而闭塞。

三、脑卒中

脑卒中(stroke)是由各种原因引起的脑血管疾病急性发作,造成脑的供应动脉狭窄或闭塞,以及非外伤性的脑实质出血,并引起相应的临床症状和体征。它包括缺血性脑卒中和出血性脑卒中,前者占脑卒中总数的60%~70%,发病年龄多在40岁以上,男性多见;后者占脑卒中总数的30%~40%,多见于50岁以上、有长期原发性高血压病史及动脉粥样硬化症的中老年人。部分脑卒中的患者需要外科治疗。

【病因】

1. 缺血性脑卒中 主要原因是在动脉粥样硬化基础上血栓形成,导致脑供应动脉(颈动脉和椎动脉)闭塞或狭窄。有些患者发病常在睡眠中,这和一些使血流缓慢、血压下降的诱因有关。脑动脉闭塞后,该动脉供血区的脑组织可发生缺血性坏死,同时出现相应的神经功能障碍及意识改变。颈内动脉或椎动脉狭窄或闭塞的主要原因是动脉粥样硬化。另外,结缔组织病或动脉炎引起的动脉内膜增生和肥厚,颈动脉外伤,肿瘤压迫颈动脉,小儿颈部淋巴结炎和扁桃体炎伴发的颈动脉血栓,以及先天颈动脉扭曲等,均可引起颈内动脉狭窄和闭塞。

2. 出血性脑卒中 主要原因是高血压、动脉粥样硬化,脑内软化的细小动脉变形或破裂,可导致脑实质内自发性出血。常因剧烈活动、情绪激动而诱发。约80%发生于大脑半球,20%发生于小脑和脑干。本病病死率在50%以上,存活患者多数有不同程度的残疾。出血性脑卒中是高血压病死亡的主要原因。

【临床表现】

1. 缺血性脑卒中 根据脑动脉狭窄和闭塞后神经功能障碍的轻重和症状持续时间,分为以下3种类型:

(1)短暂性脑缺血发作(transient ischemic attack,TIA):颈内动脉缺血表现为突然肢体运动和感觉障碍、失语,单眼短暂失明等,少有意识障碍,持续时间不超过24h。椎动脉缺血表现为眩晕、耳鸣、听力障碍、复视、步态不稳和吞咽困难等。症状持续时间短,可反复发作,一天数次或数十次。可自行缓解,不留后遗症。脑内无明显梗死灶。

(2) 可逆性缺血性神经功能障碍(reversible ischemic neurological deficit,RIND):与TIA基本相同,但神经功能障碍持续时间超过24h,有的患者可达数天或数十天,最后逐渐完全恢复。脑部可有小的梗死灶,大部分为可逆性病变。

(3) 完全性卒中(complete stroke):症状较TIA和RIND严重,并不断恶化,常有意识障碍。神经功能障碍长期不能恢复。脑部出现明显的梗死灶。

2. 出血性脑卒中 临床表现依出血部位、出血量及出血发展速度而异。一般发病迅速,常无先兆,发病时血压多超过187/105mmHg,表现为突然剧烈头痛、头晕、呕吐。脑干和小脑少量出血者,眩晕为主要症状。可表现出各种神经系统功能丧失症状,如语言含糊不清、一侧肢体无力、半身麻木,优势半球侧出血则有语言障碍。出血量少者,意识可保持清醒。出血量较大者,可能很快出现意识障碍、偏瘫、偏身感觉障碍、失语以及大小便失禁等,也可有癫痫发作;呼吸深而有鼾声,脉搏缓慢而有力;血肿破入脑室时常有脑膜刺激征和体温明显升高。出血量大而迅速者,可在短时间内发生脑疝而死亡。出血性脑卒中分为3级,Ⅰ级:轻型,患者意识尚清或浅昏迷,轻偏瘫;Ⅱ级:中型,完全昏迷,完全性偏瘫,两侧瞳孔等大或仅轻度不等;Ⅲ级:重型,深昏迷,完全性偏瘫及去脑强直,双侧瞳孔散大,生命体征明显紊乱。

【辅助检查】

1. CT检查 缺血性脑卒中患者,可显示缺血病灶;在出血性脑卒中患者,可显示为高密度影区。CT检查是目前诊断出血性脑卒中最安全、可靠的检查手段,可为脑出血定性、定位及定量诊断提供可靠依据,且可直观反映血肿的形态、扩展方向、破入脑室的程度及其导致脑水肿、脑结构移位的情况。

2. MRI检查 MRI检查对缺血性脑卒中可提示动脉系统的狭窄和闭塞;对出血性脑卒中有助于脑出血发病期的鉴别。

3. 磁共振脑血管造影(MRA) MRA可显示颈动脉全程,显示各分支的狭窄、闭塞、扭曲、扩张、侧支血管的形成和逆流灌注等现象;可发现引起脑出血的原因(如动脉瘤、动静脉畸形)。

4. 超声波检查 颈动脉B超检查和经颅多普勒超声探测,适用于缺血性脑卒中,可作为诊断颈内动脉起始段和颅内动脉狭窄、闭塞的筛选手段。

5. 脑血流量测定 氙-133(^{133}Xe)清除法局部脑血流测定,适用于缺血性脑卒中,可显示不对称性脑灌注,提示局部脑缺血性病变。

6. 腰椎穿刺 适用于出血性脑卒中,约80%发病6h后脑脊液呈血性。但对颅内压明显增高者慎用。

【处理原则】

1. 缺血性脑卒中

(1) 非手术治疗:一般先进行内科保守治疗,包括绝对卧床休息、保持情绪稳定、维持血压在正常或稍高于正常水平、抗凝、血液稀释疗法及扩容治疗等。

(2) 手术治疗:主要方法有两种。

1) 颈动脉内膜切除术:适用于颈内动脉颅外段严重狭窄(狭窄程度>50%),狭窄部位在下颌骨角以下,手术可及者;颈内动脉完全性闭塞24h以内,亦可考虑手术,闭塞超过24~48h,已发生脑软化者,不宜手术。

2) 颅外-颅内动脉吻合术:对预防TIA发作效果较好;可选用颞浅动脉-大脑中动脉吻合,枕动脉-小脑后下动脉吻合,枕动脉-大脑后动脉吻合术等。

2. 出血性脑卒中

(1) 非手术治疗:包括绝对卧床休息、镇静;稳定血压;应用脱水药物;维持水、电解质平衡;维持营养平衡;保持呼吸道通畅、给氧,必要时行气管切开。

(2) 手术治疗:目的在于消除血肿,解除脑疝,降低病死率和病残率。对于Ⅲ级病例,出血破入脑室者,手术效果不佳,可先保守治疗;虽有血肿,但患者神志清楚,病情无进行性恶化者,不宜手术;此外,年龄过大,有系统性疾病如心、肺、肝、肾功能严重不全,不宜手术治疗。手术方法以微骨窗入路和定位穿刺血肿碎吸效果好。

第二节　脑血管性疾病患者的护理

【护理评估】

(一) 术前评估

1. 健康史　了解患者的年龄、性别、性格和职业。患者是否被诊断过高血压、动脉粥样硬化、颅内动静脉畸形、颅内动脉瘤、创伤等病史。本次发病的诱因、特点和经过等。

2. 身体状况　观察患者的生命体征、意识状态、瞳孔及对光反应、肌力及肌张力、感觉功能、深浅反射、病理反射等;有无颅内压增高及脑疝症状;有无神经系统功能障碍,是否影响患者的自理能力,有无发生意外伤害的危险;有无水电解质及酸碱平衡失调表现;营养状况及重要脏器功能。

3. 辅助检查　了解脑血管造影、CT、MRI、超声波、脑血流量测定等检查的结果。

4. 心理、社会状况　脑血管性疾病发病均较突然,患者及家属常因没有心理准备而出现焦虑、恐惧等心理反应。评估患者及家属对脑血管性疾病的认知程度和应对能力,对手术治疗方法、目的和预后有无充分了解,对护理的要求等。

(二) 术后评估

1. 术中情况　评估麻醉方式、手术方法,以正确估计术后可能发生的并发症。

2. 身体状况　包括系统评估,切口情况,引流管的位置、目的及引流情况,术后不适等。

3. 术后并发症　除术后一般并发症外,重点评估有无与术式有关的并发症,如术后出血、脑脊液漏、颅内压增高及脑疝、中枢性高热、癫痫发作、尿崩症、上消化道出血、感染等。

4. 心理、社会状况　了解患者手术后的心理反应,对手术效果的期待及家庭支持程度等。

【护理诊断/问题】

1. 躯体移动障碍　与脑组织缺血或脑出血有关。

2. 急性疼痛　与颅内压增高、血性脑脊液刺激、开颅手术有关。

3. 潜在并发症:颅内出血、脑脊液漏、颅内压增高及脑疝、中枢性高热、癫痫发作、尿崩症、上消化道出血、感染等。

【护理目标】

1. 患者和家属对提供的生活照顾表示满意,躯体移动障碍逐渐得到改善。

2. 患者头痛得到缓解。

3. 潜在并发症能被及时发现和处理。

【护理措施】

(一) 非手术治疗的护理

对无须手术、无条件手术或暂不能手术的患者,应采用以下护理措施。

1. 预防出血或再出血　对发生出血或有出血可能的脑血管性疾病患者,应安置其卧床休息,抬高床头 15°~30° 以利静脉回流,减少不必要的活动。保持病房安静,尽量减少外界不良因素的刺激,稳定患者情绪。指导患者保持大便通畅,避免用力排便、咳嗽等引起腹内压增高的因素,必要时用开塞露或用缓泻剂,忌灌肠通便。遵医嘱给予降压药物,使血压控制在稳定水平。

2. 维持营养平衡　能进食者给予高热量、高蛋白、高维生素、少油腻、易消化的流质或半流质饮食,忌烟、酒等刺激性食物;否则遵医嘱给予鼻饲或静脉补充营养。

3. 控制发病因素 对缺血性脑血管性疾病者,应积极控制发病因素。遵医嘱用药控制糖尿病和高血压;给予阿司匹林、双嘧达莫、肝素、华法林、尼莫地平等抗血小板凝集、抗凝和扩张脑血管,并观察药物的不良反应。指导患者摄取低脂、低盐、低胆固醇、适量糖类、丰富维生素饮食;不吸烟、不酗酒;适当进行体育锻炼。

4. 降低颅内压 对颅内压增高者,遵医嘱给予脱水药物、糖皮质激素或实施人工冬眠、过度换气等降低颅内压,注意观察有无药物不良反应和治疗并发症。

5. 预防脑血管痉挛 对可能发生脑血管痉挛者,遵医嘱使用微量泵持续泵入钙离子拮抗剂如尼莫地平等。

6. 对症护理 高热者遵医嘱采取降温措施,癫痫发作者给予抗癫痫药物;头痛严重者给予镇静或镇痛药物;血性脑脊液刺激引起头痛者,配合医生做腰椎穿刺放出血性脑脊液;尿失禁者留置导尿管;大便失禁者做好肛门护理;昏迷者按昏迷患者护理(参见第十四章 颅脑损伤患者的护理)。

7. 病情观察 观察患者的生命体征、意识状态、瞳孔、头痛、呕吐、肢体活动、失语、脑膜刺激征、病理反射等变化,注意有无颅内压增高、脑疝、再出血、消化道出血等迹象,一旦出现迹象,应及时联系医生并协助处理,必要时做好手术治疗准备。

(二) 手术治疗的护理

1. 术前护理 对择期手术患者,除实施非手术治疗的护理措施外,术前 2h 剃净头发,再用肥皂水洗头,戴清洁帽子。对急诊手术患者,应尽快做好术前准备,包括配合CT检查、剃头、验血型、交叉配血、局麻药物和抗生素过敏试验等。

2. 术后护理

(1) 体位:全麻清醒前,取去枕平卧位,头偏向一侧。待意识清醒、血压平稳后,抬高床头 15° ~30°,以利颅内静脉回流。幕上开颅者应卧向健侧,避免伤口受压;幕下开颅者早期宜去枕侧卧或侧俯卧位。介入栓塞治疗的患者术后应绝对卧床休息 24h,术侧下肢制动 8~12h。为患者翻身或搬动患者时,应扶持头部,让头颈部呈一条直线,防头颈部过度扭曲或震动。

(2) 病情观察:密切观察患者的生命体征、意识状态、瞳孔及对光反应、肢体活动、语言能力等,观察有无中枢性高热、顽固性呃逆、脑梗死、癫痫等症状,注意有无颅内出血、脑脊液漏、尿崩症、上消化道出血、感染等并发症表现。

(3) 维持呼吸功能:保持呼吸道通畅,给氧,及时清除呼吸道分泌物,定时协助患者翻身、拍背,痰液黏稠不易咳出者给予雾化吸入,必要时协助医生行支气管镜吸痰或气管切开,并做好气管切开护理。

(4) 预防出血和脑血管痉挛、降低颅内压:同非手术治疗的护理。

(5) 补液与营养:术后当日禁食,次日给予半流质饮食,逐渐过渡到普通饮食。有恶心、呕吐或消化道出血时,术后可禁食 1~2d,给予静脉补液,成人补液量控制在 1 500~2 000ml/d,其中含盐溶液 500ml。颅后窝手术后,因舌咽、迷走神经功能障碍致吞咽困难、饮水呛咳者,应禁经口饮食,使用鼻饲供给营养。术后长期昏迷者,应做胃或空肠造瘘行肠内营养,如无肠内营养条件或肠内营养不能满足需要,也可行肠外营养。

(6) 切口护理:观察切口敷料有无污染,固定是否牢固;定时更换无菌枕垫或治疗巾;术后 3d 准备换药用物,配合医生更换敷料。

(7) 脑室引流的护理

1) 妥善固定:接引流袋时应注意无菌原则,并将其悬挂于床头,引流管口应高出脑室平面 10~15cm;适当限制患者头部的活动范围,护理操作时,应避免牵拉引流管。

2) 控制引流速度:脑室引流早期要特别注意引流液的速度,勿过多过快。伴有脑积水者,可因快速引出大量脑脊液,导致脑室塌陷,引起硬脑膜下或硬脑膜外血肿;脑室系统肿瘤者,可因一侧脑室的突然减压,使脑室系统压力不平衡,引起肿瘤内出血;后颅窝占位性病变者,可因幕上压力的突然减低,诱发小脑幕切迹疝。因此,引流量应控制在每日 500ml 以内,如有引起脑脊液分泌增多的因素(如颅内感染),引流量可适当增加,同时注意预防水、电解质失衡。

3) 观察引流液的性质和量:正常脑脊液无色透明,无沉淀,每日分泌 400~500ml。术后 1~2d 引流液呈淡血色,以后转为橙黄色。若引流液中有大量鲜血或血性颜色逐渐加深,常提示脑室出血,若引流液浑浊,呈毛玻璃状或有絮状物,表示存在颅内感染,均应及时联系医生,并协助处理。若 24h 引流量超过 500ml,应及时调整引流管高度。

4) 保持引流通畅:避免引流管受压、扭曲、成角、折叠,如无脑脊液流出,应查明原因,给予处理。常见原因有:①颅内压过低,若将引流瓶放低,有脑脊液流出则可证实,仍将引流瓶放回原位即可;②管口吸附于脑室壁,试将引流管轻轻旋转,即可有脑脊液流出;③小血块或挫碎的脑组织堵塞,可在严格消毒后试用无菌注射器轻轻抽吸,切不可高压注入液体冲洗,以防管内堵塞物冲入脑室系统狭窄处,导致脑脊液循环受阻;④引流管位置不当,应请医生确认(摄 X 线片),调整引流管的位置,直到有脑脊液流出后重新固定。

5) 预防感染:定时按无菌原则更换引流管口处的敷料和引流袋;更换引流袋或搬动患者时,应将引流管暂时夹闭,防止脑脊液倒流入脑室引起感染。

6) 按期拔管:开颅术后一般引流 3~4d,不宜超过 5~7d,因引流时间过长,可能发生颅内感染。拔管前 1d,应试行抬高引流袋或夹闭引流管,如患者无头痛、呕吐等症状,即可拔管,否则,重新放开引流。拔管后,还应观察切口处有无脑脊液漏出。

(8) 对症护理:切口疼痛,多发生在术后 24h 内,应遵医嘱给予一般止痛药物即可缓解。颅内压增高引起的头痛,应遵医嘱给予脱水药物、糖皮质激素等降低颅内压,头痛方能缓解。血性脑脊液刺激脑膜引起头痛,应配合医生行腰椎穿刺引流血性脑脊液,该方法不仅能减轻脑膜刺激症状,还能降低颅内压,但颅内压增高者禁忌使用。颅脑手术后不管何种原因引起的头痛,均不能使用吗啡或哌替啶,此类药物可抑制呼吸,影响气体交换,引起患者瞳孔缩小等不良反应。顽固性呃逆,应检查有无胃胀气或胃潴留,必要时插胃管抽空胃内容物,也可采用压迫眼球或眶上神经、捏鼻、刺激咳嗽等方法来遏制呃逆。

(9) 并发症的护理

1) 颅内出血:是脑手术后最危险的并发症,多发生在术后 24~48h 内。主要原因为术中止血不彻底或电凝止血痂脱落,另外患者呼吸不通畅、二氧化碳蓄积、躁动不安和用力挣扎等引起颅内压骤然升高也可引起术后出血。患者通常先有意识改变,意识清楚后又逐渐嗜睡、反应迟钝。术后应严密观察,避免增高颅内压的因素。一旦发现患者有颅内出血的迹象,应及时联系医生,做好再次手术止血的准备。

2) 脑脊液漏:观察切口敷料、鼻腔、耳道有无脑脊液漏出,告知经蝶窦入路术后患者应避免剧烈咳嗽,以防脑脊液鼻漏,一旦发生,及时联系医生并做好相应护理(参见第十四章　颅脑损伤患者的护理)。

3) 脑梗死:因术后血栓形成或血栓栓塞引起,如果患者出现侧肢体乏力、偏瘫、失语甚至意识障碍,应考虑有脑梗死的可能。嘱患者绝对卧床休息,遵医嘱给予扩血管、扩容和溶栓治疗。若术后患者血液处于高凝状态,则应用肝素预防脑梗死。

4) 癫痫:多出现于术后 2~4d 脑水肿高峰期,系术后脑组织缺氧及皮层运动区受激惹所致。当脑水肿消退、脑循环改善后,癫痫可以自愈。癫痫发作时,应尽快给予抗癫痫药物控制,患者卧床休息,给氧,保证睡眠时间和质量,避免情绪激动。注意保护患者,避免意外受伤,观察发作时病情特点并详细记录。

5) 中枢性高热:下丘脑、脑干及上颈髓病变及损害可使体温调节中枢功能紊乱,以高热多见。多出现在术后 1~2d,体温达 40℃以上,常伴有意识障碍、瞳孔缩小、脉搏快速和呼吸急促等自主神经功能紊乱症状。一般物理降温效果差,需及时采用冬眠低温疗法。

6）尿崩症：多发生于鞍上手术后（如垂体瘤、颅咽管瘤等），多在术后 24h 以内发生，持续 1~2 周或 4~5 周，表现为多尿（>4 000ml/d）、口渴、多饮、尿比重低（<1.005）等；应遵医嘱给予垂体后叶素治疗，同时记录出入液量、测定电解质浓度、注意补钾等。

7）上消化道出血：脑干及下丘脑手术后可引起应激性胃黏膜糜烂、溃疡、出血；一旦发现，应遵医嘱给予禁食、持续胃肠减压、胃内注入止血药物、输液、输血等处理。

8）感染：常见的有切口感染、脑膜炎及肺部感染，一旦发现，及时协助处理。

（三）健康教育

告知患者和家属康复训练应在病情稳定时开始执行，包括肢体的主动及被动运动、语言能力和记忆力；帮助患者逐步学会自我护理如翻身、起坐、穿衣、行走及上下轮椅等，最大限度地恢复其生活自理及工作能力，尽快回归社会。

【护理评价】

1. 患者和家属对提供的生活照顾是否满意，躯体移动障碍是否逐渐得到改善。

2. 患者头痛是否缓解。

3. 潜在并发症是否被及时发现和处理。

第三节　颅内肿瘤

颅内肿瘤（intracranial tumors）又称脑瘤，有原发性和继发性肿瘤两大类，是神经外科中最常见的疾病之一。原发性颅内肿瘤可发生于脑组织、脑膜、脑神经、垂体、血管及胚胎残余组织等。继发性颅内肿瘤见于身体其他部位的恶性肿瘤转移至颅内的肿瘤。颅内肿瘤可发生于任何年龄，以 20~50 岁为多见。

【分类与特点】

颅内肿瘤有多种分类方法，按照原发与继发分类如下：

1. 原发性肿瘤　起源于颅内各种组织。

（1）神经胶质瘤（glioma）：来源于神经上皮，占颅内肿瘤 40%~50%，是颅内最常见的恶性肿瘤。包括星形细胞瘤、少突胶质细胞瘤、室管膜肿瘤、脉络丛肿瘤、松果体肿瘤、神经节细胞瘤、胶质母细胞瘤和髓母细胞瘤等。

（2）脑膜肿瘤（meningioma）：约占颅内肿瘤 20%，良性居多。包括各类脑膜瘤、脑膜肉瘤。多位于大脑半球矢状窦旁，邻近颅骨有增生或被侵蚀的迹象。

（3）垂体腺瘤（pituitary adenoma）：源于腺垂体的良性肿瘤。根据细胞的分泌功能不同可分为催乳素腺瘤（PRL 瘤）、生长激素腺瘤（GH 瘤）、促肾上腺皮质激素腺瘤（ACTH 瘤）及混合性腺瘤。

（4）听神经瘤（acoustic neuroma）：发生于第四脑神经前庭支的良性肿瘤，约占颅内肿瘤 10%，位于脑桥小脑角内。

（5）颅咽管瘤（craniopharyngioma）：先天性良性肿瘤，大多为囊性，多位于鞍上区，约占颅内肿瘤 5%，多见于儿童及青少年，男性多于女性。

2. 继发性肿瘤　即转移性瘤（metastatic tumor），多来自肺、乳腺、甲状腺、消化道等部位的恶性肿瘤，大多位于幕上脑组织内，可单发或多发，男性多于女性。有时脑部症状出现在先，原发灶反而难以发现。

【病因与病理】

病因尚不完全清楚。大量研究表明，细胞染色体上存在着瘤基因加上各种后天诱因可使其发生。诱发肿瘤的主要因素有：遗传因素、生物因素和理化因素等。发病部位以大脑半球最多，其次为鞍区、脑桥小脑角、小脑、脑室及脑干等。颅内肿瘤一般不向颅外转移，主要原因是脑内缺乏淋巴管道。颅内肿瘤最常见的扩散方式是通过脑脊液的播散，称为种植性转移，发生这种转移的颅内肿瘤多数暴露于脑脊液中。颅内肿瘤的预后与病理类型、病程及生长部位有密切关系。良性肿瘤单纯外科治疗有可能治愈;交界性肿瘤单纯外科治疗极易复发;恶性肿瘤需要外科治疗辅助放疗和 / 或化疗。

【临床表现】

1. 颅内压增高症状和体征　绝大多数有颅内压增高的症状和体征,如头痛、呕吐和视神经盘水肿,通常呈慢性、进行性加重过程;因视神经萎缩,患者可有视力减退。若脑肿瘤囊性变或瘤内卒中,可表现为急性颅内压增高症状,甚至引起脑疝。

2. 局灶性症状和体征　局灶症状指颅内肿瘤引起的局部神经功能紊乱。有两种类型,一类是刺激症状,如癫痫、疼痛、肌肉抽搐等;另一类是正常神经组织受到挤压或破坏而导致的功能丧失,即麻痹性症状,如偏瘫、失语、感觉障碍等。最早出现的局灶性症状具有定位意义,其能表明脑组织首先受到肿瘤损害的部位。不同部位的颅内肿瘤,具有各自的特异局灶症状和体征:如大脑半球肿瘤可表现为痴呆和个性改变、癫痫、感觉障碍、对侧肢体瘫痪、失语、视野损害等;鞍区肿瘤可出现视力和视野改变、原发性视神经萎缩、内分泌功能紊乱如泌乳过多、巨人症、肢端肥大症、库欣综合征(Cushing syndrome)等;松果体肿瘤可较早出现颅内压增高症状、儿童可有性早熟;小脑半球肿瘤可有肢体协调动作障碍、爆破性语言、眼球震颤、易向患侧倾倒等;小脑蚓部肿瘤可有步态不稳、不能行走、站立时向后倾倒、脑积水和颅内压增高等;脑桥小脑角肿瘤可有眩晕、患侧耳鸣及进行性听力减退,患侧第 V、Ⅶ脑神经麻痹及眼球震颤等。

【辅助检查】

1. CT 检查　依据肿瘤组织对 X 线吸收不同而呈现不同密度的影像,以及肿瘤使脑室、脑池受压、变形、移位或梗阻而影响脑室的位置、形态和大小来判断肿瘤的部位和性质。

2. MRI 检查　对不同神经组织和结构的细微分辨能力远胜于 CT。可反映肿瘤的特征和肿瘤对周围脑组织的影响,准确评价空间定位及大小和形状。

3. X 线检查　头颅平片对垂体腺瘤、颅咽管瘤、听神经瘤具有一定的辅助诊断价值。

4. 正电子发射断层扫描(PET)　PET 可区分正常组织和肿瘤组织,从而了解肿瘤的恶性程度,评估手术、放疗、化疗的效果,动态监测肿瘤的恶变与复发。

5. 脑电图及脑电地形图检查　对于大脑半球凸面肿瘤或病灶具有较高的定位价值。

【处理原则】

1. 非手术治疗

(1) 降低颅内压:常采用脱水、激素、冬眠低温或亚低温治疗及脑脊液体外引流等缓解症状。

(2) 放射线治疗:适用于位于重要功能区或部位深不宜手术、患者全身情况差不允许手术及对放疗敏感的颅内肿瘤。近年来,γ 刀放射治疗得到广泛应用,适用于脑深部小型(直径 23cm)肿瘤,如听神经瘤、脑膜瘤等。

(3) 化学药物治疗:化疗在颅内肿瘤的综合治疗中已成为重要的治疗方法之一,应选择能通过血脑屏障、对中枢神经无毒性、在血液及脑脊液中能维持长时间的高浓度、小分子量、高脂溶性的药物。常用的有卡莫斯汀(氯乙硝基脲)、洛莫司汀(环己亚硝脲)、博来霉素、阿霉素等。

(4) 其他疗法:如免疫疗法、基因治疗、光动力学治疗、热能治疗和中西医治疗等。

2. 手术治疗　手术是治疗颅内肿瘤最直接、最有效的方法。手术方法有以下几种:

(1) 肿瘤切除术:可做肿瘤的全部切除或部分切除,原则上在保留正常脑组织的基础上,尽可能彻底切除肿瘤。

(2) 内减压术:当肿瘤不能完全切除时,可将肿瘤周围的非功能区脑组织大块切除,使颅内留出空间,降低颅内压,延长寿命。

(3) 外减压术:对大脑深部肿瘤不能切除时,可去除颅骨骨瓣,敞开硬脑膜,从而达到降低颅内压目的,常用术式有颞肌下减压术、枕肌下减压术和去大骨瓣减压术。

（4）脑脊液分流术：为解除脑脊液梗阻可采用侧脑室 - 枕大池分流术、侧脑室 - 腹腔分流术、终板造瘘术和三脑室底部造瘘术等。

【护理诊断／问题】

1. 预感性悲哀　与脑肿瘤的诊断、担心手术效果及预后有关。

2. 自理缺陷　与肿瘤压迫导致肢体瘫痪及开颅手术有关。

3. 体液不足／有体液不足的危险　与呕吐、高热、应用脱水剂有关。

4. 有感染的危险　与留置各种引流管有关。

5. 潜在并发症：颅内压增高、脑脊液漏、尿崩症、颅内积液或假性囊肿等。

【护理措施】

（一）非手术治疗的护理

无条件手术的患者，应做对症护理，包括降低颅内压、止痛、控制癫痫等。

（二）手术治疗的护理

1. 术前护理　评估颅内肿瘤患者的各种神经功能障碍，协助医生做好各项检查。对失语患者应用有效的沟通方法，给予患者和家属心理支持。加强生活护理，特别是偏瘫、面瘫和视听觉障碍的患者，预防意外损伤。择期手术患者，头皮准备同本章第一节脑血管性疾病。对经口鼻蝶窦入路手术的患者，需剃胡须、剪鼻毛，并做好口腔及鼻腔的清洁护理。对位于 Willis 环前部的颅内动脉瘤的患者，需进行颈动脉压迫试验及练习，以建立侧支循环。即用特制的颈动脉压迫装置或用手指按压患侧颈总动脉，直到同侧颞浅动脉搏动消失。开始每次压迫 5min，以后逐渐延长压迫时间，直到持续压迫20~30min 患者仍能耐受，不出现头昏、眼黑、对侧肢体无力和发麻等表现时，即可实施手术。急诊手术患者术前护理同本章第一节　脑血管性疾病。

2. 术后护理

（1）体位：幕上开颅术后患者应卧向健侧，以避免切口受压。幕下开颅术后早期适宜取去枕侧卧或侧俯卧位；经口鼻蝶窦入路术后取半坐卧位，以利伤口引流。吞咽功能障碍患者取侧卧位，以免口咽部分泌物误入气管。体积较大的肿瘤切除后，颅腔留有一定的空隙，1~2d 内手术区应保持高位，以免突然翻动时发生脑和脑干移位，引起大脑上静脉撕裂、硬脑膜下出血或脑干功能衰竭。搬动患者应扶持头部使头颈部成一直线，防止头颈部过度扭曲或震动。

（2）饮食：术后次日给予流质饮食，以后从半流食逐渐过渡到普通饮食。颅后窝手术或听神经瘤术后，因舌咽、迷走神经功能障碍致吞咽困难、饮水呛咳者，应禁饮食，鼻饲供给营养，待吞咽功能逐步恢复后练习进食。

3. 并发症的护理

（1）颅内压增高：主要原因为周围脑组织损伤、肿瘤切除后局部血流改变、手术中牵拉导致脑水肿。术后密切观察生命体征、意识、瞳孔及对光反射、肢体功能，遵医嘱给予甘露醇和激素等以降低颅内压。

（2）颅内积液或假性囊肿：颅内肿瘤手术后，残留的创腔内放置引流物，以引流出手术残腔内的血性液体和气体，使残腔逐步愈合，减少局部积液或者形成假性囊肿。护理时主要注意：①妥善放置引流瓶：一般术后 48h 内肿瘤创腔引流袋可放于枕边，高度与头部创腔一致，以保证创腔内有一定的液体压力，防止脑组织移位。此外，创腔内暂时集聚的液体可稀释渗血、防止渗血形成血肿。当创腔内压力升高时，血性液体仍可流出。48h 后引流袋可略放低，以引出创腔内液体，使脑组织膨出，减小局部残腔，避免局部积液引起颅内压增高。②拔管：引流管通常放置 3~4d，待脑脊液由血性转为清亮后即可拔管。

（3）脑脊液漏：注意伤口、鼻、耳等处有无脑脊液漏。经口鼻蝶窦入路术后避免剧烈咳嗽，防止脑脊液漏出。如发现脑脊液漏出，及时联系医生，并做好相应护理。

（4）尿崩症、感染：参见本章第一节　脑血管性疾病概述。

（三）健康教育

鼓励患者保持积极向上、乐观的心态。摄取高热量、高蛋白、富含纤维素和维生素、低脂肪、低胆固醇饮食；控制烟酒、浓茶、咖啡及辛辣等刺激性食物。遵医嘱用药，不可自行停药、改药及增减药量，尤其是抗癫痫、抗感染、脱水及激素药物，以免加重病情。如出现头痛、呕吐、抽搐、不明原因持续高热、肢体乏力、视力下降等症状加重时应及时就诊。术后 3~6 个月后门诊复查 MRI 或 CT。

第四节　先天性脑积水

先天性脑积水（congenital hydrocephalus）又称婴儿脑积水，指婴幼儿时期脑室系统或蛛网膜下腔积聚大量脑脊液，导致脑室或蛛网膜下腔扩大并出现头颅扩大、颅内压增高和脑功能障碍，是最常见的先天性神经系统畸形疾病之一。多见于 2 岁以内的婴幼儿。

【病因】

造成婴儿脑积水的常见原因是产伤引起的颅内出血和各种类型感染所致的脑膜炎，由于血液或炎性渗出物造成蛛网膜粘连，致脑脊液流通障碍。因中脑导水管狭窄、第四脑室中孔和侧孔闭锁、小脑扁桃体下疝畸形等先天性畸形造成的脑积水约占 1/4；此外，肿瘤也可造成脑积水，但较少见；另外，约有 1/4 的脑积水病因不明。

【病理生理与分类】

脑脊液循环途径中的任何部位发生狭窄或阻塞时，皆可引起其上方的脑室扩大和颅内压增高。若脑室系统内有梗阻，使脑脊液循环通道阻塞，称为非交通性梗阻性积水；若脑室与蛛网膜下腔之间无梗阻，而在脑脊液流出脑室后的远端发生梗阻，称为交通性脑积水。因脑脊液循环受阻、脑脊液大量积聚，使脑室扩大，脑组织受压萎缩、变薄，脑回扁平，脑沟变浅。

【临床表现】

婴儿头围明显增大，前囟紧张隆起、张力增高，头皮静脉怒张，面颅明显小于头颅，颅骨缝增宽、分离，颅骨变薄，头颅叩诊呈"破壶音"，抬头困难，头面部呈下垂姿势，眼球下移呈落日状。如果不经治疗，随着年龄的增长，可逐渐出现四肢活动不灵敏，下肢尤为明显，智力迟钝。由于颅内压进行性增高，可使双眼球外展活动受限，呈内收位，视神经萎缩使视力更加低下，甚至可出现四肢痉挛，抽搐等症状。

【辅助检查】

X 线颅骨摄片可显示颅腔扩大、颅骨变薄、囟门增大和骨缝分离；CT 检查可显示脑室扩大程度和脑皮质厚度，有助于判断梗阻的部位；MRI 检查有助于判断脑积水的病因。

【处理原则】

除极少数患儿经利尿、脱水等治疗可暂时缓解症状外，绝大多数需手术治疗。常用手术方法有：①解除梗阻的手术，如后颅窝减压术；②建立旁路引流术，如侧脑室 - 枕大池引流术（图 15-1）；③分流术，如脑室体腔分流术（图 15-2）。

【护理诊断 / 问题】

1. 有受伤害的危险　与颅内压增高、癫痫有关。
2. 潜在并发症：分流系统阻塞、感染等。

【护理措施】

重点是并发症的观察和护理。①分流系统堵塞，是最常见的并发症，与脑脊液蛋白量过高、脑室内出血以及周围组织粘连包裹或挤入引流管等有关，应注意观察有无症状复发，发现问题及时联系医生处理；②分流管感染：多发生在分流术后 2 个月内，一旦出现感染，单纯依靠抗生素治疗通常无效，应联系医生取出分流管并对症处理。此外，还应告诉家属不要自行按压储液囊，以防分流过度，造成颅内低压。

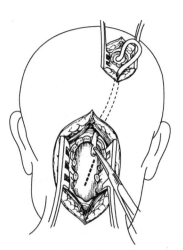

引流管经枕部钻孔放入侧脑室枕角，经皮下隧道导入颅后窝（虚线示硬脑膜切口）

图 15-1　侧脑室 - 枕大池引流术

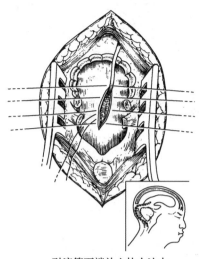

引流管下端放入枕大池内，管端固定于硬脑膜上

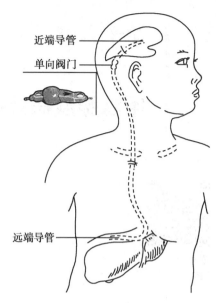

近端导管
单向阀门
远端导管

图 15-2　侧脑室 - 体腔分流术

（夏杰琼）

思维导图

自测题

? 思考题

结合导入情境与思考的案例回答下列问题：

1. 该患者的发病原因可能有哪些？

2. 如何对该患者进行相应护理评估，尤其是观察其病情是否好转或恶化？

3. 如该患者需要手术治疗，如何进行术前术后相关护理？

第十六章

甲状腺疾病外科治疗患者的护理

第十六章
课件

学习目标

识记：

1. 能复述甲状腺功能亢进的分类。

2. 能简述甲状腺肿的病因。

3. 能简述甲状腺癌的病理类型。

理解：

1. 能阐述甲状腺功能亢进的临床表现和临床处理原则。

2. 能阐述甲状腺癌的临床表现和临床处理原则。

3. 能阐述甲状腺肿的临床表现和临床处理原则。

4. 比较甲状腺功能亢进、甲状腺癌临床表现的异同点。

应用：

1. 能运用护理程序对甲状腺功能亢进患者实施整体护理。

2. 能对甲状腺功能亢进、甲状腺肿瘤和单纯性甲状腺肿患者进行健康教育。

导入情境与思考

王女士，28岁。主诉：疲乏无力、怕热多汗、心慌气短、双手震颤、失眠多梦、多食、体重下降4个月，上述症状加重，伴双眼部不适、月经量减少2个月。

体格检查：T 37.2℃，P 107次/min，R 21次/min，BP 110/80mmHg。发育营养可，神志清楚，稍激动，眼球略突出，眼裂增宽，瞬目减少。两叶甲状腺可触及中度肿大、均匀，未扪及结节，有震颤和杂音。

实验室检查：FT_3、FT_4、TT_3增高，T_3与T_4的比值增加，TSAb阳性。

请思考：

1. 该患者最可能的临床诊断是什么？

2. 评估患者时应收集哪些资料？

3. 如何针对该患者现存问题进行护理？

【解剖生理概要】

甲状腺(thyroid)位于甲状软骨下方、气管的两旁,分左、右两叶,中间以峡部相连,由内层被膜(甲状腺固有被膜)、外层被膜(甲状腺外科被膜)包裹,两层被膜的间隙内,有疏松的结缔组织、甲状腺的动、静脉及淋巴、神经和甲状旁腺,手术时分离甲状腺即在此两层被膜之间进行。成人甲状腺约重 30g,正常情况下,既不能清楚地看到也不易摸到。由于甲状腺借外层被膜固定于气管和环状软骨上,又借两叶上极内侧的悬韧带悬吊于环状软骨上,因此,做吞咽动作时,甲状腺随之上下移动,临床上常以此鉴别颈部肿块是否与甲状腺有关。

甲状腺的血液供应非常丰富,主要来自两侧的甲状腺上动脉(颈外动脉的分支)和甲状腺下动脉(锁骨下动脉的分支)。因其有广泛的吻合支,所以手术结扎两侧甲状腺上、下动脉后,残留腺体和甲状旁腺仍有足够的血液供应。甲状腺有 3 条主要静脉,即甲状腺上、中、下静脉,其中甲状腺上、中静脉血液流入颈内静脉,甲状腺下静脉血液流入无名静脉。甲状腺的淋巴液汇入颈深淋巴结。

甲状腺的神经支配来自迷走神经。其中,喉返神经在甲状腺下动脉的分支间穿行,支配声带运动。喉上神经亦来自迷走神经,内支(感觉支)分布于喉黏膜,外支(运动支)与甲状腺上动脉贴近、伴行,支配环甲肌,使声带紧张。

甲状腺有合成、贮存和分泌甲状腺素的功能。甲状腺素是一类含碘酪氨酸的有机结合碘,分四碘甲状腺原氨酸(T_4)和三碘甲状腺原氨酸(T_3)两种,与体内的甲状腺球蛋白结合,贮存于甲状腺滤泡中。释放入血的甲状腺素中,90% 为 T_4,10% 为 T_3,但 T_3 活性较强而迅速,生理作用较 T_4 高 4~5 倍。甲状腺素的主要作用包括:①增加全身组织细胞的氧消耗及热量产生;②促进蛋白质、碳水化合物和脂肪的分解,并影响水的代谢;③促进人体生长发育及组织分化。胚胎期甲状腺素缺乏常影响脑及智力发育,可致痴呆。

甲状腺的功能与各器官、系统的活动及外环境相互联系,并受大脑皮质 - 下丘脑 - 垂体 - 甲状腺轴控制系统的调控。腺垂体分泌的促甲状腺素(TSH)直接刺激和加速甲状腺分泌及促进甲状腺素的合成;而 TSH 的分泌又受血液中甲状腺素浓度的影响,当甲状腺素分泌过多或大量给予时,能抑制 TSH 的分泌;反之,人体在活动或因外部环境变化、甲状腺素的需要量增加时或手术切除甲状腺后,血中甲状腺素浓度下降,能引起 TSH 的分泌增加,这种反馈调节维持了下丘脑 - 垂体 - 甲状腺轴之间的动态平衡。此外,当体内碘缺乏或过剩时,甲状腺本身还具有改变甲状腺素产生和释放的自身调节系统。

甲状旁腺分泌甲状旁腺素(PTH),PTH 主要调节体内钙的代谢并维持钙和磷的平衡,其主要靶器官是骨和肾,对肠道也有间接作用。

第一节　甲状腺功能亢进

甲状腺功能亢进(hyperthyroidism)简称甲亢,是由于各种原因引起循环中甲状腺素分泌异常增多而出现以全身代谢亢进为主要特征的内分泌疾病。男女发病比率约为 1:4。

【分类】

1. 原发性甲亢　最常见,占 85%~90%,年龄多在 20~40 岁。患者在甲状腺肿大的同时出现功能亢进症状,腺体多呈弥漫性肿大,两侧对称,常伴有眼球突出,故又称"突眼性甲状腺肿"。

2. 继发性甲亢　较少见,年龄多在 40 岁以上。指在结节性甲状腺肿基础上发生甲亢。腺体呈结节性肿大,两侧不对称,无眼球突出,容易发生心肌损害。

3. 高功能腺瘤　少见,腺体内有单个或多个的自主性高功能结节,结节周围的甲状腺组织呈萎缩改变,患者无眼球突出。

【病因与病理】

原发性甲亢的病因迄今尚未完全阐明。近年来在患者血中发现了两类刺激甲状腺的自身抗体,为 G 类免疫球蛋白,来源于淋巴细胞,都能抑制 TSH 分泌,并与 TSH 受体结合,从而导致甲状腺分泌大量甲状腺素,因此认为原发性甲亢是一种自身免疫性疾病。至于继发性甲亢和高功能腺瘤的病因,也未完全明确,或许与结节本身自主性分泌紊乱有关。

甲亢患者甲状腺病理学改变主要表现为甲状腺腺体内血管增多、扩张,淋巴细胞浸润;滤泡壁细胞呈高柱状增生,并形成乳头状突起伸入滤泡腔内,腔内胶质减少。

【临床表现】

1. 甲状腺肿大 多无局部压迫症状,由于腺体内血管扩张、血流加速,扪诊有震颤感,听诊时闻及杂音,尤其在甲状腺上动脉进入上极处更为明显。

2. 交感神经功能亢进 表现为多语、性情急躁、容易激动、失眠、双手常有细速颤动、怕热、多汗、皮肤常较温暖等。

3. 眼征 原发性甲亢的特有表现。典型表现为双侧眼球突出、睑裂增宽。严重者,表现为上下眼睑难以闭合、瞬目减少、两眼内聚能力差等症状。

4. 心血管功能改变 多有心悸、胸部不适;脉快有力,脉率常在 100 次 /min 以上(休息和睡眠时不缓解);收缩压增高,脉压增大。脉率及脉压常作为判断病情程度和治疗效果的重要依据。若左心逐渐扩张、肥大可有收缩期杂音,严重者出现心律失常,心力衰竭。

5. 基础代谢率增高 表现为食欲亢进、体重减轻、疲乏无力。

6. 其他症状 如停经、阳痿、肠蠕动亢进、腹泻等。

【辅助检查】

1. 基础代谢率测定 用基础代谢率测定器测定,较可靠。临床上常根据脉压和脉率计算,计算公式为:基础代谢率(%)=(脉率 + 脉压)-111。正常值为 ±10%,+20%~+30% 为轻度甲亢,+30%~+60% 为中度甲亢,+60% 以上为重度甲亢。须在清晨、空腹和静卧时测定。

2. 实验室检查

(1) 血清促甲状腺素(TSH)测定:国际上公认的诊断甲亢的首选指标,可作为单一指标进行甲亢筛查。一般甲亢患者 TSH<0.1mIU/L。但垂体性甲亢 TSH 不降或升高。

(2) 血清 T_3、T_4 含量测定:甲亢时,血清 T_3 较正常高 4 倍左右,而 T_4 为正常的 2.5 倍,因此,T_3 测定对甲亢的诊断具有较高的敏感性。

3. 甲状腺摄 ^{131}I 率测定 正常甲状腺 24h 内摄取的 ^{131}I 量为人体总量的 30%~40%。如果 2h 内甲状腺摄 ^{131}I 量超过人体总量的 25%,24h 内超过 50%,且吸 ^{131}I 高峰提前出现,都表示有甲亢,但并不反映甲亢的严重程度。

4. 影像学检查 甲状腺放射性核素扫描对于诊断甲状腺自主高功能腺瘤有意义。眼部 CT 和 MRI 可以排除其他原因所致的突眼,评估眼外肌受累的情况。

【处理原则】

甲亢的治疗包括一般治疗和控制甲亢症候群的治疗。一般治疗要适当地休息、支持治疗、补充足够的热量以及营养。控制甲亢症候群的治疗包括非手术治疗和手术治疗。

1. 非手术治疗 主要包括放射性 ^{131}I 治疗和抗甲状腺药物治疗。

2. 手术治疗 手术是治疗甲亢的有效方法,长期治愈率达 95% 以上,手术死亡率低于 1%。主要缺点是有一定的并发症和 4%~5% 的复发率,也有少数患者术后发生甲状腺功能减退。手术方式首选甲状腺全 / 次全切除术。

(1) 适应证:①继发性甲亢或高功能腺瘤;②中度以上的原发性甲亢;③腺体较大,伴有压迫症状,或胸骨后甲状腺肿等类型甲亢;④抗甲状腺药物或 ^{131}I 治疗后复发者;⑤妊娠早、中期甲亢具有以上指征者,也应手术治疗,妊娠后期的甲亢可待分娩后再行手术。

(2) 禁忌证:①青少年患者;②症状较轻者;③老年患者有严重的器质性疾病不能耐受手术者。

【护理评估】

（一）术前评估

1. 健康史 了解发病过程,病程长短,以前有无单纯性甲状腺肿或甲状腺肿瘤病史;有无甲状腺疾病家族史;患病后做过何种检查,采用过何种治疗、效果如何;既往健康状况如何,是否伴随有其他自身免疫性疾病;有无手术史。

2. 身体评估 了解有无多食易饿、疲乏无力、怕热多汗、体重下降等高代谢症状;有无脉快有力、血压升高、心律失常等心血管系统症状;有无多语、性情急躁、容易激动、精力不集中、失眠、怕热、多汗、双手颤动等交感神经兴奋症状;女性有无月经减少或闭经,男性有无阳痿等内分泌失调表现;检查甲状腺肿大的程度、质地,有无震颤及杂音;有无眼球突出、睑裂增宽、瞳孔散大等眼征。

3. 辅助检查 了解基础代谢率,甲状腺摄 ^{131}I 率、血清 T_3 和 T_4 含量等检查结果,有助于对病情做出较准确的评估。

4. 心理、社会状况 甲亢患者情绪不稳,容易激动,加之面临手术治疗,容易产生焦虑或恐惧心理,若缺少家属的感情或经济支持,表现可能更为突出。应了解患者和家属对甲亢及甲亢手术的知晓程度,对手术治疗接受程度,家庭、社会的支持力度等。

（二）术后评估

1. 术中情况 了解麻醉方法及术中经过是否顺利,术中输液、用药等情况。

2. 身体状况 观察生命体征是否稳定;有无颈部肿胀、声音异常、进食呛咳、手足抽搐及敷料渗血、引流管引出多量鲜血等并发症的症状。

3. 辅助检查 了解甲状腺功能的实验室检查结果是否趋向正常。

4. 心理、社会状况 术后患者和家属心理变化,有无新的心理需求,对康复的态度和预后的期待等。

【护理诊断／问题】

1. 营养失调:低于机体需要量 与代谢率增高导致机体需求大于营养摄入有关。

2. 焦虑 与环境改变、担心手术及预后有关。

3. 睡眠型态紊乱 与交感神经过度兴奋有关。

4. 清理呼吸道无效 与咽喉部及气管受刺激、分泌物增多及切口疼痛有关。

5. 潜在并发症:呼吸困难和窒息、喉返神经损伤、喉上神经损伤、甲状旁腺功能减退、甲状腺危象等。

【护理目标】

1. 患者营养状况改善,体重增加或维持。

2. 患者情绪稳定,焦虑减轻。

3. 患者睡眠改善。

4. 患者能有效清除呼吸道分泌物,保持呼吸道畅通。

5. 潜在并发症能被及时发现,并得到有效处理。

【护理措施】

（一）非手术治疗及术前准备患者的护理

充分而完善的术前准备是保证手术顺利进行和预防甲状腺术后并发症的关键。

1. 休息与饮食 安排安静、光线柔和、温度适宜的病室,适当卧床休息,减少活动,避免体力消耗;避免外来刺激,保持患者情绪稳定;精神过度紧张或者失眠者,适当给予镇静剂和安眠药。指导患者摄取高热量、高蛋白、高维生素、易消化食物,多饮水,避免喝浓茶、咖啡、酒类等刺激性饮品。

2. 心理护理 对患者的异常情绪和心理状态表示理解,关心、体贴患者,耐心解答患者提出的问题,避免态度、语言、行为等对患者造成不良刺激,帮助患者消除疑虑,减轻焦虑和恐惧心理,增加其对医护人员的信任感和对手术治疗的信心。

3. 完善术前检查   除常规的术前检查外,还应做以下检查:①测定基础代谢率(必须在清晨空腹静卧时进行)、T_3 和 T_4、甲状腺摄 ^{131}I 率,了解甲亢的程度;②颈部 X 线透视或摄片、喉镜检查,了解有无气管受压或移位、有无声带麻痹;③心电图检查,了解有无心脏并发症;④测定血钙、血磷含量,了解甲状腺旁腺的功能。

4. 药物准备   术前通过药物降低基础代谢率是甲亢患者手术准备的重要环节,通常有 4 种方法。

(1) 单独服用碘剂法

1) 常用的碘剂与用法:复方碘化钾溶液口服,服用时将其滴在小块饼干或面包等固体食物上,让患者一并咽下;3 次 / 日,从 3 滴 / 次开始,逐日每次增加 1 滴,至 16 滴 / 次为止,然后维持此剂量。服药 2~3 周后甲亢症状得到基本控制,表现为患者情绪稳定,睡眠好转,体重增加,脉率稳定在每分钟 90 次以下,脉压恢复正常,基础代谢率 +20% 以下,便可进行手术。

2) 碘剂的作用:抑制蛋白水解酶,减少甲状腺球蛋白的分解,逐渐抑制甲状腺素的释放,有助避免术后甲状腺危象的发生。但由于碘剂不能抑制甲状腺素的合成,一旦停服,贮存于甲状腺滤泡内的甲状腺球蛋白大量分解,将使甲亢症状重新出现甚至加重。因此,不准备施行手术治疗的甲亢患者不宜服用碘剂。

(2) 硫脲类药物加用碘剂:先用硫脲类药物,一般用药 2~4 个月,待甲亢症状控制后停药,再用碘剂 2 周左右后手术。由于硫脲类药物能使甲状腺肿大充血,手术时极易发生出血,增加手术困难和危险;而碘剂能减少甲状腺的血流量,减少腺体充血,使腺体缩小变硬,因此服用硫脲类药物后必须加用碘剂。

(3) 碘剂加用硫脲类药物后再加用碘剂:少数患者服碘剂 2 周后症状改善不明显,可加服硫脲类药物,待甲亢症状基本控制、停用硫脲类药物后再继续单独服用碘剂 1~2 周后手术。在此期间应严密观察用药效果与不良反应。

(4) 服用普萘洛尔法:可单独服用普萘洛尔,也可与碘剂合用。普萘洛尔用法:6h/ 次,每次 20~40mg,一般服用 4~7d,脉率降至正常水平,即可实施手术。普萘洛尔半衰期不足 8h,最后一次给药应在术前 1~2h。

5. 突眼的护理   对突眼患者,应指导其戴眼罩或墨镜,以减少外界刺激;睡前用抗生素眼膏敷眼,睡时戴眼罩或以油纱布遮眼,以防角膜过度暴露后干燥受损,发生溃疡。

6. 其他准备   ①手术体位训练,术前 3d 开始,协助患者进行去枕、肩部垫高、颈后仰训练,每日 3 次,从每次 30min 逐渐增加至 1h,以使患者适应手术时体位,减轻疲劳和不适;②教会患者深呼吸和有效咳嗽的方法,以利于术后保持呼吸道通畅;③患者去手术室后准备麻醉床,床旁备气管切开包、拆线包、无菌手套、负压吸引装置、给氧装置等,以备紧急情况下使用;④遵医嘱给予麻醉前用药,但不宜使用阿托品,以防术中心动过速。

(二) 术后护理

1. 体位与活动   患者回病室后取平卧位,待麻醉作用消失、血压平稳后取半卧位,以利于呼吸和切口引流。指导患者在床上变换体位、起身、咳嗽时可用手固定颈部以减少震动。

2. 病情观察   观察体温、脉搏、呼吸、血压、意识等变化;观察有无发声和声调异常;有无饮食呛咳、手足抽搐等。

3. 切口和引流护理   观察切口敷料有无渗血,引流管引流量和颜色,保持引流畅通。若无异常情况,一般术后 24~48h 拔除,并更换敷料,术后 5d 可拆除切口缝线。

4. 保持呼吸道通畅   注意避免引流管阻塞导致颈部积血、形成血肿压迫气管引起呼吸不畅。指导或协助患者深呼吸和有效咳嗽,咳嗽时让患者用手按抚切口,严重疼痛影响咳嗽者,可遵医嘱给予止痛药物;痰液黏稠不易咳出者行雾化吸入,必要时吸痰,以保持呼吸道通畅,预防肺部并发症。

5. 饮食与营养   患者清醒后即可少量饮水,但不宜饮热水,以免手术部位血管扩张,加重创口渗血;若无呛咳,可给予微温流质饮食,以后逐渐过渡到半流质饮食和软食。饮食性质同术前,并指导患者少量多餐,以加强营养,促进术后康复。

6. 特殊用药护理　术前服用碘剂者,术后遵医嘱继续服碘,自每日 3 次、每次 16 滴开始,逐日每次减少 1 滴至每次 3 滴,直至病情稳定为止。术前服用普萘洛尔者,术后继续按术前方法服用 4~7d。术后精神亢奋、心率较快、血压较高者,可给予冬眠药物静脉点滴,以预防甲状腺危象。

7. 术后并发症护理

(1) 呼吸困难和窒息:是术后最危急的并发症,多发生于术后 48h 内。常见原因:①切口内出血形成血肿,压迫气管,因术中止血不彻底或结扎线脱落所致;②喉头水肿,由手术创伤或气管插管引起;③气管塌陷,因甲状腺体大部切除后,软化的气管壁失去支撑所致;④痰液堵塞气道;⑤双侧喉返神经损伤。一旦出现呼吸困难和窒息,应做对因处理。血肿压迫者,立即拆除缝线、清除血肿、手术止血;喉头水肿者,给予糖皮质激素;痰液堵塞气道者,应首先吸痰;对上述措施无效或由双侧喉返神经损伤引起者,行气管插管或气管切开。

(2) 喉返神经损伤:若因术中切断、缝扎引起,当时即有症状,可造成永久性损伤。若由钳夹、牵拉、血肿压迫或炎症粘连所致,一般在术后 2~3d 出现症状,为暂时性损伤。单侧喉返神经损伤表现为声音嘶哑,双侧喉返神经损伤出现失声、呼吸困难或窒息。对呼吸困难或窒息者,应急行气管插管或气管切开;对声音嘶哑、失声者,可采用理疗、使用营养神经药物等措施,一般在术后 3~6 个月可逐渐恢复。

(3) 喉上神经损伤:多为结扎、切断甲状腺上动静脉时误伤所致。外支损伤,环甲肌瘫痪,使声带松弛、音调降低;内支损伤,喉部黏膜感觉丧失,可出现误咽、呛咳。若患者饮水时呛咳,应避免摄入流质饮食,可采用理疗、神经营养药物等措施,一般在术后数日内恢复正常。

(4) 手足抽搐:因甲状旁腺挫伤、血液供应不足或被误切除所致。多在术后 1~2d 出现症状。应限制含磷较高的肉类、乳品和蛋类食品,以免影响钙的吸收。症状较轻者,给予葡萄糖酸钙或乳酸钙口服;症状较重者,可加服维生素 D_3,以促进钙在肠道中的吸收。最有效的治疗是口服双氢速甾醇油剂,该药物有提高血钙含量的特殊作用。抽搐发作时,立即静脉注射 10% 葡萄糖酸钙或氯化钙 10~20ml。

(5) 甲状腺危象:是甲亢术后的最严重并发症,多发生在术后 12~36h。可能与手术创伤使甲状腺素过量释放有关。多见于术前准备不充分,甲亢症状未能很好控制者。表现为高热、脉快而弱(>120 次 /min)、大汗、烦躁不安、谵妄甚至昏迷,常伴有呕吐和腹泻。处理不及时或处理不当,可致死亡。一旦发生甲状腺危象,应立即配合治疗:①口服复方碘化钾溶液 3~5ml,紧急时将 10% 碘化钠 5~10ml 加入 10% 葡萄糖 500ml 中静脉滴注,以降低血液中甲状腺素的水平;②给予氢化可的松,每日 200~400mg,分次静脉滴注;③给予肾上腺素能阻滞剂,如利血平 1~2mg,肌内注射,或普萘洛尔 5mg 加入 5%~10% 葡萄糖溶液 100ml 中静脉滴注,以降低周围组织对甲状腺激素的反应;④给予镇静剂,如苯巴比妥钠 100mg,或冬眠合剂 Ⅱ 号半量肌内注射,6~8h/ 次;⑤降低体温,采用退热药物(阿司匹林除外)、冬眠药物、物理降温等措施,使体温保持在 37℃左右;⑥静脉输注大量葡萄糖溶液,以补充能量、并补充维生素 C、维生素 B_1;⑦给氧,以减轻组织缺氧;⑧有心力衰竭者,加用洋地黄制剂。

(三) 健康教育

1. 情绪指导　指导患者自我控制情绪,保持精神愉快、心境平和。

2. 用药指导　说明甲亢术后继续服药的重要性并督促执行。教会患者正确服用碘剂的方法,如将碘剂滴在饼干、面包等固体食物上,一并服下,以保证剂量准确。

3. 功能锻炼　指导术后患者进行颈部各方向的活动练习,以促进颈部功能的恢复。

4. 复诊指导　如果出现伤口红、肿、热、痛、体温升高、心悸、手足震颤、抽搐等情况及时到医院就诊。定期门诊复查,若发现颈部结节、肿块,及时治疗。

【护理评价】

1. 患者营养状况是否改善,体重是否增加或维持。

2. 患者情绪是否稳定,焦虑是否减轻或消失。

3. 患者睡眠状况是否良好。

4. 患者术后能否有效咳嗽、及时清除呼吸道分泌物,保持呼吸道通畅。

5. 潜在并发症能否被及时发现,并得到有效处理。

第二节 甲状腺肿瘤

甲状腺肿瘤有良性和恶性两种。最常见的良性肿瘤是甲状腺腺瘤(thyroid adenoma);最常见的恶性肿瘤是甲状腺癌(thyroid cancer),约占全身恶性肿瘤的1%,女性发病率高于男性。

【病因病理】

1. 甲状腺腺瘤 病因不明。按病理形态学可分为滤泡状和乳头状囊性腺瘤两种,以滤泡状腺瘤多见,多为单发,周围有完整的包膜。

2. 甲状腺癌 病因不明,部分为良性肿瘤恶变而来。除髓样癌外,绝大部分甲状腺癌起源于滤泡上皮,呈浸润性生长,无完整包膜。按病理形态可分为以下4种类型:

(1) 乳头状腺癌:约占成人甲状腺癌的70%和儿童甲状腺癌的全部。多见于21~40岁中青年女性,低度恶性,生长较缓慢,转移多局限于颈部淋巴结,预后较好。

(2) 滤泡状腺癌:约占15%,多见于50岁左右的妇女,中度恶性,发展较迅速,主要经血液循环转移至肺、肝、骨及中枢神经系统,预后较差。

(3) 未分化癌:占5%~10%,多见于70岁左右的老年人,恶性程度高,发展迅速,早期可发生局部淋巴结转移,并经血液转移至肺、骨等处,预后最差。

(4) 髓样癌:较少见,约占7%。来源于滤泡旁降钙素分泌细胞(C细胞),恶性程度中等,较早出现淋巴结转移,且可行血行转移至肺和骨,常有家族史,预后较好。

【临床表现】

1. 甲状腺腺瘤 多见于40岁以下的女性。常在无意间或体检时发现颈部肿块,多为单发,呈圆形或椭圆形,质地稍硬表面光滑,边界清楚,无压痛,肿大的腺体可随吞咽上下移动。肿瘤生长缓慢,经历数年或更长时间可无明显变化。若乳头状囊性腺瘤囊壁血管破裂发生囊内出血,腺瘤体积可在短期内迅速增大,且伴有局部胀痛。

2. 甲状腺癌

(1) 肿块:为常见的早期症状。表现为颈部单个、固定、质硬、表面高低不平、随吞咽上下移动的肿块。肿块逐渐增大时,随吞咽上下移动的程度降低。

(2) 压迫症状:晚期可压迫喉返神经、气管或食管,出现声音嘶哑、呼吸困难或吞咽困难;若压迫颈交感神经丛,可产生霍纳(Horner)综合征;颈丛浅支受侵时可有耳、枕、肩等部位疼痛。

(3) 转移症状:可有颈深部淋巴结肿大及远处扁骨(颅骨、椎骨、胸骨、骨盆等)和肺转移症状。有的患者甲状腺肿块并不明显,而以颈、肺、骨骼的转移灶为突出症状。

(4) 其他:髓样癌本身可产生激素样活性物质如5-羟色胺和降钙素,可出现腹泻、心悸、颜面潮红和血钙降低等症状。

【辅助检查】

1. B超检查 可显示甲状腺肿块的位置、大小、数目及肿块与邻近组织的关系。可以区别囊肿、混合性结节及实体性结节。

2. 放射性 ^{131}I 或 $^{99m}T_c$ 扫描 甲状腺腺瘤可表现为温结节,若伴囊内出血时为冷结节或凉结节,边缘一般较清晰。甲状腺癌均为冷结节,边缘一般较模糊。

3. 穿刺细胞学检查 用细针自2~3个不同方向直接穿刺结节并抽吸、涂片,诊断正确率达80%以上。

4. X线检查 摄颈部正侧位片,可了解有无气管狭窄、移位、肿块钙化及上纵隔增宽;甲状腺部位出现细小的絮状钙化影,可能为癌。胸部及骨骼摄片,可了解有无肺及骨转移。

5. 血清降钙素测定　有助于髓样癌的诊断。

【处理原则】

1. 甲状腺腺瘤　约有 20% 的甲状腺腺瘤可继发甲亢,约有 10% 可发生癌变,诊断明确应及早行患侧腺体大部分切除术,术中常规行快速冷冻切片检查。

2. 甲状腺癌　甲状腺癌除未分化癌采用放疗外,其他类型均应采用手术治疗。根据肿瘤情况,行患侧腺体、峡部及健侧腺体的大部分切除术或全腺体切除术,如有淋巴结转移应同时行颈淋巴结清扫术;并辅助应用核素、甲状腺激素及放射线外照射等治疗。

【护理诊断】

1. 焦虑　与颈部肿块性质不明、担心手术及预后有关。

2. 潜在并发症:同甲亢,但在不合并甲亢的甲状腺腺瘤和甲状腺癌术后不会发生甲状腺危象。

3. 自我形象紊乱　与甲状腺癌手术后造成的颈部外形改变有关。

【护理措施】

1. 术前护理　做好心理护理,减轻患者的焦虑和恐惧,过分紧张者遵医嘱给予镇静剂;指导手术体位练习;做好皮肤准备;床头备气管切开包和无菌手套;甲状腺癌根治术前遵医嘱做交叉配血。

2. 术后护理

(1) 体位:患者回病房后取平卧位。麻醉作用消失生命体征平稳后,改半卧位,以利引流和呼吸。

(2) 病情观察:监测生命体征,观察有无并发症表现,如呼吸困难或窒息、声音改变(嘶哑、音调降低或失声)、呛咳、手足抽搐等。对合并甲亢者,还应注意有无甲状腺危象表现,发生异常情况及时协助处理。

(3) 饮食和营养:同甲亢。但在甲状腺癌颈部淋巴结清扫术后,因手术创伤较大,患者全身和局部反应较重,多在术后 2~3d 才开始进食;不能进食期间,应遵医嘱补充水电解质和必需的营养素。

(4) 切口和引流管护理:观察敷料有无渗血,必要时予以更换;甲状腺癌术后引流管接负压吸引,观察引流液的量和性质,一般术后 48h 拔除。

(5) 术后并发症护理:参见本章第一节　甲状腺功能亢进。

(6) 特殊用药:甲状腺全切除术后,应遵医嘱给予甲状腺素制剂进行替代疗法。

3. 健康教育　①功能锻炼:在切口愈合后开始肩关节和颈部的功能锻炼,坚持 3 个月,以促进颈肩部功能恢复。②掩饰颈部形态缺陷:选择高领衣服或扎丝巾等遮掩颈部,掩饰颈部形态缺陷。③定期复诊:遵医嘱定期复诊,术后随访期限在 10 年以上;还应经常自行颈部检查,如发现肿块或结节应及时复查。④指导用药:甲状腺全切除术后,应遵医嘱终身服用甲状腺素制剂做替代疗法,服药期间若出现心慌、手颤或倦怠、无力、怕热等症状,应考虑药物过量或药量不足,应及时到医院检查,并接受有关处理。

第三节　单纯性甲状腺肿

在我国,单纯性甲状腺肿(simple goiter)多见于云贵高原和陕西、山西、宁夏等省份和地区,因高原、山区土壤中的碘盐被冲洗流失,食物或饮水中含碘不足,继而引起甲状腺肿大,故又称地方性甲状腺肿(endemic goiter)。本病多见于女性,大多数仅表现为甲状腺肿大而无其他症状,少数结节性甲状腺肿可引起继发性甲状腺功能亢进或癌变而出现相应的症状和体征。

【病因病理】

1. 合成甲状腺素原料(碘)缺乏　碘摄入不足是引起单纯性甲状腺肿的主要原因。由于合成甲状腺素的原料(碘)不足,不能合成足够量的甲状腺激素,反馈性的引起垂体促甲状腺激素(TSH)过多分泌,从而刺激甲状腺增生和代偿性肿大。初期,因缺碘的时间短,增生、扩张的滤泡较为均匀地散布在腺体各部,形成弥漫性甲状腺肿;以后,随着缺碘时间的延长,病变继续发展,扩展的滤泡便聚集成多个大小不等的结节,形成结节性甲状腺肿(nodular goiter)。有的结节因长期血液供应不良可发生退行性改变,发生囊肿或纤维化、钙化等改变。

2. 甲状腺激素需要量增加   青春期、妊娠期、哺乳期和绝经期的妇女,对甲状腺激素的需要量暂时性增高,也可反馈性地引起垂体促甲状腺激素过多分泌,引起弥漫性甲状腺肿,这是一种生理现象,故称为生理性甲状腺肿,可随上述生理时期的度过而自行缩小。

3. 甲状腺激素合成和分泌障碍   部分单纯性甲状腺肿是由于甲状腺激素合成和分泌过程中某一环节障碍所致,由于血液中甲状腺素减少,引起垂体促甲状腺激素分泌增多,导致甲状腺肿大。

【临床表现】

主要表现为甲状腺肿大及邻近器官受压症状。

1. 甲状腺肿大   早期,双侧甲状腺呈对称性、弥漫性肿大,质地柔软,表面光滑,肿大的腺体可随吞咽上下移动。随后,在肿大腺体的一侧或两侧可扪及多个(或单个)结节;囊肿样变的结节,可并发囊内出血,在短期内使腺体迅速增大。

2. 压迫症状   单纯性甲状腺肿体积较大时,可压迫邻近器官而出现相应的症状和体征。①压迫气管:较常见,可引起呼吸困难,尤以胸骨后甲状腺肿为明显,气管壁长期受压可致软化,引起窒息。②压迫食管:少见,仅见于胸骨后甲状腺肿,可引起吞咽不适感。③压迫颈深部大静脉:可引起头颈部血液回流障碍,见于位于胸廓上口的甲状腺肿,特别是胸骨后甲状腺肿,可出现面部青紫、肿胀、颈部和胸前部表浅静脉的明显扩张。④压迫喉返神经:可引起声带麻痹,出现声音嘶哑。⑤压迫颈交感神经节:可引起霍纳综合征。

3. 并发症   结节性甲状腺肿可继发甲状腺功能亢进,也可发生恶变。

【辅助检查】

1. B超检查   能客观、准确反映甲状腺大小,并能发现甲状腺较小结节及囊肿。

2. X线检查   可见颈部软组织肿大,部分可见甲状腺钙化影;巨大甲状腺肿可见气管移位、弯曲、狭窄及软化;胸骨后甲状腺肿可见纵隔增宽。

3. 放射性核素检查   摄 ^{131}I 率增高,但高峰常在 24h 或 24h 后出现,甲状腺激素抑制试验阳性。

4. CT 或 MRI   有助于了解巨大甲状腺肿和胸骨后甲状腺肿的形态、大小,以及腺肿与周围组织的关系。

【处理原则】

1. 非手术治疗   生理性甲状腺肿患者,应多食海带、紫菜等含碘丰富的食物。若年龄在 20 岁以下,可给予少量甲状腺素口服,每次 30~60mg,每日 2 次,3~6 个月为一疗程,以抑制腺垂体促甲状腺激素分泌,控制单纯性甲状腺肿。

2. 手术治疗   手术适应证:①压迫气管、食管、喉返神经或交感神经节而引起临床症状者;②胸骨后甲状腺肿;③巨大甲状腺肿,影响工作生活者;④结节性甲状腺肿继发有功能亢进者;⑤结节性甲状腺肿疑有恶变者。手术方式:甲状腺大部切除术。

【护理诊断】

1. 焦虑   与颈部肿块性质不明,担心手术及预后有关。

2. 潜在并发症:呼吸困难和窒息、喉返神经损伤、喉上神经损伤、手足抽搐等。

3. 自我形象紊乱   与甲状腺肿手术后造成的颈部外形改变有关。

【护理措施】

1. 术前和术后护理   参见本章第一节   甲状腺功能亢进。

2. 健康教育   加强宣传在甲状腺肿流行地区推广食用加碘食盐的重要性。从 2000 年 10 月 1 日起,我国食盐中加碘含量调整为每千克食盐含碘量 0.035g(相当于碘酸钾 0.06g)。女性在青春期、妊娠期、哺乳期、更年期,应多食海带、紫菜等含碘丰富的食物。服用甲状腺素治疗的患者,应告知其严格遵医嘱按疗程用药,若在服药过程中出现心动过速、食欲亢进、腹泻、出汗、呼吸急促等症状,应及时到医院就诊。

（张传坤）

思维导图

自测题

? 思考题

结合导入情境与思考的案例回答下列问题:
1. 如该患者需要手术治疗,如何进行术前术后相关护理?
2. 该患者手术后可能会出现哪些并发症?

第十七章

乳房疾病患者的护理

第十七章
课件

导入情境与思考

黄女士，45 岁。患者 3 年前无明显诱因发现左侧乳房肿物，位于乳腺外上象限。活动良好，质韧，轻触痛，与周围皮肤组织无粘连。乳腺皮肤正常，无橘皮样改变。乳头正常，无乳头溢液，无乳头凹陷。近一年增大明显，同时出现疼痛。自发病以来患者精神、饮食正常，大便、小便正常。

月经婚育史：11 岁初潮，月经周期 7d，间隔 28~30d，量中等。G_2P_1，27 岁顺产一女，未母乳喂养，女儿体健。

体格检查：T 36.4℃，P 82 次 /min，R 19 次 /min，BP 100/70mmHg。

辅助检查：乳腺钼靶、乳腺彩超检查示乳腺癌。

请思考：

1. 护士应从哪些方面评估患者？

2. 如何针对该患者现存问题进行护理？

乳房疾病是女性的常见病，是危害女性身心健康的主要疾病，包括急性乳腺炎、乳腺癌、乳腺囊性增生病、乳房纤维腺瘤、乳管内乳头状瘤等，其中乳腺癌的发病率占妇女恶性肿瘤的第 1 位。各种疾病的发病病因、发病年龄、表现特点、处理原则和护理措施不尽相同,本章将分别讲解以上疾病患者的护理。

【解剖概要】

成年妇女乳房是两个半球形的性征器官,位于胸大肌浅表,约在第2肋和第6肋骨水平的浅筋膜浅、深层之间。乳房外上方形成乳腺腋尾部伸向腋窝。乳头位于乳房中心,周围的色素沉着区称为乳晕。

乳腺每侧有15~20个腺叶,每一个腺叶分成很多腺小叶,腺小叶由小乳管和腺泡组成,是乳腺的基本单位。每一个腺叶有其单独的导管(乳管),腺叶和乳管均以乳头为中心呈放射状排列。小乳管汇至乳管,乳管开口于乳头。乳管靠近开口的1/3段略为膨大,是乳管内乳头状瘤的好发部位。腺叶间有许多与皮肤垂直的纤维束,上连皮肤及浅筋膜浅层,下连浅筋膜深层,称Cooper韧带(乳房悬韧带),有支持和固定乳房作用。

乳腺是许多内分泌腺的靶器官,其生理活动受垂体前叶、卵巢及肾上腺皮质等分泌的激素影响。在不同的年龄阶段,乳腺的生理状态在各种激素的影响下表现不同。

乳房的淋巴网丰富,其淋巴液输出有4个途径:①大部分淋巴液经胸大肌外侧缘淋巴管流至腋窝淋巴结,再流向锁骨下淋巴结,继之到锁骨上淋巴结;②部分乳房内侧的淋巴液通过肋间淋巴管流向胸骨旁淋巴结;③两侧乳房间皮下有交通淋巴网,一侧乳房淋巴液可流向对侧乳房;④乳房深部淋巴网可沿腹直肌鞘和肝镰状韧带的淋巴管流向肝。

目前,通常以胸小肌为标志,将腋区淋巴结分为3组:Ⅰ组腋下组,胸小肌外侧淋巴结,胸大、小肌间淋巴结也归本组;Ⅱ组即腋中(胸小肌后)组,包括胸小肌深面的腋静脉淋巴结;Ⅲ组即腋上(锁骨下)组,包括胸小肌内侧锁骨下静脉淋巴结。

第一节 急性乳腺炎

急性乳腺炎(acute mastitis)是指乳房的急性化脓性感染,患者多是产后哺乳期的妇女,尤以初产妇多见,常发生在产后3~4周,致病菌多为金黄色葡萄球菌。

【病因与发病机制】

除患者产后全身抵抗力下降以外,还与以下2方面因素有关:

1. 乳汁淤积 是急性乳腺炎的主要致病因素。乳汁是理想的培养基,乳汁淤积有利于入侵细菌的生长繁殖。引起乳汁淤积的原因有:①乳头发育不良(过小或内陷),妨碍正常哺乳;②乳汁过多或婴儿吸乳过少,以致乳汁排空不完全;③乳管不通,影响乳汁排出。

2. 细菌入侵 乳头破损或皲裂使细菌沿淋巴管入侵,是感染的主要途径;细菌也可直接侵入乳管,上行至腺小叶而致感染,多见于婴儿患口腔炎时或有口含乳头睡眠习惯者。金黄色葡萄球菌是主要致病菌。

【临床表现】

1. 局部表现 早期表现为患侧乳房胀痛,哺乳时更加剧烈。局部皮肤红、肿、热、痛,常伴患侧腋窝淋巴结肿大和触痛。炎性肿块数天后可形成脓肿(图17-1),脓肿可以是单房或多房性,浅部脓肿可有波动感。脓肿可向外破溃,也可穿至乳房与胸肌间的疏松组织中,形成乳房后脓肿。

2. 全身表现 可出现寒战、高热、脉率加快等全身症状,严重感染者可并发脓毒症。

【辅助检查】

1. 实验室检查 血常规可见白细胞计数及中性细粒细胞比例均升高。

2. B超检查 可确定有无脓肿及脓肿的大小、位置等。

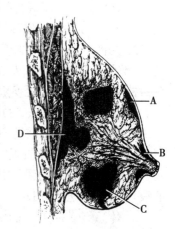

图17-1 乳房脓肿的位置
A. 表浅脓肿;B. 乳晕下脓肿;
C. 深部脓肿;D. 乳房后脓肿

3. 诊断性穿刺　在压痛最明显处进行穿刺,若抽出脓液,表示脓肿已经形成。脓液送细菌培养和药物敏感试验,以指导抗生素的选用。

【处理原则】

原则是控制感染、排空乳汁。早期呈蜂窝织炎表现而未形成脓肿前,应用抗菌药可获得良好的效果。脓肿形成之后,应及时行脓肿切开引流。

1. 非手术治疗

(1) 局部治疗:患侧乳房停止哺乳,并以吸乳器吸尽乳汁,促进乳汁通畅排出;局部热敷、药物外敷或理疗,以利早期炎症的消散;外敷药可用金黄散或鱼石脂软膏,局部皮肤水肿明显者可用 25% 硫酸镁溶液湿热敷。

(2) 抗生素治疗:早期、足量应用抗生素,一般先采取经验性用药,首选青霉素治疗。细菌培养结果出来后,再决定是否调整用药。应避免使用可经乳汁分泌的抗菌药物,如四环素、氨基糖苷类、磺胺药和甲硝唑等,以防对婴儿造成不良影响。

(3) 中医药治疗:服用蒲公英、野菊花等清热解毒的药物。

(4) 退乳:感染严重或脓肿切开引流后并发乳瘘者,应采取措施终止乳汁分泌。常用药物为溴隐亭、己烯雌酚等,也可用炒麦芽水煎服、芒硝外敷等。

2. 手术治疗　一旦形成脓肿,应及时切开引流。乳腺的每个腺叶都有其单独的乳管,切开引流时要注意切口的位置和方向,防止损伤乳管而形成乳瘘。乳房内脓肿做放射状切口;乳晕下脓肿沿乳晕边缘做弧形切口;深部脓肿或乳房后脓肿可沿乳房下缘做弧形切口,经乳房后间隙引流(图 17-2)。麻醉充分,切开后以手指轻轻分离脓肿的多房间隔,以利于引流。脓腔较大时,可在脓肿的最低部位另加切口做对口引流。

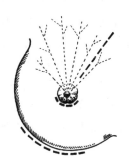

图 17-2　乳房脓肿的切口

【护理诊断 / 问题 】

1. 急性疼痛　与乳汁淤积、乳房急性炎症、手术切开引流等有关。

2. 体温过高　与细菌侵入、急性炎症反应毒素吸收有关。

3. 知识缺乏:缺乏急性乳腺炎的预防知识。

4. 潜在并发症:脓毒症、乳瘘等。

【护理措施】

(一)非手术治疗患者的护理

1. 缓解疼痛　①局部托起:宽松胸罩托起患乳。②热敷、药物外敷或理疗;促进局部血液循环和炎症消散。③严重者遵医嘱给予镇静止痛药物。

2. 局部护理　指导患者停止患侧乳房哺乳,并教会其使用吸奶器排空乳汁;局部给予硫酸镁湿热敷、外敷鱼石脂软膏或红外线灯照射等,并观察炎症消散情况。形成脓肿者,配合医生行切开引流,术后保持引流通畅,定时更换敷料。

3. 对症护理　高热者行物理降温或给予解热镇痛药等降温。

4. 排空乳汁　①鼓励哺乳者继续双侧乳房哺乳,若婴儿无法吸吮乳汁,遵医嘱暂停哺乳,用吸乳器吸出乳汁,防止乳汁淤积。②哺乳前温敷乳房。③婴儿吸吮间期,用手指从阻塞部位腺管上方向乳头方向轻轻按摩,帮助解除阻塞。④若痛感抑制喷乳反射,先喂健侧乳房,后喂患侧乳房。⑤交换不同的喂乳姿势,促进乳汁排出。

5. 休息与营养　注意休息,适当活动。指导患者多饮水,进食易消化和富含营养的饮食。对饮食不足者,遵医嘱行静脉输液。

6. 用药护理　遵医嘱给予抗菌药物和清热解毒类中药,注意观察药物疗效和不良反应。对需要终止乳汁分泌者,遵医嘱给予溴隐亭、己烯雌酚口服或苯甲酸雌二醇肌内注射,也可给炒麦芽水煎服或芒硝外敷等。

7. 病情观察 观察局部红、肿、热及压痛的情况,若有加重应注意有无脓肿形成,必要时行诊断穿刺;注意生命体征变化,检测白细胞计数及分类变化,必要时做血培养及药物敏感试验。观察发热、脉快、头痛、头晕、乏力等全身症状有无好转,若有脓毒症表现,应及时联系医生,并协助处理。

(二)手术后护理

观察脓肿切开引流的情况和愈合情况,注意观察引流脓液量、颜色及气味的变化;若发现伤口内有乳汁溢出,则表示发生了乳瘘,应及时联系医生应用退乳药物。

(三)健康教育

重点是急性乳腺炎的预防教育,关键在于避免乳汁淤积,防止乳头损伤,并保持其清洁,需加强孕期卫生宣教。

1. 纠正乳头内陷 乳头内陷者应于分娩前3~4个月开始每天挤捏、提拉乳头,也可用吸乳器吸引使其外突,利于日后哺乳,但有习惯性流产史的患者应慎用。

2. 保持局部清洁 妊娠后期应经常用温水清洗乳头,每次哺乳前后均需清洁乳头。

3. 正确哺乳 应按需哺乳,双侧乳房轮流哺乳,一侧乳房吸尽后再吸对侧乳房,必要时用吸乳器或手法按摩排空乳汁;哺乳时将乳头和整个乳晕送入婴儿口中;哺乳后用大拇指扳开婴儿下颌使空气进入婴儿口腔,负压消失后取出乳头和乳晕;哺乳后挤出少量乳汁涂于乳头和乳晕部,可减少乳头皲裂的机会;婴儿睡觉时应将乳头取出,避免养成含乳头入睡的不良习惯。

4. 治疗乳头破损或皲裂 可暂停哺乳,将乳汁挤出或用吸乳器吸出后喂哺婴儿。症状严重者,用温水清洗后可涂抹红霉素软膏治疗,待治愈后再行哺乳。

5. 防治婴儿口腔炎症 保持婴儿口腔卫生,预防或及时治疗婴儿口腔炎症。

6. 早发现早治疗 在指导母乳喂养时要告知哺乳期妇女,一旦发现乳房内有硬结并伴有红肿、疼痛时,提示可能存在乳腺炎,应及时到医院诊断和治疗。

第二节 乳 腺 癌

乳腺癌(breast cancer)是女性乳房最常见的恶性肿瘤之一。从世界范围来看,乳腺癌已经成为全球妇女首发的恶性肿瘤。在我国占全身各种恶性肿瘤的7%~10%,仅次于子宫颈癌,但近年乳腺癌的发病率呈上升趋势,在某些地区已居女性恶性肿瘤之首位,发病年龄以40~50岁居多。男性乳腺癌的发病率极低。

【病因与发病机制】

乳腺癌的病因尚不清楚。目前认为与以下因素有关:

1. 激素作用 乳腺是多种内分泌激素的靶器官,如雌激素、孕激素及泌乳素等,其中雌酮及雌二醇对乳腺癌的发病有直接关系。20岁以前本病少见,20岁以后发病率迅速上升,45~50岁较高,绝经后发病率继续上升,可能与年老者体内雌酮含量升高有关。

2. 家族史 与乳腺癌相关的基因,如p53基因、BRCA-1、BRCA-2等基因突变。一级亲属中有乳腺癌病史者,发病危险性是普通人群的2~3倍。

3. 月经及婚育史 如月经初潮年龄早、绝经年龄晚、不孕及初次足月产年龄较大者且未进行母乳喂养者发病机会增加。

4. 乳房良性疾病 与乳腺癌的关系尚有争论,多数认为乳腺小叶有上皮高度增生或不典型增生者可能与乳腺癌的发病有关。

5. 饮食与营养 营养过剩、肥胖、高脂饮食,可加强或延长雌激素对乳腺上皮细胞的刺激,从而增加发病机会。

6. 环境和生活方式 北美、北欧地区乳腺癌发病率约为亚、非、拉地区的4倍,而低发地区居民移居至高发地区后,第二、三代移民的乳腺癌发病率逐渐升高,提示环境和生活方式与乳腺癌的发病也有一定关系。

7. 其他因素　长期接触放射线、应用致癌药物等。

【病理】

1. 病理类型　乳腺癌有多种分型方法,目前国内多采用以下病理分型:

(1) 非浸润性癌:此型属早期,预后较好。包括:

1) 导管内癌:癌细胞未突破导管壁基底膜。

2) 小叶原位癌:癌细胞未突破末梢乳管或腺泡基底膜。

3) 乳头湿疹样乳腺癌:伴发浸润性癌者除外。

(2) 早期浸润性癌:此型仍属早期,预后较好。包括:

1) 早期浸润性导管癌:癌细胞突破管壁基底膜,开始向间质浸润。

2) 早期浸润性小叶癌:癌细胞突破末梢乳管或腺泡基底膜,开始向间质浸润,但仍局限于小叶内。

(3) 浸润性特殊癌:此型分化一般较高,预后尚好。包括乳头状癌、髓样癌(伴大量淋巴细胞浸润)、小管癌(高分化腺癌)、腺样囊性癌、黏液腺癌、大汗腺样癌、鳞状细胞癌等。

(4) 浸润性非特殊癌:最常见(占80%),包括浸润性小叶癌、浸润性导管癌、硬癌、髓样癌、单纯癌、腺癌等。此型一般分化低,预后较上述类型差,但判断预后尚需结合疾病分期等因素。

(5) 其他罕见癌:如炎性乳腺癌。

2. 转移途径

(1) 局部扩散:癌细胞沿导管或筋膜间隙蔓延,继而侵及 Cooper 韧带和皮肤。

(2) 淋巴转移:是最主要的转移途径。可循乳房淋巴液 4 条输出途径转移(图17-3)。

1) 乳房大部分淋巴液经胸大肌外侧缘淋巴管侵入同侧腋窝淋巴结,然后侵入锁骨下淋巴结以至锁骨上淋巴结,进而可通过胸导管(左)或右淋巴管侵入静脉血流而向远处转移。这是最常见的转移途径,根据我国各地乳腺癌术后病理检查结果显示,此途径转移率约为60%。

2) 来自乳房中央区和内侧的淋巴液,沿肋间隙流向胸骨旁淋巴结。并通过同样的途径侵入血流。原发病灶大多数在乳房内侧和中央区。

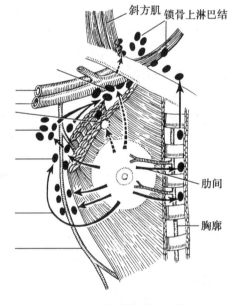

图 17-3　乳房的淋巴引流

3) 乳房深部淋巴网与腹直肌鞘和肝镰状韧带的淋巴管相通,可直接进入肝脏。

4) 两侧乳房皮下有淋巴管互相交通,并与胸壁、颈部、腹壁的皮下淋巴网有广泛联系,一侧乳房淋巴液不仅可以流向对侧乳房,还可以流向对侧腋窝,甚至达双侧腹股沟淋巴结。

(3) 血行转移:癌细胞可经淋巴途径进入静脉,也可以直接侵入血循环而发生远处转移。有些早期乳腺癌已有血行转移。最常见的远处转移依次为肺、脑、骨(椎骨、骨盆、股骨等)和肝。

【临床表现】

1. 早期表现　乳房肿块是乳腺癌最常见的首发症状,早期为无痛性单发的乳房小肿块,患者常在无意中发现,乳房的外上象限是乳腺癌的好发部位,其次为内上、内下及外下象限。质地较硬,表面不光滑,与周围组织分界不清,不易被推动。肿块增大后,乳房局部可见隆起。

2. 晚期表现

(1) 局部浸润症状

1) 肿块固定:晚期癌肿可侵入胸筋膜、胸肌,肿块固定于胸壁而不易推动。

2）卫星结节、铠甲胸：若癌细胞侵入大片乳房皮肤,可出现多个坚硬小结或条索,卫星样围绕原发病灶,俗称"卫星结节"。卫星结节可以彼此融合成片,并可延伸至背部及对侧胸壁,使胸壁紧缩呈铠甲状,呼吸受限,俗称"铠甲胸"。

3）皮肤破溃：癌肿处皮肤有时可破溃而形成溃疡,常伴有恶臭味,且易出血。

（2）乳房外形改变：会出现"酒窝征、橘皮样改变、乳头异常"（图 17-4）。随肿瘤增大,肿瘤侵及乳房悬韧带（Cooper 韧带）,可使其缩短并向内牵拉表面皮肤,致使局部形成凹陷,形成"酒窝征"。若癌细胞堵塞皮下淋巴管,可致淋巴回流障碍,出现真皮因毛囊所在部位与深部组织连接紧密而呈现出点状凹陷、即"橘皮样"改变。若癌肿邻近乳头或乳晕,可侵及乳管并使之收缩,因而可以出现乳头偏向癌肿侧或乳头扁平、回缩、内陷等体征。

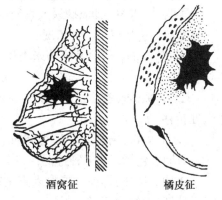

酒窝征　　　　橘皮征

图 17-4　乳房外形的改变

（3）全身症状：可出现消瘦、乏力、贫血、发热等恶病质表现。

3. 转移征象　①淋巴转移：最初多见于患侧腋窝,有少数散在的淋巴结肿大,质硬、无痛、可被推动,逐渐增多融合成团,甚至与周围皮肤或深部组织粘连。②血运转移：可转移至肺、骨、肝,并出现相应症状。如肺转移可出现胸痛、气急,骨转移出现局部疼痛,肝转移出现肝大、黄疸。

4. 特殊类型乳癌的表现

（1）炎性乳癌（inflammatory breast carcinoma）：少见。特点是发展迅速,转移早、预后差。多发于年轻妇女,尤其是妊娠和哺乳期妇女。患乳明显增大发硬,局部皮肤水肿、发红、发热,犹如急性炎症,但无明显肿块。开始病变范围比较局限,但可迅速扩展,并可累及对侧乳房。

（2）乳头湿疹样癌（eczematous carcinoma of nippla）：乳头有瘙痒、烧灼感,乳头和乳晕皮肤发红、粗糙、潮湿、糜烂如湿疹样,进而可形成溃疡,有时覆盖黄褐色鳞屑样痂皮,病变皮肤较硬。部分患者于乳晕区可扪及肿块。恶性程度低,发展慢,晚期发生腋窝淋巴结转移。

【辅助检查】

1. 影像学检查

（1）X 线：常用钼靶 X 线摄片（radiography with molybdenum target tube）、干板照相。钼靶 X 线摄片可作为普查方法,是早期发现乳腺癌最有效的方法。乳腺 X 线表现为密度增高的肿块影,边界不规则或成毛刺状,或见颗粒细小、密集的钙化点。干板照相对钙化点的分辨率较高,但 X 线剂量较大。

（2）B 超：能清晰显示乳房各层次软组织结构及肿块的形态和质地。主要用来鉴别囊性或实性病灶,结合彩色多普勒检查观察血液供应情况,可提高判断的敏感性,为肿瘤的定性诊断提供依据。

（3）磁共振：能三维立体观察病变,不仅能够提供病灶形态学特征,而且运用动态增强还能提供病灶的血流动力学情况。在国内外一些大城市已经广泛应用于乳腺癌的早期诊断。浸润癌表现为形状不规则的星芒状、蟹足样阴影,与周围组织间分界不清,边缘有毛刺。

2. 活组织病理检查　常用方法有空芯针穿刺活检技术,麦默通旋切术活检和细针针吸细胞学检查。前两者病理诊断正确率为 90%~97%,细针针吸细胞学检查确诊率为 70%~90%。疑为乳腺癌者,还可做冰冻活检和快速病理检查。乳头糜烂者疑为湿疹样乳腺癌者,可做乳头糜烂部刮片或印片细胞学检查。

3. 肿瘤标志物检查　乳癌的标志物有癌胚抗原、铁蛋白、乳清蛋白、p53 基因及蛋白产物等,它们存在于细胞、血液和体液中,对早期乳腺癌的诊断均有一定的价值,但其特异性不强,不能作为确诊乳腺癌的指标。联合应用多项标志物检查,可以提高早期乳腺癌的敏感性和特异性。

【乳腺癌的分期】

乳腺癌分期方法较多,目前多采用国际抗癌协会（UICC）建议的 T（原发肿瘤）、N（区域淋巴结）、M

(远处转移)分期法。以临床检查为依据,将 T、N、M 组合,提出以下临床分期,术后需结合病理检查结果进行校正。

0 期 $TisN_0M_0$,即原位癌(非浸润性癌及未查到肿块的乳头湿疹样乳腺癌)。

Ⅰ期 $T_1N_0M_0$,即癌瘤最大直径≤2cm,同侧腋窝无肿大淋巴结,无远处转移。

Ⅱ期 包括以下 3 种情况:

(1) $T_{0-1}N_1M_0$:即原发癌瘤未查出或癌瘤最大直径≤2cm,同侧腋窝有肿大淋巴结、尚可活动,无远处转移。

(2) $T_2N_{0-1}M_0$:癌瘤最大直径 >2cm,≤5cm,同侧腋窝无肿大淋巴结或有肿大淋巴结、尚可活动,无远处转移。

(3) $T_3N_0M_0$:癌瘤最大直径 >5cm,同侧腋窝无肿大淋巴结,无远处转移。

Ⅲ期 包括以下 4 种情况:

(1) $T_{0-2}N_2M_0$:即原发癌瘤未查出或癌瘤最大直径≤5cm,同侧腋窝肿大淋巴结互相融合或与周围组织粘连,无远处转移。

(2) $T_3N_{1-2}M_0$:即癌瘤最大直径 >5cm,同侧腋窝有肿大淋巴结,无远处转移。

(3) T_4 任何 NM_0:即肿瘤大小不计,但侵犯胸壁或皮肤,同侧腋窝有或无肿大淋巴结,无远处转移。

(4) 任何 TN_3M_0:即无论有无原发癌瘤,有同侧胸骨旁和锁骨上淋巴结转移,无远处转移。

Ⅳ期 包括 M_1 的任何 TN,即有远处转移,而无论有无原发癌瘤和同侧腋窝肿大淋巴结。

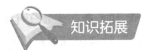

前哨淋巴结活检

前哨淋巴结活检(sentinel lymph node biopsy)是 20 世纪 90 年代乳腺外科的一个重要进展。前哨淋巴结指患侧腋窝中接受乳腺癌淋巴引流的第 1 站淋巴结,可用示踪剂显示后切除活检,根据前哨淋巴结的病理结果预测腋淋巴结是否有肿瘤转移,结果阳性者需做腋淋巴结清扫,阴性者可不做。前哨淋巴结活检适用于临床淋巴结阴性的乳腺癌患者,对临床Ⅰ期病例其准确性更高。

【处理原则】

手术是乳腺癌的主要治疗方法之一,还有辅助化学药物、内分泌、放射、免疫生物治疗等。

1. 手术治疗 对病灶局限于局部及区域淋巴结的患者,手术治疗是首选。手术适应证为 TNM 分期 0 期、Ⅰ期、Ⅱ期及部分Ⅲ期的患者。禁忌证为远处转移、全身情况差、主要脏器有严重疾病、年老体弱不能耐受手术的患者。常用术式如下:

(1) 乳腺癌根治术(radical mastectomy):行包括整个乳房、胸大肌、胸小肌、腋窝及锁骨下淋巴结的整块切除。适用于Ⅱ期及部分Ⅲ期的患者。现在已很少用。

(2) 乳腺癌扩大根治术(extensive radical mastectomy):在上述根治术的基础上,同时切除胸廓内动、静脉及其周围的淋巴结(即胸骨旁淋巴结)适用于癌肿位于乳房内侧象限,无远处转移的患者。现已少用。

(3) 乳腺癌改良根治术(modified radical mastectomy):有 2 种术式即保留胸大肌、切除胸小肌或者保留胸大、小肌,清除淋巴结。术后对胸廓的外观影响较小。适用于Ⅰ、Ⅱ期的患者,术后生存率与乳腺癌根治术无明显差异,目前已成为常用的手术方式。

(4) 全乳房切除术(total mastectomy):手术范围需切除整个乳腺,包括腋尾部及胸大肌筋膜。适用于原位癌、微小癌及年老体弱不宜行根治术者。

（5）保留乳房的乳腺癌切除术（lumpectomy and axillary dissection）：手术完整切除肿块并包括适量正常乳腺的组织，并行腋淋巴结清扫，确保切除标本边缘无肿瘤细胞浸润。适用于Ⅰ、Ⅱ期乳腺癌，且乳房有适当体积，术后能保持外观效果的患者。术后必须辅以放射治疗或化学治疗。

（6）乳腺癌术后的乳房重建：又称乳房再造术，是指利用自身组织移植或乳房假体来重建因行乳房切除术后的胸壁畸形和乳房缺损。

2. 非手术治疗

（1）化学治疗：乳腺癌是实体瘤中应用化疗最有效的肿瘤之一，化疗在整个治疗中占有重要的地位。浸润性乳腺癌伴腋淋巴结转移者是应用辅助化疗的指征。包括：①新辅助化疗（亦称术前化疗），指在手术治疗前以全身化疗作为乳腺癌的第一步治疗，肿块缩小或消失再行手术治疗。②术后辅助化疗，一般主张术后早期、联合化疗，辅助化疗应达到一定剂量，治疗期不宜过长，以6个月左右为宜，可达到杀灭亚临床转移灶的目的。化疗期间应定期检查血常规及肝、肾功能。应用阿奇霉素者要注意心脏毒性。

（2）内分泌治疗：适用于激素依赖性肿瘤，即癌细胞中雌激素受体（ER）含量高的乳腺癌。因此，术后应对手术标本测定雌激素受体和孕激素受体（PR），对激素受体阳性者优先应用内分泌治疗。阴性者，优先应用化学药物治疗，内分泌治疗常用的药物主要有以下2类：

1）抗雌激素药物：最常用的是他莫昔芬（三苯氧胺），其结构式与雌激素相似，可在靶器官内与雌二醇争夺雌激素受体，从而影响DNA基因转录，抑制肿瘤细胞生长，降低乳癌术后复发率和转移率，对雌激素受体阳性、孕激素受体阳性的绝经后妇女尤为明显，同时可减少对侧乳腺癌的发生率。治疗时间为5~10年，主要用于绝经前的女性患者。该药安全有效，其副作用有潮热、恶心、呕吐、静脉血栓形成、眼部副作用，阴道干燥或分泌物多等。

2）芳香化酶抑制剂：绝经前妇女卵巢是产生雌激素的主要部位，绝经后妇女雌激素主要来自肾上腺产生的睾酮，及少量由脂肪、肌肉、肝脏产生的雄性物质经芳香化酶转化生成。芳香化酶是雌激素合成中的限速酶，这类药物能抑制肾上腺分泌的雄激素转变为雌激素过程中的芳香化环节，从而降低雌二醇，达到治疗乳腺癌的目的。是绝经后激素依赖性乳腺癌的主要内分泌疗法。芳香化酶抑制剂主要有2类：①非甾体类芳香化酶抑制剂阿那曲唑或来曲唑；②甾体类芳香化酶抑制剂依西美坦。长期服用可引起骨质疏松、关节疼痛、潮热和阴道干燥等不良反应，需积极预防和处理以提高患者的药物耐受性。

（3）放射治疗：是乳腺癌局部治疗的重要手段之一。在保留乳房的乳腺癌手术后，放射治疗是重要组成部分。单纯乳房切除术后可根据患者年龄、疾病分期分类等情况，决定是否应用放射治疗。目前根治术后不做常规放射治疗，而对复发高危病例，放射治疗可降低局部复发率，提高生存质量。

（4）生物治疗：近年临床上已逐渐推广使用的曲妥珠单抗注射液，它是一种在细胞外能直接对抗C-erbB-2蛋白的人-鼠单克隆抗体，通过转基因技术制备，对C-erbB-2过度表达的乳腺癌有一定效果，特别是对化疗无效者也能有部分的疗效。目前推荐的治疗时间为1年。

【护理评估】

（一）术前评估

1. 健康史

（1）一般情况：年龄、性别、婚姻、职业、是否肥胖、有无不良饮食习惯、居住环境、有无长期使用激素类美容化妆品或药物等。

（2）既往史：月经史、婚育史、哺乳史、既往是否患有乳房良性肿瘤。

（3）有无乳腺癌家族史等。

2. 身体状况

（1）局部：①乳房外形，了解两侧乳房的形状、大小是否对称；乳房皮肤有无红肿、局限性隆起、凹陷及橘皮样改变；乳头和乳晕有无糜烂，乳头是否在同一水平，近期有无一侧乳头内陷或偏向一侧，有无溢液及溢液的性质;乳房浅表静脉是否扩张。②乳房肿块,了解乳房肿块的位置、大小、光滑度、活动度、边界是否清楚,肿块与深部组织的关系。

(2) 全身:①了解有无腋窝淋巴结及其他部位淋巴结的肿大,淋巴结的位置、大小、数目、质地、活动度。②了解有无肺、骨、肝等远处转移的症状和体征。③了解患者全身营养状况及心、肺、肝、肾等重要脏器的功能状态。

3. 辅助检查　了解 X 线检查、B 超检查、病理学检查等结果,以明确乳腺癌的部位、类型和分期。

4. 心理、社会状况　了解患者对诊断、预后、术前准备、拟采取的手术方式与术后康复锻炼的知晓程度;对手术、化疗、放疗及内分泌治疗的态度;了解患者的心理反应和心理承受能力,有无对疾病本身及术后外形改变的焦虑、恐惧等;了解家庭对患者的支持程度及经济承受能力等。

(二) 术后评估

1. 术中情况　评估麻醉和手术方法,以正确估计术后可能发生的并发症;了解病变组织切除情况、术中出血、补液、输血情况和术后诊断。

2. 身体状况　评估生命体征是否平稳,患者是否清醒,有无烦躁、面色苍白、皮肤湿冷、呼吸急促、脉快等异常表现;胸部弹力绷带是否包扎过紧,有无呼吸困难等。了解术后皮瓣和切口愈合情况,有无皮下积液,患侧上肢有无水肿、肢端血液循环障碍等情况;评估患者疼痛的部位、性质、评分、持续时间、伴随症状等;了解患肢功能锻炼计划的实施及肢体功能恢复的情况;了解患者对康复期保健和疾病相关知识的认知程度,评估有无并发症的发生。

3. 心理、社会状况　了解患者手术后有无紧张、焦虑、抑郁、恐惧等,对手术效果的期待及家庭支持的程度等;患肢康复训练和早期活动是否配合,对出院后的治疗是否清楚。

【护理诊断 / 问题】

1. 焦虑　与担心麻醉、手术风险、术后外形改变、对疾病预后缺乏了解、对治疗缺乏信心等有关。

2. 自我形象紊乱　与乳房切除后失去女性第二性征、术后瘢痕形成、放疗或化疗后脱发等有关。

3. 躯体移动障碍　与手术切除胸肌、术侧上肢淋巴水肿、手术瘢痕萎缩等有关。

4. 知识缺乏:缺乏手术后上肢功能锻炼和乳房自我检查等知识。

5. 睡眠障碍　与不适应环境改变及担心手术有关。

6. 有皮肤完整性受损的危险　与留置引流管、患肢上侧淋巴液引流不畅、头静脉被结扎、腋静脉栓塞、或感染有关。

7. 潜在并发症:切口皮瓣下积液、皮瓣坏死、切口感染、术侧上肢水肿、气胸等。

【护理目标】

1. 患者焦虑程度减轻。

2. 患者能正确认识并积极面对乳房缺失后的形体改变。

3. 患者术侧上肢逐渐恢复全范围关节活动。

4. 患者学会术后术侧上肢功能锻炼的方法和乳房自我检查的方法。

5. 潜在并发症得以预防或发生时得到及时处理。

【护理措施】

(一) 术前护理

1. 心理护理　患者面对恶性肿瘤对生命的威胁、不确定疾病的预后、乳房缺失导致外形受损、各种复杂而痛苦的治疗(手术、化疗、放疗、内分泌治疗等)、婚姻生活可能受到影响等问题容易产生焦虑、恐惧等心理反应。应关心、尊重和体谅患者,细心观察患者的反应,鼓励其表达自己的想法、感受和担心的问题,根据患者的需求做好有关解释和说明,如乳房切除术后胸部缺陷的改善方法、化疗或放疗后脱发的掩饰措施等,给予心理支持,减轻其心理压力,增强战胜疾病的信心,能以积极的态度配合治疗和护理。同时关注家属的心理反应,特别是已婚妇女,丈夫的理解、支持和关心至关重要,故需对其丈夫进行心理辅导,让其了解手术的重要性和必要性,使其能从语言、行为、感情等方面给妻子以鼓励和支持,并积极接受妻子术后身体形象的变化,帮助妻子以良好的心态面对疾病,积极配合治疗和护理。

2. 终止哺乳和妊娠 减轻激素作用。

3. 术前准备 改善患者的营养状况,配合全面体格检查,按常规做好各项术前准备。对手术范围大、估计需要植皮的患者,除常规备皮外,同时做好供皮区(如腹部或同侧大腿区)的皮肤准备。乳房皮肤溃疡者,术前每天换药至创面好转;乳头凹陷者应清洁局部。如果有青霉素、普鲁卡因等药物过敏史的患者应及时告知医生,防止再次做过敏试验时发生过敏。术前教会患者腹式呼吸、咳痰、变换体位等,手术晨留置尿管。

(二)术后护理

1. 安置卧位 患者回病房后根据麻醉方法安置卧位,待麻醉作用消失、血压平稳后可取半卧位,术侧上肢屈肘或自由放置,以枕头支撑前臂和手。

2. 病情观察 监测生命体征,若出现血压下降、脉搏加快,应检查切口有无渗血,必要时协助局部加压包扎止血并予以记录;若患者感到胸闷、呼吸困难,应检查是否包扎过紧或术中损伤胸膜,导致气胸,一旦怀疑上述情况,及时联系医生,并协助处理;若体温升高,应注意有无切口或肺部感染,必要时遵医嘱给予抗菌药物。

3. 饮食护理 术后6h,患者意识清醒,无恶心、呕吐等麻醉反应。即可给予正常饮食。但对全身反应较重的患者,应禁食1~2d逐步恢复正常饮食。

4. 疼痛护理 了解患者疼痛的部位、性质、发生时间,认真倾听;严密观察患者疼痛的情况,判断疼痛产生的原因;指导患者疼痛时学会分散注意力,避免患肢长时间下垂;给予疾病相关知识宣教;必要时遵医嘱指导患者用药,观察药物疗效及不良反应。

5. 伤口护理 ①有效包扎:手术部位用弹力绷带加压包扎,使皮瓣紧贴胸壁,以防止皮瓣下积液、积气。包扎松紧度以能容纳一个手指,维持正常血运,不影响呼吸为宜。绷带加压包扎一般维持7~10d,包扎期间告知患者不能自行松解绷带,瘙痒时不能将手指伸入敷料下搔抓。若绷带松脱,应及时重新加压包扎。②观察切口:观察切口敷料有无渗血、渗液,一般术后3~4d更换敷料。③观察皮瓣:注意皮瓣颜色及创面愈合情况,通常皮瓣的温度较健侧略低,颜色红润,并与胸壁紧贴;若颜色暗红,提示血液循环欠佳,皮瓣有可能坏死,应报告医生并及时协助处理;若皮瓣下积血、积液,可配合医生在无菌条件下进行穿刺抽吸后加压包扎;若皮瓣边缘坏死,应予剪除、定时换药,待其愈合或待肉芽组织生长良好后再行植皮。④观察患肢:观察术侧上肢远端的感觉和血液循环情况,若出现皮肤发绀、感觉异常、皮温降低、动脉搏动不能扪及等,提示包扎过紧,腋部血管受压,肢端血液循环不畅应及时与医生沟通调整绷带松紧度。

6. 引流管护理 乳腺癌根治术后,由于淋巴结清扫,大量淋巴管断裂,使淋巴液积聚于皮下,同时手术时的渗血也积聚于皮下,因此皮瓣下常规放置引流管并连接负压引流装置,也可连接墙壁负压装置,可及时、有效吸出残腔内的积液、积血,使皮肤紧贴胸壁,从而利于皮瓣愈合。

(1)保持有效负压吸引:乳腺癌切除术后,皮瓣下常规放置引流管并接负压吸引,负压吸引的压力大小要适宜,负压过高可导致引流管瘪陷,引流不通畅;过低则不能有效引流,易致皮下积液、积血;若引流管外形无改变,但未闻及负压抽吸声,应观察连接是否紧密,压力是否适当。

(2)妥善固定引流管:引流管的长度要适宜,患者卧床时将其固定于床旁,起床时固定于上衣。

(3)保持引流通畅:防止引流管折叠、扭曲、受压,定时挤捏引流管;若发现局部有积液,皮瓣不能紧贴胸壁且有波动感,应及时联系医生处理。翻身的幅度不宜过大,以防引流管滑脱。

(4)观察引流液:观察引流液的颜色、性质和量,一般术后1~2d,每日引流血性液50~200ml,以后颜色逐渐变浅、减少。若发现手术后引流出大量鲜红色液体或24h引流量>500ml,则为活动性出血,需及时通知医生,并配合医生进行处理。

(5)拔管:若引流液转为淡黄色,连续3d每日量少于10~15ml,创面与皮肤紧贴,皮瓣下无积血、积液,手指按压伤口周围无空虚感,即可考虑拔管;若拔管后仍有皮下积液,可在严格消毒后抽液并局部加压包扎。

7. 预防术侧上肢水肿 术侧上肢水肿主要与以下原因有关:①大范围腋窝淋巴结的清扫、头静脉被结扎、腋静脉栓塞等导致上肢淋巴回流不畅、静脉回流障碍。②腋部积液或感染所致的局部纤维化、瘢痕形成。③术后锁骨上、下区及腋区的放射治疗,引起局部水肿、纤维结缔组织增生、纤维化等。护理措施如下:

(1) 保护术侧上肢:禁止在术侧上肢测血压、静脉采血、静脉注射或皮下注射等。需要他人搀扶时只能扶健侧,以防腋窝皮瓣滑动而影响愈合。避免术侧上肢下垂、过度负重或外伤。穿着宽松的上衣。休息和睡眠时,需避免术侧上肢受压,侧卧时应侧向健侧。

(2) 抬高术侧上肢:平卧时术侧上肢用垫枕抬高 10°~15°,肘关节轻度屈曲。半卧位时屈肘 90° 放于胸腹部;下床活动时术侧手臂用吊带悬吊或用健侧手托扶于胸前。

(3) 术侧上肢按摩和运动:对术侧上肢进行由远端向近端的按摩,并指导患者进行握拳、屈伸腕和肘关节运动,深呼吸运动改变胸膜腔内压,引起膈肌和肋间肌的运动等以促进淋巴回流。

(4) 对症处理:肢体肿胀严重者,可用弹力绷带包扎或穿弹力袖以促进淋巴回流。局部感染者应及时用抗生素治疗。

8. 指导患侧上肢功能锻炼 乳腺癌根治术切除了与肩关节活动有密切关系的胸部肌肉、筋膜和皮肤,可影响患侧肩关节活动,如不及时进行功能锻炼可发生关节囊挛缩,形成"冰冻肩"。术后加强肩关节活动可增强肌肉力量,松解和预防粘连,最大程度的恢复肩关节的活动范围。为减少和避免术后残疾,应鼓励和协助患者尽早开始患侧上肢功能锻炼。

(1) 锻炼方法:①术后当日进行手指和腕部活动,可作伸指、握拳,屈腕等锻炼。②1~3d 进行上肢肌肉等长收缩,利用肌肉泵作用促进血液和淋巴回流,可用健侧或他人协助患侧上肢进行肘关节屈伸等锻炼,逐步过渡到肩关节的小范围屈伸运动、前屈不超过 30°、后伸不超过 15°,患者可以自己用手进食,但不可外展肩关节、拿重物或以术侧上肢支撑身体重量起床等。③术后 4~7d 后可增加活动量,鼓励患者用术侧手进行刷牙、梳头、洗脸等活动,并逐渐增加肩关节的屈伸运动范围,如用术侧手触摸对侧肩部及同侧耳朵的锻炼。④术后 1 周皮瓣基本愈合后,开始做以肩关节为中心,前后摆臂的锻炼;术后 10d 左右皮瓣与胸壁黏附已较牢固,可增加活动幅度,循序渐进的做如抬高患肢(将患侧肘关节屈曲、手掌置于对侧肩部,直至患侧肘关节与肩平)、手指爬墙(每日标记高度,逐渐增加幅度,直至患侧手指能高举过头)、梳头(以患侧手越过头顶梳对侧头发、扪及对侧耳朵)等锻炼;术后 2 周可增加抗阻力活动和器械活动,进行全范围的肩关节功能锻炼。术后 7d 内不上举,10d 内不外展肩关节,不以患侧肢体支撑身体以防影响皮瓣愈合(图 17-5,见文末彩插)。

(2) 注意事项:①锻炼强度和活动范围应逐渐增大,先易后难,循序渐进。开始锻炼可先用健侧上肢带动患侧,出现疼痛时适当休息或做几次深呼吸,然后继续锻炼。避免他人强力牵拉,以防造成损伤。②指导患者做患侧上肢功能锻炼时应根据实际情况决定锻炼次数,一般以每日 3~4 次、每次 20~30min 为宜,锻炼内容逐渐增加,需坚持 6 个月 ~1 年。③注重日常生活功能性锻炼,开始可以健侧上肢为主,患侧上肢为辅,以后逐渐增加患侧上肢的功能性应用,直至功能恢复满意为止。

9. 心理护理 术后继续给予患者及家属心理上的支持,鼓励患者以积极的心态面对形象上的改变,促进患者身心康复。

(三)其他治疗的护理

化疗、放疗、激素治疗、生物治疗等护理,参见第十一章 肿瘤患者的护理。

(四)健康教育

1. 普及乳房自我检查知识 定期的乳房自我检查有助于及早发现乳房的病变。20岁以上的妇女,特别是高危人群应每月进行 1 次乳房自我检查。乳房切除术后患者应每月行对侧乳房检查,并注意手术侧局部有无复发征象。检查时间最好选在月经周期的

文档:乳腺癌的
筛查

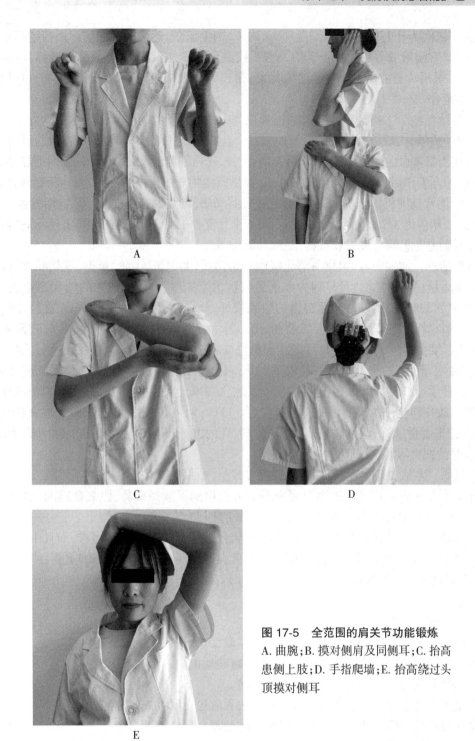

图 17-5 全范围的肩关节功能锻炼
A. 曲腕;B. 摸对侧肩及同侧耳;C. 抬高
患侧上肢;D. 手指爬墙;E. 抬高绕过头
顶摸对侧耳

7~10d,此时乳房最松弛,病变容易被检出;已经绝经的妇女应每月固定时间检查。40 岁以上女性或乳腺癌术后患者每年还应行钼靶 X 线摄片。

(1) 视诊:脱去上衣,站在镜前取各种姿势(两臂上举或放松垂于身体两侧、双手上举抱头或两手叉腰并向前弯腰),观察两侧乳房大小和外形是否对称,有无局部隆起;两侧乳头是否同高,有无回缩、凹陷、偏斜等;乳头和乳晕有无糜烂、结痂、溃疡等;乳房皮肤有无凹陷或橘皮样改变等异常。

(2) 触诊:乳房较小者平卧,乳房较大者仰卧肩下垫薄枕,将手臂置于头下进行触诊。一侧手示指、中指和无名指并拢,用指腹在对侧乳房上进行环形触摸,要有一定的压力,不要用手抓捏。从乳房外上象限开始检查,依次为外上(包括腋尾部)、外下、内下、内上象限,然后为中央区。用拇指和示指挤捏乳头。观察有无异常溢液或分泌物。正常的为透明或白色液体,出现铁锈色或脓性液体,应及时到医院做进一步检查。最后检查腋窝是否有淋巴结肿大。淋巴结肿大早期为散在、质硬、无痛、可以推动结节,后期相互粘连融合。

2. 指导后续治疗 ①指导患者按医嘱接受规范化的放射治疗、化学治疗、激素治疗等。放射治疗期间应注意保护皮肤,出现放射性皮炎时及时就诊。化疗期间按要求定期复查血常规、肝肾功能等,每次化疗前 1d 或当日查血白细胞计数,化疗后 5~7d 复查,若白细胞计数 <3×10⁹/L,需及时联系医生处理。由于化疗药物的毒副作用,化疗期间应该多饮水,促进有毒物质的排出,有助于减轻药物对肾脏的损害。放射治疗、化学治疗期间机体抵抗力低,应避免到公共场所,以减少感染机会。②定期复查,一般术后 1 个月复查 1 次,2 年内每 3 个月复查 1 次,2 年后每 6 个月复查 1 次,不到复查时间出现不适需及时就诊。

3. 术后近期避免患侧上肢提取重物,继续功能锻炼。

4. 饮食与活动 加强营养,提供易消化吸收的蛋白质,如鸡蛋、牛奶、鱼类、豆制品等,提高机体抗癌能力。提供适量糖类,补充热量。因为大剂量放射治疗的患者,使其体内的糖代谢被破坏,糖原急剧下降,血液中乳酸增多,所以补充葡萄糖的效果较好,此外,还可以吃蜂蜜、马铃薯等含糖丰富的食物补充热量。多吃有抗癌作用的食物,如蘑菇、黑木耳、大蒜、海藻等食物。少食含雌激素的食品或保健品如阿胶等。维生素 A 和维生素 C 可阻止细胞恶变和扩散并增加上皮细胞稳定性。维生素 C 还可防止放射损伤的一般症状,也可使白细胞水平上升;维生素 E 可促进细胞分裂,延缓细胞衰老;维生素 B₁ 可促进患者食欲、减轻放射治疗引起的症状。因此,应多吃含维生素丰富的食物,如新鲜蔬菜、水果、谷类、豆类等。放疗和化疗的患者,一般宜进食凉食、冷饮;如果有寒感的患者,则宜进食热性食物。饮食多样化,促进患者食欲;烹调食物应多采用蒸、煮、炖的方法;均衡饮食,适当的体力活动,避免过度肥胖;养成良好的饮食习惯。

5. 避免妊娠 术后 5 年内避孕,预防乳腺癌复发。

6. 指导患者改善自我形象 鼓励患者在专业人士协助下选择义乳,佩戴合适的义乳。乳腺癌根治术,术后 3 个月可行乳房再造手术,但肿瘤转移和乳腺炎者禁止植入假体。

7. 患侧肢体护理 乳腺癌术中切除胸大肌及神经,使术后上肢抬起有困难,而且由于腋下淋巴结的清扫,致使淋巴回流受阻,上肢水肿,所以应向患者强调患侧上肢功能锻炼的重要性,并教会患者患侧上肢功能锻炼的方法。锻炼需循序渐进,不要急于求成。

【护理评价】

1. 患者焦虑程度是否缓解。
2. 患者能否正确认识和面对乳房缺失后的形体改变。
3. 患者能否表现出良好的生活适应能力,建立自理意识。
4. 患者术侧上肢是否逐渐恢复全范围关节活动。
5. 患者是否学会术后术侧上肢功能锻炼的方法和乳房自我检查的方法。
6. 潜在并发症是否得以预防或发生时得到及时处理。

第三节 乳房良性肿块

乳房良性肿块是成年女性的常见症状和体征,引起乳房肿块常见的疾病有乳腺囊性增生病、乳房纤维腺瘤、乳管内乳头状瘤等,这些均是女性的常见病、多发病,其发病年龄,伴随症状各不相同,均有恶变的可能性,故应保持高度警惕性。

一、乳腺囊性增生病

乳腺囊性增生病又称乳腺病(mastopathy)是女性乳腺疾病中常见的一类非炎症、非肿瘤性病变,常见于中年妇女。是乳腺实质的良性增生，其病理形态复杂，增生可发生于腺管周围并伴有大小不等的囊肿形成，囊内含淡黄色或棕褐色液体；或腺管内表现为不同程度的乳头状增生，伴乳管囊性扩张，也有发生于小叶实质者，主要为乳管及腺泡上皮增生。由于本病的临床表现有时与乳腺癌有所混淆，因此正确认识本病十分重要。

【病因】

本病是内分泌障碍性增生病，原因有：①身体内女性激素代谢障碍，尤其是雌、孕激素比例失调。使乳腺实质增生过度和复旧不全。②部分乳腺实质成分中女性激素受体的质和量异常、使乳房各部分的增生程度参差不齐。

【临床表现】

本病病程较长，发展缓慢。

1. 症状　突出的表现是乳房胀痛和肿块，特点是部分患者具有周期性，疼痛与月经周期有关，往往月经前疼痛加重，月经来潮后减轻或消失，有时整个月经周期都有疼痛。部分患者可伴月经紊乱和既往有卵巢或子宫病史，少数患者可有乳头溢液，呈黄绿色或血性，偶为无色浆液。

2. 体征　一侧或双侧乳腺有弥漫性增厚，可局限于乳腺的一部分，多位于乳房外上象限，轻度触痛；乳房肿块也可分散于整个乳腺，肿块呈颗粒状、结节状、片状，大小不一，质韧而不硬，增厚区与周围乳腺组织分界不明显，与皮肤无粘连。

【辅助检查】

1. B 超可见乳腺腺体内大小不等的无回声结节。

2. 钼靶 X 线检查有助于本病与其他乳腺疾病的鉴别诊断。

3. 组织病理检查是确诊本病的主要依据。

【处理原则】

1. 非手术治疗　主要是观察和药物对症治疗。①中药治疗：如口服逍遥散、乳癖消等，通过疏肝理气、活血化瘀及软坚散结等作用，可使患者症状得到缓解。若肿块变软、缩小或消退，则可以观察并继续中药治疗；若肿块无明显消退，或观察过程中局部病灶有恶变可疑者，应切除并作快速病理检查。②雌激素受体调节剂治疗：对疼痛症状较重者可使用，如三苯氧胺。本病有恶变的可能，也有乳腺癌与本病有同时存在的可能，为了及早发现可能存在的乳腺癌，应嘱患者每隔 2~3 个月到医院复查。

2. 手术治疗　对局部病灶有恶变可疑时，应予以切除并作快速病理检查。如果有不典型上皮增生、对侧乳腺癌或有乳腺癌家族史等高危因素者，以及年龄大，肿块周围乳腺组织增生也较明显者，可作单纯乳房切除术。

【护理诊断／问题】

1. 慢性疼痛　与内分泌失调导致乳腺实质过度增生有关。

2. 知识缺乏：缺乏乳房自我检查的知识。

【护理措施】

1. 一般护理　注意休息，适当运动；给予高热量、高蛋白、高纤维素饮食等。

2. 减轻疼痛　向患者解释疼痛的原因，消除患者的顾虑，保持心情舒畅；可用宽松的胸罩托起乳房；遵医嘱服用中药调理或其他对症治疗的药物；手术者：术后保持伤口敷料干燥，有渗液及时更换，并观察伤口情况，检查伤口绷带包扎的松紧度。

3. 健康教育　本病临床表现可能与乳腺癌有所混淆，且可能同时存在。因此，要教会患者乳房自我检查方法，定期进行自我检查，发现异常及时到医院检查。局限性增生者每隔 2~3 个月到医院复查，有对侧乳腺癌或有乳腺癌家族史者，应密切随访，以便及时发现恶性变。

二、乳房纤维腺瘤

乳房纤维腺瘤（breast fibroadenoma）是女性常见的乳房良性肿瘤，约占良性肿瘤的 3/4，好发于

20~25 岁,其次是 15~20 岁及 25~30 岁,很少发生于月经初潮前或绝经后。本病是乳腺小叶内纤维细胞的良性增生。

【病因】

本病产生的原因是小叶内纤维细胞对雌激素的敏感性异常增高,可能与纤维细胞所含雌激素受体的质或量异常有关。雌激素是本病发生的刺激因子,所以纤维瘤发生于卵巢功能期。

【临床表现】

主要表现为乳房肿块,肿块好发于乳房外上象限,约 75% 为单发,少数多发。呈圆形或卵圆形,边界清楚、表面光滑、质似硬皮球的弹性感,与周围组织无粘连,易于推动。肿块一般生长速度较缓慢,患者常无明显自觉症状,多为偶然扪及。月经周期对肿块的大小并无影响,但在妊娠和哺乳期肿块可迅速增大。

【辅助检查】

乳腺 B 超是主要辅助检查手段,必要时可行乳腺 X 线检查帮助鉴别肿块性质。

【处理原则】

乳房纤维腺瘤虽属良性,癌变可能性很小,但有肉瘤变可能,故手术切除是治疗纤维腺瘤唯一有效的方法,肿块必须常规做病理检查。对肿块直径小于 2cm,诊断明确的部分患者可以选择真空微创旋切术,但费用较高。

【护理诊断 / 问题】

知识缺乏:缺乏乳房纤维腺瘤诊治的相关知识。

【护理措施】

讲解乳腺纤维腺瘤的病因和治疗方法,暂不手术者密切观察肿块变化,明显增大者应及时到医院就诊,行肿瘤切除术后,保持切口敷料清洁干燥。

三、乳管内乳头状瘤

乳管内乳头状瘤是发生于乳导管内的良性上皮肿瘤,可发生于任何年龄的妇女,但以 40~50 岁的经产妇多见,75% 病例为单发,大多发生在大乳管近乳头的壶腹部,瘤体很小,带蒂而且有绒毛,且有很多壁薄的血管,故易出血。约 25% 为多发,主要发生于中小乳管,乳头状瘤常位于乳房周围区域。

【临床表现】

本病可分为以下两种类型:

1. 单发性大乳管内乳头状瘤　一般无自觉症状,常表现为间歇性自发溢液,或挤压、碰撞后溢液。多数患者因乳头溢液污染内衣面引起注意,溢液可为血性、暗棕色或黄色液体。肿瘤小,常不能触及,偶有较大的肿块。疼痛不明显,偶有压痛、隐痛。大乳管乳头状瘤可在乳晕区扪及直径为数毫米的小结节,多呈圆形、质软、可推动,轻压此肿块,常可从乳头溢出血性液体,溢液口固定。大乳管乳头状瘤癌变罕见,不属于癌前期病变。

2. 多发性中小乳管内乳头状瘤　源于乳腺末梢导管,位于乳腺周边区,是由中小乳管内腺上皮增生而形成的。多在患侧的外上象限有多个结节、颗粒呈串珠状,边界不清,质地不均,部分有溢液症状,溢液呈血样、黄水样、咖啡样;也有部分无溢液者。恶变率为 6%~8%,被称之为"癌前期病变",必须予以高度重视。

【辅助检查】

1. 乳腺导管造影　可明确乳管内肿瘤的大小和部位。

2. 乳管内镜检查　即 1 根内径小于 1mm 的光导管自乳头的溢液管口插入,通过内镜成像技术观察乳腺导管内的情况。

3. 病理学检查　分泌物涂片细胞学检查或组织病理学检查,可确诊。

【处理原则】

乳管内乳头状瘤最有效的治疗方法是手术治疗。对单发的乳管内乳头状瘤应切除病变的乳管系统。术中进行快速病理检查,如有恶变应实施乳腺癌根治术。对年龄较大、乳管上皮增生活跃或间变者,可行单纯乳房切除术。乳管内乳头状瘤合并非典型增生恶变率较高,术后可根据病情权衡利弊,考虑给予药物预防。

【护理诊断/问题】

焦虑　与乳头溢液、缺乏乳管内乳头状瘤诊治的相关知识有关。

【护理措施】

参见本章第二节　相关护理措施。

(胡志英)

思维导图

自测题

 思考题

结合导入情境与思考的案例回答下列问题:

1. 该患者的发病原因有哪些?

2. 该患者现存的和潜在的护理诊断/问题有哪些?

3. 该患者手术前应做哪些准备?

4. 该患者术后易发生哪些并发症?如何预防?

5. 如何指导患者进行术后功能锻炼?

第十八章

胸部损伤患者的护理

第十八章
课件

学习目标

识记:
1. 能复述肋骨骨折、气胸、血胸的概念。
2. 能简述肋骨骨折、气胸、血胸、心脏损伤的病因、临床表现和辅助检查的意义。

理解:
1. 解释肋骨骨折、气胸、血胸、心脏损伤的病理生理。
2. 归纳肋骨骨折、气胸、血胸、心脏损伤的治疗原则。

运用:
能运用护理程序对肋骨骨折、气胸、血胸、心脏损伤患者实施整体护理。

导入情境与思考

王先生,35岁。因车祸致胸部损伤 1h 而急诊入院。患者自诉 1h 前骑自行车上班途中,不慎翻入路边沟里,前胸着地,感疼痛不适,呼吸稍急促,胸前区有伤口,出血不止,自行用撕开的衣服简单包扎止血,并拨打 120 送入院。无肝炎及药物过敏等病史。

体格检查:T 36.8℃、P 110 次 /min、R 32 次 /min、BP 90/60mmHg,急性痛苦面容,口唇轻发绀,心律齐,前胸部布带包扎,被血液浸湿,解开后可见右前胸 3~4 肋间隙处一 3cm×3cm 大小的开放性伤口,可闻及"嘶嘶"的声音,有少量的渗血;肺部叩诊右侧呈鼓音,听诊呼吸音减弱,左侧听诊呼吸音正常,触诊气管向左侧移位。腹部平软,无压痛、反跳痛及肌紧张,四肢活动自如。

请思考:
1. 该患者可能的诊断是什么? 主要的诊断依据有哪些?
2. 为确定其诊断还需进行哪些检查?
3. 针对该患者现存问题如何进行处理?

胸部是由胸壁、胸膜和胸腔内的各种器官及结构组成。胸壁由胸椎、肋骨、胸骨和肋软骨组成的骨性胸廓及附着在外面的肌群、软组织、皮肤组成。骨性胸廓具有支撑、保护胸内器官和参与呼吸的作用。

胸膜是由脏层胸膜和壁层胸膜组成,两者之间的间隙为胸膜腔,胸膜腔是一个密封的腔隙,有少量浆液,呈负压状态。正常的负压能维持呼吸正常,防止肺萎缩,促进静脉血向心回流以及维持纵隔位置居中。

胸部是人体暴露面积较大的部分,无论在战时还是平时,胸部损伤(chest trauma)发生率约占全身创伤的1/4。损伤较轻者仅有软组织的挫伤、单纯肋骨骨折;重者可出现气胸、血胸,甚至心脏、大血管、气管、胸导管等重要脏器损伤及呼吸循环衰竭。

胸部损伤根据暴力性质的不同分为钝挫伤和穿透伤。前者多由挤压性、冲撞性等暴力所致,常发生肋骨骨折或胸骨骨折,易合并其他部位损伤,以闭合性胸部损伤多见,发生后未造成胸膜腔与外界相通。穿透伤多由锐器、火器等暴力导致,以开放性胸部损伤多见,发生后常造成胸膜腔与外界相通。

第一节　肋骨骨折

肋骨骨折(rib fracture)在胸部损伤中最为常见,是指肋骨的完整性和连续性中断。肋骨骨折可分为单根单处、单根多处、多根多处肋骨骨折。第4~7肋骨长而薄且固定,最易发生骨折。第1~3肋骨短粗,且有锁骨、肩胛骨和肌肉保护,较少发生骨折。第8~10肋骨前端与胸骨连成肋弓,较有弹性,不易骨折。第11~12肋骨前端游离不固定,也不易骨折。

【病因和病理生理】

1. 病因　导致肋骨骨折的原因有直接暴力、间接暴力和病理因素。暴力或钝器撞击胸部,直接作用于肋骨,可使肋骨向内弯曲折断。胸部前后挤压的间接暴力,使肋骨向外过度弯曲折断。某些病理因素如骨质严重疏松、肋骨肿瘤、肋骨结核者,此类患者可因轻微外力如跌倒、咳嗽等致肋骨骨折。

2. 病理生理　单根或多根单处肋骨骨折时,如未伤及胸膜腔脏器或血管,一般对呼吸循环影响不大;骨折断端向内刺破肋间血管、胸膜、肺组织时,可引起出血、气胸、血胸导致呼吸困难。相邻的多根多处肋骨骨折时,该处胸壁失去完整肋骨支撑而软化,产生反常呼吸运动,即软化的胸壁在患者吸气时内陷,呼气时外凸(图18-1),此胸壁称为连枷胸(fail chest)。如果胸壁软化区较广泛,反常呼吸时间较长,两侧胸膜腔压力不平衡,则出现纵隔扑动(mediastinal flutter),导致体内缺氧和二氧化碳滞留,并影响静脉回流,严重者可导致呼吸和循环功能衰竭。

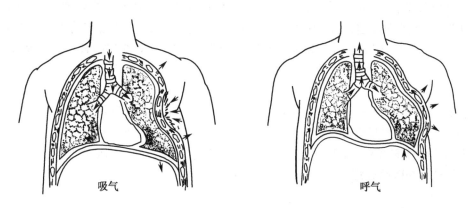

吸气　　　　　　　　　　　呼气

图18-1　胸壁软化区的反常呼吸运动

【临床表现】

1. 症状　骨折部位疼痛,尤其在深呼吸、咳嗽或变换体位时加重。部分患者伴有咯血。骨折损伤的类型不同可出现不同程度的呼吸困难。由于骨折后疼痛患者可出现咳嗽无力、呼吸变浅而出现痰液增多、潴留,导致肺部感染可有发热。多根多处肋骨骨折时,常伴有气促、呼吸困难、发绀或休克等症状。

2. 体征　胸壁局部肿胀、压痛,骨折移位时可触及骨摩擦感,胸部前后挤压试验阳性。多根多处肋骨骨折时,胸壁可有畸形、反常呼吸运动。开放性肋骨骨折时,可有伤口和出血,发生皮下气肿、气胸、血胸并发症的患者还有相应的体征。

【辅助检查】

1. 胸部 X 线检查　可显示肋骨骨折线和断端移位。并发气胸、血胸时提示胸膜腔积气、积液。但肋软骨骨折不能显示骨折端征象。

2. 实验室检查　肋骨骨折伴血管损伤引起大量出血时,可显示血红蛋白和血细胞比容下降。

【处理原则】

处理重点是镇静止痛、固定胸廓、清理呼吸道分泌物和防治肺部并发症。

1. 闭合性肋骨骨折　单根肋骨骨折可不做局部处理,多能自行愈合;必要时可用多头胸带或宽胶布固定胸部;疼痛明显者可采用止痛药或肋间神经阻滞镇痛;鼓励患者咳嗽排痰,早期下床活动,以减少肺部感染。闭合性多根多处肋骨骨折者,如小范围胸壁软化者,仅须局部压迫包扎、止痛;大范围胸壁软化的多根多处肋骨骨折时,应及时采用牵引固定或手术固定来减轻或消除胸壁的反常呼吸运动,促进患侧肺复张,以改善呼吸循环功能。

2. 开放性肋骨骨折　对单根肋骨骨折患者的胸壁伤口需彻底清创,并缝合后包扎固定,必要时行胸膜腔引流术。多根多处肋骨骨折者,清创后用不锈钢丝对肋骨断端做内固定术。应用有效的抗生素预防感染。

【护理诊断】

1. 气体交换受损　与疼痛、胸廓活动受限、反常呼吸有关。

2. 疼痛　与肋骨骨折、胸壁软组织损伤等有关。

3. 潜在并发症:肺不张、肺部感染等。

【护理措施】

1. 紧急救护　对多根多处肋骨骨折出现反常呼吸的患者,立即用厚棉垫局部加压包扎,以减轻或消除反常呼吸运动,改善呼吸和循环功能;保持呼吸道通畅,必要时气管插管或气管切开,应用呼吸机进行辅助呼吸。开放性肋骨骨折者,外露的骨折端不可立即还纳,可用无菌敷料或干净的布类覆盖伤口。

2. 疼痛的护理

(1) 协助固定胸壁:对单根单处肋骨骨折患者,可用多头胸带、弹性胸带或宽胶布,协助医师固定胸壁。也可用叠瓦式胶布固定,方法为协助医师撕取数条胶布,长需超过前后正中线,宽 5~8cm;在患者吸气末,由下而上进行叠瓦状固定,固定范围包括骨折部位上、下各 2 根肋骨。对多根多处肋骨骨折患者,应准备协助医师用毛巾钳做肋骨牵引或用厚棉垫加压包扎固定胸壁。

(2) 镇静止痛:遵医嘱给予镇静止痛药物,并观察药物的疗效和不良反应。指导患者变换体位、咳嗽时,用手按压患侧胸壁,以减轻疼痛,或协助医师用 1% 普鲁卡因等做肋间神经封闭。

3. 预防感染　清除呼吸道分泌物,鼓励深呼吸和有效咳嗽,遵医嘱使用抗生素。开放性肋骨骨折者,还应遵医嘱及时注射 TAT,并及时更换伤口敷料。观察有无发热、咳嗽、呼吸困难等感染征象,一旦发现异常,及时通知医师处理。

第二节　气　胸

气胸(pneumothorax)是指胸膜腔内积气。其发生率仅次于肋骨骨折。气胸多由于肺组织、气管、支气管、食管破裂后,空气进入胸膜腔,或因胸壁伤口穿破胸膜,胸膜腔与外界相通,外界空气进入所致。按气胸的性质分为闭合性气胸、开放性气胸和张力性气胸三类。气胸合并胸膜腔积血时成为血气胸。

【病因和病理生理】

1. 闭合性气胸(closed pneumothorax)　多见于肋骨骨折,因肋骨断端刺破肺表面,空气进入胸膜腔所致;也可见于医源性因素所造成的肺损伤,如臂丛神经阻滞、针灸或锁骨下静脉穿刺时。此类气胸,随着胸膜腔内积气与肺萎缩程度增加,肺表面裂口迅速缩小和闭合,气体不再进入胸膜腔,气胸趋于稳定。胸膜腔内压仍低于大气压。伤侧肺萎陷的程度与胸膜腔内压改变相一致,可影响通气和换气功能,也可使通气与血流比例失调。

2. 开放性气胸(open pneumothorax)　多为锐器或子弹等所伤,胸壁有开放性伤口,伤口与胸膜腔相通,空气可随呼吸自由进出胸膜腔,胸膜腔内压几乎等于大气压,伤侧肺可完全萎陷致呼吸功能障碍。两侧胸膜腔内压不平衡,患侧胸腔压力高于健侧,纵隔向健侧移位,使健侧肺扩张受限。患者吸气时,纵隔进一步向健侧移动;呼气时,纵隔又移回患侧,导致纵隔的位置随呼吸左右摆动(图18-2),称为纵隔扑动。纵隔扑动和移位可影响静脉血液回流,最终造成严重的呼吸和循环功能障碍。

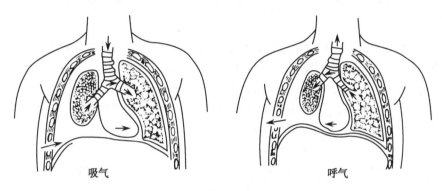

图 18-2　开放性气胸的纵隔扑动

3. 张力性气胸(tension pneumothorax)　也称高压性气胸。常见于较大的肺泡破裂或较大较深的肺损伤或支气管破裂,裂口呈单向活瓣状与胸膜腔相通,吸气时空气可以从裂口进入胸膜腔内,而呼气时活瓣关闭,空气处于只进而不能排出状态,进入胸膜腔的空气不断增多,压力逐渐升高,超过大气压。伤侧肺严重萎陷,纵隔显著向健侧移位,使健侧肺受压,影响腔静脉回流,迅速出现严重的呼吸、循环功能障碍。此外,胸膜腔内的高压气体经支气管、气管周围疏松结缔组织扩散到面部、颈部、胸部等处皮下形成皮下气肿,或被挤入纵隔,形成纵隔气肿。

【临床表现】

1. 闭合性气胸　根据胸膜腔积气量和肺萎陷程度不同,可有不同的临床表现。胸膜腔内有少量积气,肺萎陷小于 30% 为小量气胸,多无明显症状;胸膜腔内有大量积气,肺萎陷在 30%~50% 者为中量气胸;肺萎陷大于 50% 者为大量气胸。后两者患者均有胸闷、气促、胸痛和不同程度的呼吸困难等症状。气管向健侧移位,伤侧胸部叩诊呈鼓音,听诊呼吸音减弱或消失。

2. 开放性气胸　可出现明显的呼吸困难、口唇发绀、鼻翼扇动、烦躁不安、颈静脉怒张,严重者有休克表现。胸壁伤口处可听到空气进出胸膜腔的吸吮样响声。气管向健侧移位,伤侧胸部叩诊呈鼓音,听诊呼吸音减弱或消失。

3. 张力性气胸　表现为严重或极度呼吸困难。患者端坐呼吸、烦躁不安、大汗淋漓、发绀、昏迷或窒息。气管明显移向健侧,颈静脉怒张,伤侧胸部饱满,面部、颈部、胸部可有广泛的捻发音,叩诊呈高度鼓音,听诊呼吸音消失。

【辅助检查】

1. X 线检查　可显示气管、心脏和纵隔等明显向健侧移位。此外,还可显示有无肋骨骨折、胸膜腔出血等影像。

2. 胸膜腔穿刺　胸膜腔穿刺可抽出气体,张力性气胸可有高压气体排出。

【处理原则】

以抢救生命为首要原则。清创缝合,封闭胸壁开放性伤口,放置胸腔闭式引流,应用抗生素防止感染。

1. 闭合性气胸　少量积气,肺萎陷程度在 30% 以下者,不需要特殊处理,1~2 周可自行吸收。肺萎陷程度在 30% 以上者,应行胸膜腔穿刺抽气,或行胸腔闭式引流术,促使肺复张,同时使用抗生素预防感染。

2. 开放性气胸　急救处理要点是立即封闭伤口,尽早将开放性气胸变为闭合性气胸,然后穿刺胸膜腔,抽气减压或行胸腔闭式引流。

(1) 立即用无菌敷料如大块凡士林纱布、加厚层纱布,在呼气末封闭胸壁伤口并加压包扎。也可利用身边干净的物品制成不透气的敷料或用手掌紧密封填伤口。

(2) 封闭伤口后,放置具有单向活瓣作用的胸膜腔穿刺针减压,减轻呼吸困难。

(3) 在转运途中如患者呼吸困难加重或有张力性气胸表现,应在患者呼气末暂时打开敷料,排出高压气体。

(4) 到医院后,应采取半卧位、吸氧、补充血容量、清创缝合胸壁伤口、胸腔闭式引流、应用抗生素预防感染等治疗措施。如有胸腔内器官损伤或进行性出血,需开胸探查。

3. 张力性气胸　是可迅速致死的危急重症,抢救要争分夺秒。

(1) 立即使用粗针头在伤侧锁骨中线第 2 肋间,行胸膜腔穿刺排气减压,并外接单向活瓣装置。使胸腔内高压气体易于排出,而外界空气不能进入胸腔。

(2) 伤侧行胸膜腔闭式引流术,排出积气,促使萎缩的肺膨胀。

(3) 若插管排气后仍有严重漏气,呼吸困难,提示肺、支气管损伤严重,应及早开胸探查并修补裂口。

(4) 应用抗生素预防感染。

【护理评估】

(一) 术前评估

1. 健康史　了解胸部损伤的原因、经过和受伤时间。了解伤后情况,有无昏迷、恶心呕吐、咯血等。采取了哪些急救措施。患者既往有无心肺疾病,特别是慢性支气管炎、肺气肿、哮喘、冠心病、风湿性心脏病等。

2. 身体状况　测量生命体征,观察有无意识障碍、肢体活动受限等情况,特别注意呼吸、循环功能的变化。胸部闭合性损伤观察判断有无伴随胸、腹部内脏损伤,是否存在活动性内出血。开放性损伤注意损伤的部位、胸壁缺损、损伤通道等,有无异物存留,是否有胸、腹腔器官损伤等。

3. 心理、社会状况　了解患者及家属有无焦虑、恐惧等心理问题及其程度。患者和家属对损伤及其预后的认知程度,家庭经济、亲属及朋友的支持情况等。

(二) 术后评估

1. 术中情况　了解手术及麻醉方式,术中出血、补液、输血情况和术后诊断。

2. 生命体征　观察生命体征是否平稳,术后麻醉是否清醒,末梢循环、呼吸状态,有无血容量不足、胸闷、呼吸浅快、发绀及肺部痰鸣音等。

3. 伤口及各种引流管　伤口敷料是否干燥,有无渗液、渗血。胸腔闭式引流管是否通畅,引流物的量、性质与颜色等。

4. 心理、社会状况　了解患者术后关心的问题,有无焦虑、紧张等心理反应。

【护理诊断】

1. 气体交换受损　与肺萎陷、肺损伤及胸廓活动受限有关。

2. 体液不足　与外伤后失血、摄入量减少有关。

3. 急性疼痛　与胸部损伤、手术等有关。

4. 焦虑 / 恐惧　与突然遭受强大的意外伤、担心预后有关。

5. 潜在并发症:肺不张、肺部感染、胸膜腔感染等。

【护理目标】

1. 患者能保持有效的气体交换,无缺氧征象。

2. 能及时纠正体液不足;疼痛得到减轻并逐渐消失。

3. 焦虑或恐惧感减轻或消失。

4. 潜在并发症能被及时发现,并得到有效处理。

【护理措施】

(一)紧急救护

首先抢救生命,如发现窒息、心跳呼吸停止等应立即进行处理。胸部损伤急救的目的是先抢救生命,再修复损伤的组织器官和恢复生理功能。急救护理时应做到镇定、有序,快速、准确采取有效措施积极进行抢救;不可忽视沉默的患者;防止转运及抢救中的医源性损伤;注意有无胸部以外的损伤。

1. 闭合性气胸　中等量或大量积气的闭合性气胸,应在伤侧锁骨中线第2肋间进行胸膜腔穿刺抽出气体,减轻肺萎陷,必要时放置胸膜腔闭式引流。

2. 开放性气胸　应立即封闭伤口,阻止气体持续进出胸膜腔,使开放性气胸转变为闭合性气胸,可采用凡士林纱布、厚棉垫于呼气末加压封闭伤口。如一时找不到无菌敷料,应随手取用清洁的物品,如衣物、塑料袋等(图18-3)。入院后可进一步放置胸膜腔闭式引流,促使肺复张。

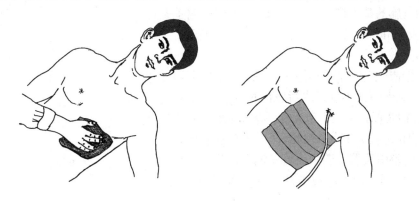

图 18-3　开放性气胸的急救

3. 张力性气胸　应立即在伤侧锁骨中线与第2肋间交界处,行胸膜腔穿刺抽气减压,并外接单向活瓣装置(图18-4),消除胸膜腔内高压状态,入院后行胸膜腔闭式引流术。

(二)非手术治疗的护理

1. 维持呼吸功能　给予氧气吸入,血压平稳者取半卧位。指导患者有效咳嗽、排痰、做深呼吸运动,协助患者翻身、叩背、变换体位。及时清除口腔、呼吸道内的血液、痰液及呕吐物。痰液黏稠不易咳出时,应用祛痰药、超声雾化吸入,必要时行鼻导管吸痰、气管插管或气管切开,应用呼吸机辅助呼吸等,以保持呼吸道通畅,防止窒息或肺部感染。

2. 维持循环功能　对伤情严重、有休克危险或已经发生休克者,应建立两条静脉通路,遵医嘱补充液体、使用药物,维持循环系统功能。

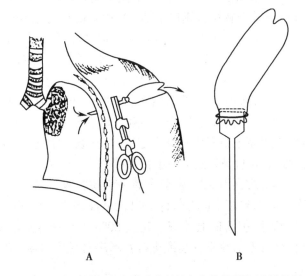

图 18-4　张力性气胸胸膜腔穿刺抽气与外接单向活瓣装置

A. 胸膜腔穿刺抽气;B. 穿刺针头外接单向活瓣装置

3. 镇静止痛　及时处理伤口,遵医嘱用胸带固定,诊断明确遵医嘱给予镇静止痛药。当患者咳嗽或变换体位时,协助和指导患者用双手按压伤侧胸壁,以减轻咳嗽引起的伤口疼痛。

4. 病情观察　胸腔内脏器损伤后病情变化快,常需紧急处理,必须严密观察病情变化。

(1) 注意呼吸型态、频率、节律和幅度,有无反常呼吸运动。及时清除呼吸道血液、呕吐物、异物。咯血或咳大量泡沫样血痰,常提示肺、支气管严重损伤。首先要稳定患者情绪,鼓励咳出支气管内积血,以减少肺不张的发生。大量咯血时,行体位引流以防止窒息,并作好剖胸探查的准备。

(2) 观察胸腹部活动及气促、发绀、呼吸困难和缺氧等症状。

(3) 密切观察并记录患者神志、血压、脉搏、血氧饱和度、尿量等。如发生休克时,迅速建立静脉通路,积极补充血容量和抗休克。遵医嘱合理输入晶体液和胶体液。必要时作好剖胸手术的准备。

5. 预防肺部感染和胸膜腔感染　保持呼吸道通畅,遵守无菌操作,遵医嘱合理使用抗生素。开放性损伤还应遵医嘱注射 TAT。密切观察病情,一旦发现感染征象,及时报告医师处理。

6. 胸膜腔闭式引流护理　胸膜腔闭式引流(图 18-5)是治疗各种类型气胸的基本措施,其目的是排出胸膜腔内的气体,促使肺复张和纵隔复位,纠正呼吸和循环功能障碍。护理措施如下:

(1) 保持管道密闭:密闭性是引流的关键。检查引流装置和各个接头,确保衔接牢靠。水封瓶内长管应没入水面以下 3~4cm,并始终保持直立。床旁常规备止血钳 2 把,搬动患者、更换引流瓶、接口处意外脱开、引流瓶损坏时,应双重钳闭近胸壁端引流管。若引流管从胸腔脱出,应立即用手捏闭伤口处皮肤,消毒后覆盖凡士林纱布,并通知医师继续处理。

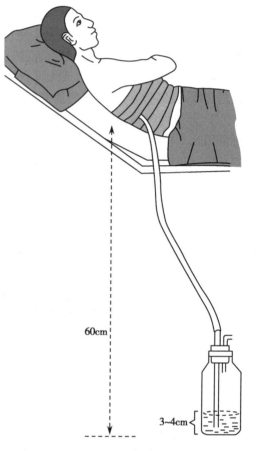

图 18-5　胸膜腔闭式引流

(2) 防止逆行感染:定时更换引流管口处的敷料,保持水封瓶低于胸壁引流口平面 60~100cm,患者活动时避免提高水封瓶,以免瓶内液体逆流。定时倾倒水封瓶中的液体并更换无菌生理盐水为底液,严格无菌操作,防止感染。

(3) 保持引流管通畅:病情稳定安置患者于半卧位,保持引流管通畅,防止管道阻塞、扭曲、受压,定时由近及远挤捏引流管,指导患者有效咳嗽、深呼吸及变换体位,以利于胸膜腔内液体和气体的排出,促进肺扩张。注意观察长管内水柱的波动幅度,随患者呼吸,水封瓶中长管内水柱会上下波动,波动幅度在 4~6cm。若水柱无波动则提示有阻塞物或肺已完全扩张,若水柱波动过大可能存在肺不张。

(4) 观察引流情况:气胸患者胸膜腔置管引流后,胸膜腔内的气体将逐渐引流出来,积气较多时平静呼吸水封瓶中即有气泡逸出,以后逐渐减少,仅在深呼吸甚至咳嗽时才有气泡逸出。开胸术后 24h 内胸膜腔引流的血性液不超过 500ml,以后引流量递减、色泽变淡;观察引流液体的性质和量,并准确记录;若引流量持续或进行性增多且色泽鲜红,要警惕是否有活动性出血,应密切观察并及时联系医师。

(5) 拔管:引流 48~72h 后,无气体排出,患者无呼吸困难,肺呼吸音恢复,X 线检查肺膨胀良好,或 24h 引流液 <50ml、脓液 <10ml,即可拔管。拔管时嘱患者先深吸气后屏气,协助医师迅速在吸气末将导管拔出,立即用凡士林纱布和厚敷料封闭、包扎引流管口。拔管后需注意有无胸闷、呼吸困难、引流管口漏气、渗液、出血、皮下气肿等,如发现异常应及时通知医师。

7. 心理护理　胸部损伤往往突然发生,病情危急,患者缺乏心理准备,容易遭受沉重的打击。护士在急救中应急而不慌,镇静沉稳,同时应加强与患者的沟通,耐心解释有关病情,稳定患者和家属的情绪。

（三）手术治疗的护理

1. 术前护理　在非手术治疗护理的基础上,做好手术前常规准备,如备皮、备血等。对急诊手术的患者,应积极抗休克,及时输液、输血,氧气吸入,给予抗生素,开放性损伤还应注射 TAT,做好心理护理等。

2. 术后护理

（1）休息与活动:生命体征平稳后,取半卧位,以利呼吸和胸膜腔引流。卧床期间应坚持深呼吸、有效咳嗽、翻身、肢体活动等,指导患者早期离床活动,以增加肺活量,促进肺复张。

（2）饮食与营养:术后 6h,若无不适即可恢复饮食。应摄取营养丰富、易消化的食物。必要时,应遵医嘱静脉补充液体和适量营养素。

（3）观察病情:观察生命体征、意识、面色、尿量等,注意有无肺部感染或胸膜腔感染征象。

（4）维持呼吸和循环功能、预防感染:同非手术治疗的护理。

（5）做好胸膜腔闭式引流的护理:胸膜腔探查手术后常规放置胸膜腔闭式引流,护理措施同术前。

（四）健康教育

病情平稳时指导患者取半卧位,以利于呼吸和引流。病情稳定后嘱患者早期离床活动,以增加肺活量,促进肺复张;活动时应妥善保护胸腔闭式引流装置,防止引流瓶倾斜和管道脱落。嘱患者深呼吸、有效咳嗽,并说明其对预防肺不张和肺炎的意义。由于胸部疼痛、包扎等常使呼吸运动受限、咳嗽无效,应指导患者采用腹式呼吸。指导患者在咳嗽时,坐起、身体前倾,同手按压受伤部位或手术切口,深吸气后屏气,再用力咳出,以减轻疼痛。康复期应适当锻炼,进食高热量、高维生素、高蛋白及易消化的食物。嘱患者戒烟,并定期到医院复查。

【护理评价】

1. 患者能否保持有效的气体交换,有无缺氧征象。

2. 体液不足是否得以纠正。

3. 患者疼痛是否减轻并逐渐消失。

4. 患者是否恐惧感减轻或消失。

5. 潜在并发症是否被及时发现,并得到有效处理。

第三节　血　胸

血胸(hemothorax)是指胸部损伤引起的胸膜腔内积血。若血胸同时伴有胸膜腔积气者称为血气胸。胸膜腔内积血主要来源于心脏、肋间血管、胸内大血管及其分支、胸壁、肺组织、膈肌和心包血管出血。肺组织裂伤出血时,因循环压力低,出血量少而缓慢,多可自行停止;肋间血管或胸廓内血管损伤时可表现为进行性血胸;心脏和大血管损伤的出血量大而急,可在短时间内致失血性休克死亡。

【病理生理】

血胸发生后不但造成血容量减少,而且可使肺萎陷,纵隔向健侧移位,健侧肺受压,影响腔静脉回流,可出现严重的呼吸和循环功能障碍。由于肺、心包和膈肌的运动有去纤维蛋白作用,故胸膜腔内的积血不易凝固。但当胸膜腔内迅速积聚大量血液,超过了去纤维蛋白作用时,积血即发生凝固,形成凝固性血胸(coagulating hemothorax)。凝血块机化后形成纤维板,束缚肺和胸廓的活动,影响呼吸功能。胸膜腔内积血被经胸壁伤口或肺破裂口进入的细菌污染可并发感染,形成感染性血胸(infective hemothorax)。持续大量出血所致胸膜腔内积血称为进行性血胸(progressive hemothorax)。少数伤员因血管破裂口处形成凝血块,伤后胸膜腔内可无积血,但当凝血块脱落即可出现胸膜腔积血,这种延迟发生的血胸称为迟发性血胸(delayed hemothorax)。

【临床表现】

血胸的主要临床表现是失血征象和积血压迫肺影响呼吸功能。小量血胸(成人胸膜腔积血在 500ml 以下),可有轻度的呼吸困难、心率加快,无明显失血征象。中量血胸(胸膜腔积血在 500~1 000ml)和大量血胸(胸膜腔积血在 1 000ml 以上),尤其急性失血时,患者可出现面色苍白、脉搏增快、血压下降等低血容量性休克症状;还可出现呼吸急促、气管向健侧移位,伤侧肋间隙饱满,胸部叩诊浊音,呼吸音减弱等胸腔积液的表现。心脏、大血管损伤时出血量多而急,如不及早救治,可在短时间内因失血性休克而死亡。

【辅助检查】

1. X线检查　小量血胸,胸片显示肋膈角消失。大量血胸时,胸片显示伤侧胸膜腔内有积液阴影,气管和纵隔移向健侧。血气胸时见气液平面。

2. 诊断性穿刺　胸膜腔穿刺抽出血性液体可确诊。

3. 血常规检查　红细胞计数、血红蛋白量、血细胞比容降低,并发感染时血白细胞计数明显升高。

【处理原则】

1. 非进行性血胸　小量血胸可自行吸收,不需作特殊处理,但要严密观察有无进行性出血。若积血量较多,应早期进行胸膜腔穿刺,抽出积血,促使肺膨胀,以改善呼吸功能。抽血后向胸膜腔注入抗生素,以预防感染。中等量以上血胸需尽早行胸膜腔闭式引流术。

2. 进行性血胸　在抗休克的同时,及早剖胸探查,寻找出血点止血。

3. 凝固性血胸　在出血停止数日内手术,清除积血和血块,以防止感染和机化。对机化血块,在病情稳定后早期行血块和纤维组织剥除术。

4. 感染性血胸　应及时行胸膜腔闭式引流,尽快排尽感染性积血和脓液。若效果不佳或肺复张不良,应及时手术清除感染性积血、剥离脓性纤维膜。

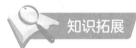 知识拓展

胸腔镜在胸部外科手术中的应用

1990 年,Lewis 开创了电视辅助胸腔镜外科;1992 年,我国引入该技术,2011 年,Gonzalez 成功开展单孔胸腔镜肺叶切除术。与传统开胸手术相比,胸腔镜手术具有能维持胸廓的稳定性、对循环系统影响较小、高血压和心律失常的发生率低。我国较早将胸腔镜应用于肺癌肺叶切除手术,近年来电视胸腔镜已用于凝固性血胸、感染性血胸的治疗,具有创伤小、疗效好、费用低、住院时间短等优点。

【护理诊断】

1. 组织灌注量改变　与胸部损伤后失血有关。

2. 气体交换受损　与胸膜腔积血、肺组织受压有关。

3. 潜在并发症:脓胸等。

【护理措施】

(一) 非手术治疗的护理

1. 纠正休克　取平卧位或休克体位,迅速建立两条静脉通路,遵医嘱快速输血、补液,恢复有效循环血量,并保暖。

2. 维持呼吸功能　常规吸氧,监测血氧饱和度。无休克者取半卧位。指导深呼吸和有效咳嗽。疼痛严重而影响呼吸者,及时给予止痛药物。

3. 预防感染　遵医嘱给予抗生素,以预防感染。

4. 协助胸膜腔穿刺或闭式引流　非进行性血胸可行穿刺抽出积血或行胸膜腔闭式引流,应准备穿刺包、消毒用品、无菌手套、胸膜腔闭式引流装置等。操作过程中,应密切观察患者有无呼吸困难、胸闷等不良反应。术后做好伤口观察或胸膜腔闭式引流的护理。

5. 观察病情　密切观察生命体征、胸膜腔引流液的性质和量、实验室检查指标、X线胸部检查结果等,及时发现并通知医师处理进行性血胸、感染性血胸、凝固性血胸。

(1) 进行性血胸:出现以下征象,提示存在进行性血胸,应积极做好剖胸手术准备:①脉搏逐渐增快、血压降低,经抗休克治疗血压仍不稳定;②胸膜腔穿刺抽出的血液很快凝固或因血液凝固而不易抽出;③血红蛋白、红细胞计数、血细胞比容测定持续下降;④胸膜腔闭式引流血量每小时 >200ml 持续 3h,或 24h 引流血液量 >1 000ml。

(2) 感染性血胸:出现以下情况,应考虑感染性血胸,按感染性血胸处理:①出现畏寒、高热、出汗、乏力等;②抽出胸腔积血 1ml 加入 5ml 蒸馏水,若出现浑浊或絮状物,提示出现感染;③胸膜腔积血查白细胞计数,若白细胞计数明显增加,红、白细胞计数比例达 100∶1,可确定为感染;④积血涂片和细菌培养发现致病菌,表示有感染存在,并可进行药敏试验选择有效抗生素。

(3) 凝固性血胸:当胸膜腔闭式引流量减少,而体格检查和 X 线检查发现血胸持续存在的表现时,应考虑凝固性血胸,做好剖胸手术准备。

(二) 手术治疗的护理

1. 术前护理　对进行性血胸,应在纠正休克的同时,做好剖胸探查、手术止血准备。对凝固性血胸,一般在伤后 2~3d 伤情稳定后遵医嘱做好剖胸手术准备。对感染性血胸,应配合医师进行胸膜腔闭式引流术或做好剖胸手术准备。

2. 术后护理　同气胸。但血胸容易并发胸膜腔感染和纤维板形成,应重点注意观察体温、呼吸、胸膜腔引流液的性质和量、血白细胞计数和引流液实验室检查结果的变化等,鼓励患者深呼吸和有效咳嗽,做好抗感染治疗护理等。

文档: 创伤性窒息

第四节　心脏损伤

心脏损伤(cardiac injury)可分为钝性心脏损伤和穿透性心脏损伤。钝性心脏损伤多由前胸受到撞击、减速、挤压、高处坠落、冲击等暴力所致。穿透性心脏损伤多由锐器、子弹等所致,异物留存心脏较多见。心脏损伤包括心脏挫伤、心脏破裂、室间隔破裂、瓣膜撕裂、腱索或乳头肌断裂等。

【病理】

1. 钝性心脏损伤(blunt cardiac injury)　钝性心脏损伤的严重程度取决于钝性暴力的撞击速度、力量、作用时间、心脏舒缩时相和心脏受力面积等综合因素,心脏在等容收缩期遭受钝性暴力的后果最为严重。轻者为无症状的心脏挫伤,重者可发生心脏破裂。临床上最常见的是心脏挫伤,轻者仅发生心外膜或心内膜下心肌出血、少量肌纤维断裂;重者心肌大面积挫伤,可发生大片心肌出血、坏死,甚至心室内结构如瓣膜、腱索或乳头肌、室间隔等损伤,导致严重心律失常或急性心力衰竭,可致患者死亡。心脏挫伤后的修复可能遗留瘢痕,甚至日后发生室壁瘤。

2. 穿透性心脏损伤(penetrating cardiac injury)　穿透性心脏损伤的严重程度、部位与致伤物的性质有关。火器伤多导致心脏贯通伤,多数伤员死于受伤现场。刃器或锐器多为非贯通伤。近年心脏介入诊断治疗的普及,使心导管所致的医源性心脏穿透伤有所增加。穿透性心脏损伤的好发部位依次为右心室、左心室、右心房及左心房;此外,还可出现心房、心室间隔和瓣膜装置损伤。心导管所致的心脏损伤大多数发生于心房的心耳处。

【临床表现】

1. 心脏挫伤　轻者多无明显症状,主要表现为窦性心动过速和期前收缩。中度损伤表现为心悸、气短或一过性心绞痛。严重者出现严重的心律失常和心力衰竭。

2. 心脏裂伤　取决于心包、心脏损伤程度和心包引流情况。

(1) 心脏裂伤伴随的心包裂口大，并保持通畅时，心脏出血外溢，从前胸伤口涌出或流入胸膜腔。患者表现为面色苍白、呼吸浅快、脉搏细速、血压下降。很快休克，甚至死亡。

(2) 心包无裂口或裂口较小血流不畅时，血液积聚心包腔内。心包短时间积血 120~150ml，引起压迫症状称为心脏压塞。心脏压塞的压迫致使静脉和心房受压，减少回心血量和心排血量，致使静脉压升高，动脉压下降，产生急性循环衰竭。表现为心前区闷胀、疼痛、呼吸困难、烦躁不安并出现 Beck 三联征，即静脉压升高、动脉压降低、心音遥远。

3. 室间隔破裂　发生心内由左向右分流，心排血量下降，裂口大者很快出现急性心功能衰竭。胸骨左缘下方可闻及响亮全收缩期杂音，并有震颤。

4. 瓣膜、腱索或乳头肌损伤　主动脉瓣最易受损，其次为二尖瓣、三尖瓣。损伤多为瓣膜撕裂、腱索乳头肌断裂所致的瓣膜关闭不全，出现血液反流而导致心衰。心脏听诊可闻及相应区域特征性心脏杂音。

【辅助检查】

1. 心电图检查　心脏挫伤出现 ST 段抬高、T 波低平或倒置等。

2. 二维超声心动图　心脏挫伤显示心脏结构和功能的变化。心脏破裂可明确有无心包积血和积血量。

3. 实验室检查　心肌酶谱检查可出现乳酸脱氢酶同工酶（LDH_1 和 LDH_2）和磷酸肌酸激酶（CPK）值升高。近年来已采用单克隆抗体微粒子化学发光或电化学法检查磷酸肌酸激酶同工酶（CK-MB-mass）的质量测定和心肌肌钙蛋白 I 或 T 测定。

【处理原则】

1. 心肌挫伤　应立即给予吸氧，卧床休息，镇痛，严密进行心电监护。心脏挫伤后是否发生致死性并发症常难以预测，如患者血流动力学不稳定、心电图异常或心肌标志物异常，应转入 ICU 监护治疗，积极控制心律失常、心功能衰竭等致死性并发症。

2. 心脏破裂　应立即施行手术抢救，避免因检查而延误诊治。心脏压塞者应立即行心包腔穿刺减压以争取剖胸抢救时间，同时快速补液、输血抗休克。介入治疗中所致的医源性心脏损伤多为导管尖端所致，因其口径较小，发现后应立即终止操作、拔除导管，给予鱼精蛋白中和肝素作用，进行心包穿刺抽吸治疗。抢救存活后应注意残余病变的确诊与相应处理。

3. 室间隔破裂　裂口较小可用药物控制症状者应严密观察 2~3 个月，不能自行闭合时再择期手术。裂口大者应尽早手术。

4. 瓣膜、腱索或乳头肌损伤　首选药物治疗以改善心功能，根据病情择期手术，可选择瓣膜成形术或人工心脏瓣膜置换术。

【护理措施】

(一) 紧急救护

对怀疑心脏压塞者，迅速配合医师行心包穿刺减压，妥善包扎伤口，并尽快做好剖胸探查准备；同时迅速建立两条静脉通路，在监测中心静脉压的前提下输液和输血，维持水、电解质及酸碱平衡，维持有效血容量。若刺入心脏的致伤物尚留存在胸壁，不宜急于拔除。

(二) 术前护理

1. 对症护理　安置患者卧床休息，氧气吸入，遵医嘱给予镇痛药、心血管用药等纠正心律失常和心力衰竭等并发症。

2. 观察病情　密切观察患者生命体征、神志、瞳孔、尿量、口唇和面部颜色、中心静脉压、血氧饱和度等，尤其注意有无心脏压塞、失血性休克的表现。持续心电监护，并定期进行超声心动图和心肌酶检查。若发现病情恶化，应做好剖胸手术准备。

3. 预防感染　遵医嘱注射抗生素和 TAT。

（三）术后护理

重点是观察病情、心电监护、保持呼吸道通畅、预防感染、保护心功能及做好胸膜腔闭式引流护理等。

文档:胸膜腔穿刺要点

附:胸膜腔闭式引流术与护理

胸膜腔闭式引流术(closed pleural drainage)又称水封闭式引流,是将胸膜腔导管的一端从胸壁适当的位置插入胸膜腔,另一端在体外连接水封瓶,利用水的重力作用,维持引流单一方向,避免逆流,以重建胸膜腔负压,达到治疗目的。是胸外科常用的一项急救和治疗技术。

（一）引流的目的与适应证

1. 目的　胸膜腔闭式引流的目的是引流胸膜腔内积液、血液及气体;重建胸膜腔内负压,促进肺膨胀;平衡左右胸膜腔的压力,维持纵隔的正常位置。

2. 适应证　①中量、大量气胸,开放性气胸,张力性气胸,血胸,脓胸;②胸腔穿刺术治疗下肺无法复张者;③剖胸手术后引流等。

（二）置管位置

根据体征和胸部 X 线检查,明确胸膜腔内气体、液体的部位。①引流积气:在锁骨中线第 2 肋间置管引流;②引流液体:一般在腋中线与腋后线间第 6 或第 7 肋间;③引流脓液:应在脓液积聚的最低位置管引流。

（三）胸腔引流装置

传统的胸膜腔闭式引流装置种类有三种(图18-6),分别为单瓶、双瓶和三瓶,目前已被一次性胸膜腔引流装置所取代。

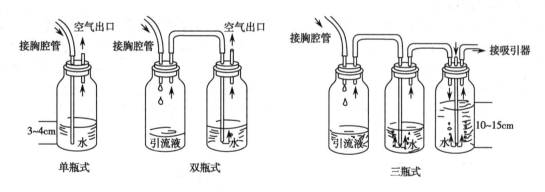

图 18-6　传统式水封瓶引流装置

1. 单瓶水封闭式引流　水封瓶的橡胶瓶塞上有两个孔,分别插入长、短管。瓶中装有约 500ml 无菌生理盐水,使长管的下口没入液面下 3~4cm,短管下口远离液面,使瓶内空气与外界大气相通。使用时,长管上的橡皮管与患者的胸腔引流管相连接,接通后即可见长管内水柱升高至液平面以上 8~10cm,并随患者呼吸上下波动;若无波动,则提示引流管不通畅。

2. 双瓶水封闭式引流　在上述的水封瓶基础上连接一个集液瓶,介于患者和水封瓶之间,其橡皮塞上插入两根短玻璃管,一根与患者胸膜腔引流管连接,另一根用一短橡皮管连接到水封瓶的长玻璃管上,用于收集胸腔引流液,水封瓶内的密闭系统不会受到引流量的影响。

3. 三瓶水封闭式引流　在双瓶式基础上增加了一个控制抽吸力的负压控制瓶。通常,传导到引流瓶内的抽吸力的大小取决于通气管没入液面的深度。当抽吸力超过没入液面的通气管的高度所产生的压力时,就会有外界空气吸入此引流系统中。若通气管没入液面下 15~20cm,则对该引流装置所施加的负压抽吸力不会大于 15~20cmH$_2$O（1.47~1.96KPa），可防止抽吸力过大引起胸膜损伤。

4. 一次性使用引流装置　一次性使用引流装置为塑料材质（图 18-7），其结构与传统的单瓶水封闭式引流装置一致，瓶盖可旋开，长、短管固定在瓶盖上，使用时应将瓶盖旋紧，确保引流装置的密闭性。

（四）胸管种类

1. 以排出积气为主　宜选择质地较软，管径为 1cm 的塑胶管，既能引流，又可减少局部刺激和疼痛。

2. 以排出积液和脓液为主　引流管宜选择质地较硬，管径为 1.5~2cm 的橡皮管，不易打折和堵塞，利于通畅引流。

（五）胸腔闭式引流手术操作

胸膜腔闭式引流术通常在手术室置管，紧急情况下也可在急救现场、病床旁进行置管。以右侧气胸为例，讲解胸膜腔闭式引流术护理配合过程。

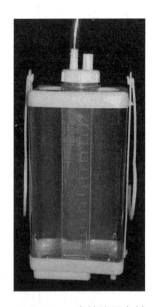

图 18-7　一次性使用水封瓶引流装置

1. 物品准备　单瓶水封瓶引流装置、胸膜腔引流管、2% 碘酊和 75% 酒精或 0.5% 碘伏等消毒液、2% 利多卡因、无菌注射器、无菌手套、胸膜腔穿刺引流手术包等。

2. 安置体位　安置患者于半卧位，以利患者呼吸和手术操作。

3. 皮肤消毒、铺单　用碘伏或 2% 碘酊、70% 乙醇消毒手术区皮肤，范围以切口为中心至少 15~20cm。然后铺无菌孔单，建立无菌面。

4. 麻醉　用 2% 利多卡因做局部浸润麻醉胸壁全层。

5. 切开、分离组织　手术刀切开皮肤和皮下组织，在右锁骨中线与第 2 肋间交界处经肋间入路切开，切口长度一般 2~3cm。

6. 置入引流管、连接水封瓶　用中号弯止血钳交替钝性分离胸壁肌层组织达肋骨上缘。一把弯止血钳撑开固定胸壁组织，一把弯止血钳轻夹引流管头端（带侧孔端）于肋间穿破壁胸膜进入胸膜腔，引流管末端用弯止血钳钳闭，以防止空气进入胸膜腔，其侧孔应位于胸膜腔内 2~3cm；然后用三角针和 4 号丝线，间断缝合切口 2~4 针，结扎固定引流管，以防脱出；水封瓶内倒入约 500ml 无菌生理盐水，以瓶内长管没入水下 3~4cm 为宜，将胸膜腔引流管严密地连接于水封瓶，避免漏气（图 18-8）。

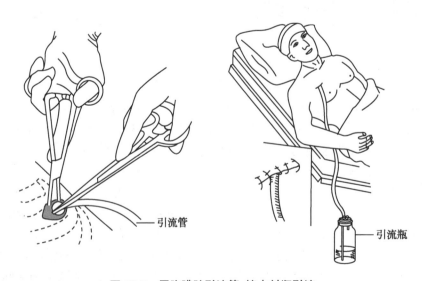

—— 引流管

—— 引流瓶

图 18-8　置胸膜腔引流管、接水封瓶引流

（六）胸腔闭式引流管的护理

1. 目的　保持引流通畅，维持胸腔内压力；防止逆行感染；便于观察胸腔引流液的性状、颜色、量。

2. 操作程序

（1）操作前准备

1）用物准备：无菌胸腔闭式引流瓶、橡皮管、玻璃接管（或一次性塑料胸膜腔引流装置一套）、止血钳2把、胶布、无菌生理盐水500ml、无菌纱布、弯盘、碘伏棉球、开瓶器、一次性垫巾等。

2）操作者自身准备：着工作衣、裤、鞋，洗手，戴口罩、帽子。

3）患者准备：了解患者的生命体征、病情及胸腔引流情况。

4）环境准备：清洁、安静、整齐、舒适。

（2）操作过程

1）物品准备：检查引流装置和无菌生理盐水的有效期，查看引流瓶有无破损并按要求连接。打开无菌胸腔引流瓶，倒入无菌生理盐水，注水量以长玻璃管没于水下3~4cm为宜。连接各导管，水封瓶管道末端用无菌纱布包绕保护。在引流瓶的水平线上注明日期和水量。

2）携用物至患者床旁，向患者解释操作的目的。适当暴露胸部，将一次性垫巾垫于患者身下及胸腔引流管连接处下方。

3）洗手或用快速手消毒液消毒手。

4）用两把止血钳双重夹闭胸壁引流管。

5）用碘伏棉球消毒胸壁引流管与水封瓶连接口处2次，断开连接处；将胸壁引流管与准备好的水封瓶引流装置长管上的橡皮管相连接。

6）松开止血钳，观察引流管是否通畅，并妥善固定。

7）将水封瓶置于安全处，保持引流瓶低于胸腔60~100cm。

8）整理用物和床单元，洗手或用快速手消毒液消毒手。观察患者的病情及引流管的引流情况，记录引流液的颜色、性质及量。

3. 操作中注意事项

（1）严格无菌技术操作，防止逆行感染：按常规每24h更换1次引流瓶，更换时严格遵守无菌技术操作规程。保持胸壁引流口敷料清洁、干燥，若有渗湿应及时更换。引流瓶放置位置应低于胸壁引流口平面60~100cm，以防止引流瓶内液体逆流入胸膜腔造成感染。

（2）胸膜腔大量积液者，开放引流时应缓慢，首次引流液量不超过1000ml。以防止纵隔快速摆动或复张性肺水肿的发生。

（3）体位：患者血压平稳，应取半卧位，以利于引流和呼吸。

（4）维持引流的有效性，挤压胸腔引流管，防止阻塞、扭曲和受压。

（5）保持管道密闭：用油纱布严密包盖切口与引流管口周围并妥善固定，各连接处连接紧密，勿漏气，保持引流瓶内长管浸入水中3~4cm并保持引流瓶于直立状态；断开连接处前应用两把止血钳双重夹闭引流管近端，防止空气进入。

（6）注意观察并准确记录引流液的颜色、性质和量，以及引流瓶长管中水柱波动情况。

4. 健康教育

（1）向患者讲解胸腔闭式引流管的重要性，保持引流通畅，嘱患者及家属在翻身或活动时注意保护引流管，勿受压、扭曲、打折或脱出。

（2）引流瓶始终保持在胸部以下，以防液体倒流入胸膜腔引起逆行感染。

（3）指导患者半卧位及进行有效呼吸功能锻炼，以防止肺部感染，促进肺复张。

（4）拔出引流管前，嘱患者深吸气后屏住。以免拔出引流管时管端损伤肺脏造成气胸或者引起疼痛。

（姚　珺）

思维导图

自测题

 思考题

结合导入情境与思考的案例回答下列问题：

1. 该患者的发病原因及病理生理改变可能有哪些？

2. 如何对该患者进行相应护理评估？

3. 如该患者需要手术治疗，如何进行术前术后相关护理？

第十九章

胸部感染性疾病患者的护理

1901
第十九章
课件

学习目标

识记:
1. 能复述脓胸、支气管扩张的概念。
2. 能列举脓胸、支气管扩张、肺结核、肺棘球蚴病的病因和分类。
理解:
1. 阐述急、慢性脓胸的临床表现及处理原则。
2. 阐述支气管扩张、肺结核、肺棘球蚴病的临床表现和处理原则。
运用:
能运用护理程序对胸部感染性疾病患者实施整体护理。

导入情境与思考

王女士,40 岁。因发热、咳嗽、咳黄色脓痰 10d,伴胸痛、呼吸困难 1d 而急诊入院。患者自诉 10d 前因感冒后出现发热、咳嗽、咳痰,在当地治疗未见明显好转,并出现胸痛、呼吸困难 1d 而就诊。患者发病以来,食欲、精神欠佳,体重未见下降。无肝炎及药物过敏等病史。

体格检查:T 38.8℃,P 98 次 /min,R 22 次 /min,BP 120/80mmHg,浅表淋巴结未触及,胸廓无畸形,右侧呼吸运动减弱,肋间隙饱满,语音震颤减弱,叩诊呈浊音,听诊右侧呼吸音减弱;腹平软,无压痛,肝、脾未扪及。

辅助检查:血常规示 Hb 120g/L,WBC 13×10^9/L,中性粒细胞百分比 0.8。

请思考:
1. 该患者可能的诊断是什么? 主要的诊断依据有哪些?
2. 为确定其诊断还需进行哪些检查?

胸部感染性疾病主要指由于化脓性细菌、真菌、结核杆菌及寄生虫等引起的一类感染性疾病,可发生于胸膜腔、支气管或肺,常见的有脓胸、支气管扩张、肺结核、肺棘球蚴病等。胸部化脓性细菌、真菌、结核杆菌等所致的感染,早期采用抗菌药物、支持治疗等内科疗法可缓解或治愈,如果治疗效果不佳则需外科手术治疗;肺寄生虫感染唯一有效的治疗方法是手术治疗。本章主要讲解脓胸与肺感染性疾病外科治疗患者的护理。

第一节　脓　　胸

脓胸(empyema)是指胸膜腔受致病菌感染而形成的脓液积聚。

【病因与分类】

按致病菌分为化脓性、结核性和特异病原性脓胸;按感染波及的范围分为局限性脓胸和全脓胸;按病理发展过程,分为急性脓胸和慢性脓胸。

1. 急性脓胸(acute empyema)　多为继发性感染,致病菌以肺炎球菌、链球菌多见。近年来由于抗生素的广泛应用,这些细菌所致脓胸已较前减少,而葡萄球菌特别是耐药性金黄色葡萄球菌所致的脓胸却相对增多。若为厌氧菌感染,则称腐败性脓胸。脓胸最主要的原发病灶是肺部感染,少数是胸内和纵隔内其他脏器或身体其他部位感染病灶。致病菌侵入胸膜腔并引起感染的途径有3种。

(1) 直接侵入

1) 直接感染:由化脓性病灶侵入或破入胸膜腔,如肺脓肿或邻近组织的脓肿破裂。

2) 间接感染:外伤、异物存留、手术污染、食管胸膜瘘、支气管胸膜瘘或血胸引起继发感染。

(2) 淋巴途径:如膈下脓肿、肝脓肿、纵隔脓肿、化脓性心包炎等,通过淋巴管侵犯胸膜腔。

(3) 血源性播散:在败血症或脓毒血症时,致病菌可经血液循环进入胸膜腔。

2. 慢性脓胸(chronic empyema)　急性脓胸的病程如果超过3个月,即进入慢性脓胸期,但是急性脓胸和慢性脓胸并没有截然的分界线。形成慢性脓胸的主要原因为:①急性脓胸未及时治疗或处理不当,如引流太迟、引流管拔除过早、引流管过细、引流位置不当等致排脓不畅;②脓腔内有异物存留,如弹片、死骨、引流管残端等,使感染难以控制;③合并支气管或食管瘘而未及时处理;④与胸膜腔毗邻的慢性病灶,如膈下脓肿、肝脓肿、肋骨骨髓炎等反复侵入;⑤有特殊病原菌存在,如结核菌、放线菌等所致慢性炎症,导致纤维层增厚形成致密的纤维板、肺膨胀不全,使脓腔长期不愈。

【病理生理】

1. 急性脓胸

(1) 浆液性渗出期:感染侵犯胸膜后,引起大量炎性胸水渗出。早期渗出液稀薄,呈浆液性。在此期内若能排出渗液,肺易复张。

(2) 脓性渗出期:随着病程进展,渗出液中脓细胞及纤维蛋白增多,逐渐由浆液性转为脓性,病变局限者称局限性脓胸;病变广泛,脓液布满全胸膜腔时称全脓胸。纤维蛋白沉积于脏、壁胸膜表面形成纤维素层。

(3) 脓腔形成期:初期纤维素膜附着不牢固、易脱落,以后随着纤维素层的不断增厚、韧性增强而易于粘连,使脓液局限于一定范围内,形成局限性或包裹性脓胸,常位于肺叶间、膈肌上方、胸膜腔后外侧及纵隔面等处(图19-1)。脓液被分割为多个脓腔时称多房性脓胸;若伴有气管、食管瘘,则脓腔内可有气体,出现液平面,称为脓气胸。脓胸可穿破胸壁,即为自溃性脓胸或外穿性脓胸。

2. 慢性脓胸　在急性脓胸的病理基础上发展形成,毛细血管及炎性细胞形成肉芽组织,纤维蛋白沉着机化并在脏、壁胸膜上形成韧厚致密的纤维板,构成脓腔壁。纤维板日益增厚,机化形成瘢痕使肺组织固定紧束,胸廓受牵拉而内

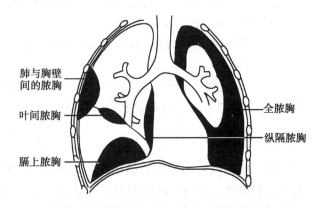

图 19-1　脓胸分类示意图

陷,纵隔向患侧移位,并限制胸廓的活动,从而降低呼吸功能。由于壁胸膜变厚,使肋间肌萎缩、肋间隙变窄,可出现肋骨畸形及脊柱侧凸。

【临床表现】

1. 急性脓胸

(1) 症状:常有高热、脉速、呼吸急促、食欲减退、胸痛及全身乏力等不适,积脓较多者尚有胸闷、咳嗽、咳痰症状,严重者可出现发绀和休克。

(2) 体征:患侧呼吸运动减弱,肋间隙饱满,语音震颤减弱,叩诊呈浊音;脓气胸者叩诊上胸部呈鼓音,下胸部呈浊音;听诊呼吸音减弱或消失。

2. 慢性脓胸

(1) 症状:常有长期低热、食欲减退、消瘦、贫血、低蛋白血症等慢性全身中毒症状;有时可伴有气促、咳嗽、咳脓痰等症状。

(2) 体征:可见胸廓内陷,呼吸运动减弱,肋间隙变窄;支气管及纵隔偏向患侧;听诊呼吸音减弱或消失;可有杵状指(趾);严重者有脊柱侧凸。

【辅助检查】

1. 实验室检查　急性脓胸显示血白细胞计数及中性粒细胞比例增高;慢性脓胸显示红细胞计数、血细胞比容和血清蛋白水平降低。

2. 胸部 X 线检查

(1) 急性脓胸:少量积液显示肋膈角变钝;中等量以上积液则显示内低外高的弧形致密影,呈典型的 S 形(Ellis 线);大量积液患侧呈大片致密阴影;如伴有支气管瘘、食管瘘,可出现气液平面;局限性脓胸于相应部位呈包裹阴影。

(2) 慢性脓胸:X 线检查可见胸膜增厚,肋间隙变窄及大片密度增强模糊阴影,膈肌升高,纵隔移向患侧。脓腔造影或瘘管造影可明确脓腔范围和部位,但支气管胸膜瘘者慎用或禁用。

3. 胸膜腔穿刺　可抽得脓液,脓液涂片可检出致病菌。

【处理原则】

1. 急性脓胸　以非手术治疗为主。

(1) 消除病因:如正确处理食管吻合口瘘、支气管残端瘘等。

(2) 局部治疗:尽快排出胸膜腔脓液是脓胸治疗的关键。早期可反复胸腔穿刺抽脓并向胸膜腔内注入抗生素,若脓液稠厚不易抽出,应行胸膜腔闭式引流。

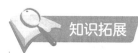

知识拓展

急性脓胸的胸膜腔闭式引流术

急性脓胸的胸膜腔闭式引流术的方法有两种,一种是经肋间插管法,另一种是经肋床插管法。后者是在脓腔相应部位切开皮肤肌肉,切除长 3~4cm 一段肋骨,将肋间神经血管前后端予以结扎。然后经肋床切开胸膜,并剪取一条胸膜做病理检查。继而以手指探查脓腔,如有多房应予穿通,以利引流。吸净脓液后置入粗大有侧孔的引流管,并以缝线将引流管妥善固定,其外端连接水封瓶闭式引流。亦可在脓腔顶部加一经肋间插管作灌注抗生素冲洗用。脓液排出后,肺逐渐膨胀,两层胸膜靠拢,空腔逐渐闭合。若空腔闭合缓慢或不够满意,可早行胸腔扩清及纤维膜剥除术。如脓腔长期不能闭合,则成为慢性脓胸。

(3) 全身治疗

1) 使用抗菌药物:根据病原菌及药敏试验,静脉给予有效足量的抗菌药物,控制胸膜腔和全身感染。

2) 全身支持疗法：包括给予高蛋白、高热量、高维生素饮食，鼓励患者多饮水，必要时静脉补液、输血、输注人血白蛋白等。

2. 慢性脓胸

(1) 非手术治疗：包括改善患者全身情况，消除中毒症状和纠正营养不良；积极治疗原发病，消灭脓腔。

(2) 手术治疗：目的是胸腔引流，使受压的肺复张，恢复肺功能。常用手术：①胸膜纤维板剥除术(图19-2)；②胸廓成形术；③胸膜肺切除术等；④改进引流手术。

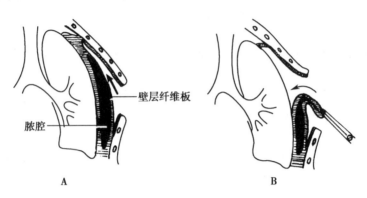

图 19-2　胸膜纤维板剥除术(示意图)
A. 剥除壁层纤维板；B. 剥除脏层纤维板

【护理评估】

(一) 术前评估

1. 健康史

(1) 一般情况：包括患者的年龄、性别、婚姻和职业等；成年女性患者月经史、生育史等。

(2) 既往史：了解有无久治不愈的肺炎或其他反复发作的感染性疾病史、发病经过及诊治过程。

(3) 家族史：了解家庭成员有无胸壁、胸膜疾病或肺部感染、肿瘤患者。

2. 身体状况

(1) 症状与体征

1) 全身：评估患者有无发热，有无水、电解质紊乱，有无全身乏力、食欲减退、消瘦、贫血、低蛋白血症等慢性全身中毒症状。

2) 局部：评估患者有无胸痛、呼吸急促、发绀，有无咳嗽咳痰，并评估痰量、色及性状，胸部有无塌陷、畸形，肋间隙是饱满还是变窄，气管位置是否居中，纵隔有无移位，呼吸音是否减弱或消失，患侧胸部叩诊有无浊音，是否有杵状指(趾)等局部症状和体征。

(2) 辅助检查：了解①血常规是否示白细胞计数升高，中性粒细胞比值增高，红细胞计数或血细胞比容降低；②有无低蛋白血症；③脓液细菌培养结果；④胸部 X 线、超声有无异常发现。

3. 心理、社会状况　评估患者和家属对本病的认知、心理承受程度、有无异常情绪及心理反应等。

(二) 术后评估

1. 术中情况　包括手术方式、麻醉方式，术中有无出血、输血输液等。

2. 身体状况　评估麻醉是否清醒，生命体征是否平稳，术后脓液引流情况等。

3. 心理、社会状况　评估有无焦虑，能否配合术后早期活动与康复锻炼等。

【护理诊断】

1. 体温过高　与急性感染后毒素吸收有关。

2. 疼痛　与炎性刺激有关。

3. 气体交换受损　与肺组织受压、胸廓活动受限等有关。

4. 营养失调:低于机体需要量　与脓胸消耗、食欲下降、营养摄入不足等有关。

【护理目标】

1. 患者体温逐渐恢复正常。

2. 患者疼痛减轻或消失。

3. 患者能维持正常气体交换,无缺氧表现。

4. 患者营养状况得到改善。

【护理措施】

（一）术前护理

1. 加强营养　多进食高蛋白、高热量和富含维生素的食物。根据患者的口味与需要制订食谱,合理调配饮食,保证营养供给。对贫血和低蛋白血症者,可少量多次输入新鲜血液或血浆。

2. 皮肤护理　协助患者定时翻身、活动肢体;及时更换汗湿的衣被,保持床单平整干净,预防压疮发生。

3. 减轻疼痛　指导患者作腹式深呼吸,减少胸廓运动、减轻疼痛;必要时遵医嘱予以镇静、镇痛药物。

4. 降低体温　高热者给予冰敷、乙醇擦浴等物理降温措施,鼓励患者多饮水,必要时给予药物降温。

5. 改善呼吸功能

(1) 体位:取半坐卧位,以利于呼吸和引流。有支气管胸膜瘘者取患侧卧位,以免脓液流向健侧引起窒息。

(2) 吸氧:根据患者呼吸情况给氧,氧流量 2~4L/min。

(3) 保持呼吸道通畅:痰液较多者,协助患者排痰或体位引流,并遵医嘱合理使用抗生素控制感染。

(4) 协助医师进行治疗:①急性脓胸者,为控制感染及改善呼吸,可每日或隔日一次行胸腔穿刺抽脓。抽脓后,胸腔内注射抗生素。脓液多时,分次抽吸,每次抽脓量不宜超过 1 000ml,穿刺过程中及穿刺后应注意观察患者有无不良反应。②脓液稠厚不易抽出,或经治疗脓液不见减少,患者症状不见明显改善,或发现有大量气体,疑伴有气管、食管瘘或腐败性脓胸等,均宜及早施行胸膜腔闭式引流术。③已行脓腔闭式引流者,若脓腔大、脓液黏稠、引流通畅性差、胸腔粘连、纵隔固定,可改为胸腔插管开放引流。待脓腔容积测定少于 10ml 时,可拔出引流管,瘘管自然愈合。原有脓腔引流不畅或引流部位不当者,应重新调整引流,以排出胸腔积脓。

6. 心理护理　与患者交谈,关心体贴患者,鼓励其树立战胜疾病的信心,使之能积极配合治疗,早日康复。

（二）术后护理

1. 病情观察　严密监测患者体温、心率、血压、呼吸及神志变化;注意观察患者的呼吸频率、幅度,有无呼吸困难、发绀等征象,发现异常及时通知医师。

2. 维持有效呼吸

(1) 控制反常呼吸:慢性脓胸行胸廓成形术后患者,应让其取术侧向下卧位,用厚棉垫、胸带加压包扎,并根据肋骨切除范围,在胸廓下垫一硬枕或用 1~3kg 沙袋压迫,以控制反常呼吸。包扎松紧适宜,经常检查,随时调整。

(2) 呼吸功能训练:鼓励患者有效咳嗽、咳痰、吹气球、使用呼吸功能训练器,促使肺膨胀,增加通气量。

3. 保持引流管通畅

(1) 急性脓胸:如患者能及时彻底排出脓液,使肺逐渐膨胀,脓腔闭合,一般可治愈。

(2) 慢性脓胸:①引流管不能过细,引流位置适当,勿插入太深,以免影响脓液排出;②若脓腔明显缩小,脓液不多,纵隔已固定,可将闭式引流改为开放式引流;③开放式引流者,保持局部清洁,及时更换敷料,妥善固定引流管,防止其滑脱;④引流口周围皮肤涂氧化锌软膏,防止发生皮炎;⑤行胸膜纤维板剥脱术患者术后易发生大量渗血,严密观察生命体征及引流液的性状和量。若患者血压下降、脉搏增快、尿量减少、烦躁不安且呈贫血貌或胸腔闭式引流术后 2~3h 引流量 >100ml/h 且呈鲜红色时,立即报告医师,遵医嘱快速输注新鲜血,给予止血药,必要时做好再次开胸止血的准备。

4. 康复训练　胸廓成形术后,由于手术需要切断某些肌群,特别是肋间肌,易引起脊柱侧弯及术侧肩关节的运动障碍,故患者需采取直立姿势,坚持练习头部前后左右回转运动,练习上半身的前屈运动及左右弯曲运动。自术后第 1 天起即开始上肢运动,如上肢屈伸、抬高上举、旋转等,使之尽可能恢复到术前的活动水平。

（三）健康教育

1. 预防疾病　注意保暖,避免受凉,防止肺部感染。及时发现感染症状并积极治疗。

2. 有效治疗　遵医嘱按时服药。定期复查肺功能,如有不适,随时复诊。

3. 疾病康复　嘱患者加强营养;保证充足睡眠,避免劳累;指导患者进行呼吸功能锻炼及有氧运动,如深呼吸、吹气球、打太极拳、散步等,以增加肺活量,改善肺功能,增强机体抵抗力。

【护理评价】

1. 患者体温是否逐渐恢复正常。

2. 疼痛是否逐渐消失。

3. 能否维持正常气体交换、无缺氧表现。

4. 营养状况是否得到改善。

第二节　肺感染性疾病

一、支气管扩张

支气管扩张(bronchiectasis)是由于支气管壁及其周围肺组织的炎症性破坏所造成的一根或多根支气管异常性、永久性扩张的慢性化脓性疾病。多起病于儿童期及青年期麻疹、百日咳后的支气管炎,迁延不愈的支气管肺炎等。随着免疫接种和抗生素的应用,本病的发病率已明显降低。

【病因】

1. 支气管 - 肺组织感染和支气管阻塞　婴幼儿百日咳、麻疹、支气管炎是支气管 - 肺组织感染所致支气管扩张症最常见的原因。由于婴幼儿时期支气管尚处于发育阶段,管腔较细狭,管壁较薄弱,易阻塞。反复感染破坏支气管壁各层组织,致使支气管变形扩张,在咳嗽时管腔内压力增高,呼吸时胸腔内压的牵引,逐渐形成支气管扩张;当异物、肿瘤、肿大淋巴结等阻塞或压迫支气管引起肺不张时,更有助于支气管扩张的形成。

2. 支气管先天性发育缺损和遗传因素　可能是先天性结缔组织异常、管壁薄弱所致的扩张,此类支气管扩张临床上罕见。

【病理】

支气管扩张多发生于第三、四级支气管分支,以双肺下叶、中叶多见。分为柱状、囊状和混合型扩张三类,柱状病理改变较轻,囊状较严重。炎症先损坏管壁纤毛柱状上皮,继而损伤管壁弹力纤维、平滑肌、软骨等,被破坏的组织逐渐被纤维组织所替代,支气管呈柱状或囊状扩大,并成为感染分泌物淤积的管柱或囊袋。有的支气管可因炎症瘢痕及纤维化收缩而闭塞,导致肺不张。抗感染治疗可使支气管和肺部炎症改善,但不能逆转支气管扩张的病理改变。

【临床表现】

1. 症状　主要为慢性咳嗽、咳痰、咯血,反复发作的呼吸道和肺部感染。患者痰量较多呈黄绿色脓性黏液,甚至有恶臭。体位改变,尤其是清晨起床时可诱发剧烈咳嗽伴咳大量痰,可能是扩张支气管内积存的脓液引流入近端气道,引起刺激所致。咯血可反复发生,痰中带血或大量咯血,咯血量与病情严重程度不一致。部分患者无咳嗽、脓痰,而以反复咯血为唯一症状,临床上称为"干性支气管扩张"。病程久者可有贫血、营养不良等表现。

2. 体征 早期或干性支气管扩张可无明显肺部体征。病情较重或继发感染时可在病侧下胸部及背部闻及局限性、固定较粗的湿啰音。部分慢性支气管扩张患者伴有杵状指(趾)。

【辅助检查】

影像学检查可明确诊断支气管扩张的部位、范围和程度。

1. 胸部 X 线 轻度支气管扩张无明显异常,随着病情进展可出现肺纹理增多、紊乱或网络状、蜂窝状改变。

2. 胸部 CT 表现为局限性炎症浸润,肺容积减小,支气管远端柱状或囊状扩张。高分辨薄层 CT 对支气管扩张诊断的敏感性和特异性均很高,是目前最重要的检查手段。

3. 支气管造影 是特异性诊断方法之一,目前已较少应用。

【处理原则】

1. 非手术治疗 非手术治疗的重点包括:①应用抗菌药物:是支气管扩张急性感染期治疗的主要措施,应根据症状、体征、痰液的性状,合理应用抗菌药物,必要时依据细菌培养及药物过敏试验结果选用有效抗生素;②促进痰液引流:应用祛痰剂、支气管舒张剂及超声雾化吸入等稀释痰液,促进排痰,再通过体位引流或纤维支气管镜吸痰,促进痰液引流;③对症治疗:如处理咯血、降低体温、加强支持治疗等。

2. 手术治疗 手术治疗的目的是切除病变组织,保存正常肺组织,避免感染和其他合并症,根据病变的范围可实施肺段、肺叶或全肺切除术。

(1) 手术适应证:一般情况较好,心、肝、肾等功能无异常;反复大量咯血或急性感染发作;病变相对局限;经药物治疗效果不佳。

(2) 手术禁忌证:一般情况差,心、肝、肾等功能不全;双肺弥漫性病变;合并肺气肿、哮喘或肺源性心脏病。

【护理诊断】

1. 清理呼吸道无效 与痰液黏稠、体位不当、咳痰无效有关。

2. 营养失调:低于机体需要量 与长期反复继发呼吸道感染,导致机体消耗量增多有关。

3. 焦虑 与疾病迁延、反复发作等有关。

4. 潜在并发症:窒息、肺部感染、胸膜腔感染等。

【护理措施】

(一) 术前护理

1. 控制感染和减少痰量

(1) 使用抗菌药物:遵医嘱给予抗菌药物,将痰量控制在 30ml/d 以下,痰由脓性变为黏液性时再手术,用药时间可能长至 2 周以上。

(2) 促进痰液引流:遵医嘱给予祛痰药、抗生素超声雾化吸入等,以稀释痰液,再根据病变的部位,指导患者进行体位引流(咯血者例外);必要时配合纤维支气管镜吸痰。

2. 加强支持疗法 给予高热量、高蛋白、高维生素、易消化饮食,鼓励患者多饮水;对存在营养不良者,遵医嘱进行营养支持治疗,以提高对手术的耐受能力。

3. 做好口腔护理 指导患者保持口腔清洁,咳痰或咯血后及时以生理盐水漱口。

4. 观察病情变化 观察患者的生命体征、意识状态、咳嗽及咳痰情况,尤应注意有无咯血、窒息、肺部感染、胸膜腔感染等表现。一旦发现异常,应及时协助处理。

5. 术前检查 按医嘱正确收集痰液标本,送细菌培养和药物敏感试验,以指导抗菌药物的应用。

协助 CT、支气管镜、心电图、肺功能等各项术前检查,以了解病变的范围、心肺功能,为手术治疗提供参考依据。

6. 做好术前指导　指导患者戒烟;训练腹式深呼吸和有效咳嗽;指导术侧肩臂功能锻炼。

（二）术后护理

参见第二十章　支气管肺癌外科治疗患者的护理。

二、肺结核

肺结核(pulmonary tuberculosis)是由结核杆菌引起的肺部慢性传染病。结核杆菌通过空气飞沫传播。20 世纪 40 年代以后,由于高效抗结核药物的问世和合理应用,结核病的发病率和死亡率均明显下降;但各个国家和地区的表现并不平衡,在某些地区仍是危害人民健康的常见病之一。大多数结核患者经内科治疗可获痊愈,仅少数经内科治疗无效者才需外科手术治疗,但术后仍需辅以抗结核药物治疗。

【病理】

肺结核的基本病理改变包括渗出性改变、增生性改变、干酪样坏死。肺内结核病灶可发展为 3 种类型的肺部病变:①病灶干酪样坏死,形成空洞;②支气管结核可引起张力空洞、支气管狭窄、扩张或肉芽肿;③肺毁损。肺的上述病变可造成限制性阻塞性通气功能障碍、弥散功能障碍或肺内静脉分流,并可引起肺源性心脏病。

【临床表现】

1. 症状　多表现为午后或傍晚低热、盗汗、疲倦乏力、食欲减退、体重下降、咳嗽、咯血、胸痛、呼吸困难等。少数患者可无症状。部分患者可并发自发性气胸、脓气胸、肺源性心脏病、支气管扩张等疾病,或继发肺外结核。

2. 体征　可无阳性体征或仅在锁骨上下、肩胛区闻及湿啰音。

【辅助检查】

1. 实验室检查　红细胞沉降率加速,结核菌素试验阳性,痰结核菌检查阳性。

2. 影像学检查　胸部 X 线可早期发现肺结核,对病灶部位、范围、性质、发展情况和治疗效果做出判断。胸部 CT 可发现微小或隐蔽性病变。

3. 支气管镜检查　经纤维支气管镜对支气管或肺内病灶活检。

【处理原则】

1. 非手术治疗

(1) 支持治疗:加强营养,改善全身情况。

(2) 抗结核治疗:给予正规的抗结核治疗。术前给予 6~8 个月的抗结核治疗后,大部分病变可被吸收,为手术的最佳时机;术后继续抗结核治疗 6~12 个月,以防结核复发。

2. 手术治疗　手术治疗的原则是尽可能切除病灶,保留健康的肺组织。

(1) 适应证:①肺结核空洞:经内科治疗无效,痰结核菌阳性者。特别是张力性空洞、厚壁空洞、巨大空洞及下叶空洞;②结核球:直径 >2cm,有咯血、咳痰,以及难与肺癌鉴别者;③纤维干酪性肺结核:患者痰菌阳性,经胸部 X 线或 CT 扫描检查见有较大的干酪块病灶,内科治疗难以奏效者;④肺毁损:一侧肺的全部或绝大部分由于病变失去功能,并有痰菌阳性、咯血或继发感染等症状,而对侧肺基本正常;⑤并发结核性支气管扩张、支气管狭窄及肺不张者。

(2) 禁忌证:①肺结核正在扩展或处于活动期;②一般情况和心肺功能差,肺切除后将严重影响患者的呼吸功能;③合并肺外其他脏器结核病,经过系统抗结核治疗,病情仍在进展或恶化。

(3) 常见手术类型

1) 肺切除术:根据病变范围和程度实施肺段、肺叶或全肺切除术。

2) 胸廓成形术:自上而下切除肋骨,每次切除不超过 3~4 根,每次手术间隔 3 周,术后加压包扎胸部,避免胸廓反常呼吸运动。由于疗效有限,术后易并发脊柱畸形,效果不如肺切除术,胸廓成形术近30年很少采用。

【护理措施】

(一)术前护理

参见本节支气管扩张。

(二)术后护理

术后护理参见第二十章 支气管肺癌外科治疗患者的护理,但应注意以下几点:

1. 继续用抗结核药物化疗 术后并用两种口服的抗结核药物。每3个月拍胸片复查1次,何时停药视具体情况而定,一般至少用药半年,过早停药会导致病变复发或残留病灶恶化。

2. 并发症护理 肺结核行肺切除术,术后并发症的发生率高于非肺结核病手术后。常见的并发症有以下几种:

(1)支气管胸膜瘘:若术后胸膜腔内有液气平面,经排液10~14d后仍持续存在,患者有发热、刺激性咳嗽,健侧卧位时咳嗽加重,咳出血性痰液,应怀疑并发支气管胸膜瘘;向胸膜腔内注入亚甲蓝1~2ml,若患者咳出蓝色痰液即可确诊。应配合医生行胸膜腔闭式引流,应用抗菌药物,进行营养支持治疗等。

(2)顽固性含气残腔:大多数不产生症状,可严密观察和采用药物治疗,经过几个月可逐渐消失。少数出现呼吸困难、发热、咯血或持续肺泡漏气等,应按支气管胸膜瘘处理。

(3)脓胸:结核病肺切除后残留的残腔容易并发感染而引起脓胸,其发生率明显高于非结核病肺切除手术后,处理原则参见本章第一节 脓胸。

三、肺棘球蚴病

肺棘球蚴病(pulmonary echinococcosis)是我国西北牧区较常见的寄生虫病,大多数病例是因细粒棘球绦虫的蚴体侵入人体所致,在肝、肺等脏器中形成囊肿,并造成各种并发症,也称包虫病(hydatid disease)。肺棘球蚴病约占棘球蚴病的10%~15%,多为单发性棘球蚴囊肿,右肺比左肺多见、下叶比上叶多见。

【临床表现】

1. 症状 肺棘球蚴囊肿由于生长缓慢,有的可多年无症状。囊肿逐渐长大后可引起咳嗽、胸痛、咯血、气急等症状。当囊肿穿破入支气管后,患者先有阵发性咳嗽,继而咳出大量透明黏液;内囊亦可随之分离,如被咳出,痰液中可找到头节;并发感染者则症状类似肺脓肿,出现发热、咳脓痰、咯血等。囊肿穿破入胸膜腔,则形成液气胸,继而成为脓胸。有些病例还出现皮疹、发热、恶心、呕吐、腹痛、支气管痉挛和休克等过敏反应症状,严重者可以致死。

2. 体征 病变区叩诊呈浊音,呼吸音减弱或消失。巨大囊肿可压迫纵隔,使气管及心脏移位。

【辅助检查】

1. 胸片X线或CT检查 显示密度均匀、边界清楚的圆形或椭圆形阴影;如囊肿破裂分离后可有以下征象:①外囊破裂,少量空气进入外囊与内囊之间,在囊肿顶部呈现新月形透亮区;②外囊、内囊都破裂,囊液部分排出,空气同时进入外囊及内囊,则囊内呈现液平面,其上方有两层弧形透亮带;③内囊、外囊都破裂,且内囊陷落漂浮于囊液表层,则在液平面上呈现不规则的内囊阴影,犹如水上浮莲;④囊壁破裂,内容物全部排空,则呈现囊状透亮影,类似肺大疱。

2. 超声检查 显示肺内有囊性病变。

3. 实验室检查 血常规显示嗜酸性粒细胞比例增高,有时可达25%~30%。棘球蚴补体结合试验阳性;棘球蚴液皮内试验(Casoni试验)阳性,阳性反应率可达70%~90%。

注意:怀疑肺棘球蚴病时,禁忌用穿刺术作为诊断方法,以避免发生囊液外渗产生过敏反应和棘球蚴播散等严重并发症。

【处理原则】

肺棘球蚴病目前尚无特效治疗药物,外科手术是治疗肺棘球蚴囊肿唯一有效的治疗方法。手术要求摘除全部内囊,并防止囊液外溢,以免引起过敏反应或棘球蚴头节播散。手术方法有以下3种:

1. 内囊摘除术 适用于无并发症的肺棘球蚴囊肿。术中用穿刺针抽出部分囊液后注入少量10%氯化钠溶液以杀灭头节,15min后切开外囊,将内囊完整取出。也可以不穿刺囊肿,在沿外囊与内囊间隙扩大分离面,此时于气管内加压吹气使肺膨胀,内囊即可完整逸出。然后剥离切除外囊壁,用细丝线缝合囊壁的细小支气管开口。

2. 囊肿摘除术 适用于较小的无并发症位于肺组织深部的肺棘球蚴囊肿。将外囊与内囊一并摘除,然后缝合肺组织创面。

3. 肺叶或肺段切除术 适用于并发感染,造成周围肺组织病变的病例。

【护理措施】

参见本节支气管扩张和第二十章 支气管肺癌外科治疗患者的护理。

【健康教育】

肺棘球蚴病为人兽共患疾病,中间宿主包括家畜和野生动物,应采取综合预防措施。主要包括以下几点:

1. 加强宣传教育 在棘球蚴病流行地区做好宣传工作,宣传棘球蚴病的感染途径、对健康的危害,教育人们注意饮食卫生,饭前洗手,保护水源,做到家喻户晓,人人皆知,帮助广大群众提高对该病的认识,以降低棘球蚴病的发生率。

2. 加强流行区犬的处理和管制 犬为预防人体棘球蚴病感染的关键性环节。在流行区野犬应一律灭绝,家犬严加限制,对必用的牧羊犬、猎犬或警犬等必须挂牌登记。定期驱绦虫和药物监测,并列为常规制度。可在重度流行区每隔6周投药驱绦1次,轻度流行区每3个月投药1次。

3. 严格肉食卫生检查 肉联厂或屠宰场要认真执行肉食的卫生检疫,病畜肝、肺等脏器感染时,必须采用集中焚烧、挖坑深埋、药液消毒等方法进行无活化处理,切忌喂犬。

(姚 珺)

思维导图

自测题

? 思考题

结合导入情境与思考的案例回答下列问题:

1. 该患者的发病原因及病理改变可能有哪些?

2. 该患者目前主要的护理诊断/问题有哪些?

3. 针对该患者现存的问题,如何进行护理?

第二十章

支气管肺癌外科治疗患者的护理

第二十章
课件

 学习目标

识记：

1. 复述肺癌的概念。
2. 简述肺癌的病因、临床表现、辅助检查、处理原则。
3. 简述肺癌的护理诊断、护理措施。

理解：

1. 解释肺癌的病理生理。
2. 分析肺癌的临床分期。

应用：

能运用所学的知识对肺癌患者进行围术期护理。

导入情境与思考

王先生,57 岁。1 个月前出现胸闷咳嗽、左胸隐痛,未予重视。后胸痛加剧,痰中带血,食欲减退,低热。既往身体健康,无药物过敏史,吸烟 30 余年,15 支 / 日。体格检查:消瘦、精神差,听诊左侧呼吸音减弱。血常规示 Hb 120g/L,WBC 7.5×10^9/L;胸部 X 线检查提示左肺上叶占位性病变。

请思考：

1. 该患者可能的诊断是什么?
2. 应进一步做哪些辅助检查以助明确诊断?
3. 该患者存在哪些主要护理诊断 / 问题?

肺癌(lung cancer)又称原发性支气管肺癌(primary bronchopulmonary carcinoma)。指的是源于支气管黏膜上皮的恶性肿瘤。近 50 年来,全世界肺癌的发病率明显增高,在工业发达国家和我国大城市中,肺癌的发病率已居男性肿瘤发病的首位。在 20 世纪末,肺癌已成为恶性肿瘤死因中的第一位。肺癌的发病年龄大多在 40 岁以上,男性居多,但女性肺癌的发病率近年明显增加。

【解剖概要】

肺左右各一,位于胸腔内,纵隔两侧,膈的上方。右肺因受肝位置的影响,较宽短,分为上、中、下三叶;左肺因受心偏向左侧的影响,较狭长,分为上下两叶。肺大致呈圆锥形,具有一尖、一底、两面和三缘,即肺尖、肺底、肋面和纵隔面,肺前、后、下缘。

肺尖呈钝圆形,向上经胸廓上口突至颈根部,高出锁骨内侧 1/3 段上方 2~3cm。肺底位于膈上面,称膈面。肋面即外侧面,圆凸而广阔,朝向外侧,邻接肋和肋间隙。纵隔面即内侧面,邻贴纵隔,此面中部凹陷为肺门,是主支气管、肺动脉、肺静脉、淋巴管和神经等出入肺的部位,这些出入肺门的结构,被结缔组织包绕在一起,构成肺根。肺门附近有肺门淋巴结。肺的前缘薄锐,后缘圆钝,肺的下缘位置可随呼吸上下移动。气管在主动脉弓下缘约平胸骨角的部位分为左右支气管。左支气管较长,管腔较右支气管稍小,与中线成 45° 夹角,而右支气管几乎与气管呈直线(约 25° 夹角),因此呼吸道内异物以右侧多见,支气管镜和支气管内插管也易进入右支气管。肺的主要生理功能是通气和换气。

【病因】

肺癌的病因至今不完全明确。长期大量吸烟是肺癌最重要的危险因素,吸烟量越大、开始年龄越早、吸烟年限越长则患肺癌的危险性越高。戒烟后随戒烟年数的增加,肺癌的危险性会有所下降,但吸烟的致病效应不会完全消失。其他致病因素包括大气污染、烹饪油烟、职业接触(包括砷、镉、铬、镍、石棉、煤炼焦过程、氡、电离辐射等)、饮食因素、遗传易感性、基因变异(如 P53、nm23-H、EGFR、Ras 等基因突变及表达的变化)。

【病理和分类】

肺癌起源于支气管黏膜上皮或肺泡上皮。癌肿可向支气管腔内和 / 或周围结构浸润生长,并可通过淋巴、血行转移扩散。肺癌的分布:右肺多于左肺,上叶多于下叶。

(一)分类

1. 按解剖学部位分类

(1)中央型肺癌:指发生在段支气管至主支气管的肺癌,约占 3/4,以鳞状上皮细胞癌和小细胞癌较为多见。

(2)周围型肺癌:发生在段支气管以下的肺癌,约占 1/4,以腺癌较为多见。

2. 按病理组织学分类 通常分为小细胞肺癌和非小细胞肺癌两大类。由于小细胞肺癌在生物学行为、治疗、预后等方面与其他类型差别巨大,因此将小细胞肺癌以外的肺癌统称为非小细胞肺癌(non-small cell lung cancer,NSCLC)。肺癌病理学分类采用的是 2015 年世界卫生组织(WHO)修订的病理分型标准,常见的肺癌有四种。

(1)鳞状细胞癌:与吸烟关系密切,男性占多数。大多起源于较大的支气管,常为中央型肺癌。鳞癌的分化程度不一,生长速度较缓慢,病程较长,肿块较大时可以发生中心坏死,形成厚壁空洞。通常先经淋巴转移,血行转移发生较晚。

(2)腺癌:近年来发病率上升明显,已超越鳞癌成为最常见的肺癌。发病年龄普遍低于鳞癌和小细胞肺癌,多为周围型,一般生长较慢,但有时在早期即发生血行转移,淋巴转移较晚。细支气管肺泡癌是腺癌的一种特殊类型,起源于肺泡上皮,影像学呈特征性的磨砂玻璃样病灶(ground-glass opacity,GGO),显微镜下见癌细胞沿细支气管、肺泡管和肺泡壁生长,不侵犯肺间质。

(3)小细胞癌:与吸烟关系密切,多见于老年男性、多为中央型。因细胞形态与小淋巴细胞相似,形如燕麦穗粒,旧称燕麦细胞癌。小细胞癌为神经内分泌起源,恶性程度高,生长快,很早可出现淋巴和血行转移,是肺癌中恶性程度最高的一种。其对放射和化学疗法虽较敏感,但可迅速耐药,预后差。

(4)大细胞癌:相对少见,与吸烟有关。多见于老年男性、多为周围型。肿块往往较大,常见中心坏死。显微镜下特点是多边形大细胞,胞质丰富,排列松散,核大。大细胞癌分化程度较低,预后不良。部分肺癌病例常同时存在不同类型的癌肿组织,如腺癌和鳞癌混合,非小细胞癌与小细胞癌并存等。

（二）转移

1. 直接扩散　癌肿沿支气管壁并向支气管腔内生长，造成支气管腔部分或全部阻塞；癌肿可穿越肺叶间裂侵入相邻的肺叶；肺癌可突破脏层胸膜，造成胸膜腔种植转移；癌肿可直接侵犯胸壁、纵隔内其他组织和器官。

2. 淋巴转移　是最常见的扩散途径。小细胞癌和鳞癌较为常见，小细胞肺癌在早期即可出现淋巴转移。癌细胞经支气管和肺血管周围的淋巴管道，先侵入邻近的肺段或肺叶支气管周围的淋巴结，然后到达肺门或隆突下淋巴结，或经气管旁淋巴结，最后累及锁骨上前斜角肌淋巴结和颈部淋巴结。纵隔和锁骨上以及颈部淋巴结转移一般发生在原发灶同侧，但也可以在对侧，即交叉转移。肺癌也可以在肺内、肺门淋巴结无转移情况下发生纵隔淋巴结转移，为跳跃转移。

3. 血行转移　多发生于肺癌晚期，小细胞癌和腺癌发生血行转移较鳞癌更为常见。肺癌最常见的远处转移部位是骨、脑、肝、肾上腺、肺等。

【临床表现】

肺癌的临床表现与癌肿的部位、大小、是否压迫侵犯邻近器官以及有无转移等情况密切相关。

1. 早期

（1）咳嗽：为早期最常见的症状，癌肿在较大的支气管内长大后，常出现刺激性咳嗽，无痰或少痰。当肿瘤继续增大，引起支气管狭窄，咳嗽加重，呈高调金属音性咳嗽，可继发肺部感染，痰量增多，为脓性痰液。

（2）血痰或咯血：常见于中央型肺癌，通常为痰中带血点、血丝或断续地少量咯血。肿瘤向管腔内生长可有间断或持续性痰中带血，侵犯大血管时可引起大量咯血，但较为少见。

（3）呼吸困难：当肿瘤向支气管内生长或转移到肺门淋巴结导致淋巴结肿大，堵塞或压迫气管时，发生阻塞性肺炎和肺不张，可出现呼吸困难、气促、喘息、胸闷等症状，听诊时有局限或单侧哮鸣音。

（4）发热：肿瘤组织坏死可引起发热，但多数发热是由于肿瘤引起的阻塞性肺炎所致。肺癌的症状没有特异性，凡超过两周经治不愈的呼吸道症状，尤其是血痰、干咳，或原有的呼吸道症状发生改变，要警惕肺癌的可能性。

2. 晚期　晚期肺癌会由于肿瘤消耗、毒素、感染、疼痛、心理等原因引起食欲减退，导致体重下降、营养不良、倦怠、乏力等。除此之外，肿瘤压迫或侵犯邻近器官时还可产生下列症状和体征。

（1）压迫或侵犯膈神经，引起同侧膈肌麻痹。

（2）压迫或侵犯喉返神经，引起声带麻痹，声音嘶哑。

（3）压迫上腔静脉，引起上腔静脉压迫综合征，表现为面部、颈部、上肢和上胸部静脉怒张，皮下组织水肿。

（4）侵犯胸膜，可引起胸膜腔积液，常为血性积液，导致气促；癌肿侵犯胸膜及胸壁，还可引起持续性剧烈胸痛。

（5）癌肿侵入纵隔，压迫食管，可引起吞咽困难。

（6）肺上沟瘤（pulmonary sulcus tumor），亦称 Pancoast 瘤（Pancoast tumor），侵入纵隔和压迫位于胸廓入口的器官或组织，如第 1 肋间、锁骨下动脉和静脉、臂丛神经、颈交感神经等，产生剧烈胸肩痛、上肢静脉怒张、水肿、上臂痛和上肢运动障碍。若压迫颈交感神经则会引起同侧上眼睑下垂、瞳孔缩小、眼球内陷、面部无汗等，称为颈交感神经综合征（cervical sympathetic syndrome），又称为 Horner 综合征（Horner syndrome）。

3. 远处转移的临床表现

（1）脑转移：可引起头痛、恶心或其他的神经系统症状和体征。

（2）骨转移：可引起骨痛、血液碱性磷酸酶或血钙升高。

（3）肝转移：可导致右上腹疼痛、肝大、黄疸、腹水、碱性磷酸酶、谷草转氨酶、乳酸脱氢酶或胆红素升高。

（4）皮下转移：可在皮下触及结节。

4. 副肿瘤综合征　少数肺癌病例，由于肿瘤产生内分泌物质，临床上呈现非转移性的全身症状，如骨关节病综合征（杵状指、骨关节痛、骨膜增生等）、Cushing 综合征、Lambert-Eaton 综合征、男性乳腺增大、多发性肌肉神经痛等。这些症状在切除肺癌后可能会消失。

【辅助检查】

（一）影像学检查

1. 胸部 X 线正侧位片　是常用的筛查方法，可发现大部分肺内病灶。中心型肺癌早期 X 线胸片可无异常征象。当癌肿阻塞支气管，受累的肺段或肺叶出现肺炎征象。支气管管腔被癌肿完全阻塞，可产生相应的肺叶或一侧全肺不张。癌肿转移到肺门及纵隔淋巴结可出现肺门阴影或纵隔阴影增宽，不张的上叶肺与肺门肿块联合可形成"反 S 征"影像。纵隔转移淋巴结压迫膈神经时，可见膈肌抬高，透视可见膈肌反常运动。气管隆嵴下肿大的转移淋巴结，可使气管分叉角度增大。晚期病例还可看到胸膜腔积液或肋骨破坏。

2. 电子计算机体层扫描（CT）　可发现一般 X 线检查隐藏区的病变（如肺尖、脊柱旁、心脏后、纵隔等处），可显示直径更小，密度更低的病变。CT 还可以评估肿瘤范围、肿瘤与邻近器官关系、淋巴结转移状况，为制订肺癌的治疗方案提供重要依据。低剂量胸部 CT 是目前肺癌筛查、发现早期病变的最有效手段。常见 CT 征象有：分叶征、毛刺征、空泡征、空气支气管像、肿瘤滋养动脉、血管切迹和集束征等。

3. 正电子发射体层扫描（PET）　PET 检查是利用正常细胞和肿瘤细胞对放射性核素标记的脱氧葡萄糖的摄取不同而显像，恶性肿瘤的糖代谢高于正常细胞，表现为局部放射性浓聚。可用于肺结节的鉴别诊断、肺癌分期、转移灶检测、疗效评价、肿瘤复发转移监测等。近年来发展的 PET-CT，提高了诊断的效能及准确性。

4. 磁共振检查（MRI）　对肺上沟瘤（Pancoast 肺癌）需显示胸壁侵犯及锁骨下血管和臂丛神经受累情况，MRI 可提供更准确地诊断信息。此外，对碘过敏不能行增强 CT 扫描的病例可考虑行 MRI 检查。

5. 超声检查　对于肺癌分期具有重要意义，腹部超声及胸腔积液定位、锁骨上区淋巴结超声等均是重要的辅助检查手段。

6. 骨扫描　采用 ^{99m}Tc 标记的双膦酸盐进行骨代谢显像是肺癌骨转移筛查的重要手段。

（二）病理学检查

1. 痰细胞学检查　肺癌脱落的癌细胞可随痰液咳出，痰细胞学检查找到癌细胞，可以明确诊断。临床可疑肺癌者，应连续送检痰液 3 次或 3 次以上做细胞学检查。

2. 支气管镜检查　临床怀疑的肺癌病例应常规进行支气管镜检查。可观察气管和支气管中的病变，发现可能同时存在的气管内原发癌，并取得病理证据（包括在直视下钳取、刷检、肺泡灌洗）；准确定位病灶，对制订手术切除范围、方式具有重要意义。近年新出现的自发荧光电子支气管镜技术能进一步提高对肉眼未能观察到的原位癌或隐性肺癌的诊断。

3. 支气管内超声引导针吸活检术（endobronchial ultrasound-guided transbronchial needle aspiration，EBUS-TBNA）　是近年来出现的新技术，可对纵隔或肺门淋巴结进行细针穿刺针吸活检，已广泛应用于肺癌病理获取和淋巴结分期。与纵隔检查相比，它具有更加微创的优势。

4. 纵隔镜检查　全麻下经颈部或胸骨旁局部切口，直视下对气管周围、隆突下区域淋巴结做组织活检，明确有无淋巴结转移。纵隔镜取材量大，诊断准确率高，如临床需要，应积极采用。

5. 经胸壁针吸细胞学或组织学检查（transthoracic needle aspiration，TTNA）　对于肺部的病变，尤其是靠近周边的肿块，常规的痰细胞学或支气管镜等检查难以确诊的病例，可考虑行 TTNA。通常只适用于无手术指征的肺癌患者病理取材，以协助指导放、化疗方案的制订。

6. 胸腔积液检查　对于怀疑肺癌转移所致胸腔积液，可抽取胸腔积液做细胞学检查，寻找癌细胞。

7. **转移病灶活检**　怀疑转移的体表淋巴结(如锁骨上淋巴结),或皮下结节,可切取病灶组织作病理切片检查,或穿刺抽取组织作涂片检查,以明确诊断。

8. **胸腔镜检查**　在其他检查未能取得病理诊断且临床高度怀疑肺癌时,可考虑电视辅助胸腔镜手术(video-assisted thoracic surgery, VATS)全面探查胸腔内情况,进行活检,明确病理诊断及分期,并可同时完成治疗性切除手术。

【临床分期】

肺癌的 TNM 分期对临床治疗方案的选择具有重要指导意义,WHO 按照肿瘤(T)、淋巴结转移(N)和远处转移(M)对肺癌进行临床分期(第 8 版),为目前各国所采用,该分期适用于非小细胞肺癌和小细胞肺癌(表 20-1)。

表 20-1　肺癌国际 TNM 分期标准(第 8 版)

分期 隐匿性癌		T T_x	N N_0	M M_0
0 期		Tis	N_0	M_0
Ⅰ期	ⅠA	T_1	N_0	M_0
	ⅠB	T_{2a}	N_0	M_0
Ⅱ期	ⅡA	T_{2b}	N_0	M_0
		T_1	N_1	M_0
	ⅡB	T_{2a}	N_1	M_0
		T_{2b}	N_1	M_0
		T_3	N_0	M_0
Ⅲ期	ⅢA	T_1, T_2	N_2	M_0
		T_3	$N_{1,2}$	M_0
	ⅢB	T_4	$N_{0,1}$	M_0
		T_4	N_2	M_0
		任何 T	N_3	M_0
Ⅳ期		任何 T	任何 N	M_0

【处理原则】

肺癌的治疗方法主要有外科手术治疗、放射治疗、化学药物治疗、靶向治疗等。小细胞肺癌远处转移早,除早期的患者适于手术治疗外,其他应以非手术治疗为主。而非小细胞肺癌则依据确诊时的TNM 分期治疗。目前所有的各种治疗肺癌的方法效果尚不令人满意,具体的治疗方案应根据肺癌病理类型、TNM 分期和患者的心肺功能和全身情况以及其他有关因素等,进行认真详细的综合分析后再作决定,采用多学科综合治疗。

1. **手术治疗**　早期肺癌外科手术治疗通常能达到治愈效果。已明确纵隔淋巴结转移的患者,手术可考虑在(新辅助)化疗/放化疗后进行。肺癌手术方式首选解剖性肺叶切除和淋巴结清扫。根据肿瘤和患者耐受性因素而选择扩大切除和局部切除,扩大切除指需切除范围不仅局限于一个肺叶的术式,如双肺叶切除、支气管袖状肺叶切除术、肺动脉袖状肺叶切除术、一侧肺切除(全肺切除)、心包内处理肺血管和/或合并部分左心房切除的全肺切除等。局部切除术,指切除范围小于一个肺叶的术式,包括肺段切除术和楔形切除术。局部切除术优点是手术风险低,但与标准的肺叶切除相比局部复发率增加,主要用于非常早期的肺癌和耐受不良的老年患者。目前常用的手术入路包括传统的开胸切口(一般指后外侧切口),胸部小切口和胸腔镜套管切口。后者创伤小,效果好,正逐步代替大部分传统开胸手术切口。

2. **放射治疗**　是肺癌局部治疗的手段之一。对有纵隔淋巴结转移的肺癌,全剂量放射治疗联合化疗是主要的治疗模式;对有远处转移的肺癌,放射治疗仅用于对症治疗,是姑息治疗方法。放疗可作为因高龄或心肺等重要器官不能耐受手术的早期肺癌患者的一种局部治疗手段,用于处理术后的切缘残留或局部晚期的病例,也可用于控制肺癌的症状。在各种类型的肺癌中,小细胞癌对放射疗法敏感性较高,鳞癌次之。

3. **化学治疗**　肺癌的化学治疗分为新辅助化疗(术前化疗)、辅助化疗(术后化疗)和系统性化疗。辅助化疗疗程一般是 4 个周期,系统化疗最多不超过 6 个周期,更多周期的双药化疗不能带来生存上的获益。

4. **靶向治疗**　针对肿瘤特有的基因异常进行的治疗称为靶向治疗。它的针对性强、对该肿瘤具有较好的疗效,且副作用轻。目前,在肺癌领域得到应用的靶点主要有表皮生长因子受体(EGFR)、血管内皮生长因子(VEGF)和间变淋巴瘤激酶(ALK)等。包括中国在内的东亚肺腺癌患者群中,特别是女性、非吸烟者,EGFR 基因突变比例超过 50%,是最重要的治疗靶点。

携带驱动基因异常的晚期肺癌患者接受靶向治疗的有效率和疾病控制时间远高于传统化疗,部分患者可长期生存。新一代靶向药物也在不断研发,覆盖更多的驱动基因,克服旧有药物的耐药,使患者获得更长的生存。

5. **中医中药治疗**　按患者临床症状、脉象、舌苔等辨证论治,部分患者的症状可得到改善;亦可用于减轻放射治疗和化学治疗的副作用,提高机体抵抗力,增强疗效并延长生存期。

6. **免疫治疗**　①特异性免疫疗法:用经过处理的自体肺癌细胞或加用佐剂后,作皮下接种治疗;②非特异性免疫疗法:用卡介苗、短小棒状杆菌、转移因子、干扰素、胸腺素等生物制品或左旋咪唑等药物激发和增强人体免疫功能,以抵制肿瘤生长,增强机体对化学治疗药物的耐受性而提高治疗效果。

【护理评估】

(一) 术前评估

1. 健康史及相关因素

(1) 一般情况:年龄、性别、婚姻、职业、有无吸烟史、吸烟的时间和数量等。

(2) 家族史:家族中有无肺部疾患、肺癌或其他肿瘤的患者。

(3) 既往史:有无其他部位肿瘤或手术治疗史,有无其他伴随疾病,如糖尿病、冠心病、高血压、慢性支气管炎等病史。

2. 身体状况

(1) 局部:有无咳嗽、是否为刺激性;有无咳痰,痰量及性状;有无痰中带血、咯血,咯血的量、次数;有无疼痛,疼痛的部位和性质;有无呼吸困难,发绀等症状。

(2) 全身:有无营养不良,有无低蛋白血症;有无贫血;有无杵状指(趾)。

(3) 辅助检查:X 线胸片、CT、各种内镜及其他有关手术耐受性检查等有无异常发现。

3. 心理、社会支持状况　患者及家属对疾病的认知程度、有无顾虑和思想负担;家属对患者的关心、支持程度,家庭的经济承受能力。

(二) 术后评估

1. 手术情况　了解手术、麻醉方式与效果,术中切除范围、出血情况、补液的量和种类、引流管安置与引流情况以及术后诊断等。

2. 身体情况　严密监测患者生命体征、意识状态、末梢循环及伤口渗血渗液等情况;评估疼痛程度、呼吸状态、有无胸痛、发绀等;观察胸腔闭式引流管是否通畅,引流液的颜色、量及性状等。

【护理诊断/问题】

1. 气体交换受损 与肺组织病变、手术、麻醉、呼吸道分泌物潴留等因素有关。

2. 营养失调:低于机体需要量 与疾病消耗、手术创伤等有关。

3. 焦虑/恐惧 与担心手术、疼痛及疾病预后等因素有关。

4. 潜在并发症:出血、感染、肺不张、心律失常、哮喘发作、支气管胸膜瘘、肺水肿、成人呼吸窘迫综合征等。

【护理目标】

1. 患者恢复正常的气体交换功能。

2. 患者的营养状况得到改善。

3. 患者焦虑、恐惧减轻或消失。

4. 患者未出现并发症,或并发症得到及时发现和处理。

【护理措施】

(一)术前护理及非手术治疗的护理

1. 改善营养状况 术前采取综合措施促进患者食欲,鼓励进食高热量、高蛋白、富含维生素的饮食;保持口腔清洁,做好口腔护理,咯血后用生理盐水漱口;伴营养不良者,可经肠内、外途径提供营养支持。

2. 心理护理 加强与患者及家属的沟通,根据患者的具体情况,实施耐心的心理疏导。为患者营造安静舒适的环境,必要时使用安眠、镇静、镇痛类药物,争取亲属在心理上、经济上的积极支持和配合,解除患者的后顾之忧,从而保证患者的充分休息。对于手术治疗的患者,需要协助完成各项术前检查,向患者及家属解释治疗、护理和手术的意义、方法、大致过程、配合要点及注意事项等,说明手术的必要性和安全性,并介绍手术成功的实例,提高患者信心。

3. 术前呼吸道护理

(1)戒烟:指导并劝告患者停止吸烟,术前戒烟两周以上,以减少呼吸道分泌物的产生,有利于纤毛清洁气道,预防肺部感染。

(2)呼吸训练:指导患者学会有效咳嗽、翻身、腹式深呼吸,使用深呼吸训练器或吹气球的方法,进行有效的呼吸功能锻炼,促进肺复张,预防术后并发症。

(3)保持呼吸道通畅:支气管分泌物量多者,先行体位引流。痰液黏稠不易咳出者,可予以超声雾化,必要时经支气管镜吸出分泌物;遵医嘱给予支气管扩张剂、祛痰剂等药物治疗;注意观察痰液的量、颜色及性状;呼吸功能失常者,根据需要应用机械通气治疗。

(4)预防及治疗并发症:注意口腔卫生,积极治疗龋齿和上呼吸道感染。

(二)术后护理

1. 体位护理

(1)麻醉未清醒时取平卧位,头偏向一侧,以免呕吐物、分泌物吸入而致窒息或并发吸入性肺炎;血压稳定后,采用半坐卧位;避免采用头低足高仰卧位,以防因横膈上移而妨碍通气,若有休克现象,可抬高下肢及穿弹性袜以促进下肢静脉血液回流。

(2)肺叶切除者可采用平卧或左右侧卧位;肺段切除术或楔形切除术者应避免手术侧卧位,尽量选择健侧卧位以促进患侧肺组织扩张;一侧肺叶切除者,如呼吸功能尚可,可取健侧卧位,以利于手术侧残余肺组织的膨胀与扩张。如呼吸功能较差,则取平卧位,避免健侧肺受压而限制肺的通气功能;全肺切除术者应避免过度侧卧,可采取 1/4 患侧卧位,预防纵隔移位和压迫健侧肺而导致呼吸循环功能障碍;有咯血或支气管瘘管者应取患侧卧位。

2. 呼吸道的护理

(1)给氧:由于肺通气量和弥散面积减少、麻醉不良反应、伤口的疼痛及肺膨胀不全等,肺脏切除术后患者会有不同程度的缺氧。可常规给予鼻导管吸氧 2~4L/min,并根据血气分析结果调整氧气浓度。

(2) 观察:术后带气管插管返回病房者,严密观察气管插管的位置和深度,防止滑出或移向一侧支气管,造成通气量不足。观察呼吸频率、幅度及节律,听诊双肺呼吸音,观察有无气促、发绀等缺氧征象及血氧饱和度下降等情况,若有异常及时通知医师。

(3) 深呼吸及咳嗽:患者清醒后立即鼓励并协助其做深呼吸和咳嗽,每 1~2h 进行 1 次。咳嗽前可先帮助患者由下向上,由外向内地叩背或体外振动,使肺叶、肺段处的分泌物松动移至支气管。而后嘱患者做 3~5 次深呼吸,深吸气后屏气 3~5s,再用力咳嗽将痰咳出。患者咳嗽时,可固定胸部伤口(图20-1),以减轻震动引起的疼痛。

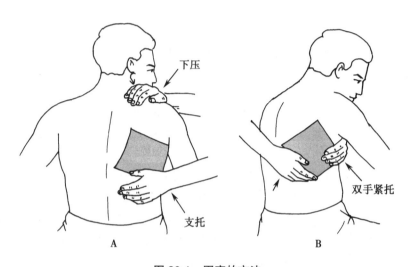

图 20-1 固定的方法

A. 护士站在患者术侧,一手放在术侧肩膀上并向下压,另一手置于伤口下协助支托胸部;B. 护士站在患者健侧,双手紧托伤口部位以固定胸部伤口

(4) 氧气雾化:呼吸道分泌物黏稠者,可用灭菌用水、祛痰剂(盐酸氨溴索)、支气管扩张剂(异丙托溴铵)等药物行氧气雾化或超声雾化,以达到稀释痰液、解痉、抗感染的目的。

(5) 吸痰护理:对咳痰无力、呼吸道分泌物滞留者给予鼻导管吸痰。保留气管插管者,随时吸净呼吸道分泌物;全肺切除术后,因其支气管残端缝合处在隆突下方,吸痰管插入长度不宜超过气管的 1/2;支气管袖式切除术后,支气管上皮纤毛功能暂时丧失以及气管或支气管吻合口反应性充血、水肿易造成呼吸道分泌物潴留,如患者不能自行咳痰,应尽早行支气管纤维镜下吸痰。

3. 胸腔闭式引流的护理

(1) 一般护理:重点注意引流管内水柱波动,定期挤压,防止堵塞,保持引流管通畅。观察引流液颜色、性状和量,一般术后 24h 内引流量约 500ml,为手术创伤引起的渗血、渗液及术中冲洗胸腔残余的液体。患者病情平稳,暗红色血性引流液逐渐变淡,每日量小于 50ml,无气体逸出,胸部 X 线显示肺复张良好,可拔除胸腔引流管。

(2) 持续负压吸引的护理:术后肺创面及缝针处出现漏气,胸腔引流管可见气体逸出。可在胸腔引流瓶的短管处接低负压吸引器(压力:-0.5~-1.5kPa),如有 2 根胸腔引流管,多接上侧胸腔引流管,促进排气排液,有利于早期肺复张。负压吸引开始应设置在低负压水平,根据患者情况进行缓慢微调,不要随意调整或中断负压吸引,防止复张的肺泡再次发生萎陷。负压吸引时应密切观察患者有无胸闷、气短、发绀、血性引流液增多等情况,判断气管是否居中,听诊双肺呼吸音是否对称。负压吸引一般应在术后 24h 以后开始使用,防止过早使用而出现胸腔内渗血。

(3) 全肺切除术后胸腔引流管的护理:胸腔引流管一般全钳闭或半钳闭,保证术后患侧胸膜腔内有一定的胸液,维持双侧胸腔内压力平衡,防止纵隔过度摆动。全钳闭时,可根据气管位置调整引流管开放的时间及次数。如气管明显向健侧移位,在排除肺不张后酌情放出适量的气体或引流液。每次放液量不宜超过 100ml,速度宜慢,以免快速多量放液引起纵隔突然移位,导致心搏骤停。半钳闭时注意保持引流管内水柱随呼吸波动的幅度为 4~6cm。

4. 预防和治疗并发症

(1) 观察和维持生命体征平稳:①手术后 2~3h 内,每 15min 测生命体征 1 次;②血压和脉搏稳定后改为 30min 至 1h 测量 1 次;③观察患者呼吸,注意有无窘迫现象。若有异常,立即通知医师;④术后 24~36h 需严密观察血压,若血压持续下降,应考虑是否为心脏疾病、出血、疼痛、组织缺氧或循环血量不足所造成。

(2) 活动与休息:①鼓励患者早期下床活动以预防肺不张,改善呼吸循环功能,增进食欲,振奋精神;②促进手臂和肩关节的运动,预防术侧胸壁肌肉粘连、肩关节强直及失用性萎缩;鼓励全肺切除术后的患者取直立的功能位,以恢复正常姿势。

(3) 伤口护理:观察伤口敷料渗血、渗液情况,发现异常及时通知医师;定期更换敷料,保持敷料清洁干燥。

5. 体液平衡的维持和营养补充

(1) 严格掌握输液的量和速度,全肺切除术后控制钠盐摄入量,24h 补液量宜控制在 2 000ml 内,速度以 20~30 滴 /min 为宜,防止前负荷过重而导致肺水肿;记录出入水量,维持体液平衡。

(2) 患者意识恢复且无恶心现象,拔除气管插管后即可开始饮水,肠蠕动恢复后即可开始进食清淡流质、半流质饮食,若患者进食后无任何不适可改为普食,饮食宜高蛋白、高热量、丰富维生素、易消化。保证营养,提高机体抵抗力,促进伤口愈合。

6. 并发症的护理

(1) 胸腔内出血

1) 原因:手术时胸膜粘连紧密、止血不彻底或血管结扎线脱落,胸腔内大量毛细血管充血及胸腔内负压等因素均可导致胸腔内出血。

2) 表现:当胸腔引流液量多(每小时 >100ml)、呈鲜红色、有血凝块,患者出现烦躁不安、血压下降、脉搏增快、尿少等血容量不足的表现时,应考虑有活动性出血。

3) 护理:①密切观察患者的生命体征,定时检查伤口敷料及引流管周围的渗血情况,注意胸腔引流液的颜色、性状和量;②一旦出现,立即通知医师,加快输血、补液速度,注意保温,遵医嘱给予止血药,保持胸腔引流管的通畅,确保胸腔内积血及时排出。必要时监测中心静脉压,做好开胸探查止血的准备。

(2) 肺炎和肺不张

1) 原因:由于麻醉药副作用使膈肌受抑制、术后软弱无力、疼痛等,患者术后不能有效咳嗽排痰,导致分泌物堵塞支气管,引起肺炎、肺不张。

2) 表现:患者出现心动过速、体温升高、哮鸣、发绀、呼吸困难等症状,血气分析显示为低氧、高碳酸血症。

3) 护理:肺炎及肺不张重在预防。鼓励患者咳嗽、咳痰,痰液黏稠者予以氧气雾化或超声雾化,必要时行鼻导管吸痰或协助医师行支气管纤维镜下吸痰,病情严重时可行气管切开,确保呼吸道通畅。

(3) 心律失常:多发生于术后 4d 内。

1) 原因:与缺氧、出血、水电解质酸碱失衡有关。术前合并糖尿病、心血管疾病者术后更易发生心律失常。

2) 护理:术后心电监护显示心律失常,应立即报告医师。遵医嘱应用抗心律失常药物,密切观察心率、心律,严格掌握药物剂量、浓度、给药方法和速度,观察药物的疗效及不良反应。

(4) 支气管胸膜瘘:是肺切除术后严重的并发症之一,多发生于术后 1 周。

1）原因：多由支气管缝合不严密、支气管残端血运不良或支气管缝合处感染、破裂等所致。

2）表现：术后3~14d仍可从胸腔引流管持续引出大量气体，患者出现发热、刺激性咳嗽、痰中带血或咯血、呼吸困难、呼吸音减低等症状。用亚甲蓝注入胸膜腔，患者咳出蓝色痰液可确诊。支气管胸膜瘘可引起张力性气胸、皮下气肿、脓胸等，如从瘘孔吸入大量胸腔积液会引发窒息。

3）护理：一旦发生，立即报告医师；置患者于患侧卧位，以防漏液流向健侧；使用抗生素以预防感染；继续行胸腔闭式引流；小瘘口可自行愈合，但应延长胸腔引流时间，必要时再次开胸手术修补。

（5）肺水肿

1）原因：与原有心脏疾病、输血输液过多过快、病肺切除或余肺膨胀不全使肺泡毛细血管床容积减少有关，以全肺切除患者更为明显。

2）表现：患者出现呼吸困难、发绀、心动过速、咳粉红色泡沫痰等。

3）护理：一旦发生，立即减慢输液速度，控制液体入量；给予吸氧，氧气以50%乙醇湿化；注意保持呼吸道通畅；遵医嘱给予心电监护及强心、利尿、镇静和激素治疗，安抚患者的紧张情绪。

（6）肺栓塞：内源性或外源性栓子阻塞肺动脉引起肺循环功能障碍。

1）原因：与原有周围血管疾病、术后血液高凝、长期卧床以及术中肺血管壁的损伤等有关。

2）表现：患者突然发生不明原因的呼吸困难、咳嗽、咯血、虚脱、面色苍白、出冷汗等，并有脑缺氧症状。心电图、D-二聚体、动脉血气、放射性核素肺通气扫描、肺血管造影等可协助诊断。

3）护理：①预防：对存在高危因素的患者，遵医嘱予药物抗凝，预防血栓形成，指导患者早期下床活动，促进血液回流，增强血液循环；②处理：一旦发生肺栓塞，应绝对卧床休息，高浓度吸氧；根据情况予监测中心静脉压，控制输液入量及速度以及镇静镇痛、抗休克治疗和护理；遵医嘱予抗凝治疗或溶栓治疗后维持抗凝治疗，注意监测患者的凝血功能，观察患者皮肤黏膜是否有出血征象。

（7）心肌梗死

1）原因：与心血管病史、术后肺功能下降、呼吸道分泌物排出不畅等有关。

2）表现：患者出现血氧饱和度下降、胸痛、呼吸困难、心律失常、低血压、休克、心力衰竭等，心电图和心肌酶学检查可协助诊断。

3）护理：一旦发生，应予卧床休息，吸氧，心电监测及心理护理，遵医嘱予镇痛、扩冠、溶栓、抗心律失常、抗休克等处理。

（三）健康教育

1. 早期诊断　40岁以上人群应定期进行胸部X线普查；中年以上，久咳不愈或出现血痰者应做进一步检查。

2. 戒烟宣传　告知吸烟的危害，建议戒烟。

3. 出院前指导　①出院后数星期内仍应进行腹式深呼吸锻炼及有效咳嗽；②保持良好的口腔卫生，避免出入公共场所或接近上呼吸道感染者，避免居住或工作于布满灰尘、烟雾及化学刺激物品的环境；③保持良好的营养状况，注意每天保持充分休息与活动；④术后定期复查，坚持后续治疗；加强自我观察，若出现伤口疼痛，剧烈咳嗽及咯血，或有进行性倦怠等表现，应及时复诊。

【护理评价】

通过治疗与护理，患者是否：

1. 呼吸功能改善，气促、发绀等缺氧征象减轻或消失。

2. 营养状况改善。

3. 焦虑减轻。

4. 并发症得以预防，或得到及时发现和处理。

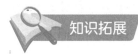

知识拓展

肺癌患者的延续护理

延续护理是整体护理的一部分,是住院护理的延伸。对肺癌患者的延续护理包括:服用药物的指导、饮食指导、自身疾病症状管理与识别、药物不良反应的观察、出院后患者所处环境的评估与建议、日常活动锻炼的指导、康复指导及心理疏导。延续护理能显著提高患者遵医率,降低不良反应的发生率或在很大程度上减轻不良反应。

(尹崇高)

思维导图　　　　　　　自测题

结合导入情境与思考的案例回答下列问题:
1. 如何对该患者进行相应护理评估? 术后怎样预防并发症的发生?
2. 患者手术前后的主要护理措施是什么?

第二十一章

食管癌外科治疗患者的护理

第二十一章
课件

学习目标

识记:
1. 能复述食管癌的病因与病理。
2. 能简述食管癌外科治疗的适应证。

理解:
1. 能归纳食管癌的临床表现、辅助检查、处理原则。
2. 能叙述食管癌患者的术前护理评估要点、护理重点。
3. 能叙述食管癌患者的术后护理评估要点、护理重点及健康教育要点。
4. 能解释食管癌患者术后并发症的原因、临床表现及护理要点。

运用:
能运用护理程序为食管癌患者实施整体护理。

导入情境与思考

李女士,66岁。因进行性吞咽困难2个月入院。于2个月前无明显诱因出现吞咽困难,进食干硬食物时明显,饮水可使之缓解,无恶心呕吐,无畏寒发热,症状呈进行性加重,进食半流质也出现吞咽阻塞感,近1周进食流质亦觉吞咽不畅,伴疲乏无力,进食时偶有胸骨后摩擦样疼痛,无腹痛、腹胀,无呕血、黑便,无胸闷、心悸、气促,无咳嗽咳痰,无声音嘶哑,无面部无汗,无眼睑下垂,无头晕、头痛。发病以来精神睡眠尚可,食欲正常,大小便正常,体重下降约2kg。

体格检查:T 36.7℃,P 78次/min,R 18次/min,BP 135/85mmHg,神志清楚,营养中等。双颈、双锁骨上、双腋窝未触及肿大淋巴结。胸廓无畸形,气管居中;双肺呼吸运动平稳,触觉语颤正常对称,叩诊清音,听诊未闻及干湿啰音及胸膜摩擦音,双肺呼吸音清晰。

辅助检查:查胃镜:距门齿27~33cm管壁黏膜隆起;食管癌。

请思考:
1. 针对患者目前情况,应如何对患者进行饮食方面的健康教育?
2. 若为该患者进行手术,应如何进行术前准备?
3. 术前、术后可采用哪些措施预防术后吻合口瘘?

食管疾病包括食管癌和食管良性肿瘤等。手术是食管癌的主要治疗方法,但食管手术后患者易发生吻合口瘘、乳糜胸、出血、感染等并发症。术前、术后加强呼吸道管理、消化道护理等是预防及治疗术后并发症的关键。

【解剖概要】

食管(esophagus)为一肌性管道,上连咽部,前在环状软骨下缘水平,后相当于第6颈椎平面。成人食管长25~28cm,门齿距食管起点约15cm。

食管分为:①颈段:自食管入口至胸骨柄上沿的胸廓入口处;②胸段:又分为上、中、下三段。胸上段自胸廓上口至气管分叉平面;胸下段自气管分叉平面至贲门口全长的下一半。胸中段与胸下段食管的交界处接近肺下静脉水平。

食管有三处生理性狭窄:第一处在环状软骨下缘平面,即食管入口处;第二处在主动脉弓水平位,有主动脉和左支气管横跨食管;第三处在食管下端,即食管穿过膈肌裂孔处。该三处狭窄虽属生理性,但常为瘢痕性狭窄、憩室、肿瘤等病变所在的区域(图21-1)。

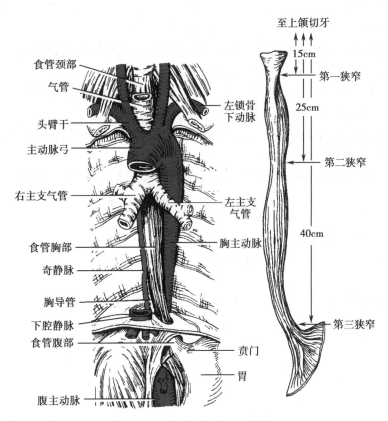

图21-1　食管及周围解剖关系

食管由黏膜、黏膜下层、肌层和外膜构成。食管无浆膜层,是术后易发生吻合口瘘的因素之一,食管的动脉间有交通支,但不丰富,特别是主动脉弓以上的部位血液供应尤差,故食管手术后愈合能力较差。

食管癌(esophageal carcinoma)是发生于食管上皮组织的恶性肿瘤,是我国常见的恶性肿瘤之一,发病年龄多在40岁以上,男性多于女性。手术前、后的有效护理及准备可预防术后出血、吻合口瘘等并发症,促进患者康复。

【病因与发病机制】

食管癌的病因目前还不完全清楚,可能与下列因素有关:

1. 化学因素　长期进食亚硝胺含量较高的食物,如熏腊、腌制食品。亚硝胺是一种致癌物质,在高发区的饮食(如酸菜)、饮水甚至人唾液中测得的亚硝酸盐含量均明显高于低发地区。

2. 生物因素　长期进食发霉、变质、含有真菌的食物。某些真菌能促使亚硝胺及其前体形成,在某些高发区的粮食中、食管癌患者的上消化道中或切除的食管癌标本上,均能分离出多种具有致癌作用的真菌。

3. 营养不良及微量元素缺乏　饮食摄入动物蛋白、新鲜蔬菜、水果不足,维生素 A、B_1、B_2、C 缺乏,微量元素如钼、铁、锌、氟、硒等在粮食、蔬菜、饮水中含量偏低等都是食管癌的危险因素。

4. 慢性刺激或口腔卫生不良　如长期饮烈性酒、吸烟,进食习惯不良,如喜食过烫、过硬食物或进食速度过快等、口腔不洁、龋齿及食管慢性疾病等均与食管癌的发生有关。

5. 遗传易感因素　食管癌的发病常表现家庭性聚集现象。在我国山西、山东、河南等省的调查发现,有阳性家族史者约占 1/4~1/2,其中父系最高,母系次之,旁系最低。

【病理】

以鳞状上皮癌多见,占 95% 以上。发病位置以胸中下段多见,胸上段及颈段少见。贲门部腺癌也可向上延伸累及食管下段。

1. 病理形态　根据其病理形态可分为 5 种类型:

(1) 髓质型:管壁明显增厚并向腔内外扩展,使癌瘤的上下端边缘呈坡状隆起。多数累及食管周径的全部或大部分,恶性程度高,约占临床病例的 65%。

(2) 蕈伞型:瘤体呈卵圆形扁平肿块状,向腔内呈蘑菇样突起。隆起的边缘与周围的黏膜界限清楚,瘤体表面有浅表溃疡,底部凹凸不平,约占临床病例的 15%。

(3) 溃疡型:瘤体的黏膜面呈深陷而边缘清楚的溃疡,溃疡大小、形状不一,深入肌层,易发生穿孔,阻塞程度较轻,约占临床病例的 10%。

(4) 缩窄型:瘤体形成明显的环行狭窄,累及食管全部周径,较早出现阻塞症状,约占临床病例的 10%。

(5) 腔内型:较少见,占 2%~5%,癌肿呈息肉样向食管腔内突出。

2. 转移途径　主要有直接扩散、淋巴转移及血行转移。

(1) 直接扩散:癌肿首先向黏膜下层扩散,继而向上、下及全层浸润,很容易穿过疏松的外膜侵入邻近器官。

(2) 淋巴转移:是食管癌主要的转移途径。癌细胞首先进入黏膜下淋巴管,通过肌层转移至食管旁淋巴结后可向上转移至胸、颈纵隔淋巴结,向下累及贲门及胃左动脉旁淋巴结。上段食管癌常转移至锁骨上淋巴结及颈部淋巴结,中、下段亦可向远处转移至锁骨上淋巴结、腹主动脉旁和腹腔丛淋巴结。

(3) 血行转移:通过血液循环向肝、肺、骨、脑、肾等远处转移,发生较晚。

【临床表现】

(一) 症状

1. 早期　症状不典型,仅在吞咽粗硬食物时出现不同程度的不适感,如哽噎感,胸骨后烧灼感、针刺样或牵拉摩擦样疼痛,食物通过缓慢或停滞感、异物感等,哽噎或停滞感可在饮水后缓解消失,症状时轻时重,进展缓慢。

2. 进展期　典型症状为进行性吞咽困难。先是难咽干硬食物,继而只能进半流质、流质饮食,最后水和唾液也不能咽下,患者逐渐消瘦、贫血、无力及营养不良。

3. 晚期　患者出现明显消瘦、乏力、脱水、贫血、低蛋白血症,呈现恶病质。癌肿侵犯喉返神经,可发生声音嘶哑;侵入主动脉,溃烂破裂,可引起大量呕血;侵入气管,可形成食管气管瘘;高度阻塞可致食物反流入呼吸道,引起进食时呛咳及肺部感染;癌肿已侵犯食管外组织则出现持续胸痛或背痛。晚期患者可有锁骨上淋巴结肿大,肝转移者可触及肝肿块,严重者有腹水征。

(二) 体征

中晚期患者可有锁骨上淋巴结肿大,肝转移者可触及肝肿块,恶病质者有腹水症。

【辅助检查】

1. 食管 X 线钡餐检查 早期表现为食管黏膜皱襞紊乱、粗糙或有中断现象;小的充盈缺损;局限性管壁僵硬,蠕动中断、龛影。中晚期可见明显的充盈缺损、管腔狭窄和梗阻,狭窄以上食管有不同程度的扩张。

2. 食管镜检查 对临床已有症状或怀疑而又未能明确诊断者,应尽早作食管镜检查。可观察有无肿瘤、肿瘤的位置、食管狭窄的程度等,并可取活体组织检查,同时做染色检查。将 2% 甲苯胺蓝或 3% Lugol 碘溶液喷布于食管黏膜上,甲苯胺蓝使肿瘤组织蓝染而正常食管上皮不染色;碘使正常食管鳞状上皮染成棕黑色而肿瘤组织呈碘本身的黄色。

3. CT、超声内镜检查(EUS) 用于判断食管癌的浸润层次、向外扩展深度以及有无纵隔、淋巴结或腹内脏器转移等。

4. 放射性核素检查 使用亲肿瘤的核素如 ^{32} 磷、^{131} 碘、^{67} 镓、^{99m} 锝等,可发现早期食管癌病变。

5. 食管黏膜脱落细胞检查 我国创用的带网气囊食管细胞采集器进行食管黏膜脱落细胞检查,是一种简便易行的普查筛选诊断方法,早期病变阳性率可达 90%~95%。

【处理原则】

食管癌应采用以手术为主,以放射、化学药物等为辅的综合性治疗。

1. 手术治疗 食管癌切除术是治疗早中期食管癌的首选方法。若患者全身情况良好,心肺功能基本正常,无明显远处转移征象时,可考虑手术治疗。一般以颈段癌长度 <3cm、胸上段癌长度 <4cm、胸下段癌长度 <5cm,切除机会较大。对较大的鳞癌估计切除可能性不大而患者全身情况良好者,可采用术前放疗,待瘤体缩小后再手术。常用的手术方式有非开胸及开胸食管癌切除术 2 类。目前对中段以上的食管癌主张采用颈 - 胸 - 腹三切口方法,并同时行淋巴结清扫。

食管下段癌切除后与代食管器官的吻合多在主动脉弓水平以上;而食管中段或上段癌切除后吻合口多在颈部。代替食管的器官大多为胃,有时选用结肠或空肠。根治性手术应切除包括癌肿及其上、下各 5~8cm 范围内的食管和肿瘤周围的纤维组织及所有的淋巴结,然后行胃代食管术或结肠、回肠代食管术(图 21-2、图 21-3)。

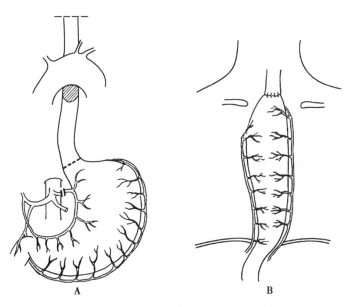

图 21-2 食管癌切除后胃代食管术

A. 上、中段食管癌的切除范围;B. 胃代食管,颈部吻合术

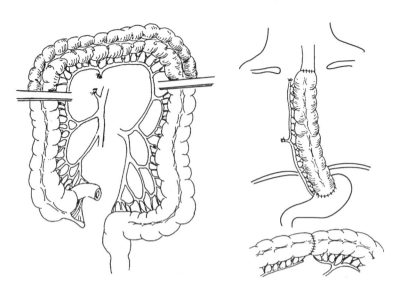

图 21-3　横结肠代食管术

　　结肠代食管手术或胃代食管手术均被认为是重建食管的安全可行术式。以胃代替食管,胃的血供好,操作简便(仅一个吻合口),所以至今选择此术式的病例仍远远多于结肠代食管术。但就对患者远期生活质量影响而言,采用结肠代替食管手术有以下的优点:①胃代食管会使管状胃的容积减少,贮存及收缩功能明显下降,进食相对减少,勉强增加进食频率又会出现胸闷不适,因此患者的体重明显下降。结肠代食管手术,移植结肠体积小。术后胃仍保持在原位,保存了正常的消化功能,对进食影响较小,术后体重得以维持。②食管胃吻合术后,往往出现胃食管反流,影响患者术后生活质量。结肠代食管术,由于结肠具有良好的耐酸功能,不容易发生消化道炎症。

　　对不能手术切除的晚期病例,可行减状手术如食管腔内置管术。食管胃转流吻合术,食管结肠转流吻合术。胃造瘘术等,以解决进食困难问题。

　　如果患者存在以下情况,则禁忌手术:①全身情况差,已呈恶病质或有严重心、肺或肝、肾功能不全;②病变侵犯范围大,已有明显外侵及穿孔征象,如已出现声音嘶哑或已有食管气管瘘;③已有远处转移。

　　2. 放射治疗　放射治疗可与手术联合应用,也可单独应用。①放射与手术联合:术前放疗,可增加手术切除率,也能提高远期生存率。一般在术前放疗结束 2~3 周后再做手术治疗为宜。对术中切除不彻底者,可在残留组织处作金属标记,术后 3~6 周开始放疗,以清灭残存的癌细胞。②单纯放射治疗:适用于颈段、胸上段食管癌,因手术难度大,手术并发症多,疗效常不满意;也可用于无法手术的晚期病例或不能耐受手术者。

　　3. 化学药物治疗　化疗可与手术联合应用,或与放疗、中医中药联合应用作综合治疗,对提高手术切除率,控制微小转移灶,防止术后复发和播散,减轻患者症状,延长生存期有一定的效果。一般多采用联合化疗,需根据患者具体情况制订出适宜的方案。

　　4. 其他　免疫治疗及中药治疗等多学科综合治疗。

文档:食管癌的光动力治疗

【护理评估】

(一) 术前评估

1. 健康史　了解患者的一般情况、病史、家族史、饮食习惯等。

2. 身体状况　因病程不同,患者的临床表现差异很大。评估中观察是否有以下几点:

　　评估中应注意患者营养状况、体重下降情况、有无贫血、脱水或衰竭、目前能否正常进食、饮食过程中有无吞咽困难或呕吐,饮食性质。如有疼痛,应注意疼痛部位、性质,是否影响睡眠等。并结合既往史、家族史等了解患者有无伴随其他疾病,如糖尿病、冠心病、高血压等。

了解辅助检查结果,包括食管吞钡 X 线造影、食管镜检查、CT、超声内镜检查(EUS)等结果,判断肿瘤的位置、有无扩散或转移。

3. 心理、社会状况　了解患者及家属对诊断、预后、术前检查、手术方式和术后康复的知晓程度,有无焦虑、恐惧等不良心理问题以及亲属对患者的关心程度、支持力度、家庭经济承受能力。

（二）术后评估

1. 术中情况　了解麻醉方式、手术方式、术中发现、病变组织是否切除,术中出血情况以及输血、补液情况。

2. 生命体征　生命体征是否平稳、麻醉是否清醒、气管插管位置有无改变、呼吸状况是否良好、血氧饱和度是否满意、呼吸音是否清晰。

3. 伤口和管道情况　伤口有无渗血,各管道是否通畅,胸腔闭式引流及胃肠减压的引流量、颜色和性状。

4. 并发症情况　评估有无术后出血、肺不张和肺炎、吻合口瘘、乳糜胸等。

5. 心理、社会状况　评估患者:①有无焦虑、紧张、恐惧等不良心理反应,自我感觉是否良好。能否配合各种治疗护理操作,能否安静入睡;②是否理解术后禁食和饮食护理要求,是否掌握饮食调理的原则;③能否配合康复训练,是否清楚出院后的继续治疗方案;④有无家庭功能失调及对患者支持无力。

【护理诊断/问题】

1. 焦虑　与对癌症的恐惧和担心疾病预后、缺少经济支持等有关。

2. 营养失调:低于机体需要量　与进食量减少或不能进食、消耗增加等有关。

3. 体液不足　与吞咽困难、水分摄入不足有关。

4. 潜在并发症:术后出血、感染、吻合口瘘和乳糜胸等。

【护理目标】

1. 患者自述焦虑减轻,情绪稳定。

2. 患者营养状况改善,体重增加。

3. 体液不足得到纠正,水电解质维持平衡。

4. 未发生术后并发症或并发症能被及时发现和有效处理。

【护理措施】

放射治疗与化学药物治疗患者的护理参见第十一章　肿瘤患者的护理,这里仅讨论手术治疗患者的护理。

（一）术前护理

参见第七章　手术前后患者的护理和第十一章　肿瘤患者的护理。但应重点注意以下几点:

1. 心理护理　食管癌患者因进行性加重的进食困难、体重日渐减轻,往往焦虑不安;患者求生的欲望十分强烈,迫切希望能早日手术切除病灶,恢复进食,但同时又担心手术能否彻底切除病灶,担心麻醉和手术意外,担心术后生活质量,害怕术后伤口疼痛及可能出现的术后并发症等,常表现出日益紧张、恐惧,甚至明显的情绪低落、失眠和食欲下降。护理措施:①加强与患者及家属的沟通,仔细了解患者及家属对疾病和手术的认知程度,了解患者的心理状况,根据患者的具体情况,实施耐心的心理疏导;②讲解手术和各种治疗与护理措施的意义、方法、过程、配合与注意事项,尽可能减轻其不良心理反应;③为患者营造安静舒适的环境,以促进睡眠。必要时使用安眠、镇静、镇痛类药物,以保证患者充分休息;④争取亲属在心理上、经济上的积极支持和配合,解除患者的后顾之忧。

2. 营养支持　食管癌患者因长期不同程度的吞咽困难和恶性肿瘤的消耗,往往出现水电解质失衡、不同程度的营养不良,严重影响手术耐受力,所以在术前应积极改善患者的营养状况,保证足够的营养摄入:①对能进食的患者,指导其摄入高热量、高蛋白质和富含维生素的流质或半流质饮食,如鱼汤、肉汤、菜汤、米汤、牛奶、蛋花汤、鸡蛋羹等。注意根据患者进食后的反应及时调整饮食性状。②对梗阻严重甚至饮水困难的患者,应禁食、水,可给予全胃肠外营养,合并低蛋白血症或贫血的患者,应静脉输入清蛋白制剂或输成分血。③必要时遵医嘱输血、输入血白蛋白等,全面纠正患者的营养状况,提高其对手术的耐受力。

3. 消化道准备　①指导患者每日用淡盐水或漱口液漱口数次,餐后或呕吐后必须清洁口腔,并积极治疗口腔疾病。②食管癌出现梗阻和炎症者,术前1周遵医嘱给予患者分次口服抗生素溶液可起到局部抗感染作用。③术前3d改流质饮食,术前1d禁食,食管梗阻严重者用庆大霉素、甲硝唑加生理盐水冲洗食管,以减轻局部炎症和水肿,减少术中污染,防止吻合口瘘。④结肠代食管手术患者,术前3~5d口服抗菌药物如甲硝唑、庆大霉素或新霉素等;术前2d进食无渣流质饮食,术前晚和术日晨行清洁灌肠;也可行全肠道灌洗后禁饮食。⑤术晨插胃管和十二指肠营养管,或插单管双腔多功能胃管,若胃管不能通过梗阻部位,不要强行插入,以防造成食管穿孔,可将其留在梗阻上方的食管内,待手术中由手术医师牵入胃内。

4. 呼吸道准备　对吸烟者,术前应劝其严格戒烟2周。指导并训练患者有效咳嗽和腹式深呼吸、主动排痰,以利术后减轻伤口疼痛,达到增加肺部通气量,改善缺氧,预防术后肺炎和肺不张的目的。

5. 口腔准备　口腔内细菌可随食物或唾液进入食管,在梗阻或狭窄部位造成局部感染,影响术后吻合口的愈合。同时患者癌肿部位食物滞留会引发口臭。指导患者进食后漱口,并加强口腔护理,保持口腔清洁。对口腔、咽部感染性疾病也应积极治疗。

6. 生活护理　对体质虚弱的患者做好生活护理,嘱患者卧床休息,患者活动时应有人陪伴,避免发生意外。

（二）术后护理

1. 体位与活动　术后取平卧位。麻醉清醒且血压平稳后取半卧位,以利于胸膜腔闭式引流,改善呼吸功能。卧床期间应勤翻身、做深呼吸和有效咳嗽,进行关节和肌肉功能锻炼。若病情许可,鼓励患者早期下床活动。

2. 病情观察　观察生命体征,30min/次,平稳后可1~2h/次。观察意识、面色、尿量等,必要时进行心电和血氧饱和度监测。①若发现血压下降、心率增快、面色苍白、引流管内引出大量新鲜血液,应怀疑内出血。②若出现高热、呼吸困难、咳嗽、咳痰,肺部呼吸音减弱或出现啰音等,应考虑肺不张和肺炎,行胸部X线检查确诊。③若出现胸膜腔感染症状、胸腔内积气和积液体征、引流管内引出脓液或所进食物,应考虑吻合口瘘,可行X线食管造影明确诊断。④若引流管内引出大量乳白色液体,患者短时间内出现严重缺水或休克状态,应怀疑乳糜胸。

3. 呼吸道护理　食管癌术后患者易发生呼吸困难、缺氧,并发肺不张、肺炎甚至呼吸衰竭,主要与下列因素有关:①老年的食管癌患者常伴有慢性支气管炎、肺气肿,肺功能低下等;②开胸手术破坏了胸廓的完整性;③肋间肌和膈肌的切开,使肺的通气泵作用严重受损;④术中对肺较长时间的挤压牵拉造成一定的损伤;⑤术后迷走神经功能亢进,引起气管、支气管黏膜腺体分泌增多;⑥食管-胃吻合术后,胃拉入胸腔,使肺受压,肺扩张受限;⑦术后切口疼痛、虚弱致咳痰无力,尤其是颈-胸-腹三切口患者。对此类患者的护理措施包括:①密切观察呼吸型态、频率和节律,听诊双肺呼吸音是否清晰,有无缺氧征兆;②气管插管者,及时吸痰,保持气道通畅;③术后第1天鼓励患者深呼吸、吹气球、使用深呼吸训练器锻炼,促使肺膨胀;④痰多、咳痰无力者若出现呼吸浅快、发绀、呼吸音减弱等痰液阻塞现象时,应立即行鼻导管深部吸痰,必要时行纤维支气管镜吸痰或气管切开吸痰。

4. 饮食与营养　由于食管缺乏浆膜层,吻合口愈合较慢,一般术后禁饮食4~6d。禁食期间应注意:①不可下咽唾液,以免感染造成食管吻合口瘘;②持续胃肠减压,遵医嘱行静脉补液,对带有十二指肠营养管或空肠营养管者可早期经营养管灌注生理盐水、肠内营养液等,以维持水、电解质和营养平衡;③术后2~4d待肛门排气、胃肠减压引流量减少后,拔除胃管;④停止胃肠减压24h后,若无呼吸困难、胸内剧痛、患侧呼吸音减弱及高热等吻合口瘘的症状时,可开始进食。进食时应注意:①开始经口进食时,应先试饮少量水,无不适再进流质饮食,包括鱼汤、果汁、米汤、奶类等,一般2h/次,每次60~100ml,

如无不适,进食量可逐日增加。术后第 2 周可进半流质饮食,第 3 周可进普食。②注意少食多餐,细嚼慢咽,防止进食量过多、速度过快,避免进食生、冷、硬食物(包括质硬的药片和带骨刺的肉类、花生、豆类等),以免导致晚期吻合口瘘。③胃代食管术后患者,餐后可能出现胸闷、气短,应告知是由于进食后胃扩张压迫肺脏所致,宜少食多餐,经 1~2 个月后,该症状多可缓解。合并贲门癌的患者,因手术切除贲门而有反酸、呕吐等症状,应嘱患者饭后 2h 内勿平卧,睡眠时将枕头垫高,最好短时间散步。④进食后不适的观察与护理:患者可因吻合口水肿或进食过多、过快引起进食后呕吐,护士应指导患者进食时细嚼慢咽,对于呕吐严重者应禁食,给予肠外营养,待 3~4d 水肿消退后再继续进食。若患者术后 3~4 周再次出现吞咽困难,考虑吻合口狭窄。

5. 胃肠减压的护理

(1) 术后 3~4d 内持续胃肠减压,应妥善固定胃管,防止脱出。

(2) 保持胃管通畅。胃管不通畅者,可用少量生理盐水冲洗并及时回抽,避免胃扩张使吻合口张力增加而并发吻合口瘘。

(3) 观察减压液的量和性质,并准确记录。术后 6~12h 内可从胃管内抽吸出少量血性液或咖啡色液,以后引流液颜色将逐渐变浅。若引流出大量鲜血或血性液,患者出现烦躁、血压下降、脉搏增快、尿量减少等,应考虑吻合口出血,需立即通知医师并配合处理。

(4) 胃管脱出后应严密观察病情,不可盲目插入胃管,以免戳穿吻合口,造成吻合口瘘。

6. 胸膜腔闭式引流的护理　参见第十八章　胸部损伤患者的护理。

7. 胃造瘘术后的护理　应妥善固定,防止造瘘管脱出、阻塞。造瘘管周围如有胃液漏出,应及时更换敷料,在瘘口周围涂氧化锌软膏或凡士林纱布保护皮肤,防止发生皮炎。详细内容参见第八章　肠内营养。

8. 鼻十二指肠、空肠管的护理　参见第八章第二节　肠内营养。

9. 结肠代食管术后护理　①保持置于结肠袢内的减压管通畅。②注意观察腹部体征,发现异常及时通知医师。③若从减压管内吸出大量血性液或呕吐大量咖啡样液伴全身中毒症状,应考虑代食管的结肠袢坏死,应立即通知医师并配合抢救。④结肠代食管后,因结肠逆蠕动,患者常嗅到粪便气味,需向患者解释原因,并指导其注意口腔卫生,一般此情况于半年后能逐步缓解。

10. 并发症的护理

(1) 吻合口瘘:是食管癌手术后最为严重的并发症,多发生在术后 5~10d。发生原因有:①食管的解剖特点,如无浆膜覆盖、肌纤维呈纵形走向,易发生撕裂;②食管血液供应呈节段性,易造成吻合口缺血;③吻合口张力太大;④感染、贫血、低蛋白血症等。患者表现为呼吸困难,胸腔积液征象,全身中毒症状,包括高热、血白细胞计数升高,甚至休克、脓毒血症。一旦出现以上症状,应立即通知患者禁饮食;配合医师行胸膜腔闭式引流;给予营养支持疗法;使用抗菌药物;严密观察生命体征等。对需再次手术者,应积极配合术前准备。

(2) 乳糜胸:是食管癌手术后比较严重的并发症,多因手术中伤及胸导管所致。多发生在术后 2~10d,少数发生在 2~3 周后。患者在未进食时发生乳糜胸,乳糜液含脂肪甚少,胸膜腔闭式引流可为淡血性或浅黄色液、透明微混,进食后则为乳白色,量可达数百毫升至一两千毫升。

患者表现为两大症状:一是压迫症状,乳糜液积聚在胸腔内,压迫肺及纵隔并使之向健侧移位,患者出现胸闷、气促、心悸,甚至呼吸困难;二是消耗症状,乳糜液中含有大量水,还有脂肪、蛋白质、胆固醇、酶、抗体和电解质,若不及时治疗,患者可出现脱水、全身消耗、衰竭而死亡。

一旦出现乳糜胸应迅速处理,放置胸膜腔闭式引流,禁食,同时给予全胃肠外营养支持治疗。若 10~14d 未愈,应协助医师进行胸导管结扎术的准备。

(3) 肺不张和肺炎:由于胃上提至胸腔使肺受压、疼痛限制患者呼吸和咳嗽等原因,手术后易导致肺不张和肺炎。应加强术前和术后呼吸道护理,包括戒烟、协助患者叩背、指导患者有效咳嗽和深呼吸、及早应用支气管扩张剂和有效的抗生素等。

（4）出血：观察并记录引流液的性状、量。若引流量持续2h超过4ml/(kg·h)，伴血压下降、脉搏增快、躁动、出冷汗等低血容量表现，应考虑有活动性出血，应及时报告医师，并做好再次开胸的准备。

（三）健康教育

1. 康复指导　指导患者摄取高营养饮食，不要大口、过快或过量进食，如进半流食时出现咽下困难，可能有吻合口狭窄，应来院复诊。告知患者注意口腔卫生，结肠代食管术后可能嗅到粪便气味，这与结肠液逆蠕动进入口腔有关，一般半年后症状逐渐缓解。若出现严重的胃液反流症状，最好睡眠时取半卧位，并服用抑制胃酸分泌的药物。

2. 治疗指导　告知患者遵医嘱接受正规的放疗、化疗，并定期到医院复诊，进行血常规、肝肾功能、B超及X线食管造影检查等，以及早发现和处理放、化疗并发症及肿瘤复发、转移等。

3. 术侧肩关节功能锻炼　指导患者进行术侧肩关节活动，预防关节强直、肌肉萎缩。麻醉清醒后即可被动活动肩关节，术后第一日开始进行肩关节的主动运动，如适度伸臂、内收和前屈上肢。

【护理评价】

1. 患者焦虑有无减轻，情绪是否稳定。

2. 患者营养状况是否改善，体重有无增加。

3. 患者体液不足是否得到纠正，水电解质是否维持平衡。

4. 是否发生潜在并发症，并发症发生时是否被及时发现和有效处理。

（刘　敦）

思维导图

自测题

? 思考题

结合导入情境与思考的案例回答下列问题：

1. 若在术后第2天，患者诉痰液无法咳出，护士应如何进行胸腔闭式引流护理并协助患者咳嗽排痰？

2. 若在术后第3天，右侧胸腔闭式引流液800ml，色鲜红，水封瓶液柱波动良好，该患者可能出现什么情况？应如何对该患者进行判断评估？应进行哪些护理措施？

第二十二章

心脏疾病外科治疗患者的护理

第二十二章
课件

学习目标

识记:
1. 复述体外循环、法洛四联症、Beck 三联征、室间隔缺损、冠状动脉粥样硬化性心脏病等概念。
2. 简述体外循环术后患者的护理措施。
3. 复述各种先天性心脏病、后天性心脏病患者的护理措施。

理解:
1. 说明体外循环的实施方法。
2. 比较各类先天性心脏病的临床表现及处理原则。
3. 比较各类后天性心脏病的病因、病理生理、临床表现及处理原则。

应用:

根据心脏疾病患者围术期的护理重点,监测患者病情变化,准确评估病情,并制订相应的护理计划。

导入情境与思考

张女士,36 岁。5 年前出现劳累性呼吸困难,尤以上楼时明显,1 周前感冒后出现咳嗽、咳脓痰,劳累性呼吸困难加重,不能平卧。13 岁有风湿性关节炎史。

体格检查:T 37℃,P 100 次/min,R 25 次/min,BP 120/80mmHg。二尖瓣面容,颈静脉怒张。双肺呼吸音粗,闻及湿啰音。心尖部扪及舒张期震颤。心率 110 次/min,心律不齐,心尖部可闻及舒张期中度隆隆样杂音。双下肢轻度凹陷性水肿。

心电图:心房颤动,左心房扩大。

X 线:两肺淤血,可见双心房影,肺动脉段突出。左心房明显扩大,右心室轻度扩大

超声心动图:二尖瓣斑点状钙化,瓣叶活动差,二尖瓣口狭窄,左心房、右心室扩大。该患者诊断为风湿性心脏病、二尖瓣狭窄,入院后给予强心、利尿、抗感染等治疗,完善术前准备后于入院第 7 天在体外循环下行二尖瓣置换术。

请思考:
1. 该患者的发病原因可能有哪些?
2. 如何对该患者进行相应的术前护理?

需要手术治疗的心脏病大致分为 2 类:先天性心脏病与后天性心脏病。先天性心脏病是先天性畸形中最常见的一种,常见的有动脉导管未闭、房间隔缺损、室间隔缺损、法洛四联症等。后天性心脏病是指出生后由于各种原因导致的心脏疾病,常见的有二尖瓣狭窄、二尖瓣关闭不全、主动脉瓣狭窄、主动脉瓣关闭不全、冠状动脉粥样硬化性心脏病等。本章主要讨论先天性心脏病和后天性心脏病外科手术治疗患者的护理。

第一节　心脏疾病外科治疗概述

目前,手术仍是治疗心脏疾病的主要方法。心脏手术根据病情可在心脏停跳或不停跳下完成,但心内手术多数需在心脏停跳和体外循环的情况下完成。以下将讨论心内手术的有关基础问题及体外循环后患者的护理等。

一、体外循环

体外循环(cardiopulmonary bypass,CPB)指利用特殊人工装置将回心静脉血引出体外,进行气体交换、调节温度和过滤后,再输回体内动脉的生命支持技术。由于特殊的人工装置取代了人体心肺功能,故又称心肺转流,这种装置称为人工心肺机(artificial heart-lung machine)。体外循环的目的是暂时取代心肺功能,在心肺转流,阻断患者心脏血流状态下,维持全身组织器官的血液供应和气体交换,为实施心内直视手术操作提供无血或少血的手术野。

(一) 体外循环的基本装置

体外循环的基本装置主要包括血泵、氧合器、变温器、微栓过滤器及附属装置五部分。

1. **血泵**　即人工心。是用于暂时代替心脏排泵功能的装置,其能驱使体外氧合血单向流动,回输入体内动脉,继续供应全身血循环。常用的血泵有转压式和离心式两种。转压泵利用泵头转子交替转压弹性泵管,驱使泵内血液单向流动;而离心泵则利用驱动马达和磁性连接带动泵内多层旋转锥体或叶轮高速旋转,产生离心力驱动单向血流,无须血流转压,可减少对血液成分的破坏。

2. **氧合器**　即人工肺。是用于暂时代替肺在体外进行气体交换的装置,其能氧合静脉血,排出二氧化碳。常用的有鼓泡式和膜式两种。①鼓泡式:将引流出的静脉血与氧气直接混合,形成血气泡,直接与红细胞膜进行气体交换,再经除泡滤过后成为氧合血。具有结构简单、使用方便和氧合性能良好的特点,但由于氧气与血液直接接触,容易引起血液的蛋白质变性或有形成分破坏,故使用安全时限为 3h。②膜式:利用可透气的高分子薄膜材料分隔氧气和血液,氧合过程中血液与氧气不直接接触,明显减少了微气栓的形成和血液有形成分的破坏,故使用安全,时限较长,应用广泛。

3. **变温器**　将水箱内的水温调节至设定值,通过管道输入与氧合器为一体的冷热交换器,从而升高或降低氧合器内的血液温度。在变温尤其是复温过程中,变温器内水温与血温温差应小于 10℃,否则容易产生微气栓。复温时水温不得超过 42℃,以防溶血和血液蛋白变性。

4. **微栓过滤器**　一般为直径 20~40μm 微孔的高分子材料滤网组成的装置,放置于动脉供血管路,能有效滤除在体外循环过程中产生的微气栓、血栓、脂肪栓、纤维素以及微小组织块等。

5. **附属装置**　包括各种血管插管、连接管道、贮血室(是一容器,内含滤过网和去泡装置,用作贮存预充液、心内回血等)以及监护系统等。

(二) 体外循环的准备

1. **制订个体化方案**　实施体外循环前,灌注师应详细了解患者病情、身高、体重、体表面积、血细胞比容和血浆蛋白质含量等情况,充分理解手术方案对体外循环的要求,根据患者体重或体表面积计算人工心肺机的转流量,并制订出个体化的体外循环方案。选择适宜的体外循环插管、连接导管等,确保人工心肺机处于良好的工作状态。

2. **体外循环的预充与血液稀释**　连接静脉引流管、氧合器、血泵和动脉管道,转流前先在人工心肺机和管道内充满液体,即为预充。预充进去的液体即为预充液。常用的预充液有晶体液(如乳酸林格液、0.9%氯化钠溶液等)、胶体液(如血浆、白蛋白、低分子右旋糖酐、羟乙基淀粉、琥珀酰明胶及尿联明胶等)及ACD血(即枸橼酸盐葡萄糖保养液保养的库血)等。此外,尚需加入钾、镁、碳酸氢钠、抗生素、肝素等。一般成人多以晶体溶液预充;小儿则按一定的晶体液与胶体液比例,甚至用全血预充。成人预充量为血容量的25%~33%,新生儿、婴幼儿为血容量的200%~300%,预充液量愈小对患者的不利影响愈轻。预充能排除体外循环装置内的气体,维持水、电解质和酸碱平衡,并适当稀释血液,降低血黏度,促进微循环,减少体外循环中血液成分的破坏和溶血等。

（三）体外循环的实施

1. 体外循环的建立 体外循环心内直视手术,一般采用胸骨正中纵向切口入路,纵向切开心包显露心脏,升主动脉及上、下腔静脉分别套绕阻断带备用。向右心耳注入肝素(2~3)mg/kg,维持全血活化凝血时间(ACT)延长至480~600s。顺序提升阻断带,插入升主动脉灌注管和上、下腔静脉引流管,分别与已预充好的人工心肺机相应管道连接。此后,即可开动人工心肺机进行转流,建立体外循环(图22-1)。

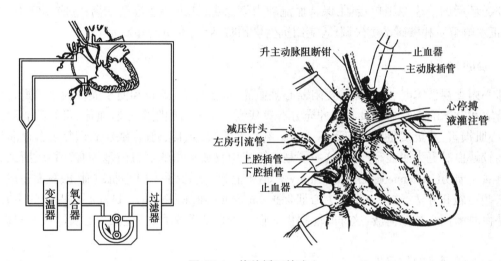

图 22-1　体外循环的建立

2. 体外循环的方法 体外循环的方法有几种,根据需要可选择使用。

（1）常温体外循环:用于心内操作简单,转流时间短者。要求体外循环氧合性能好,能满足高流量灌注需要。

（2）浅低温体外循环:采用体外循环血流降温,心内操作期间鼻咽温度维持在28℃左右,心内操作即将结束时开始血液复温,鼻咽温度至35~36℃时停止复温。

（3）深低温体外循环:多用于心功能差,心内畸形复杂,侧支循环丰富者。鼻咽温度降至20℃左右,心内操作关键步骤可将灌注量减低,最低可达(5~10)ml/(kg·min),既保持手术野的清晰,又防止空气进入体循环发生气栓。

（4）深低温体停循环:主要用于婴幼儿心内直视手术和成人主动脉瘤手术。术中将体温降低至20℃以下,停止血液循环,可提供良好的手术野,但需要具备良好条件和熟练的灌注技术。

3. 体外循环的终止 心内主要操作完成后,开始血液复温,一般开放升主动脉阻断钳后,如条件合适,心脏多能自动复跳;对不复跳者,可用电击除颤。心脏复跳后开放上、下腔阻断带,由体外循环转变成并行循环,以辅助心脏搏动,降低心脏负担,利于心肌功能恢复。当体温达36℃、平均动脉压(8~10.66)kPa(60~80mmHg)、术野无重要出血、血气分析报告正常、血电解质浓度正常、无严重心律失常时,即可考虑停机。停机前可使用血管扩张药与利尿药如硝普钠、呋塞米等,使人工心肺机内存血逐渐减少,对人体实现正平衡。到停机时,机内只留下最低限度维持运转所必需的血量。停机后要继续用动脉泵缓慢输血,防止血容量不足,但也要防止输入速度过快而致心脏膨胀,损害心肌功能。待循环功能稳定后,依顺序拔除上、下腔静脉和主动脉插管。静脉注射鱼精蛋白和肝素。

（四）体外循环后的病理生理变化

1. 血液变化　主要为红细胞被破坏、游离血红蛋白升高、溶酶激活、纤维蛋白原和血小板减少等,后者常引起凝血机制紊乱,导致术后大量渗血。

2. 代谢改变　主要为代谢性酸中毒和呼吸性碱中毒。前者是由于组织灌注不良、代谢产物堆积所致,后者则常因过度换气引起。

3. 肾、肺、脑等器官功能减退　长时间的低血压、低灌注量、酸中毒和大量游离血红蛋白等可影响肾功能,甚至造成肾衰竭。肺脏也可因微栓、氧自由基等毒性物质的释放,以及炎性反应引起肺间质水肿、出血和肺泡萎缩等,从而导致呼吸功能不全,甚至呼吸功能衰竭。若体外循环时间过长、术中灌注液温度过高、手术结束时复温过快过高、气体栓塞等还可导致脑功能损害。

4. 电解质失衡低血钾较常见,多见于术前长期服用强心利尿药物而转流过程中又失钾过多者。

（五）体外循环术后的治疗原则

体外循环后的治疗原则包括:①保持血流动力学稳定;②维持血容量平衡;③应用呼吸机辅助呼吸;④纠正水电解质和酸碱平衡失调;⑤应用抗生素预防感染;⑥防治并发症。

二、心肌保护

实施心内直视手术时,一方面需要阻断心脏血流,提供无血、静止和便于操作的手术野,另一方面需要维持冠状动脉的正常血供及心肌的充分有氧代谢。若长时间阻断心脏血流,可导致心肌缺血、缺氧,造成心肌损害,甚至发生心肌广泛坏死而影响手术效果,尤其心脏在缺血后恢复氧合血灌注时,心肌损害会较缺血时更为明显和严重,这主要是由于集中释放大量的氧自由基等有毒物质所致,故称其为缺血再灌注损伤(ischemic reperfusion injury)。临床上为了减少手术时心肌缺血、缺氧而造成的损害,采取了某些措施和方法,这些方法称为心肌保护(myocardial protection)。目前心肌保护的主要方法是在心肌缺血时灌注心脏停搏液,这样既能提供无血或少血的手术野,又能减少心肌缺血及缺血再灌注损伤。

（一）心脏停搏液的作用机制

心脏停搏液保护心肌的主要机制如下:①高钾,使心脏迅速停搏,避免缺血时心肌电、机械活动,减少能量消耗;②低温,通过灌注低温心脏停搏液和心脏表面置冰屑或冰水浴,降低心脏温度和能量需求,减少无氧酵解、酸中毒和能量消耗;③灌注含氧稀释血,维持心肌有氧代谢,满足心肌能量供应;④外源性物质如葡萄糖、胰岛素、碳酸氢钠、普鲁卡因、钙通道阻滞剂、三磷酸腺苷、磷酸肌酸等,可缓冲酸中毒,稳定细胞膜,防止心肌水肿,提供能量物质和维持尽可能适宜的内环境。

（二）心脏停搏液的灌注方法

心脏停搏液的灌注方法有以下3种:

1. 顺行灌注法　即在升主动脉根部插入灌注针,连接心停搏液瓶,钳夹升主动脉后立即加压快速灌注,同时心包腔内注满冰屑生理盐水,使心脏瞬息冷却停搏。对主动脉瓣关闭不全的患者,为避免心停搏液反流入左心室,宜切开升主动脉根部,显露左、右冠状动脉开口,分别插管及加压灌注心停搏液。

2. 逆行灌注法　直视或闭式将特制带囊的冠状静脉灌注管置入冠状静脉窦,灌注停搏液时囊袋自动膨起堵住窦口间隙,避免停搏液漏入右心房。此法适合于主动脉关闭不全和冠状动脉狭窄或阻塞的患者。

3. 顺行-逆行联合灌注　临床上多采用先顺行后逆行灌注的方法。此方法可减少冠状动脉口反复插管,灌注停搏液时不必中断手术操作,有助于缩短心肌缺血时间。

三、体外循环前后患者的护理

(一) 体外循环前护理

1. 预防和控制感染　指导患者戒烟；冬季保暖，防止上呼吸道感染；注意口腔、皮肤卫生，避免黏膜和皮肤破损；协助检查并消除体内的一切感染病灶；术前3d遵医嘱用抗生素，手术当日术前用药时给一个剂量的抗生素。

2. 改善身体状况　给予高热量、高维生素饮食，必要时静脉补充营养、输注红细胞等，以纠正营养不良和贫血；对肝、肾、肺等功能障碍者，应遵医嘱采取有效措施，改善器官功能状态；对伴有高血压、高血脂、糖尿病者，应遵医嘱用药，使血压、血脂、血糖等控制在适当水平；对存在心力衰竭者，应遵医嘱纠正心衰或使患者处于可能的最佳状态。

3. 用药护理　术前3d遵医嘱给患者停服洋地黄、奎尼丁、利尿剂等药物，给予口服氯化钾，防止体内钾的不足，避免术中发生洋地黄毒性反应及心律失常。

4. 保护心肌　重症患者术前1周遵医嘱静脉输注葡萄糖、胰岛素和氯化钾溶液(GIK)，以保护心肌。

5. 心理护理　向患者和家属介绍体外循环的基本过程、可能出现的问题及处理方法，以消除患者顾虑和恐惧，主动配合治疗。

(二) 体外循环后护理

1. 监护病情　安置患者于重症监护病房(ICU)，48h内严密监护病情变化，连续监测心电、心率、动脉压、中心静脉压等；重症患者要监测左房压，甚至心排血量。循环稳定的患者，应15min记录1次，重危患者5min记录1次。观察尿量及胸腔引流管的引流量，每小时记录1次。定时进行血气分析及血清钾、血红蛋白、血细胞比容等测定。

2. 观察和处理低心排血量综合征　低心排血量综合征是心脏外科最严重的并发症，也是术后患者死亡主要原因。因此，应密切观察及早发现，若患者出现下列情况，可确定为低心排血量：①烦躁不安、忧虑或淡漠；②脉搏细而速；③皮肤冷湿，甲床发绀；④成人尿量<30ml/h；⑤低氧血症；⑥血压多偏低，但也可正常或偏高；⑦心排血指数<2.5L/m²。本症应以防为主，其主要原因和处理措施如下：

(1) 低血容量：①停止体外循环前，应尽可能将机器血输入体内，即停机前要求适当正平衡；停机后要将机内余血缓慢输入。一般要求平均动脉压达8~10.66kPa(60~80mmHg)，中心静脉压2~2.67kPa(15~20mmHg)。②停止机器余血输入后，立即开始输入库存血，输入的速度及量应依据血流动力学变化，排尿速度，平均动脉压和中心静脉压进行调整。但要避免输入血或液体过多、过快，以免心脏过度负荷或发生肺水肿。必要时应进行左房测压，对输血进行指导。③体外循环刚终止时，尿量常较多，这时血容量变化较快，应严密监测动、静脉压和左房压的变化，并可定期查血细胞比容和血红蛋白含量，以指导输血速度和量。

(2) 心功能不全：体外循环手术后低心排血量的患者常有周围血管阻力增加，应给予血管扩张药(如硝普钠)，以改善心脏功能，减轻心脏前后负荷；对低心排出严重者，在应用扩血管药物的同时加用正性肌力药(如毛花苷C)，既可强心，又可减轻前后负荷；若患者血压低，在应用扩血管药的同时加用多巴胺，既可减轻心脏的前后负荷，增加心排血量，又可改善心、肾的血液供应，升高血压、降低周围阻力，改善微循环，常可使循环逐渐稳定。心脏复苏后不要急于终止体外循环，应给予一定时限的辅助循环，这将有助于心脏功能的恢复和预防低心排血量的发生；即使在终止体外循环后，患者发生心功能不全，也可再度进行体外循环辅助心脏排血，有利于心功能的恢复，起到治疗低排出量的作用。严重的患者，可应用主动脉内球囊反搏，常能明显改善症状。

(3) 心脏压塞：心脏压塞若处理不及时，常导致灾难性的结果。此症可发生于术后3日内，以后也可迟延发生。故需密切观察病情变化，若发现以下情况，应考虑有心脏压塞的可能：①临床没有导致心功能不全的其他因素(如心肌保护欠佳、畸形或病变纠正不彻底、血流量不足等)，但患者有低心排血量的表现,对正性肌力药反应不佳;②胸腔引流管引流出血量偏多,或引流量特别少;③胸腔引流管引流量突然减少或出现凝血块;④颈静脉怒张,静脉压升高;⑤动脉压下降,脉压变窄,用血管加压药无改善。一旦确诊,应紧急送进手术室,手术清除血块、积血,并彻底止血。若情况紧急,可在病室内将切口下段打开,戴无菌手套后将手指伸入心包内,即有积血或血块排出,病情即时改善。然后,急送手术室,进行彻底处理。要注意心脏压塞可发生于手术后 3 日内,而且此后仍可发生迟延性的心脏压塞。

3. 观察和处理心律失常　体外循环术后心律失常最主要的原因是低钾血症。因此,防止低钾血症是预防心律失常的重要环节。术前应充分纠正体内钾缺失,术中要按常规给钾,术后要依据尿量及血钾测定结果进行补钾。常见的心律失常有以下几种:

(1) 室上性心动过速:首选维拉帕米静脉注射,也可使用普萘洛尔、甲氧明、新斯的明、苯妥英钠、氯化钾、毛花苷 C 等。对上述药物无效者,可用同步直流电复律,但洋地黄中毒者不宜用;也可使用超速起搏治疗。

(2) 房颤:给予毛花苷 C 或地高辛静脉注射,亦可用电复律或超速起搏治疗。

(3) 房扑:可用维拉帕米、普萘洛尔、毛花苷 C 及超速起搏治疗。

(4) 室性期前收缩:偶发室性期前收缩可不必处理。频发室早可用利多卡因静脉注射,如系洋地黄中毒所致,可以用苯妥英钠静脉注射。

(5) 室速:可给予利多卡因静脉注射,必要时可行电复律治疗。

4. 纠正酸碱与电解质平衡失调　常见的是代谢性酸中毒和低钾血症,故应给予碱性溶液,补充氯化钾溶液。若输入库血量较大,还可引起低钙血症,应给予补充钙剂。

5. 辅助呼吸　体外循环术后患者多需要采用人工呼吸机辅助呼吸,以保证充分气体交换,减少呼吸动作,降低肺血管阻力,减轻心脏负荷,促进心功能恢复。应用人工呼吸机时,应定时进行血气分析,并据监测结果调整呼吸机的参数,还要保持呼吸道通畅,定时吸引分泌物,以预防感染。当满足下列条件时即可停机:①神志清楚,肌力恢复;②循环功能稳定,无严重心律失常;③自主呼吸,频率不超过 30 次 /min,气体交换量充足;④血气分析正常;⑤无出血可能性。

6. 预防感染　预防感染应始于术前,严于术中,继于术后。除体外循环前 3 日预防性使用抗生素和手术当日给一个剂量的抗生素外,在体外循环终止后,应立即再给一个剂量抗生素,随后定时用药。

7. 防止高热　手术当日易发生低温后的反跳,故当体温达 36.5℃时,即应采取物理降温,以防术后高热的发生。如体温达到 38℃,除物理降温外,应加用冬眠药物或用解热药物灌肠,使体温降到正常范围。

8. 观察和处理重要脏器功能损害　①肾:应留置导尿管,维持尿量 1ml/(kg·h),注意有无少尿、血红蛋白尿、氮质血症等。当出现血红蛋白尿时,应遵医嘱给予高渗性利尿剂、碳酸氢钠等,防止血红蛋白沉积于肾小管导致肾功能损害。当疑为肾衰竭者,应严格记录出入水量、限制水和钠摄入、限制高钾食物、停用肾毒性药物。当证实为急性肾衰竭者,应给予透析治疗,并做好相关护理。②肺:应密切观察呼吸变化,若出现严重进行加重的呼吸困难、频率超过 30 次 /min、进行性低氧血症或伴二氧化碳潴留等,应考虑急性呼吸衰竭,遵医嘱给予机械通气、药物治疗等。③脑:应密切观察意识、瞳孔、肢体运动和感觉等情况。若患者出现意识不清、烦躁及定位体征等,应考虑脑功能损害,及时通知医师并协助处理。

第二节　先天性心脏病

先天性心脏病(congenital heart disease)是常见的一种先天性心脏畸形,是胎儿期心脏和大血管在母体内发育异常、部分停顿或有缺陷所造成。近年研究认为,引起胎儿心脏发育畸形的主要原因与胎儿发育的宫内环境因素(如感染、胎儿局部周围机械压迫)、母体情况和遗传基因有关。临床常见的有动脉导管未闭(patent ductus arterious,PDA)、房间隔缺损(atrial septal defect,ASD)、室间隔缺损(ventricular septal defect,VSD)、法洛四联症(tetralogy of Fallot)等,在治疗方面有内科药物治疗、介入治疗和外科手术治疗,本节仅讨论外科治疗患者的护理。

【处理原则】

(一)动脉导管未闭

1. **手术时机** 早产儿、婴幼儿反复发生肺炎、呼吸窘迫、心力衰竭或喂养困难者,应及时手术治疗。无明显症状者,多主张于学龄前择期手术。近年来,也有人主张更早期手术。但严重肺动脉高压、由右向左逆向分流者,即 Eisenmenger 综合征者禁忌手术。

2. **手术方法** ①动脉导管结扎或钳闭术:最常用。适用于年幼儿童,导管细长,壁柔软,弹性大,未发生细菌性感染者。②动脉导管切断缝合术:适用于年长儿童,导管粗大、损伤出血或感染后不宜结扎或钳闭者。③内口缝合法:适用于短粗、壁脆或瘤样改变的动脉导管,伴有肺动脉高压、感染性心内膜炎或结扎再通者。术后并发症为高血压和喉返神经损伤。

(二)房间隔缺损

1. **手术时机** 无症状但有右心房室扩大者,应手术治疗。房间隔缺损合并肺动脉高压者,应尽早手术。Eisenmenger 综合征,则是手术禁忌证。

2. **手术方法** 在体外循环下切开右心房,继发孔缺损可直接缝合;原发孔缺损必须用自体心包片或涤纶补片修补。手术并发症为空气栓塞和完全性房室传导阻滞。

(三)室间隔缺损

1. **手术时机** 对缺损大、分流量大于50%或伴肺动脉高压的婴幼儿,应早期在低温体外循环下行心内直视修补术。合并心力衰竭或细菌性心内膜炎者,需控制后才能手术。Eisenmenger 综合征者禁忌手术。

2. **手术方法** 在体外循环心脏停跳或跳动下进行室间隔修补术。对缺损较小,四周有完整的白色纤维环存在,且肺动脉压不高,可做直接缝合。对缺损较大,直径在1.5cm左右,左向右分流量较大,肺动脉压较高,可用自体心包片或涤纶补片修补。手术后并发症为主动脉瓣关闭不全和房室传导阻滞。

(四)法洛四联症

1. **手术时机** 手术是唯一的治疗方法。但对于存在顽固心力衰竭、呼吸衰竭、严重肝肾功能损害或严重而广泛的肺动脉及其分支狭窄者,禁忌手术治疗。

2. **手术方法**

(1)姑息手术:目的是增加肺动脉血流,改善动脉血氧饱和度,促进左心室和肺动脉发育,为矫治手术创造条件。仅用于左心室容量太小、两侧肺动脉发育差或冠状动脉畸形影响矫治时右室流出道补片的婴儿。目前常用的术式有2种:①锁骨下动脉 - 肺动脉吻合术;②右室流出道补片扩大术。常见并发症为乳糜胸、Horner 综合征、手术侧上肢缺血性痉挛、肺水肿、感染性心内膜炎、假性动脉瘤和发绀复发等。

(2)矫治手术:一般在中度低温体外循环下实施,对体重低于4kg的新生儿,多在深低温停循环或低流量灌注下完成手术。经右心房或右心室切口,剪除肥厚的隔束和壁束,疏通右室流出道,修补室间隔缺损,再以自体心包片或人造血管片行右室流出道、肺动脉瓣环或肺动脉主干的补片扩大术。常见并发症为低心排血量综合征、灌注肺、残余室间隔缺损和心律失常等。

【护理评估】

1. **健康史** 了解母亲妊娠史,尤其妊娠初期2~3个月内有无感染史、放射线接触史、用药史及吸烟、饮酒史;母亲是否患有代谢性疾病,家族中是否有先天性心脏病患者。

2. **身体状况** 了解患儿心脏病的时间,详细询问有无青紫,出现青紫的时间;小儿体重的增加情况,与同龄儿相比活动耐力是否下降,有无喂养困难、声音嘶哑、苍白多汗、反复呼吸道感染;检查患儿精神状态,测量身高和体重,观察皮肤黏膜有无发绀及其程度,有无周围血管征;有无呼吸急促、心率加快、鼻翼扇动,以及肺部啰音、肝脏增大等心力衰竭的表现;有无杵状指(趾),胸廓有无畸形,有无震颤。听诊心脏杂音位置、时间、性质和程度。

3. 辅助检查　了解胸部 X 线检查、心电图、超声心动图、血液检查、心导管检查和心血管造影的结果和临床意义。

4. 心理、社会状况　了解患儿是否因生长发育落后,正常活动、游戏、学习受到不同程度的限制和影响而出现抑郁、焦虑、自卑、恐惧等心理反应。了解家长是否因本病的检查和治疗比较复杂、风险较大、预后难以预测、费用高而出现焦虑和恐惧等心理。

【护理诊断 / 问题】

1. 活动无耐力　与体循环血量减少或血氧饱和度下降有关。

2. 低效性呼吸型态　与应用呼吸机、体外循环及术后切口疼痛、排痰无力等有关。

3. 潜在并发症:心力衰竭、细菌性心内膜炎、肺炎等。

4. 潜在(术后)并发症:高血压、喉返神经损伤、出血、急性心脏压塞、肾功能不全、感染、脑功能障碍等。

5. 焦虑　与疾病的威胁和对手术担忧有关。

【护理目标】

1. 患者营养状况改善。

2. 患者恢复正常的气体交换功能。

3. 患者心功能正常,恢复全身有效循环。

4. 患者未发生并发症,或并发症得到及时发现和处理。

5. 患者及家属焦虑、恐惧减轻或消失。

【护理措施】

(一) 手术前护理

1. 休息与活动　安排好患儿作息时间,保证睡眠、休息,根据病情合理安排活动量,减少心脏负担。病情严重的患儿应卧床休息,避免引起情绪激动和大哭大闹。

2. 供给充足营养　注意饮食营养搭配,供给充足能量、蛋白质和维生素,保证机体需要,增强体质,提高对手术的耐受力。对喂养困难的患儿要耐心喂养,可少量多餐,避免呛咳和呼吸困难。

3. 预防和控制感染　观察体温变化。随气温改变及时加减衣服,防止受凉引起呼吸道感染。避免到公共场所,做好保护性隔离,以防止交叉感染。对合并细菌性心内膜炎、肺炎的患儿,应遵医嘱给予抗菌药物控制感染。

4. 改善缺氧状态　按医嘱定时吸氧,以提高肺内氧分压,利于肺血管扩张、增加肺的弥散功能,纠正缺氧。

5. 改善心功能　心功能不全者,术前应采取综合措施,改善心功能。

6. 特殊检查的护理　心导管及心血管造影检查是诊断器质性心脏病的常用方法。检查过程中,应观察患者的血压、心率、心律、神志等,发现异常及时报告医师,并配合处理。检查完毕在拔除导管的同时,按压穿刺部位 15~30min,然后加压包扎,再用沙袋压迫 12h,并嘱患者保持下肢伸直位制动 24h。观察穿刺侧足背动脉波动情况及有无局部血肿等。

7. 心理护理　对患儿关心爱护,态度和蔼。通过建立良好的护患关系,消除患儿的紧张、恐惧心理。对家长和患儿解释病情和检查、治疗经过,取得他们理解和配合。

(二) 手术后护理

在体外循环下实施手术的患者,按体外循环后护理。但对先天性心脏病患儿,应重点注意以下几点:

1. 术后监护　安置患者于重症监护病房(ICU),术后 48h 内,连续测量和记录生命体征每 15min/ 次,待平稳后改为每 30min/ 次。根据需要监测心电图、动脉压、中心静脉压、血氧饱和度等,必要时监测左房压、右房压、肺动脉楔压、心排血量等。观察尿量及胸引流管的引流量,每小时记录一次。定时进行血气分析及血清钾、血红蛋白、血细胞比容等测定。

2. 加强呼吸道护理 注意有无发绀、鼻翼扇动、点头状或张口呼吸,有无呼吸频率、节律、深浅和呼吸音改变。及时清理呼吸道分泌物和呕吐物,痰液黏稠者给予雾化吸入,保持呼吸道通畅。带有气管插管者,应妥善固定气管插管,防止其脱出或移位。观察呼吸机与患者呼吸是否同步,根据动脉血气分析结果及时调整呼吸机参数。

3. 维持有效循环容量 保持静脉输液管道的通畅,根据患者的情况调整输液速度,既要防止血容量不足,又要避免输液过多、过快导致急性左心衰和肺水肿。记录 24h 液体出入量。密切观察患者的皮肤色泽、温湿度和末梢循环情况。若甲床由苍白变红润,提示组织灌注良好;若出现发绀,提示灌注不足和 / 或氧合不全,应通知医师,并协助处理。

4. 用药护理 术后可能应用多种心血管药物如强心药、扩血管药、利尿药及氯化钾等。用药时,应严格执行医嘱,准确掌握剂量、给药时间等,血管活性药物最好应用输液泵输注。注意观察药物的不良反应,发现异常及时通知医生,并协助处理。

5. 引流管护理 保持心包、纵隔引流管通畅,观察引流液的性质和量,判断有无活动性出血。10 岁以下的患儿胸膜腔血性引流液量 >50ml/h,呈鲜红色,伴有低血容量的表现,应考虑有活动性出血。需立即输血,同时做好手术止血的准备。

6. 并发症护理 术后可发生出血、感染等并发症。在体外循环下实施手术者,还可发生低心排血量综合征、心律失常、脑功能损害、肾功能不全等,参见体外循环后护理。针对术式而言,应做好以下并发症护理。

(1) 高血压:见于动脉导管结扎术后。因结扎导管后导致体循环血流量突然增大,因而出现高血压,甚至呈持续状态而导致高血压危象。若血压高达 142/101mmHg(19/13.5kPa) 或比术前增高 38mmHg(4.5kPa) 以上,应遵医嘱给予降压药物如硝普钠或酚妥拉明等。给药后,密切观察血压变化,遵医嘱调整用药剂量,注意观察有无药物不良反应。

(2) 喉返神经损伤:见于动脉导管结扎术后。若术后患者出现单纯性声音嘶哑,提示喉返神经损伤。告知患者应噤声、休息,一般 1~2 个月后,可逐渐恢复。

(三) 健康教育

向患儿及家长介绍本病的相关知识。指导家长合理安排患儿的饮食、休息和活动。术后 1 年内避免侧卧,以防止胸骨畸形愈合。注意防寒保暖,适当锻炼身体,预防呼吸道感染。告诉家长按医嘱给患儿用药,较重的左向右分流的先天性心脏病患儿,一般术后应用强心、利尿、扩血管药物治疗 3~6 个月,并注意药物的不良反应,定期到医院复查。若发现不适,随时就诊。

【护理评价】

1. 患者营养状况是否得到改善。

2. 患者及家属焦虑、恐惧是否减轻或消失。

3. 患者心功能是否改善,有效循环是否恢复。

4. 患者是否恢复正常的气体交换功能。

5. 患者并发症是否得到及时发现和处理。

第三节 后天性心脏病

后天性心脏病(acquired heart disease)是指出生后由于各种原因导致的心脏疾病。需要外科手术治疗的主要有慢性缩窄性心包炎、心脏瓣膜病、冠状动脉粥样硬化性心脏病和心脏黏液瘤等,其中最常见的是心脏瓣膜病和冠状动脉粥样硬化性心脏病。关于这两种疾病的病因和病理、临床表现、辅助检查、护理措施等在内科护理学的有关章节中讲解,本节仅讨论外科治疗患者的护理。

一、心脏瓣膜病

心脏瓣膜病是临床常见的后天性心脏病之一。心脏瓣膜的功能是维持心内血液的正确流向,当其病变形成狭窄或闭合不全后,即产生血流动力学改变。引起心脏瓣膜病变的主要原因是风湿热,风湿热所并发的心脏瓣膜病占我国心脏外科患者的 30% 左右,最常受累的是二尖瓣,其次是主动脉瓣,三尖瓣和肺动脉瓣则极为少见;可单独累及 1 个瓣膜区,也可同时累及几个瓣膜区,以二尖瓣合并主动脉瓣膜病变比较多见。

【处理原则】

1. 二尖瓣狭窄(mitral stenosis) 是最常见的风湿性心脏瓣膜病。

(1) 手术时机:心功能Ⅱ级以上者,均宜手术治疗。重度狭窄伴心衰、房颤者,术前应给予强心、利尿、纠正电解质失衡等措施,待全身情况和心功能改善后再进行手术。

(2) 手术方法

1) 直视分离术:需在体外循环下进行。胸骨正中切口,切开左心房,显露二尖瓣,切开融合交界,扩大瓣口和切开、分离粘着融合的腱索和乳头肌,改善大瓣活动度。若瓣膜重度纤维化、硬化、挛缩或钙化,病变严重,则需切除瓣膜,行人工瓣膜替换术(图 22-2)。人工瓣膜有机械瓣膜和生物瓣膜两大类(图 22-3),各有优缺点,应根据患者具体情况选择使用。

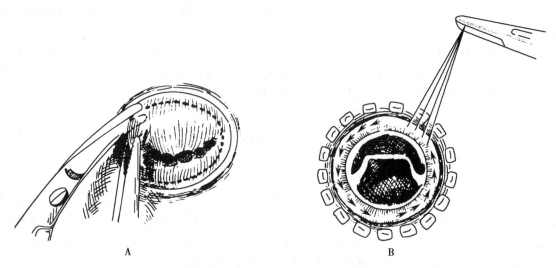

图 22-2　人工瓣膜替换术

A. 沿瓣环保留少量瓣叶组织,切除病变的二尖瓣;B. 将人工瓣膜缝合固定于瓣环上

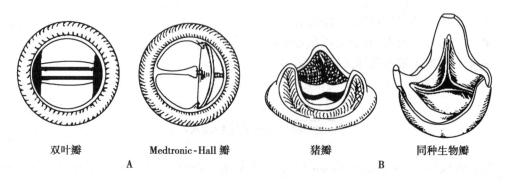

双叶瓣　　　Medtronic-Hall 瓣　　　猪瓣　　　同种生物瓣

A　　　　　　　　　　　　　　　B

图 22-3　人工瓣膜的种类

A. 机械瓣膜;B. 生物瓣膜

2) 闭式二尖瓣交界分离术:适用于单纯性二尖瓣狭窄,估计瓣膜无或少有钙化,发生房颤不到半年,无血栓形成者。但约10%的患者在术后5年内因再度发生狭窄而需再次手术,故该术式目前已很少采用。

2. 二尖瓣关闭不全(mitral insufficiency) 是较为多见的风湿性心脏瓣膜病,半数以上病例合并狭窄。

(1) 手术时机:症状明显,心功能受影响,心脏扩大时,即应及时在体外循环下实施直视手术。

(2) 手术方法:在体外循环下实施。

1) 二尖瓣修复成形术:适用于瓣膜病变轻、活动度较好者,利用患者自身组织和部分人工代用品修复二尖瓣,以恢复其功能。

2) 二尖瓣替换术:适用于二尖瓣损伤严重、不宜实施修复成形术者。

3. 主动脉瓣狭窄(aortic stenosis) 常合并主动脉瓣关闭不全及二尖瓣病变等,单纯狭窄者较少见。

(1) 手术时机:出现心绞痛、昏厥或心力衰竭等症状且严重狭窄者,应尽早实施手术治疗。

(2) 手术方法:在体外循环下实施病变瓣膜切除及人工瓣膜替换术。

4. 主动脉瓣关闭不全(aortic insufficiency) 常伴有不同程度的主动脉狭窄。

(1) 手术时机:若有心绞痛,左心室衰竭或心脏逐渐扩大等表现,应尽早施手术治疗。

(2) 手术方法:体外循环下实施人工瓣膜替换术。

【护理诊断/问题】

1. 焦虑、恐惧 与手术治疗的费用较高、对手术风险的担忧等有关。

2. 低效性呼吸型态 与手术、麻醉、人工辅助呼吸、体外循环和术后伤口疼痛等有关。

3. 心排血量减少 与心脏疾病、心功能减退、血容量不足、心律失常、水电解质失衡有关。

4. 语言沟通障碍 与带有气管插管有关。

5. 潜在并发症:出血、急性心脏压塞、肾功能不全、感染、脑功能障碍等,参见体外循环后护理。

【护理措施】

(一) 手术前护理

多数患者需在体外循环下实施手术,故应按体外循环前护理。特殊检查患者的护理,参见先天性心脏病。但对后天性心脏病患者,应特别注意做好心理护理。因患者多为成年人,对心脏手术多有较重的心理压力。术前应耐心解答患者及亲属提出的问题,介绍该病相关知识;带患者参观术后监护室,熟悉其周围环境,了解各监护仪、呼吸机等设备在使用时所发出的声音,以减轻其术后焦虑;指导家属尽可能帮助患者缓解来自各方面的压力。

(二) 手术后护理

多数手术需在体外循环下进行,故参照体外循环后护理,但应重点注意以下问题:

1. 术后监护 安置患者于重症监护病房(ICU),术后48h内应连续监测病情变化,及时作好记录。

(1) 监测血压:常采用经桡动脉插管测量动脉压,应做好相关护理。维持平均动脉压在9.3~12kPa(70~90mmHg),并保持平稳。若收缩压低于10.7kPa(80mmHg)或降至原先值的2/3时属低血压,应结合患者意识、尿量、末梢循环变化等,给予相应处理。

(2) 监测心功能:监测中心静脉压、左心房压、右心房压或肺动脉楔压等,为术后维持和恢复正常的血流动力学提供客观依据。

(3) 监测体温:术后体温低于35℃时应保暖复温;体温逐渐回升至常温时,及时撤除保暖措施,并防止体温反跳。因高热可使心率加快,心肌耗氧量增加,如术后体温升至38℃,应立即采取物理降温,如使用冰枕、冰敷或酒精擦浴;若高达39℃以上,应通知医师予以药物降温。

(4) 监测呼吸功能:注意有无发绀、鼻翼扇动、点头状或张口呼吸及意识改变等;定时进行动脉血气分析,注意有无酸中毒、二氧化碳潴留、缺氧等情况。一旦发现异常,及时处理。

(5) 观察周围循环情况:观察患者皮肤的颜色、温度、湿度、动脉搏动,以及唇、甲床、毛细血管和静脉充盈情况。若指(趾)甲床由苍白变得红润,说明组织灌注良好;若出现发绀,无论是中央型或周围型均表示灌注不佳、氧合不全或两者兼有。应协助医师寻找病因、及早处理。

2. 呼吸道护理、维持有效循环容量　同先天性心脏病。

3. 并发症护理　参见体外循环后护理。

4. 休息与活动　根据患者心功能恢复情况拟订休息与活动计划。一般术后24h内卧床休息,第1天可扶患者坐起,在床上活动;2~3d视病情可下床活动;拔除各引流管后,可增加下床活动次数及活动量。

5. 用药护理　遵医嘱给予心血管药物,同先天性心脏病。但值得注意的是,人工瓣膜替换术后24h,即应遵医嘱给患者口服抗凝药(如华法林),并应定期监测凝血酶原时间,逐渐调整药物剂量至合适的维持用量。

(三)健康教育

1. 饮食指导　合理调配饮食,避免刺激性食物,多食新鲜蔬菜和水果,防止便秘。

2. 活动与休息　根据心功能恢复情况逐渐增加活动量。术后1年内避免重体力劳动、剧烈运动,防止意外伤害。胸骨正中切口术后,胸骨的愈合时间大约3个月,恢复期间避免增加胸骨张力的活动如举重物、抱小孩、拉超重物、移动家具等;术后1年内避免侧卧,以防胸骨畸形愈合。

3. 预防上呼吸道感染　注意防寒保暖,适当锻炼身体,防止上呼吸道感染。

4. 用药指导　指导患者按医嘱应用强心、利尿等药物治疗。人工生物瓣膜替换者,应服用抗凝药物3~6个月;机械瓣膜替换者,应终身服用抗凝药。服用抗凝药期间,应定期(出院早期每2周1次,以后每1~3月/次)测定凝血酶原时间,使其为正常对照值的1.5~2.0倍,活动度在20%~40%为宜,并注意有无出血、栓塞等迹象,若有异常及时就医。

二、冠状动脉粥样硬化性心脏病

冠状动脉粥样硬化性心脏病(atherosclertoic coronary artery disease)简称冠心病,是由于冠状动脉粥样硬化、管腔狭窄或阻塞,导致心肌供血不足和缺氧而引起的心脏病。此病是西方国家人口死亡的主要原因。近20年,我国发病率明显上升。冠心病多见于中年以上人群,男性发病率和死亡率均明显高于女性。当冠状动脉发生长时间痉挛、阻塞、血栓形成时,造成心肌细胞缺血、缺氧逐步加重,相继出现心绞痛、心肌梗死和缺血性心肌病等一系列临床症状。目前,冠心病的治疗包括药物治疗、介入治疗和外科手术治疗,可根据患者具体情况选择单种或多种治疗方法。外科治疗主要是应用冠状动脉旁路移植手术(搭桥)为缺血的心肌重建血运通道,以改善心肌供血、供氧,缓解和消除心绞痛等症状,改善心肌功能,提高患者生活质量,延长寿命。

【处理原则】

1. 手术适应证　①经内科治疗心绞痛不能缓解,影响生活和工作,冠状动脉造影显示冠状动脉主干或主要分支明显狭窄,但狭窄远端血流通畅者;②左冠状动脉主干狭窄和前降支狭窄者;③虽然心绞痛不严重,但冠状动脉主要分支,如前降支、回旋支和右冠状动脉有两支以上明显狭窄者。

2. 手术方法

(1) 体外循环下冠状动脉旁路移植手术:指应用体外循环技术,在心脏停跳的状态下,完成冠状动脉搭桥术。桥血管可选用大隐静脉、胸廓内动脉、桡动脉、胃网膜右动脉等(图22-4)。目前临床应用广泛。

(2) 微创冠状动脉旁路移植术:是指一组心外科技术,包括非体外循环下冠状动脉搭桥术、内镜-机器人辅助下的冠状动脉搭桥、杂交技术等,它避免了体外循环或常规正中胸骨切口带来的体外循环损伤和心脏缺血再灌注损伤,减少了并发症,从而明显降低了手术风险和死亡率,特别适用于老年、射血分数低、合并重要脏器损害等患者,以及其他重症冠心病患者,但技术条件要求较高。

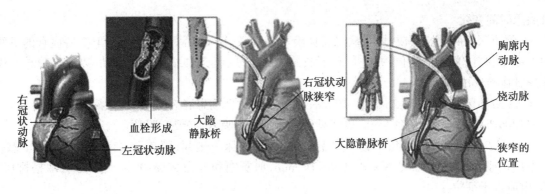

图 22-4　冠状动脉搭桥术

【护理诊断 / 问题】

1. 焦虑、恐惧　与对手术风险、治疗效果担心等有关。

2. 心排血量减少　与心功能减退、血容量不足及心律失常等有关。

3. 潜在并发症：心肌梗死、出血、肺部并发症、肾衰竭等，其他参见体外循环后护理。

【护理措施】

（一）手术前护理

手术可在体外循环下或非体外循环下实施，对前者按体外循环手术前护理，对后者按一般外科患者护理。重点注意以下几点：

1. 心理护理　冠状动脉粥样硬化性心脏病患者，多为中老年人，对心脏手术多会有较多顾虑和心理压力。术前应耐心解答患者及家属提出的问题，介绍手术治疗的基本知识；带患者参观术后监护室，熟悉其周围环境，了解各监护仪、呼吸机等设备在使用时所发出的声音，以便减轻其术后焦虑；请术后恢复期的病友与患者进行交流，以帮助患者缓解精神紧张和心理压力。

2. 休息与睡眠　指导患者注意休息，精神紧张或睡眠不良者，遵医嘱给予镇静剂。心力衰竭者，必须卧床休息。

3. 改善心功能　遵医嘱给予硝酸甘油、氯化钾、扩血管药物等，以改善心功能，防止术后并发症。有心力衰竭者，给予洋地黄、利尿剂等，并注意观察药物的不良反应。有心律失常者，应用抗心律失常药控制。

4. 合理饮食　给予低脂肪、低胆固醇和高蛋白质饮食，多食蔬菜水果，保持大便通畅。心力衰竭者，应减少饮食中钠盐的摄入量。进食较少者可经静脉补充营养，注意纠正水、电解质失衡。

5. 用药护理　遵医嘱于术前 1 周给患者停用阿司匹林，以防手术中出血过多。

6. 特殊检查的护理　手术前必须进行冠状动脉及左心室造影，明确冠状动脉狭窄的部位、程度及左心室的功能情况，以正确选择适应证，制订治疗方案。护理措施参见先天性心脏病。

（二）手术后护理

1. 病情监测　连续监测患者动脉压、左房压、中心静脉压和心电图变化，避免血压波动。血压过高会增加心脏的后负荷，也可引起出血、吻合口破裂等，应适当应用扩血管药物，保持平均动脉压在 70~80mmHg；血压过低则影响脑、肾血流量和移植血管的通畅。若发现心律失常、心力衰竭等迹象，应及时报告医师，并协助处理。

2. 并发症预防

（1）预防心肌梗死：遵医嘱应用硝酸甘油等扩张冠状动脉的药物，防止冠状动脉痉挛而致心肌梗死。

（2）预防桥血管堵塞：术后早期应适当输液，保持血细胞比容在 30% 左右，由于搭桥血管水肿，血液黏稠度过高可使血管堵塞，还应给予肝素抗凝、阿司匹林抗血小板聚集治疗，用药期间应密切观察凝血酶原时间变化。

（3）预防深静脉血栓形成：冠心病患者血液黏滞度高，易发生深静脉栓塞。取搭桥血管的下肢，应用弹力绷带包扎，置于抬高位，并进行双下肢的抬高运动、肌肉收缩与舒张运动，以促进静脉回流，防止深静脉血栓形成。

（4）预防肺部并发症：每2h翻身、拍背一次。每小时鼓励患者有效咳嗽、做深呼吸各10次。咳嗽时压住胸部伤口，以减轻患者疼痛。痰液黏稠者给予雾化吸入，必要时吸痰。

3. 休息与活动　术后24h内卧床休息；第1天可在床上坐起；第2天可坐于床边活动下肢；第3天可下床活动，活动时维持心率在（60~90）次/min，血氧饱和度为96%~99%。坐位时，取搭桥血管的肢体，也应置于高位。

4. 饮食护理　清淡饮食，不宜吃得过饱，以防增加心脏负担。保持大便通畅，必要时使用缓泻剂。

（三）健康教育

1. 休息与活动　保证充分的睡眠与休息，避免情绪波动和精神紧张，保持心情平和乐观。活动量宜逐渐增大，以不出现疲劳、心跳明显加快、呼吸困难、胸痛等为标准。出院6~8周可与医生商讨可否重返工作岗位。为减轻下床活动时取搭桥血管下肢的肿胀，可指导患者穿弹力袜或用弹力绷带包扎下肢，卧床休息时再脱去或解除。

2. 戒烟、少量饮酒　吸烟是心脏病的主要原因之一，应劝诫患者戒烟。少量饮酒有利于减慢粥样硬化斑块的形成，但其有导致血压升高的副作用，不建议为了"预防粥样硬化"而饮酒。

3. 用药指导　告知患者手术不可能解决所有的病变血管，仍需要规律服用扩张冠脉的药物如异山梨酯、单硝酸异山梨酯等，术后6个月左右可酌情减量。终身服用小剂量肠溶阿司匹林，以预防或延缓搭桥血管堵塞。指导患者用药注意事项、观察用药不良反应等。

4. 自我监测　告知患者定时检查血压、血糖、血脂，若发现异常或出现心前区疼痛，应及时就诊。

（沙凯辉）

思维导图

自测题

❓ 思考题

结合导入情境与思考的案例回答下列问题：

1. 该患者术后护理要点有哪些？

2. 该患者术后可能出现哪些并发症？应如何观察和护理？

3. 如何为该患者进行健康宣教？

第二十三章

腹外疝患者的护理

第二十三章
课件

📖 学习目标

识记：
能准确复述腹外疝、腹股沟斜疝、腹股沟直疝、股疝、切口疝的概念；腹外疝的病因。
理解：
1. 腹股沟斜疝、腹股沟直疝处理原则和手术方法。
2. 阐明嵌顿性疝、绞窄性疝的病理生理改变和处理原则。
应用：
能为腹外疝患者制订护理计划，提供围术期护理；识别腹股沟斜疝与腹股沟直疝的异同点。

导入情境与思考

　　孙先生，56岁。右侧腹股沟肿物1年。1年前劳累后发现右腹股沟区有一肿块，约桂圆大小，无疼痛，可自行回纳。肿块常于劳累及咳嗽后突出明显，且渐增大，现为鸡蛋大小，可回纳，性质同前，无局部疼痛及全身症状。有慢性便秘史，无慢性咳嗽及排尿困难。

　　体格检查：T 36.8℃，P 80次/min，R 18次/min，BP 110/70mmHg，神志清楚，心、肺检查未发现异常。右侧腹股沟梨形肿块坠入阴囊，约7cm×6cm×9cm，质软，用手推送可回纳入腹腔。外环明显扩大，咳嗽冲击感(+)。用手指压住内环，疝块不再突出。患侧精索较对侧粗。

　　请思考：
1. 护士对患者进行病情观察的重点有哪些？
2. 该患者主要的护理诊断/问题有哪些？
3. 如何针对该患者现存问题进行护理？

第一节　腹外疝概述

人体内的脏器或组织离开其正常解剖部位，经先天或后天形成的薄弱区域、裂孔、间隙或缺损进入另一部位和位置,被称为疝(hernia),多发生于腹部。腹部疝以腹外疝(abdominal external hernia)最为多见。腹外疝是指腹腔内某一器官或组织连同腹膜壁层,经腹壁的薄弱点、缺损或孔隙向体表突出所形成,是外科最常见的疾病之一。常见的腹外疝有腹股沟斜疝、腹股沟直疝、股疝、切口疝等,其中以腹股沟斜疝最常见。

【解剖概要】

典型的腹外疝由疝环、疝囊、疝内容物和疝外被盖4部分组成(图23-1)。疝环又称疝门,是疝内容物突向体表的门户,亦是腹壁薄弱区或缺损所在。疝囊是壁腹膜经疝环向外突出所形成的囊状结构,是疝内容物的包囊,由疝囊颈、疝囊体和疝囊底组成。典型的疝囊可呈梨形、卵圆形或半圆形,是一个完整的囊袋。疝囊颈位于疝环所在部位,当其狭小时,疝内容物易嵌顿于此。疝内容物是进入疝囊的腹内脏器或组织,以小肠最为常见,大网膜次之。疝外被盖是疝囊以外的各层组织,通常由筋膜、肌肉、皮下组织和皮肤等组成。

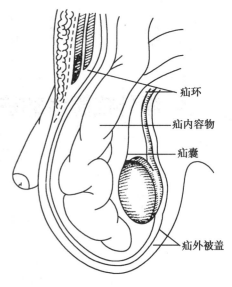

图 23-1 疝的组成(先天性腹股沟斜疝)

【病因与发病机制】

腹壁强度降低和腹内压力增高是腹外疝发病的两大主要因素。

1. 腹壁强度降低 发生腹外疝的局部腹壁强度减弱,其原因有先天性结构缺陷或发育异常及后天性腹壁肌肉功能减退。

(1)先天性结构缺陷或发育异常:如精索或子宫圆韧带穿过腹股沟管、股动、静脉穿过股环、脐血管穿过脐环以及腹白线发育不全等,使局部留下了结构缺陷,导致腹壁强度降低。

(2)后天性腹壁薄弱或缺损:任何腹外疝都存在腹横筋膜不同程度的薄弱或缺损。包括手术切口愈合不良、外伤、感染等造成的腹壁缺损,此外,腹横肌和腹内斜肌发育不全或萎缩对发病也起重要作用。

2. 腹内压力增高 腹内压力增高既可引起腹壁解剖结构的病理性变化,又可促进腹腔内器官经腹壁薄弱区或缺损处向体表突出,形成腹外疝。慢性咳嗽、便秘、排尿困难、腹水、妊娠、举重、婴儿经常啼哭等是引起腹内压增高的常见原因。正常人虽有腹内压增高情况,但因腹壁强度正常,则不会发生疝。

【临床类型】

根据腹外疝回纳的难易程度和血供情况,将其分为4种临床类型。

(1)易复性疝(reducible hernia):亦称单纯性疝,最为常见,一般发生在疝形成的早期,疝内容物也不会出现病理性改变。凡腹外疝在患者站立、行走或腹压增高时突出,平卧、休息或用手向腹腔推送时疝内容物易回纳入腹腔的,称为易复性疝。

(2)难复性疝(irreducible hernia):疝内容物不能或不能完全回纳腹腔,但并不引起严重症状。常见原因是疝内容物反复突出,致疝囊颈受摩擦发生损伤和粘连,导致内容物不能回纳,此类疝的内容物多数为大网膜。有些病程长、腹壁缺损大的巨大疝,因内容物较多,腹壁已完全丧失抵挡内容物突出的作用,也常难以回纳。

(3)嵌顿性疝(incarcerated hernia):疝环较小而腹内压突然增加时,疝内容物可强行通过疝囊颈而进入疝囊,随后因疝囊颈的弹性回缩将内容物卡住,使其不能回纳,称为嵌顿性疝。嵌顿性疝的主要特点是疝内容物静脉回流受阻,导致组织发生水肿、渗出等病理性改变。嵌顿的内容物若为小肠,可造成嵌顿的肠袢完全性梗阻,可表现为急性肠梗阻症状。若在此阶段及时解除嵌顿,病变组织或脏器尚可恢复正常。

(4)绞窄性疝(strangulated hernia):嵌顿的疝内容物如不能及时解除,肠管及系膜受压程度不断加重可使动脉血流减少,最终完全阻断,即为绞窄性疝。此时肠壁逐渐失去原有的光泽、弹性和蠕动能力,最终变黑坏死。晚期肠壁发生溃烂、穿孔,肠内容物外溢,先是囊内感染,继发引起疝外被盖组织的急性蜂窝织炎或脓肿;若自体表穿破,则形成粪瘘;若感染延及腹膜,则引起弥漫性腹膜炎。嵌顿性疝和绞窄性疝是一个病理过程的两个阶段,绞窄性疝是嵌顿性疝病理过程的延伸,临床上没有明显的界限,在手术证实之前难以截然区分。

【临床表现】

腹外疝可有以下共性症状和体征。

(1) 疝块和疼痛:疝块是腹腔或盆腔内容物经疝环向体表突出形成的肿块,多表现为腹内压增高时疝块突出,卧位或用手推动时疝块消失。若疝块在突然用力时突出且不能还纳,提示发生了嵌顿性疝,此时疝块出现疼痛和触痛,如未及时处理,可发展为绞窄性疝,除严重疼痛外,还可出现疝外被盖红肿、皮温升高,甚至有蜂窝织炎表现。

(2) 疝环扩大和咳嗽冲击感:疝块回纳入腹腔后用手指触摸疝环,可感觉到疝环扩大,患者用力咳嗽或哭闹时,手指在疝环处可触及腹内压冲击感。

(3) 其他症状:当腹外疝发生嵌顿或绞窄时,根据疝内容物不同,可出现不同的临床症状,如肠管嵌顿或绞窄可引起呕吐、腹胀、停止排气和排便等肠梗阻症状,绞窄性疝合并感染时可有发热、乏力、精神萎靡等中毒症状。

【辅助检查】

1. B超检查　可发现腹壁缺损,通过分辨疝内容物的性质,有助于明确诊断。

2. X线检查　疝内容物为肠管的嵌顿性疝或绞窄性疝,腹部立位摄片可见肠梗阻影像。

3. 血生化检查　绞窄性疝可表现出水、电解质及酸碱平衡失调。

4. 血常规检查　绞窄性疝合并感染时,可存在白细胞计数和中性粒细胞比例升高。

【处理原则】

腹外疝一般不能自愈,随着疝块逐渐增大,会加重腹壁缺损,有一些腹外疝如腹股沟斜疝、股疝、脐疝等可发生嵌顿或绞窄,应及早手术治疗。

1. 非手术治疗

(1) 局部压迫法:使用棉纱束带、绷带或医用疝带压迫疝环,阻止疝内容物突出。此法多用于小儿和年老体弱不能耐受手术者。用于小儿可促进疝环的自行闭合,用于老年人可减轻局部症状,防止疝块继续增大。

(2) 手法复位:嵌顿性疝发病 3~4h 内,局部压痛较轻,无腹部压痛和腹膜刺激征者,可施行手法复位。

(3) 随诊观察:妊娠合并腹外疝者,应以观察为主,指导患者多卧床休息,避免长时间站立,保持大便通畅,防止疝块增大或发生嵌顿,多数在分娩后可自愈。

2. 手术治疗

(1) 疝囊高位结扎术:即在腹膜外结扎疝囊,适用于婴幼儿疝,或成人绞窄性疝因肠坏死导致局部严重感染,不宜行疝修补者。

(2) 疝修补术:在疝囊高位结扎的基础上,采取适当措施加强或修补腹壁缺损或薄弱处,此法适用于成人。手术方法有传统的疝修补术和无张力修补术。前者利用自身腱膜加强或修补腹壁缺损或薄弱处,术后手术局部有牵扯感、疼痛不适等缺点。后者是利用人工合成材料制成的网片或网塞填补到腹壁缺损区,具有局部张力低、无牵扯感、疼痛轻、复发率低等优点。

(3) 经腹腔镜疝修补术(laparoscopic inguinal herniorrhaphy,LIHR):其原理是从腹腔内部用合成纤维网片加强腹壁缺损或用钉(或缝线)使内环缩小。LIHR 手术对治疗复发疝及双侧疝有明显优势,既达到微创目的,又做到无张力修补,可缩短患者住院时间,促进其早期康复。目前,在临床上较为常用。

第二节　常见腹外疝

一、腹股沟疝

腹股沟疝(inguinal hernia)是指发生在腹股沟区的腹外疝,多见于男性,男女之比为 15∶1,腹股沟疝通常分为腹股沟斜疝(indirect inguinal hernia)和腹股沟直疝(direct inguinal hernia)两种。以斜疝最多见,约占全部腹外疝的 75%~90%。疝囊从位于腹壁下动脉外侧的腹股沟管(内环)突出,向内、向下、向前斜行经过腹股沟管,再穿出腹股沟管浅环(皮下环),进入阴囊中,称为腹股沟斜疝,以儿童及成年人多见。疝囊从腹壁下动脉内侧的腹股沟三角区直接由后向前突出而形成的疝,不经过内环,也不进入阴囊,称为腹股沟直疝,多发于老年男性。

【解剖概要】

腹股沟区是位于下腹壁、左右各一的三角形区域,其下界为腹股沟韧带,上界为髂前上棘至腹直肌外侧缘的一条水平线,内界为腹直肌外缘。

1. 腹股沟区解剖层次　由浅至深有以下几层:①皮肤、皮下组织和浅筋膜;②腹外斜肌;③腹内斜肌和腹横肌;④腹横筋膜;⑤腹膜外脂肪和壁腹膜。

2. 腹股沟管(inguinal canal)　位于腹前壁、腹股沟韧带内上方,相当于腹内斜肌、腹横肌弓状下缘与腹股沟韧带之间的斜行裂隙。成人腹股沟管长 4~5cm,走向为从外后上方向内前下方斜行,包括两口和四壁。

(1)腹股沟管两口:内口即内(深)环,是腹横筋膜中的卵圆形裂隙;外口即外(浅)环,是腹外斜肌筋膜下方的三角形裂隙,其大小一般可容一指尖。

(2)腹股沟管四壁:前壁有皮肤、皮下组织和腹外斜肌筋膜,但外侧 1/3 部分尚有腹内斜肌覆盖;后壁为腹横筋膜和腹膜,内侧 1/3 尚有腹股沟镰;上壁为腹内斜肌、腹横肌的弓状下缘;下壁为腹股沟韧带和腔隙韧带。女性腹股沟管内有子宫圆韧带通过,男性则有精索通过(图 23-2)。

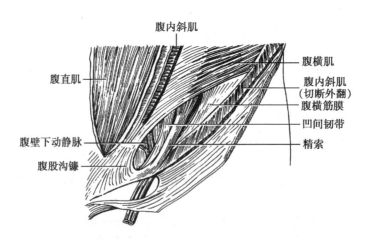

图 23-2　左侧腹股沟区的解剖层次

3. 直疝三角　又称海氏三角(hesselbach triangle),即腹股沟直疝在此处由后向前突出的部位,与腹股沟深环之间有腹壁下动脉和凹间韧带相隔。直疝三角的外侧边为腹壁下动脉,内侧边为腹直肌外缘,底边为腹股沟韧带(图 23-3)。

【病因及发病机制】

由于腹外斜肌在腹股沟区移行为较薄的腱膜,腹内斜肌与腹横肌的下缘达不到腹股沟韧带的内侧部,内侧无肌覆盖;精索和子宫圆韧带通过腹股沟管时形成潜在性裂隙使腹股沟区较为薄弱。此外,当人站立时腹股沟区所承受的腹内压力比平卧时增加 3 倍,故腹外疝多发生于此区域。

1. 腹股沟斜疝　有先天性和后天性因素。

(1) 先天性因素:胚胎早期,睾丸位于腹膜后第 2~3 腰椎旁,以后逐渐下降。随着睾丸的逐渐下降,带动内环处腹膜下移,形成腹膜鞘状突。婴儿出生后,若鞘状突未闭锁或闭锁不完全,则成为先天性斜疝的疝囊,当腹内压增高时腹腔内脏器或组织即可进入疝囊形成疝块(图 23-1)。右侧睾丸下降比左侧略晚,鞘状突闭锁也较迟,故右侧腹股沟斜疝较左侧多见。

(2) 后天性因素:主要与腹股沟区解剖缺损、腹壁肌或筋膜发育不全有关。当腹内压增高时,内环处的腹膜自腹壁薄弱处向外突出形成疝囊,腹腔内器官、组织也随之进入疝囊形成疝(图 23-4)。

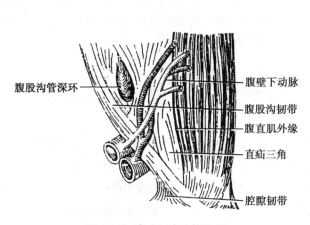

图 23-3　直疝三角(后面观)

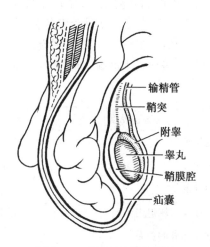

图 23-4　后天性腹股沟斜疝

2. 腹股沟直疝　直疝三角处腹壁缺乏完整的腹肌覆盖,且腹横筋膜与周围部分相比较薄,故腹内压增高时可在此处形成疝,以老年人双侧疝多见。

【临床表现】

1. 腹股沟斜疝

(1) 易复性斜疝:腹股沟区有肿块,偶有胀痛,肿块多呈带蒂柄的梨形,可降至阴囊或大阴唇(图 23-5)。肿块常在站立、行走、咳嗽或用力时出现,平卧休息或用手将其向腹腔内推送,肿块可回纳并消失。检查时,用手指通过患者阴囊皮肤伸入浅环,可触及浅环扩大、腹壁软弱;嘱患者咳嗽时指尖有冲击感,即冲击试验(+)。用手指压迫患侧腹股沟管深环,让患者起立并咳嗽,疝块并不出现;移去手指,可见疝块由外上方向内下突出,即内环压迫试验(+)。

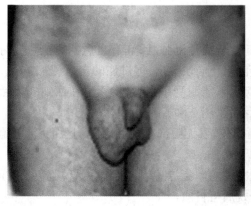
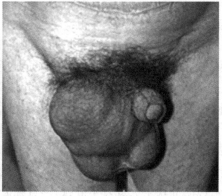

图 23-5　腹股沟斜疝

（2）难复性斜疝：主要特点是疝块不能完全回纳或仅能部分回纳，伴有疼痛。其中滑动性疝多见于右侧，左右发病率约为1：6；除疝块不能完全回纳外，可伴消化不良、便秘等消化道症状。

（3）嵌顿性斜疝：发生于强体力劳动或用力排便等腹内压骤增时。疝块突然增大，伴有明显疼痛，平卧或用手推送不能使之回纳。肿块张力高且硬度大，有明显触痛。若疝内容物为肠袢，可伴有机械性肠梗阻的临床表现。疝一旦嵌顿，自行回纳的机会较少；如不及时处理，多数患者的症状逐步加重，最终发展成绞窄性疝。

（4）绞窄性斜疝：临床症状多且严重。肠袢坏死穿孔时，疼痛可因疝内压力骤降而暂时缓解。因此，疼痛减轻而肿块仍存在时，不可误认为是病情好转。绞窄时间较长者，可因疝内容物继发感染，侵及周围组织而引起疝外被盖组织的急性炎症；严重者可发生脓毒血症。

2. 腹股沟直疝　多见于老年体弱者。站立时，在腹股沟内侧端、耻骨结节外上方见一半球形肿块经直疝三角向前突出，不坠入阴囊，且无疼痛及其他症状，疝基底部较宽，平卧后肿块多能自行回纳腹腔而消失，极少发生嵌顿。腹股沟斜疝与直疝的区别见表23-1。

表 23-1　腹股沟斜疝与直疝的区别

区别要点	斜疝	直疝
好发年龄	儿童及青壮年	老年
突出途径	经腹股沟管突出，可进入阴囊	由直疝三角突出，不进入阴囊
疝块外形	呈梨形，近端呈蒂柄状	呈半球形，基底较宽
回纳疝块后压迫内环	疝块不再突出	疝块仍可突出
精索与疝囊的关系	精索在疝囊后方	精索在疝囊前外方
疝囊颈与腹壁下动脉的解剖关系	疝囊颈在腹壁下动脉外侧	疝囊颈在腹壁下动脉内侧
嵌顿机会	较多	极少

【辅助检查】

1. B超检查　是临床上最常用的检查方法，可显示腹壁局部缺损及疝内容物突出影像，可鉴别斜疝和鞘膜积液。

2. 透光试验　用于鉴别腹股沟斜疝和鞘膜积液。腹股沟斜疝透光试验阴性，鞘膜积液透光试验阳性。

3. 实验室检查　疝内容物继发感染时，血常规检查显示白细胞计数和中性粒细胞比例升高，粪便检查显示隐血试验阳性或见白细胞。

4. X线检查　嵌顿性疝或绞窄性疝，可见肠梗阻征象。

【处理原则】

腹股沟疝一般均应尽早施行手术治疗。

1. 非手术治疗

（1）棉线束带或绷带压迫：因婴儿期腹肌可随生长而逐渐强壮，疝有自愈的可能。故对1岁以内小儿的腹股沟斜疝，可用棉纱束带或绷带压迫内环，阻止疝块突出，促进疝的自愈（图23-6）。

（2）医用疝带压迫：对年老体弱或伴有其他疾病不能耐受手术者，白天可在回纳疝块后使用医用疝带的软压垫顶住疝环，阻止疝块突出，减轻临床症状（图23-7）。

（3）手法复位：嵌顿性疝发病3~4h内，局部压痛较轻，无腹部压痛和腹膜刺激征者，可施行手法复位。若手法复位失败，则行手术治疗。

（4）随诊观察：妊娠期合并腹股沟疝，应以观察为主。指导患者多卧床休息，避免长时间站立，保持大便通畅，以防疝块增大或发生嵌顿，多数在分娩后可自愈。

2. 手术治疗　腹股沟疝最有效的方法是手术修补。手术的基本原则是高位结扎疝囊、加强或修

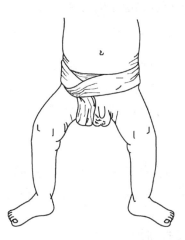

图 23-6　棉线束带压迫法

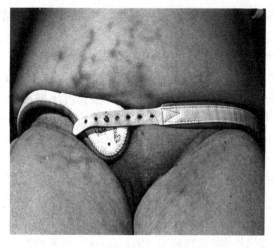

图 23-7　医用疝带压迫法

补腹股沟管管壁。

（1）传统的疝修补术

1）疝囊高位结扎术：即在腹膜外结扎疝囊颈部。仅适用于：①婴幼儿斜疝；②绞窄性斜疝：因疝内容物坏死和局部感染，不宜进行修补。

2）疝修补术：是最常用的治疗方法。在疝囊高位结扎的基础上，加强或修补腹股沟管前壁或后壁。适用于易复性疝或嵌顿性疝。常用方法：①加强腹股沟管前壁，如 Ferguson 法，在精索前方将腹内斜肌和腹横肌下缘、联合肌腱缝合至腹股沟韧带上，将腹外斜肌腱膜重叠缝合；②加强腹股沟管后壁，如 Bassini 法，在精索后方将腹内斜肌和腹横肌下缘、联合肌腱和腹横筋膜缝合至腹股沟韧带上。

（2）无张力疝修补术：常用的修补材料是人工高分子材料网片。手术时将网片置于腹股沟管的后壁或腹膜前间隙，以加强薄弱的腹股沟管后壁和腹横筋膜。具有术后疼痛轻、恢复快、复发率低等优点。

　知识拓展

腹外疝修补术后补片感染的防治

1. 治疗措施　保守治疗措施包括：全身应用抗生素、局部换药、引流脓液、切口冲洗等。复发疝补片修补术后的补片感染很难通过保守治疗获得治愈。

2. 手术治疗　手术取出补片是临床上治疗补片感染最常用的方法，但由于补片移除后疝复发率高达 23%，同期放置补片修补腹壁缺损似乎是更合理的手术方式。

3. 预防措施　①预防性应用抗生素：适用于较高感染风险的患者，如复发疝、高龄、应用免疫抑制剂、手术时间长、急诊手术等。②补片的选择：常用的补片有聚酯补片、聚丙烯补片、聚四氟乙烯补片及复合材料补片等。③预防血肿的发生。④严格执行无菌操作。⑤及时处理手术部位的浅表感染。

（3）经腹腔镜疝修补术：属于微创手术，具有创伤小、痛苦少、恢复快、美观等优点，但需全身麻醉，对技术设备要求高。

（4）嵌顿性疝和绞窄性疝的手术处理：嵌顿性疝除可试行手法复位的情况外，原则上应紧急手术治疗，目的是防止疝内容物坏死，解除肠梗阻。绞窄性疝必须紧急手术治疗，关键在于判断肠管活力。

若术中发现肠管已经坏死,则应在患者全身情况允许的情况下行肠切除肠吻合术。

【护理评估】

(一)术前评估

1. 健康史   包括患者的一般情况、腹外疝的发生情况、相关因素、既往史、女性患者的生育史。其中腹外疝的相关因素包括:了解有无引起腹内压增高的因素,如慢性咳嗽、习惯性便秘、前列腺增生、膀胱结石、从事重体力劳动、大量腹水、婴儿经常啼哭等;有无引起腹壁强度降低受损的因素,如手术切口感染或愈合不良、腹壁外伤、年老体弱和过度肥胖等。

2. 身体状况   包括局部、全身状况及辅助检查。

(1)局部:了解病史的长短,肿块突出的部位、大小与用力或体位的关系,有无局部不适感,或疝块不能回纳且伴疼痛、腹胀、呕吐、排气排便停止等情况;检查疝块所在部位、大小、形状和质地,有无触痛,能否回纳,有无肠鸣音;疝环有无扩大和咳嗽冲击感。

(2)全身:注意有无肠梗阻、腹膜刺激征、局部蜂窝织炎、发热、脱水等临床表现。

(3)辅助检查:了解 B 超检查、实验室检查及 X 线检查等结果,以判断有无疝、疝内容物的性质、有无嵌顿或绞窄等。

3. 心理、社会状况   患者有无因疝块长期反复突出影响生活和工作,了解家庭的经济承受能力及患者对预防腹内压增高的知识了解程度。腹外疝患者可有不同的心理反应,如小儿家长会对麻醉和手术担忧,还会担心其未来的生育功能;妊娠妇女会担心腹内压增高,腹外疝加重;嵌顿性疝或绞窄性疝的患者和家属容易产生恐惧心理等。

(二)术后评估

1. 术中情况   了解麻醉方法、手术方式及术中情况。

2. 身体状况   观察生命体征,观察切口敷料是否包扎牢固、有无切口污染。嵌顿性疝和绞窄性疝术后还应注意胃肠减压管的通畅情况,记录液体出入量。

3. 辅助检查   了解实验室检查结果是否维持在正常范围。

4. 心理、社会状况   了解患者对术后身体变化的适应程度,有无不良情绪反应,家庭对患者的支持程度等。

【护理诊断/问题】

1. 急性疼痛   与疝块嵌顿、绞窄及术后麻醉作用消失有关。

2. 体液不足   与嵌顿疝或绞窄疝引起的机械性肠梗阻有关。

3. 潜在并发症:术后阴囊水肿、切口感染等。

4. 知识缺乏:缺乏预防腹内压增高的相关知识。

【护理目标】

1. 患者的疼痛程度减轻或消失。

2. 患者的体液不足状况得到纠正,无缺水的症状和体征。

3. 患者潜在并发症未发生或能被及时发现,并得到有效处理。

4. 患者和/或家属知晓预防腹内压增高的方法,并采取积极预防措施。

【护理措施】

(一)非手术治疗的护理

1. 健康教育   指导患者消除引起腹内压增高的各种因素,疝块突出时需及时回纳,有条件时可卧位休息。遵医嘱使用棉线束带、医用疝带压迫疝环,治疗期间定期到医院复诊。若疝块突出并伴有急性疼痛、呕吐、腹胀、肛门停止排气排便时,应及时就诊。

2. 配合手法复位   对嵌顿性疝行手法复位时,应遵医嘱给予镇静剂和解痉剂,安置患者仰卧位,并用枕头将臀部抬高,使腹肌松弛,以降低腹内压对疝块的冲击力。复位时应帮助患者,协助固定体位。复位后安置患者平卧休息,观察有无腹痛、呕吐、腹膜刺激征或疝块再次脱出等情况,若出现,应及时通知医生,必要时做好手术治疗准备。

(二)手术治疗的护理

1. 术前护理

(1)活动与休息:疝块较大者减少活动,多卧床休息;离床活动时嘱患者使用疝带压住疝环口,避免腹腔内容物脱出而造成疝嵌顿。

(2)病情观察:患者若出现明显腹痛,伴疝块突然增大、发硬且触痛明显、不能回纳腹腔时,应考虑发生嵌顿性疝的可能,立即联系医生并配合紧急处理。

(3)消除腹内压增高的因素:择期手术的患者,若术前有咳嗽、便秘、排尿困难等腹内压增高的因素,应给予先行处理,控制症状后再手术。指导患者注意保暖,预防呼吸道感染;多饮水、多吃蔬菜等粗纤维食物,保持大便通畅;吸烟者术前2周戒烟。

(4)术前训练:对年老、腹壁肌薄弱者或切口疝、复发疝的患者,术前应加强腹壁肌锻炼,并练习卧床排便、使用便器等。

(5)术前备皮:剃净体毛同时要防止损伤皮肤,如有毛囊炎和皮肤破损,必要时应暂停手术。

(6)灌肠和排尿:术前晚用肥皂水灌肠1次,以清除肠内积粪,防止术后腹胀及便秘。患者进手术室前应排尿,以防止误伤膀胱。

(7)急诊手术护理:嵌顿性疝及绞窄性疝患者多需急诊手术。应遵医嘱给予禁饮食、静脉输液、使用抗菌药物,必要时插胃管行胃肠减压、备血。

(8)心理护理:向患者解释造成腹外疝的原因和诱发因素、手术治疗的必要性,说明术后注意事项,使其安心配合治疗。

2. 术后护理

(1)体位与休息:传统疝修补术后取仰卧位,膝下垫一软枕,使髋关节微屈,以降低腹股沟区切口的张力,减少腹腔内压力,减轻切口疼痛,利于切口愈合;次日可改为半卧位,术后卧床期间鼓励床上翻身及双上肢活动,术后3~5d可下床活动。无张力疝修补术后当天或次日即可下床活动,年老体弱、复发性疝、绞窄性疝、巨大性疝等可适当推迟下床活动时间。

(2)饮食护理:术后暂禁食,6~12h后,若无恶心、呕吐,可进流质饮食,逐步改为半流质、软食、普食。行肠切除吻合术者术后应禁食,待肠功能恢复,方可进食。

(3)病情观察:注意观察生命体征、腹部情况、切口有无渗血及红、肿、疼痛,阴囊部有无出血或血肿等,若出现发热、腹痛、腹部压痛、腹肌紧张、气腹、血尿、尿外渗等,应及时通知医生,并协助处理。

(4)防止腹内压增高:术后仍需注意保暖,防止受凉引起咳嗽;指导患者咳嗽时用手掌按压、保护切口。保持大便通畅,便秘者给予通便药物,嘱患者不可用力排便。因麻醉或手术刺激引起尿潴留者,可肌内注射卡巴胆碱或针灸,促进膀胱平滑肌收缩,必要时导尿。

(5)预防阴囊水肿或血肿:术后可用丁字带托起阴囊,或在切口部位压沙袋(重0.5kg),压迫6~8h,以减少渗血,避免阴囊内积血、积液,促进淋巴回流。

(6)预防切口感染:切口感染是引发疝复发的主要原因之一。术前做好皮肤准备。术后观察切口情况,保持切口敷料清洁和干燥,尤其婴幼儿,应避免大小便污染,若发现敷料污染或脱落,应及早更换。绞窄性疝行肠切除或肠吻合术后,易发生切口感染,术后应用抗生素,及时更换污染或脱落的敷料,一旦发现感染的征象,应及早处理。

3. 健康教育　重点是如何预防术后复发。①向患者及家属说明消除引起腹内压增高的因素是预防腹外疝术后复发的关键。②术后患者应平卧屈膝降低腹内压,注意保暖,预防感冒,多饮水,多食用高纤维素食物,养成每日定时排便的习惯,防止便秘。③积极治疗咳嗽、排尿困难、腹水等病症。④注意休息,逐渐增加活动量,术后2周可从事一般活动,3个月内应避免重体力劳动。⑤定期随访,若疝复发,应及早诊治。

【护理评价】

1. 患者的疼痛是否减轻或消失。

2. 体液不足是否得到纠正。

3. 潜在并发症是否发生，若发生，能否及时得到有效处理。

4. 患者和/或家属能否复述预防腹内压增高的方法，并采取积极预防措施。

二、股疝

腹腔内器官经股环、股管自卵圆窝向体表突出形成的疝，称为股疝（femoral hernia），发病率约占腹外疝的 5%，多见于中年以上妇女。

【病因与发病机制】

股管（femoral canal）是一狭长的漏斗形间隙，长约 1~1.5cm，内含脂肪、疏松结缔组织和淋巴结。

股管有上、下两口。上口称股环，直径约 1.5cm，有股环隔膜覆盖；其前缘为腹股沟韧带，后缘为耻骨梳韧带，内缘为腔隙韧带，外缘为股静脉。下口为卵圆窝，是股部深筋膜（阔筋膜）上的一个薄弱部分，覆有一层薄膜，称筛状板。卵圆窝位于腹股沟韧带内侧端的下方，下肢大隐静脉在此处穿过筛状板进入股静脉。女性骨盆较宽大、联合肌腱和腔隙韧带较薄弱，导致股环上口宽大松弛而易发病。在腹内压增高（如妊娠）的情况下，对着股管上口的腹膜，被下坠的内脏推向下方，经股环通过股管再由股管下口顶出筛状板而突向体表形成疝（图 23-8）。由于股环较小，周围韧带坚韧，股管几乎垂直，疝块在卵圆窝处向前转折时形成锐角突至体表，极易发生嵌顿（发生率高达 60%）。

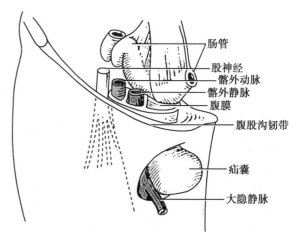

图 23-8　股管的解剖与股疝的形成

（标注：肠管、股神经、髂外动脉、髂外静脉、腹膜、腹股沟韧带、疝囊、大隐静脉）

【临床表现】

多为偶然发现，不伴其他症状。表现为腹股沟韧带下方卵圆窝处有一半球形突起，往往不大，压之半圆形突起可完全或部分消失，肥胖妇女或可复性股疝症状轻微，易被疏忽。部分患者在久站或咳嗽时感到患处肿胀，并有可复性肿块。股疝若发生嵌顿，除引起局部明显疼痛外，常伴有较明显的急性机械性肠梗阻的症状。

【辅助检查】

B 超检查有助于明确诊断，并可与腹股沟淋巴结肿大或其他肿块鉴别。

【处理原则】

股疝易嵌顿、绞窄，因此确诊后应及时手术治疗，目的是封闭股管以阻断腹内器官向股管坠入的通道。对于嵌顿性或绞窄性股疝，则应紧急手术。

最常用的手术是 McVay 修补法。也可采用无张力疝修补法或经腹腔镜疝修补术。

【护理评估、护理诊断】

参照腹股沟疝病人的护理中相关内容。

【护理措施】

重点在于消除引起腹内压增高的因素，及时发现或处理嵌顿性疝或绞窄性疝。参照腹股沟疝病人的护理中相关内容。

三、脐疝

腹内器官或组织通过脐环突出形成的疝称脐疝(umbilical hernia)。临床可分婴儿型和成人型,以婴儿型脐疝多见。成人型脐疝为后天性,较少见,多数为中年经产妇。

【病因】

1. 婴儿脐疝　常见。脐环闭锁不全,在婴儿哭闹、便秘、包茎所致排尿困难等因素的作用下可形成脐疝。

2. 成人脐疝　较少见,多发生于中年以上妇女,多因过度肥胖、腹内压增高所致,如腹水、妊娠、慢性咳嗽、大网膜脂肪过多等。

【临床表现】

主要表现为脐部肿块。婴儿型脐疝,多在生后数周、数月脐部出现球形肿块,哭闹时出现,安静时消失。肿块回纳后可触摸到脐环的边缘,极少发生嵌顿或绞窄。成人型脐疝,内容物易与疝囊发生粘连,疝块常不能完全回纳,因脐环狭小,且边缘较坚韧而缺乏弹性,故容易发生嵌顿或绞窄。

【辅助检查】

B超检查有助于诊断,并可明确疝内容物的性质。

【处理原则】

因未闭锁的脐环至2岁时多能自行闭锁,除了嵌顿或穿破等紧急情况外,小儿2岁以前可采取非手术治疗。满2岁后如果脐环直径仍大于1.5cm,可手术治疗。5岁以上儿童的脐环均应采取手术治疗。成人脐疝发生嵌顿或绞窄者较多,应采取手术治疗。

1. 非手术治疗　6个月以内的小儿,可用自制压迫垫(柔软的纱布包裹大于脐环的硬币或圆形硬质片状物)压迫脐部,外加绷带包扎固定,阻止疝内容物突出,等待脐环自行闭合。

2. 手术治疗　手术方法是切除疝囊、缝合疝环。

【护理评估、护理诊断、护理措施】

参照腹股沟疝病人的护理中相关内容。

四、切口疝

腹内器官或组织通过腹壁手术切口处突出形成的疝称切口疝(incisional hernia)。可发生于各种腹部切口,但以经腹直肌切口最常见。

【病因】

1. 腹部纵向切口　①可切断除腹直肌以外的腹壁各层及筋膜、腱膜等。②缝合时,缝线易在组织纤维间滑脱。③已缝合的组织常因受到肌肉的横向牵力而发生切口裂开。

2. 切口愈合不良　切口感染、血肿或缝合不严密、肥胖、老龄、营养不良、糖尿病等因素均可导致切口愈合不良。

3. 腹内压增高　手术后剧烈咳嗽、腹胀明显而致腹内压骤增时可造成切口内层哆开。

【临床表现】

主要表现为腹壁切口瘢痕处逐渐膨隆,有肿块出现,站立或用力时更为明显,平卧或用手推送可缩小或消失,肿块回纳后可扪及腹肌裂开所形成的疝环边缘。因疝环比较宽大,很少发生嵌顿。一般无明显症状,较大者有腹部牵拉感,伴食欲减退、恶心、便秘、腹部隐痛等。

【辅助检查】

B超检查有助于诊断,并可明确疝内容物的性质。

【处理原则】

以手术治疗为主。

1. 较小的切口疝　切除原手术瘢痕,回纳疝内容物后在无张力的条件下拉拢疝环边缘,逐层缝合健康的腹壁组织。

2. 较大的切口疝　可采用人工高分子修补材料或自体筋膜组织加以修补。

【护理评估、护理诊断、护理措施】

参照腹股沟疝病人的护理中相关内容。

（聂　蓉）

思维导图

自测题

? 思考题

结合导入情境与思考的案例回答下列问题：

1. 该患者最可能的医疗诊断是什么？

2. 对该患者进行护理评估时应收集哪些资料？

3. 若该患者需要手术治疗，术前术后护理措施包括哪些？

第二十四章

急性腹膜炎与腹部损伤患者的护理

第二十四章
课件

学习目标

识记：

1. 能复述腹膜炎的概念及分类、腹腔脓肿的概念。
2. 能描述腹部损伤的分类。

理解：

1. 能列举继发性腹膜炎的常见病因。
2. 能概括急性化脓性腹膜炎的临床表现和处理原则。
3. 能比较腹腔实质性器官和空腔器官损伤临床表现的异同。
4. 能说明腹部损伤的处理原则。

运用：

1. 能对腹部损伤的患者实施救护。
2. 能为急性腹膜炎的患者制订护理计划，提供围术期护理。
3. 能为腹部损伤的患者制订护理计划，提供围术期护理。

导入情境与思考

张先生，28 岁。从 5m 高建筑工地跌下，中间有脚手架拦挡，3h 后由同事送来急诊室。询问第一句话为"医师，我有没有生命危险？"。接着说"我很口渴，想喝水"。

体格检查：T 37.9℃，P 100 次 /min，BP 58/46mmHg。急性痛苦面容，呻吟，面色苍白，精神紧张，呼吸急促，四肢发凉，浅静脉萎陷。左季肋部皮肤挫伤，腹平坦，左上腹有较明显压痛、轻度腹肌紧张，移动性浊音阳性。其余辅助检查未做。

请思考：

1. 该患者最可能的医疗诊断是什么？
2. 为明确诊断应采用哪些辅助检查方法？
3. 该患者现存的和潜在的护理诊断 / 问题有哪些？

急性腹膜炎是腹腔脏器炎症、损伤、缺血、破裂、穿孔、坏死及腹膜后、前腹壁炎症和腹壁疾病所共有的临床表现，并非独立疾病。腹膜炎与腹部损伤是常见的外科急腹症。

【解剖生理概要】

腹膜是一层很薄的浆膜，分为相互连续的壁腹膜和脏腹膜，两者之间是人体最大的潜在体腔 - 腹膜腔。壁腹膜的神经支配来自体神经系统，对各种刺激敏感，痛觉定位准确。因此，腹前壁腹膜受炎症刺激后可引起局部疼痛、压痛及腹壁肌肉反射性收缩，产生腹肌紧张。脏腹膜的神经支配来自自主神经，对牵拉、胃肠腔内压力增高及炎症、压迫等刺激较为敏感，表现为钝痛，定位较差，感觉多集中于脐周腹中部；严重刺激常可引起心率减慢、血压下降和肠麻痹等。

腹膜的生理作用有：①润滑：腹膜表面渗出的少量液体，能减少胃肠道蠕动或与其他脏器接触时的摩擦。②吸收和渗出：腹膜可吸收大量积液、血液、空气和毒素；也能渗出大量液体以稀释毒素和减少刺激。③防御和修复：腹膜渗出液中的淋巴细胞和吞噬细胞能吞噬细菌、异物和破碎组织，具有强大的防御能力；渗出液中的纤维蛋白沉积在病灶周围，使炎症局限并修复受损组织；但亦可因此形成腹腔内广泛的纤维性粘连，引起粘连性肠梗阻。

第一节　急性腹膜炎

急性腹膜炎（acute peritonitis）是指由于细菌感染、腹部损伤、化学刺激（如胃液、胆汁、胰液、血液）等所引起的脏腹膜和 / 或壁腹膜的急性炎症。按病因分为细菌性（如化脓性、结核性）腹膜炎与非细菌性（如化学性）腹膜炎；按发病机制分为原发性腹膜炎与继发性腹膜炎；按临床经过分为急性、亚急性和慢性腹膜炎；按病变累及的范围分为局限性腹膜炎与弥漫性腹膜炎。临床上所称的急性腹膜炎多指急性继发性化脓性腹膜炎，是一种常见的外科急腹症。

【病因与发病机制】

1. 继发性腹膜炎（secondary peritonitis）　是指在腹内脏器疾病、损伤或腹腔手术污染及腹膜后、前腹壁感染的基础上而发生的腹膜炎，约占腹膜炎的98%。病原菌多为胃肠道内的常驻菌群，其中以大肠埃希菌最常见，其次为厌氧杆菌、链球菌和变形杆菌等，大多为混合感染。临床常见病因如下（图24-1）：

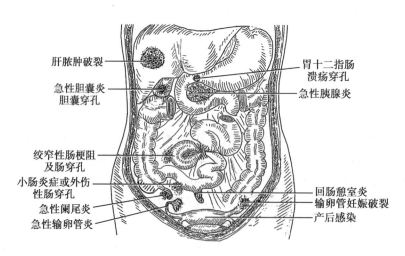

图 24-1　继发性腹膜炎的常见病因

（1）腹内脏器穿孔或破裂：是急性继发性化脓性腹膜炎最常见的病因。如胃、十二指肠溃疡急性穿孔，胃肠内容物流入腹腔首先引起化学性腹膜炎，继发细菌感染后成为化脓性腹膜炎；外伤造成的肠管、膀胱破裂及术后胃肠道、胆管、胰腺吻合口渗漏等，均很快形成急性腹膜炎。

(2) 腹内脏器缺血或炎症扩散:也是引起继发性腹膜炎的常见病因。如绞窄性肠梗阻以及急性胰腺炎时含有细菌的渗出液在腹腔内扩散引起的腹膜炎。

(3) 其他:如腹部手术污染腹腔,细菌经腹壁伤口进入腹腔,腹膜后间隙或前腹壁严重感染也可引起腹膜炎。

2. 原发性腹膜炎(primary peritonitis)　又称为自发性腹膜炎,较少见。是指腹腔内无原发性病灶而存在的细菌性腹膜炎,多见于有严重慢性疾病的 3~9 岁儿童,女性儿童居多,成人少见。细菌进入腹膜腔的途径一般有:①血行播散:致病菌从泌尿系统或呼吸道的感染灶血行播散至腹膜,婴儿、儿童的原发性腹膜炎大多属于此类;②上行性感染:女性生殖道的细菌,通过输卵管直接向上扩散至腹膜腔,如淋菌性腹膜炎;③直接扩散:如泌尿系统感染时,细菌通过腹膜层直接扩散到腹膜腔;④透壁性感染:正常情况下,肠腔内细菌不能透过肠壁,但在某些情况下,如肝硬化合并腹水、慢性肾病或营养不良等机体抵抗力下降时,肠腔内细菌有可能通过肠壁进入腹膜腔,引起腹膜炎。原发性腹膜炎感染范围较大,与脓液的性质及细菌种类有关。

【病理】

1. 局部和全身反应　腹膜对各种刺激极为敏感,细菌、胃肠内容物等进入腹膜腔后,腹膜立即产生炎症反应,出现充血、水肿,随即有大量浆液性液体渗出以稀释腹腔内的毒素,渗出液中含有大量的巨噬细胞、中性粒细胞,加之坏死组织、细菌和凝固的纤维蛋白,使渗出液变浑浊而成为脓液。继发性腹膜炎一般为以大肠埃希菌为主的混合性感染,脓液多呈黄绿色,稠厚,有粪臭味。腹膜炎引起的大量渗液、呕吐、麻痹性肠梗阻等,可导水、电解质及酸碱平衡失调,血容量减少,甚至休克;细菌及病菌毒素的作用,可引起高热、脉速、呼吸急促、大汗等感染中毒症状,甚至出现感染性休克和多器官功能障碍综合征等。

2. 腹膜炎的转归　急性腹膜炎的结局取决于两方面,一方面是患者全身和腹膜局部的防御能力,另一方面是污染病菌的性质、数目和时间。不同结局的腹膜炎其病理改变差异较大。

(1) 炎症吸收或局限:若人体抵抗力较强、腹膜炎症较轻、治疗及时有效,炎症可以完全吸收,腹腔内可遗留不同程度的纤维性粘连;也可因邻近肠管、其他脏器或大网膜等粘连而局限于腹膜某一部位,形成局限性腹膜炎,若局限有脓液集聚则形成腹腔脓肿,如膈下、肠间、盆腔脓肿等(图24-2)。

(2) 炎症扩散:若人体抵抗力较弱、炎症较重、治疗无效,腹膜炎可加重并扩散,由于大量渗液和感染,可引起水、电解质紊乱,全身性炎症反应,低蛋白血症和贫血,甚至发生低血容量性休克或感染性休克。

(3) 肠粘连:腹膜炎治愈后,腹腔内会遗留不同程度的纤维性粘连,膜状或片状粘连一般不影响肠管的通畅性,常无临床症状;若粘连带压迫肠管或粘连后使肠管形成锐角、过度扭曲等,则可引起机械性肠梗阻。

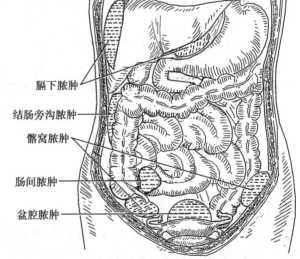

图 24-2　腹腔脓肿的好发部位

膈下脓肿
结肠旁沟脓肿
髂窝脓肿
肠间脓肿
盆腔脓肿

【临床表现】

急性腹膜炎的临床表现早期以腹痛和腹膜刺激征为主,随后可伴全身中毒症状,也可有腹腔脓肿表现。

1. 腹痛　是最主要的症状,呈持续性剧痛,常难以忍受。深呼吸、咳嗽、改变体位时疼痛加剧。腹痛多开始于原发病变部位,随炎症扩散可延及全腹,但仍以原发病灶处最显著。

2. 恶心、呕吐   初始为腹膜受到刺激引起的反射性恶心、呕吐,多不严重,呕吐物为胃内容物。发生麻痹性肠梗阻时可出现持续性呕吐,呕吐物含黄绿色胆汁,甚至为棕褐色粪样物。

3. 体温、脉搏变化   体温和脉搏变化的程度与炎症的轻重有关。起初时正常,之后体温逐渐升高、脉搏逐渐加快。原有病变若为炎性(如阑尾炎),在发生腹膜炎之前体温已经升高,发生腹膜炎后会更高,而年老体弱的患者体温可不升高。大多数患者的脉搏会随体温升高而加快,如果脉搏加快体温反而下降,常提示病情恶化。

4. 脱水和感染中毒症状   可出现寒战、高热、脉速、呼吸急促、大汗、口渴等症状。病情进一步发展,可出现面色苍白、四肢发凉、眼窝凹陷、皮肤黏膜干燥、口唇发绀、脉搏微弱、体温骤然升高或低于正常等症状,甚至出现感染性休克表现。

5. 腹部体征   ①视诊:腹胀明显,腹式呼吸减弱或消失;腹胀加重是病情恶化的一项重要标志。②触诊:腹部压痛、腹肌紧张和反跳痛,是腹膜炎的标志性体征,称为腹膜刺激征,以原发病灶所在部位最明显。腹肌紧张的程度随病因和患者全身状况不同而有所不同,如胃肠或胆囊穿孔时腹肌可呈"木板样"强直;幼儿、老人或极度衰弱的患者腹肌紧张不明显。③叩诊:因胃肠胀气而呈鼓音;胃、十二指肠穿孔或破裂时,胃肠内气体移至膈下,可有肝浊音界缩小或消失;腹腔内积液较多时可叩出移动性浊音。④听诊:肠鸣音减弱,肠麻痹时肠鸣音可完全消失。

知识拓展

腹 腔 脓 肿

腹腔脓肿是脓液在腹腔内积聚,由肠管、内脏、网膜或肠系膜等粘连包裹,与游离腹腔隔离形成。腹腔脓肿不是独立疾病,一般继发于急性腹膜炎或腹腔内手术,以膈下脓肿和盆腔脓肿较为常见。膈下脓肿在加强支持治疗的基础上常采用经皮穿刺置管引流术,支持治疗包括补液、输血、营养支持和抗生素的应用。盆腔脓肿较小或尚未形成时,可应用抗生素、温水坐浴及物理透热疗法等自行吸收,脓肿较大者须手术引流。护理要点为:①安置患者于半坐卧位,有利于引流和呼吸。②必要时输血浆或新鲜血,高热者采取降温措施,鼓励多饮水和高营养饮食,以改善全身中毒症状。③遵医嘱给予抗生素。④脓肿切开引流后,应妥善固定引流管,保持引流通畅,观察引流液的性状和量,及时更换敷料;膈下脓肿,应鼓励患者深呼吸,以促进脓液的排出和脓腔的闭合;盆腔脓肿,为控制排便,可给予阿片类药物;引流管拔除或脱出后,行温水坐浴。⑤提供必要的生活护理。

【辅助检查】

1. 血常规检查   白细胞计数及中性粒细胞比例增高,出现中毒颗粒。病情严重或机体反应能力低下者,白细胞计数可不增高或仅中性粒细胞比例增高。

2. X线检查   腹部立位透视或摄片,肠麻痹时可见小肠普遍胀气并有多个小液气平面;胃肠穿孔或破裂时多可见膈下游离气体。膈下脓肿时可见患侧膈肌位置升高、肋膈角模糊或有胸膜腔积液征象。

3. B超、CT检查   可显示腹腔内有不等量液体及原发病影像,还可明确有无腹腔脓肿及其位置、数目及大小等。

4. 诊断性腹腔穿刺或腹腔灌洗   根据穿刺液或灌洗液的颜色、气味和浑浊度,再结合涂片检查、细菌培养及淀粉酶测定等,有助于病因判断。但有严重腹胀、中晚期妊娠、既往有腹部手术或炎症史及躁动不能合作者,不宜做腹腔穿刺检查。

(1) 诊断性腹腔穿刺:先让患者排空膀胱,向拟穿刺点侧卧 5min,在局部麻醉下实施穿刺。选择脐和髂前上棘连线的中、外 1/3 交界处或脐水平线与腋前线相交处作为穿刺点(图 24-3),当穿刺针有落空感后,表示刺穿腹膜进入腹腔,即可进行抽吸。腹腔内液体少于 100ml,往往抽不出液体,可注入一定量的生理盐水后再抽液检查。也可把有多个侧孔的细塑料管在穿刺针的引导下送入腹腔深处,进行抽吸(图 24-4)。抽出液可为透明、浑浊、脓性、血性、含食物残渣或粪便等几种情况。抽出草绿色透明液,提示结核性腹膜炎;抽出黄色、浑浊液,含胆汁、无臭味或含食物残渣,提示胃或十二指肠溃疡穿孔或破裂;抽出血性液、胰淀粉酶升高,提示急性重症胰腺炎;抽出稀薄脓性液,略有臭味,可能为急性阑尾炎穿孔;抽出血性液,带有臭味,提示绞窄性肠梗阻;抽出不凝固血液,表明腹腔内出血如肝、脾、胰腺、血管等破裂;抽出全血且放置后凝固,需考虑是否误穿入血管。对穿刺阴性者,必要时可重复腹腔穿刺或改做腹腔灌洗。

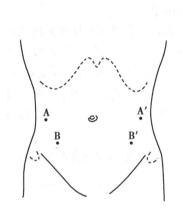

图 24-3　诊断性腹腔穿刺的穿刺点
A. A′经脐水平线与腋前线交点;B. B′髂前上棘脐连线中、外 1/3 交点

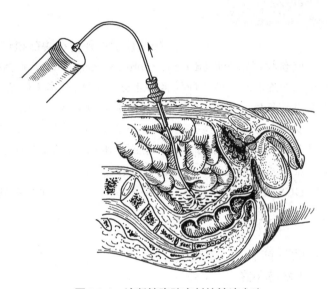

图 24-4　诊断性腹腔穿刺的抽液方法

(2) 诊断性腹腔灌洗:经诊断性腹腔穿刺置入的塑料管的尾端连接一盛有 500~1 000ml 0.9% 氯化钠溶液的输液瓶,输液瓶倒挂使液体缓慢地灌入腹腔,当液体流完或患者感觉腹胀时,将输液瓶正放低于穿刺点 10cm 左右,借虹吸作用使腹腔内灌洗液流回输液瓶内。取瓶中液体进行肉眼和实验室检查。若出现下列结果中的一项,即为阳性。①肉眼见灌洗液为血性、含胆汁、胃肠内容物或尿液;②显微镜下红细胞计数超过 $10 \times 10^9/L$ 或白细胞计数超过 $0.5 \times 10^9/L$;③淀粉酶测定超过 100 索氏单位;④涂片检查发现细菌。

【处理原则】

积极处理原发病灶,消除引起腹膜炎的病因,控制炎症,引流出腹腔渗液,促使渗出液局限;形成脓肿者给予脓腔引流。化脓性腹膜炎的治疗包括非手术治疗和手术治疗。

1. 非手术治疗

(1) 适应证:①原发性腹膜炎或盆腔脏器感染引起的腹膜炎;②腹膜炎初期尚未遍及全腹,或机体抗病力强,炎症已有局限化趋势,临床症状已减轻者;③腹膜炎病因不明,症状和体征不明显,全身状况良好者;④伴有严重的心、肺等脏器疾病不能耐受手术者;⑤伴有休克,水、电解质紊乱等情况需术前必须纠正者,非手术治疗可作为手术前的准备。

(2) 主要措施:①一般取半坐卧位,休克患者取仰卧中凹位;②禁食、胃肠减压;③补充液体,纠正水、电解质及酸碱平衡紊乱;④合理应用抗生素;⑤营养支持;⑥镇静、止痛和给氧等对症处理。

2. 手术治疗　绝大多数急性继发性腹膜炎需手术治疗。

(1) 适应证：①经非手术治疗 6~8h（一般不超过 12h），症状与体征均不见缓解或加重者；②腹腔内原发病严重，必须手术解决者，如胃肠或胆囊穿孔、绞窄性肠梗阻、腹腔内脏器破裂、急性阑尾炎穿孔等；③腹膜炎较重，含有大量液体，出现严重肠麻痹、感染中毒症状或合并休克者；④腹膜炎病因不明确，且无局限趋势者。

(2) 手术目的：①腹腔探查，消除病灶：处理原发病灶是手术治疗的根本目的，如胃十二指肠穿孔行胃大部切除术、急性阑尾炎行阑尾切除术、急性胆囊炎行胆囊切除术、绞窄性肠梗阻行肠切除肠吻合术；②清理腹腔：消除病因后，可用甲硝唑及 0.9% 氯化钠溶液冲洗腹腔；③腹腔引流：将引流管放置病灶附近及最低位，以利腹腔内残留液体和继续产生的渗液充分引流，严重感染时放置多根冲洗管和引流管，术后可做腹腔灌洗。

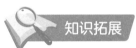

知识拓展

损伤控制性外科在腹部损伤中的应用

损伤控制性外科（damage control surgery，DCS）理念是基于对严重损伤后机体病理生理改变的认识而发展起来的。即根据伤者全身状况、手术者的技术、后续治疗条件等，为伤者设计包括手术在内的最佳治疗方案，将伤者的存活率和生活质量放在首位，而不仅仅是追求手术成功率。

腹部损伤患者的病理生理特征是低体温、代谢性酸中毒和凝血障碍三联征，三者之间形成恶性循环，呈螺旋式恶化，最终导致机体耗竭，难以耐受手术创伤的二次打击。因此对那些生理潜能临近或达到极限的患者需采用 DCS 处理。

DCS 的治疗程序通常由 3 部分组成：①首次简短剖腹手术；② ICU 复苏；③确定性手术。

【护理评估】

（一）术前评估

1. 健康史　了解患者的年龄、性别、职业等一般资料。了解既往史，尤其注意患者有无胃十二指肠溃疡、阑尾炎、胆囊炎、胰腺炎等病史；有无腹部外伤或手术史。对于女性患者还应了解有无生殖器官炎症史；有无停经史和妊娠反应，以排除异位妊娠破裂。对于儿童需了解有无呼吸道感染、泌尿系统感染、营养不良或其他导致机体抵抗力降低的因素。

2. 身体状况

（1）腹部症状和体征：了解患者腹痛发生的诱因、时间、部位、性质、程度、范围及有无恶心、呕吐、发热、口渴等伴随症状。检查腹部有无压痛、肌紧张和反跳痛及其部位、程度和范围；肠鸣音有无减弱或消失；有无移动性浊音。

（2）全身情况：检查患者精神状态、生命体征、皮肤黏膜的颜色和温度等，尤其注意这些指标的动态变化及趋势；注意有无寒战、高热、呼吸浅快、面色苍白等感染中毒症状；有无水电解质、酸碱平衡失调的表现；有无口干、肢端发冷和血压下降等休克表现；有无腹腔脓肿、粘连性肠梗阻的症状和体征；直肠指检有无阳性体征。

3. 辅助检查　了解血常规、腹部 X 线、B 超、CT 等检查及腹腔穿刺或腹腔灌洗检查的结果，以判断腹膜炎的病因和严重程度。

4. 心理、社会状况　了解患者和家属对疾病的认知程度和心理承受能力，了解患病后的心理反应，有无因发病突然、疼痛剧烈、病情危重而造成的恐慌或焦虑等。

（二）术后评估

1. 术中情况　评估麻醉方式、手术类型、术中失血量及输液量等。

2. 身体状况　包括系统评估切口情况、引流管的位置、目的及引流情况、术后不适等。

3. 术后并发症　除一般术后并发症外,重点评估有无与手术类型有关的并发症,如腹腔脓肿、切口感染、粘连性肠梗阻等。

4. 心理、社会状况　了解患者手术后的心理反应,对手术效果的期待及家庭支持程度等。

【护理诊断/问题】

1. 急性疼痛　与壁腹膜受炎症刺激有关。

2. 体温过高　与腹膜炎毒素吸收有关。

3. 体液不足　与腹腔内大量液体渗出、高热、禁食、呕吐等有关。

4. 焦虑　与病情严重、躯体不适、担心预后及康复等有关。

5. 潜在并发症:腹腔脓肿、切口感染、粘连性肠梗阻等。

【护理目标】

1. 患者腹痛逐渐缓解。

2. 患者体温得以控制并逐渐降至正常范围。

3. 患者体液不足的症状、体征逐渐消失。

4. 患者焦虑程度减轻,情绪稳定。

5. 潜在并发症能被及时发现并得到有效处理。

【护理措施】

(一) 非手术治疗的护理

1. 体位与休息　无休克者安置半坐卧位,促使腹腔内渗出液流向盆腔,有利于炎症局限和引流,以减轻中毒症状;半坐卧位还可使腹内脏器下移,减轻因明显腹胀挤压膈肌而对呼吸和循环的不利影响,且半坐卧位时腹肌处于松弛状态,有助于减轻腹痛、腹胀等不适。应尽量减少搬动和按压腹部,以减轻疼痛。指导患者活动双下肢,协助其变换体位,以预防压疮和下肢深静脉血栓形成。有休克者取仰卧中凹位。

2. 禁食、胃肠减压　禁食、置胃管,并保持胃肠减压管通畅。其目的:①将胃肠道内容物和气体抽出以防止消化道内容物继续流入腹腔;②减少胃肠内积气和积液,有助改善胃肠壁的血运,促进胃肠道蠕动的恢复;③有利于炎症局限、吸收。待腹膜炎症状和体征消失、肠蠕动恢复、肛门排气后,拔除胃管。禁食期间,应做好口腔护理。

3. 补液与营养支持　建立静脉通路并保持通畅,遵医嘱补充适当的晶体和胶体液,安排好输液的速度和顺序,以防治休克;对实施肠外营养的患者,按要求做好相关护理。拔除胃管后给予流质饮食,若无不适逐渐过渡到半流质饮食和普食。

4. 控制感染　遵医嘱给予抗生素,当多种抗生素联合应用时,应注意配伍禁忌;可能引起过敏反应的抗生素,使用前按要求做药物过敏试验;用药期间应注意观察抗生素的疗效及有无不良反应。

5. 对症护理　腹痛严重者在不影响观察病情的情况下遵医嘱给予止痛药物;高热者遵医嘱给予物理降温或药物降温。

6. 病情观察　定时监测生命体征、肢端皮肤的颜色和温度等,必要时测定中心静脉压,监测血清电解质和动脉血气分析等,记录24h液体出入量。定时观察腹部症状和体征的变化,并进行治疗前后对比。若发现病情恶化或无好转,应及时与医师沟通,以便采取进一步治疗措施。观察期间应尽量少搬动患者,以免加重病情;对诊断不明者忌用吗啡类止痛剂,以免掩盖病情;禁用泻剂、禁灌肠,以防消化道穿孔或肠破裂时肠内容物进一步溢出加重腹腔感染。

7. 心理护理　做好患者及家属的解释和安慰工作,稳定患者情绪,减轻焦虑程度使其能以积极、平静的心态配合治疗和护理。

(二) 手术治疗的护理

1. 术前护理　同非手术治疗的护理,同时按急诊手术做好术前准备。

2. 术后护理

(1) 体位与活动:患者返回病房后安置平卧位,头偏向一侧,麻醉作用消失、血压和脉搏平稳后改为半坐卧位。卧床期间指导患者深呼吸和有效咳嗽、协助翻身和活动肢体等;病情允许时应尽早下床活动,以促进肠蠕动,预防肠粘连。

(2)禁食、胃肠减压:术后继续禁食、胃肠减压,一般 2~3d 后肠蠕动功能恢复、肛门排气便可拔除胃管,逐步恢复经口饮食。禁食期间应做好口腔护理。

(3)病情观察:①密切监测体温、脉搏、呼吸、血压、尿量、末梢循环变化,必要时进行连续心电监护;②定时查看患者,倾听患者主诉,检查腹部体征变化,若发现腹腔脓肿、切口感染、肠粘连等迹象,应及时联系医生,并配合处理。

(4)补液与营养支持:遵医嘱继续补充水、电解质、维生素、血浆、人血白蛋白或全血等,维持水、电解质及酸碱平衡;继续做好肠外营养支持的护理,提供足够的能量和蛋白质,以保证切口顺利愈合,预防术后并发症。

(5)控制感染:遵医嘱继续应用有效的抗生素,进一步控制腹腔内感染。

(6)切口护理:观察切口敷料有无渗血、渗液或其他污染,必要时应及时更换;注意切口愈合情况和有无感染征象,发现异常及时联系医生并协助处理。

(7)引流管护理:①引流管贴上标签并注明名称、引流部位等;②正确连接引流装置,妥善固定引流,防止脱出、滑入或受压;③观察并记录引流液的性质和量,经常挤捏引流管,以防引流物堵塞,保持引流通畅;④对使用负压引流者,应及时调整负压,维持有效引流;⑤对进行腹腔灌洗治疗者,应根据引流液情况调整灌入液量和灌入速度,并维持出入量平衡;⑥当引流液每日小于 10ml,且引流液非脓性或灌洗液澄清,患者无腹胀,体温及血白细胞计数恢复正常时,可以考虑拔除引流管。

(8)其他护理:如遵医嘱给予止痛药物减轻患者痛苦,保证充分休息;做好皮肤护理,预防压疮;做好心理护理,减轻患者和家属的焦虑和恐惧等。

(三)健康教育

指导非手术治疗和手术后患者合理饮食,做到循序渐进、少量多餐,从流质、半流质、软食过渡到普食,饮食宜清淡、易消化,富含蛋白质、热量和维生素。向患者说明术后早期活动的重要性,鼓励患者卧床期间进行床上翻身活动,依病情和患者身体情况于床边或下床走动,促进肠功能恢复,防止术后肠粘连,促进术后康复。术后定期门诊随访,若出现腹痛、腹胀、呕吐或原有消化道症状加剧时,应警惕粘连性肠梗阻,随时就诊。

【护理评价】

1. 患者腹痛是否逐渐缓解。

2. 患者体温是否控制在正常范围。

3. 患者体液不足的症状和体征是否消失。

4. 患者焦虑程度是否减轻。

5. 潜在并发症是否被及时发现并得到有效处理。

第二节　腹部损伤

腹部损伤(abdominal injury)在外科急症中较为常见,是指由于各种原因引起的腹壁和 / 或腹腔内脏器损伤。占非战时各种损伤的 0.4%~1.8%,在战时占 5%~8%。腹部损伤常伴有内脏损伤,腹腔实质性器官或大血管损伤,可引起大出血而死亡;空腔脏器破裂时,常并发严重的感染,威胁生命。因此,早期正确的诊断和及时有效的处理,是降低腹部损伤患者死亡率的关键。

【病因与分类】

1. 根据体表有无伤口分类

(1)腹部开放性损伤:多由利器或火器如刀刺、枪弹等所致。根据腹膜是否破损,又分为:①穿透伤,腹壁伤口穿破腹膜,多伴随腹腔内脏器损伤;②非穿透伤,腹壁伤口未穿破腹膜,偶伴腹腔内脏器损伤。其中致伤物有入口和出口者为贯通伤,有入口无出口者为非贯通伤。

(2) 腹部闭合性损伤:常为钝性暴力如坠落、碰撞、冲击、挤压等所致,损伤可能仅局限于腹壁,也可兼有腹腔内脏损伤。

2. 根据损伤的腹内脏器性质分类

(1) 实质性脏器损伤:肝、脾、肾、胰等位置比较固定,组织结构脆弱,血供丰富,比其他脏器更容易受到损伤,临床上最常见的是脾破裂,其次为肝、胰、肾损伤。

(2) 空腔脏器损伤:上腹部受到挤压或碰撞时,可使比较固定的胃窦、十二指肠水平部等压在脊柱上而发生损伤;上段空肠、回肠末端也因比较固定而容易受到损伤;膀胱充盈比空虚时更容易发生破裂。临床上常见小肠、胃、结肠、膀胱损伤,其发生概率依次递减,直肠因位置较深在腹部损伤时较少受损。

【病理生理】

腹部损伤的病理生理变化取决于损伤的部位、脏器、类型和程度等。

1. 实质性脏器损伤

(1) 脾破裂(splenic rupture):最常见。发生概率在腹部闭合性损伤中占20%~40%,已有病理改变(如门脉高压症、血吸虫病、传染性单核细胞增多症、淋巴瘤等)的脾更容易因损伤而破裂。脾破裂可分为:①中央型破裂,为脾实质深部破裂;②被膜下破裂,为脾被膜下实质部分破裂;③真性破裂,为脾被膜和脾实质均破裂。前两种脾破裂因被膜完整,出血量受到限制,临床无明显腹腔内出血征象,可形成血肿而被吸收。但较大的尤其是被膜下血肿,在某些微弱外力的作用下,可突然转为真性破裂,常发生于损伤的1~2周内。临床所见脾破裂,85%为真性破损,可致不易自动停止的腹腔内大出血。

(2) 肝破裂(liver rupture):在各种腹部损伤中占15%~20%。右肝破裂比左肝破裂多见,原有肝硬化与慢性肝病的肝更容易因损伤而破裂。肝破裂的致伤因素和病理因素都与脾破裂极为相似,肝被膜下破裂可转化为真性破裂;中央型肝破裂易发展为继发性肝脓肿;较深的肝裂伤常伴有大血管和肝管损伤,引起严重出血和化学性腹膜炎,可短时间内发生休克。

(3) 胰腺损伤(pancreas injury):占腹部损伤的1%~2%。胰腺位于上腹部腹膜后脊柱前,损伤常系上腹部强大挤压性暴力直接作用于脊柱所致,以胰颈、体部损伤多见。胰腺损伤所引起的内出血量一般不大,但常并发胰液漏或胰瘘而导致弥漫性腹膜炎。部分病例渗液被局限在网膜囊内,形成胰腺假性囊肿。

2. 空腔脏器损伤

(1) 胃、十二指肠损伤:腹部闭合性损伤时胃很少受累,只在胃膨胀时偶可发生。上腹或下胸部的穿透伤则常导致胃损伤,且伴有肝、脾、横膈及胰等脏器的损伤。胃镜检查及吞入锐利异物也可引起胃穿孔,但很少见。若损伤未波及胃壁全层,可无明显症状;胃壁全层破裂胃内容物流入腹腔,立即出现剧烈腹痛及腹膜刺激征,肝浊音界消失,膈下有游离气体。十二指肠大部分位于腹膜后,损伤的发生率很低,占腹部损伤的3.7%~5%。腹腔内部分的十二指肠损伤破裂时,胰液、胆汁流入腹腔则引起严重的腹膜炎,并出现气腹。

(2) 小肠损伤:是最常见的空腔脏器损伤,小肠占据中下腹大部分空间,发生损伤的机会较多。小肠破裂后,大量肠内容物流入腹腔,引起急性弥漫性化脓性腹膜炎,只有少数出现气腹;部分病例裂口较小或裂口被食物残渣、纤维素膜,甚至突出的肠黏膜堵塞,可能不出现弥漫性腹膜炎。

(3) 结肠及直肠损伤:结肠损伤的发病率较小肠低,但由于其内容物液体成分少而细菌含量多,故腹膜炎出现较晚,但较严重。部分结肠位于腹膜后,受伤后容易漏诊,常导致严重的腹膜后感染。直肠损伤在腹膜反折之上,其病理生理改变与结肠损伤基本相同,腹膜反折之下损伤,可导致严重的直肠周围感染,不表现为腹膜炎,易误诊。

【临床表现】

因损伤程度不同,腹部损伤后的临床表现可有很大的差异。轻微的腹部损伤,症状和体征不明显;而严重者可出现休克甚至处于濒死状态。实质性脏器损伤以内出血为主要表现;空腔脏器损伤以腹膜炎为主要表现。如果两类脏器先后或同时破裂,则出血性表现和腹膜炎可同时存在。

1. 实质性脏器破裂　肝、脾、胰等实质性脏器或大血管破裂,以腹腔内(或腹膜后)出血表现为主,患者出现面色苍白、脉率加快,严重时脉搏微弱,血压不稳,甚至休克,而腹痛及腹膜刺激征相对较轻。腹痛呈持续性,伤处压痛,可伴有轻、中度反跳痛,一般无明显腹肌紧张,但肝破裂伴有较大肝内胆管断裂或胰腺损伤伴有胰管断裂时,有胆汁或胰液流入腹腔,可出现明显的腹痛和腹膜刺激征,肩部放射痛常提示肝(右)或脾(左)受到损伤,此症状在头低位数分钟后尤为明显。肝、脾包膜下破裂或系膜、网膜内出血可表现为腹部包块。腹腔内积血较多时可有腹胀,移动性浊音阳性。

2. 空腔脏器破裂　胃、肠、胆囊、膀胱等空腔脏器破裂以腹膜炎表现为主。除剧烈腹痛和胃肠道症状(恶心、呕吐、便血、呕血等)及稍后出现的体温升高、脉搏加快、呼吸急促等全身性感染表现外,最为突出的是腹膜刺激征,其程度因空腔脏器内容物不同而异。通常胃液、胆汁、胰液对腹膜的刺激最强,肠液次之,血液最轻。腹膜后十二指肠破裂时,早期症状体征多不明显,随后不断加重,出现感染中毒症状,并进行性加重。胃肠道破裂时腹腔内可有游离气体,可致肝浊音界缩小,继而出现肠麻痹和腹胀,严重时可发生感染性休克。空腔脏器破裂可有一定程度的出血,但出血量一般不大,除非邻近的大血管合并损伤。

【辅助检查】

1. 实验室检查　血常规检查若见红细胞、血红蛋白及血细胞比容下降,表示有大量失血;白细胞计数及中性粒细胞比例升高,是腹内脏器损伤的反应,也是化脓性腹膜炎的表现;血、尿淀粉酶测定若有升高,提示胰腺损伤、胃肠道穿孔或腹膜后十二指肠破裂;尿常规检查若有血尿,提示有泌尿系损伤,但程度与伤情可不成正比。

2. X线检查　腹部立体摄片显示膈下游离气体是诊断胃肠道破裂的证据,但无此征象也不能完全排除诊断;若有腹膜后积气提示腹膜后十二指肠或结、直肠破裂;若肠间隙增大,充气的左、右结肠与腹膜脂肪线分离,提示腹腔内有大量积血或积液;若腰大肌影消失提示腹膜后血肿;若胃右移、横结肠下移,胃大弯有锯齿形压迹是脾破裂的征象;若右膈升高、肝正常外形消失及右下胸肋骨骨折,提示有肝破裂的可能。

3. B超检查　主要用于诊断肝、脾、胰、肾的损伤,能根据脏器的形状和大小判断有无损伤及损伤部位和程度,以及周围积血、积液情况;还可发现腹腔内积气,有助于空腔脏器破裂的诊断。

4. CT检查　对实质性脏器损伤及其范围、程度有重要的诊断价值。CT比B超检查更准确。对肠管损伤,CT应用的价值不大,但如果同时加入造影剂,则对胃、十二指肠和结肠破裂的诊断很有帮助。

5. 诊断性腹腔穿刺和腹腔灌洗　对于诊断有无腹腔内脏器损伤及损伤脏器的种类有较大帮助,阳性率可达90%以上。参见本章第一节　急性腹膜炎。

6. 其他检查　选择性血管造影、MRI、腹腔镜等对腹内脏器损伤诊断也具有较大意义。腹腔镜可直接观察到损伤的脏器、部位、性质和严重程度。

【处理原则】

优先处理对生命威胁最大的损伤。对最危急的患者,首先进行心肺复苏,其中进行心脏按压和解除气道梗阻是重要的环节;其次要迅速控制明显的外出血,处理张力性气胸或开放性气胸,尽快恢复有效循环血容量,控制休克和进展迅速的颅脑损伤。若上述情况已经解除,则立即处理腹部外伤。实质性脏器损伤常发生威胁到生命的大出血,比空腔脏器损伤更为危急。

1. 非手术治疗

(1) 适应证:①单纯性腹壁损伤;②暂时不能确定有无腹腔内脏器损伤;③诊断明确者生命体征平

稳,无腹膜炎体征,无其他内脏合并伤。

(2) 治疗措施:同急性腹膜炎非手术治疗。

2. 手术治疗　术前应快速补液、抗休克,待休克好转后,再行手术治疗;但若抗休克治疗无效,应边抗休克边手术。

(1) 适应证:①早期出现明显的失血性休克表现;②腹痛和腹膜刺激征进行性加重或范围扩大;③全身情况有恶化趋势,出现口渴、烦躁、脉率增快、体温升高及血白细胞计数增高,甚至休克者;④有便血、呕血或尿血;⑤肝浊音界缩小或消失,或膈下有游离气体者;⑥腹部明显胀气、肠蠕动减弱或消失;⑦腹部出现移动性浊音;⑧直肠指检示前壁有压痛或波动感,或指套血染;⑨腹腔穿刺抽吸出不凝固血液、胆汁、气体等。

(2) 手术方法:行剖腹探查术,根据术中探查情况,采取不同处理方法。

1) 实质性脏器损伤:①脾破裂,对可能保留脾者,可采用生物黏合胶止血、物理凝固止血、单纯缝合修补、脾破裂捆扎、脾动脉结扎及部分脾切除等。否则,应实施脾切除术。②肝破裂,可采用肝单纯缝合术、肝动脉结扎术、肝切除术、纱布块填塞法等进行处理。③胰腺损伤,被膜完整的胰腺损伤,仅做局部引流即可;胰体部分破裂而主胰管未断者,可用丝线缝合修补;胰颈、体、尾部的严重挫裂伤或横断裂,宜做胰腺近段缝合、远端切除术。胰腺头部严重挫裂伤或断裂,可结扎头端主胰管、封闭头端腺体断裂处,并行远端与空肠 Roux-en-Y 吻合术。胰头严重毁损无法修复时,可行胰头十二指肠切除术。

2) 空腔脏器损伤:①胃和十二指肠损伤,可行单纯修补术、带蒂肠片修补术、损伤肠段切除吻合术、浆膜切开血肿清除术等。②小肠破裂,可行单纯缝合修补术、损伤肠段切除吻合术。③结肠破裂,除少数裂口小、腹腔污染轻、全身情况好的患者,可行一期修补术或一期肠切除吻合术(限于右半结肠)外,大部分患者须先做结肠造口术或肠外置术,待 3~4 周,患者情况好转后,再行造瘘口关闭术。④直肠损伤,直肠上段破裂,行肠切除吻合术,同时加做乙状结肠双腔造口术,待 2~3 个月后,再行造瘘口关闭术;直肠下段破裂,应充分引流直肠周围间隙,以防感染扩散,同时加做乙状结肠造口术,使粪便改道直至伤口愈合。

【护理诊断 / 问题】

1. 急性疼痛　与腹部损伤、出血及破裂空腔脏器的内容物刺激腹膜、手术创伤等有关。

2. 恐惧　与意外创伤的刺激、出血及内脏脱出的视觉刺激等有关。

3. 体液不足　与损伤后致腹腔内失血、呕吐、禁食等有关。

4. 潜在并发症:损伤脏器再出血、腹腔脓肿、休克等。

【护理措施】

(一) 现场救护

腹部损伤常合并其他部位或脏器损伤,现场救护时应分清轻重缓急。首先处理可能危及生命的心搏骤停、窒息、张力性气胸、大出血等。根据患者的具体情况,可采取如下措施:①心肺复苏,注意保持呼吸道畅通;②合并张力性气胸者,配合医生行胸腔穿刺排气;③对已发生休克者,应尽快建立静脉通路,输液、输血;④对开放性腹部损伤者,应妥善处理伤口、及时止血和包扎固定;如有腹内脏器或组织脱出,可用消毒碗或清洁器皿覆盖保护后再包扎,以免脏器或组织受压、缺血而坏死,切忌现场还纳入腹腔,以防加重腹腔污染;⑤密切观察病情变化。

(二) 非手术治疗的护理

1. 休息与体位　有肝、脾被膜下血肿者,应绝对卧床休息 10~14d,不要随意搬动患者或让患者下床大小便,以防血肿突然破裂发生大出血。血压、脉搏平稳者,可取半卧位。

2. 病情观察　①每 15~30min 测量 1 次脉搏、呼吸、血压;②每 30min 检查 1 次腹部体征,尤其注意腹膜刺激征范围和程度、肝浊音界、移动性浊音、肠鸣音等变化;③对疑有腹腔内出血者,每 30~60min 复查 1 次血常规,以判断腹腔内有无活动性出血;④观察每小时尿量变化,监测 CVP,准确记录 24h 输液量、呕吐量、胃肠减压量等;⑤必要时可重复 B 超检查、协助医生进行诊断性腹腔穿刺和腹腔灌洗等。若患者出现手术适应证,应及时联系医生,同时做好急诊手术准备。

3. 禁饮食、禁灌肠 因腹部损伤患者可能有胃肠道或阑尾穿孔、肠麻痹,故诊断未明确之前绝对禁食、禁饮和禁灌肠,以防肠破裂时肠内容物溢出加重腹腔感染。

4. 胃肠减压 对怀疑有空腔脏器损伤的患者,尽早行胃肠减压,减少胃肠内容物漏出,以减轻腹痛和避免腹腔感染加重。

5. 补液与营养支持 遵医嘱补充足量的平衡盐溶液、电解质、维生素、血浆、人血白蛋白或全血等,防止水、电解质及酸碱平衡失调,维持有效的循环血容量,使收缩压保持在 90mmHg 以上;继续做好肠外营养支持的护理,提供足够的能量和蛋白质,以保证切口顺利愈合,预防术后并发症。

6. 镇静、止痛 非手术治疗期间,切忌盲目应用止痛剂,以免掩盖病情,贻误治疗。可通过分散患者的注意力及改变体位等缓解疼痛;空腔脏器损伤患者可行胃肠减压来缓解疼痛。如诊断明确,病情稳定,疼痛剧烈者可遵医嘱给予解痉镇痛药物,同时应加强病情观察。

7. 预防感染 遵医嘱应用广谱抗生素防止腹腔感染,开放性损伤者应同时注射破伤风抗毒素。

8. 心理护理 主动与患者及其家属沟通交流,讲解有关腹腔损伤治疗、护理的一般知识;抢救中体现对患者的爱护与尊重,沉着冷静,以稳定患者和家属的情绪,使其有安全感,减轻患者焦虑和恐惧,使能积极配合治疗和护理。避免在患者面前谈论病情的严重程度,鼓励其说出自己的内心感受,并加以疏导。

（三）手术治疗的护理

1. 术前护理 同非手术治疗的护理,同时按急诊手术做好术前准备。

2. 术后护理 同急性腹膜炎患者的护理,但应注意以下几点:

(1) 休息与活动:肝、脾破裂修补手术后,应卧床休息 1 周,肾破裂修补术后需卧床休息 2~3 周,以防发生修补处再出血。

(2) 病情观察:密切观察患者的意识、血压、脉搏、呼吸、体温、皮肤黏膜颜色、尿量等变化,尤其注意有无损伤器官再出血、腹腔脓肿等并发症表现。发现异常及时联系医生,并协助处理。

(3) 做好结肠造口护理:参见第二十八章第二节 大肠癌。

(4) 并发症的护理 ①损伤脏器再出血:参见休克患者的护理;②腹腔脓肿:参见腹膜炎患者的护理。

（四）健康教育

指导患者出院后适当休息,加强锻炼,增加营养,促进健康;若有腹痛、腹胀、呕吐、停止排气排便等,应警惕粘连性肠梗阻,及时到医院诊治。

附:胃肠减压术与护理

胃肠减压(gastrointestinal decompression)是腹部外科常用的一项治疗技术,即经鼻将胃肠减压管的头端置于胃腔或肠腔内,减压管的尾端连接胃肠减压吸引器,利用负压吸引原理,将胃肠道积聚的气体和液体吸出,以达到治疗目的。

（一）适应证与应用目的

胃肠减压适用于下列情况,但目的不同:①胃肠穿孔或破裂:减少消化液继续外渗,从而减轻疼痛,防止病情加重;②胃肠手术前:保持胃肠道空虚,防止术中呕吐和窒息,便于操作,增加手术安全性;③胃肠或胆肠吻合手术后:减低胃肠道内压力,减轻吻合张力,防止发生吻合口瘘,促进胃肠功能恢复;④腹腔或腹膜手术后:可减轻暂时性肠麻痹,减轻腹胀,增进舒适;⑤肠梗阻:减低胃肠道内压力,改善胃肠壁血液循环,缓解腹痛、腹胀、呕吐等症状;⑥胰腺炎:抽出胃液,减少胃液对小肠的刺激,促进促胰液素释放减少,进而使胰液分泌量大为减少,有利于控制炎症,减轻腹痛,减少胰肠吻合口瘘的机会。

（二）引流装置

胃肠减压吸引器种类较多,有电动胃肠减压吸引器、手动胃肠减压吸引器、一次性使用胃肠减压吸引器等(图 24-5)。电动胃肠减压吸引器可根据需要任意调节负压值,分粗调(弱、中、强三挡)和细调两种,并带有液满自动停机和报警装置,需专人看管。手动胃肠减压吸引器,可通过挤捏气球调节负压大小,轻便、携带方便。一次性使用胃肠减压吸引器,方便、简单,能满足绝大多数腹部外科患者的需要,目前临床上最常用。

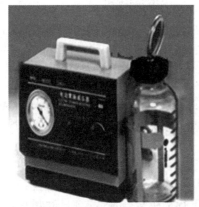 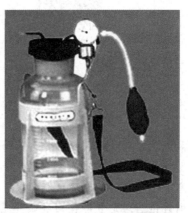

电动胃肠减压吸引器　　　　　　　　手动胃肠减压吸引器

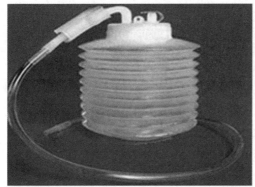 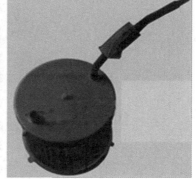

一次性使用胃肠减压吸引器

图 24-5　胃肠减压吸引器

（三）护理措施

1. 置胃肠减压管　首先执行胃肠减压的告知程序,然后再置胃肠减压管。参见《护理学基础》有关章节。

2. 接胃肠减压吸引器　将胃肠减压管的尾端连接于合适的胃肠减压吸引器,并保证接头处衔接牢靠,无漏气,并根据需要调节负压大小。

3. 胃肠减压期间的护理　定时检查胃肠减压管固定胶布有无脱落;负压装置是否有效;减压管道有无扭曲、受压或阻塞,必要时用生理盐水冲洗;观察和记录引流液的性质和量,术后患者尤应注意有无大量鲜血引流出,遵医嘱给予补充液体;告知患者禁饮食,必须用药时,应将药片研碎加水经胃肠减压管灌注,灌药后再用清水冲洗减压管,夹闭减压管 0.5~1h,防止药物被吸出;口干者提供清水或温盐水漱口,每日进行口腔护理,必要时行雾化吸入,以增进患者的舒适感,防止口腔黏膜损害;告知患者带胃肠减压管时,应少说话、少做吞咽动作;若胃肠减压期间,患者有腹胀明显、腹痛、呕吐等表现,应及时联系医师,并协助查找原因和处理。

4. 停止胃肠减压　肠梗阻患者症状和体征缓解、肛门排气和排便;手术后患者肠蠕动恢复、肛门排气和排便,即可停止胃肠减压。停止胃肠减压时,要先夹闭胃肠减压管或将其与吸引器分离;再拔除胃肠减压管,清理胶布痕迹,提供清水漱口,对患者进行饮食指导;最后处理胃肠减压吸引器。

（聂　蓉）

思维导图

自测题

？ 思考题

结合导入情境与思考的案例回答下列问题:

1. 该病的发病原因和机制可能有哪些?

2. 如何对患者进行相应的护理评估?

3. 急诊病例讨论后决定立即在硬脊膜阻滞下行剖腹探查术,术前应做哪些准备?

第二十五章

胃、十二指肠疾病外科治疗患者的护理

第二十五章
课件

学习目标

识记：

1. 能复述胃十二指肠溃疡、倾倒综合征、残胃癌、早期胃癌、小胃癌、微小胃癌的概念。外科治疗的适应证及胃大部切除术、高选择性迷走神经切断术。

2. 能简述胃十二指肠溃疡的病因、临床表现和辅助检查。

3. 能简述胃癌的临床表现、辅助检查。

理解：

1. 解释胃十二指肠溃疡、胃癌的病理生理。

2. 归纳胃十二指肠溃疡、胃癌处理原则。

3. 理解胃十二指肠溃疡并发症的临床表现特点及不同手术方式对解剖及机体带来的影响。

运用：

能运用护理程序对胃、十二指肠疾病围术期患者实施整体护理。

导入情境与思考

张先生，39岁。因突发上腹部刀割样疼痛，伴呕吐3h来诊。患者于1h前在田间劳作时无诱因突发上腹部刀割样剧痛，伴恶心、呕吐，随即来院就诊。以往有腹痛史，但未曾做过检查和治疗。患者以急性腹膜炎原因待诊，于上午8点30分收住院。

体格检查：精神紧张，表情痛苦，面色苍白，双手捧腹弯腰不敢活动。体温正常，呼吸平稳，P 85次/min、有力，BP 120/80mmHg。心、肺检查未发现异常。腹式呼吸减弱，全腹有压痛和反跳痛（以右上腹为重），腹肌紧张呈板状，肝浊音界缩小，无移动性浊音，肠鸣音减弱。

请思考：

1. 该患者最可能的医疗诊断是什么？为明确诊断应采用哪些辅助检查方法？

2. 该患者现存的和潜在的护理诊断/问题有哪些？

3. 急诊病例讨论后作出决定，上午10点在硬脊膜阻滞麻醉下行剖腹探查术。术前应做哪些准备？

胃、十二指肠疾病病种较多,常见的有胃炎、溃疡病、胃癌、十二指肠憩室、良性十二指肠淤滞症、先天性肥厚性幽门狭窄等。其中,除胃癌和先天性肥厚性幽门狭窄首选手术治疗外,其他均可采用非手术治疗,部分非手术治疗无效者,可考虑手术治疗。本章主要讲解胃、十二指肠溃疡和胃癌外科治疗患者的护理。

第一节　胃、十二指肠溃疡

胃、十二指肠溃疡(gastroduodenal ulcer)是一种常见的消化道疾病,因溃疡的形成与酸性胃液对黏膜的消化有关,故又称消化性溃疡(peptic ulcer)。消化性溃疡的药物治疗取得了非常显著的疗效,因此,外科治疗主要是针对溃疡产生的并发症,本节仅讨论外科治疗患者的护理。

胃十二指肠溃疡的病因、病理生理、临床表现和处理原则参见《内科护理学》教材内容。

【外科治疗的适应证】

绝大多数胃、十二指肠溃疡经非手术疗法可以治愈,仅少数需要手术治疗。外科治疗的适应证有:

1. 内科治疗无效者　主要指内科治疗无效的顽固性溃疡。

2. 出现外科并发症者　①溃疡病急性穿孔;②溃疡病大出血;③瘢痕性幽门梗阻;④胃溃疡恶变。

【胃、十二指肠溃疡的并发症】

(一) 急性穿孔

急性穿孔(acute perforation)是胃、十二指肠溃疡常见的严重并发症,以十二指肠溃疡多见,是引起急性腹膜炎的常见原因之一。溃疡穿透浆膜层而达游离腹腔称为急性穿孔;如溃疡穿透并与邻近器官、组织粘连,则称为穿透性溃疡或溃疡慢性穿孔。

1. 临床表现　穿孔前常有近期溃疡病症状加剧的病史,多以饮食过量、过度精神紧张或劳累等为诱因。表现为突发上腹部刀割样剧痛,并迅速蔓延至全腹,但以上腹部为甚,常伴恶心、呕吐,可发生休克。腹部检查可有全腹压痛、反跳痛,以上腹部最明显,腹肌紧张呈板状强直;肝浊音界缩小或消失;肠鸣音减低或消失。发病6~8h后,由于腹腔内大量渗出,强酸或强碱性的胃、十二指肠内容物被稀释,腹痛可有所减轻;若未得到及时治疗,腹腔内可有致病菌生长繁殖,使化学性腹膜炎逐渐转为细菌性腹膜炎,腹痛及全身症状又加重,甚至出现感染性休克。

2. 辅助检查　血常规检查,血白细胞计数和中性粒细胞比例升高;X线立位腹部透视或摄片,可发现膈下游离气体;腹腔穿刺,可抽出食物残渣或十二指肠内容物。

3. 处理原则

(1) 非手术治疗:适用于症状轻、一般情况好的单纯性空腹小穿孔、腹膜炎较局限者。主要措施为禁饮食、胃肠减压、静脉营养支持、应用抗生素及抑酸药物等。

(2) 手术治疗:适用于非手术治疗6~8h症状和体征不见好转或反而加重者。手术方法主要有单纯穿孔缝合术和胃大部切除术两种。对穿孔发生在12h以内、腹腔污染轻、全身情况较好者,可行单纯穿孔修补术,否则行胃大部切除术。

(二) 大出血

大出血(massive hemorrhage)是胃、十二指肠溃疡最常见的并发症,多由于胃小弯或十二指肠后壁的溃疡侵蚀基底血管使其破裂所致。十二指肠溃疡比胃溃疡更容易发生出血。

1. 临床表现　多数患者曾有典型的溃疡病史,常因服用阿司匹林等药物而诱发。轻者表现为呕血、黑便,便血前多突然产生便意,呕血前常有恶心;出血后出现软弱无力、头晕、心悸,甚至晕厥或休克等现象。若短时间内失血量超过400ml,则出现面色苍白、口渴、脉搏快速而有力等循环系统代偿征象;若失血量超过800ml,则出现脉搏细快、血压下降、尿量减少等低血容量性休克的表现。

2. 辅助检查　血常规检查,红细胞计数、血红蛋白含量和血细胞比容均减少;大便常规检查,为血性便或隐血试验阳性。

3. 处理原则

(1) 非手术治疗:适用于大多数胃、十二指肠溃疡大出血患者。主要措施为镇静、输液、输血、全身应用止血药物、胃管内注射肾上腺素生理盐水等(参见《内科护理学》中上消化道大出血内容)。

(2) 手术治疗:适用于非手术治疗无效,出血甚剧、短期内出现休克、曾发生过类似大出血及年龄在 60 岁以上或伴有动脉硬化症出血多不易停止者。一般采用胃大部切除术,但对病情危重、全身情况差、不能耐受较长时间手术者,可做单纯溃疡基底部出血动脉贯穿缝扎术;十二指肠溃疡大出血,可行溃疡基底部出血动脉贯穿缝扎加迷走神经切断和幽门成形或胃窦切除术。

(三) 瘢痕性幽门梗阻

瘢痕性幽门梗阻(pyloric obstruction)由十二指肠溃疡或幽门部溃疡瘢痕挛缩引起,以十二指肠溃疡多见。

1. 临床表现　患者有长期的溃疡病史,发生幽门梗阻后,最突出的症状是呕吐。呕吐常发生在夜间或下午,呕吐量大,多为伴酸臭味的隔餐或隔夜食物,不含胆汁。腹部体检可见上腹部膨隆,有胃型及蠕动波,振水音阳性。因长期反复呕吐,可出现营养不良、脱水、低钾低氯性碱中毒等表现。

2. 辅助检查　X 线钡餐检查,胃高度扩张、胃潴留,24h 后仍有钡剂存留;实验室检查可发现低钾、低氯、代谢性碱中毒等表现。

3. 处理原则　瘢痕性幽门梗阻是手术治疗的绝对适应证。对胃酸高、溃疡疼痛较剧烈的年轻患者,应行胃大部切除术或迷走神经切断加幽门成形或胃窦切除术;对胃酸低、全身情况差的老年患者,可考虑行胃空肠吻合术。

(四) 胃溃疡恶变

1. 临床表现　多见于年龄较大的慢性胃溃疡患者,主要表现为胃痛从有规律转变成无规律或持续性疼痛并逐渐加重,抑酸药效果不好;体重下降、食欲减退;出现呕血或黑便。

2. 辅助检查　X 线钡餐检查显示溃疡直径超过 1cm,周围胃壁僵直;大便隐血试验可呈阳性;胃镜检查可直接观察病变的位置、大小,并可行活体组织检查,是最可靠的诊断方法。

3. 处理原则　按胃癌治疗,争取行胃癌根治术,参见本章第二节　胃癌。

【胃、十二指肠溃疡的手术方式】

外科治疗胃、十二指肠溃疡的目的是治愈溃疡、消除症状、防止复发。目前彻底性手术主要有两类,即胃大部切除术和迷走神经切断术;对无条件行彻底性手术者可行对症手术如胃穿孔修补术、单纯溃疡基底部出血动脉贯穿缝扎术等。

(一) 胃大部切除术

胃大部切除术是最常用的方法,适用于胃和十二指肠溃疡。

1. 胃大部切除的范围　胃大部的切除范围为胃远侧的 2/3~3/4,包括胃体大部、整个胃窦部、幽门及十二指肠球部(图 25-1)。

2. 胃大部切除术治疗溃疡病的理论根据　①胃大部切除术包括溃疡病灶的切除,即从根本上解决慢性穿透性或胼胝性溃疡不易愈合的问题;②切除十二指肠球部、胃窦部、幽门部和小弯胃角附近,即切除了溃疡的好发部位;③切除整个胃窦部,即切除了分泌促胃液素(又称胃泌素)的 G 细胞,消除了产生胃酸的体液因素;④切除胃体大部,即切除了胃大部分壁细胞和主细胞,大大减少了胃酸和胃蛋白酶的分泌,使神经性胃酸分泌也有所降低。

3. 胃大部切除术后胃肠道的重建方式　胃肠道的

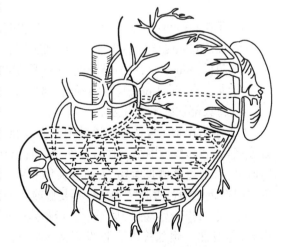

图 25-1　胃大部切除术范围

重建方式主要有以下两种：

（1）毕Ⅰ式（Billroth Ⅰ式）：即切除胃大部后，将残胃与十二指肠直接吻合，多适用于胃溃疡的治疗。因切除胃溃疡时可以保留足够的十二指肠，胃与十二指肠的吻合较易完成。优点是重建后的胃肠道接近正常解剖生理状态，故术后由于胃肠道功能紊乱引起的并发症较少。缺点是当十二指肠溃疡伴有炎症、瘢痕或粘连时，采用此种术式技术上有困难；有时为了避免胃、十二指肠吻合口的张力过大，切除胃的范围不够，术后溃疡易复发（图25-2）。

（2）毕Ⅱ式（Billroth Ⅱ式）：即胃大部分切除后，将残胃与空肠上端吻合，而将十二指肠残端封闭，分为结肠前和结肠后方式。结肠前方式，将空肠袢直接于结肠前方提到胃断端做吻合；结肠后方式，即在横结肠系膜打孔，将空肠袢经此孔从结肠后提到胃断端做吻合。优点是可切除足够的胃，使吻合口无张力，术后溃疡的复发率较低，适用于各种情况的胃和十二指肠溃疡，尤其是十二指肠溃疡。缺点是胃空肠吻合后改变了正常解剖生理状态，术后并发症较多（图25-3）。常用的有以下4种术式：

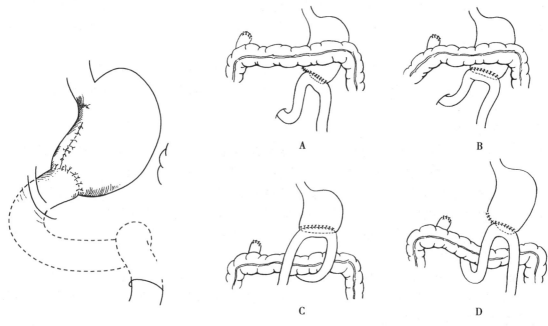

图25-2　毕Ⅰ式胃大部切除术

图25-3　毕Ⅱ式胃大部切除术
A.霍氏；B.波氏；C.莫氏；D.艾氏

1）霍氏（Hoffmeister）法：结肠后，部分胃断端与空肠吻合，输入段对小弯侧。
2）波氏（Polya）法：结肠后，全部胃断端与空肠吻合，输入段对小弯侧。
3）莫氏（Moynihan）法：结肠前，全部胃断端与空肠吻合，输入段对大弯侧。
4）艾氏（v.Eiselsberg）法：结肠前，部分胃断端与空肠吻合，输入段对小弯侧。

4. 胃大部切除术后并发症

（1）术后出血：包括胃肠道腔内出血和腹腔内出血。前者包括胃或十二指肠残端出血、吻合口出血等；后者多为胃周围结扎血管或网膜血管结扎线松脱出血。胃肠道腔内出血可以通过内镜检查明确出血部位，通过喷洒止血粉，上血管夹等非手术措施止血。如果出血无明显缓解应再次手术止血。腹腔内出血可以通过腹腔穿刺抽得不凝血或腹腔引流管引流液性状明确诊断。

（2）十二指肠残端瘘：见于十二指肠残端处理不当或毕Ⅱ式输入袢梗阻。临床表现为上腹部剧烈疼痛，伴发热。腹部检查有腹膜刺激体征，腹腔穿刺可得腹腔液含胆汁。一旦确诊立即手术。术中应尽量关闭十二指肠残端，并行十二指肠造瘘和腹腔引流。如因输入袢梗阻所致需同时解除输入袢梗阻。

（3）胃肠壁缺血坏死、吻合口破裂或瘘：较少见，毕Ⅰ式和毕Ⅱ式手术后均可发生。胃大部切除术需注意适当保留残胃大弯的胃短血管。十二指肠残端或空肠袢的血供不足也会引起肠壁缺血坏死，造成吻合口破裂或肠瘘。缝合不当、吻合口张力过大、局部组织水肿或低蛋白血症等原因也会导致组织愈合不良，引起破裂或瘘。发现胃肠壁坏死应立即禁食，放置胃管进行胃肠减压，并严密观察；一旦发生坏死穿孔，出现腹膜炎体征应立即手术探查并进行相应处理。

（4）术后胃瘫：又称胃排空障碍。通常发生在术后2~3d，多发生在饮食由禁食改为流质或流质改为半流质时。可能与含胆汁的十二指肠液进入残胃干扰残胃功能，输出袢麻痹和功能紊乱及变态反应等有关。需放置胃管进行引流、胃肠减压。一般胃管需要放置1~2周，时间长者可达月余。由于长期禁食和胃肠液丢失，如不及时补充调整，可导致水、电解质与酸碱平衡紊乱和营养障碍。胃管引流量减少，引流液由绿转黄、转清是胃瘫缓解的标志。可选用促进胃动力药物。

（5）术后肠梗阻：根据梗阻部位可分为输入袢梗阻、输出袢梗阻和吻合口梗阻，前两者见于毕Ⅱ式胃大部切除术后。

1）输入袢梗阻：急性完全性输入袢梗阻，系输出袢系膜悬吊过紧压迫输入袢，或输入袢过长穿入输出袢与横结肠系膜的间隙孔形成内疝所致（图25-4）。属于闭袢性梗阻，易发生肠绞窄，应紧急手术治疗；慢性不完全性输入袢梗阻，由于输入袢过长扭曲或输入袢过短在吻合口处形成锐角，使输入袢内胆汁、胰液和十二指肠液排空不畅而滞留（图25-5）。应先实施内科治疗，如症状数周或数月内不缓解，则需手术治疗。

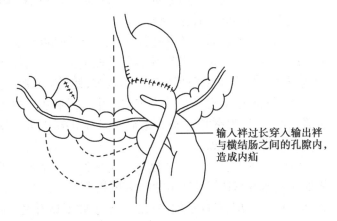

输入袢过长穿入输出袢与横结肠之间的孔隙内，造成内疝

图25-4　输入袢急性完全性梗阻

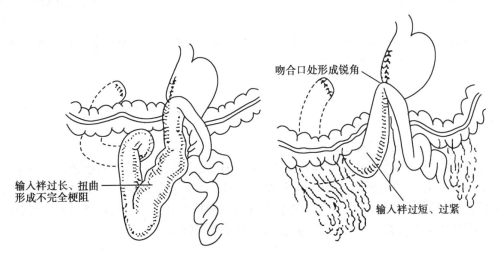

输入袢过长、扭曲形成不完全梗阻

吻合口处形成锐角

输入袢过短、过紧

图25-5　输入袢慢性不完全性梗阻

2）输出袢梗阻：因术后肠粘连或结肠后方式系膜压迫肠管所致。若非手术治疗无效，应手术解除梗阻。

3）吻合口梗阻：发生率为1%~5%，毕Ⅰ式和毕Ⅱ式手术后均可发生，可因吻合时翻入过多使吻合口狭小或吻合口水肿引起。常采用非手术保守治疗，如非手术治疗失败，则需再次手术。

（6）倾倒综合征（dumping syndrome）：胃大部切除术后，由于失去了幽门对胃排空的控制，导致胃内容物排空过快，产生一系列临床症状，称为倾倒综合征。多见于毕Ⅱ式手术后及迷走神经切断加幽门成形术后。根据进食后出现症状的时间，分为早期和晚期两种类型。

1）早期倾倒综合征：发生在进食后半小时，发生率约12%。因餐后大量高渗性食物快速进入十二指肠或空肠，致肠道内分泌细胞大量分泌肠源性血管活性物质有关。先实施非手术治疗，症状重者可采用生长抑素治疗，手术宜慎重。

2）晚期倾倒综合征：又称低血糖综合征，发生率为1%~3%。因进食后，胃排空过快，含糖食物迅速进入空肠后被过快吸收，使血糖急速升高，刺激胰岛素大量释放，而当血糖下降后，胰岛素并未相应减少，继而发生反应性低血糖。治疗采用饮食调整，严重者可采用皮下注射生长抑素。

（二）迷走神经切断术

主要用于十二指肠溃疡。主要分为迷走神经干切断术、选择性迷走神经切断术、高选择性迷走神经切断术三种术式。现迷走神经切断术在临床上已较少应用。

迷走神经切断术后并发症

（1）吞咽困难：多见于高选择性迷走神经切断术后。因高选择性迷走神经切断术要求将食管下段5~7cm的迷走神经完全分离，致食管下段失去神经支配，食管下段及贲门舒张力减弱、张力增高而出现吞咽困难。此外，食管下段剥离操作较多，使局部水肿，也可能引起吞咽困难。

（2）胃潴留：胃潴留的发生率与手术方式有关。迷走神经干切断或选择性迷走神经切断术，若未加胃引流术，发生率可达20%；若同时行胃引流术，发生率则可下降至5%。高选择性迷走神经切断术，发生率仅为0.7%~2%。

（3）腹泻：腹泻的发生率也与术式有关。迷走神经干切断术后发生率可高达20%，而选择性迷走神经切断术和高选择性迷走神经切断术后发生率分别为3%和1%。迷走神经切断术后腹泻与小肠失去迷走神经支配、肠蠕动加快及胆汁酸吸收不良有关。此外，附加的幽门成形术或胃窦切除术使幽门功能丧失，也是术后腹泻的原因之一。

（4）胃小弯坏死穿孔：为少见的但非常严重的并发症，多见于高选择性迷走神经切断术后。多因手术时分离胃小弯的血管范围过广，甚至损伤了胃壁，尤其同时损伤了胃短血管，可造成胃小弯胃壁缺血、坏死和穿孔。

（5）复发性溃疡：迷走神经切断术加胃窦部切除和高选择性迷走神经切断术后复发率基本相似，复发原因主要为胃迷走神经切断不完善。

（三）单纯穿孔缝合术

单纯穿孔缝合术即缝合穿孔处，缝合结扎后将大网膜游离部分覆盖于修补部位，并再次结扎缝线。适用于：

1. 穿孔时间超过8h，腹腔内感染及炎症水肿严重者。

2. 既往无溃疡病史或有溃疡病史未经正规内科治疗、无出血、梗阻等并发症者。

3. 有其他系统器质性疾病，急诊状态下不能耐受彻底性手术者。该术式可及时封闭穿孔，但不能治愈溃疡病，故术后仍需内科治疗，对溃疡有怀疑恶变者要取穿孔处组织做病理检查。部分溃疡不愈者还需施行彻底性手术。此外，对胰源性溃疡者，可行全胃切除术。

【护理评估】

（一）术前评估

1. 健康史　了解患者的年龄、性别、性格特征、职业、饮食习惯；有无非甾体类抗炎药和皮质类固醇用药史；有无节律性腹痛、泛酸、嗳气等病史。

2. 身体状况　观察生命体征；对溃疡合并穿孔者，应观察腹痛的部位、性质、程度、范围，注意腹膜刺激征的变化及有无休克征象；对急性大出血者，应观察呕血和黑便的程度及伴随症状，有无失血性休克征象；对瘢痕性幽门梗阻者，应了解呕吐的严重程度，注意有无水电解质及酸碱平衡失调、营养不良等表现;对怀疑恶变者,应了解腹痛规律改变及使用制酸药物无效的时间,腹痛的性质及严重程度,食欲减退及体重减轻的情况等。

了解辅助检查结果,实验室检查、X 线检查、胃镜检查等结果,有利于对病情做出较准确的评估。

3. 心理、社会状况　了解患者对疾病、术前检查、治疗、护理、手术方式和术后康复知识的知晓程度;观察患者和亲属对突发腹痛、呕血和便血有无恐慌、焦虑等心理反应;了解家庭对患者的支持程度及经济承受能力等。

(二)术后评估

1. 术中情况　评估麻醉方法、手术方式、术中出血量和输液量等,有助于做好术后相关并发症的护理。

2. 身体状况　包括系统评估生命体征、切口情况、引流情况、术后不适等,除术后一般并发症外,重点评估有无与手术有关的并发症。参见第七章第二节　手术后护理。了解实验室及其他检查有无异常情况。迷走神经切断术后,了解基础胃酸分泌量和最大胃酸分泌量是否减少。

3. 心理、社会状况　了解患者手术后的心理反应,对手术效果的期待及家庭经济的支持程度,对综合治疗和术后康复相关知识的了解,以及对治疗护理的配合程度等。

【护理诊断 / 问题】

1. 急(慢)性疼痛　与胃十二指肠黏膜受侵蚀、手术创伤等有关。

2. 焦虑 / 恐惧　与担心疾病预后等因素有关。

3. 营养失调:低于机体需要量　与胃十二指肠溃疡致呕吐、饮食减少、失血及手术前后禁饮食等有关。

4. 体液不足　与胃十二指肠溃疡合并大出血、急性穿孔致腹膜炎、瘢痕性幽门梗阻时呕吐致体液丧失有关。

5. 潜在并发症:术后出血、十二指肠残端破裂、胃肠壁缺血坏死、吻合口破裂或瘘、术后胃瘫、术后肠梗阻、倾倒综合征、吞咽困难、胃潴留、腹泻、胃小弯坏死穿孔等。

【护理目标】

1. 患者疼痛缓解并逐渐消失。

2. 患者营养状况改善,体重增加。

3. 患者体液不足得到纠正,生命体征平稳。

4. 潜在并发症能被及时发现和有效处理。

【护理措施】

(一)术前护理

1. 一般择期手术　按消化性溃疡患者护理,同时做好术前准备。

(1) 心理护理:缓解患者紧张、焦虑情绪;解释手术方式及相关注意事项,提高患者及患者家属对手术的认知程度,能够保持良好的心态,配合治疗和护理。

(2) 饮食护理:按消化性溃疡给予药物治疗,并指导患者少量多餐,进食高蛋白高热量、高维生素、易消化及无刺激性的食物,以减轻疼痛、增进舒适。

(3) 测定胃酸:对拟行迷走神经切断术者,应作基础胃酸分泌量和最大胃酸分泌量测定,以利于术后判定手术效果。

(4) 术前准备:出现并发症者,术前 12h,常规禁饮禁食,术前 1d 进流质饮食。出血停止或非完全性幽门梗阻者,可进流质或无渣半流质饮食。对进食不足或营养不良者,遵医嘱给予肠外营养,必要时输注全血、血浆、人血白蛋白等,以改善营养状况,预防术后并发症。遵医嘱合理使用抗生素以预防和控制感染,手术日晨放置胃管,以保持胃肠道空虚,防止麻醉及术中呕吐、误吸,也有利于手术操作和减轻术后腹胀。

(5) 其他护理:参见第七章第一节　手术前护理。

2. 各种并发症术前护理

（1）急性穿孔：按急性腹膜炎患者护理，同时做好术前准备。①体位：无休克者，协助患者取半卧位，有休克者取休克体位。②止痛：剧烈疼痛者，遵医嘱给予止痛药物。③静脉补液：遵医嘱补液维持体液容量，给予营养支持及护理，防止水、电解质和酸碱平衡失调。④控制感染：遵医嘱给予抗菌药物，控制腹腔感染。⑤观察病情：观察意识、生命体征、腹部症状和体征等变化，发现异常情况时与医生沟通，配合处理。⑥禁饮食、插胃管、胃肠减压：以减少胃肠内容物继续流入腹腔。

（2）大出血：按上消化道大出血患者护理，同时做好术前准备。①纠正休克：快速输液、输血，安置休克卧位，给予氧气吸入，注意保暖等，边抗休克治疗的同时积极做好术前准备。②止血：禁饮食、放置胃管，遵医嘱经静脉或胃管给予止血药物、抑制胃酸分泌药物、镇静剂等，并经胃管灌注加有去甲肾上腺素的冰生理盐水洗胃。③观察病情：观察意识、生命体征、呕血、便血、尿量等情况，若有异常情况及时联系医生，配合处理。

（3）瘢痕性幽门梗阻

1）静脉补液：纠正水、电解质及酸碱平衡失调。

2）改善营养：不完全性梗阻者可给予营养丰富的无渣半流质饮食；严重营养不良者行肠外营养，必要时输注血浆、白蛋白等，以改善营养状况，纠正低蛋白血症。

3）插胃管、洗胃：完全性梗阻的患者，遵医嘱应禁食、给予持续胃肠减压，以排空胃内潴留物，于术前3d每晚用温生理盐水洗胃，以减轻胃壁水肿和炎症，利于术后吻合口愈合。

（二）术后护理

1. 体位　术后取平卧位，麻醉作用消失且血压平稳后安置半卧位，既可使腹肌松弛，减轻腹壁切口张力和疼痛，也有利于改善呼吸和循环功能，促进腹腔引流。

2. 病情观察　定时测量生命体征；观察意识、面色、切口敷料、腹腔引流及胃肠减压引流液情况，并记录24h液体出入量；警惕有无并发症的症状和体征出现（见术后并发症护理）。

3. 饮食护理　一般术后第3天拔除胃管，可少量饮水或米汤，每2h一次，每次60ml；若无呕吐、腹胀等不适，第4天可进半量流质，每2h一次，每次100ml；第5天可进全量流质，每日4~5次，每次200ml；第6天可进半流质饮食，以稀饭、米糊为宜；第9~10天可进软食，并逐渐过渡到普食。叮嘱患者少量多餐，循序渐进，避免生、冷、硬、辣、浓茶、酒类等食品，尽量少食牛奶、豆类等产气食物。对进食不足或营养不良者，可实施肠外营养，必要时输注血浆、全血或白蛋白等，以利于吻合口的愈合。

4. 引流管护理　术后患者通常留置胃管、腹腔引流管、导尿管等。引流管护理时应注意几点：①妥善固定并准确标记各引流管长度，避免管道脱出，一旦脱出不可自行回纳；②保持管道引流通畅，避免受压、扭曲、反折等，一经发现引流物堵塞管道，可先挤压管道，若未通畅可在医生指导下用注射器抽取生理盐水冲洗引流管；③观察记录引流液的量、颜色和性状等。留置胃管可进行胃肠减压，以减轻胃肠道张力，促进吻合口愈合。在连接负压吸引装置时，避免负压过大损伤胃黏膜。术后24h内可由胃肠减压管引流出少量血性液体或咖啡样液体，若引流出过多新鲜血液，应及时报告医生并配合处理；术后胃肠减压量减少，肠蠕动恢复，肛门排气，可考虑拔除胃管。

5. 补液与防治感染　禁饮食及饮食摄入不足期间，给予静脉补充液体，维持水、电解质和酸碱平衡；遵医嘱在液体中加入抗生素，以防控感染。

6. 活动　卧床期间，应勤翻身、进行深呼吸和有效咳嗽、做四肢肌肉的舒缩活动和关节的伸屈运动。术后1d可坐起，停止胃肠减压后应下床活动，以促进肠蠕动、改善呼吸和循环功能，减少术后并发症。

7. 术后并发症护理

（1）胃大部切除术后并发症

1）术后出血：多发生在手术当日。术后24h内从胃管中引流出100~300ml暗红色或咖啡色胃液属于正常现象。若短时间内胃管内引流出大量鲜红色血液（若每小时大于100ml），甚至出现呕血或黑便,应考虑术后出血。护理:①密切观察患者的生命体征和神志变化。②准确记录胃肠减压引流液的量、颜色和性状,若术后短期内引流出大量新鲜血液,应及时报告医生并配合处理。③遵医嘱禁食、输血、输液、给予止血药物等措施控制出血,若以上措施无效,应做好再次手术止血准备。

2) 十二指肠残端破裂:多发生在术后 3~6d。表现为右上腹突发剧烈疼痛,局部明显压痛、反跳痛、腹肌紧张等急性腹膜炎体征。护理:①如发生十二指肠残端破裂,需立即做好术前准备,术中行十二指肠残端置管造瘘和残端周围置管引流。②术后应做好持续负压引流管护理,遵医嘱及时输液,纠正水、电解质和酸碱平衡失调。给予肠外或肠内(空肠造瘘)营养支持,应用抗生素控制感染;引流管口周围皮肤涂氧化锌软膏,以防消化液浸渍引起皮炎。

3) 胃肠壁缺血坏死、吻合口破裂或瘘:胃大部切除术后的早期严重并发症之一。可发生在术后 5~7d。患者出现高热、脉速等全身中毒症状,腹膜炎及腹腔引流可见含肠内容物的浑浊液。如发生较晚,则形成局部脓肿或外瘘。护理:①早期,胃内容物溢入腹腔,可引起弥漫性腹膜炎,患者需立即做好急诊手术的准备。②晚期,因腹腔内局部形成粘连,可产生局限性脓肿或向外穿破而形成腹外瘘,应行局部引流、胃肠减压和营养支持疗法,一般数周后瘘可自愈,引流期间注意及时清洁瘘口周围皮肤并保持干燥,局部涂以氧化锌软膏或皮肤保护膜加以保护,以免皮肤破损继发感染。③遵医嘱合理应用抗生素和给予肠外营养支持,纠正水、电解质和维持酸碱失衡。若经久不愈,则应做好再次手术准备。

4) 术后胃瘫:多发生在术后 7~10d。进食半流质饮食时出现上腹饱胀、钝痛、呕吐胃液和胆汁,甚至表现为高位小肠梗阻症状。护理:①轻者,遵医嘱禁饮食、胃肠减压、输液及使用促胃动力药物等治疗,3~4d 可自愈;②重者,可持续 3~4 周。一般不需手术治疗。禁饮禁食、胃肠减压期间,给予肠外营养支持,纠正低蛋白血症,维持水、电解质和酸碱平衡。也可用 3% 的温盐水洗胃。

5) 术后肠梗阻:①输入袢梗阻,急性完全性输入袢梗阻,表现为突发上腹部剧烈腹痛,呕吐次数多但量少,不含胆汁,呕吐后症状不缓解,上腹偏右有压痛及包块,病情进展快,患者短时间可出现烦躁、脉速、血压下降等休克症状,应做好紧急手术术前准备;慢性不完全性输入袢梗阻,表现为进食后出现上腹胀痛或绞痛,喷射性呕吐出大量不含食物的胆汁,呕吐后症状缓解。因消化液潴留在输入袢内,进食后消化液分泌增加,输入袢内压力增高,刺激肠管强烈收缩,引起喷射样呕吐,称“输入袢综合征”。护理:应禁食、胃肠减压、营养支持,若症状数周或数月不缓解,需手术治疗。②输出袢梗阻,表现为上腹部饱胀,严重时呕吐出食物和胆汁。若非手术治疗无效,则采取手术治疗。③吻合口梗阻,表现为进食后上腹饱胀感和溢出性呕吐,呕吐物多为食物,不含胆汁。采用禁饮食、胃肠减压、补液等非手术治疗,多可缓解;若治疗无效,则应做好手术治疗准备。

6) 倾倒综合征:①早期倾倒综合征,表现为进食后,尤其是进甜流食 10~20min 后,患者出现以循环系统症状和消化系统症状为主要表现。心悸、出汗、头晕、乏力、面色苍白、虚脱、腹部饱胀或绞痛、恶心呕吐和腹泻肠鸣等症状,持续 15~60min,平卧数分钟后可缓解。护理:指导患者调整饮食,少量多餐,避免进过甜、过咸、过浓的流质饮食;宜进低碳水化合物、高蛋白饮食;用餐时限制饮水喝汤;进餐后平卧 20~30min。多数患者通过调理饮食,1 年后可自愈;极少数长期不缓解者,应做好手术准备,手术方法是将毕Ⅱ式吻合改为毕Ⅰ式。②晚期倾倒综合征,又称低血糖反应综合征。表现为进食后 2~3h 出现乏力、头晕、心慌、出汗、面色苍白、手颤、嗜睡等,甚至发生虚脱。护理:告知患者当出现上述情况时,稍进饮食,特别是糖类饮食,症状可很快缓解;饮食中减少碳水化合物含量,增加蛋白质比例,少量多餐。

7) 其他:包括吻合口溃疡、碱性反流性胃炎、营养性合并症(如贫血、骨病等)、残胃癌(胃大部切除术后 5 年以上发生在残胃的原发癌)等。

(2) 迷走神经切断术后早期并发症

1) 吞咽困难:是高选择性迷走神经切断术后常见的并发症,一般术后 1~2 周内出现症状。表现为术后早期开始下咽固体食物时胸骨后出现疼痛,X 线吞钡剂见食管下段狭窄、贲门痉挛。护理:向患者和患者家属做好解释工作,多数患者术后 2~4 周症状逐渐消失,少数症状较重,长期不能缓解者,可试行食管扩张治疗,一般无须手术。

2) 胃潴留:多在术后 3~4d,拔除胃管后出现症状。表现为上腹部不适,明显饱胀,呕吐胆汁和食物。护理:遵医嘱禁饮食、持续胃肠减压,温热高渗盐水洗胃,输液、输血,纠正低血钾等。也可遵医嘱肌注新斯的明促进胃蠕动。一般术后 10~14d 症状逐渐自行消失。

3) 腹泻:迷走神经切断术后常见并发症。护理:主要是对症护理。应指导患者注意饮食调节或服用助消化药及收敛剂,做好肛周皮肤护理,严重者给予输液治疗。多数于术后数月内自愈。

4) 胃小弯坏死穿孔:高选择性迷走神经切断术后的严重并发症。表现为上腹部剧烈疼痛和急性弥漫性腹膜炎症状。护理:需按急性腹膜炎及时做好术前准备,配合急诊修补手术。

(三) 健康教育

1. 饮食指导   术后早期每日进食 5~6 餐,并养成定时、定量、细嚼慢咽的饮食习惯,6 个月后可恢复每日 3 餐。应选择高营养、易消化的饮食,避免生、冷、硬、油炸、刺激性食物及浓茶、酒等饮品。

2. 用药指导   避免使用对胃黏膜有损害的药物,如阿司匹林、吲哚美辛、肾上腺糖皮质激素等。

3. 自我调节   指导患者学习自我调节紧张情绪的方法;避免工作过于劳累;勿酗酒,吸烟者,应戒烟。注意劳逸结合,术后 3 个月内避免重体力劳动。

4. 随访指导   定期门诊随访,若有异常情况应及时就诊。

【护理评价】

1. 患者是否疼痛缓解并逐渐消失。

2. 患者是否营养状况改善,体重增加。

3. 患者是否体液不足得到纠正,生命体征平稳。

4. 潜在并发症是否被及时发现和有效处理。

第二节 胃 癌

胃癌(gastric carcinoma)是我国常见的恶性肿瘤之一,居消化道恶性肿瘤的首位,年死亡率约为 25.2/10 万。发病率在男性恶性肿瘤中仅次于肺癌,占第 2 位,在女性恶性肿瘤中占第四位。发病年龄以 40~60 岁多见,男女比例约为 2:1。

【病因】

1. 幽门螺杆菌(helicobacter pylori,HP)感染   HP 感染是引发胃癌的重要因素之一。HP 感染的人群中,胃癌的发生率是 HP 感染阴性者的 3~6 倍。HP 感染可产生氨,中和胃酸,有利于细菌生长,并促使硝酸盐转化成有明显致癌作用的亚硝酸盐和亚硝胺;HP 的代谢产物,包括一些酶和毒素也有可能直接损害胃黏膜细胞的 DNA 而产生基因突变,从而导致癌的发生。

2. 胃的慢性疾病   慢性胃溃疡恶变率约为 5%,慢性萎缩性胃炎恶变率约 10%,胃腺瘤性息肉恶变率约为 10%,尤其是直径超过 2cm 者。以上胃的慢性疾病均被视为"癌前病变"。

3. 环境和饮食因素   胃癌的发病在不同国家之间或同一国家的不同地区间有明显差异,如中国、日本、俄罗斯、南非、智利和北欧等国家和地区的发病率较高,而北美、西欧、印度的发病率较低;我国西北、东部沿海地区发病率较高,而南方地区发病率较低。发病的地域性可能与环境及生活习惯有关。饮食与癌的发生也有明显的相关性,长期进食熏、烤、腌制食品者胃癌的发生率高,与上述食品中亚硝酸盐、真菌毒素、多环芳香烃化合物等致癌物质含量过高有关。吸烟与胃癌的发生也有一定关系。

4. 遗传因素   胃癌有明显的家族性发病倾向,有胃癌家族史者的发病率是普通人群的 2~3 倍。此外,A 型血人的发病率高于其他血型的人群。遗传素质使易感者对致癌物质更敏感。

【病理】

胃癌可发生在胃的任何部位,多见于胃窦部(占 50% 以上),其次为胃小弯和贲门部,其他部位较少见。

1. 病理及形态分型

(1) 早期胃癌:指病变局限于黏膜或黏膜下层的胃癌,无论病灶大小或有无淋巴转移。胃镜检查癌灶直径在 6~10mm 者,称小胃癌;癌灶直径小于 5mm 者,称微小胃癌;若癌灶仅在黏膜活检时发现,而手术切除后标本未见癌组织,则称"一点癌"。

早期胃癌根据形态可分为 3 型:①Ⅰ型(隆起型),癌灶突出胃腔约 5mm 以上;②Ⅱ型(浅表型),癌灶微隆或凹陷在 5mm 以内;③Ⅲ型(凹陷型),癌灶凹陷深度超过 5mm。

(2) 进展期胃癌:包括中期和晚期胃癌。癌组织超出黏膜下层侵入胃壁肌层为中期胃癌;病变达浆膜层或超出浆膜层向外浸润至邻近脏器或发生转移为晚期胃癌。进展期胃癌的形态分型,按 Borrmann 分型法分为 4 型:①Ⅰ型(结节型),为突入胃腔内的菜花状肿块,边界清楚,生长缓慢,转移较晚;②Ⅱ型(溃疡局限型),为边界清楚并略隆起的溃疡;③Ⅲ型(溃疡浸润型),为边界不清楚的溃疡,癌组织向周围浸润,转移早,预后差;④Ⅳ型(弥漫型),癌组织弥漫浸润于胃壁各层,可累及胃的一部分或全部,累及全胃时,胃壁僵硬,胃腔缩小,呈"革袋状",故称皮革胃,恶性程度最高,转移早,预后最差。

2. 组织学分类　根据世界卫生组织 2000 年提出的分类法,胃癌的组织学类型可分为:①腺癌(肠型和弥漫型);②乳头状腺癌;③管状腺癌;④黏液腺癌;⑤印戒细胞癌;⑥腺鳞癌;⑦鳞状细胞癌;⑧小细胞癌;⑨未分化癌;⑩其他。临床上绝大部分为腺癌。

3. 转移途径　胃癌的转移有以下 4 种途径:

(1) 直接蔓延:浸润型胃癌可沿黏膜或浆膜直接向胃壁内、食管或十二指肠发展。癌肿一旦侵及浆膜,即容易向周围邻近器官或组织,如肝、胰、脾、横结肠、空肠、膈肌、大网膜及腹壁等浸润。

(2) 淋巴转移:是最主要的转移方式。胃下部癌肿常转移至幽门下、胃下及腹腔动脉旁等淋巴结,而上部癌肿常转移至胰旁、贲门旁、胃上等淋巴结。晚期癌可转移至主动脉周围及膈上淋巴结,也可经过胸导管转移至左锁骨上淋巴结,或经肝圆韧带转移到脐周围。

(3) 血行转移:多发生在晚期,最常见的转移部位是肝和肺,其他依次为胰、肾上腺、骨、脑等处。

(4) 腹腔种植:癌肿浸润穿透浆膜层,癌细胞脱落而种植于腹膜、大网膜或盆腔脏器表面。癌细胞广泛播散时,可形成大量腹水。

【临床表现】

1. 早期胃癌　临床症状多不明显,缺乏典型特征,可出现上腹不适或隐痛、嗳气、反酸、食欲减退、轻度贫血等类似于胃十二指肠溃疡或慢性胃炎的症状,易被忽视。除有上腹部深压痛外,多无明显体征。

2. 进展期胃癌　症状逐渐加重,可出现上腹疼痛,无明显规律性,同时有食欲缺乏、消瘦、体重减轻等症状。贲门部胃癌有进食梗阻感;胃窦部癌引起幽门梗阻时可发生呕吐,呕吐物多为宿食和胃液;癌肿破溃或侵袭血管时,可有呕血或黑便,严重者可突发上消化道大出血,也可发生急性穿孔。晚期出现上腹肿块或其他转移症状,如肝大、腹水、锁骨上淋巴结肿大等,并伴有严重贫血或恶病质。体检时上腹部可扪及肿块,多为结节状、质硬、略有压痛;发生直肠前窝转移时,直肠指诊可触及肿块。

【辅助检查】

1. 血常规检查　中、晚期可有红细胞计数、血红蛋白浓度下降。

2. 胃液检查　游离酸缺乏或减少。

3. 大便隐血　常呈持续阳性。

4. X 线钡餐检查　可发现充盈缺损或癌性龛影,并可见胃壁僵硬及胃蠕动功能异常。

5. 胃镜检查　能直接观察病变,并可取活组织做病理检查,是诊断胃癌最可靠的方法。

6. 胃液细胞学检查　采用一般冲洗法收集胃内冲洗液查找癌细胞,若查到癌细胞,即可确诊。

【处理原则】

早期发现、早期诊断和早期治疗是提高胃癌疗效的关键。目前仍采取以手术治疗为主的综合性治疗。

1. 手术治疗 若患者全身情况允许又无明显远处转移时,应剖腹探查,根据术中探查结果,决定手术方式。

（1）根治性切除术

1）胃癌根治术:是治疗胃癌,特别是早期胃癌的有效治疗方法,即根据癌肿的部位整块切除全胃或大部(切缘距癌肿边缘5cm以上),以及大、小网膜和区域淋巴结,并重建消化道,重建常行食管空肠端侧吻合(图25-6)。

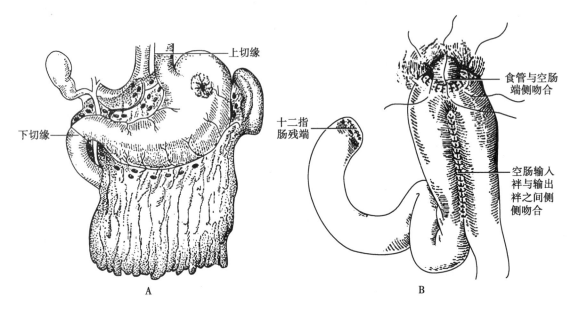

图25-6 全胃切除术后消化道重建
A.全胃切除的范围;B.食管空肠端侧吻合

2）胃癌扩大根治术:是包括胰体、尾及脾在内的根治性全胃或胃大部切除术。

3）联合脏器切除术:是指在根治术的基础上联合切除肝或横结肠等其他脏器。

（2）姑息性切除术:适用于癌肿广泛浸润并远处转移,无根治可能,但原发肿瘤尚可切除者,可行包括原发肿瘤在内的胃部分切除术。

（3）捷径吻合术:如肿瘤导致幽门梗阻又难以切除时,可行胃空肠吻合术、食管空肠吻合术等,以解决梗阻问题。

（4）微创手术:目前,外科手术仍然是胃癌治疗中的重要组成部分。我国自1999年首次有腹腔镜胃癌手术报告以来,开展的单位逐年增加,手术例数越来越多,手术技术日益成熟,并且取得了满意的临床疗效。但是,由于胃周解剖结构复杂,而且晚期胃癌伴淋巴结转移者在我国占绝大多数,手术难度大,手术的安全性和并发症引起了胃肠道微创外科医师的重视。腹腔镜技术用于早期胃癌手术已为大多数肿瘤外科医生认同,但由于世界各地区早期胃癌患者的比例仍较小而肿瘤外科医生熟练掌握腹腔镜技术的人数有限,在世界各地,腹腔镜下胃癌手术的临床实践和研究仍在不断发展。

2. 其他治疗 化学药物治疗是最主要的辅助治疗方法,以联合用药为主,目的是清除残留的癌灶或脱落的癌细胞。常用药物有5-氟尿嘧啶(5-Fu)、丝裂霉素C(MMC)、阿霉素(ADM)、替加氟(FT-207)等。给药方法包括全身化疗、腹腔灌注化疗、动脉介入治疗等。也可配合生物治疗、中医中药治疗等。

【护理诊断/问题】

1. 恐惧 与对疾病的发展及预后缺乏了解、对治疗缺乏信心等有关。

2. 营养失调:低于机体需要量 与食欲减退、肿瘤生长消耗、化疗后消化道反应等有关。

3. 慢性疼痛 与癌细胞浸润、神经末梢受到刺激有关。

4. 潜在并发症：胃出血、急性穿孔、幽门梗阻、贲门梗阻等。

5. 潜在(术后)并发症：同胃大部切除术后并发症。

【护理措施】

（一）手术治疗的护理

1. 术前护理　胃癌的术前护理与胃、十二指肠溃疡胃大部切除术护理基本相同。但胃癌属于恶性肿瘤，临床上具有以下特点：①患者心理压力较大，情绪低落；②因肿瘤消耗，患者体质较差，免疫力降低；③胃癌根治性切除术，手术复杂、创伤较大，容易发生术后并发症。因此，应重点注意以下几点：

（1）心理护理：胃癌患者有恐惧心理和悲观消极情绪，应关注和理解患者的心理和情绪变化，根据患者的需求和接受能力做好针对性的解释工作，以减轻其心理压力和精神负担，增强对治疗的信心和勇气，积极配合治疗和护理。

（2）术前准备：除实施胃切除手术前一般准备外，因进展期胃癌患者多有不同程度的体重减轻、贫血、低蛋白血症等，应特别注意营养支持护理，这是预防术后吻合口、切口并发症的关键。对能进食者，给予高热量、高蛋白、高维生素、易消化的软食；对进食不足或禁食者，遵医嘱静脉补充葡萄糖、氨基酸、蛋白质、脂肪乳、水、电解质、维生素和微量元素等，必要时可实施全胃肠外营养。

2. 术后护理　除实施胃大部切除术后一般护理措施外，对根治性胃大部切除术后，应重点注意以下几点：

（1）防治休克：因胃癌患者多较衰弱，麻醉、手术时间长，淋巴区域清除创面大，出血多，应做好输液管理，以预防和治疗休克。

（2）预防感染：胃癌较良性胃切除术后容易发生感染性并发症，应遵医嘱静脉给予抗生素、甲硝唑等治疗 3~5d，以预防感染。

（3）术后并发症护理：同胃、十二指肠溃疡，但胃癌较胃、十二指肠溃疡手术后更容易发生吻合口裂开、切口裂开等并发症。应加强观察，发现异常及时联系医生并配合处理。

（二）化疗及其他治疗的护理

化疗是重要的辅助治疗方法，用于根治手术的术前、术中和术后，其他还可采用放疗、免疫治疗、热疗、中医药治疗等，以杀灭肿瘤细胞，提高机体耐受力，延长生存期。参见第十一章　肿瘤患者的护理。

（三）健康教育

1. 常识指导　讲解与胃癌发生有关的因素，提倡多食新鲜水果、蔬菜，少食烟熏、腌制食品，禁食霉变食物；积极治疗 HP 感染和胃癌的癌前疾病，如胃溃疡、慢性萎缩性胃炎和胃腺瘤性息肉等高危人群应定期检查，做到癌变时能早发现、早治疗。

2. 用药指导　说明化疗的必要性、化疗药物的副作用及其防治方法，告知定期检查血象、肝功能等，并注意预防感染。遵医嘱使用铁剂、维生素 B_1、叶酸、维生素 D、钙剂等，可防治营养性并发症。

3. 复诊指导　定期门诊随访，术后 3 年内每 3~6 个月复查 1 次，3~5 年内每半年复查 1 次，5 年后每年复查 1 次。内镜检查每年 1 次。若有腹部不适、肝区肿胀、食欲减退和体重减轻等，应及时就诊。

（王　蕾）

思维导图

自测题

? 思考题

结合导入情境及思考回答下列问题：

1. 该患者术后可能会出现哪些并发症？如何护理？
2. 如何对该患者进行健康教育？

第二十六章

小肠疾病患者的护理

学习目标

识记:

1. 能复述肠梗阻、机械性肠梗阻、动力性肠梗阻、血运性肠梗阻的概念。
2. 能简述肠梗阻的病因、分类、临床表现。

理解:

1. 解释肠梗阻的类型与所采取治疗方法的关系。
2. 归纳肠梗阻导致的全身变化、局部变化和处理原则。
3. 理解肠梗阻手术治疗后并发症的预防措施及肠梗阻非手术治疗和手术治疗的护理重点。

运用:

能运用护理程序为肠梗阻手术治疗的患者做好术前准备和术后护理。

导入情境与思考

　　杨女士,43岁,农民。以腹痛、腹胀、停止排气排便 2d,伴呕吐数次就诊。患者于 2d 前无明显诱因出现腹痛,呈阵发性发作,以上腹部为重,伴恶心、呕吐,肛门停止排气、排便。患者有阑尾炎病史,半年前因急性坏疽性阑尾炎行阑尾切除术,术后出现腹腔脓肿,经非手术治疗痊愈。出院后 6 周,再次出现术后类似症状,经内科治疗痊愈。愈后未从事过重体力劳动,饮食以细软食物为主,忌食生冷硬食,进食未曾过饱,饮食稍不慎便会出现腹部疼痛不适。

　　体格检查:体重 50kg,消瘦体型。急性面容,神志清楚,眼窝凹陷,口唇黏膜干燥,皮肤弹性差。T 37.1℃,P 90 次/min,脉搏较弱,BP 100/70mmHg,肢端温度较低。叩诊全腹鼓音,移动性浊音阴性,听诊肠鸣音 2 次/min,未闻及气过水音及金属音。

　　实验室检查:WBC $5.0×10^9$/L,中性粒细胞 80%,血红蛋白 145g/L,血清钾 4.4mmol/L,血清钠 136.8mmol/L。X 线检查:心肺隔未见异常,中上腹部可见多个气液平面。

　　请思考:

1. 该患者最可能的医疗诊断是什么?
2. 该患者目前有哪些护理诊断/问题?
3. 对该患者需要采取哪些护理措施? 为什么?

小肠疾病病种较多,常见的有先天性肠闭锁、肠炎性疾病、小肠肿瘤、肠梗阻、肠瘘等。先天性肠闭锁必须及时手术治疗;肠炎性疾病中除伤寒性肠穿孔应及时手术治疗外,其他均可采用非手术治疗,非手术治疗无效或出现并发症时采用手术治疗;小肠肿瘤一般首选手术治疗;肠梗阻中除肠扭转首选手术治疗外,其他均可采用非手术治疗,非手术治疗无效时,考虑手术治疗。本章主要讨论肠梗阻和肠瘘患者的护理。

第一节　肠　梗　阻

一、肠梗阻概述

肠梗阻(intestinal obstruction)是指肠内容物由于各种原因不能正常运行、顺利通过肠道,是外科常见的急腹症。肠梗阻不但可引起肠管本身解剖与功能上的改变,并可导致全身性生理上的紊乱,临床病象复杂多变。

【病因与分类】

（一）按肠梗阻发生的基本原因分类

1. 机械性肠梗阻(mechanical instestinal obstruction)　最常见。是由于各种原因使肠腔变狭小,从而使肠内容物通过障碍。主要原因有:①肠腔堵塞,如寄生虫、粪块、结石、异物等;②肠管受压,如肠管扭转、粘连带压迫、腹外疝、肿瘤压迫等;③肠壁病变,如炎症性狭窄、肿瘤、先天性肠道闭锁、肠套叠等。

2. 动力性肠梗阻(dynamic instestinal obstruction)　较机械性肠梗阻少见。是由于神经反射或腹腔内毒素刺激引起肠壁肌肉功能紊乱,使肠内容物不能正常运行,但无器质性病变。可分为麻痹性肠梗阻(paralytic ileus)和痉挛性肠梗阻(spastic ileus)两类。前者常见于急性弥漫性腹膜炎、腹部大手术、腹膜后血肿或感染等;后者甚少见,可见于肠道功能紊乱和慢性铅中毒等。

3. 血运性肠梗阻(ischemic instestinal obstruction)　较少见。是由于肠系膜血管栓塞或血栓形成,使肠管血供障碍,发生肠麻痹致肠内容物运行障碍。

（二）按肠壁有无血运障碍分类

1. 单纯性肠梗阻(simple instestinal obstruction)　指有肠内容物通过受阻,而无肠管血运障碍。

2. 绞窄性肠梗阻(strangulated instestinal obstruction)　指有肠内容物通过障碍,并伴有肠壁血运障碍。

（三）按其他分类

按梗阻发生的部位,分高位(如空肠上段)和低位(如回肠末段和结肠)肠梗阻;按梗阻的程度,分完全性和不完全性肠梗阻;按梗阻发展过程,分急性和慢性肠梗阻。

各种类型肠梗阻在一定条件下可以相互转换。若早期得以诊断和治疗,梗阻可以缓解和治愈;若延误诊断和治疗,不完全性肠梗阻可发展成完全性肠梗阻;单纯性肠梗阻可转变为绞窄性肠梗阻;机械性肠梗阻可发展为麻痹性肠梗阻。

【病理生理】

各类型肠梗阻的病理生理变化不完全一致,但均有局部变化及全身性变化。

1. 肠管局部变化

（1）肠蠕动增强:单纯性肠梗阻一旦发生,梗阻以上肠段蠕动增强,以克服肠内容物通过障碍。

（2）肠腔积气积液、扩张:梗阻以上的肠腔积气、积液,使肠管膨胀。梗阻部位越低、时间越长,肠管扩张越明显。气体主要来自咽下的空气,部分来自血液中弥散的气体及肠道细菌分解或发酵而产生的气体;积液主要来源于胃肠道分泌液。

（3）肠壁充血水肿、血运受阻:随着梗阻时间的延长,梗阻近端肠腔内压力也不断升高,可使肠壁受压、血运发生障碍。开始主要表现为静脉回流受阻,出现肠壁淤血、水肿、增厚、呈暗红色;若肠腔内压力继续增高,则小动脉血流受阻,血栓形成,肠壁失去光泽、变薄、呈暗黑色,腹腔内出现带有粪臭的渗出物;最终肠管可因缺血坏死而溃破穿孔。

2. 全身性变化

(1) 体液丢失:体液丢失可引起水、电解质及酸碱平衡失调。消化道每日分泌消化液约 8 000ml,内含各种电解质,正常情况下大部分被肠道再吸收,仅有 200ml 左右随大便排出。肠梗阻发生后,由于呕吐频繁,可使肠液大量丢失,尤以高位梗阻为甚;低位梗阻时,这些液体不能被吸收而潴留在肠腔内,也有内在性体液丢失。此外,肠管高度膨胀,肠壁血运障碍,毛细血管通透性增加,致使液体自肠壁渗透到肠腔和腹腔,即潴留于第三间隙也可引起体液丢失。若为绞窄性肠梗阻,还可伴有血液的丢失。高位肠梗阻因频繁呕吐丢失了大量胃酸和氯离子,可引起代谢性碱中毒;低位小肠梗阻,钠、钾离子丢失多于氯离子,并且在脱水和缺氧的情况下,酸性代谢产物剧增,可引起代谢性酸中毒。严重的体液丢失,可导致血容量不足,出现失液性休克。

(2) 感染和中毒:有梗阻就会有感染。梗阻以上部位的肠腔内细菌大量繁殖,产生大量的毒素,同时由于肠壁血运障碍或失去活力,肠壁通透性增高,肠内细菌和毒素渗入腹腔,可引起腹膜炎,并经腹膜再吸收,引起脓毒症,甚至感染性休克。

(3) 呼吸和循环功能障碍:肠管的膨胀使腹压升高、膈肌上升、腹式呼吸减弱,影响肺内气体交换;同时妨碍下腔静脉血液回流,导致呼吸、循环功能障碍。

【临床表现】

由于肠梗阻的原因、部位、病变程度、发病急缓不同,其临床表现也不尽相同,但肠内容物通过障碍是一致具有的,其共同表现是腹痛、呕吐、腹胀及停止肛门排气排便。

1. 症状

(1) 腹痛:单纯性机械性肠梗阻时由于梗阻上方的肠管强烈蠕动,表现为阵发性腹部绞痛,疼痛多位于腹中部,也可偏于梗阻部位。患者自觉有"气块"在腹中窜动,并受阻于某一部位。当腹痛的间歇期不断缩短并成为剧烈的持续性腹痛时,应提示可能转变为绞窄性肠梗阻。麻痹性肠梗阻时,可表现为全腹胀痛。

(2) 呕吐:梗阻早期,呕吐常为反射性,吐出物为食物或胃液。此后,呕吐随梗阻部位高低而有所不同,高位肠梗阻时,呕吐出现早且频繁,呕吐物主要为胃液、十二指肠液和胆汁;低位肠梗阻呕吐出现较晚,呕吐物常为带臭味的粪样物。若呕吐物为血性或棕褐色液体,常提示肠管有血运障碍。麻痹性肠梗阻时的呕吐呈溢出性。

(3) 腹胀:一般出现较晚,其程度与梗阻部位有关。高位肠梗阻腹胀不明显,但有时可见胃型;低位或麻痹性肠梗阻则腹胀明显,遍及全腹。结肠梗阻时,如果回盲瓣关闭良好,梗阻以上结肠可成闭袢,则腹周膨胀显著。腹部隆起不均匀对称,是肠扭转等闭袢性肠梗阻的特点。

(4) 停止排气、排便:见于急性完全性肠梗阻患者。但在梗阻早期、高位肠梗阻、不完全性肠梗阻时,可有数次少量排气排便。绞窄性肠梗阻时,可排出血性黏液样粪便。

2. 体征

(1) 腹部体征

1) 视诊:单纯性机械性肠梗阻常可见腹胀、肠型和肠蠕动波;肠扭转等闭袢性肠梗阻的腹胀多不对称;麻痹性肠梗阻则呈均匀性全腹胀。

2) 触诊:单纯性肠梗阻腹壁软,可有轻度压痛;绞窄性肠梗阻腹部有固定压痛和腹膜刺激征,有时可触及压痛性包块。

3) 叩诊:肠胀气时腹部呈鼓音;绞窄性肠梗阻时腹腔有渗液,可有移动性浊音。

4) 听诊:单纯性机械性肠梗阻肠鸣音亢进,可闻及气过水声或金属音;绞窄性肠梗阻和麻痹性肠梗阻肠鸣音减弱或消失。

（2）全身体征：单纯性肠梗阻早期多无明显全身改变。晚期可有唇干舌燥、眼窝凹陷、皮肤弹性差、尿少等脱水体征，严重者出现脉搏细速、血压下降、面色苍白、四肢发凉等休克体征。绞窄性肠梗阻除上述症状外，还可有体温升高、意识改变等感染中毒体征。

【辅助检查】

1. 实验室检查　由于脱水、血液浓缩，血红蛋白和血细胞比容可有升高，尿相对密度增高。绞窄性肠梗阻可有白细胞计数和中性粒细胞比例增高。单纯性肠梗阻晚期和绞窄性肠梗阻可出现血 K^+、Na^+、Cl^-、尿素氮、肌酐及血气分析值的变化。

2. X 线检查　肠梗阻发生 4~6h 后，立位腹部平片可见胀气肠袢及阶梯状排列的气液平面（图 26-1）。空肠梗阻由于空肠的环形黏膜纹可显示"鱼肋骨刺"状。绞窄性肠梗阻可见孤立、突出、胀大的肠袢，其位置不因时间改变而发生变化。当怀疑肠套叠、乙状结肠扭转或结肠肿瘤时，可作钡剂灌肠或 CT 检查以协助诊断。

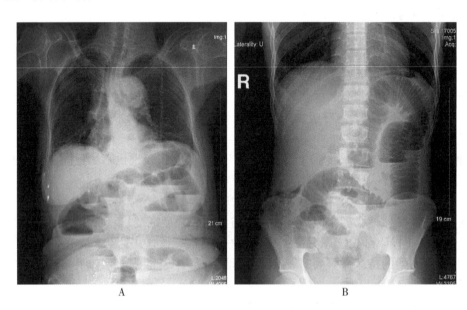

图 26-1　肠梗阻的 X 线表现
A.气液平面；B.胀气肠袢

【处理原则】

处理原则是尽快解除梗阻，矫正因肠梗阻所引起的全身性生理紊乱。

1. 非手术治疗　适用于单纯性粘连性不完全性肠梗阻、麻痹性或痉挛性肠梗阻、蛔虫或粪块堵塞引起肠梗阻以及肠套叠早期。

（1）禁食、胃肠减压：胃肠减压是治疗肠梗阻最主要的措施。通过胃肠减压，吸出胃肠道内的气体和液体，减轻腹胀，降低肠腔内压力，改善肠壁的血液循环，减少肠腔内的细菌和毒素，促使肠腔恢复通畅，有利于改善局部及全身状况。

（2）纠正水、电解质及酸碱平衡失调：输液的量和种类根据脱水情况、尿量，结合血液浓缩程度、血清电解质和血气分析结果来决定。肠梗阻已存在数日、高位肠梗阻及呕吐频繁者，需要补钾。必要时输血浆或全血，以补偿已丧失的血浆和血液。

（3）防治感染：应用抗生素可防治细菌感染，并减少毒素的产生。

（4）其他：如肠套叠可行空气或钡剂灌肠复位；痉挛性肠梗阻可使用解痉药物；蛔虫性肠梗阻可服用润肠剂；粪块堵塞引起肠梗阻可行灌肠通便；嵌顿疝可行手法复位等。

2. 手术治疗　适用于非手术治疗无效的肠梗阻、绞窄性肠梗阻及肿瘤或先天性肠道畸形引起的肠梗阻。手术原则是在最短的时间内、用最简单的方法解除梗阻，恢复肠腔的通畅性。手术方法包括粘连松解术,肠套叠、肠扭转或嵌顿疝复位术,肠切除肠吻合术,肠短路吻合术和肠造口术等。

【护理评估】

（一）术前评估

1. 健康史　了解患者的年龄,有无感染、饮食不当、过度劳累、习惯性便秘等诱因;既往有无腹部手术及外伤史,有无腹外疝、溃疡性结肠炎、结肠憩室或肠肿瘤等病史。

2. 身体状况　了解腹痛、呕吐、腹胀、停止排气排便等出现的时间、程度及变化;观察腹胀的程度,有无肠型和蠕动波;有无腹部压痛、肌紧张、反跳痛及其程度和范围;有无腹部压痛性包块;有无移动性浊音;有无肠鸣音亢进、减弱或消失;有无眼窝内陷、皮肤干燥、尿少等脱水征象;有无脉搏细弱、血压下降、面色苍白、四肢湿冷等休克的表现;有无发热、意识改变等全身感染表现。

了解辅助检查结果,通过血常规、尿常规、血电解质、腹部 X 线检查等结果,以对病情作出较准确的评估。

3. 心理、社会状况　应了解患者和家属的心理状态,术前评估患者及患者家属对疾病、拟行麻醉及手术方式的认知程度和心理承受能力,对术前准备的配合,判断有无焦虑或恐惧。

（二）术后评估

1. 术中情况　评估麻醉方法、手术方式及术中情况等,有助于全面了解术后病情。

2. 身体状况　包括系统评估生命体征、肠蠕动恢复情况、切口愈合情况、引流情况、有无肠粘连、腹腔内感染或肠瘘等并发症。

3. 心理、社会状况　了解患者手术后的心理反应,家属对患者的支持程度、对手术效果的期待及家庭经济的支持程度,术后康复的知晓程度。

【护理诊断/问题】

1. 急性疼痛　与肠内容物不能正常运行或通过障碍、手术创伤等有关。

2. 体液不足　与呕吐、禁食、肠腔积液、胃肠减压等有关。

3. 焦虑　与对疾病的无知、担心手术及预后等有关。

4. 潜在(术后)并发症:切口感染、腹腔感染、肠粘连、肠瘘等。

【护理目标】

1. 患者腹痛程度减轻。

2. 患者生命体征平稳,水电解质及酸碱失衡得到纠正。

3. 患者焦虑减轻或消失。

4. 潜在并发症能被及时发现,并得到有效处理。

【护理措施】

（一）非手术治疗的护理

1. 体位　无休克者取低半卧位,有利于减轻腹部张力,缓解腹胀,改善呼吸和循环功能。有休克者取平卧位并头偏向一侧,防止呕吐物误吸引起吸入性肺炎或窒息。

2. 禁食和胃肠减压　是重要护理措施之一。应保持胃肠减压通畅,在梗阻解除(腹痛和腹胀消失、肛门排气排便)后 12h 可拔除胃管,进少量流质饮食,但忌食产气食物,若进食后无不适,48h 后试进半流质饮食。

3. 解痉止痛　对无肠绞窄或肠麻痹者,遵医嘱应用阿托品等解痉止痛药物。但禁用吗啡类止痛剂,以免掩盖病情。

4. 合理补液　遵医嘱补液,合理安排输液种类、速度,保证输液通畅;观察补液的效果,记录 24h 出入量,为调整补液计划提供依据。

5. 防治感染　对单纯性肠梗阻晚期和绞窄性肠梗阻患者,遵医嘱应用抗菌药物,以预防和控制感染。多种抗菌药物联合应用时,应注意配伍禁忌,并注意观察药物的不良反应。

6. 观察病情变化　患者出现下列情况之一,应考虑有肠绞窄的可能,需积极做好手术准备。

(1) 腹痛发作急骤,开始即表现为持续性剧痛,或持续性疼痛阵发性加剧,呕吐出现早而频繁,肠鸣音可不亢进。

(2) 腹胀不对称,腹部可触及压痛性肿块或有局部隆起。

(3) 有明显腹膜刺激征,移动性浊音阳性。

(4) 呕吐物、胃肠减压抽出液、肛门排出物为血性,或腹腔穿刺抽出血性液体。

(5) 病情发展迅速,体温升高,脉率增快,白细胞计数和中性粒细胞比例增高;早期即出现休克,抗休克治疗效果不明显。

(6) 经积极非手术治疗后症状体征无明显改善。

(7) 腹部 X 线检查显示孤立、固定的肿大肠袢,且不因体位、时间而改变。

（二）手术治疗的护理

1. 术前护理　做好非手术治疗,并按腹部手术做好术前准备,必要时做交叉配血。

2. 术后护理

(1) 卧位与活动:麻醉作用消失、血压平稳后给予半卧位。早期指导患者床上活动,病情允许时,协助患者下床活动,以促进肠蠕动,防止肠粘连。

(2) 观察病情:观察生命体征、意识、尿量、肠蠕动恢复情况等;注意腹痛、腹胀、呕吐及排气、排便等情况。

(3) 胃肠减压和饮食护理:术后需禁食和持续胃肠减压 2~3d,应保持胃肠减压通畅,待肠蠕动恢复、肛门排气后拔除胃管,开始进少量流质饮食;进食后若无不适,则逐步过渡至半流质和普通饮食。禁饮食期间给予静脉补液,维持水、电解质的平衡。

(4) 切口和引流管护理:观察切口敷料有无渗液或污染,一般术后第 3 天更换敷料,必要时及时更换,并注意有无切口感染征象。绞窄性肠梗阻,术中常放置腹腔引流管,应妥善固定,保持通畅,观察引流液的性质和量,若无特殊情况,一般 24~48h 后,应协助医生拔除引流管。

(5) 防治感染:同术前。遵医嘱合理使用抗菌药物,并注意观察药物的不良反应。

(6) 并发症观察和护理:肠梗阻手术后除切口感染、粘连性肠梗阻外,还可能出现腹腔感染、肠瘘等并发症,应注意有无持续发热、腹胀、腹痛或切口处红肿、有粪臭味液体流出等,一旦发现上述情况,应通知医生,并协助处理。

（三）健康教育

1. 饮食指导　注意饮食卫生,不吃不洁的食物,避免暴饮暴食;嘱患者出院后进食易消化、营养丰富、高维生素的食物,避免腹部受凉和饭后剧烈活动。

2. 排便指导　养成定时排便的习惯,防止便秘;便秘者应注意通过调整饮食、腹部按摩等方法保持大便通畅,无效者适当应用缓泻剂。

3. 就诊指导　指导患者进行自我监测,如有腹痛、呕吐、腹胀等症状及时就诊。

【护理评价】

1. 患者腹痛程度是否减轻。

2. 患者生命体征是否平稳,水电解质及酸碱失衡是否得到纠正。

3. 患者焦虑是否减轻或消失。

4. 潜在并发症是否被及时发现,并得到有效处理。

二、常见肠梗阻

（一）粘连性肠梗阻

粘连性肠梗阻是肠粘连或腹腔内粘连带所致的肠梗阻,较为常见,其发生率占各类肠梗阻的 20%~40%。

1. 病因　粘连性肠梗阻的病因分为先天性和后天性两种。先天性较少见,因发育异常或胎粪性腹膜炎所致;后天性多因腹部手术、炎症、损伤、出血、异物等所致。临床以腹部手术后发生的肠粘连最多见。肠粘连达到一定条件才可引起肠梗阻,如因肠袢间紧密粘连成团、肠袢粘连固定于腹壁、肠管因粘连牵扯形成锐角、粘连带压迫肠管、肠袢窜出粘连带形成的孔隙(即腹内疝)或肠袢以粘连带为支点发生扭转等。在上述病变的基础上,常因肠功能紊乱、暴饮暴食、剧烈活动、突然改变体位等而诱发急性肠梗阻。

2. 临床表现　患者多有腹腔手术、腹膜炎、腹部损伤等病史。常有慢性机械性不完全肠梗阻表现,在饮食不当、剧烈活动、胃肠道功能紊乱等诱因的作用下,可突然出现急性机械性肠梗阻,或发生绞窄性肠梗阻。粘连广泛所致肠梗阻多为单纯性或不完全性肠梗阻,而局限性粘连形成锐角或粘连带压迫,则常引起完全性或绞窄性肠梗阻。腹部立位 X 线摄片,腹腔内可见肠管扩张和阶梯状液气平面。

3. 处理原则　一般采用非手术治疗,包括禁食、胃肠减压、补液及解痉止痛。治疗期间严密观察病情,若症状加重或有发生绞窄的可能,应中转手术治疗。单纯性肠梗阻可行肠粘连松解术、粘连带切除术;绞窄性肠梗阻除上述方法外,还需做肠切除肠吻合术。

(二)肠扭转

肠扭转(volvulus)是一段肠管沿其系膜长轴旋转而形成的闭袢性肠梗阻。由于肠系膜血管受扭压,极易形成绞窄性肠梗阻。肠扭转最常发生于小肠,其次是乙状结肠。

1. 病因　肠扭转原因是由于肠系膜过长而根部较窄,活动范围大,当肠内容物重量增加(如饱餐、大量粪便、肠壁较大肿瘤等)、肠管动力异常及突然改变体位时,容易诱发本病。小儿可因胎儿期肠旋转不良致肠系膜根部附着过短,于生后不久发生肠扭转。肠扭转属闭袢性肠梗阻,其系膜根部以顺时针方向旋转为多见,轻度扭转者在 360° 以下,重者可达 2~3 转。因肠系膜血管受压,极易发展为绞窄性肠梗阻。

2. 临床表现　肠扭转表现为急性机械性肠梗阻,发生部位不同,特点不同。

(1)小肠扭转:多见于青壮年。饱餐后剧烈活动是常见诱因。表现为突然脐周剧烈绞痛,呈持续性疼痛阵发性加剧,常牵涉腰背部;患者往往不敢平卧,常取胸膝位或蜷曲侧卧位;呕吐频繁,腹胀不明显,可无高亢的肠鸣音。腹部有时可扪及压痛的扩张肠袢。腹部 X 线检查有肠梗阻征象。

(2)乙状结肠扭转:多见于男性老年人,常有便秘习惯,或以往有多次腹痛发作经排便、排气后缓解的病史。表现突发左下腹绞痛,明显腹胀,呕吐一般不明显。腹部 X 线检查可见马蹄状巨大的双腔充气肠袢;钡剂灌肠检查可见扭转部位钡剂受阻,尖端呈"鸟嘴"状。

(3)小儿肠扭转:肠扭转多为肠旋转不良的表现之一,主要见于新生儿。病儿生后有正常胎粪排出,出生后 3~5d 出现间歇性呕吐胆汁。当发生肠扭转时,出现阵发性腹痛和频繁呕吐,可吐出咖啡液体或有血性大便。查体可有腹膜刺激征,并有明显的全身中毒症状和休克表现。X 线立位腹部摄片检查可见胃和十二指肠第一段扩张,有气液平面,显示为"双泡征"及小肠内有少量气体。

3. 处理原则　肠扭转易发生肠绞窄和肠坏死,应及时手术治疗。肠扭转无肠坏死者,行肠扭转复位术;有肠坏死者则行肠切除肠吻合术;新生儿肠扭转常需同时矫正肠旋转不良,行膜状索带松解术。

(三)肠套叠

肠套叠(intussusception)是指一段肠管及其系膜套入与其邻近肠管腔内而引起的肠梗阻,也极易引起肠绞窄。根据发生原因不同,分为原发性和继发性两种。

1. 病因　原发性肠套叠多见于 2 岁以内小儿,尤以 4~10 个月婴儿发病率最高,与饮食性质改变、腺病毒感染等导致的肠蠕动功能紊乱有关。按套叠发生的部位可分为:回结肠套叠(回肠套入结肠)、小肠套叠(小肠套入小肠)和结肠套叠(结肠套入结肠)等,以回结肠套叠最为多见。继发性肠套叠多见于成年人,多因肠息肉、肿瘤、憩室等引起,症状不典型,多表现为不完全性肠梗阻,少有血便。

2. 临床表现　原发性肠套叠典型表现为腹痛、呕吐、血便和腹部肿块。腹痛,常突然发生,呈阵发性,患儿常表现为阵发性哭闹,伴呕吐、出汗、面色苍白等;4~12h 后可排出果酱样血便;右侧腹部可扪及表面光滑、稍可活动、有压痛的腊肠样肿块,右下腹有空虚感。后期可出现高热、脱水、腹胀等症状。X线空气或钡剂灌肠检查,可见空气或钡剂在结肠内受阻,前端呈"口杯状"阴影。继发性肠套叠症状不典型,多表现为慢性不完全性肠梗阻症状。

3. 处理原则

(1) 非手术治疗:原发性肠套叠若发病时间不超过48h,患者全身情况好,无腹膜炎表现,可行空气或钡剂灌肠复位,成功率在90%以上。一般空气压力先用60mmHg,经肛管灌入结肠内,在X线透视再次明确诊断后,继续加压至80mmHg左右,直至套叠复位。

(2) 手术治疗:原发性肠套叠若复位失败或发病已超过48h,怀疑有肠绞窄时,应行手术治疗;继发性肠套叠必须手术治疗。原发性肠套叠可行肠套叠复位术,继发性肠套叠可行肠套叠复位及病因切除术。肠套叠出现肠坏死时,应行肠切除肠吻合术。

(四)蛔虫性肠梗阻

蛔虫性肠梗阻是由于蛔虫结聚成团使局部肠管痉挛而引起的肠腔堵塞,是一种单纯性机械性肠梗阻。多见于2~10岁的儿童,农村发病率较高。

1. 病因　主要原因是肠蛔虫症。驱虫治疗不当、发热时内环境改变为常见诱因。

2. 临床表现　表现为不完全性肠梗阻,脐周阵发性疼痛,伴呕吐,腹胀不明显,可有便蛔虫或吐蛔虫的病史。腹部柔软,可扪及变形、变位的条索状团块,并随肠管收缩而变硬,腹痛时肠鸣音亢进。腹部X线平片可见成团的蛔虫阴影。少数患者可因过大蛔虫团引起肠壁坏死穿孔,大量蛔虫进入腹腔引起腹膜炎。

3. 处理原则　单纯性蛔虫堵塞可采用非手术治疗。非手术治疗无效或并发肠扭转、腹膜炎者,应尽快手术治疗。手术方法为肠蛔虫取出术。

(1) 非手术治疗:适用于单纯性蛔虫堵塞,效果较好。除禁食、补液、酌情胃肠减压外,可口服植物油100ml,辅以腹部按摩或针刺,使蛔虫团散开。腹痛剧烈时可用解痉剂。症状缓解后,可经胃管注入氧气驱虫。

(2) 手术治疗:适用于经非手术治疗无效,或并发肠扭转,或出现腹膜刺激征者。手术方法为肠蛔虫取出术,术后应继续驱虫治疗。

第二节　肠　瘘

肠瘘(intestinal fistula)是指肠管与其他空腔脏器、体腔或体表形成异常的通道。是腹部外科常见重症疾病之一,严重影响患者的生活质量,甚至危及生命。在20世纪70年代以前肠瘘患者病死率在50%~60%,以后由于营养支持治疗的广泛开展,提高了肠瘘的治愈率,降低了病死率。我国在肠瘘的治疗和护理方面,处在国际领先水平。

【病因与分类】

1. 按肠瘘发生的原因分类

(1) 先天性肠瘘:由于先天性发育不全引起,如脐肠瘘。

(2) 病理性肠瘘:常见。主要原因为:①腹腔内脏器的化脓性疾病,如憩室炎、腹腔脓肿或感染;②炎性肠道疾病,如克罗恩病、溃疡性结肠炎;③特异性感染性疾病,如结核、放线菌感染。

(3) 创伤性肠瘘:①腹部创伤,如火器伤或锐器伤;②腹部手术,腹部手术后并发肠瘘占肠瘘总数的90%以上,主要与手术误伤、伤口愈合不良、腹腔内遗留异物等有关。

(4) 治疗性肠瘘:因治疗需要而施行的人工肠造瘘,如空肠造瘘、结肠造瘘等。

2. 按肠瘘走向分类

(1) 肠外瘘:瘘管开口于腹壁皮肤。较多见,主要继发于腹部手术、外伤及小肠疾病。

(2) 肠内瘘:瘘管与腹内其他脏器或肠管的其他部位相通,如小肠结肠瘘、直肠膀胱瘘。

3. 按肠瘘的病理形态分类

(1) 管状瘘:肠壁瘘口与腹壁外口之间形成一瘘管,瘘管附近可能存在脓腔。管状瘘是最常见的一种类型,多发生于术后吻合口破裂或肠管炎性疾病,一般经非手术治疗可以愈合。

(2) 唇状瘘:肠黏膜外翻与皮肤粘连而形成唇状。多因腹壁切口裂开或有缺损所致,肠袢暴露在外,且常有多个瘘同时存在,须手术治疗。

(3) 完全瘘:也称断端瘘。肠管全部或接近全部断裂,肠内容物全部从瘘口流出体外,多是因医疗目的而由人工造成。

4. 按瘘管所在位置分类

(1) 高位瘘:如胃肠吻合口瘘、十二指肠瘘和空肠上段瘘。

(2) 低位瘘:如空肠下段瘘、回肠瘘和结肠瘘。

【病理生理】

高位肠瘘的全身性病理生理变化较大,水、电解质的丢失和紊乱较严重;低位肠瘘则以继发性感染较为明显,而水和电解质丢失较少,很少引起严重的生理代谢紊乱。

1. 体液丢失 肠瘘的体液丢失可引起水、电解质及酸碱平衡失调。高位肠瘘时每日丧失的肠液量可高达 7 000~8 000ml,可很快引起脱水,甚至低血容量性休克。与此同时,还会伴有电解质的丢失,若以丢失胃液为主,可引起低氯低钾性碱中毒;若以丢失肠液为主,则可引起代谢性酸中毒。

2. 营养代谢异常 肠液丢失的同时伴有大量消化酶和蛋白质丧失,加上炎症和创伤的额外消耗,会导致严重的负氮平衡,出现体重急速下降、贫血、低蛋白血症,甚至多器官功能障碍,也可伴发恶病质而死亡。

【临床表现】

1. 局部表现 肠瘘发生后,可表现为局限性或弥漫性腹膜炎,多数肠外瘘患者还同时伴有肠袢间脓肿、膈下脓肿或肠管周围脓肿等。腹壁可见一个或多个瘘口,并有脓液、消化液和气体溢出;严重的肠外瘘可在创口直接看到破裂的肠管和外翻的肠黏膜及大量肠内容物流出。瘘口周围皮肤因受到消化液的刺激,表现为潮红、糜烂和轻度肿胀;合并感染者,可有疼痛、脓痂、溃疡或出血等。

2. 全身表现 主要表现为精神不振、食欲下降、消瘦、水肿;并发严重感染者,可有寒战、高热、呼吸急促、脉率加速等脓毒症表现。若病情得不到及时控制,最终可发展为多器官功能衰竭而死亡。

【辅助检查】

1. 实验室检查 血常规可见血红蛋白浓度、红细胞计数下降,而白细胞计数及中性粒细胞比例升高,严重感染时出现含中毒颗粒的白细胞并有血小板计数下降;严重营养不良时,淋巴细胞计数下降。肝功能检查肝酶谱(CPT、COT、AKP、r-GT 等)及血红素值升高。血清电解质测定可有低钾、低钠等。血蛋白质测定出现血清白蛋白、转铁蛋白、前清蛋白浓度降低。

2. 特殊检查 口服或胃管内注入亚甲蓝,观察、记录亚甲蓝从瘘口排出的时间和排出量,可粗略判断瘘口的部位与大小。瘘管组织活检,可明确肠瘘是否由结核、肿瘤等病变引起。

3. 影像学检查 B 超及 CT 检查可发现腹腔深部脓肿、积液和占位性病变。瘘管造影有助于明确瘘的部位、大小、长短、走行及脓腔范围,同时还可了解与肠瘘相关部位肠袢的情况。胃肠道钡剂造影可了解全消化道的情况,尤其是瘘远端肠管有无梗阻、占位性病变等。

【处理原则】

对肠瘘局部早期引流、中期堵塞、晚期修补,已经成为公认的处理原则。此外,全身营养支持治疗必须贯穿于治疗全程,其对局部治疗效果起着至关重要的作用。

1. 早期 腹膜炎期及腹腔脓肿期,大致在发病后 2~4 周。治疗的关键是及早通畅地引流,控制感染,同时纠正低血容量和水、电解质及酸碱平衡失调,保护瘘口周围皮肤。

(1) 控制感染:是挽救生命的关键。措施如下:

1) 局部引流:是最重要的措施。对腹膜炎者,在瘘口旁置双腔套管或三腔套管行负压引流及腹腔灌洗。对脓肿形成者,可在B超引导下穿刺或手术引流。引流的目的在于将消化液或脓液引流至体外,促进局部炎症消退、组织修复和瘘口闭合。

2)合理用药:根据肠瘘的部位及常见菌群或药物敏感试验结果,应用有效的抗菌药物,常用的有头孢菌素类、氨基糖苷类抗生素及抗厌氧菌的甲硝唑等。

(2)纠正水、电解质及酸碱平衡失调:根据患者丢失消化液的性质、脱水程度、尿量、出入液量及水电解质、血气分析结果等,及时补充液体,以维持内环境稳定。

(3)营养支持:营养支持被认为是肠外瘘的标准治疗,尤其是全胃肠外营养(TPN)的应用,被视为外科治疗肠瘘的里程碑。早期禁饮食,行完全胃肠外营养。待腹膜炎得到控制、肠功能恢复、漏出量减少和肠道梗阻解除后,可给予肠内营养或经口进食。

(4)抑制肠道分泌:早期在TPN的基础上,加用生长抑素或生长激素等,可以进一步降低胃肠液的分泌量,降低漏出量,减少体液丢失。

(5)防止皮肤糜烂:小肠瘘尤其高位肠瘘由于含大量消化酶,极易引起皮肤糜烂。除采用双腔套管持续负压吸引外,还应及时清理漏出的消化液,瘘口周围皮肤涂氧化锌软膏,以防止皮肤糜烂。

2.中期　瘘管形成期,大致为发病后第2~3个月。腹腔内感染已基本控制,外瘘已形成。此期除继续注意保持通畅引流、控制感染、保护瘘口旁皮肤外,更重要的是补充营养,增强体质,促进肠瘘自行闭合。此期,可行瘘管堵塞治疗。

(1)加强营养:应视肠瘘的位置、漏出量,选择肠外营养、肠内营养或经口进食。经过充分引流、控制感染和有效的营养支持治疗,40%~70%的小肠瘘可自行愈合。

(2)堵塞瘘管:当肠瘘成为能被控制的瘘(肠液能按治疗的要求引流至体外)时,可采用堵塞瘘管法治疗,以恢复肠道的连续性,使肠液不再外漏,恢复胃肠道饮食。

1)外堵法:适用于已形成的管道较直,且管壁完整的肠瘘,用医用黏合胶,盲端用橡胶管或塑料管等方法将瘘管堵塞。

2)内堵法:适用于唇状瘘及管道短且管径大的肠瘘,在肠道瘘口处放置硅胶片或乳胶片等堵住瘘管。

3.后期　指肠瘘发生3个月后。此时营养维持满意,胃肠道功能已恢复,如肠瘘未愈合,可进行手术治疗。

(1)适应证:①唇状瘘伴有肠梗阻;②管状瘘已上皮化或瘢痕化;③特异性病变;④多个瘘存在等。

(2)手术方式:①肠段部分切除吻合术:适用于空回肠和结肠部的肠外瘘,是最常用的效果最好的方法;②肠瘘局部楔形切除缝合术:适用于瘘口小,肠壁周围组织正常者;③肠瘘旷置术:适用于肠瘘口大、情况复杂、肠液流出量多、局部感染严重、肠外和肠内营养难以长期维持又不能耐受一次性彻底手术者;④小肠浆膜补片覆盖修补术。

【护理诊断/问题】

1.营养失调:低于机体需要量　与肠液大量外漏、炎症和创伤等所致的高消耗等有关。

2.体液不足　与禁饮食、肠液大量外漏等有关。

3.皮肤完整性受损　与瘘口周围皮肤受消化液侵蚀有关。

4.焦虑　与长期肠液外漏的视觉和痛觉刺激及担心预后等有关。

5.潜在并发症:腹腔感染、胃肠道或瘘口出血、多器官功能障碍等。

【护理措施】

(一)非手术治疗的护理

1.心理护理　安慰患者,向患者及家属介绍疾病的有关知识及需要配合的问题,消除其顾虑,增强对疾病治疗的信心。

2.体位　采取低半卧位,以利于呼吸和引流,促进炎症局限。

3.引流护理　①保持负压引流通畅,引流管堵塞时,可进行冲洗或更换;②根据引流情况调节引流管负压大小;③调节冲洗速度,常用的冲洗液为含有抗生素的生理盐水,当肠液稠厚、量多、刺激性强时,可适当加快冲洗速度,一般冲洗液量3 000~5 000ml/d;④观察和记录24h漏出量,其为24h引流液量减去冲洗液量。

4. 营养支持 遵医嘱早期给予全胃肠外营养,病情稳定后可给予肠内营养,做好营养支持的护理。

5. 堵塞瘘管的护理 ①外堵法:外堵瘘管后,应观察患者有无肠液继续外漏、局部疼痛不适、瘘口周围组织红肿以及生命体征变化等;②内堵法:内堵瘘管后,应观察有无因堵片损伤周围组织而致的炎症;有无肠液外渗,记录渗出量的多少等;患者有无腹痛、腹胀、恶心、呕吐、肠鸣音亢进等表现。若有大量肠液外渗,说明堵片的位置、质地、形状等不合适;若出现肠梗阻症状,可能是堵片引起的肠道阻塞。以上情况均应通知医生,并协助处理。

6. 皮肤护理 ①暴露瘘口周围皮肤,及时清除外漏的肠液,有肠液溢出及时清除,保持局部干燥、清洁,这是防止肠液腐蚀皮肤的最有效方法;②用复方氧化锌软膏涂抹瘘口周围皮肤,防止肠液腐蚀皮肤;③若局部皮肤发生糜烂,可用红外线灯照射或超短波理疗。

(二)手术治疗的护理

1. 术前护理 除实施非手术护理外,还应做好以下几方面准备:

(1) 肠道准备:术前3d,进食少渣半流质饮食,并口服肠道不吸收抗生素、肌内注射维生素K_1;术前2d,进食无渣流质饮食;术前1d禁食,经静脉补充水分和营养。术前3d,开始用生理盐水灌洗瘘口近、远端肠管,每日一次,术日晨经肛门及瘘口行清洁灌肠。

(2) 皮肤准备:按常规备皮,但应注意清除瘘口周围皮肤上的污垢。

(3) 应用抗生素:根据创面及瘘口分泌物的细菌培养和药敏试验结果,术前2d,预防应用抗生素。

2. 术后护理

(1) 卧位与活动:术后,待麻醉作用消失,生命体征平稳,取半卧位,以利呼吸和腹腔引流,还可降低腹部切口张力,减轻疼痛。若病情许可,应协助患者早期下床活动,以促进肠蠕动恢复,防止肠粘连。

(2) 病情观察:肠外瘘手术,创伤较大、失血失液较多,术后腹腔可有渗血、渗液,故除严密观察生命体征外,还应观察切口有无渗血、渗液或红、肿、痛等感染征象;腹腔引流管引流液的性状和量;有无持续高热、腹痛、腹胀、恶心、呕吐、腹部压痛、腹肌紧张等腹腔感染的征象。

(3) 营养支持:继续应用TPN,直到肠功能恢复。

(4) 引流管护理:术后常留置各种引流管如肠造口管、腹腔负压引流管、胃肠减压管、导尿管等。应了解各种管道的作用,做好管道标记;妥善固定、防止其移位、脱出;保持各管道的通畅;观察并记录各引流管引流液的性状和量;严格无菌操作,防止发生感染;待术后48h或置引流管的脏器功能恢复后,配合医生拔管。

(5) 并发症的护理

1) 腹腔感染:应保持腹腔引流通畅、全身应用抗生素、加强支持疗法等。

2) 胃肠道或瘘口出血:原因包括消化液腐蚀附近组织导致血管破裂出血、胃肠黏膜弥漫性糜烂出血、应激性溃疡等。充分引流漏出肠液、有效控制感染是主要的预防措施。一旦发生,遵医嘱局部应用血管收缩剂。

3) 肝、肾功能障碍:肠瘘导致的水电解质及酸碱平衡失调、循环血流量减少、腹腔内感染等,是早期并发肝、肾功能障碍的主要原因。应定期复查肝、肾功能及尿常规等,注意尿量变化,记录24h出入液量;合理输液,有效控制感染,以预防肝、肾功能障碍的发生。一旦发生,按肝、肾功能不全护理。

(三)健康教育

1. 常识指导 指导患者和患者家属及时清除溢出肠液,教会其掌握皮肤护理和引流管护理方法。

2. 饮食指导 肠瘘患者长时间不能正常进食,手术切除了部分肠管,消化吸收功能有所减退,因此开始进食时应以低脂肪、适量蛋白质、高碳水化合物、清淡低渣饮食为主,随着肠功能的恢复,可逐步增加蛋白质与脂肪含量。

3. 运动指导　向患者说明活动的目的和好处。指导患者从被动活动到主动活动,从床上活动到下床活动。活动时间和强度逐渐增加,以不感到疲劳为度。

4. 复诊指导　病理性肠瘘于出院后 3 个月、半年复诊,检查原发病情况;创伤所致肠瘘,出现腹痛、腹胀、排便不畅等症状,及时就诊。

(王　蕾)

思维导图

自测题

❓ 思考题

结合导入情境及思考回答下列问题:

1. 该患者发病后可能出现哪些病理生理变化?

2. 该患者术后可能出现哪些并发症,如何护理?

第二十七章

阑尾炎患者的护理

第二十七章
课件

 学习目标

识记：
1. 能复述急性阑尾炎的病因。
2. 能描述急性阑尾炎的病理类型。
理解：
1. 能陈述急性阑尾炎与慢性阑尾炎的临床表现和处理原则。
2. 能比较和说明特殊急性阑尾炎的临床表现和处理原则。
应用：
能运用护理程序对急性阑尾炎患者实施责任制整体护理。

 导入情境与思考

王先生,31 岁。主诉右上腹疼痛伴恶心呕吐 20h。疼痛呈阵发性,呕吐物为胃内容物。发热 T37.5℃,发病以来腹泻 6 次,稀便无脓血,且伴有呕吐。2h 前腹痛加剧,由上腹转移至右下腹。

体格检查:T 37.5℃,P 100 次 /min,R 21 次 /min,BP 135/85mmHg。

实验室检查:WBC $16×10^9$/L,B 超可见肿大的阑尾,立位腹部平片可见盲肠扩张和气液平面。

请思考:
1. 该患者最可能的医疗诊断是什么?
2. 该患者现存的和潜在的护理诊断 / 问题有哪些?

阑尾炎(appendicitis)包括急性阑尾炎和慢性阑尾炎。急性阑尾炎是外科最常见的急腹症之一,以 20~30 岁青壮年发病率最高,约占 40%,男性发病率高于女性;慢性阑尾炎多由急性转变而来,在某些情况下可出现急性发作。

【解剖概要】

阑尾起自盲肠根部,3 条结肠带汇合点,远端游离于右下腹腔,为一条细长的盲管,形似蚯蚓,长 5~10cm,直径 0.5~0.7cm,位于右髂窝部。其体表投影约在脐与右髂前上棘连线中外 1/3 交界处,称为麦氏点,是阑尾手术切口的标记点。绝大多数人的阑尾属腹膜内位器官。由于阑尾基底部与盲肠关系恒定,因此阑尾的位置随盲肠位置改变而改变,阑尾尖端方向有 6 种类型:①回肠前位,相当于 0~3 点位,尖端指向左上;②盆位,相当于 3~6 点位,尖端指向盆腔;③盲肠后位,相当于 9~12 点位,在盲肠后方、髂肌前,尖端向上,位于腹膜后;④盲肠下位,相当于 6~9 点,尖端向右下;⑤盲肠外侧位,相当于 9~10 点,位于腹腔内,盲肠外侧;⑥回肠后位,相当于 0~3 点,在回肠后方。

阑尾系膜为两层腹膜包裹阑尾形成的一个三角形皱襞,其内含有血管、淋巴管和神经。阑尾系膜内的血管主要为阑尾动、静脉。阑尾动脉是肠系膜上动脉所属回结肠动脉的分支,属无侧支的终末动脉,当血运障碍时,易致阑尾坏死。阑尾静脉与动脉伴行,血液最终回流入门静脉。当阑尾炎症时,细菌栓子脱落可引起门静脉炎和细菌性肝脓肿。阑尾的淋巴管与系膜内的血管伴行,引流至回结肠淋巴结。阑尾的神经由交感神经纤维经腹腔丛和内脏小神经传入,由于其传入的脊髓节段在第 10、11 胸节,所以在急性阑尾炎发病初期,常表现为脐周牵涉痛,属内脏性疼痛。

阑尾参与 B 淋巴细胞的产生和成熟,可能起免疫监督作用。阑尾的黏膜上皮主要是柱状上皮,所含杯状细胞能分泌黏液。在黏膜和黏膜下层分布着大量的淋巴组织。这些淋巴组织随着年龄、疾病的变化而变化,以儿童期发生作用最明显。

第一节　急性阑尾炎

急性阑尾炎可在各个年龄段、不同人群中发病,多发生于青壮年。典型症状是转移性右下腹疼痛,伴发热、恶心及呕吐。

【病因与发病机制】

1. 阑尾管腔堵塞　是急性阑尾炎最常见的病因。导致阑尾管腔阻塞的原因有:①管腔黏膜下淋巴组织肿大,使管腔狭窄,最常见(约占 60%);②腔内粪块较多见(约占 35%);异物、食物残渣、蛔虫、肿瘤等阻塞较少见。

2. 细菌入侵　阑尾管腔阻塞后,肠内致病菌繁殖并产生内毒素和外毒素,损伤黏膜上皮,并形成溃疡,细菌经溃疡面进入阑尾肌层,引起并加重感染;肠道炎性疾病蔓延后也可引起阑尾炎。致病菌多是肠道内的各种革兰氏阴性杆菌和厌氧菌。

3. 其他　阑尾先天畸形,如阑尾过长、过度扭曲、管腔细小、血运不佳等,以及胃肠道功能障碍引起内脏神经反射,导致肠管肌肉和血管痉挛,黏膜受损,细菌入侵而致急性炎症。

【病理】

根据临床过程和病理解剖学变化,可分为以下 4 种病理类型:

1. 急性单纯性阑尾炎　属轻型阑尾炎或病变早期。炎症仅局限于黏膜及黏膜下层,阑尾外观轻度肿胀,浆膜面充血并失去正常光泽、表面有少量纤维素性渗出物,镜下见各层水肿和中性粒细胞浸润,黏膜表面有小溃疡和出血点。

2. 急性化脓性阑尾炎　又称急性蜂窝织炎性阑尾炎,常由急性单纯性阑尾炎发展而来,阑尾肿胀明显,浆膜高度充血并覆有脓性分泌物。镜下可见阑尾黏膜溃疡面增大并深达肌层和浆膜层,各层均有小脓肿,腔内有积脓。阑尾周围炎性渗出物积聚,形成局限性腹膜炎。

3. 坏疽性及穿孔性阑尾炎　是一种重型阑尾炎,阑尾病变进一步加剧,阑尾腔内压力增高,发生血运障碍,使阑尾管壁发生坏死,呈暗紫或黑色,70% 以上的病例可发生穿孔,穿孔多发生在阑尾根部或近端的系膜缘对侧。若穿孔后未能被大网膜包裹,感染扩散,可引起急性弥漫性腹膜炎。儿童和老年人多见。

4. 阑尾周围脓肿　急性阑尾炎化脓、坏疽或穿孔时,若进度较慢,大网膜可移至右下腹部,将阑尾包裹并形成粘连,形成炎性脓肿或阑尾周围脓肿。发生率占急性阑尾炎的 4%~10%。

急性阑尾炎可有以下 4 种转归:

1. 炎症消退　部分单纯性阑尾炎经及时药物治疗后炎症消退,无解剖学上的改变。

2. 炎症局限　部分化脓、坏疽或穿孔性阑尾炎被大网膜包裹粘连后,炎症局限,形成阑尾周围脓肿。经药物治疗后,炎症可逐渐被吸收,治愈缓慢。

3. 炎症扩散　阑尾炎症较重,发展快,未及时药物治疗或手术切除,又未为大网膜包裹,炎症扩散可发展为弥漫性腹膜炎、化脓性门静脉炎或感染性休克等。

4. 转为慢性　化脓性阑尾炎经非手术治疗后,即使炎症消退,也可遗留阑尾管腔狭窄、管壁增厚、阑尾粘连扭曲。大多数急性阑尾炎转为慢性阑尾炎,易复发。

【临床表现】

（一）症状

1. 转移性右下腹痛　是急性阑尾炎的典型症状。腹痛多开始于上腹或脐周,疼痛位置不固定,系阑尾管腔阻塞后肿胀、收缩引起的内脏神经反射性痛所致;6~8h 后腹痛转移并固定于右下腹,多为持续性疼痛,阵发性加剧,这是由于炎症侵及浆膜,刺激壁腹膜而引起体神经的定位疼痛。过程的时间长短与病变发展的程度和阑尾的位置有关。70%~80% 的患者具有此典型的腹痛特点,少数患者在发病初始即表现为右下腹痛。

（1）不同病理类型的急性阑尾炎,腹痛有差异:①单纯性阑尾炎表现为轻度隐痛;②化脓性阑尾炎呈阵发性胀痛和剧痛;③坏疽性阑尾炎呈持续性剧烈腹痛;④穿孔性阑尾炎因穿孔后阑尾管腔压力骤减,腹痛可暂时减轻,但易并发腹膜炎使疼痛和全身中毒症状加重。

（2）不同位置的阑尾炎,其腹痛部位也有区别:①盲肠后位阑尾炎疼痛在右侧腰部;②盆位阑尾炎腹痛在耻骨上区;③肝下区阑尾炎可引起右上腹痛,极少数左下腹部阑尾炎呈左下腹痛。

2. 胃肠道症状　早期可有轻度厌食及反射性的恶心、呕吐,但症状较轻。后因弥漫性腹膜炎导致麻痹性肠梗阻可使上述症状加重,并出现腹胀、排气、排便减少。部分患者可有便秘、腹泻等胃肠功能紊乱症状,但多不严重。盆腔位阑尾炎或盆腔积脓时,炎症刺激直肠和膀胱,引起排便里急后重症状。

3. 全身症状　早期乏力,体温正常或轻度升高。一般在 38℃ 以下,随着炎症发展,阑尾发生化脓、坏疽、穿孔后体温明显升高,达 39℃ 或 40℃,出现口渴、出汗、脉搏增快等症状;若发生门静脉炎,可出现寒战、高热和轻度黄疸等症状。当阑尾化脓坏疽穿孔并腹腔广泛感染时,并发弥漫性腹膜炎,可同时出现血容量不足及败血症表现,甚至合并其他脏器功能障碍。

（二）体征

1. 右下腹压痛　是急性阑尾炎最常见的重要体征。压痛点(即右髂前上棘与脐连线的中外 1/3 交界处,图 27-1)亦可随阑尾的解剖位置改变而改变,但始终固定在一个位置,压痛程度与病变程度相关,当阑尾炎症扩散到周围组织时,压痛范围也相应扩大,但仍以阑尾所在部位的压痛最明显。

2. 腹膜刺激征　包括腹肌紧张、压痛、反跳痛。为壁腹膜受到炎症刺激的一种防御性反应。但小儿、老人、孕妇、肥胖、虚弱者或发生盲肠后位阑尾炎时,腹肌紧张可不明显。

3. 右下腹包块　阑尾周围脓肿时右下腹可扪及压痛性包块,边界不清,固定。

4. 特殊体征　①结肠充气试验(Rovsing 征):患者仰卧位,检查者一手压住左下腹降结肠部,另一手反复按压其近端,结肠内气体可被压向盲肠和阑尾,若出现右下腹疼痛即为阳性,表示阑尾有炎症。②腰大肌试验(Psoas 征):患者左侧卧位,右大腿用力向后伸,若出现右下腹疼痛,即为阳性,提示阑尾位置较深,或为盲肠后位靠近腰大肌处,或炎症已波及腰大肌。③闭孔内肌试验(Obturator 征):患者仰卧,右髋和右膝均屈曲 90°,然后内旋大腿,若引起右下腹疼痛即为阳性,提示靠近闭孔内肌的阑尾发炎。

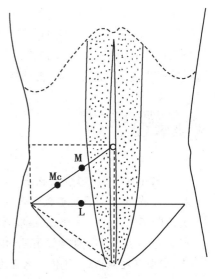

图 27-1　阑尾炎压痛点

5. 直肠指检阳性   盆腔位阑尾炎常在直肠右前方有触痛。炎症波及盆腔,直肠前壁有广泛触痛,若发生盆腔脓肿,可触及痛性肿块。

【辅助检查】

1. 实验室检查   多数阑尾炎患者血白细胞计数和中性粒细胞计数比例较高,但新生儿、老年人可不升高或升高不明显,尿液检查一般无阳性发现,如尿中出现少量红细胞,说明炎性阑尾与输尿管和膀胱接近,在生育期有闭经史的女性患者,应检查血清 β-HCG,以除外产科情况。血清淀粉酶和脂肪酶检查有助于除外急性胰腺炎。

2. 影像学检查   ①B 超检查有时可发现肿大的阑尾或脓肿;②立位腹部平片,在穿孔性阑尾炎合并腹膜炎时,可见盲肠扩张和气液平面;③钡餐灌肠检查,在慢性阑尾炎时,可见阑尾显影不良、管腔不规则、排空迟缓等影像;④螺旋 CT 扫描可获得与超声相似的效果,尤其有助于阑尾周围脓肿的诊断。但是必须强调,这些特殊检查在急性阑尾炎的诊断中不是必需的,诊断不确定时可选择应用。

3. 腹腔镜检查   腹腔镜可以直接观察阑尾情况,也能分辨与阑尾炎有相似症状的其他邻近脏器疾病,对明确诊断具有决定性作用。明确诊断后,同时也可做阑尾切除术治疗。

【处理原则】

急性阑尾炎   一旦确诊,绝大多数应尽早手术治疗,但部分成人单纯性阑尾炎,轻度的化脓性阑尾炎,可试行休息、补液、应用抗菌药物、中药等非手术疗法,若经上述治疗病情无好转,应及时采取手术治疗。

阑尾周围脓肿   对有局限化倾向者不宜手术,应先应用抗炎等非手术治疗,形成阑尾周围脓肿,可穿刺抽脓或置管引流。全身中毒症状加重,手术切开引流为主;阑尾显露方便,应切除阑尾。

(一)非手术治疗

适用于单纯阑尾炎不愿意手术者、急性阑尾炎诊断尚未确定、病程超过 72h、炎性肿块和 / 或阑尾周围脓肿已形成等有手术禁忌者。治疗措施为使用有效的抗生素和补液治疗等。

(二)手术治疗

根据急性阑尾炎的病理类型,选择不同手术方法。

(1)急性单纯性阑尾炎:行阑尾切除术,切口一期缝合。有条件时也可采用腹腔镜阑尾切除术。

(2)急性化脓性或坏疽性阑尾炎:行阑尾切除术,若腹腔已有脓液,应冲洗腹腔,吸净脓液后关腹,并行切口一期缝合。

(3)穿孔性阑尾炎:手术切除阑尾,术中注意保护切口,清除腹腔脓液或冲洗腹腔后,冲洗切口并缝合,根据情况放置腹腔引流管。

(4)阑尾周围脓肿:脓肿尚未破溃穿孔时按急性化脓性阑尾炎处理;若已形成阑尾周围脓肿但病情稳定者,应用抗生素治疗或同时联合中药治疗,以促进脓肿吸收消退,也可在超声引导下置管引流或穿刺抽脓;如脓肿无局限趋势,可行超声检查确定切口部位后行切开引流手术,手术以引流为主,如阑尾显露方便,应切除阑尾,否则待 3 个月后再做阑尾切除术。

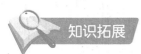
知识拓展

腹腔镜阑尾切除术

自 1987 年发明腹腔镜并应用于胆囊切除术以来,腹腔镜的用途不断得到开发,适应证不断增加。目前,不少地区已广泛开展腹腔镜阑尾切除术,一般用于单纯性阑尾炎、择期性阑尾炎,对阑尾炎诊断不肯定者。选用腹腔镜不仅可用于治疗,还可帮助诊断。但对于曾行下腹部手术、局部有粘连者并不适用。行腹腔镜阑尾切除术的患者除了创伤和疼痛较少之外,炎性的阑尾可自套管中取出,完全不接触伤口,使伤口感染的机会减到最低,大大缩短术后恢复时间,患者更乐于接受。

【护理评估】

（一）术前评估

1. 健康史

（1）一般情况：了解患者年龄、性别、女性患者月经史、生育史；饮食习惯，有无不洁饮食史、有无经常进食高脂肪、高糖、低维生素食物等。

（2）现病史：询问患者有无腹痛及其伴随症状。了解腹痛的部位、程度、性质及伴随的症状，腹痛的持续时间以及有无缓解等。

（3）既往史：了解患者有无急性阑尾炎发作、胃十二指肠穿孔、右肾与右输尿管结石、急性胆囊炎或妇科病史或有无手术治疗史。对老年人，还应了解有无心脑血管及其他重要脏器疾病史、有无糖尿病史等。

2. 身体状况

（1）症状：评估有无乏力、发热、恶心、呕吐等症状；有无腹泻、里急后重等。新生儿及小儿需评估有无缺水和/或呼吸困难的表现；妊娠中后期急性阑尾炎患者可出现流产或早产征兆，注意观察其腹痛症状有无改变，有无阴道流血。并发门静脉炎时可出现黄疸。

（2）体征：评估腹部压痛的部位，疼痛的性质和程度，麦氏点有无固定压痛；有无右下腹固定压痛及腹膜刺激征；了解结肠充气试验、腰大肌试验、闭孔内肌试验、直肠指检等有无阳性结果。

3. 辅助检查　了解实验室检查、腹部 X 线检查、B 超检查等结果，对病情做出准确的评估。

4. 心理、社会状况　了解患者和家属对疾病的态度、对拟行麻醉及手术的认知程度和心理承受能力，对术前准备的配合、术后康复知识的了解和掌握程度。同时，评估家庭经济情况及对患者的支持程度等。了解妊娠期患者及家属对胎儿风险的认识、心理承受能力及其应对方式。

（二）术后评估

1. 术中情况　了解麻醉方法和手术方式，术中出血、输液情况，阑尾有无化脓或穿孔，腹腔有无脓液及清除情况。手术过程是否顺利，生命体征是否平稳。

2. 身体状况　了解术后生命体征恢复状况；若留有引流管应观察引流是否通畅，引流液的性质和量；有无切口渗血及感染征象；有无出血、切口感染、腹腔脓肿等并发症表现。

3. 辅助检查　了解术后实验室及其他检查结果，尤应注意血白细胞变化和术后病理组织学检查结果。

4. 心理、社会状况　了解患者及家属对手术后有关康复知识的掌握程度，出院前的心理状态及对预后的期待等。

【护理诊断/问题】

1. 急性疼痛　与阑尾炎症刺激壁腹膜或手术创伤有关。

2. 体温过高　与化脓性感染毒素吸收有关。

3. 焦虑　与起病急、担心手术有关。

4. 潜在（术后）并发症：切口感染、腹腔内出血、腹腔脓肿、阑尾残株炎、粪瘘、粘连性肠梗阻等。

【护理目标】

1. 患者疼痛减轻或缓解。

2. 患者体温恢复正常。

3. 患者的情绪平稳，焦虑减轻。

4. 潜在并发症能被及时发现，并得到有效处理。

【护理措施】

（一）非手术治疗患者的护理

1. 休息　卧床休息，取半卧位，减轻腹部张力，以减轻疼痛。

2. 饮食　对于单纯性阑尾炎及保守治疗的阑尾周围脓肿患者遵医嘱给予易消化软食；化脓性阑

尾炎及坏疽性阑尾炎患者应禁止饮食,必要时遵医嘱行胃肠减压,经静脉补充水、电解质和必要的营养素。

3. 控制感染　遵医嘱静脉滴注有效抗生素控制感染,观察用药效果及药物不良反应。

4. 镇静止痛　遵医嘱给予镇静、解痉止痛药物,禁用吗啡类镇痛药,以防遮盖,延误病情。

5. 观察病情　观察生命体征、腹部症状和体征、辅助检查结果等变化,若上述情况趋于正常,表示炎症得到控制,病情好转;若出现右下腹痛加剧、发热、血白细胞计数和中性粒细胞比例上升,考虑脓肿穿破的可能,应做好急诊手术准备。

6. 观察期间禁用泻药,禁止灌肠,以免肠蠕动加快,肠内压力增高,致阑尾穿孔和炎症扩散。

7. 并发症的护理

(1) 腹腔脓肿:是阑尾炎未经有效治疗的结果。以阑尾周围脓肿最常见,也可在盆腔、膈下或肠间隙等处形成脓肿。膈下脓肿可出现上腹部疼痛,恶心、呕吐;盆腔脓肿可出现直肠刺激症状如腹泻、排便不尽、黏液性便、膀胱刺激症状等。B超和CT检查可协助定位,可采用B超引导下穿刺抽脓、冲洗或置管引流,必要时做好急诊手术的准备。

(2) 门静脉炎(pylephlebitis):少见。急性阑尾炎时细菌栓子脱落进入阑尾静脉中,可沿肠系膜上静脉至门静脉,导致门静脉炎。表现为寒战高热、轻度黄疸,肝下、剑突下压痛等。若进一步加重可致全身性感染,亦可发展为细菌性肝脓肿。一旦发现,除应用大剂量抗生素治疗外,做好急诊手术的准备。

8. 急诊手术前准备　拟急诊手术者紧急做好备皮、配血、输液等术前准备。

9. 心理护理　了解患者及家属的心理反应,讲解有关知识,减轻患者对手术的焦虑和恐惧,使其能够积极配合治疗和护理。

(二) 手术后护理

1. 休息活动　术后卧床休息,全麻清醒或硬膜外麻醉平卧6h后,且生命体征平稳,可改为半卧位,以减少腹壁张力,减轻伤口疼痛,有利于呼吸和腹腔引流。鼓励患者术后早期在床上进行翻身、活动肢体,病情许可,即下床活动,以促进肠蠕动,减少肠粘连的发生。

2. 密切观察病情　定时测量生命体征,注意有无内出血征象;观察切口疼痛、肠鸣音、腹胀、肛门排气排便等情况。

3. 禁饮食、胃肠减压　肠蠕动恢复前暂禁食,予以肠外营养;有腹膜炎者需行胃肠减压,做好胃肠减压的护理,待肠蠕动恢复,肛门排气后,拔除胃管,逐步恢复经口饮食。

4. 抗生素的应用　遵医嘱及时应用有效的抗生素,以控制感染,预防并发症。

5. 切口和引流管护理　阑尾切除术后一般不留置引流管,只有在局部有脓肿、阑尾包埋不满意和处理困难或有肠瘘形成时采用。保持切口敷料清洁、干燥,观察有无渗血或渗液。一般术后3d更换敷料,并观察有无感染的征象。腹腔引流管应妥善固定,保持引流通畅,注意无菌,观察并记录引流液的性质和量,阑尾周围脓肿或腹腔脓肿引流管一般1周左右拔出。

6. 并发症的护理

(1) 腹腔内出血:较少见,但较严重,常发生于术后24h内。多因阑尾系膜动脉的结扎线松脱所致。表现为面色苍白,脉速,出冷汗,血压下降或腹腔引流管有血液流出等。一旦发生,立即安置患者平卧位、给氧、输液、输血,并做好紧急手术止血的准备。

(2) 切口感染:是阑尾炎术后最常见的并发症。多见于化脓性或穿孔性阑尾炎术后,为手术时伤口污染或腹腔引流不畅所致。表现为术后3d左右体温升高,切口局部胀痛或周围皮肤红肿、压痛等。若发现感染征象,遵医嘱给予抗生素,先行试穿抽出伤口脓液或在波动处拆除缝线、敞开引流,定时换药,控制感染。

(3) 腹腔脓肿:多发生于化脓性或坏疽性阑尾炎术后,由于腹腔残余感染或阑尾残端处理不当所致,常发生于术后5~7d。主要表现为体温持续升高或体温下降后又上升,并有腹痛、腹胀、腹部包块、直肠膀胱刺激症状及全身中毒症状等。应采取半坐位,应用抗生素、理疗等,未见好转者,应及时切开或 B 超引导下穿刺引流。

（4）阑尾残株炎：阑尾切除时若残端保留长度超过 1cm，术后残株易复发炎症，仍表现为阑尾炎的症状，X 线钡餐检查，可明显诊断。症状严重时，需手术切除阑尾残株。

（5）粪瘘：较少见。多因阑尾残端结扎线脱落，盲肠原有结核、癌肿等病变，术中因盲肠组织水肿脆弱而损伤等所致。表现为持续性低热、腹痛、切口或瘘口不能愈合且有肠内容物流出。阑尾炎所致粪瘘一般位置较低，对机体影响较小，通过应用抗菌药物，保持引流通畅，及时更换伤口敷料，保持创面清洁，并涂氧化锌软膏保护局部皮肤，加强营养支持等非手术治疗后，大多数粪瘘能自行闭合痊愈，如长期不愈应查明原因，做相应手术治疗。

（6）粘连性肠梗阻：与局部炎症渗出，手术损伤和术后长期卧床等因素有关，不完全梗阻者行胃肠减压，完全性肠梗阻则应手术治疗。

（三）健康教育

告知非手术治疗的患者注意饮食卫生，避免暴饮暴食，少食多餐，避免辛辣刺激食物摄入，防止过度劳累，以防再度发作，一旦出现类似的症状，应及时就医。急性期采取半卧位卧床休息，告知阑尾周围脓肿的患者，3 个月后可行阑尾切除术。对手术治疗的患者讲解术前准备及术后康复的知识及配合要点，术后卧位等，鼓励患者早期下床活动，预防肠粘连。若阑尾切除术后出现腹痛、腹胀等，应及时诊治。嘱患者保持切口处皮肤清洁干燥，不可剧烈活动使腹部受压。术后肛门排气、肠鸣音恢复后，可进流质饮食，逐步过渡到普食。饮食要应选择高热量、高蛋白、富含维生素的食物，多食水果蔬菜。

【护理评价】

1. 患者疼痛是否减轻或缓解。

2. 患者体温是否恢复正常。

3. 焦虑是否减轻或消失，能否积极配合治疗。

4. 潜在并发症是否被及时发现，并得到有效处理。

第二节 特殊类型急性阑尾炎

【临床表现】

（一）小儿急性阑尾炎

小儿常见的急腹症之一。由于小儿大网膜发育不全及盲肠位置较高，故难以通过大网膜移动达到包裹作用。其特点：①病情发展快且重，全身反应重，早期即有高热、呕吐、腹泻等症状，易造成脱水、酸中毒；②疼痛部位及转移性右下腹痛陈述不清，就诊时多已发生腹膜炎；③右下腹体征不明显，不典型，但有局部明显的压痛和肌紧张；④小儿阑尾壁薄，早期容易发生穿孔并发腹膜炎。

（二）妊娠期急性阑尾炎

较常见，发病多在妊娠前 6 个月，主要特点有：①腹痛和压痛部位随子宫增大而上移；②子宫将腹壁推向前方，肌紧张、压痛、反跳痛均不明显；③阑尾穿孔时，因子宫增大，大网膜不易包裹阑尾，腹膜炎不易被局限而在腹腔内扩散，易并发弥漫性腹膜炎；④炎症刺激子宫，使子宫收缩，易引起流产或早产，威胁母子安全。

（三）老年人急性阑尾炎

随着人口老龄化，老年人阑尾炎有增多的趋势，其特点：①由于老年人对疼痛感觉迟钝，腹肌薄弱，故转移性右下腹疼痛不明显；②临床表现与病理变化不符，腹痛和全身反应轻，但病理改变重，即使坏疽性和穿孔性阑尾炎，因腹壁肌肉萎缩，腹膜刺激征也可不明显；③老年人常伴血管硬化，阑尾易发生缺血坏死，穿孔率高，引起急性腹膜炎；④老年人常合并心血管病、呼吸系统疾病、糖尿病等，可使病情更为复杂。

（四）新生儿急性阑尾炎

较少见。由于新生儿不能提供病史，早期临床表现仅有厌食、恶心、呕吐、腹泻和缺水等症状，发热及白细胞计数升高不明显，早期诊断较困难，穿孔率高达50%~85%，病死率亦较高，体检时应认真检查并注意患儿的右下腹部压痛和腹胀等体征。

（五）AIDS/HIV感染患者的急性阑尾炎

临床症状及体征与免疫功能正常者相似，但不典型，患者的白细胞计数不高，常被延误诊断和治疗，超声或CT检查有助于诊断。

【处理原则】

小儿急性阑尾炎的处理原则为早期手术、输液、纠正脱水，应用广谱抗生素；妊娠期急性阑尾炎的处理原则为早期手术，围术期加用黄体酮，尽量不用腹腔引流，术后应用青霉素类广谱抗生素；临产期急性阑尾炎或并发阑尾穿孔，全身感染症状严重时，可考虑经腹行剖宫产术，同时切除阑尾；老年人急性阑尾炎的处理原则为一旦诊断明确，及时手术治疗，同时注意处理伴发的内科疾病；新生儿急性阑尾炎的原则为早期手术治疗；AIDS/HIV感染患者的阑尾炎的处理原则为早期诊断并手术治疗，可获较好的短期生存，否则穿孔率较高（占40%）；不应将AIDS和HIV感染者视为阑尾切除的手术禁忌证。

第三节　慢性阑尾炎

多由急性阑尾炎转变而来，少数病变开始即呈慢性过程。

【病因与发病机制】

多数慢性阑尾炎患者的阑尾腔内有粪块、虫卵，阑尾扭曲、粘连，淋巴滤泡过度增生等，导致阑尾管腔过窄而发生慢性炎症变化。

【病理】

主要病理改变是阑尾壁有不同程度的纤维化和慢性炎症细胞浸润。

【临床表现】

1. 症状　多不典型。既往有急性阑尾炎发作病史，经常出现右下腹疼痛或不适，多于剧烈活动或不洁饮食时诱发急性腹痛。部分患者有反复急性阑尾炎发作史。

2. 体征　右下腹有局限性压痛，位置较固定，部分患者右下腹可扪及条索状阑尾。

【辅助检查】

1. X线钡剂灌肠　可见阑尾狭窄变细、不规则或扭曲，阑尾不充盈或充盈不全，显影的阑尾处可有明显压痛。72h后透视复查阑尾腔内仍有钡剂残留，有助于明确诊断。X线检查还可排除一些易与阑尾炎混淆的其他疾病，如溃疡病、慢性结肠炎、盲肠结核或癌肿等。

2. 超声检查　可排除慢性胆囊炎、慢性附件炎及慢性泌尿系统感染等。

【处理原则】

必须手术治疗。可择期手术，也可在急性发作时行急诊手术。

【护理措施】

参见本章第一节中急性阑尾炎的护理措施。

（胡志英）

思维导图　　　　　　　自测题

？ 思考题

结合导入情境与思考的案例回答下列问题：

1. 该患者手术前应做哪些准备？

2. 该患者术后易发生哪些并发症？如何预防？

第二十八章

大肠、肛管疾病患者的护理

第二十八章
课件

学习目标

识记：

1. 能复述痔、肛裂、肛瘘、肛裂三联征、Miles 手术、Dixon 手术的概念。
2. 能复述痔、肛瘘、直肠肛管周围脓肿、肛裂、大肠癌的病因和病理。

理解：

能解释痔、肛裂、直肠肛管周围脓肿、肛瘘、大肠癌的临床表现和治疗原则。

运用：

能运用护理程序对痔、肛裂、直肠肛管周围脓肿、肛瘘、大肠癌等患者实施责任制整体护理。

导入情境与思考

李先生，55 岁。因频繁便意、排黏液脓血便、里急后重、下腹部坠胀感 3 月，加重 10d 来医院就诊。患病以来精神、食欲、睡眠基本正常，体重下降约 3kg，小便正常，自己购买痔疮膏外用，未到医院诊治。

体格检查：体温、脉搏、呼吸、血压均在正常范围，意识清楚，无贫血貌，腹部检查未发现异常。

请思考：

1. 该患者可能的临床诊断有哪些？主要诊断依据分别是什么？
2. 为明确诊断还需进行哪些检查？
3. 如何针对该患者现存问题进行护理？

大肠、肛管疾病是常见病，种类也较多，需要外科治疗的大肠疾病包括结肠息肉、结肠癌、直肠息肉、直肠癌等；肛管疾病包括痔、肛裂、直肠肛管周围脓肿、肛瘘等。本章分为直肠肛管良性疾病和大肠癌两节进行讲解。

【解剖生理概要】

（一）解剖

1. 结肠　包括升结肠、横结肠、降结肠和乙状结肠，上接盲肠，下接直肠。结肠有：结肠袋、肠脂垂和结肠带三个解剖标志。结肠内有肝曲和脾曲,肝曲是升结肠和横结肠的交界处,脾曲是横结肠和降结肠的交界处。升结肠和降结肠无系膜连于腹壁,前面及两侧有腹膜遮盖,后面以疏松结缔组织与腹后壁相贴,当后壁损伤穿孔时可引起严重的腹膜后感染。横结肠和部分乙状结肠为腹膜内位器官,完全为腹膜包裹。结肠的肠壁分为浆膜层、肌层、黏膜下层、黏膜层。

2. 直肠　是大肠的末端,位于盆腔的后下部,上接乙状结肠。直肠长度 12~15cm,以腹膜返折为界分为上、下两段。直肠上段前面的腹膜返折成直肠膀胱陷凹或直肠子宫陷凹,为腹腔的最低位;下段全部位于腹膜外,使直肠成为腹膜内外各半的肠道。直肠下端的黏膜皱襞为肛瓣、肛柱,肛瓣和肛柱间的直肠黏膜形成的袋状小窝为肛窦,窦底有肛腺开口,易发生损伤和感染。这些解剖结构在直肠与肛管交界处呈锯齿状,称齿状线,为重要的解剖标志。肛管上起自齿状线,下至肛缘,长 3~4cm。男性肛管前面与尿道及前列腺相毗邻,女性则为子宫及阴道,后为尾骨,周围有内、外括约肌环绕,平时收缩封闭肛门。齿状线上下解剖结构不同,见表 28-1。

表 28-1　齿状线上、下部的比较

	齿状线以上(直肠)	齿状线以下(肛管)
结构	黏膜	皮肤
动脉供应	直肠上、下动脉、骶正中动脉	肛管动脉
静脉回流	直肠上静脉→门静脉	直肠下静脉、肛管静脉→下腔静脉
神经支配	交感神经和副交感神经	阴部神经
淋巴回流	腹主动脉旁淋巴结、髂内淋巴结	髂内、外淋巴结

直肠、肛管有两种功能不同的肌肉,肛管外括约肌为随意肌,对控制大便起主要作用;肛管内括约肌为不随意肌,可协助排便,无括约肛门的功能。肛管内括约肌、外括约肌的深部、耻骨直肠肌和直肠纵肌纤维共同组成肛管直肠环,具有收缩肛门的作用,若手术中不慎被切断,则引起大便失禁。

3. 直肠肛管周围的间隙　①肛门周围间隙;②坐骨直肠间隙;③骨盆直肠间隙;④直肠后间隙。因其间含脂肪和结缔组织,是感染的常见部位,易形成脓肿。

(二) 大肠、肛管的生理功能

结肠的主要功能是吸收水分,暂时储存和运输粪便。吸收功能主要在右侧结肠。此外,还能分泌碱性的黏液润滑肠道,分泌多种胃肠激素。直肠有排便、吸收和分泌功能。可吸收少量的水、盐、葡萄糖和一部分药物;也能分泌黏液以利排便。肛管的主要功能是排泄粪便。排便过程有着非常复杂的神经反射。直肠下端是排便反射的主要发生部位,是排便功能中的重要环节。

(三) 检查体位

根据患者情况和检查的要求常选择下列体位:①侧卧位:一般用左侧卧位。直肠指检常采用此体位,最适用于病重、年老体弱或女患者;②膝胸位:是检查直肠肛管最常用的体位,特别适用于乙状结肠镜检查;③截石位:患者仰卧,此体位显露肛门清楚,常用于肛管直肠手术及双合诊;④蹲位:患者取下蹲大便姿势,以增加腹压。适用于视诊检查直肠脱垂、三期内痔和直肠下端息肉。

第一节　直肠肛管良性疾病

一、痔

痔(hemorrhoid)是由于各种原因引起的直肠下端黏膜或肛管皮肤下静脉丛淤血、扩张和屈曲形成的静脉团块。痔是最常见的肛肠疾病,任何年龄皆可发生,随着年龄的增长其发病率逐渐增加。

【病因】

痔的病因尚未完全明确,可能与多种因素有关,目前有以下学说:

1. 肛垫下移学说　肛垫位于肛管黏膜下,是由结缔组织、平滑肌纤维和静脉丛构成的肛管血管垫。有闭合肛管和控制排便的作用。在正常情况下,肛垫疏松地附着在肛管肌壁上,排便时在腹腔压力作用下下移,排便后借其自身纤维的收缩作用,缩回肛管内。若各种致病因素引起腹内压长期增高,纤维拉长、松弛、断裂,静脉丛淤血、扩张,导致肛垫出现充血、肥大因弹性回缩减弱而下移形成痔。

2. 静脉曲张学说　解剖学上直肠静脉是门静脉系属支,无静脉瓣;其次直肠上、下静脉丛壁薄、位置浅,末端直肠黏膜下组织又松弛,容易出现淤血和静脉扩张。经常便秘、妊娠、前列腺肥大、盆腔内巨大肿瘤以及久站、久坐等引起腹内压增高的因素,都可导致直肠静脉回流障碍而扩张弯曲形成痔。此外,肛腺及肛周感染可引起静脉周围炎,使静脉失去弹性而扩张成痔。营养不良可使局部组织萎缩无力;长期饮酒和进食刺激性食物使局部充血,都可诱发或加重痔的发生。

此外,遗传因素、长期进食刺激性食物、长期摄取低纤维素食物、不良的排便习惯,都可能诱发或加重痔的发生。

【病理与分类】

根据痔所在的部位不同,分为内痔、外痔和混合痔3种(图28-1)。

1. 内痔(internal hemorrhoid)　最多见,是齿状线以上的直肠上静脉丛扩大曲张所形成的静脉团块。肛垫内正常纤维弹力结构的破坏伴有肛垫内静脉的曲张和慢性炎症纤维化,肛垫出现病理性肥大并向远侧移位后形成痔,表面覆盖直肠黏膜,其受自主神经支配,无痛觉。内痔的好发部位为截石位的3、7、11点。

2. 外痔(external hemorrhoid)　位于齿状线

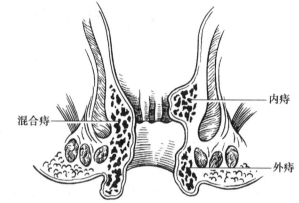

图28-1　痔的分类

以下,是直肠下静脉丛扩大曲张所形成的静脉团块,表面为肛管皮肤所覆盖。受阴部内神经支配,痛觉敏感。因静脉内血栓形成而突出肛门外的血栓性外痔,最常见。

3. 混合痔(combined hemorrhoid)　位于齿状线上下,由直肠上、下静脉丛同时扩大曲张而形成,表面为直肠黏膜和肛管皮肤所覆盖。

【临床表现】

1. 内痔　主要表现为便血及痔块脱出。间歇性无痛性便后鲜血是最常见的症状。出血量少,可自行停止。若发生血栓、感染和嵌顿,可伴有肛门剧痛。

内痔分为4度:

Ⅰ度:排便时出血,无痔脱出,便后出血可自行停止。

Ⅱ度:常有便血,排便时痔脱出肛门,便后可自行回纳。

Ⅲ度:偶有便血,久站、咳嗽、负重时痔脱出,无法自行回纳,需用手辅助回纳。

Ⅳ度:偶有便血,痔长期脱出,不能回纳或回纳后又脱出。重症患者可呈喷射状出血。

2. 外痔　单纯性外痔主要表现为异物感、肛周不适、潮湿和局部瘙痒,或无明显症状,仅见肛门外皮垂(结缔组织外痔)。当痔静脉破裂或血栓形成时,血块凝结于皮下即为血栓性外痔,可有剧烈疼痛及局部肿胀,排便、咳嗽、行走时疼痛加重。肛管皮肤下可见暗紫色肿物,边界清楚,触痛明显。外痔并发感染时称炎性外痔,局部有红、肿、热、痛,也可形成脓肿。

3. 混合痔　兼有内痔和外痔的表现,内痔发展到Ⅲ度以上时多形成混合痔。严重时可呈环状脱出肛门,又称环状痔;若脱出痔块嵌顿于肛门外,出现局部水肿、淤血甚至坏死,临床上称为嵌顿性痔或绞窄性痔。

【辅助检查】

肛门镜检查可以确诊,内痔在痔块脱出之前可见直肠黏膜下有局部暗红色隆起。血常规检查,严重出血的患者可有贫血表现;合并感染者可有白细胞计数和中性粒细胞比例升高。

【处理原则】

无症状的痔无须治疗;有症状的痔重在减轻或消除症状而非根治,以非手术治疗为主;症状严重或非手术治疗无效时可考虑手术治疗。

1. 非手术治疗

(1) 一般治疗:适用于痔初期及无症状静止期的痔。主要措施包括:①调整饮食;②温水坐浴;③肛管内用药;④手法痔块回纳。

(2) 注射法:适用于Ⅰ、Ⅱ度内痔。将硬化剂注于痔基底部的黏膜下层(图28-2),使痔及周围发生无菌性炎症反应,局部组织和血管纤维化,静脉闭塞,痔块萎缩。常用硬化剂有5%鱼肝油酸钠、5%苯酚植物油等,忌用腐蚀性药物。

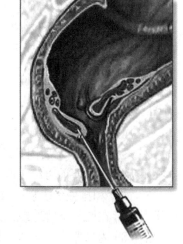

图 28-2　内痔注射疗法

(3) 胶圈套扎法:适用于Ⅰ~Ⅲ度内痔。应用器械将特制胶圈套在内痔根部(图28-3),利用胶圈的弹性回缩力将痔的血供阻断,使痔缺血、坏死、脱落。

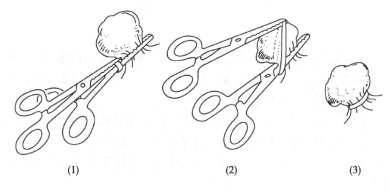

(1)　　　　　　　(2)　　　　　(3)

图 28-3　内痔胶圈套扎法

(4) 多普勒超声引导下痔动脉结扎术:适用于Ⅱ~Ⅳ度内痔。采用一种特制的带有多普勒探头的直肠镜,于齿状线上方2~3cm探测痔上方的动脉并结扎,通过阻断痔的血液供应以达到缓解症状的目的。

2. 手术治疗　手术方式包括:①痔切除术,主要用于Ⅱ~Ⅳ度内痔和混合痔的治疗;②吻合器痔上黏膜环形切除术(procedure for prolapse and hemorrhoids,PPH),主要适用于Ⅲ~Ⅳ度内痔、环形痔核部分Ⅱ度大出血内痔;③激光切除痔核;④血栓性外痔剥离术,用于治疗血栓性外痔。

【护理诊断/问题】

1. 急性疼痛　与痔血栓形成、痔嵌顿、痔感染等有关。

2. 便秘　与不良饮食、排便习惯等有关。

3. 潜在并发症:术后出血、肛门狭窄、贫血、尿潴留、切口感染等。

【护理措施】

(一) 非手术治疗护理/术前护理

1. 保持大便通畅　指导患者多吃新鲜蔬菜、水果,多饮水;少食刺激性食物,避免饮酒;养成每日定时排便的习惯;切忌久站、久坐;适当参加体育锻炼,必要时用开塞露通便。

2. 肛门坐浴和外用药物　便后及时清洗,保持局部清洁舒适,必要时 1:5 000 高锰酸钾 3 000ml 坐浴,控制温度 43~46℃,每日 2~3 次,每次 20~30min,改善局部血液循环。

3. 回纳痔块　患者若有痔核脱出应及时用手回纳,以防发生嵌顿。嵌顿痔早期,应尽早行手法回纳,用手轻轻将脱出的痔块推回肛内。

4. 疼痛护理　肛管内注入含有消炎止痛作用的油膏或栓剂,以润滑肛管,促进炎症吸收,减轻疼痛;血栓性外痔者有时经局部热敷,外敷消炎止痛药物,疼痛可缓解而不需手术。

5. 术前准备　按直肠手术做好肠道准备,严重贫血者,应遵医嘱给予补血药或输注红细胞等纠正贫血。

（二）术后护理

1. 病情观察　定时观察血压、脉搏及伤口渗血情况,及早发现内出血征象。

2. 疼痛护理　术后因括约肌痉挛或肛管内敷料填塞过多,可引起伤口疼痛。应适当给予镇痛药,并在术后首次排便前再给 1 次;必要时去除多余敷料;如无出血危险,用温水坐浴、局部热敷。

3. 饮食和排便　术后 1~2d 内进流质饮食,然后改为无渣或少渣饮食,逐渐过渡到普食。术后早期患者会存在肛门下坠感或便意,告知其是敷料刺激所致;术后 3d 尽量避免解大便,促进伤口愈合,可于术后 48h 内口服阿片酊以减少肠蠕动,控制排便。之后应保持大便通畅,防止用力排便,崩裂伤口。如有便秘,可口服液体石蜡或其他缓泻剂,但术后 7~10d 内禁忌灌肠。

4. 活动指导　术后 24h 内可在床上适当活动四肢、翻身等,24h 后可适当下床活动,逐渐延长活动时间,并指导患者进行轻体力活动。伤口愈合后可以恢复正常工作、学习和劳动,但要避免久站或久坐。

5. 并发症的护理

（1）术后出血:是最常见的并发症,表现为肛管内有血液排出、敷料渗血、肛门下坠和排便急迫感,严重者可伴面色苍白、出冷汗、脉率增快等失血性休克症状。一旦发生出血,应立即建立静脉通路,快速补液、用止血药物等,必要时做好手术止血准备。

（2）肛门狭窄:为术后瘢痕挛缩所致,应观察患者有无排便困难、大便变细等现象,为防止肛门狭窄,术后 5~10d 可进行扩肛治疗,每天 1 次,并鼓励患者有便意即排便。

（3）尿潴留:麻醉作用、切口疼痛及肛管内敷料填塞可造成尿潴留,可通过止痛、热敷、按摩、诱导排尿、针刺或导尿等方法处理。

（4）切口感染:直肠肛管部位由于易受粪便、尿液等的污染,术后易发生切口感染。应注意术前改善全身营养状况;术后 2d 内控制好大便;保持肛门周围皮肤清洁,便后用 1:5 000 高锰酸钾溶液坐浴;切口定时换药,充分引流。

（三）健康教育

1. 指导患者养成每日定时排便的习惯,保持大便通畅。

2. 保持肛门局部清洁,常作温水坐浴。

3. 避免刺激性食物,不要久坐和久站,以防止痔复发。

二、肛裂

肛裂（anal fissure）是齿状线肛管皮肤层裂伤后形成的小溃疡。方向与肛管纵轴平行,呈梭形或椭圆形,常引起肛周剧痛。多见于青中年人,绝大多数肛裂位于肛管的后正中线上。若侧方出现肛裂应想到肠道炎症性肠病（如结核、溃疡性结肠炎及克罗恩病等）或肿瘤的可能。

【病因】

肛裂的病因尚不清楚,可能与多种因素有关,长期便秘、粪便干结、排便时用力过猛导致的机械性损伤是形成肛裂的直接原因。另外,粗暴的检查也可以造成肛裂。肛管外括约肌浅部在肛管后方形成肛尾韧带较坚硬,伸缩性差,此区血供也差;肛管与直肠成角相延续,排便时肛管后壁承受的压力最大,故后正中线处易受损伤。

【病理】

急性肛裂是指新近发生的肛裂,裂口边缘纤维化,创底浅、呈红色而有弹性、无瘢痕形成。慢性肛裂是指反复发作的、经久不愈的肛裂,裂口边缘纤维化,创底深浅不一,为灰白色肉芽组织、质硬而失去弹性。肛裂常为单发的纵向、梭形溃疡或感染裂口。裂口上端肛乳头和肛瓣因炎症和纤维变而肥大;裂口下端皮肤因炎症及静脉、淋巴回流受阻,发生水肿,形成袋装皮垂突出于肛门外,称为"前哨痔"(图 28-4)。因肛裂、前哨痔、肥大肛乳头常同时存在,故合称为肛裂"三联征"。

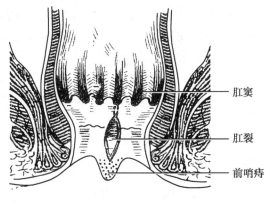

图 28-4　肛裂

【临床表现】

1. 症状　典型的临床表现为疼痛、便秘和出血。

(1) 疼痛:是最主要的症状,有典型的周期性。排便时肛管扩张刺激溃疡面的神经末梢,出现肛门烧灼样或刀割样疼痛;便后疼痛可暂时缓解,数分钟后由于肛门括约肌痉挛性收缩,再次产生剧痛,疼痛可持续较长时间,甚至达数小时,直到括约肌疲劳、松弛后,疼痛缓解,以上过程称为肛裂疼痛周期。

(2) 便秘:肛裂形成后因惧怕疼痛不敢排便,引起便秘或使原有的便秘加重,形成恶性循环。

(3) 出血:排便时粪便表面带血迹或滴鲜血。

2. 体征　用手分开肛管,可见肛管后或前正中线部位有梭形创面和前哨痔。新鲜肛裂,色鲜红,边缘皮肤薄而软;慢性肛裂,创面深,色灰白,边缘皮肤较硬。如有肛裂"三联征"即可明确诊断。已确诊肛裂者,禁做直肠指检及镜检,以免引起疼痛。

【处理原则】

急性或初发的肛裂可用坐浴和润便的方法治疗;慢性肛裂可坐浴、润便、扩肛治疗,若久治不愈且症状较重者,可采用手术治疗。

1. 非手术治疗　目的是保持大便通畅;解除肛门括约肌痉挛,消除疼痛;阻断恶性循环,促进局部溃疡愈合。

(1) 保持大便通畅:同痔的护理。

(2) 坐浴:同痔的护理。

(3) 扩肛疗法。

2. 手术治疗　适用于经久不愈、非手术治疗无效的慢性肛裂者。手术方式有肛裂切除术、肛管内括约肌切断术等,现在前者因并发症较多已较少使用。

【护理诊断/问题】

1. 急性疼痛　与排便刺激及肛管括约肌痉挛、手术创伤有关。

2. 便秘　与惧怕排便时疼痛有关。

3. 尿潴留　与麻醉作用、手术切口疼痛等有关。

4. 潜在(术后)并发症:切口出血、排便失禁等。

【护理措施】

(一) 非手术治疗的护理

1. 保持大便通畅　参考痔术前护理。

2. 肛门坐浴　参考痔术前护理。

3. 疼痛护理　疼痛严重时,应指导患者遵医嘱使用镇痛药物,以减轻痛苦。

(二) 手术治疗的护理

1. 术前护理　除非手术治疗的护理措施外,术前嘱患者排空大、小便,必要时给予灌肠。

2. 术后护理　术后护理参考痔术后护理,但术后并发症护理有所不同。

(1) 切口出血:多发生在术后 1~7d,常因术后便秘、剧烈咳嗽使创面裂开引起。预防措施:保持大便通畅,防止便秘;预防感冒;避免腹内压增高的因素,如剧烈咳嗽、用力排便等。密切观察有无伤口出血情况,一旦发生出血,及时通知医生,并协助处理。

(2) 肛门失禁:多因术中不慎切断肛管直肠环所致。一旦出现肛门失禁现象,应指导患者进行提肛运动,并按大便失禁做好皮肤护理,保持会阴皮肤清洁、干燥,防止粪便刺激引起肛门周围皮肤炎症。

(三) 健康教育

指导非手术治疗的患者应多摄入粗纤维食物,多饮水,保持大便通畅,必要时使用润肠药,以防肛裂复发。

三、直肠肛管周围脓肿

直肠肛管周围脓肿(perianorectal abscess)是指发生在直肠肛管周围软组织或其周围间隙的急性化脓性感染,并形成脓肿。多见于青壮年,多数脓肿破溃或切开引流后形成肛瘘。

【病因】

绝大部分直肠肛管周围脓肿是由肛腺感染引起,少数继发于直肠肛管损伤、内痔、肛裂、药物注射等。

【病理】

肛腺开口于肛窦,因肛窦开口向上呈口袋状,便秘、腹泻时易发生感染并累及肛腺,感染极易向上、向下、向外扩散至直肠肛管周围间隙,形成 3 种不同部位的脓肿(图 28-5):骨盆直肠间隙脓肿;肛周皮下脓肿,最常见;坐骨肛管间隙脓肿。如未能有效进行处理,多数脓肿破溃或切开引流后可形成肛瘘。常见致病菌是大肠埃希菌。

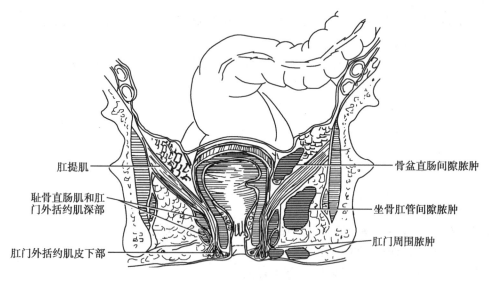

图 28-5　直肠肛管周围脓肿

【临床表现】

1. 肛门周围脓肿　最多见,位于肛门周围皮下,位置浅,以局部症状为主,全身症状不明显。主要表现为疼痛、肿胀和局部压痛,疼痛为肛门周围持续性跳痛,排便时加重,甚至造成行走不便。炎症早期局部皮肤红肿、发硬或有压痛,脓肿形成后有波动感,若自行穿破皮肤,则脓液流出。

2. 坐骨肛管间隙脓肿　较多见,位于肛提肌以下的坐骨、肛管之间的软组织间隙内。因位置较深,全身症状较重。起病时即有发热、寒战、食欲减退等全身感染症状;局部从持续性胀痛逐渐加重为显著性跳痛,有时因炎症刺激直肠、膀胱引起里急后重或排尿困难。感染初期无明显局部体征,以后出现患处红肿、双臀不对称。直肠指检患侧有深压痛明显、波动感。

3. 骨盆直肠间隙脓肿　较少见,位于肛提肌以上腹膜反折以下的骨盆直肠间隙内。因位置深,间隙较大,全身症状严重,甚至有脓毒症表现;常因炎症刺激直肠和膀胱,而出现排便疼痛、里急后重、排尿困难等。直肠指检于直肠壁上可触及局限性隆起和压痛、波动感。

【辅助检查】

1. 血常规检查　白细胞计数和中性粒细胞比例增高,严重者可出现核左移及中毒颗粒。

2. 局部穿刺检查　若抽出脓液即可确定诊断,脓液送细菌培养和药物敏感试验。

3. B超、MRI检查　B超是常用检查方法,对诊断脓肿的位置、大小有重要意义;MRI对肛周脓肿的诊断很有价值,可明确与括约肌的关系及有无多发脓肿,部分患者可观察到内口。

【处理原则】

1. 非手术治疗　早期使用抗生素控制感染、理疗、坐浴、口服缓泻剂等治疗,重症患者应给予物理降温、输液和支持疗法等。

2. 手术治疗　一旦脓肿形成,应切开引流,术后定时换药治疗,关键时保持引流通畅。也可在脓肿切开引流的同时加做挂线术。

【护理诊断/问题】

1. 急性疼痛　与肛周炎症刺激、手术创伤有关。

2. 体温过高　与继发全身感染有关。

3. 便秘　与惧怕排便时疼痛有关。

4. 潜在(术后)并发症:脓毒症、肛瘘等。

【护理措施】

(一)非手术治疗的护理

1. 体位　指导患者采取侧卧或俯卧位,防止局部受压加重疼痛。

2. 保持大便通畅　参考痔术前护理。

3. 肛门坐浴　参考痔术前护理。

4. 对症护理　疼痛严重者,遵医嘱使用镇痛药;高热者,给予物理降温或药物降温。

5. 抗菌药物治疗　遵医嘱给予抗菌药物,控制感染。

6. 观察病情　观察患者的意识、生命体征、面色、尿量等,注意有无脓毒症的症状和体征。

(二)手术治疗的护理

1. 术前护理　除非手术治疗的护理措施外,术前嘱患者排空大、小便,必要时给予灌肠通便。

2. 术后护理

(1)体位:安置仰卧位或侧卧位,以利引流。

(2)保持大便通畅、抗菌药物治疗:同非手术治疗的护理。

(3)伤口护理:观察有无伤口渗血,注意引流液的颜色、性质和量,及时更换敷料;指导患者坐浴,必要时遵医嘱进行脓腔冲洗。若脓肿长期换药不愈,应考虑形成肛瘘,按肛瘘治疗和护理。

(三)健康教育

指导患者保持大便通畅、肛门清洁,若脓肿切开部位经久不愈,或愈合后又发生红肿、疼痛,有分泌物或脓液排出,应及时复查,以确定是否发生了肛瘘。

四、肛瘘

肛瘘(anal fistula)是肛管或直肠下端与肛周皮肤之间形成的肉芽肿性管道。多见于青壮年男性。

【病因与病理】

多数继发于直肠肛管周围脓肿。典型的肛瘘由内口、瘘管、外口3部分组成,内口多位于齿状线附近,外口位于肛周皮肤。直肠肛管周围脓肿自行破溃或切开引流后,若引流不畅、脓肿内肉芽组织和周围组织增生,加上粪便的不断侵入,使感染不易控制而形成慢性肉芽肿性管道。由于管道外口的皮肤生长较快可形成假性愈合,致使管道内脓液排出不畅再次形成脓肿,脓肿可再次破溃又表现为肛瘘。如此反复发作,经久不愈。

【分类】

1. 按瘘管位置分类　①低位肛瘘:瘘管位于外括约肌深部以下;②高位瘘管:瘘管位于外括约肌深部以上。

2. 按瘘管数目分类　①单纯性瘘,1个外口、1个内口和1个管道;②复杂性瘘,1个内口、多个外口和多个管道(图28-6)。

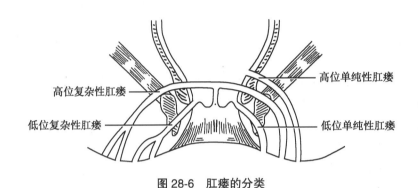

图28-6　肛瘘的分类

3. 按瘘管与括约肌的关系　①肛管括约肌间型;②经肛管括约肌型;③肛管括约肌上型;④肛管括约肌外型。

【临床表现】

1. 症状　典型症状是肛周外口经常有少量脓性分泌物、粪汁或气体排出,脓液刺激肛周皮肤引起瘙痒和湿疹。当外口堵塞或假性愈合暂时封闭时,瘘管内脓液不能排出,可出现直肠肛管周围脓肿,当脓肿破溃或切开引流后,症状缓解。反复形成脓肿是肛瘘的特点。

2. 体征　检查可见肛周有单个或多个外口,压之有少量脓液或血性分泌物排出。直肠指检可触及较硬条索状瘘管,内口处有轻度压痛。

【辅助检查】

1. 肛门镜检查　有时可发现内口。

2. 亚甲蓝染色检查　将白色纱布条填塞于肛管至直肠下端,再由肛瘘外口注入亚甲蓝溶液1~2ml,通过观察纱布条的染色情况,可判断内口的位置。

3. 瘘管造影检查　将碘油注入瘘管行X线透视或摄片,通过观察显影图像可明确瘘管走向。

4. 血常规检查　当急性感染形成直肠肛管周围脓肿时,可出现白细胞计数和中性粒细胞比例升高。

5. MRI检查　可清晰显示肛瘘位置及与括约肌之间的关系。

【处理原则】

肛瘘一旦形成,不能自愈,常反复形成脓肿,必须及时治疗以避免反复发作。具体方法有2种:

1. 手术治疗

(1) 肛瘘切开术:适用于低位单纯性肛瘘。即将瘘管全部切开,并除去两侧边缘的瘢痕组织,切口口大底小,用凡士林纱布填塞,术后坐浴、换药,保持引流通畅。

(2) 肛瘘切除术:适用于低位单纯性肛瘘。即全部切除瘘管壁直至健康组织,创面敞开,凡士林纱布条填塞,术后坐浴、换药,使其逐渐愈合。

（3）肛瘘挂线术：适用于高位或低位单纯性肠瘘或作为复杂性肛瘘切开、切除的辅助治疗。即利用橡皮筋或有腐蚀作用药线的机械性压迫作用，使结扎处的组织发生血运障碍而坏死，以缓慢切开肛瘘，达到边切开边愈合，不出现括约肌失禁的目的（图 28-7）。

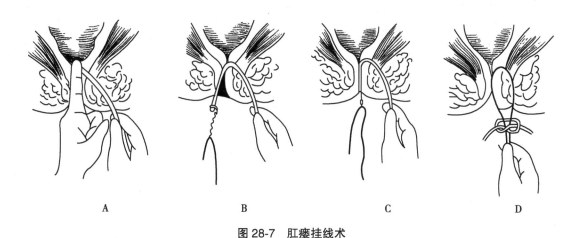

A   B   C   D

图 28-7　肛瘘挂线术

2. 肛瘘堵塞法　适用于单纯性肛瘘。即瘘管用 0.5% 甲硝唑、生理盐水冲洗后，自外口注入生物蛋白胶。该法治愈率较低。

【护理诊断／问题】

1. 皮肤完整性受损　与肛门周围皮肤受到分泌物刺激、搔抓、手术治疗有关。

2. 潜在并发症：伤口感染、肛门失禁、肛门狭窄等。

3. 急性疼痛　与肛周炎症刺激及手术创伤有关。

【护理措施】

（一）术前护理

1. 保持大便通畅　温水坐浴，必要时应用抗菌药物，积极治疗肛周脓肿。

2. 术前指导　告知患者肛周皮肤瘙痒时不要搔抓，必要时遵医嘱外用抗生素软膏等。手术前排空大小便。

（二）手术后护理

保持大便通畅是肛瘘手术后的共性护理措施，但不同术式还有其护理特点：

1. 肛瘘切开或切除术　术后第 2 天打开敷料，用 1：5 000 高锰酸钾溶液坐浴，坐浴后更换敷料。以后每日安排好大便、坐浴和换药顺序。注意有无伤口感染征象，必要时遵医嘱应用抗生素。

2. 肛瘘挂线术　术后第 2 天开始，大便后和睡前坐浴。告知术后 3~7d 到门诊收紧橡皮筋，一般 10~14d 瘘管可被完全切开，橡皮筋自然脱落，此后局部外用抗生素软膏或生肌散，以促进伤口愈合。若发现肛门括约肌松弛现象，术后 3d 开始指导患者进行提肛运动。为防止肛门狭窄，术后 5~10d 可用示指扩肛，每日 1 次。

第二节　大　肠　癌

大肠癌包括结肠癌（carcinoma of colon）和直肠癌（carcinoma of rectum），是消化道常见的恶性肿瘤，发病率位于恶性肿瘤第三位。以 40~60 岁多见，男性多于女性。直肠癌是乙状结肠直肠交界处至齿状线之间的癌，我国大肠癌中直肠癌比结肠癌发生率高。但近些年来，我国尤其是大城市，结肠癌发病率明显上升，且有超过直肠癌的趋势。结肠癌中发病率依次为乙状结肠、升结肠、降结肠和横结肠。

【病因】

病因尚不完全清楚,可能与下列因素有关:

1. 饮食和运动　流行病学调查显示,大肠癌的发生与高脂、高蛋白、低纤维饮食有关。脂肪刺激胆汁分泌,胆汁和脂肪酸在肠道厌氧菌的作用下形成致癌因子;动物蛋白中的氨基酸分解后产生致癌物;低纤维饮食导致形成粪便的物质减少,肠蠕动减慢,增加了粪便中致癌物质和肠黏膜的接触时间;过多食入腌制食品可增加肠道中的致癌物质;维生素和矿物质的缺乏均可能增加大肠癌的发病率。运动不足,导致肠蠕动功能下降,肠道菌群改变,肠道中的胆酸和胆盐含量增加,以致引起或加重肠黏膜损害。

2. 遗传因素　20%~30%的大肠癌患者存在家族史,常见的有家族性多发性息肉病和家族性息肉结肠癌直肠癌综合征。

3. 癌前病变　多数大肠癌来自腺瘤癌变,其中以绒毛状腺瘤及家族性多发性息肉病癌变率最高;近年来大肠的某些慢性炎症改变,如溃疡性结肠炎、克罗恩病及血吸虫肉芽肿也被列入癌前病变。

【病理】

1. 大体分型

(1) 溃疡型:最常见,占50%以上。肿瘤中央凹陷、边缘隆起,沿肠壁深层生长并向周围浸润,易出血,分化程度低,转移早。好发于左半结肠、直肠。

(2) 隆起型:肿瘤向肠腔内突出,肿块增大时表面可产生溃烂、出血,向周围浸润少,分化程度较高,转移较晚,预后较好。好发于右侧结肠,尤其是盲肠。

(3) 浸润型:肿瘤沿肠壁浸润,易引起肠腔狭窄和梗阻,分化程度低,转移早,预后差。好发于左侧结肠,尤其是乙状结肠和直乙交界处。

2. 组织学分型

(1) 腺癌:最常见,癌细胞主要为柱状细胞、黏液细胞和未分化细胞,进一步分类又分为管状腺癌和乳头状腺癌(占75%~85%)、黏液腺癌(占10%~20%)及印戒细胞癌。

(2) 腺鳞癌:也称腺棘细胞癌,由腺癌细胞和鳞癌细胞构成,较少见,主要发生于直肠下端和肛管。预后较腺癌差。

(3) 未分化癌:易侵入小血管和淋巴管,预后最差。

结、直肠癌可以在一个肿瘤中出现两种或两种以上的组织类型,且分化程度并非完全一致,这是结、直肠癌的组织学特征。

3. 临床病理分期　目前常用国际抗癌联盟(UICC)提出的第8版大肠癌TNM分期系统(参见第十一章　肿瘤患者的护理)

4. 转移途径

(1) 直接浸润:大肠癌穿透肠壁可浸润邻近器官,如乙状结肠癌肿常侵犯膀胱、子宫、输尿管,横结肠癌肿常侵犯胃壁,直肠癌可侵犯前列腺、膀胱、阴道、子宫。

(2) 淋巴转移:是主要的转移途径。结肠癌易转移至肠系膜血管周围和肠系膜根部淋巴结;直肠癌的淋巴转移最常见的是向上转移,可转移至直肠上动脉、肠系膜下动脉及腹主动脉周围淋巴结,向下、向两侧转移至髂内淋巴结或腹股沟淋巴结。晚期可出现左锁骨上淋巴结转移。

(3) 血行转移:晚期癌肿细胞常经血液循环转移至肝、肺、骨。

(4) 种植转移:结肠癌肿穿透肠壁后,癌细胞可脱落并种植在腹膜和腹腔内其他器官表面,以盆腔底部、直肠前陷窝部最常见。直肠种植转移的机会较小,上段直肠癌偶有种植性转移。

【临床表现】

1. 结肠癌　早期多无特异性或明显症状易被忽视,随着病情的发展可出现下列症状:

(1) 排便习惯和粪便性状改变:常是最早出现的症状,由于肿瘤坏死形成溃疡或继发感染所致。多表现为排便次数增多,腹泻、便秘交替出现,便中带血、脓或黏液等。

(2) 腹痛:早期症状之一,多为持续性的定位不清的隐痛或为腹部不适或腹胀,出现肠梗阻时则出现腹痛加重或为阵发性绞痛。

(3) 腹部肿块:多为肿瘤生长形成,肿瘤较大时,可触及形状不规则的肿块,肿块多坚硬,呈结节状,可伴压痛。也可能为梗阻近侧肠腔内的积粪。

(4) 肠梗阻:一般属中晚期症状,多为慢性不全性低位肠梗阻症状,主要表现为腹胀和便秘,若发生完全性肠梗阻,症状加重。

(5) 全身表现:由于慢性失血、癌肿溃烂、感染、毒素吸收等,患者可出现贫血、消瘦、乏力、低热等全身表现。晚期会出现癌转移表现,如肝大、腹水、恶病质等。

2. 直肠癌　早期多无明显症状,易被忽视。随着病程的发展,肿瘤增大,发生溃疡或感染才出现明显症状。

文档:左右结肠癌临床表现区别

(1) 直肠刺激症状:癌肿刺激直肠可产生频繁便意、排便不尽感、便前常有肛门下坠感、腹泻、里急后重等症状。晚期可有下腹部痛。

(2) 血便:较常见的早期症状,多为肿瘤生长破溃继发感染所致。表现为大便表面带血及黏液,感染时可出现脓血便。

(3) 肠腔狭窄或梗阻:癌症侵犯致肠腔狭窄引起大便变形、变细;癌肿继续增大则可出现腹痛、腹胀、肠鸣音亢进、排便困难等不完全性肠梗阻症状。

(4) 转移症状:癌症侵犯前列腺、膀胱,可出现尿频、尿痛、血尿、排尿困难等。在女性可侵犯阴道后壁,引起白带增多;若穿透阴道后壁,则发生阴道直肠瘘,可见粪便及血性分泌物从阴道排出。癌肿侵及骶前神经,可发生骶尾部持续性剧烈疼痛。晚期出现肝转移时,表现与结肠癌相似。

【辅助检查】

1. 大便隐血试验　结肠癌早期可有少量出血,故大便隐血试验持续阳性有助于早期发现病变,可作为大规模普查或对高危人群进行检测的手段。

2. 直肠指检　是诊断直肠癌常用的简单易行的检查方法。约75%的患者可触及肿块、溃疡、肠腔狭窄,指套可见染血。此外,指检还可判断癌肿的部位、大小、范围、活动度及周围组织的关系等。

3. 内镜检查　乙状结肠镜和纤维结肠镜检查可直视病灶并取活组织行病理检查,是诊断结肠癌最有效、可靠的方法。

4. 影像学检查

(1) X线钡剂灌肠或气钡双重对比造影检查:可观察结肠运动和显示结肠内的异常形态,可明确癌肿的部位和范围。但对直肠癌诊断价值不大。

(2) B超、CT:可提示腹部肿块、腹腔内肿大淋巴结及有无腹腔种植转移、是否侵犯邻近组织器官或肝、肺转移灶等。

(3) MRI检查:对直肠癌TNM分期及术后盆腔、会阴部复发的诊断较CT优越。

(4) PET-CT检查:即正电子发射体层显像与X线计算机断层成像相结合。在对病灶进行定性的同时还能准确定位,提高了诊断的准确性。

5. 血清癌胚抗原(CEA)测定　特异性不高,主要用于判断结肠癌的预后、疗效和复发。若在随访中发现CEA值又上升,表示癌肿复发。

6. 其他检查　如低位直肠癌伴腹股沟淋巴结肿大可作淋巴结活检。癌肿位于直肠前壁的女性患者,应做阴道检查及双合诊检查。男性患者有泌尿系统症状时,应做膀胱镜的检查。

【处理原则】

大肠癌应采取以手术切除为主的综合治疗。放疗、化学和免疫治疗等在一定程度上提高疗效。

(一) 手术治疗

1. 根治性手术　切除包括原发病灶在内的较长肠段、相应的肠系膜和所属区域淋巴结。手术方式因癌肿的部位不同而有所不同。

（1）结肠癌根治术：切除范围包括癌肿所在的肠襻及其系膜和区域淋巴结。

1）右半结肠切除术：适用于盲肠、升结肠、结肠肝曲癌（图28-8）。

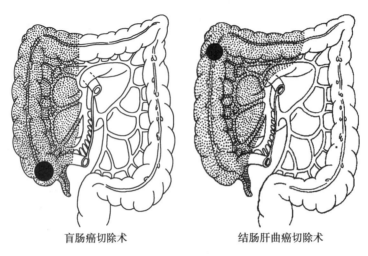

盲肠癌切除术　　　　　　　　结肠肝曲癌切除术

图 28-8　右半结肠切除术

2）横结肠切除术：适用于横结肠癌。切除范围包括肝曲和脾曲的全部横结肠及其系膜、血管和淋巴结，升结肠与降结肠行端端吻合（图28-9）。

3）左半结肠切除术：适用于结肠脾曲和降结肠癌。切除范围包括左半横结肠、降结肠和部分或全部乙状结肠及其所属系膜、血管和淋巴结，横结肠与乙状结肠或直肠行端端吻合（图28-10）。

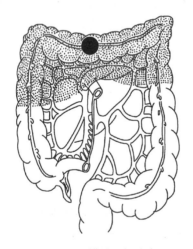
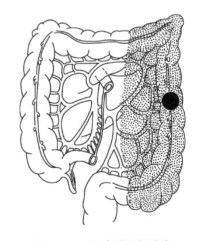

图 28-9　横结肠切除术　　　　　图 28-10　左半结肠切除术

4）乙状结肠切除术：根据癌肿的位置及乙状结肠的长短切除乙状结肠及部分降结肠；或部分降结肠、乙状结肠及直肠上段，同时切除所属系膜、血管和淋巴结，行结肠与直肠吻合术（图28-11）。

（2）直肠癌根治性手术：切除包括癌肿及其两端足够长度的正常肠段（近端10cm以上、远端2.5cm以上）；受累器官的部分或全部；周围可能被浸润的组织及全直肠系膜。

1）局部切除术：适用于早期瘤体小（≤2cm）；局限于黏膜层或黏膜下层；分化程度高的直肠癌。手术方式有经肛门局部切除或骶后路径局部切除术。

2）腹会阴联合直肠癌切除术（abdominoperineal resection，APR）：即 Miles 手术，主要适用于腹膜返

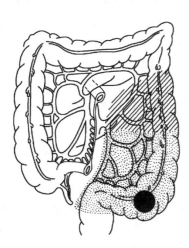 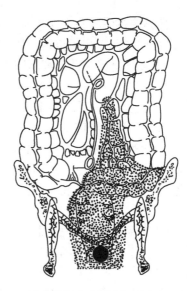

图 28-11　乙状结肠切除术　　　　　图 28-12　腹会阴联合直肠癌切除术（Miles 手术）

折以下的直肠癌。切除范围包括乙状结肠下部及其系膜、直肠全部及其系膜、肠系膜下动脉及其区域淋巴结、肛提肌、坐骨直肠窝组织、肛管与肛周 5cm 的皮肤、皮下组织及全部肛门括约肌等，将乙状结肠近端拉出，于左下腹做永久性肛门（图 28-12）。该方法切除范围大，治疗彻底，但手术创伤大，且需做永久性人工肛门会影响患者的生活质量。

3）直肠低位前切除术（low anterior resection，LAR）：也称经腹腔直肠癌切除术，即 Dixon 手术，是目前应用最多的直肠癌根治术。适用于癌肿下缘距齿状线 5cm 以上的直肠癌。经腹腔切除乙状结肠和大部分直肠（远端切缘距离癌肿下缘 2cm 以上），直肠与乙状结肠行端端吻合（图 28-13）。该方法保留了正常的肛门及肛门括约肌能正常排便，但若切除不到位，则治疗不彻底，可致局部复发，也可能发生吻合口瘘、吻合口狭窄等并发症。

4）经腹直肠癌切除、近端造口、远端封闭手术（Hartmann 手术）：适用于全身情况差不能耐受 Miles 术，或急性梗阻不宜行 Dixon 术者（图 28-14）。

5）其他手术：后盆腔脏器清扫；全盆腔脏器清扫。

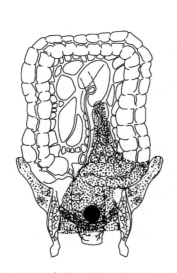 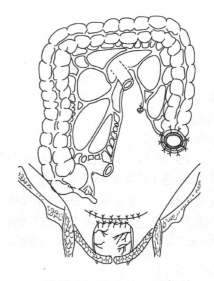

图 28-13　经腹直肠癌切除术（Dixon 手术）　　　　图 28-14　Hartmann 手术

文档:大肠癌
不同术式切除
范围

直肠癌根治术有多种术式,但经典的术式仍然是 Miles 手术和 Dixon 手术,这两种手术可以开腹完成,也可以通过腹腔镜实施。腹腔镜下实施手术具有创伤小、恢复快的优点,但对盆壁淋巴结清扫和周围受侵脏器的处理尚有一定的困难,故对 T_4 期直肠癌不宜使用。

2. 姑息性手术　主要目的是解除痛苦和处理并发症。

（二）非手术治疗

1. 化疗　是根治性手术的辅助治疗方法,能提高患者的 5 年生存率,术后化疗则可杀灭残余肿瘤细胞;对无法手术或术后复发者,化疗为主要的治疗手段。给药方法有区域动脉灌注、门静脉给药、术后腹腔置管灌注给药、肠腔内给药等。目前,常采用以氟尿嘧啶为基础,全身静脉化疗为主的方案。

2. 放疗　是辅助手术的治疗方法。较晚期癌可在术前辅助行放射治疗,再行根治性手术,可提高手术切除率和降低术后复发率;术后放射治疗适用于晚期不能手术、手术未达到根治或局部复发的患者,效果不如术前放疗。

3. 其他治疗　低位直肠癌造成肠腔狭窄且不能手术的患者可采用电灼、液氮冷冻及激光凝固、烧灼等方法进行局部治疗或放置金属支架,以缓解肠梗阻症状。中医中药治疗可配合化疗、放疗或手术治疗,以减轻不良反应;基因治疗、导向治疗及免疫治疗等方法目前还处于研究探索阶段。

【护理评估】

（一）术前评估

1. 健康史　①一般资料:年龄、性别、职业、饮食习惯等;②家族史:有无家族性息肉病史,家族中有无大肠癌或其他肿瘤患者;③既往史:有无大肠慢性炎性疾病及大肠腺瘤病史,有无手术治疗、药物过敏史,有无皮肤过敏史。

2. 身体状况　了解排便习惯和粪便性状的情况;有无腹痛、腹胀、肠鸣音亢进等症状;腹部有无肿块及肿块大小、活动度、压痛程度;直肠指检有无阳性结果;有无贫血、消瘦、乏力、低热、恶病质等症状;有无腹水、肝大、黄疸等肝转移的症状。

3. 辅助检查　了解大便潜血试验、直肠指检、内镜检查、影像学检查及 CEA 测定等结果,以判断肿瘤的部位、大小、分期、转移情况等。

4. 心理、社会状况　了解患者和家属对疾病的认识,对手术治疗的接受程度,对结肠造口知识及手术前配合知识的掌握程度;了解患者对结肠造口的心理承受能力及自我护理能力;了解家庭对患者手术及进一步治疗的心理支持程度和经济承受能力。

（二）术后评估

1. 手术情况　了解实施手术方式、麻醉方式、术中出血、输血等情况。

2. 身体情况　术后生命体征是否平稳;营养、引流、切口情况;有无出血、感染、吻合口瘘及造口缺血坏死或狭窄、皮肤糜烂等并发症的发生。

3. 心理、社会状况　了解行永久性结肠造口患者心理适应程度、人际交往情况、生活自理能力、造口自我护理能力及造口对生存质量带来的影响等。

【护理诊断/问题】

1. 焦虑　与对癌症治疗缺乏信心及担心结肠造口影响生活、工作、人际交往等有关。

2. 营养失调:低于机体需要量　与癌肿慢性消耗、手术创伤、食欲下降、放化疗反应等有关。

3. 自我形象紊乱　与结肠造口的建立和排便方式改变有关。

4. 知识缺乏:缺乏有关术前准备知识及结肠造口自我护理知识。

5. 潜在(术后)并发症:造口并发症(如造口出血、造口坏死、造口回缩等)、切口感染、腹腔感染、吻合口瘘等。

【护理目标】

1. 患者焦虑缓解或减轻。

2. 营养状况得到有效改善。

3. 能适应并接受自我形象和排便方式的改变。

4. 能积极配合术前护理,并掌握术后结肠造口护理技术。

5. 术后未发生并发症,或并发症得到及时发现和处理。

【护理措施】

(一) 术前护理

1. **心理护理**　根据患者的心理状况做好安慰、解释工作,真实而技巧性地回答患者的问题,解释治疗过程,给予必要的健康教育,尤其对结肠造口的患者,可通过图片、模型、录像等加以解释说明,消除患者焦虑情绪,增强治疗疾病的信心,提高适应能力。同时争取家属的积极配合,从多方面给患者关怀和心理支持。

2. **营养支持**　术前给予高蛋白、高热量、高维生素、易消化的少渣饮食。对贫血、低蛋白血症的患者,应输注红细胞、人血白蛋白。对存在脱水和电解质紊乱的患者,应遵医嘱静脉输液,补充水和电解质,提高机体对手术的耐受性。

3. **肠道准备**　目的是排空肠道,减少细菌数量,防止腹腔和切口感染,有利于吻合口愈合。肠道准备一般包括饮食准备、清洁肠道和口服肠道抗菌药物三大措施。

(1) 饮食准备

1) 调整饮食:术前 3d 进少渣半流质饮食,术前 1~2d 改无渣流质饮食,减少粪便形成。术前 12h 禁食,4h 禁饮。实施时可根据患者有无便秘史及肠梗阻症状等进行调整。

2) 肠内营养:术前 3d 起口服全营养素,每日 4~6 次,至术前 12h 停止。此法既能满足机体的营养需要,又可减少粪便形成,同时有利于保护肠道黏膜屏障,避免术后发生肠源性感染。

(2) 清洁肠道:一般于术前 1d 进行肠道清洁,目前临床常用导泻法和灌肠法,清洁程度以肠道排出物为清水样、肉眼无粪渣为准。

1) 导泻法:①等渗性导泻,临床常用复方聚乙二醇电解质散溶液,其是一种等渗、非吸收性、非爆炸性液体,通过分子中的氢键与肠腔内水分子结合,增加粪便含水量及灌洗液的渗透浓度,刺激肠蠕动,导致腹泻。②高渗性导泻,常用制剂为甘露醇、硫酸镁、磷酸钠盐等,这些药物在肠道中几乎不被吸收,口服后使肠腔内渗透压升高,吸收肠壁水分,致肠内容物急剧增多、肠蠕动增加,出现腹泻。甘露醇在肠腔内可被细菌酵解,产生可燃

文档:导泻

性气体,术中使用电刀时可引起爆炸,使用时应注意。③中药导泻,常用番泻叶泡茶饮用、蓖麻油口服等,单独使用不能满足肠道清洁的要求,多与其他方法(如灌肠法)联合应用。注意事项:大肠癌合并肠梗阻时禁用导泻法;患者年老体弱、心肾功能障碍时不宜采用等渗性或高渗性导泻,可选择灌肠法。

2) 灌肠法:用 0.1%~0.2% 肥皂水多次灌肠,可同时配合番泻叶泡茶饮或蓖麻油口服,提高肠道准备的效率和效果。由于多次灌肠法护理工作量大、效果较差,且易导致肠黏膜充血,临床上已逐渐被其他方法取代。注意:为防止癌细胞扩散,应选择粗细和软硬适宜的肛管,在直肠指检下(或直肠镜直视下)插管,插管动作应轻柔,忌粗暴,使肛管顺利地通过肠腔狭窄部位;高位直肠癌应避免使用高压灌肠。

(3) 口服肠道抗菌药物:一般术前 3d 开始口服肠道不吸收的抗菌药物,如新霉素、甲硝唑、庆大霉素等,由于控制饮食和使用肠道抗菌药物维生素 K 合成及吸收减少,故需同时肌内注射维生素 K_1 10mg,每日 1 次。

4. **结肠造口定位**　术前医生、护士或造口治疗师、家属及患者可共同确定造口部位。定位的基本要求:①让患者取不同体位进行定位,保证无论何种体位患者均能看到造口全貌,便于进行护理;②造口应在左腹直肌脐旁处;③造口周围应有足够的平坦皮肤面积,避开瘢痕、凹陷、皱褶、系腰带及骨骼

隆起处,以使人工橡胶肛袋的肛门垫与皮肤贴合紧密,也便于粘贴一次性使用人工肛袋的底板,延长底板的使用时间。

5. 阴道冲洗　女性患者为避免术中污染和术后感染,特别是癌肿已侵及阴道后壁时,术前3d每晚行阴道冲洗。

6. 放置胃管及导尿管　一般在患者进入手术前放置胃管及导尿管,但有肠梗阻症状的患者通常提早放置胃管行胃肠减压。

（二）术后护理

1. 卧位与活动　术后取平卧位,待麻醉作用消失、血压平稳后改半卧位,以利于呼吸和腹腔引流。术后早期指导患者进行翻身和四肢活动,2~3d后病情许可,应协助患者下床活动,活动时应注意保护切口和造瘘口,避免受到牵拉。

2. 病情观察　每半小时监测血压、脉搏、呼吸1次,病情平稳后延长间隔时间;观察腹部及会阴部切口敷料,若渗血较多,应估计量,做好记录,并通知医生给予处理。

3. 饮食与营养　①控制饮食:术后禁饮食、胃肠减压,由静脉补充水和电解质,2~3d后肛门排气或造口开放后即可拔除胃管,进食流质饮食,1周后改少渣半流质饮食,2周左右可进普食,应以高热量、高蛋白、高维生素、低渣食物为主。②肠内营养:术后早期(约6h)开始应用肠内全营养制剂,可促进肠功能的恢复,维持并修复肠黏膜屏障,改善患者营养状况,减少术后并发症。

4. 引流管的护理

（1）导尿管护理:直肠癌根治术易损伤骶部神经而引起尿潴留,术后需留置尿管1~2周,按常规做好导尿管的护理。

（2）腹腔或骶前引流管:保持腹腔或骶前引流管通畅,妥善固定,避免扭曲、受压、堵塞及脱落;观察记录引流液的颜色、性状、量;及时更换引流管周围渗湿和污染的敷料。骶前引流管需接负压,一般保持5~7d,引流液量明显减少、颜色清亮,即可协助拔除引流管。

5. 结肠造口的护理　结肠造口又称人工肛门,是将近端结肠固定于腹壁外而形成的粪便排出通道。

（1）观察造口:造口结束后手术医生通常用凡士林纱条保护造口并覆盖无菌敷料。一般于术后第3天更换敷料,开放造口。开放后及时清理造口分泌物和粪便,并观察造口情况:①活力:术后正常造口肠黏膜为新鲜牛肉红色,光滑、湿润,1周内可有轻度水肿,以后水肿逐渐消退。②高度:肠造口应突出皮肤表面1~2cm,突出过多或者回缩内陷均不利于排泄物排入造口袋内。③形状与大小:造口应为圆形或椭圆形,口径2~3cm,黏膜朝向皮肤翻卷,若黏膜脱垂或造口狭窄、回缩、凹陷均属异常。

（2）清洁造口及其周围皮肤:造口开放初期粪便稀薄、次数较多,指导患者取左侧卧位,及时清除肠道分泌物和粪便,用中性皂液或0.5%氯己定溶液清洁造口周围皮肤,并涂氧化锌软膏保护。此外,可用塑料薄膜将造口与腹壁切口隔开,防止粪便污染切口。

（3）人工肛门袋的使用:人工肛袋有可重复使用的橡胶肛袋和一次性使用肛袋(图28-15)2种,应在造口与皮肤愈合后使用。

1）橡胶肛袋:由人工肛门袋、肛门垫组成。佩戴时应肛袋口对准并紧贴造瘘口,使袋囊朝下,用弹性腰带固定;袋内充满1/3排泄物时即更换肛门袋,以餐前、餐后2~4h及睡前更换为宜,患者应备3、4个造口袋用于更换。使用过的肛袋应用中性洗涤剂或清水洗净,0.5%氯己定溶液浸泡30分钟,晾干备用。

2）一次性肛袋:有一件式和两件式之分。①一件式肛袋:取下时反复撕脱应动作轻柔,避免损伤皮肤;外用盐水或温水清洗造口及周围皮肤,柔软布类擦干;用造口测量板测量造口的大小和形状,在测量尺寸上加0.2cm剪裁肛袋底板使之与造口相适应;撕去底板的粘贴保护纸,将其平整的粘贴在造口周围皮肤上;扣好肛袋尾部袋夹。②两件式肛袋:与一件式不同点在于先粘贴底板,再将肛袋沿着悬浮环扣好于底板上,应确保两者紧密连接。

（4）饮食指导:以高热量、高蛋白、高维生素的少渣饮食为主,多饮水,防止出现便秘;保证饮食清

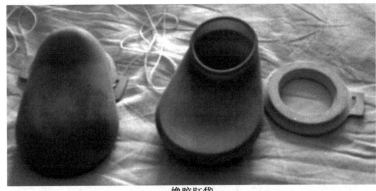

橡胶肛袋

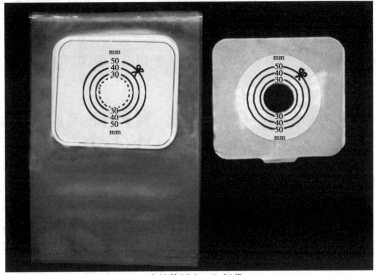

一次性使用人工肛门袋

图 28-15　人工肛门袋

洁卫生,以防细菌性肠炎和腹泻;避免进食豆类、山芋、洋葱、大蒜等产气较多和产生刺激性气味的食物,以防出现腹胀和排气过多。

(5) 造口并发症的护理

1) 造口出血:术后 1~2d 应观察有无造口出血。主要原因为造口黏膜和皮肤切口的毛细血管出血,也可见于造口肠管的肠系膜小血管出血。小量出血可采取棉球或纱布压迫止血;较多量出血可用 1% 肾上腺溶液纱布压迫止血或用云南白药粉外敷;大量出血应联系医生进行缝扎止血。

2) 造口坏死:主要原因为造口血运不良、张力过大。术后 3d 内应严密观察造口血液循环情况;若造口肠黏膜颜色暗红或淡紫色提示黏膜缺血,若颜色发黑提示肠管坏死,应及时联系医生处理。

3) 皮肤黏膜分离:多因造口坏死、缝线脱落或局部感染所致。较浅分离可用造口护肤粉再加防渗漏膏阻隔后粘贴人工肛袋;较深分离可用吸收性敷料如藻酸盐类敷料填塞后再粘贴人工肛袋。

4) 造口狭窄:多因瘢痕挛缩所致。在造口处拆线愈合后,每日扩肛 1 次(图 28-16),每次 5~10min。指套涂石蜡油,沿

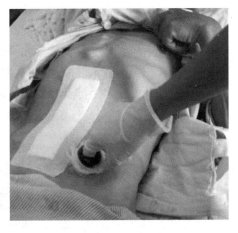

图 28-16　人工肛门扩张

肠腔方向逐渐深入,动作轻柔,避免暴力,以免损伤造口或肠管。

5)粪水性皮炎:多因造口位置不当或肛袋使用不当,致粪便长时间刺激皮肤所致。应针对具体情况指导患者选择合适的肛门袋及采取正确的护理方法。

6)其他:如造口回缩、造口脱垂、造口旁疝等,应及时与医生沟通,并配合处理。

(6)帮助患者接受造口现实,提高自护能力:①与患者亲切交谈,鼓励其说出内心感受和思想顾虑,针对具体情况采取不同的护理措施,如列举成功案例、安排志愿者与其交流、邀其参加讲座、介绍其加入病友联谊会等,促进患者以积极乐观的心态面对造口。②造口护理时,指导患者和家属仔细观察、协助操作、模仿护理,使其"亲近"造口、消除厌恶感。③帮助患者树立自信心,对患者和家属进行造口护理技术指导,与其讨论自我护理时可能出现的问题及解决方法,保证出院前获得稳定的护理造口能力。④指导患者与造口共处,在情况许可后参加适当工作、适量运动、社交活动等,并说明工作、游泳或洗澡、锻炼、社交时应注意的问题。

文档:预防和早期发现大肠癌

6. 术后其他并发症的预防和护理　　如切口感染、腹腔感染、吻合口瘘等,参考腹部外科其他疾病护理。

(三)健康教育

1. 调整心态　　保持心情舒畅,规律生活,适当锻炼。人工肛门术后患者应避免自我封闭,尽快融入家庭和社会,参加力所能及的工作、参加社交活动、加入造口患者联谊会等。

2. 平衡饮食　　选择清洁卫生、营养丰富的饮食,多饮水。人工肛门术后患者尚需注意饮食应无刺激性、无致腹泻或便秘作用、无过多产气等,避免进食豆类、洋葱、大蒜、高脂肪食物等。

3. 结肠灌洗　　每日或隔日1次,时间相对固定。连接好灌洗装置,灌洗袋内装入500~1 000ml温水(37~39℃),经灌洗管在5~10min将灌洗液灌入肠腔内,保留10~20min,再排空肠内容物。定时结肠灌洗可以训练有规律的肠道蠕动,使两次灌洗之间无粪便排出,从而养成定时排便习惯。

4. 肛袋使用　　可选择一件式或两件式肛袋。一件式肛袋的背面有胶质贴面,直接贴在皮肤上,用法简单,但清洁不方便;容易刺激皮肤,可使用造口护养胶片保护皮肤。两件式肛袋是底板粘贴在皮肤上,肛袋沿着悬浮环扣在底板上与其吻合,不漏气、不漏液,容易更换。此外,可使用防漏膏、防臭粉等提高防漏、防臭效果,使用造口粉可保护造口及其周围皮肤。

5. 定期复查　　一般3~6个月复查1次。出院后可1~2周扩张造口1次,持续2~3个月。对行人工肛门手术的患者,若出现腹痛、腹胀、排便困难等造口狭窄征象,应及时到医院就诊;进行放疗或化疗的患者,需定期检查血常规,出现白细胞和血小板减少时,应遵医嘱暂停放疗或化疗,必要时进行其他治疗。

【护理评价】

1. 患者情绪是否稳定,焦虑是否减轻。

2. 营养状况是否得到有效改善。

3. 能否适应并接受自我形象和排便方式的改变。

4. 是否积极配合术前准备,并掌握造口护理技术。

5. 潜在并发症能否被及时发现并得到有效处理。

(王　旭)

思维导图

自测题

? 思考题

结合导入情境与思考的案例回答下列问题：

1. 患者最可能的诊断是什么？采取哪些检查方法可确定诊断？

2. 若该患者经过有关检查确诊为直肠癌，术前护理措施有哪些？

3. 该患者接受了 Miles 手术，术后护理的重点内容有哪些？

第二十九章

门静脉高压症外科治疗患者的护理

第二十九章
课件

学习目标

识记:
1. 能复述门静脉高压症的概念。
2. 能概述门静脉高压症的病因、分类、临床表现和辅助检查。
3. 能简述门静脉与腔静脉间的 4 组交通支。

理解:
1. 说明门静脉高压症的病理生理。
2. 解释肝脏储备功能 Child-Pugh 分级。
3. 概括食管 - 胃底静脉曲张破裂出血的处理原则。

运用:
能运用护理程序对门静脉高压症患者实施整体护理。

导入情境与思考

张女士,53 岁。3h 前进食油炸食物后感心慌不适、恶心、未呕吐、面色苍白、四肢发凉,被家属送入医院进一步治疗。

患者 5 年前无明显原因出现乏力,双下肢水肿,伴牙龈出血,到当地医院住院治疗,诊断为"肝硬化"。予以保肝对症支持治疗,病情好转出院。近 3 年患者反复腹胀、解黑便,多次入院治疗,医师诊断为"肝硬化伴门静脉高压症"。

体格检查:患者神志淡漠,T 36.1℃,P 124 次 /min,R 28 次 /min,BP 85/60mmHg。贫血貌,腹软,蛙状腹,脾肋下 4cm,移动性浊音(+)。

实验室检查:HB 86g/L,A/G 比值为 0.82/1,总胆红素 35μmol/L,清蛋白 26g/L,PT 17s。

纤维胃镜检查:食管曲张静脉出血。

请思考:
1. 患者目前存在哪些护理问题?
2. 如何护理该患者?
3. 请指导患者预防再出血。

门静脉高压症(portal hypertension)是指各种原因导致门静脉血流受阻和 / 或血流量增加所引起的门静脉系统压力增高,继而引起脾大及脾功能亢进、食管 - 胃底静脉曲张、呕血或黑便、腹水等症状的疾病。门静脉正常压力为 13~24cmH$_2$O,平均值为 18cmH$_2$O。门静脉压力超过 25cmH$_2$O 即可定义为门静脉高压,门静脉高压症患者的门静脉压力可增至 30~50cmH$_2$O。门静脉压力比肝静脉压力高5~9cmH$_2$O,肝静脉压力梯度(hepatic venous press gradient,HVPG)不超过 16cmH$_2$O 时,食管 - 胃底黏膜下曲张静脉很少破裂出血。

【解剖概要】

肝脏是人体内唯一接受门静脉和肝动脉双重血液供应的器官。门静脉有两大特点:门静脉系统位于两个毛细血管网之间:一端是胃、肠、脾、胰的毛细血管网,另一端是肝小叶内肝窦(肝的毛细血管网);门静脉系统内没有瓣膜。门静脉主干由肠系膜上静脉和脾静脉汇合而成,脾静脉又收集肠系膜下静脉的血液。门静脉主干在肝门处分为左、右支,分别进入左、右半肝,其小分支与肝动脉小分支的血流汇合于肝小叶内肝窦,然后进入肝小叶的中央静脉,再经肝静脉汇入下腔静脉。

门静脉和肝动脉的小分支血流除了汇合于肝小叶内的肝窦,还在肝小叶间汇管区借着无数的动静脉间的交通支相互沟通。这些交通支在正常情况下很细小,血流很少,仅在肝内血流量增加时才大量开放。正常人全肝血流量每分钟约为 1 500ml,其中门静脉血流量每分钟约为 1 125ml,占全肝血流量的 60%~80%(平均 75%);肝动脉血流量约为375ml,占 20%~40%(平均 25%)。肝动脉的压力大,血的含氧量高,故门静脉和肝动脉对肝的供氧比例则几乎相等。

门静脉系与腔静脉系之间存在 4 个交通支(图 29-1):

1. 胃底、食管下段交通支　门静脉血流经胃冠状静脉、胃短静脉,通过食管胃底静脉丛与奇静脉、半奇静脉的分支吻合,流入上腔静脉。

2. 直肠下端、肛管交通支　门静脉血流经肠系膜下静脉、直肠上静脉与直肠下静脉、肛管静脉吻合,流入下腔静脉。

3. 前腹壁交通支　门静脉(左支)的血流经脐旁静脉与腹上、腹下深静脉吻合,分别流入上、下腔静脉。

4. 腹膜后交通支　在腹膜后有许多肠系膜上、下静脉的分支与下腔静脉的分支相互吻合。

在 4 个交通支中,最主要的是胃底、食管下段交通支,因其离门静脉主干和腔静脉最近,承受的压力差大,受门静脉高压的影响最早、最显著。

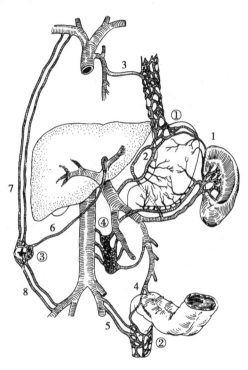

图 29-1　门静脉与腔静脉之间的交通支

1. 胃短静脉;2. 胃冠状静脉;3. 奇静脉;4. 直肠上静脉;5. 直肠下静脉、肛管静脉;6. 脐旁静脉;7. 腹上深静脉;8. 腹下深静脉

①胃底、食管下段交通支;②直肠下端、肛管交通支;③前腹壁交通支;④腹膜后交通支

【病因与分类】

根据门静脉血流阻力增加的部位,门静脉高压症可分为肝前、肝内和肝后 3 型。

1. 肝前型　门静脉分叉之前血流受阻,常见原因有肝外门静脉血栓形成(脐炎、腹腔感染如急性阑尾炎和胰腺炎、创伤等)、先天性畸形(门静脉主干闭锁、狭窄、海绵样变等)和外在压迫(上腹部肿瘤、转移癌等)。此型门静脉高压症患者,肝功能多正常或轻度损害,预后较肝内型好。

2. 肝内型　在我国最常见,占 95% 以上。根据血流受阻部位又分为窦前、窦后和窦型。窦后型和窦型最常见,以肝炎后肝硬化(我国)和酒精性肝硬化(西方国家)为主要病因,某些非硬化性肝病如先天性肝纤维化、脂肪肝、肝炎也可引起窦型门静脉高压症。窦前型多由血吸虫病引起。

3. 肝后型　常因为布加综合征(Budd-Chiari syndrome)、缩窄性心包炎、严重右心衰竭等,使肝静脉流出道(包括肝静脉、下腔静脉甚至右心)被阻塞而致。

【病理生理】

门静脉系统无瓣膜,其压力是通过流入的血量和流出的阻力形成并维持。门静脉血流阻力增加,常成为门静脉高压症的始动因素。肝炎后肝硬化时,增生的纤维束和再生肝细胞结节挤压肝小叶内的肝窦,使之变窄或闭塞,致门静脉血流受阻,压力也随之增高;另外,位于肝小叶间汇管区的肝动脉小分支和门静脉的小分支之间的许多平时不开放的动静脉交通支,在肝窦受压或阻塞时大量开放,以致压力高 8~10 倍的肝动脉血直接反注入压力较低的门静脉小分支,使门静脉压更加增高。血吸虫引起的窦前阻塞性门静脉高压症是由于血吸虫虫卵直接沉积在汇管区门静脉小分支内,使管腔变窄,致门静脉血流受阻和压力增高。各种原因使门静脉高压形成后,可发生下列病理变化。

1. 脾肿大和脾功能亢进　门静脉血流受阻后,首先出现脾充血性肿大,脾窦扩张,脾髓组织增生。脾脏单核 - 吞噬细胞增生和巨噬细胞吞噬功能增强,吞噬大量血细胞,致外周白细胞、红细胞和血小板减少,称脾功能亢进。

2. 静脉交通支扩张　门静脉高压时,正常的门静脉通路受阻,上述 4 个交通支大量开放并扩张、扭曲,形成静脉曲张。其中胃底 - 食管下段形成的曲张静脉离门静脉主干和腔静脉最近,压力差最大,受门静脉高压的影响也最早、最显著。患者反流胃酸的腐蚀或坚硬粗糙食物的机械损伤,以及咳嗽、呕吐、用力排便、负重等使腹内压突然升高,均可引起曲张静脉破裂,导致致命性大出血。其他交通支如直肠上、下静脉丛扩张可引起继发性痔;脐旁静脉与腹壁上、下深静脉交通支扩张,可引起腹前壁静脉曲张;腹膜后的小静脉也可明显扩张、充血。

3. 腹水　门静脉压力升高使门静脉系统毛细血管床的滤过压增加,同时肝硬化引起的低蛋白血症使血浆胶体渗透压下降及淋巴液生成增加,促使液体从肝表面及肠浆膜面漏入腹腔形成腹水。此外,门静脉高压和肝功能不全时,肾上腺皮质分泌醛固酮和垂体后叶分泌抗利尿激素增多而灭活减少,导致钠、水潴留而加剧腹水形成。

【临床表现】

1. 脾大及脾功能亢进　早期即可出现不同程度的脾大,质软、活动。脾大后,在左肋缘下可触及,巨脾者可达脐下。晚期,由于脾内纤维组织增生粘连,活动度减少,质较硬。脾大均伴有程度不同的脾功能亢进,患者全血细胞减少,容易发生感染、贫血、黏膜及皮下出血等。

2. 呕血及黑便　胃底 - 食管下段曲张静脉破裂是门静脉高压症患者常见的危及生命的并发症。由于肝功能损害使凝血酶原合成障碍及脾功能亢进使血小板减少,一旦发生出血,难以自止,一次出血量可达 1 000~2 000ml,出血部位多在食管下 1/3 处和胃底。据统计,首次大出血患者的死亡率高达 25%,约 50%~70% 的患者在第一次大出血后的 1~2 年内可再次出血。患者急性出血时,呕吐鲜红色血液,血液经胃酸及其他消化液的作用,随粪便排出时呈柏油样黑便。细菌分解肠道内的积血可引起血氨升高,容易诱发肝性脑病。患者大出血引起失血性休克、贫血可导致肝细胞严重缺血缺氧,引起肝衰竭甚至死亡。

3. 腹水　是肝功能严重受损的表现,大出血后常引起或加剧腹水的形成,有些顽固性腹水甚难消退。患者常伴有腹胀、下肢水肿。

4. 其他　由于门静脉压力增高使消化道充血,胃肠道的消化、吸收、蠕动发生障碍,患者常出现食欲减退、恶心、呕吐、腹泻、便秘、营养不良等。此外,门静脉高压症患者可出现非特异性全身表现,如疲乏、嗜睡、肝病面容、肝掌、蜘蛛痣、男性乳房发育、睾丸萎缩。体检时若能触及脾脏,提示可能有门静脉高压;若存在黄疸、腹水和腹壁静脉曲张等体征,表示门静脉高压严重;若能触到质地较硬、边缘较钝且不规整的肝,提示肝硬化。

【辅助检查】

（一）实验室检查

1. 血常规　门静脉高压患者全血细胞计数减少,以白细胞和血小板减少最为明显,白细胞可降至 $3 \times 10^9/L$ 以下,血小板可减至 $(70\sim80) \times 10^9/L$ 以下,血红蛋白和血细胞比容也有下降。

2. 肝功能检查　患者有不同程度的肝功能损害,血清转氨酶及胆红素可增高,低蛋白血症,白/球蛋白比例倒置,凝血酶原时间延长。

（二）影像学检查

1. 腹部超声　B超可显示肝脏、脾脏的形态、大小、腹水、门静脉扩张、血管开放情况、门静脉与肝动脉血流量,门静脉系统有无血栓等。

2. X线钡餐和内镜　食管吞钡X线检查可见曲张的静脉使食管轮廓呈虫蚀状改变;排空时,曲张的静脉呈蚯蚓样或串珠状负影。钡剂进入胃、十二指肠还可显示胃底有无静脉曲张。这些在内镜检查时更为明显。

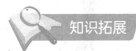 知识拓展

食管胃静脉曲张的分型与分级

胃镜检查是诊断食管胃静脉曲张破裂出血(esophagogastric variceal bleeding,EVB)和食管胃静脉曲张(gastroesophageal varices,GOV)的金标准,通过胃镜检查,可帮助医生了解静脉曲张的程度及曲张静脉所在的部位、直径、有无出血危险。我国食管胃静脉曲张的分型采用LDRf方法,LDRf是具体描述静脉曲张在消化管道内所在位置(location,L)、直径(diameter,D)与危险因素(risk factor,Rf)的分型记录方法,统一表示方法为:$Lx_xD1,1.5,2,3Rf0,1,2$。第一个 X 为脏器的英文首字母,第二个 X 为该器官的哪一段,$D0.3\sim5$ 表示所观察到曲张静脉的最大直径,而危险因素表示观察到的曲张静脉出血的风险指数。

食管静脉曲张按静脉曲张的形态、是否有红色征及出血危险程度分为轻、中、重 3 度。轻度(G_1):食管静脉曲张呈直线形或略有迂曲,无红色征;中度(G_2):食管静脉曲张呈直线形或略有迂曲,有红色征或食管静脉曲张呈蛇形迂曲隆起但无红色征;重度(G_3):食管静脉曲张呈蛇形迂曲隆起且有红色征或食管静脉呈串珠状、结节状或瘤状(无论有无红色征)。

3. CT、CT血管造影(CTA)或磁共振门静脉血管成像(MRPVG)　可了解肝动脉和脾动脉直径、门静脉和脾静脉直径、入肝血流、肝硬化程度,侧支循环的部位、大小及范围。

（三）骨髓检查

通过骨髓检查可以排除骨髓纤维化患者髓外造血引起的脾大,避免误切脾脏。还可评价脾切除术后患者三系细胞的恢复情况。

【处理原则】

外科治疗的目的是预防和控制急性食管 - 胃底曲张静脉破裂的大出血;解除或改善脾大、脾功能亢进;治疗顽固性腹水。肝移植是最理想的方法,但因肝源短缺、手术费用昂贵、需终身服用免疫抑制剂、风险大等,临床应用推广难。

（一）食管胃底曲张静脉破裂出血的治疗

1. 非手术治疗　适用于一般状况不良,肝功能差,有黄疸、大量腹水,难以耐受手术的患者;手术前准备。

(1) 紧急处理:尽快建立静脉通道,快速输液、输血;保持呼吸道通畅,防止呕血误吸引起窒息或吸入性肺炎;监测患者生命体征。

（2）药物治疗

1）止血：急性出血首选缩血管药物，如加压素、生长抑素、奥曲肽等。早期再出血率较高，必须采取措施防止再出血。β受体阻滞剂长期口服可预防再出血。

2）预防感染：使用头孢类广谱抗生素预防感染。

3）其他：护肝治疗、预防肝性脑病、质子泵抑制剂抑制胃酸分泌、利尿等。

（3）内镜治疗：包括硬化治疗和套扎术两种方法。①内镜下硬化治疗（endoscopic injection sclerotherapy，EIS）：是经内镜将硬化剂直接注射到曲张静脉腔内或曲张静脉旁的黏膜下组织，使曲张静脉闭塞，以治疗食管静脉曲张出血和预防再出血。②内镜下食管静脉曲张套扎术（endoscopic esophageal varix ligation，EVL）：是经内镜将要结扎的曲张静脉吸入到结扎器中，用橡皮圈套扎在曲张静脉基底部，比EIS操作相对简单和安全。硬化治疗和套扎术对胃底曲张静脉破裂出血无效。

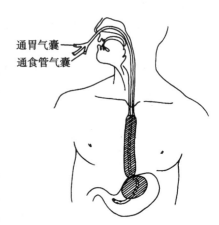

通胃气囊
通食管气囊

（4）三腔二囊管压迫止血：利用充气气囊分别压迫胃底和食管下段的曲张静脉，达到止血目的，以争取时间做紧急手术准备（图29-2）。

（5）经颈静脉肝内门体分流术（transjugular intrahepatic portosystem-ic shunt，TIPS）：经颈静脉途径在肝静脉和门静脉的主要分支间建立通道，置入支架，实现门体分流，可明显降低门静脉压力。适用于食管胃底曲张静脉破裂出血，经药物和内镜治疗无效、外科手术后再出血、等待肝移植的患者。

图 29-2　三腔二囊管压迫止血法

2. 手术治疗　适用于药物或内镜治疗不能控制的出血或出血停止后5d内再次出血，或静脉曲张明显和"红色征"出血风险较大，及一般情况尚可、肝功能A/B级（表29-1），能耐受手术者。可急诊或择期手术，常用手术方式有分流术、断流术、复合手术、肝移植四大类。

表 29-1　肝功能 Child-Pugh 分级

临床与检测项目	肝功能评分		
	1	2	3
血清胆红素（mmol/L）	<34.2	34.2~51.3	>51.3
血浆清蛋白（g/L）	>35	28~35	<28
凝血酶原延长时间（s）	1~3	4~6	>6
腹水	无	少量，易控制	中等量，难控制
肝性脑病	无	轻度	中度以上

注：总分5~6分者肝功能良好（A级）；7~9分者肝功能中等（B级）；10分以上者肝功能差（C级）。

（1）分流术：是在门静脉系统与腔静脉系统间建立分流通道，以降低门静脉压力，达到止血效果的一类手术。分流术可分为非选择性分流、选择性分流（包括限制性分流）两类。常用的手术方式有：门腔静脉分流术；脾肾静脉分流术；肠系膜上、下腔静脉分流术。

（2）断流术：断流术是指通过阻断门奇静脉间的反常血流，达到止血目的。常用的手术方式有贲门周围血管断离术、胃周围血管缝扎术、食管下端横断术、胃底横断术以及食管下端胃底切除术等。

（3）复合手术：复合手术是选择性分流和断流手术相结合，达到相互取长补短的效果，但复合手术创伤和技术难度较大，对患者肝功能要求高。

（4）肝移植：是治疗终末期肝病并发门静脉高压食管胃底曲张静脉破裂出血的理想方法，既替换了病肝，又使门静脉系统血流动力学恢复正常。但由于供肝短缺、终身服用免疫抑制剂及昂贵的费用等因素，限制了肝移植的广泛临床应用。

（二）脾大、脾功能亢进的外科治疗

门静脉高压症时脾功能处于紊乱状态，会促进肝病的进展。脾切除是治疗脾功能亢进最有效的方法，而且能够降低门静脉压力，延缓肝病进展。几乎全部断流术及部分分流术均包含有脾切除术。对严重脾大并脾功能亢进的血吸虫病患者，行单纯脾切除效果良好。

（三）腹水的外科治疗

治疗肝硬化合并顽固性腹水的有效方法是肝移植，无条件做肝移植，可行 TIPS、腹腔穿刺外引流、腹腔 - 上腔静脉转流术或腹水皮下转移术等治疗。

【护理评估】

（一）术前评估

1. 健康史　①一般情况：年龄、性别、职业、婚姻以及吸烟、饮酒史。②既往史：评估有无慢性肝炎、肝硬化、血吸虫病；有无黄疸、腹水、肝性脑病；有无血液病、溃疡病、服用激素和非甾体抗炎药；有无心脏病、高血压、糖尿病等。③发病诱因：了解发病与饮食的关系，如出血前是否进食粗硬、刺激性食物；有无腹内压突然增高的因素，如剧烈咳嗽、呕吐、打喷嚏、用力排便等。④脾功能亢进程度：是否容易发生感染、黏膜及皮下出血、贫血等。⑤黑便和呕血特点：了解患者呕血或黑便时出血的急缓，呕吐物或排泄物的颜色、量及性质等。

2. 身体状况　①局部：了解患者有无腹部膨隆、腹壁静脉曲张、肝、脾大小和质地，有无腹水、腹围大小、移动性浊音等；有无下肢水肿及肝掌、蜘蛛痣、皮下出血点。②全身：评估患者的面色、意识、生命体征，有无肝性脑病、出血性休克表现。是否伴有黄疸、食欲减退、恶心呕吐、腹泻、便秘、消瘦、虚弱无力等。

3. 辅助检查　根据血常规、肝功能、凝血功能检查了解患者有无肝功能损害、凝血功能障碍及全血细胞减少；依据胃镜、X 线钡餐和腹部 CT 等检查结果判断食管 - 胃底静脉曲张程度及出血部位。

4. 心理、社会状况　评估患者是否感到紧张、恐惧，是否因长期、反复发病，工作和生活受到影响而感到焦虑、悲观、失望；了解患者及家属对门静脉高压症的认知程度，是否具有预防再出血的知识；家属能否提供心理和经济支持等。

（二）术后评估

1. 术中情况　了解麻醉方式、手术方式、术中出血、输血、输液情况。

2. 康复状况　了解患者的神志、生命体征、尿量、肝功能的变化，切口有无渗血、渗液；了解引流管固定及引流情况；了解有无出血、肝性脑病、感染、静脉血栓形成等并发症的发生。

3. 心理、社会状况　了解患者对疾病和术后各种不适的心理反应，患者及家属对术后康复过程及出院健康知识的掌握程度；家庭成员能否提供足够的心理支持和经济支持。

【护理诊断 / 问题】

1. 焦虑 / 恐惧　与担心治疗效果及突发消化道出血有关。

2. 体液不足　与食管胃底曲张静脉出血有关。

3. 体液过多：腹水　与肝功能受损致低蛋白血症、门静脉压增高、血浆胶体渗透压降低及醛固酮分泌增加有关。

4. 营养失调：低于机体需要量　与肝功能损害、营养摄入不足和消化吸收障碍等有关。

5. 潜在并发症：出血、肝性脑病、静脉血栓形成等。

6. 知识缺乏：缺乏预防上消化道出血的知识。

【护理目标】

1. 患者焦虑 / 恐惧减轻或缓解，情绪稳定。

2. 患者体液不足得到改善。

3. 患者腹水减少，尿量增加，体液平衡得到维持。

4. 患者食欲增加，营养状况改善，体重增加。

5. 患者无并发症发生或并发症得到及时发现和处理。

6. 患者能复述预防再出血的有关措施。

【护理措施】

（一）非手术治疗的护理／术前护理

1. **心理护理**　门脉高压症患者由于病程长容易失去战胜疾病的信心，反复出血会产生焦虑和恐惧心理。护士应理解患者的感受，鼓励其表达自己的顾虑，针对性地给予心理疏导，增强战胜疾病的信心。一旦发生大出血，护士应沉着、冷静，迅速将患者安置在重症监护室或抢救室，配合医师积极采取各项抢救措施。避免在床边讨论病情，并安抚患者稳定情绪，使其树立信心，配合抢救。

2. **病情观察**　观察患者生命体征，注意有无恶心、上腹部不适等呕血前症状；观察记录呕吐物、大便的颜色、性状和量，警惕大出血的发生；一旦发生大出血，应严密监测血压、脉搏、中心静脉压及每小时尿量变化，准确记录出血量及 24h 出入水量，维持水、电解质及酸碱平衡。观察有无肝昏迷的前驱症状。

3. **改善患者营养状况**

（1）纠正低蛋白血症：肝功能尚好的患者，可给予高蛋白、高热量、富含维生素的低脂饮食，必要时静脉输注白蛋白。

（2）纠正贫血及凝血功能障碍：贫血严重或凝血机制障碍者，适量输注新鲜血，补充维生素 B、C、K 及凝血因子，以防术中和术后出血，以提高对手术的耐受力。

4. **预防和处理食管胃底曲张静脉破裂出血**

（1）预防

1）活动与休息：适当活动，注意休息，避免劳累，若出现头晕、心慌、出汗等不适，立即卧床休息。

2）饮食：忌烟、酒，避免进食粗糙、干硬、带骨渣、鱼刺及油炸、辛辣食物；少食浓茶、咖啡；饮食不可过热，以免损伤食管黏膜而诱发出血。

3）避免腹内压增高的因素：包括剧烈咳嗽、用力排便、打喷嚏、便秘等，以免腹内压力增高引起曲张的静脉破裂出血。

（2）处理

1）休息与镇静：绝对卧床休息，稳定患者情绪，必要时给予镇静剂，以避免因情绪紧张而加重出血。

2）维持体液平衡：大出血时迅速建立双静脉通路补充液体，及时备血、输血，维持有效循环血量，保证心、脑、肝、肾等重要器官的血液灌注。宜输新鲜血，因其凝血因子含量高而氨的含量低，有利于止血及预防肝性脑病。注意补钾、控制钠的摄入，纠正水、电解质及酸碱失衡。准确记录出血量及 24h 出入水量。

文档:留置三腔二囊管的护理

3）口腔护理：及时清除呕吐物，更换污被单，减少对患者的刺激，行口腔护理，保持口腔清洁。

4）止血：遵医嘱应用止血药。经静脉输注加压素、生长抑素、质子泵抑制剂等；也可根据出血情况配合使用冰盐水或冰盐水加血管收缩剂口服或作胃内灌洗，使胃黏膜血管收缩而达到止血的目的。必要时要放置三腔二囊管压迫止血。

5. **控制或减少腹水**　①注意休息，术前尽量取平卧位，增加肝、肾血流灌注。如有下肢水肿，抬高患肢减轻水肿。②限制液体和钠的摄入：每日液体入量控制在 1 000ml 左右；钠限制在 500~800mg/d（氯化钠 1.2~2.0g/d）以内；少食含钠高的食物，如罐头、咸肉、酱菜、酱油及含钠味精等。③护肝治疗：给予保肝药物，促进肝功能恢复。肝功能严重损害的患者，经静脉补充支链氨基酸及白蛋白，以提高血浆胶体渗透压，减少腹水的生成。④促进腹水排出：遵医嘱使用利尿剂，促进腹水排出。⑤病情观察：记录 24h 出入量。应用利尿药时，注意有无低钾血症；⑥监测体重和腹围：每周称体重 1 次；每日测量腹围 1 次，标记腹围测量部位，每次在同一时间、同一体位和同一部位测量。

6. 预防肝性脑病　①休息与活动:肝功能差者应注意卧床休息,减少活动。②改善营养状况:给予高热量、高维生素、适量蛋白质饮食,可输注全血或白蛋白纠正贫血和低蛋白血症。③常规吸氧,保护肝功能。④药物应用:遵医嘱给予多烯磷脂酰胆碱、谷胱甘肽等保肝药物,避免使用对肝脏有损害的药物。⑤纠正水、电解质和酸碱失衡:积极预防和控制上消化道出血,及时处理严重的呕吐和腹泻,避免快速利尿和大量放腹水。⑥防止感染:预防性应用广谱抗生素。⑦保持肠道通畅:及时清除肠道内积血,减少血氨的产生,防止便秘,可口服硫酸镁溶液导泻或酸性液灌肠,忌用肥皂水等碱性液灌肠,减少氨的吸收。

7. 其他　做好术前的各项常规准备或紧急手术的准备,如配合完善术前相关检查;术前两三天口服肠道不溶抗生素;分流术患者术前1d晚清洁灌肠等。术前通常不置入胃管,必要时选用细而软的胃管并充分润滑后轻轻插入,避免置管过程中发生食管胃底曲张静脉破裂出血。

(二) 术后护理

1. 体位与活动　断流术脾切除术患者血压平稳后取半坐卧位,以利于呼吸和减轻切口疼痛,预防膈下感染;分流术患者术后48h内,取平卧位或低坡卧位(≤15°),1周内不宜下床活动,翻身时动作要轻柔,以防血管吻合口破裂出血。

2. 病情观察　术后密切观察患者的面色、生命体征、神志、尿量及引流液的量、颜色和性质。若腹腔引流管引流量较多,且清澈,应考虑低蛋白血症引起的腹水。分流术取自体静脉者,观察局部有无静脉回流障碍;取颈内静脉者观察有无头痛、呕吐等颅内压增高表现,必要时遵医嘱快速滴注甘露醇。

3. 营养支持　术后早期应禁食,遵医嘱给予肠外或肠内营养支持;术后24~48h肠蠕动恢复后可进流质,以后逐步改为半流质、软食或普食。忌粗糙或过热食物,禁烟、酒。分流术后患者应限制蛋白质和肉类摄入,避免诱发或加重肝性脑病。

4. 保护肝脏　术后给予氧气吸入,保护肝脏;禁用吗啡等对肝功能有损害的药物。

5. 并发症的观察和护理

(1) 出血:由于患者术前已存在不同程度凝血功能障碍及血小板减少,术后易发生出血。术后严密监测患者面色、血压、脉搏及尿量变化,注意腹部切口有无渗血,观察并记录胃肠减压管和腹腔引流管引流液的量、颜色和性质。若发现出血征象,应及时通知医生并配合处理。

(2) 肝性脑病:分流术后部分静脉血未经肝脏解毒而使含血氨高的血液直接进入体循环,加之手术应激及不同程度的肝功能损害,极易诱发肝性脑病。观察患者有无性格异常、定向力减退、嗜睡与躁动交替,黄疸是否加深,有无发热、厌食、肝臭等肝衰竭表现。若患者出现肝性脑病前驱症状,需及时处理。禁用对肝功能有损害的药物;动态监测患者血氨浓度及肝功能;限制蛋白的摄入,每日不宜超过30g;忌用肥皂水灌肠;给予氧气吸入;使用谷氨酸钠、门冬氨酸等降血氨的药物。

(3) 感染:常见为腹腔、呼吸系统和泌尿系统的感染,术后应加强观察。护理:①遵医嘱及时使用有效抗生素。②引流管护理:保持引流管有效引流,观察记录引流液的颜色、性状和量,引流液逐渐减少、色清淡、每日 <10ml 时可拔管。③加强基础护理:卧床期间预防压力性损伤发生,黄疸者加强皮肤护理,做好会阴护理和禁食期间的口腔护理。④呼吸道护理:鼓励患者深呼吸、有效咳嗽和咳痰,必要时给予雾化吸入,预防肺部并发症的发生。

(4) 静脉血栓形成:脾脏切除术后血小板可迅速升高,易诱发静脉血栓形成。故术后2周内应每日或隔日查血小板计数,若超过 600×10^9/L,遵医嘱应用抗凝药物,动态监测血小板和凝血功能。

(三) 健康教育

1. 疾病预防　避免诱发出血的因素,如使用软毛牙刷;预防外伤;保持大便通畅;保持心情舒畅。避免粗糙、干硬、过热及辛辣的食物,禁烟、酒,少喝咖啡、浓茶,以免损伤食管和胃黏膜而诱发出血。

2. 自我护理　进食高热量、富含维生素食物,肝功能损害轻者,可进食优质蛋白 50~70g/d;肝功能严重受损及分流术后患者应限制蛋白质摄入;有腹水患者限制水和钠的摄入;合理休息,适当运动,避免劳累及重体力活动。

3. 疾病监测 遵医嘱用药,定期到医院复查;若出现心慌不适、呕血、黑便、腹胀、尿少等及时到医院就诊。

【护理评价】

1. 患者焦虑/恐惧是否减轻或缓解。

2. 情绪是否稳定;体液不足是否改善,生命体征是否平稳。

3. 腹胀是否减轻,尿量是否增加,腹水是否减少。

4. 食欲是否增加,营养状况是否改善,体重有无增加。

5. 并发症是否得到有效预防或及时发现和处理。

6. 患者是否掌握预防上消化道出血的知识。

（郑思琳）

思维导图

自测题

? 思考题

结合导入情境与思考的案例回答下列问题:

1. 导致该患者食管曲张静脉出血的原因是什么?

2. 治疗食管曲张静脉出血的措施有哪些?

3. 按照肝功能 Child-Pugh 分级,该患者的肝功为哪级?

第三十章

肝脏疾病患者的护理

3001

第三十章
课件

📖 **学习目标**

识记：

1. 能复述肝脓肿的概念及护理要点。

2. 能复述原发性肝癌的临床表现及围术期并发症的预防和护理。

理解：

1. 能比较细菌性肝脓肿与阿米巴性肝脓肿的异同点。

2. 能说明肝脓肿及原发性肝癌的临床处理原则。

3. 能说明肝棘球蚴病病因、临床表现及治疗要点。

运用：

1. 能说明普查原发性肝癌的肿瘤标志物及其诊断标准。

2. 能为原发性肝癌患者拟订术前、术后护理计划，并实施整体护理。

导入情境与思考

苏先生,58岁。因右上腹疼痛入院。患者30天前无明显诱因出现右上腹及右肩背部疼痛，呈持续性钝痛，夜间明显，伴有不规则发热，38℃左右。发病以来疼痛逐渐加重，且出现乏力、食欲下降、腹胀，体重下降约2kg,皮肤巩膜无黄染，无恶心、呕吐、腹泻，无呕血、黑便等。

既往无药物过敏史，患乙型肝炎病史12+年。

体格检查：T 38.1℃,P 92次/min,R 23次/min,BP 126/82mmHg,腹部膨隆，腹壁静脉曲张，腹软，肝区叩痛，肝脏未触及，脾脏肋缘下3cm,移动性浊音阳性，肠鸣音2~3次/min。

辅助检查示甲胎蛋白(AFP):500μg/L;增强 CT+ 血管成像提示：①右肝巨大占位，右肝包膜下及结肠旁沟处可见积液。②肝硬化、脾大、腹水。

请思考：

1. 该患者可能的诊断是什么？依据是什么？

2. 如何帮助患者缓解疼痛？

3. 患者目前存在哪些护理问题？应采取哪些护理措施？

【解剖生理概要】

（一）解剖概述

肝脏是人体最大的实质性脏器,重1 200~1 500g。肝大部分隐匿在右侧膈下和季肋深面,小部分横过腹中线达左上腹。肝的右下缘齐右肋缘,左下缘可在剑突下扪及,但一般在腹中线处不超过剑突与脐连线的中点。肝脏可随呼吸运动上下移动,正常肝脏于右肋缘下不能触及。

肝脏外观呈不规则楔形,右侧钝厚而左侧扁薄。分脏、膈两面,膈面和前面分别有左、右三角韧带、冠状韧带、镰状韧带和肝圆韧带,使其与膈肌及前腹壁固定(图30-1);脏面有肝胃韧带和肝十二指肠韧带,后者包含有门静脉、肝动脉、淋巴管、淋巴结和神经,又称肝蒂。肝的脏面有两个纵沟和一个横沟构成 H形,门静脉、肝动脉和肝总管在横沟处各自分出左、右干进入肝实质内,称为第一肝门。门静脉、肝动脉、肝胆管三者在肝实质内的走向和分布上大体一致,共同被包裹在 Glisson 鞘内。肝静脉是肝血液的流出管道,三条主要的肝静脉在肝后上方的静脉窝进入下腔静脉,被称为第二肝门;此外,还有小部分肝血液经数支肝短静脉汇入肝后方的下腔静脉,被称为第三肝门。

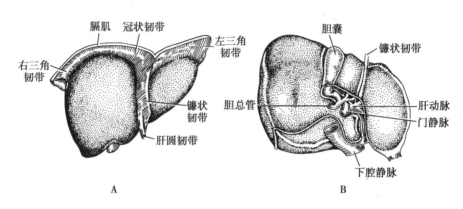

图 30-1　肝脏外观

A.膈面;B.脏面

肝小叶是肝脏结构和功能的基本单位。小叶中央是中央静脉,在其周围是呈放射状排列的单层细胞索,肝细胞索之间为肝窦(窦状隙),肝窦的壁上附有具有吞噬功能的 Kupffer 细胞,肝窦的一端与肝动脉和门静脉的小分支相通,另一端与中央静脉相连,实际为肝脏的毛细血管网。在几个肝小叶之间是由结缔组织组成的汇管区,其中有肝动脉、门静脉和胆管的小分支。

（二）生理概述

肝脏具有重要而复杂的生理功能,其中已明确包括:

1. 分泌功能　肝脏每日分泌胆汁 800~1 000ml,经胆管流入十二指肠,帮助脂肪消化以及脂溶性维生素 A、D、E、K 的吸收,并参与肝肠循环。

2. 代谢功能　肝脏参与体内多种物质的代谢过程。

（1）糖代谢:肝脏能将由肠道吸收、经门静脉系统进入肝内的碳水化合物和脂肪转化为糖原,储存于肝内。当血糖减少时,又将糖原分解为葡萄糖,释放入血液。

（2）蛋白质代谢:肝脏在蛋白质代谢中起合成、脱氨和转氨作用。肝脏利用经消化道吸收的蛋白质分解为氨基酸合成人体所需要的多种蛋白质,如白蛋白、纤维蛋白原和凝血酶原等。还能将氨基酸代谢产生的氨合成尿素,由肾脏排出。肝细胞内有多种转氨酶,能将一种氨基酸转化为另一种氨基酸,以增加人体对不同食物的适应性。

（3）脂肪代谢:肝脏是脂肪运输的枢纽,也是体内脂肪酸、胆固醇、磷脂合成的主要器官之一。肝能维持体内各种脂质的恒定性,使之保持一定的浓度和比例。

（4）维生素代谢:肝内胡萝卜素酶能将胡萝卜素转化为维生素 A,并加以储存。同时还是维生素 B

族、维生素 C、维生素 D、维生素 E、维生素 K、烟酸、叶酸等储存和代谢的场所。

（5）激素代谢：正常情况下血液中各种激素都保持一定含量，多余的则由肝脏灭活。肝脏病变时出现雌激素灭活障碍，引起女性月经不调、男性乳房发育、性征改变等现象，如果抗利尿激素和醛固酮灭活障碍，可引起体内水和钠潴留，发生水肿和腹水形成。

3. 凝血功能　肝脏除合成纤维蛋白原、凝血酶原外，还是多种凝血因子合成的主要场所。肝脏病变时可引起凝血因子缺乏而造成凝血时间延长及出血倾向。

4. 解毒功能　肝脏是人体的主要解毒器官，能将血液中的有害物质及微生物抗原性物质解毒和清除，保护机体免受损害。

5. 吞噬或免疫功能　肝脏的 Kupffer 细胞能吞噬血液中的异物、细菌、抗原抗体复合物、色素及其他颗粒物质。肝脏的单核 - 吞噬细胞可吞噬致病性的抗原物质，经处理后可刺激机体的免疫反应，发挥其免疫调节作用。

此外，肝脏内有铁、铜、维生素 B_2、叶酸等造血因子，能间接参与造血；肝脏储藏大量的血液，当急性失血时，有一定调节血液循环的作用。

第一节　肝　脓　肿

肝脓肿（liver abscess）是肝脏受感染后，未得到及时有效的治疗而形成的脓肿，属于继发性感染性疾病。根据病原体的不同分为细菌性肝脓肿和阿米巴性肝脓肿，临床上以细菌性肝脓肿多见。

【病因与病理】

1. 细菌性肝脓肿（bacterial liver abscess）　是化脓性细菌引起的肝内化脓性感染。最常见的致病菌为肺炎克雷伯菌、大肠埃希菌、厌氧链球菌、葡萄球菌等。

细菌侵入肝脏的途径有：

（1）胆道：良性或恶性病变导致胆道梗阻并发生化脓性胆管炎时，细菌沿胆管上行，是引起细菌性肝脓肿的主要原因。

（2）肝动脉：体内任何部位的化脓性病变，并发菌血症时，细菌可随肝动脉入肝。

（3）门静脉：腹腔内感染，如坏疽性阑尾炎、胃肠道憩室炎等，细菌可突破肠道屏障经门静脉入肝。

（4）淋巴系统：肝毗邻部位感染如膈下脓肿、肾周脓肿时，细菌可经淋巴途径侵入肝脏。

（5）直接侵入：开放性肝损伤时，细菌可经伤口入侵肝脏，引起感染形成脓肿。

（6）隐匿性感染：不明原因，可能与肝内已存在的隐匿性病变、抗生素滥用、机体抵抗力减弱等有关。

单发的肝脓肿容积有时可以很大，多发肝脓肿的直径则可在数毫米至数厘米之间，数个脓肿也可融合成一个大脓肿。

2. 阿米巴性肝脓肿（amebic liver abscess）　是肠道阿米巴感染的并发症，好发于肝右叶，多数为单发的大脓肿。机体或肠道抵抗力降低时，阿米巴滋养体侵入肠壁并形成溃疡，再经破损肠壁处的静脉、淋巴侵入肝脏，阻塞门静脉分支，造成局部缺血坏死。此外，阿米巴滋养体在肝内不断分泌溶组织酶，导致肝细胞坏死、液化形成脓肿。其特点是脓腔大、充满脓液，典型的脓液为果酱色（或巧克力色）、较黏稠、无臭味，大多数发生于肝右叶顶部。

【临床表现】

1. 细菌性肝脓肿　主要表现为寒战、高热、肝区疼痛和肝大。

（1）寒战和高热：为最常见的临床症状。表现为寒战和高热交替发作，体温高达 39~40℃，多为弛张热，伴有多汗、脉率增快、恶心、呕吐、食欲缺乏、周身乏力等症状。

（2）肝区疼痛和肝大：疼痛多为持续性胀痛或钝痛，可伴有右肩牵涉痛，肿大的肝脏有压痛，右下胸及肝区有叩击痛；若脓肿位于肝前下缘较表浅部位，可伴有右上腹肌紧张和局部明显触痛。巨大的肝脓肿可使右季肋部呈饱满状态,甚至可见局限性隆起,局部皮肤红肿或凹陷性水肿。

(3)并发症:细菌性肝脓肿并发胆道梗阻时可出现黄疸;也可自发性穿破邻近腔隙,引起膈下脓肿、胸膜炎、腹膜炎、心包积液等,严重者可导致心脏压塞;脓肿穿破血管和胆管壁,可引起大量出血并从胆道排出,临床表现为上消化道出血。

2. 阿米巴性肝脓肿　阿米巴性肝脓肿病程长,发病前常有痢疾或腹泻病史,症状较细菌性肝脓肿轻,表现为发热、肝痛、肝大症状。

(1)发热:为持续或间歇性发热,体温大多午后上升,傍晚达高峰,夜间热退时伴多汗。常伴食欲缺乏、腹胀、恶心、呕吐、腹泻、痢疾等症状。

(2)肝痛和肝大:肝区疼痛为重要症状,呈持续性钝痛,夜间加重;右叶顶部脓肿最多见,可刺激右侧膈肌引起右肩痛,也可压迫右下肺引起肺炎或胸膜炎,出现气急、咳嗽、肺底闻及湿啰音、胸膜摩擦音等。肝脏常呈弥漫性肿大,下缘钝圆,质地中等,有明显局限性压痛及叩击痛,部分患者肝区有局限性波动感。

(3)并发症:多发性脓肿者,可出现黄疸。病史较长者有消瘦、贫血、水肿等营养不良表现。

【辅助检查】

1. 实验室检查　血液检查可见白细胞计数和中性粒细胞比例增高,转氨酶和碱性磷酸酶增高,C-反应蛋白增高,慢性病程患者可有贫血和低蛋白血症。

2. 影像学检查　超声检查可明确脓肿的部位和大小,为首选的检查方法;CT能显示多发小脓肿;X线检查:右叶脓肿可使右膈肌升高,肝阴影增大或有局限性隆起,有时出现右侧反应性胸膜炎或胸腔积液。

3. 诊断性肝穿刺　在肝区压痛最剧处或在超声引导下行诊断性穿刺,抽出脓液即可确诊。

细菌性肝脓肿与阿米巴性肝脓肿的鉴别,见表30-1。

表30-1　细菌性肝脓肿与阿米巴性肝脓肿的鉴别

	细菌性肝脓肿	阿米巴性肝脓肿
年龄	>50	20~40
男女比例	1.5∶1	>10∶1
病史	继发于胆道感染或其他化脓性疾病,多有糖尿病病史	继发于阿米巴痢疾后,少见糖尿病病史
症状	病情急骤严重,全身中毒症状明显,有寒战、高热,部分患者有黄疸	起病较缓慢,病程较长,可有高热,或不规则发热、盗汗,黄疸少见
血液化验	白细胞计数及中性粒细胞明显增高,可见胆红素升高,血液细菌培养可阳性	白细胞计数可增高,如无继发细菌感染,血液细菌培养阴性,血清学阿米巴抗体检测阳性
粪便检查	无特殊表现	部分患者可找到阿米巴滋养体或包囊
脓液	多为黄白色脓液,涂片和培养可发现细菌	大多为棕褐色脓液,无臭味,镜检可找到阿米巴滋养体。若无混合感染,涂片和培养无细菌
诊断性治疗	抗阿米巴药物治疗无效	抗阿米巴药物治疗有效
脓肿	较小,常为多发	较大,多为单发,多见于肝右叶

【处理原则】

细菌性肝脓肿必须早期诊断,积极治疗。阿米巴性肝脓肿首选非手术治疗,必要时反复穿刺抽脓和支持疗法为主。

(一)细菌性肝脓肿

1. 非手术治疗　适用于急性期、脓肿未局限和多发性小脓肿。

（1）全身支持治疗：给予营养支持，必要时多次小量输新鲜全血或血浆，以增强机体抵抗力，并纠正水、电解质及酸碱失衡。

（2）抗生素治疗：选用广谱抗生素，待细菌培养和药物敏感试验结果出来后选用敏感抗生素。

（3）经皮肝穿刺脓腔置管引流术：适用于直径在3~5cm的单个脓肿，可在超声或CT引导下进行脓肿穿刺置管引流。置管引流术后第二日或数日起，用等渗盐水缓慢冲洗脓腔和注入抗菌药物。待引流管无脓液引出，冲洗液变清亮，脓腔明显缩小，即可拔管。

2. 手术治疗　适用于：①脓腔较大、分隔较多的脓肿。②已穿破胸腔或腹腔，并发脓胸、腹膜炎者。③胆源性肝脓肿者。④慢性肝脓肿。可采用经腹腔镜切开引流术或开腹肝脓肿切开引流术。

（二）阿米巴肝脓肿的治疗

1. 药物治疗　选用抗阿米巴药物，如甲硝唑、氯喹、依米丁等。

2. 经皮肝穿刺置管引流术　适用于病情较重，脓肿较大，有穿破危险者，或经抗阿米巴治疗及多次穿刺抽脓，而脓腔未见缩小者。

3. 手术切开引流　适用于：①经抗阿米巴治疗及穿刺引流后仍高热不退者。②脓肿伴继发细菌感染，经穿刺引流及药物治疗不能控制者。③脓肿已穿破入胸腹腔并发脓胸和腹膜炎者。

【护理评估】

（一）术前评估

1. 健康史　了解患者有无阿米巴痢疾史、细菌性肠炎、胆道感染及其他化脓性疾病史，有无疫区接触史；了解患者发病的急、缓、病程长短等。

2. 身体状况

（1）局部：了解患者有无肝脏肿大，肝区疼痛、压痛、叩击痛及红肿；有无气急、胸痛、剧烈咳嗽；有无腹部疼痛及腹膜刺激征；经皮肝穿刺脓腔置管引流术者了解其引流液量、颜色、性质。

（2）全身：评估患者的意识、生命体征，了解患者有无寒战、高热、黄疸；有无全身中毒症状及水、电解质及酸碱失衡；有无上消化道出血表现。

（3）辅助检查：了解患者有无白细胞计数及中性粒细胞比例增高；有无肝功能损害、凝血功能障碍等。根据B超、CT了解患者肝脏形态及脓腔大小，根据脓液性质判断患者肝脓肿类型。

3. 心理、社会状况　了解患者对疾病的认知程度，有无因疾病感到焦虑不安，家属能否提供心理及经济支持等。

（二）术后评估

1. 术中情况　麻醉方式、手术方式、术中输液和用药情况。

2. 康复情况　包括患者生命体征、切口及引流情况；肝功能及凝血功能；有无感染并发症发生。

3. 心理、社会状况　评估患者对疾病康复知识的掌握程度，家庭对治疗的经济承受能力。

【护理诊断/问题】

1. 体温过高　与细菌感染、阿米巴滋养体感染有关。

2. 疼痛　与肝包膜膨胀、炎性渗出物及脓肿穿破刺激胸膜或腹膜有关。

3. 营养失调：低于机体需要量　与感染、高热引起分解代谢增加有关。

4. 潜在并发症：胸腔感染、腹腔感染、心包积脓、胆道出血、感染性休克等。

【护理措施】

（一）非手术治疗的护理/术前护理

1. 病情观察　加强生命体征、腹部及胸部症状与体征的观察，注意有无脓肿破溃引起的腹膜炎、膈下脓肿、胸膜炎、心脏压塞等并发症。肝脓肿若继发脓毒血症、急性化脓性胆管炎、心脏压塞或中毒休克时，可危及生命，应立即抢救。

2. 维持正常体温　高热患者，应动态监测患者体温变化，遵医嘱给予物理降温或药物降温、静脉应用抗生素等。注意液体的补充，避免大量出汗导致高渗性缺水的发生。观察患者出汗情况，及时更换汗湿的衣裤和床单。室内定时通风,保持空气清新。

3. 缓解疼痛　患者诉疼痛难忍时遵医嘱给予止痛药物,协助患者卧于舒适体位,减少不必要的搬动,也可采取转移患者注意力和放松的方法缓解患者疼痛。

4. 用药护理　细菌性肝脓肿和阿米巴肝脓肿合并细菌感染时,常联合使用抗生素且用药时间长,应遵医嘱按时使用抗生素,保持有效的血药浓度,注意配伍禁忌,观察用药效果和药物不良反应,警惕二重感染的发生。

5. 营养支持　鼓励患者进食高蛋白、高维生素、高热量及富含膳食纤维的食物,摄入不足者遵医嘱实施肠内或肠外营养,必要时给予反复多次输注新鲜血液及白蛋白,提高患者机体抵抗力。

6. 并发症的观察和护理　肝脓肿可并发胸腔感染、腹腔感染、心包积脓、胆道出血、胆道感染、感染性休克、脓毒血症等并发症。应严密观察患者生命体征及胸、腹部症状体征的变化,及时发现并发症的发生并协助处理。

7. 经皮肝穿刺抽脓和经皮肝脓肿置管引流术后护理

(1) 脓液及时送细菌培养。

(2) 病情观察:观察有无出血、胆漏、气胸等穿刺并发症的症状和体征;观察体温、肝区疼痛等症状有无改善;B超复查肝脓肿有无缩小。

(3) 引流管护理:①稳妥固定,防止滑脱;②取半卧位,有利于引流;③每日挤捏引流管,防止脓液及坏死组织阻塞引流管,保持引流通畅;④遵医嘱用生理盐水或加甲硝唑的生理盐水冲洗脓腔,观察冲洗液的性状、颜色,并记录出入量;⑤每日按无菌操作原则更换引流袋;⑥当脓液量 <10ml/d 时,可逐步退出并拔除引流管,适时换药,直到脓腔闭合。

(二) 术后护理

1. 体位与活动　肝脓肿切开引流术后患者,生命体征稳定给予半卧位,鼓励深呼吸和有效咳嗽;病情许可尽早下床活动。肝部分切除术后的患者,术后平卧 48h,协助床上翻身,动作宜轻柔缓慢,待病情稳定后协助下床活动。

2. 营养支持　术后早期禁食,可给予肠外营养制剂,如脂肪乳、氨基酸等。肠功能恢复后可进食清淡流质饮食,饮食宜选择高蛋白、高维生素、高热量的食物,逐渐过渡到普食,胆源性肝脓肿患者应限制脂肪的摄入。

3. 病情观察　观察患者生命体征及胸、腹部症状、体征的变化。妥善固定各种引流管,防止脱落,避免受压、扭曲和折叠,保持引流通畅。观察记录引流液的量、颜色和性质,注意有无出血、胆漏、膈下脓肿、气胸等征象。术后早期一般不冲洗脓腔,以免脓液流入腹腔,术后 1 周左右开始冲洗脓腔。

(三) 健康教育

1. 饮食指导　嘱患者出院后多进食高热量、高蛋白、富含维生素和纤维素的食物,以增强机体抵抗力。

2. 疾病知识指导　告知患者及家属疾病发生原因、临床表现等知识,积极治疗胆道疾病及身体其他部位的感染灶,以防再次发生肝脓肿。阿米巴肝脓肿患者,指导其养成良好的生活及卫生习惯,一旦发生阿米巴性痢疾应及时就医,接受及时彻底的治疗,防止阿米巴肝脓肿的发生。

3. 疾病监测　嘱患者出院后如有肝区不适、体温升高等症状,应及时就诊。

第二节　肝　癌

肝癌是我国常见的恶性肿瘤之一,可发生于任何年龄,以 40~50 岁多见,男性多于女性。肝癌分为原发性肝癌和继发性肝癌。原发性肝癌(primary carcinoma of the liver)包括肝细胞癌、肝内胆管癌、混合型肝癌。继发性肝癌(secondary liver cancer)也称转移性肝癌,系人体其他部位的恶性肿瘤转移至肝而发生的肿瘤。

【病因】

原发性肝癌的病因及发病机制尚未明确。根据流行病学调查和临床观察提示肝细胞肝癌的发病与病毒性肝炎、肝硬化、黄曲霉素以及某些化学致癌物质和水土污染等因素有关。肝内胆管癌与 HCV 感染、HIV 感染、肝硬化和糖尿病有关。

【病理】

1. 病理形态分类　肝癌大体病理形态分为三型:结节型、巨块型和弥漫型。

(1) 结节型:多见,常为单个或多个大小不等结节散在分布于肝内,多伴有肝硬化,恶性程度高,愈后较差。

(2) 巨块型:常为单发,也可由多个结节融合而成,癌块直径较大,易出血、坏死,肝硬化程度较轻,手术切除率高,愈后较好。

(3) 弥漫型:少见,结节大小均等,呈灰白色散在分布于全肝,常伴有肝硬化,病情发展迅速,愈后极差。

传统上将肝细胞癌分为小肝癌(≤5cm)和大肝癌(>5cm)两类。中华医学会外科学分会肝脏外科学组的分类:微小肝癌(直径≤2cm),小肝癌(>2cm,≤5cm),大肝癌(>5cm,≤10cm)和巨大肝癌(>10cm)。

2. 病理组织学分类　肝癌病理组织学分为 3 型:肝细胞癌(hepatocellular carcinoma,HCC)(约占 91.5%)、肝内胆管细胞癌(intrahepatic cholangiocarcinoma,ICC)(约占 5.5%)和两者同时出现的混合型肝癌(HCC-ICC)(约占 3.0%)。

3. 转移途径　肝癌转移途径包括:

(1) 血行转移:癌细胞经门静脉系统在肝内播散,形成癌栓后阻塞门静脉主干引起门静脉高压;肝外血行转移多见于肺,其次为骨、脑等。

(2) 淋巴转移:癌细胞经淋巴转移至肝门淋巴结以及胰周、腹膜后、主动脉旁和锁骨上淋巴结。

(3) 直接蔓延:中晚期患者癌肿可直接侵犯邻近组织和脏器。

(4) 种植转移:癌细胞脱落可发生腹腔种植转移。

【临床表现】

肝癌早期缺乏特异性表现,多在普查或体检时被发现。一旦出现症状和体征,疾病多已进入中晚期。

1. 症状

(1) 肝区疼痛:约半数以上患者以此为首发症状,多为右上腹或中上腹持续性胀痛、钝痛或刺痛,夜间或劳累后加重。肝右叶顶部的癌肿累及横膈时可有右肩背部牵涉痛;左肝癌常表现为胃区疼痛。当癌结节发生坏死、破裂时,表现为突发性右上腹剧痛,并迅速延至全腹,产生腹膜刺激征等急腹症表现,大量出血可导致休克发生。

(2) 消化道症状:常表现为食欲减退、腹胀、恶心、呕吐或腹泻等,早期不明显,易被忽视。

(3) 全身症状:患者可出现原因不明的发热,呈持续性低热或不规则发热,体温 37.5~38℃,个别可达 39℃,抗生素治疗无效;晚期患者出现乏力、消瘦,食欲减退、营养不良、体重进行性下降,可伴有贫血、黄疸、腹水、水肿等恶病质表现。肝癌转移至肺、骨、脑、淋巴结、胸腔等处时,可出现相应的症状。

(4) 特殊表现:肝癌患者因机体内分泌 / 代谢异常或癌肿本身代谢异常,少数患者可出现低血糖症、红细胞增多症、高血钙、高胆固醇等表现。

2. 体征

(1) 肝大或肿块:肝肿大为中、晚期肝癌的主要体征,肿大的肝脏质地较硬,表面高低不平,可触及大小不等的结节或肿块。如癌肿位于肝右叶顶部,肝浊音界上移,有时膈肌固定或活动受限,甚至出现胸腔积液。

(2) 黄疸:癌肿侵犯肝内主要胆管,或肝门转移性淋巴结肿大压迫肝外胆管所致,多见于弥漫型肝癌或胆管细胞癌。癌肿破入肝内较大胆管,可引起胆道出血、胆绞痛、黄疸等。癌肿广泛扩散可引起肝细胞性黄疸。

(3) 腹水:由于腹膜受浸润、门静脉受压、门静脉或肝静脉内癌栓形成以及合并肝硬化等原因导致腹水形成。腹水呈草黄色,当癌肿破裂可引起腹腔内积血时,腹水呈血红色或血性。

此外,合并肝硬化者常有肝掌、蜘蛛痣、男性乳房增大、脾大、腹壁静脉扩张以及食管胃底静脉曲张等表现。

【辅助检查】

1. 实验室检查

(1) 甲胎蛋白(AFP):是目前诊断及普查原发性肝癌最常用和最有价值的肿瘤标志物,正常值 <20ng/ml。AFP≥400ng/ml,持续性升高并能排除妊娠、活动性肝病、生殖腺胚胎源性肿瘤等,即可考虑肝癌的诊断;临床约有 30% 肝癌患者 AFP 正常,应检测 AFP 异质体,阳性则有助于诊断。

(2) 血清酶学检查:可作为辅助检查,如血清碱性磷酸酶、γ-谷氨酰转肽酶、乳酸脱氢酶同工酶、5-核苷酸磷酸二酯酶、α_1 抗胰蛋白酶、酸性同工铁蛋白等可高于正常,但缺乏特异性。

2. 影像学检查

(1) B 超:可显示肿瘤的部位、大小、形态以及肝静脉或门静脉内有无癌栓,能显示直径为 2~3cm 或更小的病变,诊断符合率可达 90% 左右。具有操作简便、无创和可重复检查等优点,是目前首选的肝癌诊断方法。

(2) CT:分辨率较高,可显示直径为 1cm 左右的小肝癌,能显示肿瘤的位置、大小、数目及其与周围脏器的关系,有助于手术方案的制订。

(3) 磁共振(MRI):诊断价值与 CT 相仿,对良、恶性肝内占位病变的鉴别优于 CT,可进行门静脉、肝静脉、下腔静脉和胆道重建成像,显示这些管腔内有无癌栓。

(4) 肝动脉造影:可明确直径小于 2cm 小肝癌的部位、数目和分布范围,诊断肝癌准确率达 95% 左右。

3. 肝穿刺活组织检查 在 B 超引导下行细针穿刺活检,具有确诊的意义,但可能出现假阴性,偶会引起穿刺针道出血、肿瘤破裂和肿瘤细胞沿针道扩散,临床上存有争议。

4. 腹腔镜探查 经各种检查未能确诊而临床又高度怀疑肝癌者,可行腹腔镜探查,以明确诊断,但仅对肝表面的肿瘤有诊断价值。

【处理原则】

早期诊断、早期采用以手术切除为主的综合治疗,是提高肝癌治疗效果的关键。

(一)手术治疗

1. 部分肝切除 适用于患者一般情况较好,无明显心、肺、肾等重要脏器器质性病变;Child-Pugh 肝功能分级 A 级,或 B 级经短期护肝治疗后恢复到 A 级;没有肝外多处转移的患者。依患者的全身情况、肿瘤大小、数目和部位、肝硬化及肝功能损害程度等,可行肝叶切除、肝段切除、半肝切除或局限性肝切除等术式。

2. 肝移植 因同时切除肿瘤和硬化的肝,可以获得较好的长期治疗效果。因肝源匮乏和治疗费用昂贵,原则上选择肝功能 C 级的小肝癌患者行肝移植治疗。目前国际上大多参照米兰标准为肝癌患者行肝移植手术(米兰标准:单个肿瘤 <5cm;2 个或 3 个肿瘤,直径 <3cm,无血管侵犯或肝外转移)。

(二)非手术治疗

1. 经肝动脉和 / 或门静脉区域化疗或经肝动脉化疗栓塞(TACE) 用于不可切除的中晚期肝癌患者,或不能一期手术切除的大或巨大肝癌,经此方法治疗后使肿瘤缩小,部分患者可获得手术切除的机会;或作为肝癌切除术后的辅助治疗。

2. 射频消融术(radiofrequency ablation,RF) 是在超声引导下经皮穿刺或开放条件下将电极插入癌肿组织内,利用电流热效应毁损病变组织。适用于直径≤3cm 的肝癌

视频:肝动脉化疗栓塞及护理

患者。

3. 微波消融 是在 B 超、CT、MRI 引导下,将微波电极精准插入肿瘤内部,利用其热效使肿瘤组织完全凝固坏死而达到杀死肿瘤细胞的目的。特点是消融效率高。适应证同 RF。

4. 经皮穿刺瘤内注射无水乙醇(percutaneous ethanol injection,PEI) 在超声或 CT 引导下将无水乙醇直接注入癌肿组织内,使癌细胞脱水、变形、凝固性坏死的一种治疗方法。对直径≤2cm 的肝癌效果确切。

5. 靶向治疗 用于无法手术及介入治疗的患者。索拉菲尼是目前唯一获批准用于治疗晚期肝癌的分子靶向药物,临床证实已取得了较好疗效。

6. 化疗 经外周静脉途径给药。常用的药物有:5- 氟尿嘧啶、甲氨蝶呤、羟喜树碱、丝裂霉素、表柔比星等。此法疗效不明显,且副作用大,目前已较少使用。

7. 中药治疗 遵循中医辨证施治、攻补兼治的原则,以改善全身状况,提高抗病能力为治疗目的,常与其他疗法配合应用。

8. 免疫治疗 常用干扰素、转移因子、白细胞介素 -2、胸腺肽等,可与化疗联合应用,可降低术后复发率、延长患者生存期。

(三)肝癌破裂出血的治疗

肝癌如果发生瘤体破裂,出血量不大,全身情况较好,可以急诊肝动脉栓塞(TAE)或 TACE 治疗,也可急诊行肿瘤切除术。肿瘤巨大或范围广,出血多,术中无法控制,可用纱布暂时填塞止血,尽快结束手术,待患者情况稳定后再做进一步治疗。

【护理评估】

(一)术前评估

1. 健康史

(1)一般情况:了解患者年龄、性别、婚姻和职业;是否居住于肝癌高发区。

(2)病因和相关因素:了解患者饮食和生活习惯,是否经常进食含黄曲霉素、亚硝胺类等致癌性物质的食物。

(3)既往史:了解患者既往有无肝炎、肝硬化疾病;有无其他部位的肿瘤和手术治疗史。

(4)家族史:了解患者家族中有无肝癌或其他肿瘤患者。

2. 身体状况评估

(1)局部:了解疼痛的部位、性质、程度及持续时间;有无诱因和牵涉痛;有无加重疼痛的因素,疼痛与体位的关系;有无肝区压痛、肝大、上腹部肿块以及肿块的大小、部位、质地,表面是否光滑;有无肝浊音界上移。

(2)全身:了解是否伴有恶心、呕吐、食欲减退、腹胀、腹泻等消化道症状;有无乏力、消瘦、贫血、黄疸、腹水等恶病质表现;有无肝癌破裂出血、肝性脑病、上消化道出血等并发症表现。

3. 辅助检查 了解患者甲胎蛋白水平、血清酶谱检查结果、肝功能损害程度及其他重要器官的功能状况;了解超声、CT、MRI、肝穿刺活组织检查或腹腔镜探查结果。

4. 心理、社会状况 评估患者和家属对疾病的认知程度;对拟采取的治疗方案和疾病预后的了解程度;对手术及预后有何顾虑和思想负担,有无恐惧、焦虑及其程度。了解家庭经济承受能力及有无可利用的社会资源等。

(二)术后评估

1. 术中情况 了解手术方式、麻醉方式,术中病变组织切除情况,术中出血、输液、输血、用药情况,了解术中生命体征是否平稳及处理情况等。

2. 康复状况 了解患者生命体征恢复情况;全身营养状况改善程度;引流管是否通畅,引流液的量、颜色和性质;切口愈合情况;肝功能恢复状况等。了解有无出血、肝性脑病、肝衰竭、胆漏、膈下脓肿及其他感染并发症发生。

3. 心理、社会状况　　了解患者及家属对术后康复知识的掌握及配合程度,出院前的心理状态及对预后的期待,对后续治疗是否清楚等。

【护理诊断/问题】

1. 焦虑/恐惧　　与担心疾病愈后和生存期有关。

2. 疼痛　　与肿瘤生长导致肝包膜张力增加、手术创伤有关。

3. 营养失调:低于机体需要量　　与肿瘤消耗及食欲减退有关。

4. 潜在并发症:出血、肝性脑病、肝功能衰竭、胆瘘、栓塞后综合征、各种感染。

【护理目标】

1. 患者恐惧、焦虑减轻,情绪稳定,能积极配合治疗和护理。

2. 患者疼痛缓解或消除。

3. 患者营养状况改善,体重增加。

4. 并发症未发生或能被及时发现和处理。

【护理措施】

(一) 非手术治疗的护理/术前护理

1. 心理护理　　罹患恶性肿瘤,患者和家属都要承受较大的心理压力,护士应加强与患者和家属的沟通,鼓励其表达自己的感受,并向患者和家属解释疾病相关原因、治疗方法及配合,耐心解答患者和家属提出的问题。运用恰当的护理策略,如鼓励、安慰患者;给予患者充分的尊重、理解和同情;采用保护性治疗措施等。与家属共同讨论制订诊疗护理措施,鼓励家属与患者多沟通交流,共同帮助患者减轻焦虑和恐惧,树立战胜疾病的信心,以最佳的心态接受治疗和护理。

2. 控制疼痛　　遵医嘱按照 WHO 癌症三阶梯止痛及用药原则给予镇痛药物,用药期间应观察疗效和不良反应,发现异常,及时告知医生并协助处理。同时可指导患者使用转移注意力或放松的方法缓解疼痛。

3. 改善营养状况　　给予患者富含高蛋白、高热量、高维生素、易消化饮食,合并肝硬化有肝功能损害者,应适当限制蛋白质的摄入;必要时遵医嘱给予肠外营养支持,输注血浆、白蛋白及其他营养药物,以纠正低蛋白血症,提高其对手术的耐受力。

4. 保肝护理　　嘱患者避免劳累,保证充分休息和睡眠。遵医嘱给予支链氨基酸、门冬鸟氨酸、多烯磷脂酰胆碱等保肝药物,避免或减少使用肝毒性药物,动态监测肝功能或其他指标。

5. 改善凝血功能　　对肝功能损害严重,凝血功能不良者,应补充维生素 K,以改善凝血功能,减轻出血倾向,预防术中、术后出血。

6. 维持体液平衡　　伴有腹水的患者,应严格控制水、钠的摄入;遵医嘱合理补液与利尿,纠正水、电解质紊乱;准确记录 24h 出入水量;每日观察记录患者腹围及体重变化。

7. 并发症的预防与护理　　①肝癌破裂出血:是原发性肝癌常见的并发症。嘱患者避免跌倒、剧烈咳嗽、用力排便等诱发癌肿破裂出血的因素。注意观察患者疼痛情况,若突然出现疼痛加剧,且伴有腹膜刺激征,应高度怀疑此症。及时告知医生,并配合医生抢救,密切监测患者生命体征,观察患者腹部症状和体征变化,为治疗方案的选择提供依据。②上消化道出血:肝癌合并肝硬化的患者,常伴有食管胃底静脉曲张,应合理选择饮食和避免腹内压增高等诱发曲张静脉破裂出血的因素。③肝性脑病:见于肝功能失代偿或濒临失代偿的原发性肝癌患者,应以预防为主(具体措施参见第二十九章)。

8. 经肝动脉和/或门静脉区域化疗或经肝动脉化疗栓塞的护理　　是通过导管将化疗药或栓塞剂注入肝内肿瘤或肿瘤供养动脉,达到杀死肿瘤细胞,或使肿瘤缺血、缺氧、坏死的治疗目的。

(1) 治疗前护理:向患者和家属说明治疗的目的、方法及可能的不适、治疗中的配合、治疗后注意事项、化疗栓塞后可能出现的并发症及处理方法等。嘱患者术前 4h 禁食,清洁腹股沟及会阴部皮肤。遵医嘱备好穿刺包、消毒用物、局麻药物、化疗药物、栓塞剂及其他急救药物。

(2) 治疗中护理:协助患者仰卧,安置好心电监护,操作过程中注意观察患者的生命体征变化、有无不适等。

（3）治疗后护理：①术后仰卧，穿刺侧肢体制动6~12h。②观察穿刺点局部有无出血及皮下血肿发生；远端肢体皮肤颜色、皮温、感觉及足背动脉搏动情况，如有异常及时告知医生处理。③严格遵守无菌技术原则，穿刺前严格消毒穿刺处皮肤，拔出导管后用无菌敷料包扎，防止发生逆行性感染。④观察处理并发症，化疗栓塞后患者可出现发热、腹痛、腹胀、恶心、呕吐、食欲缺乏及血细胞减少等化疗栓塞综合征，应遵医嘱给予对症支持处理。同时注意观察患者有无内脏（胃、胆、胰、脾等）动脉栓塞，引起的严重并发症，如：上消化道出血、胆囊坏死等，应及时告知医师，并协助处理。⑤注药后缓慢拔出导管，拔管后压迫穿刺点15min，并用弹力胶布加压包扎，卧床24h，以防局部形成血肿。

9.　术前常规准备　肝癌限期手术的患者术前还应：①交叉配血，备好血和血浆。②准备术中用物，如化疗药物、皮下埋藏式灌注装置、预防性抗生素及其他特殊治疗设备等。③术前一晚行清洁灌肠，减少血氨来源，防止术后肝性脑病的发生。④术晨遵医嘱留置胃管、尿管。

（二）术后护理

1.　体位　术后平卧，患者血压稳定后，改为半卧位，以利于患者呼吸和有效引流，减轻伤口疼痛。术后应卧床休息3~5d，不鼓励早期下床活动，以防肝断面出血，可床上翻身，避免剧烈咳嗽及增加腹内压的活动。

2.　病情观察　密切监测并记录患者生命体征、神志、尿量的变化；观察腹部切口有无渗血，皮肤有无出血点及腹腔引流液的量、颜色和性质，及时发现出血征象，及时处理；观察患者黄疸情况，动态监测肝、肾功能及水、电解质、酸碱平衡情况，为治疗提供依据。

3.　营养支持　术后禁食期间，遵医嘱予以静脉营养支持，如脂肪乳剂、氨基酸、维生素B、C、K等，待肠蠕动恢复后逐步给予流质饮食，逐步过渡到普食，必要时给予要素饮食。术后2周内应补充适量的白蛋白和血浆，以提高机体的抵抗力。

4.　吸氧　给予氧气吸入，以提高血氧浓度，增加肝细胞的供氧量，促进肝细胞的再生与修复及肝细胞功能的代偿。尤其是肝叶切除量大及术中作肝门阻断、肝动脉结扎或栓塞、肝硬化严重者，术后一般吸氧3d，接受半肝以上切除者，吸氧3~5d，维持血氧饱和度在95%以上。

5.　并发症的观察与护理

（1）出血：是由于患者凝血机制障碍、手术缝合不佳、结扎线脱落、腹内压力增高所引起，是肝切除术后常见的并发症之一，多发生于术后24h内。表现为切口渗血、腹腔引流管引流出较多鲜红色血液、失血性休克等。术后应密切观察患者切口及腹腔引流管引流情况，一般手术当日可从肝周引流出鲜红色血性液100~300ml，若每小时腹腔引流量超过200ml或8h超过400ml血以上，应怀疑有活动性出血的可能。立即通知医生给予处理，遵医嘱给予凝血酶原复合物、纤维蛋白原、输注新鲜血或血浆，加快输液输血速度等。经输液、输血、止血处理后，患者血压、脉搏仍不稳定，应做好再次手术止血的准备。

（2）胆汁漏：是由于肝断面小胆管渗漏或胆管结扎线脱落、胆管损伤所致，也是肝脏术后常见并发症之一。表现为切口有胆汁样液体渗出，腹腔引流管引流出胆汁样液体，并伴有发热及腹膜炎的症状和体征。一旦发现胆汁漏，及时告知医生。保持引流管引流通畅，经充分引流可逐渐愈合，有严重腹膜炎者应尽早手术。

（3）肝功能衰竭：是肝叶切除术后导致患者死亡的严重并发症，常发生于术后2周内。应动态监测患者肝功能变化，积极治疗肝功能不良，避免使用损害肝功能的药物，给予氧气吸入、护肝治疗，必要时可行人工肝治疗。

（4）肝性脑病：是因肝脏解毒功能降低及手术创伤引起。表现为性格行为改变、肝昏迷等，如发现患者出现欣快感、表情淡漠或扑翼样震颤等前驱症状，应警惕肝性脑病的发生。术后应注意：①观察患者有无肝性脑病的前驱症状，一旦出现及时通知医师。②给予氧气吸入，提高肝细胞氧供，保护肝功能。③避免肝性脑病的诱因，如上消化道出血、感染、便秘、高蛋白饮食及应用麻醉剂、镇静催眠等损害肝脏的药物。④静脉输注富含支链氨基酸的制剂或溶液，以纠正支链/芳香氨基酸的比例失调。

⑤限制蛋白质的摄入,减少血氨来源。⑥使用降血氨的药物,如谷氨酸钠、谷氨酸钾。⑦口服新霉素或卡那霉素,抑制肠道细菌产氨。⑧禁用肥皂水灌肠,减少氨的吸收。⑨便秘者可口服乳果糖,促使肠道氨的排出。

(5) 膈下积液及膈下脓肿:是由于术后引流管引流不畅或引流管拔除过早,使肝旁积液、积血,或肝断面坏死组织及渗漏的胆汁积聚于膈下造成膈下积液,如继发感染则形成膈下脓肿。多发生在术后1周左右。患者表现为术后持续高热不退或体温正常后再度升高,伴有上腹部或右季肋部胀痛、呃逆及全身中毒症状。应注意:①密切观察患者体温变化,高热者遵医嘱给予药物或物理降温,鼓励患者多饮水。②保持引流管引流通畅,避免受压、扭曲和折叠,并观察引流液的量、颜色和性状。若引流量逐日减少,每日<10ml时可拔除引流管。③若已形成膈下脓肿,协助医师在超声定位引导下穿刺抽脓或置管引流,置管引流者应加强冲洗,注意无菌操作及进出液量。④患者取半坐位,有利于引流和呼吸。⑤加强营养支持和使用抗生素治疗。

(6) 肺部感染:系术后长期卧床、机体抵抗力下降及因伤口疼痛惧怕咳嗽等引起。应协助卧床患者定时翻身、叩背,及时清除呼吸道分泌物,指导患者深呼吸及有效咳嗽排痰,必要时给予雾化吸入,防止受凉感冒,预防肺部感染的发生。

(三) 健康教育

1. 疾病预防　晚期肝癌伴肝硬化者,应避免或减少食用含粗纤维的食物,忌浓茶、咖啡、辛辣等刺激性及坚硬的食物,以防诱发出血;对于不能或不宜手术切除的巨大肿瘤患者,应避免腹内压升高的活动,如剧烈咳嗽、用力排便、打喷嚏、跌倒等,以防肿瘤破裂出血。肝功能失代偿的患者,应保持大便通畅,以减少肠腔内氨的吸收,预防肝性脑病。

2. 自我护理　避免食用霉变食物,忌烟酒,以预防复发;选择富含营养、清淡、易消化的食物;在病情和体力允许的情况下可适量活动,避免劳累。伴有腹水、水肿者,应严格控制水和钠盐的摄入。

3. 疾病监护　遵医嘱每2~3个月复查一次甲胎蛋白、X胸片和B超,并坚持后续治疗;若出现腹痛、呕血和黑便、性格行为异常、黄疸、腹水等症状时,应及时就诊。

【护理评价】

1. 患者恐惧、焦虑是否减轻,情绪是否稳定。

2. 疼痛是否缓解或消除。

3. 营养状况是否得到改善,体重有无增加。

4. 并发症是否得到有效预防或能否被及时发现和处理。

第三节　肝棘球蚴病

肝棘球蚴病(echinococcosis of liver)又称肝包虫病(hydatid disease of the liver),系棘球绦虫的蚴感染所致的人畜共患病。多流行于我国西北、内蒙古、四川西部等畜牧地区和半农牧地区。

【病因与病理】

目前公认的致病绦虫有细粒棘球绦虫、泡状棘球绦虫或多房棘球绦虫、伏氏棘球绦虫、少节棘球绦虫四种,其中以细粒棘球病最多见,局部地区泡状棘球病的患病率也较高。细粒棘球绦虫的终宿主有犬、狐、狼等,以犬最常见,中间宿主是羊、猪、马、牛和人等,以羊最多见。人与人之间不传染。肝包虫病是临床上最常见的一种棘球蚴病,约占75%,其次是肺棘球蚴病,约占15%。

侵入人体内的六钩蚴在肝内先发育成小的囊体,囊体长大在肝内形成一个具有多层壁结构和多种内容物的囊性肿块,即肝包虫囊肿。肝包虫囊肿的囊壁分为内囊和外囊两层。多数包虫囊肿生长缓慢,不同阶段的囊肿其病理改变各异:包虫囊肿大小不一;内囊可呈单囊、多子囊;内囊塌陷甚至坏死、囊液可由清亮变浑浊,水分吸收致囊内容物干结成为固体;外囊壁逐渐增厚、钙化;部分囊肿破裂入胆道、腹腔、胸腔,形成瘘。随着囊肿的膨胀性生长,周围肝实质受压,肝细胞萎缩、变性、消失,囊肿周围的管道系统纤维化,在外囊与肝实质之间形成一层纤维膜状结构。纤维膜与外囊之间有潜在的可分离间隙,可沿此间隙将外囊与肝实质分离。

【临床表现】

(一)症状

囊肿生长缓慢,病程呈渐进性发展,就诊年龄以 20~40 岁为最多。初期症状不明显,常在体格检查时偶然发现,亦有因腹部肿块或因囊肿导致压迫症状或引起并发症而就医。其临床表现因包虫寄生部位、囊肿体积及数量、机体反应性及并发症(破裂、压迫、感染等)的不同而有所差别。

1. 包虫囊肿破裂 囊肿可自发破裂,继发感染后破裂的机会增加,也可因穿刺、挤压导致囊肿破裂。不同位置的囊肿可破入不同的部位,如胆道、腹腔、胸腔、心包腔、肝静脉等,引起相应部位的临床症状及过敏反应。若囊肿破裂致囊内容物溢入腹腔,可引起严重过敏反应,子囊种植产生多发囊肿,出现腹胀或肠梗阻发生;囊内容物破溃入胆道,可引起梗阻性黄疸或反复发作的胆管炎;囊肿经横膈,破裂入胸腔,甚至肺,可导致反复的肺部感染,咳出子囊等。此外,囊肿也可穿破腹壁,向体外流出囊液和内容物,形成经久不愈的腹壁窦道。

2. 包虫囊肿压迫 囊肿压迫胃肠道可出现上腹不适、食欲减退、恶心、呕吐和腹胀等;肝顶部的囊肿向上抬高膈肌,可压迫肺而影响呼吸;肝下部的囊肿可压迫胆道,引起阻塞性黄疸;压迫门静脉可产生腹水。

3. 继发感染 致病菌主要来自胆道系统,多由胆瘘引起。患者表现类似细菌性肝脓肿,出现寒战高热、肝区持续胀痛和囊肿短期内迅速增大,但症状较轻。

4. 过敏反应 虫体抗原进入血液循环,会引起皮肤瘙痒、荨麻疹等,严重时可造成过敏性休克。

5. 膜性肾小球肾炎(membranous glomerulonephritis) 因虫体抗原沉积于肾小球而引起。

(二)体征

腹部检查时,常可看到上腹部局限性隆起或右肋缘略鼓出,肝下缘囊肿可扪及与肝相连的肿块,呈半球形、表面光滑、边缘清楚,有一定韧性或弹性,一般无压痛,随呼吸上下移动。肿块叩诊呈实音,触及波动感或震颤时,以手指叩囊肿,能感觉到囊液冲击震颤感,称之为“包虫震颤”。囊肿位于肝上部时,叩诊可发现肝上界上移,肋缘下可扪及被向下推移的肝脏。

【辅助检查】

1. 实验室检查 ①包虫囊液皮内试验(Casoni 试验):阳性率可达 90%~95%,为肝包虫的特异性试验,有重要的诊断价值。②补体结合试验:阳性率可达 70%~90%,此法的诊断价值虽较小,但对判断疗效有帮助,如手术 1 年后补体结合试验仍呈阳性,提示体内仍有包虫囊肿存留。③酶联免疫吸附试验(ELISA)和斑点免疫结合试验(DIBA),这 2 种试验均为酶免疫检测方法,阳性率分别为 100%和 98%。

2. 影像学检查 ①超声检查:可确定包虫的发育阶段和分型,诊断准确率高,是筛选和初步诊断的首选检查方法。②X 线检查:可显示圆形、密度均匀、边缘整齐的阴影;外囊钙化时,可显示环形或弧形钙化影;含气的囊肿可显示气液面。③CT 和 MRI 检查:能显示囊肿与肝内结构的解剖关系,疑有胆道受累时,可行 MRCP。

【处理原则】

肝包虫病药物治疗难以达到治愈效果,因此以手术治疗为主,辅以药物治疗。

1. 手术治疗 手术原则:尽量完整摘除外囊,清除内囊,防止囊液外溢,防止复发;合理处理残腔及胆瘘,减少术后并发症。

(1)外囊完整剥除术:沿包虫外囊与周围纤维膜之间的潜在间隙,将外囊完整剥除,可作为根治性手术的首选方式。外囊完整剥除有困难时,可先行内囊摘除,再行外囊次全切除或部分切除。

(2)内囊摘除术:采用封闭法抽吸囊液,避免囊液外溢,向囊内注入 20% 的氯化钠溶液灌洗,浸泡 5min 后抽吸,重复 2~3 次,以灭活头节,切开外囊壁,摘除内囊。是临床最常用的手术方法,适用于无继发感染者。

（3）肝切除术:适用于局限于一叶的单发或多发囊肿,估计引流后残腔或窦道难以闭合者,估计囊壁厚、钙化面内囊不易摘除者,可行肝切除术。

（4）其他手术:囊肿破入腹腔时,应在积极抢救过敏性休克的同时行剖腹探查术,术中反复用10%高渗盐水冲洗腹腔,彻底清除头节及子囊,并处理包虫囊肿;合并感染的患者可行引流术;晚期蚴患者可行肝移植术。

2. 药物治疗　适用于早期囊肿小、外囊壁薄、有广泛播散和手术危险性大的患者。首选药物是阿苯达唑和甲苯达唑,用药疗程半年以上,也可作为手术前后辅助用药,以减少复发率,提高疗效。

【护理措施】

1. 术前护理　按腹部外科手术做好术前常规检查和呼吸道、肠道、皮肤、药敏试验、配血等准备工作。

2. 术后护理

（1）卧位:术后给予平卧位,待生命体征平稳,无麻醉副作用后改为半卧位,3d后可起床活动。

（2）病情观察:观察患者意识、生命体征及尿量,注意有无出血征象。有引流管者,保持引流通畅,观察记录引流液量、颜色和性状。

（3）饮食:肠功能未恢复前应禁食,肠蠕动恢复,肛门排气后进食流质饮食,逐渐过渡到普食。

（4）用药:遵医嘱应用抗菌药、抗包虫药,注意观察药物的不良反应。

3. 健康教育

（1）日常卫生习惯:养成饭前便后洗手的习惯,并用干净毛巾擦手,忌用衣服围裙擦手;勤剪指甲,勤洗漱,家庭卫生勤打扫。

（2）疾病预防:①不吃生食,不喝生水。②不玩狗,犬只拴养,每月驱虫。③开展鼠害防治,禁止将病变牲畜内脏喂养犬只。④遵医嘱服药和定期复查。

（郑思琳）

思维导图

自测题

？　思考题

结合导入情境与思考的案例回答下列问题:

1. 患者潜在的并发症是什么? 怎样预防?

2. 患者行经肝动脉化疗栓塞术,术后应怎么护理?

3. 如何为患者进行正确的出院指导?

第三十一章

胆道疾病患者的护理

学习目标

识记：

1. 能复述胆道疾病的特殊检查和护理要点。

2. 能复述胆囊结石、胆管结石、急性胆囊炎、急性梗阻性化脓性胆管炎、胆道蛔虫病等概念。

理解：

1. 能阐述胆囊结石与胆管结石、胆囊炎与胆管感染病因、病理、临床表现的异同点。

2. 能阐述胆石症、胆道感染、胆道蛔虫病的发病机制与临床表现之间的关系，处理原则与常见并发症。

3. 能阐述结石形成的原因。

应用：

能运用护理程序对胆道疾病患者实施整体护理。

导入情境与思考

张先生，48岁。因"右上腹疼痛2小时"急诊入院。患者晚餐进食油腻食物后突然出现右上腹疼痛，向右肩、背部放射，并伴有发热、腹胀、恶心、呕吐等症状。

体格检查：T 38.8℃；P 92次/min；R 19次/min；BP 130/80mmHg。右上腹部有压痛，无明显腹肌紧张及反跳痛，Murphy征（+）。

辅助检查：血常规示 WBC $14×10^9$/L，中性粒细胞比例0.84，B超提示：胆囊肿大，胆囊壁增厚，胆囊内可见大小约 2.5cm×2cm 强回声团。CT检查肝内低密度影，考虑占位。

请思考：

1. 该患者可能的临床诊断是什么？主要诊断依据是什么？

2. 为明确诊断还需进行哪些检查？

3. 如何针对该患者现存问题进行护理？

胆道系统由肝内外胆管、胆囊及 Oddi 括约肌等共同组成,具有分泌、贮存、浓缩和输送胆汁的功能,将胆汁排入十二指肠乳化脂肪,参与脂肪的消化。胆道疾病是腹部外科的常见病、多发病。随着现代影像学的发展及腔镜技术的广泛应用,胆道疾病的诊断和治疗水平不断提高,同时对护理工作也提出了更高的要求。本章主要讲解胆道疾病特殊检查与护理、胆道系统结石与感染、胆道蛔虫病患者的护理。

第一节　胆道疾病的特殊检查与护理

一、超声检查

(一) B 超

B 超是胆道疾病普查和诊断的首选方法,该方法无创、快速、经济、可重复且准确率高。可了解肝内、外胆管及胆囊的病变部位和大小,判断胆道梗阻的部位及原因,常用于胆石症、胆囊炎、胆囊及胆管肿瘤、胆道蛔虫病、先天性胆道畸形等疾病的诊断;在 B 超引导下,可行经皮肝胆管穿刺造影、引流和取石等;术中应用 B 超可提高肝胆疾病的诊断率,评估病变切除的可能性;术后应用 B 超可帮助了解有无残存结石。

护理措施:

1. 检查前　常规禁食 8h 以上,使胆囊充盈,利于显影;检查前 3d 禁食易产气的食物,前 1d 晚餐进清淡饮食;胃肠积气较多者或便秘者可事先服用缓泻剂或灌肠。此项检查应安排在内镜检查和钡餐造影前或钡餐检查 3d 后、胆道造影 2d 后进行。

2. 检查中　常规取仰卧位,以减少腹腔脏器重叠效应;左侧卧位有利于显示胆囊颈及肝外胆管病变;坐位或站位可用于胆囊位置较高者。

(二) 超声内镜

超声内镜(EUS)是一种直视下的腔内超声技术,可同时进行电子内镜和超声检查。用 EUS 对胆总管下段和壶腹部行近距离超声检查,准确率高,同时可进行活检,且不受胃肠道气体影响。

护理措施:

1. 检查前　检查前 4~6h 禁食,有活动性义齿应先取下。

2. 检查中　取左侧屈膝卧位,嘱患者深吸气咬紧牙垫,保持头低稍后仰位,以增大咽喉部的间隙,利于插镜和分泌物引流。出现恶心、呕吐或呛咳时,注意保持呼吸道通畅,防止发生误吸或窒息,同时监测生命体征。

3. 检查后　检查后禁食 2h,待喉部麻醉药或镇静药作用消失后方可进食;行细针穿刺活检者需禁食 4~6h;密切观察生命体征、腹部体征和有无出血等情况。

二、放射学检查

(一) 经皮肝穿刺胆管造影

经皮肝穿刺胆管造影(percutaneous transhepatic cholangiography,PTC)是指在 X 线或 B 超监视下,用特制穿刺针经皮肤将造影剂直接注入肝内胆管而使肝内外胆管迅速显影的检查方法(图 31-1)。该法可清楚地显示肝内外胆管的病变部位、范围、程度,必要时还可通过造影管行胆道引流。PTC 系有创检查,常见并发症有:胆瘘、出血、胆道感染等;检查前应常规做好剖腹探查的术前准备,利于及时处理胆汁性腹膜炎、出血等急性并发症。有心肺功能不全、凝血时间异常、急性胆

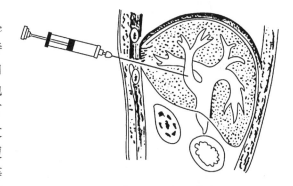

图 31-1　经皮肝穿刺胆管造影

道感染、碘过敏者视为检查禁忌证。

护理措施：

1. 检查前　评估心肺功能；做好血凝常规检查，了解凝血功能，如有出血倾向者补充维生素K，待出血倾向纠正后再行检查；控制感染；做好碘过敏及普鲁卡因过敏试验；检查前1晚口服缓泻剂或灌肠，检查前禁食4~6h；准备好穿刺所需用品。

2. 检查中　根据穿刺部位采取合适体位；指导患者平稳呼吸，避免屏气或深呼吸；监测生命体征、神志、面色及腹部体征变化，发现异常立即停止操作并及时处理。

3. 检查后　禁食2h，平卧4~6h，卧床休息24h；监测生命体征，观察腹部体征，及时发现和处理出血、胆汁性腹膜炎等并发症；接引流管的患者做好引流管的护理；遵医嘱应用抗生素和止血药。

（二）内镜逆行胰胆管造影

内镜逆行胰胆管造影（endoscopic retrograde cholangiopancreatography，ERCP）是指在纤维十二指肠镜直视下，通过十二指肠乳头将导管插入胆管和/或胰管内进行造影的检查方法（图31-2）。可直接观察十二指肠及乳头部的病变，并进行活检；收集十二指肠液、胆汁、胰液行理化及细胞学检查；了解胆道系统和胰管梗阻部位的病变等；亦可行鼻胆管引流或内镜下行括约肌切开术。但ERCP可诱发急性胰腺炎和胆管炎，检查后应严密监测腹部体征和生命体征。患有急性胰腺炎或碘过敏者视为检查禁忌证。

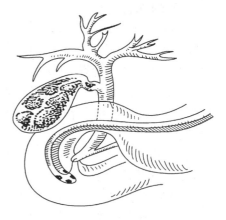

图31-2　内镜逆行胰胆管造影

护理措施：

1. 检查前　做好常规检查，评估心肺功能和凝血功能；术前禁食6~8h；检查前可遵医嘱使用镇静剂或止痛剂；指导患者左侧卧位和吞咽动作。

2. 检查中　插内镜时指导患者深呼吸并放松；检查中出现血压下降、面色苍白、呼吸抑制等通知医生及时终止操作并配合处理。

3. 检查后　未做胰管造影者禁食2h，行胰管造影者血清淀粉酶正常后进食低脂半流质饮食；观察生命体征及腹部体征；遵医嘱预防性使用抗生素。

（三）磁共振成像

磁共振胆胰管造影（magnetic resonance cholangiopancreatography，MRCP）及磁共振仿真胆管镜（MRvirtualcholangioscopy，MRVC）三维重建技术具有无创、能清晰显示肝内外胆管扩张程度、结石分布、肿瘤部位、胆管梗阻情况及胆囊病变等，对胆道和胰腺病变具有较高的诊断价值。MRCP检查安全、准确，但费用较高。可用于B超诊断不清、疑有胆道肿瘤及术中指导定位。体内置有心脏起搏器、血管支架等治疗物的患者视为检查禁忌证。

护理措施：

1. 检查前　告知患者检查时会有噪声，以取得配合；嘱患者取下身上的金属饰物；不能配合者遵医嘱应用镇静剂。

2. 检查中　指导患者取平卧位及正确呼吸。

（四）胆道造影

在胆道手术中或手术后，可经胆囊管插管、胆总管穿刺或置管行胆道造影，了解胆道是否通畅，有无狭窄、结石、梗阻、扩张等。凡行胆总管T管引流或其他胆管置管引流者，拔管前应常规经T管或置管行胆道造影。

护理措施：

1. 术中胆道造影　遵医嘱准备用物如造影剂、导管等，观察患者病情变化。

2. 术后胆道造影　一般于术后2周进行。造影前嘱患者排便，必要时给予灌肠；造影时取仰卧位，左侧抬高约 15°,消毒 T 管的体外部分并排出管内空气,使造影剂经 T 管流入胆道,注入后立即摄片;密切观察患者神志、面色、心率等,出现异常情况及时通知医师并协助处理;造影结束后 T 管连接引流袋,开放 24h 以上,充分引流造影剂,做好引流管护理;必要时遵医嘱应用抗生素。

（五）核素扫描检查

核素肝胆系统扫描检查是指肝细胞将注入静脉的含有放射性核素的药物如 ^{99m}Tc 标记的二乙基亚氨基二醋酸（^{99m}TC-HIDA）清除并分泌,随胆汁经胆道排泄进入肠道,其在胆道系统流过路径可用 r 相机或单光子束发射计算机断层扫描（SPECT）进行动态观察。正常时,3~5min 肝影清晰,10min 左右胆管、十二指肠相继显影,15~30min 胆囊显影,且均不应迟于 60min。胆道梗阻时显影延迟,可用于肝脏、胆道疾病以及黄疸的诊断与鉴别诊断。此项检查无创、辐射剂量小,在肝功能损伤、血清胆红素中度升高时亦可使用。

三、纤维胆道镜检查

纤维胆道镜检查（fibro-choledochoscopic examination）分为术中胆道镜检查（intraoperative choledochoscopy, IOC）和术后胆道镜检查（postoperative choledochoscopy, POC）, IOC 是指经胆囊管或胆总管切开处,采用纤维胆道镜或硬质胆道镜进行检查,可用于诊断胆管内结石、肿瘤、狭窄等。术中可通过胆道镜利用网篮等取石及组织检查。POC 是指经 T 管窦道或皮下空肠盲袢插入纤维胆道镜行胆管检查、取石、取虫、冲洗、灌注抗生素及溶石药物,也可行胆道止血,扩张胆管,对胆肠吻合狭窄者可置入气囊行扩张治疗;必要时可在镜下行 Oddi 括约肌切开术。患有严重心功能不全、胆道感染、有出血倾向者视为检查禁忌证。

护理措施:

1. 术中胆道镜检查

（1）检查中:协助医师及时吸除溢出胆汁和腹腔内渗出物,预防并发症。

（2）检查后:做好胆道镜及附件的消毒灭菌工作,并妥善保管。

2. 术后胆道镜检查

（1）检查前:遵医嘱用药。

（2）检查后:观察患者有无发热、恶心、呕吐、腹泻、胆道出血等并发症;同时注意观察有无腹膜炎体征,发现异常及时通知医生并协助处理。

第二节　胆石症及胆道感染

胆石症（cholelithiasis）和胆道感染（biliary tract infection）是胆道系统的常见病和多发病。胆石症是指发生在胆道系统的结石,其可发生在胆道系统的任何部位,根据结石所在部位不同临床上将其分为胆囊结石和胆管结石,胆管结石又以左右肝管汇合部为界,分为肝内和肝外胆管结石（左右肝管汇合部以上为肝内胆管结石,以下为肝外胆管结石）。胆道感染是指胆囊壁和 / 或胆管壁受到细菌侵袭而发生的炎症反应。胆石症与胆道感染多同时存在,互为因果。胆石症可引起胆道系统梗阻,造成胆汁淤滞及胆道感染。胆道感染又可影响胆汁的代谢,促进结石的形成。

【胆石的分类】

按结石的化学成分不同分为以下 3 类（图 31-3）:

1. 胆固醇结石　占结石总数的 50%,其中 80% 发生在胆囊。主要成分为胆固醇,多呈椭圆形、圆形或多面形,表面多平滑,外观呈黄色或黄白色,剖面呈放射状线纹。X 线多不显影。

2. 胆色素结石　占结石总数的 37%,其中 75% 发生在胆管,分为胆色素钙结石和黑色素结石。前者为游离胆色素与钙离子等结合而形成,结石形状大小不一,呈粒状或长条状,质软易碎,呈棕色或褐色,常发生在肝内外各级胆管。黑色素结石主要成分为黑色胆色素多聚体、各种钙盐、黏液糖蛋白等,多发生在胆囊内。X 线检查多不显影。

3. 混合型结石　占结石总数的 6%,其中 60% 发生在胆囊。由胆固醇、胆色素和钙盐等成分混合而成。根据所含成分的不同,结石呈不同颜色和形状,因含钙质较多,X 线检查多显影。

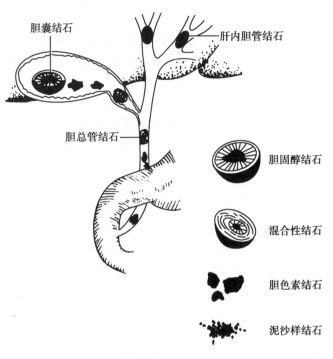

图 31-3　胆结石的类型

一、胆囊结石和胆囊炎

胆囊结石(cholecystolithiasis)为发生在胆囊内的结石,主要为胆固醇结石和以胆固醇为主的混合性结石,常与胆囊炎(cholecystitis)并存。以成年女性多见,男女之比约为 1∶3,40 岁以后随着年龄增长发病率逐渐增加。胆囊炎是指发生在胆囊壁和/或胆囊管的细菌性和/或化学性炎症反应。根据发病的急缓和病程的长短分为急性胆囊炎和慢性胆囊炎。合并胆囊结石者称结石性胆囊炎,否则,称非结石性胆囊炎。

【病因】

1. 胆囊结石　结石形成原因十分复杂,与多种因素有关。任何影响胆固醇、胆汁酸和磷脂浓度比例和造成胆汁淤滞的因素均可导致结石的形成。胆道异物、胆道感染、胆道梗阻、胆汁中某些成核因子发生改变、胆囊功能异常、大量黏液糖蛋白、雌激素、肥胖、遗传、妊娠、高脂饮食、长期肠外营养、肝硬化、糖尿病、胆囊内胆汁淤滞等均可促使胆囊结石的发生。

2. 急性胆囊炎

(1) 急性结石性胆囊炎:可能系结石直接损伤受压部位的胆囊黏膜,在胆汁淤滞的情况下伴有细菌感染。致病因素有:

1) 胆囊管梗阻:80% 由胆囊结石引起;胆囊结石移行至胆囊管附近,可堵塞胆囊管或嵌顿于胆囊管或胆囊颈,嵌顿的结石直接损伤黏膜,导致胆汁排出受阻,胆汁滞留、淤积、浓缩。

2) 细菌感染:细菌多从胆道逆行进入胆囊,直接蔓延或经血液循环和淋巴途径侵入胆囊,在胆汁排泄不畅时造成感染。

3) 其他:创伤、化学性刺激等引起炎性反应。

(2) 急性非结石性胆囊炎:发生率约占急性胆囊炎的 5%。病因不清,常见于严重创伤、烧伤、腹部非胆道手术后如腹主动脉瘤、长期肠外营养支持等患者。其病理变化与急性结石性胆囊炎相似,但病情进展更迅速。

3. 慢性胆囊炎　大多继发于急性胆囊炎,是急性胆囊炎反复发作的结果。少数患者起病即是慢性过程。90% 以上的患者伴有胆囊结石。

【病理】

1. 胆囊结石　结石嵌顿于胆囊颈部致胆汁排出不畅,胆囊强烈收缩引起胆绞痛;结石长时间压迫胆囊可引起慢性胆囊穿孔、胆囊十二指肠瘘或胆囊结肠瘘,大的结石通过瘘管进入肠道偶尔可引起肠梗阻称胆石性肠梗阻。较小的结石可通过胆囊管进入并停留于胆总管,形成继发性胆管结石,进入胆总管的结石通过 Oddi 括约肌可引起损伤或嵌顿于壶腹部引起 Vater 壶腹括约肌损伤或胆源性胰腺炎;结石及炎症长期刺激胆囊壁黏膜可诱发胆囊癌;胆囊结石长期嵌顿而未合并感染,胆囊黏膜可吸收胆汁中的胆色素,并分泌无色透明黏液,形成胆囊积液,称为白胆汁。

2. 胆囊炎

(1) 急性胆囊炎:根据炎症程度分为:

1) 单纯性胆囊炎:病变起始时胆囊管梗阻,胆囊内压力升高,胆囊壁充血、水肿、炎性细胞浸润、渗出增多。此期属于炎症早期,如果治疗及时恰当,梗阻解除,炎症消退,可痊愈。

2) 急性化脓性胆囊炎:炎症继续发展,波及胆囊壁全层,胆囊明显肿大,胆囊壁充血水肿、增厚、血管扩张,甚至发生浆膜炎症,浆膜附有纤维素性脓性分泌物。黏膜发生溃疡,胆囊腔内充满脓液。此期治愈后可产生纤维组织增生、瘢痕化,胆囊炎症易复发。

3) 急性坏疽性胆囊炎和胆囊穿孔:胆囊内压力继续升高,胆囊壁血液循环发生障碍,引起胆囊缺血、坏死,并发胆囊穿孔,可引起胆汁性腹膜炎。胆囊穿孔的部位多见于颈部和底部。全胆囊坏疽后由于黏膜坏死,胆囊功能丧失。急性胆囊炎因周围炎症浸润至邻近器官,可穿破十二指肠、结肠等引起胆囊胃肠道内瘘,急性炎症因内瘘减压而致症状减轻或消退。

(2) 慢性胆囊炎:由于结石和炎症的反复刺激,胆囊壁增厚并与周围组织粘连,慢性炎性细胞浸润和纤维细胞增生,胆囊萎缩,丧失浓缩和排出胆汁的功能。

【临床表现】

(一) 胆囊结石

1. 症状   约30%的胆囊结石患者可一生无临床症状,而仅于体检或手术时结石被发现,称为静止性结石。胆囊结石的临床症状取决于结石的大小、部位、是否合并感染、梗阻。单纯性胆囊结石、无梗阻和感染时,仅有轻微的消化系统症状。当结石嵌顿时,可见明显的症状和体征,典型表现为胆绞痛,少数患者可见。多数常表现为急性和慢性胆囊炎。

(1) 胆绞痛:是胆囊结石的典型表现。常发生于饱餐、进食油腻食物后或睡眠中体位改变时,由于胆囊收缩或结石移位,加上夜间迷走神经兴奋,结石嵌顿于胆囊颈部或壶腹部,胆汁排出受阻,胆囊内压力增高,胆囊强烈收缩而出现右上腹或上腹部突发剧烈绞痛。疼痛为阵发性,或呈持续性疼痛阵发性加剧,疼痛常放射至右肩部、肩胛部和背部,伴恶心、呕吐、厌食等。首次胆绞痛发生后,约70%的患者1年内会再次发作,随后发作频率会增加。

(2) 消化道症状:多数患者仅在饱餐、进食油腻食物、工作紧张或休息不佳时出现右上腹或上腹部隐痛、饱胀不适、食欲下降、嗳气等非特异性消化道症状、常会误诊为"胃病"。

(3) 黄疸:多见于胆囊炎反复发作合并 Mirizzi 综合征的患者。当胆囊内较大结石持续嵌顿压迫胆囊壶腹部和颈部时,可引起肝总管狭窄,临床出现梗阻性黄疸、胆绞痛、胆管炎等症状,称 Mirizzi 综合征(图 31-4)。

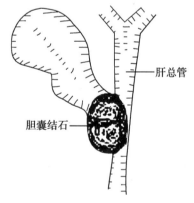

肝总管

胆囊结石

图 31-4   Mirizzi 综合征发生机制

(4) 并发症:患者可发生急、慢性胆囊炎,胆源性胰腺炎,胆囊癌等。

2. 体征   右上腹部可触及肿大的胆囊。合并感染时可伴有右上腹压痛和肌紧张。胆囊穿孔时疼痛程度加重,可见胆汁性腹膜炎体征(压痛、反跳痛和腹肌紧张)。

(二) 胆囊炎

1. 急性胆囊炎

(1) 症状:主要表现上腹部疼痛不适,逐渐发展为右上腹阵发性绞痛,严重者表现为持续性疼痛并阵发性加重,疼痛常放射至右肩部、肩胛部和背部;常伴恶心、呕吐、厌食等消化道症状;常在饱餐、进食油腻食物后或在夜间发作。常有轻度或中度发热,若出现明显寒战、高热,表示病情严重或已发生胆囊积脓、穿孔或合并急性胆管炎。10%~20% 的患者可有轻度黄疸,多见于胆囊炎反复发作合并 Mirizzi 综合征的患者。

（2）体征：查体可有不同程度的右上腹压痛或叩击痛，Murphy 征阳性。炎症波及浆膜时可出现反跳痛和肌紧张。

2. 慢性胆囊炎　表现常不典型。多数患者有典型胆绞痛病史，有右上腹部和肩部隐痛，常在饱餐或进食油腻食物后出现腹胀、腹痛、嗳气等消化道症状。腹部检查多无明显体征，少数患者有右上腹胆囊区轻压痛或不适。

【辅助检查】

1. 实验室检查　①血常规：可见白细胞计数及中性粒细胞比例增高；②肝功能：可显示血清胆红素、转氨酶、碱性磷酸酶及淀粉酶的异常。

2. 影像学检查　①B 超：是诊断胆囊结石的首选方法，诊断正确率在 96% 以上。可见胆囊内有强回声团，随体位变化而移动、其后有声影。急性胆囊炎显示胆囊增大、壁厚，明显水肿时可见"双边征"，伴有结石者可见胆囊内强回声团。慢性胆囊炎显示胆囊壁增厚，胆囊腔缩小或萎缩，排空功能减退或消失，常伴有胆囊结石影像。②CT、MRI、放射性核素扫描：可用于症状不典型的胆囊结石、胆囊炎患者的协助诊断。

3. 其他检查　PTC、ERCP、IOC、POC 及胆管造影等检查对胆石症及胆道系统其他疾病有较高诊断价值。

【处理原则】

手术治疗为主，手术时机和方式取决于患者的病情。

（一）非手术治疗

适用于症状较轻的胆石症和急性胆囊炎手术前准备；伴有严重心血管疾病，不能耐受手术的患者；常用措施包括禁饮食、胃肠减压、补充液体、应用抗生素、解痉止痛、消炎利胆、营养支持、溶石或排石等。大多数患者经非手术治疗能控制病情进展，待条件允许时再行手术治疗。

（二）手术治疗

1. 胆囊结石　胆囊切除是治疗胆囊结石的最佳选择；无症状的胆囊结石无须立即手术，可进行观察和随诊。

（1）手术适应证：①结石反复发作引起临床症状；②结石嵌顿于胆囊颈部或胆囊管；③慢性胆囊炎、胆囊萎缩或瓷样胆囊；④无症状，但结石已充满整个胆囊。

（2）手术原则：根据病情可选择经腹胆囊切除术或腹腔镜胆囊切除术（laparoscopic cholecystectomy，LC）。LC 的手术方式：在气管插管下全麻，分别在患者脐上缘、右肋缘下、上腹正中近剑突处做直径 5~10mm 的两至四个切口。经脐旁切口插入气腹针建立气腹，再置入腹腔镜，经另三个小口分别置入带电凝的钳、剪及分离钩。将腹腔镜与电视摄像系统连接，通过监视器荧光屏观察腹腔内情况及胆囊切除的手术操作。最后，通过腹部小切口将胆囊拉出体外。该术式具有创伤小、术后疼痛轻、恢复快、住院时间短、瘢痕小等优点。

腹腔镜胆囊切除术已成为治疗胆囊结石、胆囊息肉的首选方法。但下列情况应列为禁忌：①腹腔内严重感染；②凝血功能障碍及有出血倾向；③不能排除胆囊癌变；④合并胆管狭窄；⑤妊娠；⑥既往有腹部手术史，疑有腹腔广泛粘连者。

2. 胆囊炎　除非有手术禁忌证，否则均应施行手术治疗。

（1）手术适应证：①慢性胆囊炎或急性胆囊炎感染控制后，可行择期手术；②急性胆囊炎发作在 48~72h 以内者；经非手术治疗无效且病情发展者；伴急性并发症如胆囊坏疽或穿孔、弥漫性腹膜炎、急性化脓性胆管炎或急性坏死性胰腺炎等，应行急诊手术。

（2）手术原则：胆囊切除术或胆囊造口术。若患者存在下列情况，应在胆囊切除术同时行胆总管探查加 T 形管引流术：①有黄疸史；②胆总管内触及结石或术前 B 超显示胆总管、肝总管结石；③胆总管扩张，直径大于 1cm；④胆总管内抽出脓性胆汁或有胆红素沉淀；⑤合并慢性复发性胰腺炎。极少数高度危重症不能耐受较长时间手术者或局部炎症水肿、粘连严重者可行胆囊造口术，引流胆汁为胆道减压,胆囊造口后 3 个月病情稳定时,再行胆囊切除术。病情危重又不宜手术的急性化脓性胆囊炎患者可在超声或 CT 导引下行经皮肝胆囊穿刺引流术(percutaneous transhepatic gallbladder puncture drainage,PTGD),急性期过后再择期手术。

【护理评估】

(一)术前评估

1. 健康史 ①一般情况:了解患者的年龄、性别、出生地、饮食习惯、营养状况、职业、妊娠史等一般资料。②既往史:了解有无反酸、嗳气、饭后饱胀、厌油腻食物等消化道症状;有无呕吐蛔虫或粪便排出蛔虫史;有无胆囊结石、胆囊炎和黄疸病史;有无腹部手术及外伤史。

2. 身体状况 ①局部:了解有无腹痛及其诱因、疼痛发生的时间、部位、性质、程度、范围及伴随症状等;检查有无肝脏肿大、肝区叩击痛、胆囊肿大及腹膜刺激征。②全身:检查患者精神状态、生命体征的改变以及饮食和活动情况,尤其注意这些指标的动态变化及趋势;了解有无食欲减退、恶心、呕吐、发热、黄疸、寒战等症状。

3. 辅助检查 了解血常规、肝功能、B 超、CT 等检查结果,以准确判断胆囊结石的部位、大小、数目,胆囊的形态和功能等。

4. 心理、社会状况 了解患者的心理反应,有无焦虑、恐惧等表现。评估患者对本病的认知程度和心理承受能力,评估其对医院环境的适应情况和治疗的合作情况。了解家属及亲友的态度、经济承受能力等。

(二)术后评估

1. 术中情况 了解麻醉和手术方式,术中出血和治疗情况,引流管放置位置及目的等,有助于术后做好相关护理。

2. 身体状况 包括系统评估生命体征、切口敷料有无渗血渗液,了解实验室辅助检查结果,患者不适主诉等,观察术后引流管是否通畅、引流液颜色、量及性状等。同时注意评估有无术后常见并发症的症状和体征。

3. 心理、社会状况 评估患者和家属对疾病术后康复知识的掌握情况、对并发症的认识以及预防疾病复发因素的知晓情况等。

【护理诊断/问题】

1. 急性疼痛 与结石、胆道梗阻所致胆汁流出不畅及 Oddi 括约肌痉挛、胆道感染等有关。

2. 体温过高 与胆道感染、炎症反应有关。

3. 体液不足 与胆道引流、呕吐、手术前后禁饮食等有关。

4. 营养失调:低于机体需要量 与发热、恶心、呕吐、食欲缺乏、感染、手术创伤等有关。

5. 潜在并发症:出血、胆瘘、感染等。

【护理目标】

1. 患者疼痛减轻。

2. 患者体温恢复正常。

3. 患者体液不足得以纠正。

4. 患者营养状况得到改善。

5. 潜在并发症得到预防或能被及时发现和有效处理。

【护理措施】

(一)非手术治疗的护理/术前护理

1. 疼痛护理 安置患者卧床休息,指导其进行有节律的深呼吸,以缓解紧张情绪、减轻疼痛。疼痛严重者给予镇静、解痉药物,若诊断明确而疼痛剧烈,可遵医嘱给予阿托品及哌替啶解痉镇痛。

2. 控制感染和高热 遵医嘱给予抗生素,用药期间注意观察药物的疗效及不良反应。高热者遵医嘱给予物理降温或药物降温。

3. 维持水电解质平衡　遵医嘱补充水、电解质、维生素等,防治水、电解质及酸碱平衡失调。

4. 营养支持　因患者对脂肪的消化吸收能力降低,应指导其选择高蛋白、高碳水化合物、丰富维生素、低脂肪的饮食;若病情严重,应遵医嘱通知患者暂禁饮食,并行胃肠减压。

5. 病情观察　观察患者的意识、生命体征、面色、尿量,注意腹部症状、体征及实验室检查结果的变化,以了解有无并发脓毒症。若出现寒战、高热、腹痛加重、腹痛范围扩大等,应警惕病情加重,及时联系医生,配合处理。

6. 溶石、排石和利胆　遵医嘱给予溶石、排石和消炎利胆的中西药物,如鹅脱氧胆酸、熊去氧胆酸、硫酸镁、消炎利胆片及中药汤剂等,应指导患者用药,注意观察药物的疗效和不良反应。

（二）手术治疗患者的护理

1. 腹腔镜胆囊切除患者的护理

（1）手术前护理

1）心理护理:术前应向患者介绍 LC 手术的适应证、手术方式、可能发生的并发症等,并说明必要时可以中转剖腹手术,使患者和家属有充分的思想准备,增强对 LC 的信心,以最佳的心态接受手术。

2）脐部护理:LC 手术须在脐部穿刺,备皮时应充分注意清洁脐部,必要时可用松节油和液体石蜡清洁脐部污垢;若发现脐部有皮肤破损、渗液等,应敷以消炎药膏并予以无菌纱布覆盖,并报告医师,必要时推迟手术,以防脐部穿刺时污染腹腔,引起腹膜炎等并发症。

3）呼吸道准备:LC 手术中需要建立气腹,CO_2 弥散入血可导致高碳酸血症及呼吸抑制。术前应指导患者锻炼呼吸功能,戒烟,防止受凉,维持良好的呼吸功能。

（2）手术后护理

1）卧位与活动:LC 均为全麻下完成,术后应安置患者去枕平卧,头偏向一侧。麻醉清醒,血压、脉搏平稳后,可取主动卧位,并进行床上活动。术后第 1 天即可下床活动,以促进肠蠕动的恢复。

2）呼吸道护理:术后常规给予氧气吸入,一般 2~3L/min,持续 6h。若麻醉较深、有心肺疾病或术后心率、呼吸有异常时,可延长给氧时间,并提高氧流量,使患者尽快恢复血气平衡。同时鼓励患者深呼吸、有效咳嗽,促进 CO_2 的排出。

3）生命体征监测:常规进行心电监护,测量生命体征每小时 1 次,待生命体征稳定后改 4~6 小时1 次,若无特殊情况 24 小时后停用心电监护。

4）并发症观察与护理:①腹部并发症,对无腹腔引流管者,应观察有无恶心、呕吐、腹痛等腹膜刺激症状;注意观察有无心慌、头昏、出虚汗等内出血症状。对有腹腔引流者,应观察引流的颜色、性质及量,如有胆汁流出且量多、色浓,考虑有胆漏;如有大量鲜红色血液流出并有内出血症状,则考虑有腹腔内出血。②腹部外并发症,包括下肢深静脉血栓、皮下气肿、穿刺切口愈合不良及切口疝。老年患者,尤其伴有糖尿病、心脏病者术后容易并发下肢深静脉血栓,应指导患者卧床时活动四肢,病情平稳后即下床活动,以预防下肢深静脉血栓的发生。

5）疼痛护理:LC 术后一般疼痛较轻,多不需特殊处理。对疼痛明显者,可遵医嘱给予镇痛药物。同时注意观察有无腹部并发症的发生。

6）营养支持:因 LC 手术创伤小,应鼓励患者早进食。一般术后禁食 6h,麻醉清醒后,可试饮少量开水,若无呛咳和恶心、呕吐即可进食,术后 24h 内以无脂流质、半流质为主,逐渐过渡到清淡易消化、高热量、高维生素、高蛋白、低脂普食,以保证充足的营养,增强机体抵抗力和组织修复能力。

2. 经腹胆囊切除术患者的护理

（1）手术前护理:同非手术治疗患者的护理,同时做好手术前各项准备工作。

（2）手术后护理:除同腹部外科手术后一般护理外,还应注意以下两点:

1）饮食与营养:应提供清淡、易消化饮食,忌油腻食物;若摄入不足,应遵医嘱给予肠外营养支持,必要时输注人血白蛋白、血浆等。

2）引流管护理:按常规做好腹腔引流管护理。若同时探查胆总管,还应做好 T 形管的护理;胆囊造口术后,应做好造口管的护理。

（三）健康教育

指导患者避免劳累,少量多餐,选择低脂、高维生素、易消化的饮食;告知患者胆囊切除后可出现消化不良、脂肪性腹泻等症状,必要时可服用药物控制,解除其焦虑情绪。非手术治疗的患者,应遵医嘱坚持治疗,按时服药,定期复查,出现不适及时就诊。对胆囊造瘘术后带管出院的患者,应解释造瘘管的重要性,做好造瘘管护理指导,嘱 3 个月后来院行胆囊切除术。

【护理评价】

1. 患者疼痛是否减轻。

2. 患者体温是否恢复正常。

3. 患者体液不足是否得到及时纠正。

4. 患者营养状况是否得到改善。

5. 潜在并发症是否得到预防或能被及时发现和有效处理。

二、胆管结石和胆管感染

胆管结石(cholangiolithiasis)是指发生在肝内和肝外胆管的结石。肝内胆管结石又称肝胆管结石,是我国常见且难治的胆道疾病,绝大多数为含有细菌的棕色胆色素结石。肝内胆管结石可局限于肝叶或肝段,也可弥漫分布于多肝段、肝叶,以肝左外叶和右后叶多见,与肝叶的肝管与肝总管汇合的解剖结构导致胆汁引流不畅有关。肝外胆管结石分为原发性结石和继发性胆管结石。原发性结石是指在肝外胆管内形成的结石,多为棕色胆色素结石。继发性结石系胆囊结石或肝内胆管结石排入并停留在肝外胆管内引起,多为胆固醇类结石或黑色素结石。胆管感染是指发生在肝内、外胆管的化脓性炎症,多数胆管炎为胆管结石继发感染所致。

【病因】

原发性肝外胆管结石与胆道感染、胆管梗阻、胆道狭窄、胆管阶段性扩张、胆道寄生虫、缝线线结等有关。肝内胆管结石与胆道感染、胆汁停滞、胆管解剖异常、营养不良等有关。胆道感染时,大肠埃希杆菌产生较高的 β- 葡萄糖醛酸酶活性使胆汁中的结合胆红素水解成游离胆红素,后者与胆汁中钙离子结合成为不溶于水的胆红素钙,促使胆红素结石形成。胆道蛔虫病时蛔虫残体、虫卵及随之带入的细菌、炎性产物可成为结石的核心。胆道梗阻包括胆总管扩张形成的相对梗阻,胆汁淤积诱发结石形成。胆道感染、梗阻在结石的形成中,互为因果相互促进。

【病理】

胆管结石所致的病理生理改变与结石的部位、大小及病史长短等有关。结石停留在胆管可导致:①肝胆管梗阻:胆管结石可引起胆道不同程度的梗阻、阻塞近端的胆管扩张、胆汁淤滞、结石积聚。长时间的梗阻导致梗阻以上的肝段或肝叶纤维化和萎缩,大面积的胆管梗阻可致肝细胞变性、坏死、肝小叶结构破坏,最终可引起胆汁性肝硬化及门静脉高压。②急性和慢性胆管炎:结石导致胆汁引流不畅,易引起胆管感染,感染可造成胆管壁黏膜充血、水肿,加重胆管梗阻;反复胆管炎症使管壁纤维化并增厚、狭窄,近端胆管扩张。③全身感染:胆管梗阻后,胆道压力增加,感染胆汁可逆向经毛细胆管进入血液循环,引起脓毒症等。④胆源性胰腺炎:结石嵌顿于壶腹部时,使胰液排出受阻甚至发生逆流,可引起胰腺的急慢性炎症。⑤肝胆管癌:肝胆管长期受结石、炎症及胆汁中致癌物质的刺激,可诱发癌变。

【临床表现】

（一）肝外胆管结石

1. 症状 临床症状取决于有无梗阻和感染。平时可无症状或仅有上腹部不适及非特异性消化道症状。当结石造成梗阻时可出现腹痛或黄疸,若继发感染时可见典型的夏科(Charcot)三联征,即腹痛、寒战高热和黄疸。

（1）腹痛：部位多见于剑突下或右上腹部，呈阵发性绞痛或持续性疼痛阵发性加剧，疼痛可向右肩背部放射。常伴有恶心、呕吐。疼痛系结石下行并嵌顿于胆总管下端或壶腹部，引起胆总管平滑肌或Oddi括约肌痉挛所致。若胆总管扩张或平滑肌松弛而导致结石上浮，嵌顿解除，腹痛等症状将得以缓解。

（2）寒战高热：系胆管梗阻并继发感染后引起的全身性中毒症状，高热继发于剧烈腹痛后，体温可高达39~40℃，呈弛张热。约2/3的患者可见寒战高热症状。

（3）黄疸：胆管梗阻后胆红素逆流入血所致。黄疸的程度取决于梗阻的程度及是否继发感染，若梗阻不完全或结石有松动，则黄疸程度较轻，且呈波动性；若为完全性梗阻，则黄疸呈进行性加重，患者可有尿色变黄、大便颜色变浅、皮肤瘙痒等症状。

（4）消化道症状：多数患者有恶心、腹胀、厌食油腻食物等。

（5）并发症：合并严重感染者可出现急性梗阻性化脓性胆管炎、脓毒症、感染性休克等。

2. 体征　单纯性肝外胆管结石时体格检查可无明显阳性体征，或仅有剑突下或右上腹部深压痛。当合并急性胆管炎时，右上腹可见不同程度的腹膜刺激征，严重时可出现弥漫性腹膜炎体征，并有肝区叩击痛。有时可触及肿大且伴有触痛的胆囊。

（二）肝内胆管结石

1. 症状　单纯性肝内胆管结石可无明显症状或仅有上腹和胸背部胀痛不适。多数患者因体检或其他疾病检查时偶尔发现。常与肝外胆管结石并存，其临床表现与肝外胆管结石相似。

（1）寒战、高热和腹痛：是肝内胆管结石继发感染时的主要表现。

（2）黄疸：双侧肝胆管结石或合并肝外胆管结石可使胆汁排出受阻，出现黄疸症状。仅局限于某一肝段或肝叶的结石一般不会引起黄疸。

（3）并发症：合并严重感染者可出现急性梗阻性化脓性胆管炎、脓毒症、感染性休克等。反复发作的胆管炎可导致多发性肝脓肿，如形成较大的脓肿可穿破膈肌和肺形成胆管支气管瘘，患者可咳出胆砂和胆汁样痰。长期梗阻可导致肝硬化，可见肝硬化相应的症状与体征。如腹痛为持续性，伴有进行性体重下降，感染难以控制，腹部出现肿物等应考虑肝胆管癌。

2. 体征　可触及肿大的肝脏，肝区有压痛和叩击痛。合并有并发症时可见相应的体征。

【辅助检查】

1. 实验室检查　①合并感染时，血常规可见白细胞计数和中性粒细胞比例增高；肝功能检查可见血清转氨酶和碱性磷酸酶升高。②结石导致胆道梗阻时，肝功能检查可见血清胆红素、结合胆红素升高；尿常规可见尿胆红素升高、尿胆原降低或消失；③肝胆管癌变时，可见糖链抗原（CA19-9）或癌胚抗原（CEA）明显升高。

2. 影像学检查　①B超检查：首选检查方法，可显示胆管内结石和胆道扩张的影像。②CT、MRI检查：能清晰显示肝内、外胆管结石的分布，胆管扩张情况。

【处理原则】

胆管结石以手术治疗为主，原则是取尽结石，解除梗阻，通畅引流胆汁，预防结石复发。

（一）肝外胆管结石的治疗

1. 非手术治疗　肝外胆管结石的非手术治疗包括：应用抗生素，积极抗感染；解痉；利胆；纠正水电解质及酸碱平衡失调；营养支持；保护肝功能及纠正凝血功能异常。争取在胆道感染控制后行择期手术治疗。无症状的肝外胆管结石可以不治疗，定期观察随访。

2. 手术治疗　是肝外胆管结石的主要治疗方法。

（1）胆总管切开取石、T管引流术：可采取开腹或腹腔镜手术（图31-5）。适用于单纯胆总管结石，胆管上、下通畅，无狭窄或其他病变者。对伴有胆囊结石和胆囊炎者可同时切除胆囊。为防止和减少结石残留，术中可行胆道造影、超声或纤维胆道镜检查。术中尽可能取尽结石，如患者条件不允许，可在胆总管内置T管行引流术，方便术后引流、造影、行胆道镜检查、取石等。

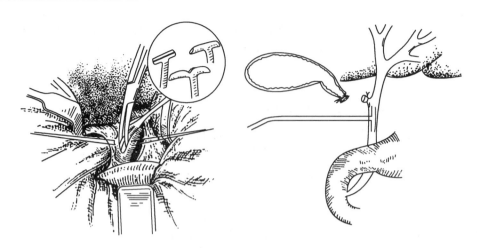

图 31-5   胆总管切开取石、T 管引流术

（2）胆肠吻合术：又称胆汁内引流术。适用于胆总管远端炎症狭窄造成的梗阻无法解决，胆总管扩张；胆胰汇合部异常，胰液直接流入胆管；胆管因病变而部分切除无法再吻合。常用的手术方式是胆管 - 空肠 Roux-en-Y 吻合术（图 31-6）。

（3）Oddi 括约肌切开成形术：适用于胆总管结石合并胆总管末端狭窄或胆总管下端嵌顿结石者。

（4）经内镜 Oddi 括约肌切开取石术：适用于胆石嵌顿于壶腹部和胆总管下端良性狭窄及 Oddi 括约肌障碍者，尤其是胆囊切除术后者。此外，该法还可用于单个或 2~3 个且直径小于 0.2cm 的肝外胆管结石的取石，适应证的掌握较严格，对取石过程中行 Oddi 括约肌切开的利弊临床上仍有争议。

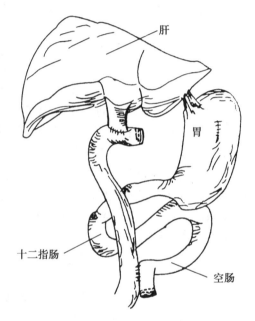

图 31-6   胆管 - 空肠 Roux-en-Y 吻合术

（二）肝内胆管结石的治疗

无症状的肝内胆管结石可以不治疗，应定期观察、随诊。

临床症状明显者应手术治疗。原则是取净结石、解除胆道狭窄与梗阻、去除结石部位的感染病灶、恢复和建立通畅的胆汁引流、防止结石的复发。

1. 肝切除术   是常用的、最有效的手术方法之一。肝内胆管结石因反复发作伴感染，可引起病变局部肝萎缩、纤维化和肝功能的丧失。切除病变部分肝脏，包括结石和感染病灶以及不能切开的狭窄胆管，清除结石复发源地，预防病变肝段、肝叶癌变。

2. 胆管切开取石术   是最基本的手术方法。切开狭窄部位，沿胆总管向上甚至可达 2 级胆管，在直视或胆道镜下取出结石。肝内胆管结石行单纯胆管切开取石术很难完全取尽结石，该术式仅用于肝内胆管无扩张、未合并狭窄、结石位于较大胆管或并发急性胆管炎，做胆道减压和引流时。

3. 胆肠吻合术   是治疗肝内胆管结石合并胆管狭窄、恢复胆汁通畅的有效术式。多选用肝管空肠 Roux-en-Y 吻合。Oddi 括约肌有功能时，尽可能不采用此术式。

4. 肝移植术   适用于全肝胆管充满结石而无法取尽，且肝功能丧失威胁生命时。肝内胆管结石合并全肝胆管硬化性胆管炎、囊性扩张症、肝硬化及门静脉高压，仅治疗肝内结石难以纠正全肝病理改变时，亦应考虑肝移植。

此外，肝内胆管结石术后有 20%~40% 的患者有残留结石。故应注意坚持后续治疗。常用治疗方法有:术后经引流管窦道胆道镜取石,激光、超声、微爆破碎石,经引流管溶石,体外振波碎石及中西医结合治疗等。

【护理诊断／问题】

1. 急性疼痛　与结石刺激胆道平滑肌痉挛有关。

2. 体温过高　与胆道感染有关。

3. 体液不足　与呕吐、禁食、胃肠减压和感染性休克等有关。

4. 营养失调:低于机体需要量　与疾病消耗、摄入不足及手术创伤等有关。

5. 皮肤完整性受损　与皮肤瘙痒有关。

6. 潜在并发症:胆道出血、胆瘘、多器官功能障碍等。

【护理措施】

(一) 术前护理

参见胆囊结石和胆囊炎术前护理。胆管结石和胆管炎患者可有明显的皮肤瘙痒,应做好健康教育及皮肤护理,严禁搔抓皮肤,以防破损。

(二) 术后护理

参见胆囊结石和胆囊炎术后护理。因胆管结石患者术后除腹腔引流管外还多留有 T 形管引流,需重点做好 T 形管引流的护理(详见:T 形引流管的护理)。

(三) 健康教育

向患者耐心讲解胆管结石和胆管感染的临床症状与体征、发病诱因、发作特点、治疗与护理方法等;指导患者定期复查,出现腹痛、发热、黄疸时及时就医;注意合理饮食,养成良好的作息规律;带管出院患者教会导管护理常识等。

三、急性梗阻性化脓性胆管炎

急性梗阻性化脓性胆管炎(acute obstructive suppurative cholangitis,AOSC)与急性胆管炎是同一疾病的不同阶段,是胆道梗阻未能解除、急性胆管炎未能控制,病情进一步发展的结果。该病起病急骤,病情进展快,并发症多,是胆道感染疾病中的严重类型,又称急性重症胆管炎(acute cholangitis of severe type,ACST)。

【病因】

1. 胆道梗阻　我国最常见的梗阻原因是肝内外胆管结石,其次为寄生虫感染(蛔虫、中华分支睾吸虫)、胆管狭窄、恶性肿瘤、胆道良性疾病引起的狭窄等。随着手术及介入治疗的增加,由胆肠吻合术后的吻合口狭窄、PTC、ERCP、置放内支架等引起的梗阻,近年来也逐渐增多。胆道梗阻时,胆盐不能顺利进入肠道,易造成细菌感染。

2. 细菌感染　如在行 PTC、ERCP、T 管造影时,细菌可经十二指肠逆行进入胆道,引起胆道系统的感染;此外,致病菌也可通过门静脉系统入肝,引起胆道感染。常见致病菌有大肠埃希菌、克雷伯菌、产气杆菌、铜绿假单胞菌等革兰氏染色阴性杆菌,有 25%~30% 合并厌氧菌感染。

【病理】

本病基本的病理变化系胆道梗阻和胆管内化脓性感染。胆道完全梗阻时,引起梗阻以上胆管扩张,管壁增厚、胆管壁充血、水肿、炎性细胞浸润;黏膜上皮糜烂脱落,形成溃疡。继发感染后,胆管腔内充满脓性胆汁;胆道内压力升高,超过 $30cmH_2O$ 时,肝细胞停止分泌胆汁,胆管内细菌和毒素即可逆行入肝窦,造成肝急性化脓性感染、肝细胞坏死,肝实质充血肿大,并发多发性胆源性细菌性肝脓肿。胆小管破裂可与门静脉形成瘘,引起胆道出血。大量细菌和毒素进入血液可导致脓毒症、氮质血症、感染性休克以及多器官功能衰竭等一系列严重并发症。

【临床表现】

本病起病急骤,病情进展快,多数患者有反复胆道感染病史和／或手术史。主要表现为在急性胆管炎 Charcot 三联征(腹痛、寒战高热、黄疸)的基础上,并发休克和中枢神经系统受抑制的症状,称为 Reynolds 五联征。

1. 症状　表现为突发性剑突下或右上腹胀痛或绞痛,继之寒战高热,体温可达 39~40℃,呈弛张热。伴恶心、呕吐。若病情继续发展,多数可出现明显黄疸,但一侧肝内胆管梗阻者例外。约半数患者很快出现神经系统症状,表现为淡漠、嗜睡、烦躁或谵妄,甚至昏迷,严重者可在短期内出现血压持续下降、脉搏细速、代谢性酸中毒等感染性休克表现。若得不到及时救治可导致死亡。

2. 体征　剑突下或右上腹可有不同程度的压痛或腹膜刺激征,可扪及肿大的肝脏和胆囊,肝区有叩击痛,Murphy 征阳性。

【辅助检查】

1. 实验室检查　血常规可见白细胞计数和中性粒细胞比例明显升高,出现中毒颗粒。血小板计数降低;凝血酶原时间延长。尿常规可见蛋白和颗粒管型。血气分析可见氧饱和度下降,血氧分压降低和代谢性酸中毒。肝功能可见不同程度损害。

2. 影像学检查　B 超可见肝内外胆管扩张情况、胆管梗阻部位和病变性质;CT 和 ERCP 检查,有助于明确梗阻部位、原因和程度等。

【处理原则】

原则是紧急手术,目的是解除梗阻、降低胆道压力、挽救生命。

1. 非手术治疗　既是治疗手段又是术前准备措施。需在严密监测病情变化的基础上进行。主要措施有:①抗休克:快速打开静脉通道,扩充血容量、纠正水电解质失衡;应用血管活性药物,维持有效血压;必要时给予糖皮质激素。②抗感染:联合、足量应用抗生素,积极有效控制感染。③禁食、持续胃肠减压。④对症处理:包括给氧、降温、营养支持、解痉镇痛等。同时做好手术前的各项准备工作。若经上述治疗后病情未缓解,应在抗休克的同时紧急行胆道引流术。

2. 手术治疗　本病若不及时治疗,死亡率较高。最有效的治疗方法是紧急手术,迅速解除胆道梗阻并置管引流,达到有效减压,控制感染,抢救生命的目的。通常采用胆总管切开减压、取石、T 形管引流术。待病情改善后,1~3 个月后根据病因选择彻底性手术治疗。病情允许者也可行胆囊穿刺置管术、PTCD 和经内镜鼻胆管引流术缓解症状。

【护理诊断/问题】

1. 急性疼痛　与感染刺激、胆道内压力过高有关。

2. 体液不足　与呕吐、禁食、胃肠减压和感染性休克等有关。

3. 体温过高　与胆道感染有关。

4. 营养失调:低于机体需要量　与感染消耗、呕吐、摄入不足等有关。

5. 潜在并发症:胆道出血、胆瘘、多器官功能障碍等。

【护理措施】

1. 术前护理

(1) 病情观察:定时观察意识、体温、脉搏、呼吸、血压,在患者未出现休克前密切关注血压和意识的变化,注意尿量、尿色和黄疸深度变化;观察腹痛的部位、性质,注意腹膜刺激征的范围和程度变化。注意有无多器官功能障碍综合征的症状和体征。

(2) 迅速扩容:本病常合并感染性休克,因此应建立两条静脉通路,遵医嘱快速补液,维持有效循环血量,改善组织灌注,纠正水电解质失衡;同时给予碱性药物、糖皮质激素、血管活性药物等。

(3) 控制感染:遵医嘱联合应用抗生素,并应注意药物配伍禁忌。用药后观察药物的疗效和不良反应。

(4) 对症护理:如给氧、降温、解痉镇痛、纠正凝血功能异常等。

(5) 按急诊做好术前准备。

2. 术后护理　参见胆管结石和胆管感染术后护理。

第三节　胆道蛔虫病

胆道蛔虫病（biliary ascariasis）是指肠道蛔虫上行钻入胆道后所引起的一系列临床症状，是外科常见急腹症。以青少年和儿童多见，农村发病率高于城市。随着卫生条件的改善，近年来本病发生率已有明显下降。

【病因与病理】

蛔虫是人体肠道内最常见的寄生虫，常寄生于小肠中下段，有钻孔的习性，喜碱性环境，当机体胃肠道功能紊乱、饥饿、发热、驱虫不当、Oddi括约肌功能失调时导致寄生环境发生改变时，肠道内蛔虫即可上行钻入胆道。蛔虫钻入时的机械性刺激可引起Oddi括约肌痉挛，引发剧烈绞痛，此外，还可诱发急性胰腺炎；虫体上附着的肠道细菌可引起胆道感染；进入胆囊后，可引起胆囊穿孔；虫体在胆道内死亡后，其残骸及虫卵可成为结石形成的核心。

【临床表现】

胆道蛔虫病表现为剧烈的腹部绞痛与轻微的腹部体征，两者不相称是本病的特点。

1. 症状　突发性剑突下阵发性钻顶样剧烈绞痛，可向右肩背部放射，患者多坐卧不安、大汗淋漓；常伴有恶心、呕吐或呕出蛔虫。疼痛可突然缓解，片刻后可突然再次发作。合并胆道感染时，可出现相应症状和体征。

2. 体征　剑突下或右上腹有轻度的深压痛，若合并胆道系统感染、胰腺炎时，出现相应的症状和体征。

【辅助检查】

1. 影像学检查　B超为本病首选检查方法，可显示胆道内平行强光带；ERCP也可用于检查胆总管下段的蛔虫，并可取出蛔虫。

2. 实验室检查　血常规可见白细胞计数和嗜酸性粒细胞计数升高；粪常规可见蛔虫卵。

【处理原则】

以非手术治疗为主，只在非手术治疗无效或出现并发症时才考虑手术治疗。

1. 非手术治疗　包括解痉镇痛、利胆驱虫、控制感染、内镜治疗等。

（1）解痉镇痛：口服33%硫酸镁及解痉药可缓解Oddi括约肌痉挛。疼痛发作时可注射阿托品、山莨菪碱（654-2）等抗胆碱药，必要时加用哌替啶。

（2）利胆驱虫：酸性环境不利于蛔虫活动。发作时可口服乌梅汤、食醋或经胃管注入氧气，有镇痛和驱虫效果。待症状缓解后再行驱虫治疗，可用枸橼酸哌嗪、阿苯达唑、左旋咪唑等，驱虫后继续服用消炎利胆药，以利于虫体残骸排出及预防结石形成。

（3）控制感染：细菌多来自肠道，可选用对肠道细菌和厌氧菌敏感的抗生素，如甲硝唑、氨基糖苷类等预防和控制感染。

（4）内镜治疗：ERCP检查时如发现虫体在十二指肠乳头外，可钳夹取出。

2. 手术治疗　适用于经非手术治疗无效或合并胆管结石、急性重症胆管炎、肝脓肿、重症胰腺炎等并发症者。手术方式：胆总管切开、探查、取虫及T管引流术；术中应用胆道镜检查，以去除蛔虫残骸。术后均应继续驱虫治疗，以防复发。

【护理诊断/问题】

1. 急性疼痛　与蛔虫刺激致Oddi括约肌痉挛有关。

2. 知识缺乏：缺乏饮食卫生保健的知识。

3. 潜在并发症：急性胰腺炎、急性胆管炎等。

【护理措施】

1. 疼痛护理　指导患者卧床休息，采取舒适卧位，并指导患者进行有节律的深呼吸以减轻疼痛；

遵医嘱应用解痉止痛药物,并观察药物效果及不良反应。

2. 控制感染　遵医嘱合理使用抗生素;高热者给予物理降温或药物降温,并观察体温变化。

3. 观察病情　密切观察患者生命体征和腹部体征,若出现寒战、高热、腹痛加重、腹痛范围扩大等,应考虑病情加重,应及时与医师沟通并处理。

4. 驱虫治疗　遵医嘱给予驱虫药物,并观察虫体排出情况。需要手术或内镜取虫者,配合做好围术期护理。

5. 健康教育　指导患者养成良好的饮食和卫生习惯,饭前便后洗手,不喝生水,瓜果蔬菜清洗干净,预防蛔虫感染。清晨空腹或晚上临睡前服用驱虫药,并观察治疗效果。

附:T形引流管的护理

【目的】

1. 引流胆汁、减轻胆道压力。

2. 支撑胆管,防止胆管狭窄。

3. 经T管溶石、造影或胆道镜检查、取石等。

【适应证】

1. 原发性或继发性胆总管结石、胆道蛔虫、肿瘤等行胆总管探查术后。

2. 肝外胆管扩张、胆管直径在1.2~1.5cm以上。

3. 肝总管内脓性胆汁或泥沙样胆汁。

4. 肝总管坏死、穿孔。

5. 肝外梗阻性黄疸。

【护理】

1. 固定与标识　T管接引流袋后,用胶布妥善固定于腹壁皮肤上,防止非计划性拔管;同时做好导管标识,以便与其他引流管相区分。

2. 保持引流通畅

(1) 平卧位时引流管高度应低于腋中线,站立或活动时应低于腹部切口,防止引流液逆流。

(2) T管禁止受压、扭曲、折叠,应经常挤捏管道以保持有效引流。

(3) 定时更换体位,防止引流管斜面紧贴组织造成引流不畅。

(4) 血块及小结石堵塞管腔时,应反复挤压引流管或用等渗盐水缓慢低压冲洗。

3. 观察与记录　注意观察引流液的色、量、性状。正常成人每日胆汁分泌量为800~1 000ml,呈黄色、稠厚无渣。术后24h内引流量为300~500ml,恢复饮食后可增加到每日600~700ml,以后逐渐减少至每日200ml左右。术后1~2d胆汁呈浑浊的淡红色或淡黄色,以后逐渐加深,呈黄色或草绿色。

4. 预防感染

(1) 更换引流袋时,严格执行无菌操作原则。

(2) 在改变体位或活动时注意保持引流管的高度始终低于腹部切口位置,防引流液反流。

(3) 遵医嘱预防性应用抗生素。

5. 保护皮肤　引流管口周围皮肤每日用75%酒精或0.5%碘伏消毒,T管周围垫以无菌纱布,局部涂氧化锌软膏或皮肤保护膜,防止胆汁浸渍皮肤引起破溃或感染,保持敷料清洁干燥,如有渗液,及时更换敷料。

6. 并发症的观察与护理

(1) 黄疸:在T管引流通畅情况下,术后黄疸时间延长,可能系肝功能受损、胆管狭窄或术中损伤胆管等原因所致。应密切观察血清胆红素,皮肤瘙痒者防抓伤皮肤,保持皮肤清洁并肌注维生素 K_1 以改善黄疸症状。

（2）出血：术后早期出血多由止血不彻底或结扎血管线脱落所致，后期出血可能为T管压迫胆总管形成溃疡或局部炎症出血。应密切观察出血量，若每小时超过100ml并持续3h以上，或患者出现血压下降、脉搏细速、面色苍白等休克征象，应立即通知医生并配合抢救处理。

（3）胆瘘：多因胆管损伤、胆总管下段梗阻、T管脱出所致。注意观察腹腔引流情况，若切口处有黄绿色胆汁样引流物，每小时50ml以上者，或出现腹膜刺激征提示有胆瘘发生。长期有胆瘘者，要保持水电解质酸碱平衡，纠正营养失调。

7. 拔管

（1）拔管指征：①术后两周，患者无腹痛、发热，黄疸消退，血象、血清胆红素正常；②胆汁引流量减少，每日少于200ml，色清亮；③胆道造影显示胆管通畅，或胆道镜证实胆管无狭窄、结石、异物；④夹管试验阴性：饭前饭后各夹管1h，逐渐增加到全天夹管1~2d无不适主诉。同时满足以上4个条件，可拔管。

（2）拔管方法：拔管前先行T管造影，如显示通畅，再开放引流2~3d，使造影剂完全排出。继续夹管2~3d，仍无症状后给予拔管。

（3）拔管后护理：拔管后局部伤口用凡士林纱布堵塞，1~2d会自行封闭。拔管1周内，观察患者体温、有无黄疸及腹部症状，警惕胆瘘致腹膜炎的发生。

（4）健康教育：

1）住院患者指导：①向患者解释T管放置的重要性，留置的时间，以便患者主动配合。②嘱患者尽量穿宽松柔软的衣服，以防引流管受压。③引流管及引流袋始终保持在出口平面以下，防止引流液反流。

2）带管出院指导：①每日在同一时间更换引流袋，用碘伏消毒管口，记录引流液的颜色、量及性状。②引流管口定期换药，周围皮肤涂氧化锌软膏，若敷料渗湿，及时到医院处理。③在T管出皮肤处做好标记，嘱患者随时观察是否脱出。④长期带T管者，应定期到医院冲洗。⑤避免提举重物或过度活动，防止牵拉T管而致其脱出。⑥定期复查，若发现引流液异常或身体不适等，应及时就诊。

【操作流程】

1. 核对医嘱，查对患者床号、姓名、住院号、手术部位等。

2. 洗手，评估患者的病情、意识状态、引流管通畅情况、伤口周围情况、心理状态、合作程度、观察巩膜和皮肤黄染情况等。

3. 洗手戴口罩，备齐用物至患者床旁（无菌治疗巾、记号笔、无菌手套、弯盘、治疗盘、无菌引流袋、碘伏、胶布、棉签、量杯、治疗碗内放无菌纱布1块、血管钳1把）。

4. 再次核对患者，并说明更换引流袋的目的及方法，以便取得患者的配合。

5. 检查伤口周围皮肤，暴露引流管，松开固定胶布，注意保暖。

6. 左手固定引流管，右手由近心端向远心端挤压引流管，观察有无阻力。

7. 铺无菌治疗巾于T管下，接头处下方放置弯盘，用血管钳夹住引流管尾端上3~6cm，使接头处微微翘起。戴无菌手套，用碘伏棉签消毒引流管连接处，先以接口为中心，环行消毒，然后再向接口上下纵向消毒2~3cm。松开接头，上提连接管使引流液流入引流袋中。夹闭后将引流袋放入黄色垃圾袋，注意引流液颜色、性质、量。脱手套。

8. 用碘伏棉签再次消毒T管末端，范围在2cm以上。检查无菌引流袋是否密封、是否在有效期内，打开外包装，检查引流袋有无破损，将接口接入T管并旋紧。确定牢固后打开调节夹，松开血管钳，由近心端向远心端挤压T管，确认通畅，用胶布将引流管固定于腹壁。

9. 整理用物，用记号笔标记更换时间。妥善安置患者，协助患者取低半卧位。

10. 用量杯接引流液，观察引流液的颜色、性质及量。

11. 终末处理。

12. 洗手并记录。

（李远珍　李胜龙）

思维导图　　　　　自测题

 思考题

结合导入情境与思考的案例回答下列问题：

1. 该患者现存的和潜存的护理诊断／问题有哪些？

2. 该患者拟于明日手术治疗,术后您应观察哪些内容？

第三十二章

胰腺疾病患者的护理

第三十二章
课件

学习目标

识记：

1. 能复述急性胰腺炎、胰腺癌、壶腹周围癌、胰岛素瘤的概念。
2. 能简述急性胰腺炎的病因、临床表现。
3. 能简述胰腺癌的临床表现。

理解：

1. 解释急性胰腺炎的病理生理。
2. 归纳急性胰腺炎的处理原则。
3. 理解胰腺癌的处理方式及不同术式对解剖及机体带来的影响。
4. 比较胰腺癌与壶腹周围癌临床表现的异同点及预后的差异。

应用：

能运用护理程序对胰腺疾病患者实施整体护理。

导入情境与思考

黄先生,48岁。因饮酒后腹痛伴呕吐8h入院。患者餐后即感上腹部饱胀不适,1h后上腹正中隐痛并逐渐加重,持续性疼痛向腰背部放射,伴低热、恶心、频繁呕吐,呕吐物为胃内容物,吐后腹痛无缓解。既往有胆石症多年,无反酸、黑便史。

体格检查:T 38.8℃,P 107次/min,R 21次/min,BP 110/80mmHg。急性面容,皮肤巩膜无黄染。腹稍胀,上腹部压痛、反跳痛、肌紧张,未触及肿块,Murphy征阴性,移动性浊音阴性,肠鸣音减弱。

实验室检查:Hb 130g/L,WBC 22×10^9/L,Glu 7.0mmol/L,AMS(血清淀粉酶)6 000U/L(Somogyi法)。

请思考:

1. 该患者可能的临床诊断有哪些? 主要诊断依据分别是什么?
2. 为确定其诊断还需进行哪些检查?
3. 如何针对该患者现存问题进行护理?

胰腺疾病常见胰腺炎及胰腺癌,病情复杂、手术后并发症多,手术前护理任务主要提升手术耐受力,加强营养、减轻疼痛;术后预防出血、胰瘘等并发症的发生,促进患者加速康复。

【解剖概要】

胰腺(pancreas)是人体第二大消化腺体,位于腹膜后,从右向左横跨第1~2腰椎前方。为描述方便将胰腺分为胰头、颈、体、尾四个部分,其中胰头膨大被十二指肠 C 形包裹其中。

胰腺内有主副胰管收集胰液,主胰管内径 2~3mm,约 85% 的主胰管与胆总管汇合形成"共同通道"开口于十二指肠大乳头处(图 32-1)。

胰腺血供来源丰富,由胃十二指肠动脉、肠系膜上动脉、脾动脉分支交通成网共同供应胰腺;同名静脉同动脉伴行,最后汇入门静脉。胰腺受交感神经和副交感神经的双重支配,支配胰腺的交感神经是疼痛的主要通路,副交感神经对胰岛、腺泡和导管起调节作用。

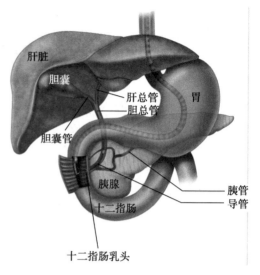

图 32-1　胰腺及周围解剖关系

胰腺具有外分泌和内分泌两大功能。外分泌产生胰液,日分泌量 750~1 500ml,其主要成分是水和各种消化酶原(如胰淀粉酶原、胰脂肪酶原、胰蛋白酶原等),呈碱性,受迷走神经及体液双重调节,在食物消化过程中起着重要作用。内分泌主要产生胰岛素、胰高血糖素、生长抑素等,主要调节血糖浓度。

第一节　急性胰腺炎

急性胰腺炎(acute pancreatitis,AP)是指胰腺分泌的消化酶原在胰腺内被异常激活,对胰腺及其周围组织产生自我消化而引起的急性化学性炎症,是常见外科急腹症之一。实验室检查血或尿的淀粉酶含量增高,病理分为急性水肿性胰腺炎(轻型)预后好,急性出血坏死性胰腺炎(重症),病情进展快,并发症多,预后差。

【病因与发病机制】

当胆汁、十二指肠液反流入胰管,胰液排出受阻致胰管内高压导致胰酶被异常激活,从而产生自身消化,严重时可有胰腺局部出血坏死,继而引起全身炎症反应综合征(SIRS),甚至并发 MODS。

凡是引起胰腺内高压的各种情况都有可能引起急性胰腺炎的发生,主要如下:

1. 胆道疾病　占国内引起胰腺炎原因的 50%,又称胆源性胰腺炎,常见的有胆道结石、蛔虫或肿瘤导致的"共同通路"受阻产生高压至腺泡细胞内钙离子浓度增高,引起腺泡细胞坏死或胰管内高压,导致胰蛋白酶原异常激活,从而激活其他消化酶原,诱发胰腺炎。

2. 饮酒　是常见病因之一,在国内排在第二位。酒精不仅对胰腺腺泡细胞有直接损伤作用,而且还能刺激胰液分泌,可以增加胰腺微循环障碍,诱发胰腺炎。

3. 其他主要病因　如代谢性疾病中高脂血症及高钙血症;十二指肠液反流;医源性因素如内镜逆行胰胆管造影(ERCP);肿瘤;药物如皮质激素、氢氯噻嗪等;创伤;感染;胰腺血液循环障碍等因素均可能诱发胰腺炎的发生。

【病理】

胰腺炎一旦发生,其基本的病理改变为胰腺不同程度的水肿、充血;出血和坏死,根据病理变化的不同可分为急性水肿性胰腺炎和急性出血坏死性胰腺炎。

1. 急性水肿性胰腺炎　肉眼可见胰腺充血、水肿、变硬、被膜紧张,镜下可见腺泡及间质水肿,炎性细胞浸润;胰周可有积液,腹水为淡黄色,腹腔内脂肪组织可见粟粒状或板块状黄白色皂化斑。此型约占 80%,预后好。

2. 急性出血坏死性胰腺炎　此型以胰腺组织的出血和坏死为特征。腺体外观增大、肥厚、呈暗紫色;坏死灶呈散在或片状分布,很少见全胰腺坏死。镜下可见脂肪坏死和腺泡严重破坏;腹水多为血性,内含大量淀粉酶。

【临床表现】

因病程不同,患者的临床表现差异很大。

(1) 腹痛:系急性胰腺炎的主要症状。表现为突发性、持续性、剧烈疼痛或刀割样疼痛;以左上腹为主,常向左肩或两侧腰背部放射,屈膝位可缓解。胆源性胰腺炎以右上腹痛开始,逐步向左侧转移,多在饱餐或饮酒后诱发。

(2) 腹胀:与腹痛并存,因腹腔神经丛受刺激致肠麻痹及肠管浸泡在含有大量胰液、坏死组织和毒素的血性腹水中发生麻痹肠梗阻所致。

(3) 恶心呕吐:发作早而且频繁,呕吐物为胃、十二指肠内容物。特点是呕吐后腹痛不缓解。

(4) 发热:轻症胰腺炎可不发热或低热,胆源性胰腺炎可有寒战、高热等临床表现;胰腺坏死伴感染时可有高热。

(5) 休克及脏器功能障碍:重症胰腺炎早期以低血容量性休克为主,后期合并感染性休克。可出现肺、脑等功能障碍导致 ARDS 及胰性脑病,严重者可出现 DIC。

除了以上症状,轻症胰腺炎患者可出现局限性腹膜炎症状,重症胰腺炎患者可表现出明显的腹膜炎体征;少数重症患者还可出现胰腺出血经腹膜后途径深入皮下,在左腰部和下腹部形成皮肤青紫色斑称 Grey-Turner 征(图 32-2,见文末彩插),在脐周皮肤出现蓝色改变称 Cullen 征(图 32-3,见文末彩插);此外,胆源性胰腺炎患者可伴有黄疸。

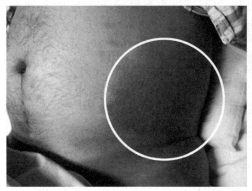
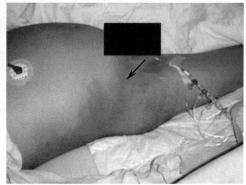

图 32-2　Grey-Turner 征

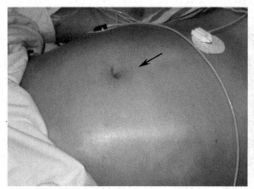
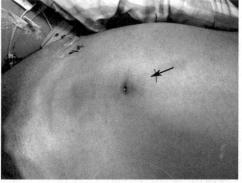

图 32-3　Cullen 征

【辅助检查】

1. 实验室检查

(1) 胰酶测定：血、尿淀粉酶测定增高是胰腺炎诊断的重要指标。血清淀粉酶在发病后 2~3h 开始升高,24h 达高峰,4~5d 后恢复正常；尿淀粉酶在发病 12~24h 后开始上升,48h 达高峰,持续 1~2 周,且下降较缓慢。一般认为血清淀粉酶(正常值:400~1 800U/L,Somogyi 法)和尿淀粉酶(正常值:800~3 000U/L,Somogyi 法)超过正常值 3 倍具有诊断意义。此外,血脂肪酶(正常值:23~300U/L)升高具有特异性。发病时多与淀粉酶平行升高,两者同时检测可增加诊断的正确率。

(2) 生化检查：发病后 2~3d,脂肪组织坏死与钙皂形成可致血钙降低,当血钙低于 2.0mmol/L 时常预示病情重,预后差。此外,在疾病早期身体处于应激状态可致血糖增高,后期胰岛细胞被破坏可致血糖持续升高。

(3) 其他检查：C 反应蛋白(CPR)增高提示病情危重,腹腔穿刺液淀粉酶增高对诊断很有帮助。

2. 影像学检查

(1) CT：是最具诊断价值的影像学检查。不仅可以诊断胰腺炎,还可鉴别急性水肿性胰腺炎及急性出血坏死性胰腺炎。

(2) 超声：可发现胰腺肿大及胰周积液,胆源性胰腺炎时可发现胆道结石或胆道扩张。

(3) MRI：可提供与 CT 类似诊断信息,但 MRCP 可清晰显示胆管及胰管,在鉴别诊断中有重要作用。

【处理原则】

根据胰腺炎的病理程度不同,其处理方式不同。

急性水肿性胰腺炎,主要为非手术治疗,原则是尽量减少胰液分泌,及胰腺休息疗法,防止感染,防止向重症胰腺炎发展。

急性出血坏死性胰腺炎,在非手术治疗的基础上,需要进行重要脏器功能支持,且通常需要手术治疗,手术方式为坏死组织清除加引流术；胆源性胰腺炎需手术治疗原发病灶。

1. 非手术治疗　为急性胰腺炎的基础治疗。

(1) 禁食、胃肠减压：主要为减少胰液分泌,减轻恶心、呕吐及腹胀。

(2) 补充体液及防治休克：经静脉补充液体,纠正酸中毒,改善微循环,防治休克。

(3) 解痉止痛：给予解痉药如阿托品、山莨菪碱；如诊断明确,可在密切监护下给予止痛药如哌替啶,禁止使用吗啡止痛。

(4) 抑制胰腺分泌、抗胰酶疗法：可用抑肽酶、奥曲肽、H_2 受体阻滞剂、生长抑素等。

(5) 营养支持：根据病情给予肠内、肠外营养支持。

(6) 抗感染治疗：早期选用广谱或革兰氏阴性菌敏感抗生素,后期可根据药敏试验选用敏感抗生素。

(7) 其他治疗：可选用腹腔灌洗治疗、中医中药治疗等,对出现并发症者,可针对具体并发症进行相关治疗。

2. 手术治疗　对于不能排除其他急腹症；胰腺和胰周坏死组织继发感染；胆源性胰腺炎；经非手术治疗,病情持续恶化；重症胰腺炎短期非手术治疗 MODS 未纠正；合并肠穿孔、大出血或胰腺假性囊肿者行手术治疗,手术后根据术区情况留置多根引流管。

【护理评估】

(一) 术前评估

1. 健康史　询问了解患者的生活与饮食习惯；尤其发病前有无嗜酒、暴饮暴食及高脂饮食等；了解有无慢性胰腺炎和胆道系统疾病史；注意有无使用糖皮质激素、避孕药等用药史。

2. 身体评估　因病程不同,患者的临床表现差异很大。评估中观察是否有以下症状:

注意腹痛程度、部位、性质、时间；呕吐的频次以及与腹痛的关系；注意检查有无腹膜炎症候群和休克症候群,评估呼吸频率、节律、血气分析结果以及意识等状况,了解有无呼吸功能受损和胰性脑病等先兆,注意观察腹胀是否加剧,腹胀加剧为病情严重的客观指标。

了解实验室检查结果,血淀粉酶异常升高是胰腺炎诊断重要指标,注意淀粉酶变化情况,但需注意血淀粉酶高低与胰腺病变的严重程度不一定成正比,如胰腺广泛坏死后,淀粉酶生成减少,血、尿淀粉酶并不一定升高,所以在关注淀粉酶数值同时需紧密结合其他临床表现。

了解影像学检查尤其是 CT 检查以鉴别急性胰腺炎的病理类型。

3. 心理、社会状况 了解患者和家属对疾病治疗相关知识知晓情况,如非手术治疗和手术治疗的具体方法及护理配合事项等;由于此病发病急、病情进展快、住院时间长、花费大,了解家庭的经济承受能力等。

(二) 术后评估

1. 术中情况 了解麻醉和手术方式及术中治疗情况,有助于术后做好相关护理。

2. 身体状况 包括系统评估生命体征、切口敷料,了解实验室辅助检查结果,患者不适主诉等,因术后通常留置较多引流管,评估各种引流管名称、目的、部位、通畅情况、引流液色、量及性状等。

3. 心理、社会状况 评估患者和家属对疾病长期治疗的心理准备情况,了解患者对预防疾病复发因素的知晓情况等。

【护理诊断 / 问题】

1. 疼痛 与胰腺及周围组织炎症、胆道梗阻有关。

2. 有体液不足的危险 与炎性渗出、出血、呕吐、禁食等有关。

3. 营养失调:低于机体需要量 与呕吐、禁食和大量消耗有关。

4. 焦虑或恐惧 与缺乏疾病相关知识、严重并发症的威胁等有关。

5. 潜在并发症:出血、胰瘘、肠瘘、休克、感染、多器官功能障碍综合征、胰腺假性囊肿、胰腺脓肿等。

【护理目标】

1. 患者疼痛得以缓解或消失。

2. 能及时纠正体液不足。

3. 营养状况得到改善。

4. 焦虑减轻。

5. 潜在并发症能得到积极预防或被及时发现和有效处理。

【护理措施】

(一) 非手术治疗患者的护理

1. 疼痛护理 禁食、胃肠减压,减少胰液的分泌,从而减轻对胰腺和周围组织的刺激;协助患者取弯腰抱膝体位,以减轻疼痛;遵医嘱给予解痉和镇痛药物,禁用吗啡,以免引起 Oddi 括约肌痉挛。遵医嘱应用抑制胰酶分泌药物,用药期间注意观察腹痛缓解的程度及药物的不良反应。

2. 禁食、胃肠减压 是胰腺炎患者治疗的重要手段,可防止呕吐、减轻腹胀、降低腹内压,减少胰酶分泌。

3. 防治休克 遵医嘱给予静脉输液,维持水、电解质及酸碱代谢平衡。对已经存在休克者,应开放 2 条静脉通路,快速扩充血容量,必要时输注全血、血浆代用品、低分子右旋糖酐,配合应用升压药物等,以恢复有效循环血量。同时密切监测病情变化,如生命体征、皮肤色泽、肢端温湿度、尿量等;准确记录 24h 出入液量,为进一步治疗提供依据。

4. 营养支持 禁食期间实施完全胃肠外营养;轻型急性胰腺炎一般一周后可予以无脂低蛋白流质饮食,并逐步过渡到低脂饮食;重型急性胰腺炎待病情稳定、血清淀粉酶恢复正常,肠麻痹消除后,可经空肠造瘘管行肠内营养支持,逐步过渡到全肠内营养和经口进食。

5. 降低体温 发热患者可给予物理降温,必要时药物降温,合并感染时遵医嘱选用敏感、可透过血胰屏障的抗生素。

6. 用药护理　遵医嘱使用质子泵抑制剂、H_2受体阻滞剂、生长抑素或胰蛋白酶抑制剂,注意药物使用中的不良反应。

7. 心理护理　急性出血性坏死性胰腺炎,发病突然、病情进展快而凶险,患者易出现悲观、恐惧;此外,由于病程长、病情反复、费用高等问题,患者易产生不良的负性情绪,因此,护理过程中应给予更多的关心、体贴和鼓励,帮助患者稳定情绪,树立战胜疾病的信心。

8. 重要脏器功能维持　重症胰腺炎可出现重要脏器功能损伤,可安置入ICU病房监护,密切观察生命体征、意识、尿量、腹部体征,警惕重要脏器功能损伤出现MODS及DIC等并发症。

（二）手术治疗患者的护理

主要介绍行胰腺及胰周坏死组织清除加引流术的护理,胆源性胰腺炎行胆管手术及T管引流术的护理参考胆道疾病患者护理。

1. 手术前护理　除按非手术治疗护理措施外,还应做好皮肤准备、药物过敏试验、交叉配血、麻醉前给药等护理。

2. 手术后护理

（1）体位与休息:麻醉清醒前置患者于平卧位、头偏向一侧,待麻醉完全清醒、生命体征平稳后改半卧位,以利于呼吸和腹腔引流;重症患者因机体消耗过大,需要长时间卧床休养,卧床期间应做好相关护理工作,如勤翻身、叩背、鼓励患者深呼吸和有效咳嗽,并循序渐进地做好肌肉和关节功能的被动和主动锻炼,以减少并发症的发生。

（2）病情监测:密切观察生命体征、血氧饱和度、血气分析、意识、尿量及腹部症状和体征变化。若出现发热,伴腹痛、腹部肿块等,可予以B超或CT检查,了解有无腹腔或胰腺周围脓肿形成。

（3）引流管护理:胰腺炎患者手术后,常带有胃管、T形管、空肠造瘘管、胰周引流管、腹腔冲洗管、导尿管等多种引流管。为充分发挥各引流管的作用,预防护理不良事件的发生,应在各引流管上贴上标签;护理人员应清楚每一根导管放置的部位、目的及其意义;并将各导管与相应的引流装置正确连接、固定,以防滑脱;保持引流通畅,防止引流管扭曲、受压和堵塞;定时更换引流瓶和袋,严格无菌操作,预防感染;分别观察和记录各引流管引流液的色、量和性状。若腹腔引流管短时间内引流出大量鲜血,并伴有血压下降、脉搏细速、面色苍白等血容量不足表现时,应考虑内出血;若切口、引流管口或腹腔引流管内可见无色透明的液体,且引出液检测淀粉酶含量高,则应警惕胰瘘;若出现腹膜刺激征,切口红、肿、痛,并漏出肠液、粪样物或气体等,应考虑肠瘘。

1）腹腔双套管灌洗引流护理:目的是冲洗脱落的坏死组织和黏稠的脓液和血块。护理措施:①持续灌洗:进水管接生理盐水或林格液（根据医嘱可加入抗生素,现配现用,输注时可适当加温避免体温丢失）,以20~30滴/min速度持续灌洗。②保持引流通畅:出水管维持一定的低负压吸引状态,以防损伤内脏组织和血管。③观察引流液色、量和性状:引流开始,引出液一般多为暗红色、浑浊,内含小血块及坏死组织,2~3d后颜色逐渐变淡、清、亮;若引出液颜色鲜红,并伴有血压下降等低血容量症状时,应警惕大血管被腐蚀破裂,继发性出血,应在通知医师的情况下,积极做好手术止血准备;若引流液中含有胆汁、胰液或肠液,应考虑并发胆瘘、胰瘘或肠瘘;定期监测引流液中淀粉酶和细菌,以协助诊治。④维持出入量平衡:准确记录出入量,如发现管道堵塞及时通知医师处理。⑤保护皮肤:出水管口周围皮肤涂氧化锌软膏保护,预防胰液的腐蚀。⑥拔管指征:患者体温维持正常10d左右,血白细胞计数正常,引流液少于5ml/d且淀粉酶测定值正常,可考虑拔除导管;拔管后观察局部有无渗液,保持局部敷料清洁干燥。

2）空肠造瘘管护理:目的是为术后患者提供肠内营养支持治疗。护理措施:①妥善固定:将导管固定在腹壁,做好患者和家属的宣教,嘱其在翻身、更衣和变换卧位时注意引流管的保护,以防意外滑脱。②保持管道通畅:营养液输注前后用温开水或生理盐水进行管道冲洗,连续输注4h管道冲洗一次;发现输注不畅或管道阻塞时,可行负压抽吸或者用温开水或生理盐水进行"压力冲洗"。③注意事项:

营养液的使用应做到现配现用,不超过24h;输注中保持速度、温度和浓度相对恒定;同时注意观察有无腹胀、腹泻等并发症。

(4)并发症的护理

1)出血:因胰腺血供丰富,手术创面的活动性出血,消化液腐蚀腹腔血管引起和应激性溃疡等多种原因造成出血。护理措施:①密切观察生命体征,注意有无出血休克症候群。②观察出血的形式:如经胃管、腹腔引流管、腹部切口等不同途径出血,患者有无呕血和便血等。③保持引流通畅,准确记录引流量、色和性状。④遵医嘱给予输液、输血、止血药物等治疗;必要时做好手术止血准备。

2)胰瘘:患者出现腹痛、腹胀、持续发热,腹腔引流管或腹部切口流出无色清亮的液体时,应警惕胰漏。护理措施:应保持负压引流通畅,创口周围皮肤涂氧化锌软膏保护,以防胰液对皮肤造成腐蚀,待其自行愈合,必要时做好手术治疗准备。

3)肠瘘:患者出现明显的腹膜刺激征,腹腔引流出输入的营养液或粪样液体时,应警惕肠瘘。护理措施:持续灌洗,低负压吸引,保持引流通畅;维持水电解质和酸碱平衡,加强营养支持,应用抗菌药物等;做好局部皮肤护理,保护瘘口周围皮肤;必要时做好手术治疗准备。

4)腹腔或胰腺脓肿:发生于术后2周左右,一旦发生,遵医嘱给予抗感染、营养支持等治疗,必要时配合手术引流治疗。

5)胰腺假性囊肿:一般发病后3~4周发生,可行内或外引流术。

(三)健康教育

1. 减少诱因　告知患者应积极治疗胆道疾病、控制血糖和血脂;禁烟酒。

2. 合理饮食　饮食以低脂、清淡、易消化为宜;避免暴饮暴食,以预防复发。

3. 休息与活动　劳逸结合,保持心情愉快,避免过度疲劳和情绪激动。

4. 随访指导　告知患者定期来院复诊,若出现腹部包块、腹痛、腹胀、呕吐或糖尿病症状等,应随时就诊。

【护理评价】

1. 患者疼痛症状是否减轻或缓解。

2. 体液不足是否得以纠正,生命体征是否平稳。

3. 营养状况是否改善。

4. 焦虑症状有无减轻。

5. 潜在并发症是否得到预防或及时发现和有效处理。

文档:慢性胰腺炎

第二节　胰腺癌和壶腹周围癌

胰腺癌(pancreatic carcinoma)指胰外分泌腺的恶性肿瘤,是一种发病隐匿,进展迅速,治疗效果及预后极差的常见消化道恶性肿瘤,其发病率呈明显增加的趋势。40岁以上男性好发,5年生存率仅1%~3%。

壶腹周围癌(periampullary carcinoma)是指胆总管末端、壶腹部及十二指肠乳头附近的癌肿,因此部位癌肿较早出现胆道梗阻现象,较多患者能够早期发现,若能早确诊早治疗,预后好于胰头癌。

【病因】

病因尚不清楚。吸烟、高蛋白和高脂肪饮食、糖尿病、慢性胰腺炎、遗传因素可能与发病有关。

【病理】

胰腺癌中胰头癌占60%~70%,其次为胰体尾部癌,全胰癌少见;组织学类型以导管细胞腺癌多见,约占90%,其次为黏液性囊腺癌和腺泡细胞癌。常见为淋巴转移和直接浸润邻近脏器,部分经血行转移至肝、肺、骨、脑等处,少数可发生腹腔种植。

壶腹周围癌的组织学类型以腺癌多见,其次为乳头状癌、黏液癌等。淋巴转移比胰头癌出现晚,远处转移多至肝。

【临床表现】

1. 胰腺癌 胰腺癌出现临床症状时往往已属于晚期。早期无特异症状,仅为上腹部不适、饱胀或消化不良等症状,极易与胃肠、肝胆等疾病相混淆。最常见的临床表现为腹痛、黄疸和消瘦。

(1) 腹痛:上腹疼痛、饱胀不适是常见(约占 85%)首发症状。早期因胰管梗阻致管腔内压增高,甚至小胰管破裂,胰液外溢至胰腺组织呈慢性炎症所致,晚期肿瘤侵及腹腔神经丛,出现持续性剧烈腹痛,通宵达旦,影响睡眠和饮食。

(2) 黄疸:是最主要的临床表现,呈进行性加重。癌肿距胆总管区越近,黄疸出现越早,胆道梗阻越完全,黄疸越深。多数出现黄疸时已属中晚期。约 25% 胰头癌患者黄疸出现早于疼痛;10% 左右的胰体、胰尾部癌患者也可发生黄疸,可能与肿瘤发生肝内转移或肝门部淋巴结转移时压迫肝外胆管有关。黄疸伴无痛性胆囊增大称库瓦西耶征(Courvoisier sign),对胰头癌具有诊断意义。

(3) 消化道症状:早期上腹饱胀、食欲减退、消化不良、腹泻或便秘。腹泻后上腹饱胀不适并不消失,后期无食欲,并出现恶心、呕血或黑便,常系肿瘤浸润或压迫胃十二指肠所致。

(4) 消瘦和乏力:是主要临床表现之一。因饮食减少、消化吸收障碍、严重疼痛影响睡眠和癌肿消耗等往往造成患者营养不良。

(5) 腹部肿块:属晚期体征。肿块形态不规则,大小不一,质硬且固定,可伴有压痛。

(6) 其他:患者可出现发热、胰腺炎发作、糖尿病、脾功能亢进以及游走性血栓性静脉炎。

2. 壶腹部癌 主要表现为黄疸、消瘦和腹痛,与胰头癌类似。但壶腹部癌黄疸出现较早,因肿瘤坏死组织脱落,胆道再通,黄疸可呈波动性。其他症状和体征与胰头癌相似。

【辅助检查】

胰腺癌和壶腹周围癌检查方法基本相同,以下以胰腺癌为例讲解:

1. 实验室检查

(1) 血清生化检查:可有血、尿淀粉酶的一过性升高,空腹或餐后血糖升高,糖耐量试验有异常曲线。胆道梗阻时血清总胆红素和直接胆红素升高,碱性磷酸酶、转氨酶也轻度升高,尿胆红素阳性。

(2) 免疫学检查:大多数胰腺癌血清学标记物可升高,包括癌胚抗原(CEA)、胰胚抗原(POA)、胰腺癌特异抗原(PaA)、胰腺癌相关抗原(PCAA)及糖类抗原 19-9(CA19-9)。

2. 影像学检查

(1) B 超:怀疑胰腺癌患者可首选 B 超检查。可发现胰腺局部呈局限性肿大,密度不均质的低回声增强区,可显示胆管、胰管扩张,可检查出直径≥2.0cm 的胰腺癌,同时可观察有无肝转移和淋巴结转移。

(2) 内镜超声:优于普通 B 超,能发现出直径≤1.0cm 的小胰腺癌。

(3) CT:是诊断胰腺疾病的可靠检查方法,能较清晰地显示胰腺的形态、肿瘤的位置、肿瘤与邻近血管的关系及后腹膜淋巴结转移情况,以判断肿瘤切除的可能性。

(4) ERCP:可进行活检,同时还可在胆管内置入支撑管,达到术前减轻黄疸的目的。

(5) PTC 及 PTCD:对判定梗阻部位及胆管扩张程度具有重要价值;可同时行胆管内置管引流,减轻黄疸和防止胆瘘。

(6) MRI 或 MRCP:单纯 MRI 并不优于增强 CT,而 MRCP 能显示胰、胆管梗阻的部位、扩张程度,具有重要的诊断价值。

(7) PET:可发现早期的胰腺癌,并可显示肝脏及远处器官的转移。

3. 细胞学检查 做 ERCP 时逆行胰管插管收集胰液寻找癌细胞,在 B 超或 CT 引导下经皮细针穿刺吸取胰腺病变组织,以及涂片找癌细胞,是很有价值的诊断方法。

【处理原则】

尚未远处转移的胰头癌及壶腹周围癌如患者身体情况允许,手术切除仍是最有效的治疗方法,不同的是壶腹周围癌手术切除率较高,远期效果较好,5年生存率可达40%~60%。术后辅助以化疗、放疗、免疫治疗等综合治疗方式。

对于身体耐受差,胰腺癌远处转移则可通过姑息性手术、介入治疗或综合治疗等方式。

1. 根治性手术　①胰头十二指肠切除术(Whipple 手术):即切除胰头(含钩突)肝总管以下胆管(包括胆囊)、远端胃、十二指肠及 Treitz 韧带以下 10~15cm 的空肠,同时清除周围淋巴结,再做胰、胆管、胃与空肠吻合,重建消化道(图32-4)。②保留幽门的胰头十二指肠切除术(PPPD):即保留全胃、幽门和十二指肠球部,其他切除范围和经典胰十二指肠切除术相同。适用于幽门上下淋巴结无转移,十二指肠切缘无癌细胞残留者,术后生存期与 Whipple 手术相似。

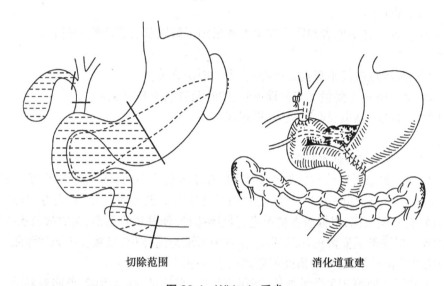

切除范围　　　　　　　　　消化道重建

图 32-4　Whipple 手术

2. 姑息性手术　适用于高龄、已有肝转移、肿瘤已不能切除或不能耐受较大手术者。包括胆总管空肠或胆囊空肠吻合术,解除胆道梗阻;胃空肠吻合术,解除十二指肠梗阻;内脏神经周围注射无水乙醇作化学性内脏神经切断术或手术切除腹腔神经节,减轻疼痛;对不能切除者还可以作区域性介入治疗。

【护理评估】

(一) 术前评估

1. 健康史　评估患者有无不良嗜好,如吸烟(时间和数量)、饮酒;患者的饮食习惯,是否长期高蛋白,高脂肪饮食;是否长期接触污染环境和有毒物质;有无其他疾病,如糖尿病、慢性胰腺炎;家族中有无胰腺肿瘤或其他肿瘤的患者。

2. 身体状况

(1) 腹痛:评估患者腹痛程度、部位;有无诱发、缓解、加重因素。早期腹痛常位于中上腹,其次为右侧季肋部。胰头癌常向右腰背部放射,胰体尾癌则多向左侧腰背部放射。仰卧与脊柱伸展时加重,弯腰前倾或屈膝卧位时可稍缓解。病程中晚期腹痛逐渐加重,夜间严重,患者常呈蜷曲坐位,后期常伴有腰背部放射性疼痛,不易被一般止痛药物控制。

(2) 黄疸:评估患者是否有皮肤瘙痒、出血倾向、小便深黄、大便呈陶土色等表现。

(3) 营养状况:因恶性肿瘤的消耗及胰腺消化功能的破坏,患者营养状态欠佳,评估患者是否存在消瘦乏力、体重下降,以及是否存在贫血、低蛋白血症等症状。

3. 辅助检查　了解患者各项影像学检查结果,尤其 CT 检查以知晓患者的肿瘤分期,评估是否可以手术以及术后预后情况。

4. 心理、社会状况　由于患者的表现缺乏特异性,不易引起患者和医生的重视,是胰腺癌延误诊治的重要原因。大多数患者是 40 岁左右的中年人,家庭负担较重,当确诊时往往已非早期,患者很难接受诊断,常出现否认、悲哀、畏惧等情绪,家属亦可出现懊悔、急躁等不良情绪反应。由于患者手术机会小,预后差,往往缺乏治疗信心。

(二) 术后评估

1. 术中情况　了解麻醉和手术方式及术中治疗情况,尤其了解根治性手术方式,重点关注可能出现的相应并发症。

2. 身体状况　包括系统评估生命体征、切口敷料;了解术后患者不适主诉等,因术后通常留置较多管道,评估各种引流管名称、目的、放置部位及通畅情况、引流液色、量及性状等;了解实验室辅助检查结果尤其 CA19-9 的随访、监测。

3. 心理、社会状况　评估患者和家属对手术效果的了解以及后续治疗的信心。

【护理诊断 / 问题】

1. 疼痛　与癌肿压迫或侵犯腹膜后神经丛、手术创伤有关。

2. 营养失调:低于机体需要量　与食欲下降、呕吐及肿瘤消耗有关。

3. 潜在并发症:出血、感染、胰瘘、胆瘘、糖尿病。

【护理措施】

(一) 术前 / 非手术治疗患者的护理

1. 心理护理　多数患者就诊时已处于中晚期,得知诊断后心理反应常比较严重。护士应耐心倾听患者的叙述,关心、体贴、理解患者,与其建立相互信任的护患关系,采用适当方式转移和分散患者的注意力,以减轻其心理反应;根据患者情况进行健康指导,使其消除恐惧,树立战胜疾病的信心。

2. 疼痛护理　提供舒适安静的休息环境,指导患者取舒适体位,以减轻腹痛和腹胀。严重疼痛者按三级止痛原则给予止痛剂,必要时协助使用镇痛泵镇痛。

3. 改善营养状况　监测相关营养指标,提供高蛋白、高热量、高维生素、低脂肪易消化的饮食及足够的水分。必要时,遵医嘱行肠外营养或输注白蛋白、血浆等改善营养状态。消化不良者给予胰酶片、多酶片等。

4. 改善肝功能　遵医嘱予保肝药、复合维生素 B 等;静脉输注高渗葡萄糖加胰岛素和钾盐,增加肝糖原储备。有黄疸者,输注维生素 K_1,改善凝血功能。

5. 皮肤护理　有皮肤瘙痒者给予止痒剂,并叮嘱患者勿搔抓,以防感染。

6. 控制血糖　合并高血糖者给予胰岛素治疗;低血糖者适当补充葡萄糖。

7. 肠道准备　术前 3d 开始预防性使用抗生素抑制肠道细菌,预防术后感染;术前日改流质饮食;术前晚清洁灌肠,减少术后腹胀和并发症的发生。

8. 其他　有胆道梗阻并继发感染者,予以抗生素控制感染;交叉配血和备足术中用血、准备各种引流管(如 T 形管、胰管引流管、腹腔引流管等)、插胃管和导尿管等。

(二) 术后护理

1. 观察病情　观察生命体征、腹部体征、面色、意识、尿量、各引流管引流液的颜色和量等。注意有无术后出血、腹腔脓肿、胰瘘、胆瘘、肠瘘、逆行性胆道感染等并发症表现;还应注意监测血糖。怀疑感染时应进行引流液涂片和细菌培养。

2. 营养支持　术后早期禁食、持续胃肠减压,行肠外营养支持,必要时输注人血白蛋白;肠蠕动恢复、肛门排气后可按胃肠道手术指导患者摄取清淡、高营养、富含维生素、易消化的饮食。若有消化不良症状和脂肪泻,应给予消化酶制剂和止泻剂。

3. 引流管护理　包括胃肠减压管、胆道 T 形管、胰管引流管、腹腔引流管、导尿管等,应妥善固定各种引流管并做好标记,保持引流通畅,观察并记录引流液性质和量(参见本章第一节　急性胰腺炎)。

4. 并发症护理　常见的有内出血、腹腔脓肿、吻合口瘘、胰瘘、胆瘘、肠瘘、逆行性胆道感染、血糖异常等。这里主要讨论逆行性胆道感染,其他参见本章第一节　急性胰腺炎。逆行性胆道感染,是指胆管空肠吻合后食物反流入胆道而导致的胆道感染,表现为反复发作的腹痛、发热,严重者可出现脓毒症。告知患者进食后取坐位 15~30min、以减少胃肠内容物的反流,预防感染。主要治疗措施为应用抗生素和利胆药物,防止便秘等。

5. 其他　施行根治性手术如 Whipple 手术、胃大部切除后相关并发症,请参考胃十二指肠患者护理相关章节。

(三) 健康教育

1. 早发现、早诊断　凡年龄在 40 岁以上,短时间内出现持续性上腹部疼痛、腹胀、食欲减退、明显消瘦等症状时,应及时进行胰腺的影像学和血清学标记物检查,以便于对胰腺癌的早发现、早诊断、早治疗。

2. 合理饮食　戒烟酒,少量多餐、均衡饮食。

3. 按计划放疗或化疗　放、化疗期间应定期复查血常规,以便及早发现和处理骨髓抑制。一旦发现血白血病计数小于 4×10^9/L,应暂停放、化疗。

4. 定期复查　术后 1 年内每 3 个月复查 1 次,以后每 6~12 个月复查 1 次,若出现异常情况,应及时就诊。

(刘明明)

思维导图

自测题

❓ 思考题

结合导入情境与思考的案例回答下列问题:

1. 该患者的发病原因及机制可能有哪些?

2. 如何对该患者进行相应护理评估,尤其是观察其病情是否好转或恶化?

3. 如该患者需要手术治疗,如何进行术前术后相关护理?

第三十三章

周围血管疾病患者的护理

第三十三章
课件

导入情境与思考

汪先生,54岁,农民。双侧下肢浅表静脉迂曲扩张20余年。患者20余年前,逐渐出现双下肢浅表静脉扩张,当时无皮肤瘙痒、疼痛、下肢酸胀等不适,未予以重视,未治疗。近10年来,静脉扩张逐渐严重,以右下肢明显,扩张静脉迂曲成团,出现小腿局部皮肤颜色变深、皮肤瘙痒,下肢稍肿胀,下午较明显,晨起缓解,静脉迂曲严重部位偶发皮肤发红、疼痛。在当地医院诊断为"右下肢静脉曲张,血栓性浅静脉炎",予以抬高患肢、抗感染等治疗,局部皮肤红肿、疼痛症状缓解,但曲张静脉和下肢酸胀等无明显缓解。患者既往有较长时间的在田间站立劳动的工作史。

请思考：

1. 为确定其诊断还需进行哪些检查？

2. 该患者主要的护理诊断有哪些？

3. 如何针对该患者现存问题进行护理？

周围血管疾病是外周血管病的统称，主要分静脉疾病和动脉疾病两大类，静脉疾病包括下肢慢性静脉功能不全、深静脉血栓形成等；动脉疾病主要有血栓闭塞性脉管炎、动脉硬化闭塞症、多发性大动脉炎、雷诺综合征等。其主要病理改变为血管的狭窄、闭塞、瓣膜关闭不全及损伤等，临床表现各有不同，根据关键的症状和体征，可以对病情加以判断。本章介绍原发性下肢静脉曲张、深静脉血栓形成、动脉硬化性闭塞症、血栓闭塞性脉管炎患者的护理。

【解剖概要】

下肢静脉系统由深静脉、浅静脉、下肢肌肉静脉和交通静脉组成。深静脉在肌肉之间与同名动脉伴行。浅静脉在筋膜浅面，分大隐静脉与小隐静脉。大隐静脉起源于足背静脉网内侧，经内踝前方，沿小腿、大腿内侧上行，汇入股总静脉；小隐静脉起自足背静脉网的外侧，经外踝后方上行，逐渐转至小腿屈侧中线并穿入深筋膜，注入腘静脉。下肢深静脉、浅静脉之间存在多条交通静脉，主要位于大腿下1/3至足背。在下肢深、浅静脉之间及大、小隐静脉之间有许多交通静脉。在下肢深、浅静脉和交通静脉内，都有静脉瓣膜存在，这些瓣膜呈单向开放，保持血流从远端向近端或由浅向深部流动。

第一节　原发性下肢静脉曲张

原发性下肢静脉曲张（primary lower extremity varicose veins）指由于下肢浅静脉瓣膜关闭不全，使静脉内血液倒流，远端静脉血液淤滞，导致病变血管扩张、变性、迂曲而呈曲张状态。多发生于体力劳动强度大、从事持久站立工作，或久坐少动的人群。

【病因与发病机制】

静脉壁薄弱、静脉瓣膜缺陷及浅静脉内压力升高，是引起下肢浅静脉曲张的主要原因。静脉壁薄弱和静脉瓣膜缺陷是先天发育不全的一种表现，与遗传因素有关。长期从事站立及重体力活动、妊娠、慢性咳嗽、习惯性便秘等后天因素，使静脉瓣膜承受过度的压力而逐渐松弛，不能紧密关闭。循环血量经常超负荷，也可造成静脉压力升高，导致静脉扩张，形成瓣膜相对性关闭不全。当隐-股或隐-腘静脉连接处的瓣膜遭到破坏而关闭不全后，就可影响远侧和交通静脉瓣膜。由于离心越远的静脉承受的静脉压愈高，因此曲张静脉在小腿部远比大腿部明显，而且病情的远期进展比开始阶段迅速。下肢浅静脉扩张、伸张、迂曲发生后，静脉壁变薄、毛细血管通透性增加，血液中的成分渗入组织间隙，并在毛细血管周围积聚、沉积，形成一层屏障，阻碍皮肤和皮下组织细胞摄取氧气和营养物质，导致皮肤和皮下组织水肿、纤维化、皮肤色素沉着、皮肤萎缩和坏死，最后形成静脉性溃疡。

【临床表现】

1. 症状和体征　原发性下肢静脉曲张以大隐静脉曲张多见，单独的小隐静脉曲张较少见；以左下肢多见，但双下肢可先后发病。主要表现为长时间站立后出现患侧下肢酸胀、沉重、乏力感，浅静脉曲张、迂曲呈蚯蚓状。可出现踝部及足靴区皮肤营养性的改变，表现为皮肤色素沉着、皮炎、湿疹、皮下脂肪硬化和溃疡形成等，常伴皮肤瘙痒。曲张的静脉可发生出血、血栓性浅静脉炎等并发症。

2. 下肢静脉功能试验　传统的静脉功能试验有以下3种（图33-1）：

（1）大隐静脉瓣膜功能试验（Trendelenburg test）：患者平卧，抬高患侧下肢，使静脉空虚，在大腿根部扎止血带以阻断大隐静脉，然后嘱患者站立，10s内放开止血带，若出现血液自上而下的逆向充盈静脉并扩张，则为瓣膜功能不全。如未放开止血带前，止血带下方的静脉在30s内已充盈并曲张，则说明交通静脉瓣膜功能不全。同样道理，在患侧腘窝处扎止血带，也可检测小隐静脉瓣膜的功能。

（2）深静脉通畅试验（Perthes test）：患者站立，在患侧大腿根部用止血带阻断浅静脉主干，嘱其连续用力踢腿或下蹲动作10余次。由于小腿肌泵收缩可使浅静脉血液向深静脉回流，浅静脉排空，如排空顺畅，说明深静脉通畅。如果活动后浅静脉扩张更明显，张力增高，甚至出现下肢胀痛，则表示深静脉不通畅。

（3）交通静脉瓣膜功能试验（Pratt test）：患者平卧，抬高患侧下肢，在大腿根部扎止血带。然后从足

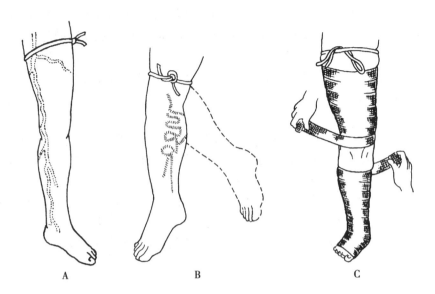

图 33-1　下肢静脉瓣膜功能试验
A. 大隐静脉瓣膜功能试验；B. 深静脉通畅试验；C. 交通静脉瓣膜功能试验

趾向上至腘窝扎第一根弹性绷带，再从止血带处向下，扎第二根弹性绷带。让患者站立，一边向下松开第一根弹性绷带，一边向下继续缠绕第二根弹性绷带，如果在两根绷带之间的空隙内出现曲张静脉，则表示该处交通静脉瓣膜功能不全。

【辅助检查】

1. 超声检查　多普勒血流仪能确定静脉反流的部位和程度，超声多普勒显像仪可观察瓣膜关闭情况及有无逆流。

2. 下肢静脉造影　可观察到深静脉是否通畅、静脉的形态改变、瓣膜的功能等。

【处理原则】

病变局限、症状较轻者，妊娠期发病分娩后症状有可能消失者或症状虽明显、但无法耐受手术者以非手术治疗为主；凡是症状明显、深静脉通畅又无手术禁忌证者应接受手术治疗。

1. 非手术治疗

(1) 弹力治疗：患肢应用弹力袜或弹力绷带，使曲张静脉处于空虚状态。

(2) 体位：间断抬高患肢，避免久站、久坐。

(3) 药物治疗：黄酮类和七叶皂苷类药物可缓解酸胀和水肿等症状。

(4) 硬化剂注射：将硬化剂注射入曲张的浅静脉内引起化学性静脉内皮损伤和炎症，促使静脉内血栓形成和纤维性闭塞。适用于病变小而局限者，也可作为术后处理残留的曲张静脉的方法。

2. 手术治疗　手术治疗是治疗下肢静脉曲张的根本方法。

(1) 传统手术：行大隐静脉或小隐静脉高位结扎及主干和曲张静脉剥脱术。

(2) 微创治疗：如静脉腔内激光、内镜下交通静脉结扎术、旋切刀治疗，以及射频和电凝治疗等，具有创伤小、恢复快等优点，有替代传统治疗方法的趋势。

【护理评估】

(一) 术前评估

1. 健康史　评估患者的职业等相关因素，有无久站、长期从事重体力劳动，妊娠、慢性咳嗽及习惯性便秘等病史。

2. 身体状况　评估下肢静脉曲张程度，患肢是否出现酸胀、沉重、无力；患肢小腿皮肤有无营养性改变。了解下肢静脉瓣膜功能及交通支瓣膜功能和下肢深静脉通畅情况。

3. 辅助检查　　了解超声检查、静脉造影检查情况。

4. 心理、社会状况　　评估患者是否因为下肢静脉曲张影响生活与工作;了解下肢皮肤的改变如破溃、色素沉着、皮下结节等是否造成患者的紧张不安和焦虑;患者对本病预防知识的了解程度;社会支持系统的状况等。

（二）术后评估

1. 术中情况　　了解麻醉方法、手术方式、术中出血及输液情况。

2. 身体状况　　生命体征是否平稳,麻醉是否清醒,敷料是否包扎牢固、有无渗血。注意有无出血、感染等并发症表现。

3. 心理、社会状况　　是否理解卧床休息的目的与下床活动的意义,能否配合术后体位安置及肢体功能锻炼;有无家庭功能失调及对患者支持无力。

【护理诊断/问题】

1. 活动无耐力　　与下肢静脉曲张致血液淤滞小腿沉重无力有关。

2. 皮肤完整性受损　　与皮肤营养障碍有关。

3. 潜在并发症:血栓性浅静脉炎、曲张静脉破裂出血等。

4. 潜在(术后)并发症:出血、感染、深静脉血栓形成等。

5. 知识缺乏:缺乏预防下肢浅静脉曲张的知识。

【护理目标】

1. 患者下肢沉重、酸胀、乏力减轻或消失,活动耐力增加。

2. 患者受损的皮肤在预期内修复。

3. 潜在并发症得以预防或被及时发现和处理。

4. 患者能叙述预防下肢浅静脉曲张和病情加重的有关知识。

【护理措施】

（一）非手术治疗的护理

1. 促进下肢静脉回流

（1）应用弹性绷带或穿弹力袜:行走时应使用弹性绷带或穿弹力袜,促进静脉回流。注意事项:穿弹力袜时,应使曲张静脉内血液排空然后再穿;弹力袜的选择要根据患者的小腿情况选择合适的。应用弹力绷带时,应自下而上缠绕,不能影响关节活动;弹力绷带的松紧度要适宜,以能扪及足背动脉搏动和足背皮肤温度正常为宜。

（2）维持良好姿势:坐时双膝交叉不宜过久,以免影响腘窝静脉回流。卧床时患肢抬高 30°~40°,以利静脉回流。

（3）消除引起腹内压和静脉压增高的因素:如慢性咳嗽、习惯性便秘、排尿困难及久站、重体力劳动等,肥胖者应采取减肥措施。

2. 并发症护理　　若出现曲张静脉疼痛、硬条索状,提示发生了静脉炎,应遵医嘱应用抗生素及局部热敷治疗,避免按摩。皮肤有溃疡时,应抬高患肢,定时换药,促进创面愈合。告知患者注意保护患肢,避免碰伤。一旦碰伤出血,应抬高患肢,局部加压包扎止血,必要时缝合止血。

3. 硬化剂注射治疗的护理　　准备 5%鱼肝油酸钠、2%利多卡因、注射器、消毒用品及弹力绷带等。注射时安置患者平卧;穿刺点上、下各用手指压迫,使注射的静脉段呈空虚状态,用细针穿刺静脉,注射硬化剂 0.5ml,拔针后压迫针眼 1~2min,然后自足踝向注射点近侧缚缠弹力绷带,包扎完毕患者即可活动。告知患者弹力绷带包扎时间,大腿注射后为 1 周,小腿注射后为 6 周;如有松脱,应随时缠好;必要时可重复注射。

（二）手术治疗的护理

1. 术前护理　　除非手术治疗的护理措施外,还应重点注意:

（1）对下肢皮肤溃疡者,应取创面分泌物做细菌培养和药物敏感试验;创面加强换药,用生理盐水或 1:5 000 呋喃西林溶液湿敷；全身应用抗生素；术日晨做最后一次换药，换药后用无菌巾包裹，以防污染手术野。

（2）术前皮肤准备应避免刮破曲张静脉区域的皮肤。大隐静脉曲张的备皮范围为从脐部以下到患侧足趾的整个肢体，还包括对侧大腿的上 1/3 和外阴部。小隐静脉曲张备皮范围从足趾到大腿根部。

（3）对术中需植皮者，应同时做好供皮区的皮肤准备。

（4）对静脉曲张腔内激光治疗者，备皮后让患者取站立位，在大隐静脉充分扩张后用碳素水笔对曲张静脉进行标记，有利于防止术中治疗遗漏，保证治疗的彻底性。

2. 术后护理

（1）体位与活动：平卧位，患肢抬高 20°~30°。为促进静脉回流，预防深静脉血栓形成，传统手术后卧床 1d，期间进行下肢肌肉收缩与舒张锻炼和踝关节功能锻炼，第 2 天开始下床后动；静脉曲张腔内激光治疗后 6h 开始下床活动，但活动量不宜过大，不可长时间站立。

（2）观察病情：观察敷料有无渗血，切口有无疼痛、肿胀、压痛等感染表现；患肢有无疼痛、肿胀及体温升高等深静脉血栓形成征象。一旦发现上述情况，应及时联系医生，并协助处理。

（3）防治感染：术后常规应用抗菌药物，对小腿溃疡应加强换药护理。

（4）包扎：术后弹力绷带包扎至少 2 周，注意检查绷带的松紧度，以能扪到足背动脉搏动和保持足部正常皮肤温度为宜，拆除绷带后可改穿弹力袜 3 个月。

（三）健康教育

讲解防止下肢浅静脉曲张的知识，如适当参加体育锻炼，避免长时间站立，坐位时两膝交叉不宜过久，休息时可抬高肢体，保持大便通畅，防止体重超标等。避免穿紧身衣物，用过紧的腰带、裤袜等。术后患者若拆除弹力绷带下床活动时出现下肢酸胀、疼痛且不能忍受，可适当延长包扎时间或穿弹力袜，直至上述症状减轻或消失为止。

【护理评价】

1. 患者下肢沉重、酸胀、乏力是否减轻或消失，活动耐力有无增加。

2. 患者受损的皮肤是否在预期内修复。

3. 潜在并发症是否得以预防或被及时发现和处理。

4. 患者能否叙述预防下肢浅静脉曲张和病情加重的有关知识。

第二节　深静脉血栓形成

深静脉血栓形成（deep venous thrombosis, DVT）是指各种原因导致血液在深静脉内淤积、凝结、阻塞管腔，导致静脉回流障碍。全身主干静脉均可发病，多见于下肢静脉，以左下肢静脉多见，如果不及时治疗，将造成慢性深静脉功能不全，影响日常生活和工作，严重者可致残。

【病因与发病机制】

静脉壁损伤、血流缓慢和血液高凝状态是引起深静脉血栓形成的三大因素，其中血液高凝状态是最重要的因素。

1. 静脉损伤　静脉直接损伤，可引起内膜下层及胶原裸露，从而使得多种具有生物活性的物质释放，而启动内源性凝血系统，形成血栓。

2. 血流缓慢　主要见于久坐不动、久病卧床、手术以及肢体制动的患者。

3. 血液高凝状态　主要见于妊娠、产后或术后、肿瘤、长期服用避孕药等情况，由于血小板和凝血因子含量增加、抗凝血因子活性降低而引起血栓形成。

【病理】

在上述三种因素中，任何一个单一因素都不足以致病；必须是各种因素的组合，尤其是血流缓慢和高凝状态，才可能酿成血栓形成。典型的血栓包括：头部为白血栓，颈部为混合血栓，尾部为红血栓。

血栓形成后可向主干静脉的近端和远端滋长蔓延。其后,在纤溶酶的作用下,血栓可溶解消散,有时崩解断裂的血栓可成为栓子,随血流进入肺动脉引起肺栓塞。但血栓形成后常激发静脉壁和静脉周围组织的炎症反应,使血栓与静脉壁粘连,并逐渐纤维机化,最终形成边缘毛糙、管径粗细不一的再通静脉。同时,静脉瓣膜被破坏,以致造成继发性深静脉瓣膜功能不全。

【临床表现】

深静脉是血液回心的主要通路,一旦血栓形成,会导致形成血栓的静脉远端血液回流不畅,从而引起相应的临床表现,根据血栓形成的部位不同,临床表现也不同。

1. 上肢深静脉血栓形成

(1)腋静脉血栓:主要表现为前臂和手部肿胀、疼痛,手指活动受限。

(2)腋锁骨下静脉血栓:主要表现为整个患侧上肢肿胀,患侧上臂、肩部、锁骨上和前胸壁等部位浅静脉扩张。上肢下垂时,症状加重。

2. 上、下腔静脉血栓形成

(1)上腔静脉血栓:除上肢深静脉血栓形成的临床表现外,伴有面颈部、眼睑、球结膜肿胀,同时颈部、胸部和肩部浅静脉扩张;头痛、头胀及其他神经系统和原发疾病的症状。

(2)下腔静脉血栓:表现为双下肢深静脉血栓形成的临床表现和躯干部浅静脉扩张。多由于下肢深静脉血栓向上蔓延所致。

3. 下肢深静脉血栓形成　最常见。根据急性期血栓发生的解剖部位不同而分为以下三型:

(1)中央型:血栓发生于髂 - 股静脉,左侧多于右侧。主要临床表现为起病急骤,患侧髂窝、股三角区疼痛和压痛明显,下肢浅静脉扩张,全下肢肿胀明显,患肢皮温及体温均升高。

(2)周围型:血栓发生在股静脉及小腿深静脉。股静脉血栓主要表现为大腿肿痛,而小腿肿胀不严重,原因为髂 - 股静脉通畅;小腿深静脉血栓的特点为突然出现小腿剧痛,患侧足部不能着地和踏平,行走时症状加重,小腿肿胀且压痛明显,做踝关节过度背屈试验时小腿剧痛,称为霍曼(Homans)征阳性。

(3)混合型:为全下肢深静脉血栓形成。主要表现为患侧下肢明显肿胀、剧痛和压痛,常伴有体温升高和脉率加快(股白肿);若进一步发展,肢体肿胀严重可压迫下肢动脉并出现动脉痉挛,从而导致下肢血液供应障碍,足背动脉和胫后动脉搏动消失,足背和小腿出现水疱,皮肤温度明显降低并呈青紫色(股青肿);如果处理不及时,可发生静脉性坏疽。

【辅助检查】

1. 彩色多普勒超声检查　可判断静脉内有无血栓及血栓的部位,静脉阻塞是由血管内血栓还是血管外压迫导致。为首选检查。

2. 静脉造影　可直接显示静脉的形态、有无血栓,以及血栓的形态、位置、范围和侧支循环。是诊断深静脉血栓的金标准。

3. 放射性核素检查　新鲜血栓对 ^{125}I 的摄取量远远超过等量血液的摄取量,当摄取量超过正常 5 倍,提示有早期血栓形成,可用做高危人群的筛查。

4. 血液 D- 二聚体检查　当静脉血栓形成时,血液中 D- 二聚体浓度升高,因此临床中可检测血液中 D- 二聚体的含量协助诊断。

【处理原则】

根据深静脉血栓的分型及病理程度不同,其处理方式不同。周围型及超过 3d 以上的中央型和混合型以非手术治疗为主;病情在 48h 以内的中央型和混合型可进行静脉导管取栓术。

1. 非手术治疗

(1)一般处理:急性期应卧床休息,抬高患肢,肢体肿胀明显者,可适当应用利尿剂。待病情缓解后,可进行轻微活动。下床活动时,应使用弹力袜或弹力绷带。

(2)溶栓治疗:适用于病程不超过 72h 者。常用药物为尿激酶,其能激活血浆中的纤溶酶原成为纤溶酶,使血栓中的纤维蛋白裂解,达到溶解血栓的治疗目的。可溶于液体中经静脉滴注,一般用药7~10d。

(3)抗凝治疗:适用于范围较小的血栓。常用药物为肝素和香豆素衍化物(如华法林)。抗凝药物能降低机体血凝功能,预防血栓形成、防止血栓繁衍,以利静脉再通。通常先用肝素静脉或皮下注射,当达到低凝状态后改用华法林口服,一般服药至少 3 个月,或更长时间。

(4)祛聚治疗:常用的药物有右旋糖酐、阿司匹林、双嘧达莫(潘生丁)和丹参等,能扩充血容量、稀释血液、降低血液黏稠度,又能防止血小板凝聚,常作为辅助治疗。

2. 手术治疗

(1)取栓术(thrombectomy):最常用于下肢深静脉血栓形成,尤其是髂-股静脉血栓形成早期病例,手术时机应在发病后 3~5d 内。主要方法是采用 Fogarty 导管取栓术(图 33-2),术后辅以抗凝、祛聚治疗 2 个月,防止再发。对病情继续加重或已经出现股青肿者,即使病期较长,也可施以手术取栓,力求挽救肢体。

(2)经导管直接溶栓(catheter-directed thrombolysis,CDT):是近年来开展的血管腔内治疗技术,适用于中央型和混合型血栓形成。其方法是在超声或静脉造影监视引导下穿刺腘静脉,将专用的溶栓导管置入血栓内,通过导管的侧孔持续脉冲式注入溶栓药物。此法

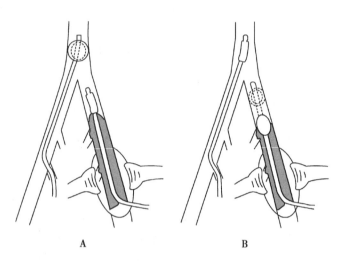

图 33-2　髂-股静脉血栓形成,Fogarty 导管取栓术

的优点是药物与血栓充分接触,能提高溶栓效果,降低出血性并发症的发生率。

【护理评估】

(一)术前评估

1. 健康史　评估患者的职业等相关因素,有无静脉壁损伤、久坐不动、久病卧床、手术、肢体制动、妊娠、产后或术后、肿瘤、长期服用避孕药等病史。

2. 身体状况　评估深静脉血栓形成程度,患肢是否出现肿胀、疼痛及活动受限。

3. 辅助检查　了解彩色多普勒超声检查、放射性核素检查、静脉造影检查、D-二聚体检查等情况。

4. 心理、社会状况　评估患者是否因为深静脉血栓形成影响生活与工作;了解患侧肢体肿胀、疼痛和活动受限是否造成患者的紧张不安和焦虑;患者对本病预防知识的了解程度;社会支持系统的状况等。

(二)术后评估

1. 术中情况　了解麻醉方法、手术方式、术中出血及输液情况。

2. 身体状况　生命体征是否平稳,麻醉是否清醒,敷料是否包扎牢固、有无渗血。注意有无出血、肺栓塞等并发症表现。

3. 心理、社会状况　是否理解卧床休息的目的与下床活动的意义,能否配合术后体位安置及肢体功能锻炼;有无家庭功能失调及对患者支持无力。

【护理诊断/问题】

1. 急性疼痛　与血栓致血流不畅或手术创伤等有关。

2. 自理缺陷　与急性期需绝对卧床休息有关。

3. 潜在并发症:肺栓塞、出血等。

4. 知识缺乏:缺乏预防深静脉血栓形成的知识。

【护理措施】

（一）非手术治疗的护理

1. 卧床休息与控制疼痛　急性期绝对卧床休息 10~14d,避免床上大幅度活动,禁止按摩、热敷患肢,以防血栓脱落导致栓塞。抬高患肢,使其高于心脏平面 20~30cm,以促进静脉回流,降低下肢静脉压,减轻水肿与疼痛。严重疼痛时,遵医嘱给予镇痛药物。

2. 生活照顾　卧床休息期间,提供部分或全面生活照顾,满足患者的基本需求;提供低脂、富含纤维素的食物,保持大便通畅,避免因便秘而影响下肢静脉回流。

3. 观察病情　密切观察患肢的疼痛部位和程度、动脉搏动、皮肤温度和颜色、肢端感觉和运动、水肿严重程度等,定时观察,前后对比,以对病情变化作出较为准确的评估。

4. 并发症的护理

(1) 出血:为溶栓、抗凝、祛聚治疗最严重的并发症,用药期间应注意观察有无切口、牙龈、消化道等出血现象,用软毛刷刷牙,避免抠鼻等;监测凝血功能变化,要求凝血时间(CT)不超过正常的 2~3 倍,活化部分凝血时间(APTT)延长 1.5~2.5 倍,凝血酶时间(TT)不超过 60s,凝血酶原时间(PT)不超过对照值 1.3~1.5 倍,纤维蛋白原不低于 0.6~1.0g/L(正常 2~4g/L)。一旦发现出血现象和凝血功能异常,应及时联系医生,并遵医嘱采取停药、使用对抗药物、输新鲜血等处理措施。

(2) 肺动脉栓塞:若患者突然出现胸痛、呼吸困难、血压下降等表现,应疑为肺动脉栓塞。须即刻嘱患者平卧,避免深呼吸、咳嗽和剧烈活动,给予高浓度氧气吸入,同时尽快联系医生,配合抢救。

5. 预防血栓形成

(1) 增加活动:对长期卧床不能活动者,应协助其定时翻身,并帮助其进行被动活动;对术后、产后妇女,卧床期间,应指导和鼓励其早期进行床上力所能及的活动,如膝、踝、趾关节的伸屈、举腿活动等;若病情允许,鼓励患者尽早下床活动。

(2) 避免血液淤滞:避免在膝下垫硬枕、双膝交叉过久,以免影响静脉回流;避免穿过紧衣物和吊袜,用过紧的腰带。

(3) 避免静脉壁损伤:对长期输液者,避免在同一静脉的相同部位反复穿刺,以保护静脉;输注刺激性药物时,避免药液外渗。

（二）手术治疗的护理

1. 术前护理　除做好常规准备外,还应注意:①对年老体弱者,应全面了解脏器功能。②了解凝血系统功能状态。③训练卧床大小便。④术前晚灌肠,排空结肠,以防术后过早排便。

2. 术后护理

(1) 体位与活动:抬高患肢 30°,如病情允许鼓励患者早期下床活动,以免再次形成血栓。逐渐增加患者活动量,以促进下肢深静脉再通和侧支循环的建立。

(2) 观察病情:除生命体征外,应重点观察:

1) 术后静脉是否通畅:若患肢肿胀消退,远端皮肤的温度、颜色、感觉、运动和动脉搏动等恢复正常或接近正常,表明血管通畅;否则,表明血管不通。

2) 有无出血倾向:若发现切口敷料渗血、牙龈或其他部位出血,提示有出血倾向,应联系医生并及时进行凝血功能检查,采取处理措施。

(3) 用药护理:遵医嘱应用抗菌药物预防感染;遵医嘱给予抗凝、祛聚药物预防再次发生血栓形成。用药期间应观察药物的治疗效果和不良反应。

（三）健康教育

指导患者禁烟,进食低脂、富含纤维素的食物,保持大便通畅;解释急性期绝对卧床休息、抬高患肢、禁止按摩患肢的目的;指导下肢深静脉血栓形成的患者,下床活动时使用弹力袜或弹力绷带;告知患者遵医嘱应用抗凝、祛聚药物,用药期间定时到医院检查凝血功能,并注意有无出血征象,一旦发现异常及时诊治。

第三节　动脉硬化性闭塞症

动脉硬化性闭塞症(arteriosclerosis obliterans,ASO)是一种非炎症性动脉阻塞性疾病,是指动脉粥样硬化所致动脉狭窄或闭塞,继而发生一系列局部缺血症状和体征。发生在大、中动脉,涉及腹主动脉及其远侧主干动脉时,引起下肢慢性缺血。男性多见,发病年龄多在 45 岁以上,随着我国人口老龄化,本病发生率近年有增高趋势。往往同时伴有其他部位的动脉硬化性病变。

【病因与发病机制】

病因尚未完全清楚,高脂血症、高血压、吸烟、糖尿病、肥胖和高密度脂蛋白低下是相关因素。主要病理表现为内膜出现粥样硬化斑块,中膜变性或钙化,腔内有继发血栓形成,最终使管腔狭窄和闭塞。血栓和斑块脱落可造成远侧动脉栓塞。病变以节段性多见,可分为主 - 髂动脉型、主 - 髂 - 股动脉型以及累及主 - 髂动脉及其远侧动脉的多节段型。部分可伴有腹主动脉瘤,病肢发生缺血性改变,严重时可引起肢端坏死。

【临床表现】

症状的轻重与病程进展、动脉狭窄及侧支代偿的程度有关。病程按 Fontaine 法分为以下 4 期:

1. Ⅰ期(症状轻微期)　较早期,无明显表现,但可出现患肢麻木,发凉,行走易疲劳,颜色苍白,脚趾有针刺样感。

2. Ⅱ期(间歇性跛行期)　间歇性跛行是动脉硬化性闭塞症特征性表现,主要表现为随着动脉狭窄范围与程度的进一步加重,出现行走一段路程后,患肢足部或小腿肌肉痉挛、疼痛及疲乏无力,无法行走,休息片刻后即可缓解,症状反复出现。随病情进展,行走距离逐渐缩短,止步休息的时间增长。临床上常以跛行距离 200m 作为间歇性跛行期的分界。因此,Ⅱ期常被划分为Ⅱa 期(绝对跛行距离 >200m)和Ⅱb 期(绝对跛行距离 ≤200m)。

3. Ⅲ期(静息痛期)　病情继续发展,患肢无法得到最基本的血液供应时,因组织缺血或缺血性神经炎将出现持续剧烈性的疼痛,夜间更甚,疼痛时迫使患者屈膝护足而坐,使患者无法入睡,即使肢体处于休息状态时疼痛仍不止,称为静息痛,可在肢体抬高时加重,肢体下垂时减轻。此期患肢常有营养性改变,表现为皮肤菲薄呈蜡纸样,患足下地时潮红,上抬时苍白,小腿肌肉萎缩等。静息痛是患肢趋于坏疽的前兆。

4. Ⅳ期(溃疡和坏死期)　脚趾颜色开始变成暗红色,脚趾发黑、干瘪、溃疡和坏死。当干性坏疽变成湿性坏疽的时候就会继发感染表现,出现发热、烦躁等全身毒血症状。此期,病变动脉完全闭塞,侧支循环提供的血流已经不能维持组织存活。如粥样斑块或血栓脱落,发生急性动脉栓塞,则有患肢疼痛、苍白、无脉、麻痹、感觉异常的缺血"5P"征。

【辅助检查】

1. 特殊检查

(1) 肢体抬高试验(Buerger 试验):患者平卧,下肢抬高 45°(上肢则伸直高举过头部),持续 60s,正常者指(趾)皮肤保持淡红色或稍发白,若出现麻木、疼痛、皮肤呈苍白或蜡黄色,提示存在肢体动脉供血不足。待患者坐起,将下肢自然下垂于床缘以下(上肢自然下垂),正常人皮肤色泽可在 10s 内恢复正常。若超过 45s 且皮肤仍不能复原,则进一步提示患肢存在动脉供血障碍。

(2) 下肢节段性测压和测压运动实验:踝 / 肱指数(ankle/ brachial index,ABI),即踝部动脉与同侧肱动脉收缩压比值,正常值为 0.9~1.3。若 ABI<0.8 提示动脉缺血,患者可出现间歇性跛行;ABI<0.4 提示严重缺血,患者可出现静息痛。踝部动脉收缩压 ≤60mmHg,足动脉收缩压 ≤30mmHg 时,提示患肢弥漫性缺血改变,非愈合性溃疡,有坏疽可能。

2. 多普勒超声检查　能显示血管形态、内膜斑块的位置和厚度等。利用多普勒血流射频分辨动脉、静脉,显示血流的流速、方向和阻力等。

3. CTA或MRA　可得到动脉的立体三维图像,更好地了解血管的病变情况。因其无创、显影清晰,成为动脉硬化性闭塞症的首选检查方法。注意造影剂对肾的损伤,检查期间加强水化。对造影剂过敏的可以考虑使用MRA,但有放大效应。

4. 数字减影血管造影　是诊断动脉硬化性闭塞症的金标准,可表现为受累血管钙化,血管伸长、扭曲,管腔弥漫性不规则"虫蚀状"狭窄或阶段性闭塞。

【处理原则】

原则在于控制易患因素、合理用药,防止病变的进一步发展,改善和增进下肢血液循环。

非手术治疗关键在于降低血脂、控制血压。

手术治疗的目的在于通过手术或血管腔内治疗方法,重建动脉通路。

1. 非手术治疗　大多数稳定型间歇性跛行采用非手术治疗。

主要措施有:肥胖者减轻体重、严格戒烟、适当运动、控制高脂血症、纤维蛋白溶解疗法、抗凝疗法及血管扩张剂的应用。常用的药物有阿司匹林、双嘧达莫(潘生丁)、西洛他唑等。

2. 手术治疗　手术方法有经皮腔内血管成形术、内膜剥脱术、旁路转流术等。严格掌握手术适应证是手术成功的关键。

(1) 动脉腔内成形术:单独或多处短段狭窄者,可经皮穿刺向狭窄的动脉段插入带气囊的导管,然后使气囊在适当的压力下膨胀,扩大病变的管腔、恢复血流;结合血管内支架的应用,可以提高远期通畅率。

(2) 内膜剥脱术:又称动脉血栓内膜剥除术。适用于短段闭塞患者。由于术后早期易并发血栓形成,后期可再度发生狭窄,所以近10年来已极少采用。

(3) 旁路转流术:采用自体大隐静脉或人造血管,于闭塞段的近、远侧之间作搭桥转流。施行旁路转流术时,应具备通畅的动脉流入道和流出道,吻合口应有适当口径,尽可能远离动脉粥样硬化病灶。

【护理评估】

(一) 术前评估

1. 健康史　有无高脂血症、高血压、糖尿病、肥胖和高密度脂蛋白低下等疾病史,有无吸烟史,有无感染、外伤史。

2. 身体状况　了解患者早期有无间歇性跛行,远侧动脉搏动减弱或消失情况。了解患肢肢体慢性缺血时,有无皮肤萎缩变薄、发亮、骨质疏松、肌萎缩、毛发脱落、趾甲增厚、变形等情况。了解疾病后期出现静息痛时,有无皮温降低、皮肤发绀、肢体远端坏疽和溃疡等情况。

3. 心理、社会状况　了解患者有无焦虑、抑郁等不良心理状况,评估患者对疾病的了解程度,患者的家庭及社会支持情况。

(二) 术后评估

1. 麻醉、手术方式　了解麻醉、手术方式以及术中有无出血、输血等情况。有助于术后做好相关护理工作。

2. 身体状况　系统评估生命体征、切口敷料,患肢远端皮肤温度、颜色和血管搏动情况;有无放置引流管及其部位,是否通畅,评估引流液的颜色、性状及量;手术切口是否有渗出及渗液的性质;是否发生出血、感染、血管栓塞、移植血管闭塞、吻合口假性动脉瘤等并发症。

3. 心理、社会状况　评估患者有无抑郁、焦虑情况等,了解患者能否配合治疗和护理,能否坚持功能锻炼。

【护理诊断/问题】

1. 慢性疼痛　与患肢缺血、组织坏死有关。

2. 组织完整性受损　与肢体缺血导致皮肤溃疡或坏死有关。

3. 活动无耐力　与患肢供血不足有关。

4. 潜在并发症:出血、感染、血管栓塞、移植血管闭塞、吻合口假性动脉瘤等。

【护理措施】

（一）非手术治疗的护理

1. 休息与控制疼痛　病室保持安静、舒适，空气新鲜。安置合适的体位，平卧时取头高足低位，促进血液灌流至下肢；避免久坐或久站，以免影响血循环；避免双膝交叉过久，防止腘动、静脉受压，阻碍血流。对疼痛较轻的患者，遵医嘱给予血管扩张剂、中医中药等，以解除血管痉挛，促进侧支循环建立，改善肢体血供，缓解疼痛。对疼痛剧烈的患者，遵医嘱给予麻醉性镇痛药，必要时可用镇痛泵止痛。

2. 保持组织的完整性

（1）保暖：避免肢体暴露于寒冷潮湿的环境中，以免血管收缩，加重患肢缺血，但应避免用热水袋、电热毯或热水取暖，因为局部热疗可能使局部组织温度骤然升高，加重缺血缺氧，还有可能会导致烫伤。

（2）保持足（手）部清洁、干燥：每日用温水洗脚（手），测试水温时要用健侧肢体，勿用患肢测试，以免烫伤。

（3）保护皮肤：皮肤瘙痒时，遵医嘱涂止痒药膏，告知患者勿搔抓，以免引起感染。皮肤破溃或坏死时，要加强换药，遵医嘱应用抗生素以抗感染。

3. 心理护理　由于患肢持续性疼痛、组织坏死等，常使患者异常痛苦，夜不能眠，极度焦虑。应多与患者沟通，耐心倾听其感受，体贴患者，提供尽可能的帮助和支持，减轻其焦虑，使之能以平静的心态配合治疗和护理。

4. 指导运动　鼓励患者每天步行，以疼痛的出现作为活动量的指标。教会患者做 Buerger 运动，患者平卧，患肢抬高 45°，维持 2~3min，然后双足下垂于床边 2~5min，同时双足和足趾向上、下、内、外各个方向运动 10 次，再将患肢平放休息 5min，如此反复 5 次，以促进侧支循环的建立。该法每日可作数次。腿部发生溃疡或坏死，有动脉或静脉血栓形成时，不宜做此运动，否则加重组织缺血缺氧，或导致血栓脱落引起栓塞。

5. 降低血脂和血压　改善血液高凝状态，促进侧支循环形成。处理方法有肥胖者要减轻体重，限制脂肪摄入量，食物以低脂低糖为主；严格禁烟和适当活动，调节紧张情绪，促进脂肪的正常代谢。常用药物有降血脂、抗凝药物及血管扩张剂，如非诺贝特、阿司匹林、妥拉唑林、烟酸等。

（二）手术治疗的护理

1. 术前护理　实施非手术治疗的护理、常规做好术前准备。此外，对需要植皮者做好供皮区皮肤准备；溃疡创面术日晨进行最后一次换药，换药后用无菌巾包扎，以防污染手术野；遵医嘱给予抗菌药物，预防感染。

2. 术后护理

（1）体位与活动：安置患者平卧，避免关节过屈挤压、扭曲动脉。动脉重建术后患肢平置，制动 2 周。卧床期间应进行踝关节屈、背伸运动，以促进小腿静脉回流和组织间液吸收，减轻肢体肿胀，预防血栓形成。

（2）病情观察：密切观察生命体征；注意有无切口渗血或血肿；观察患肢的皮肤温度和色泽、感觉、肿胀、运动、动脉搏动等，以判断术后血管的通畅程度。若发现异常及时联系医生并配合处理。

（3）引流管护理：行介入手术者术后无须放置引流管，行传统手术者则需放置引流管，引流管通常放置在血管鞘膜外，注意观察引流液的量、颜色及性质，保持引流通畅，并准确记录。

（4）并发症的护理

1）出血：严密观察切口敷料有无渗血、渗液，引流液的颜色、量、性状。若术后血压急剧下降，敷料大量渗血，需警惕吻合口大出血，立即报告医师并做好再次手术准备。

2）远端血管栓塞、移植血管闭塞、夹层：观察肢体远端血供情况，如皮温、皮肤颜色，若出现皮温下降，皮肤颜色发绀等情况，及时通知医师给予相应处理。

3) 感染：保持切口敷料清洁、干燥，密切观察体温变化，若发现切口红、肿、疼痛伴体温升高，应报告医生，遵医嘱加强换药并给予抗菌药物。

4) 吻合口假性动脉瘤：表现为局部疼痛，位置表浅者可触及动脉性搏动，造影显示动脉侧壁局限性突出于血管腔外的囊状瘤腔，确诊后及时手术治疗。

5) 其他：缺血再灌注损伤、骨筋膜室高压综合征、造影剂的肾损害等。

（三）健康教育

1. 戒烟　告知患者主动和被动吸烟在本病发生发展中的作用，劝吸烟的患者严格戒烟，少饮酒。

2. 保护患肢　注意保暖，勿赤足行走，避免外伤。选择棉质或羊毛袜及大小合适的平底鞋，每日更换袜子，预防真菌感染。坚持功能锻炼，促进侧支循环的建立。

3. 合理饮食　选择低糖、低脂及低胆固醇的食物，预防动脉病变。

4. 药物指导　旁路术后患者遵医嘱用药，定期复查血凝功能。

5. 定期复查　出院后定期门诊复查，检查血管通畅情况。

第四节　血栓闭塞性脉管炎

血栓闭塞性脉管炎（thromboangiitis obliterans，TAO）又称 Buerger 病，是血管的炎性、节段性和反复发作的慢性闭塞性疾病。主要侵袭四肢中、小动脉和静脉，以下肢多见，好发于北方男性青壮年。

【病因与发病机制】

病因尚不明确，相关因素可归纳为：

1. 外来因素　主要包括吸烟、寒冷与潮湿的生活环境、外伤及感染。其中，主动或被动吸烟是本病发生和发展的重要因素，烟碱能使血管收缩，烟草浸出液可致实验动物的动脉发生炎性病变。多数患者有吸烟史，戒烟可使病情缓解，再度吸烟可使病情复发。

2. 内在因素　自身免疫功能紊乱，性激素失调，遗传因素等。在患者血清中可查出抗核抗体存在，病变动脉中发现免疫球蛋白（IgM、IgG、IgA）和 C_3 复合物，提示免疫功能紊乱与本病的发生发展相关。

【病理】

本病的病理过程如下：

1. 早期　起始于动脉，然后累及静脉，由远端向近端发展，病变呈节段性分布，两段之间的血管比较正常。

2. 活动期　受累血管壁全层出现非化脓性炎症，有血管内皮细胞和成纤维细胞增生、淋巴细胞浸润，血管腔被血栓堵塞。

3. 后期　炎症消退，血栓机化，有新生毛细血管形成，动脉周围有广泛纤维组织形成，常包埋静脉和神经。虽有侧支循环建立，但不足以代偿，因而出现神经、肌肉、骨骼等缺血性改变，甚至肢端坏死。静脉受累时的病理改变与动脉基本相同。

【临床表现】

本病起病隐匿，进展缓慢，多次发作后症状逐渐明显和加重。临床按肢体缺血程度和表现，分为以下 3 期：

1. 局部缺血期　患肢感觉异常如怕冷、麻木、针刺样感觉等；出现间歇性跛行。患肢皮肤温度稍低，色泽较苍白，足背和/或胫后动脉搏动减弱，可出现游走性浅静脉炎。

2. 营养障碍期　患肢上述表现加重，即使在安静状态下也有持续性疼痛，夜间更甚，称为静息痛。患肢皮肤温度显著降低，明显苍白、潮红或发绀，可伴皮肤干燥、脱屑、脱毛、无汗，趾（指）甲增厚、变形，肌肉萎缩等，足背和/或胫后动脉搏动消失。

3. 组织坏死期　患肢趾（指）端发黑、干瘪、坏疽或溃疡。大多为干性坏疽，若并发感染即转为湿性坏疽，可伴体温升高、烦躁等全身中毒症状。病程较长者可有消瘦、贫血等慢性消耗体征。

【辅助检查】

1. 多普勒超声检查　可发现血管是否有狭窄和阻塞,以及血管阻塞的原因;可测定血液流动的方向、流速和阻力。

2. CT 血管造影术(CTA)　可发现患肢血管的病变节段和狭窄程度,对四肢末梢血管的显像较差。

3. 数字减影血管造影术(DSA)　可显示肢体动脉的受累情况,以及明确患肢血管阻塞的部位、程度、范围及侧支循环建立的情况。

【处理原则】

重在防止病变的进展,改善和促进患肢血液循环。

1. 非手术治疗

(1) 一般治疗:严格戒烟;防止受冷,但不能采用热疗法,热疗可使组织需氧量增加,而使症状加重;避免受潮和外伤。疼痛严重者,可遵医嘱使用止痛或镇静药物。根据患者病情适度进行患肢功能锻炼,以促进侧支循环建立。

(2) 药物治疗:可使用血管扩张剂和抗血小板聚集的药物,如前列腺素 E_1(PGE$_1$)妥拉唑林、硫酸镁溶液、低分子右旋糖酐等,也可根据辨证施治的原则使用中药,如毛冬青注射液、复方丹参注射液等。

(3) 高压氧治疗:通过高压氧治疗,可提高血氧含量,促进患肢的血氧弥散,改善患肢的缺氧程度。

(4) 创面处理:对干性坏疽创面应消毒后包扎,以预防继发感染;对感染创面应给予湿敷和换药处理。若组织坏死已有明确界限,则应安排手术治疗。

2. 手术治疗　目的是增加患肢的血液供应和重建动脉血流通道,改善缺血引起的后果。手术方法有多种:当闭塞动脉的近侧和远侧仍有通畅的动脉时,可施行旁路转流术,如腘动脉闭塞可行股 - 胫动脉旁路转流术。无条件实施上述手术时,可行腰交感神经节切除术、大网膜移植术、动静脉转流术或腔内血管成形术(PTA)等,对部分患者有一定疗效。在肢体远端已发生不可逆坏死时,可行不同平面的截肢术。

【护理评估】

(一) 术前评估

1. 健康史　询问了解有无吸烟、受寒及外伤史,了解有无自身免疫性疾病、性激素失调等。

2. 身体状况　了解患肢皮肤温度、颜色、感觉和足背动脉搏动情况;了解患肢疼痛的程度、性质、持续时间,有无采取相应的止痛措施及止痛效果;了解患肢有无坏疽、溃疡与感染。通过辅助检查了解动静脉闭塞的部位、范围、性质、程度及侧支循环等情况。

3. 心理、社会状况　了解患者有无焦虑、抑郁等不良心理状况,评估患者对疾病的了解程度,患者的家庭及社会支持情况。

(二) 术后评估

1. 麻醉、手术方式　了解麻醉、手术方式以及术中情况。有助于术后做好相关护理工作。

2. 身体状况　系统评估生命体征是否平稳、切口敷料有无渗血、包扎是否牢固,有无感染、栓塞等情况。

3. 心理、社会状况　评估患者有无抑郁、焦虑情况等,了解患者能否配合治疗和护理,能否坚持功能锻炼。

【护理诊断 / 问题】

1. 慢性疼痛　与患肢缺血、组织坏死有关。

2. 组织完整性受损　与肢体缺血导致皮肤溃疡形成或坏死有关。

3. 焦虑　与疼痛影响睡眠和休息、治疗不理想、需要截肢等有关。

4. 潜在并发症:感染、栓塞等。

5. 知识缺乏:缺乏本病的预防知识。

【护理措施】

静脉手术后患肢抬高30°,制动1周;动脉手术后患肢平放,制动2周。自体血管移植术后愈合较好者,卧床制动时间可适当缩短。其他护理措施参考本章第三节 动脉硬化性闭塞症的护理。

(刘明明 董克勤)

思维导图

自测题

思考题

结合导入情境与思考的案例回答下列问题:

1. 该患者的发病原因及机制可能有哪些?
2. 如何对该患者进行相应护理评估,尤其是观察其病情是否好转或恶化?
3. 如该患者需要手术治疗,如何进行术前术后相关护理?

第三十四章

泌尿系统疾病的特殊检查与护理

第三十四章
课件

📖 **学习目标**

识记:
1. 掌握泌尿、男性生殖系统疾病的主要症状。
2. 简述泌尿系统疾病的主要症状的概念。

理解:
了解泌尿、男性生殖系统疾病的常用检查方法与注意事项。

应用:
运用相关知识指导泌尿、男性生殖系统疾病患者检查的配合并实施护理。

 导入情境与思考

姚先生,62岁。因夜尿频繁1年余,排尿困难加重1月余入院。患者近1年来夜尿次数增多,每晚排尿3~5次,每次尿量小于100ml,睡眠受到明显的影响。近3个月来发生过2次尿潴留,均到医院急诊导尿。近1个月来排尿困难加重,常不能控制排尿而尿湿衣裤,患者十分担忧与痛苦。

请思考:
1. 该患者护理评估的重点是哪些?
2. 该患者的护理诊断/问题有哪些?
3. 如何针对患者的护理诊断/问题,采取相应的护理措施?

泌尿外科是一门研究泌尿系统、男性生殖系统以及肾上腺疾病的专门学科。熟悉和掌握泌尿外科的评估方法是正确制订护理计划的先决条件。临床症状往往是发现泌尿外科护理诊断/问题的最初线索,只有充分认识每种泌尿外科疾病的症状与体征,透彻了解各种基本检查方法与原理,才能及时识别患者的健康问题,并正确实施泌尿、男性生殖系统疾病患者的检查配合与护理。

第一节　泌尿、男性生殖系统疾病的主要症状

泌尿、男性生殖系统疾病,因其解剖和生理特点常表现出一些特有的症状,如排尿改变、尿液改变、尿道分泌物异常、疼痛和性功能异常等。通过症状和辅助检查的结果为疾病诊断、护理评估提供客观依据。

（一）排尿改变

1. 尿频（frequency micturition）　指排尿次数增多而每次排尿的尿量减少。正常人排尿次数因年龄、饮水量、气候和个人习惯有所不同。一般白天排尿 4~6 次,夜间 0~1 次,每次尿量 300~400ml。尿频的患者感到有尿意的次数明显增加,严重时几分钟排尿一次,每次尿量仅几毫升。引起尿频的原因有泌尿或生殖道炎症、膀胱结石、肿瘤、前列腺增生等。饮水多、服用利尿食品等某些生理性因素或糖尿病、尿崩症、肾浓缩功能障碍等内科疾病,可引起排尿次数增加而每次尿量并不减少,甚至增多;精神因素有时亦可引起尿频。夜间尿频称为夜尿,常见于前列腺增生症。

2. 尿急（urgency micturition）　指排尿有急迫感且难以自控,但尿量很少,常与尿频同时存在。多见于下尿路急性炎症或膀胱容量显著缩小、顺应性降低者,也可见于无尿路病变的焦虑或精神紧张者。

3. 尿痛（dysuria）　在排尿过程中或排尿后感到疼痛,多呈烧灼样痛,也可呈刀割样痛。可发生在排尿初、排尿中、排尿末或排尿后,与膀胱、尿道出现炎症、结核、结石或前列腺炎症有关。尿频、尿急、尿痛常同时存在,三者合称为膀胱刺激征（urinary irritative symptoms）。

4. 排尿困难（difficulty of urination）　尿液不能通畅地排出。表现为排尿延迟、费力、尿线无力、分叉、变细、排尿不尽感、尿后滴沥、射程变短等。多由膀胱以下尿路梗阻引起。

5. 尿流中断（interruption of urinary stream）　排尿过程中突然中断并伴有疼痛,疼痛可放射至远端尿道。多见于膀胱结石。

6. 尿潴留（urinary retention）　是指尿液滞留在膀胱内不能正常排出,分为急性与慢性两类。急性尿潴留常由于膀胱颈部以下严重梗阻或腹部、会阴部手术后不敢用力排尿引起,由于膀胱过度充盈,导致逼尿肌出现弹性疲劳、暂时失去逼尿功能,表现为不能排尿,尿液滞留于膀胱内;慢性尿潴留常由于膀胱颈以下尿路不完全性梗阻或神经源性膀胱所致,起病缓慢,表现为膀胱充盈,排尿困难,严重时出现充盈性尿失禁。

7. 尿失禁（urinary incontinence）　尿液不能控制而自行流出。尿失禁有以下 4 种类型:

（1）真性尿失禁（real urinary incontinence）:又称持续性尿失禁（persistent urinary incontinence）,尿液连续从膀胱流出,膀胱失去控尿能力,一直处于空虚状态。常见于因外伤、手术引起的膀胱颈和尿道括约肌受损、女性尿道产伤、先天性或获得性神经源性疾病。

（2）充盈性尿失禁（overflow urinary incontinence）:又称假性尿失禁,指膀胱功能完全失代偿,膀胱呈慢性扩张,并且尿液从未完全排空,当膀胱过度充盈后,引起尿液不断溢出。见于前列腺增生等各种原因所致的慢性尿潴留。

（3）急迫性尿失禁（urgent urinary incontinence）:严重尿频、尿急时不能控制尿液而致失禁。通常继发于膀胱炎、神经源性膀胱以及重度膀胱出口梗阻。

（4）压力性尿失禁（stress urinary incontinence）:指平时能控制排尿,当腹内压突然增高(如咳嗽、喷嚏、大笑、屏气、运动等)时,尿液不经意地流出。常见于多次分娩或绝经后的妇女,由于多次分娩或产伤使膀胱支持组织和盆底肌肉松弛所致。

8. 漏尿（leakage of urine）　也称尿瘘,指尿液不经正常尿道排出,而是从其他尿道流出,如输尿管阴道瘘、膀胱或尿道阴道瘘、膀胱直肠瘘、尿道直肠瘘、脐尿道瘘、先天性输尿管异位开口及膀胱外翻等。

9. 遗尿（enuresis）　除自主排尿外，睡眠中无意识地排尿。可为生理性，如新生儿及婴幼儿遗尿；3岁以后除功能性外，可因神经源性膀胱、感染、后尿道瓣膜等病理性因素引起。

（二）尿液异常

1. 尿量异常　正常人24h尿量1 000~2 000ml，每日尿量少于400ml或每小时尿量少于17ml为少尿，24h尿量少于100ml为无尿。少尿或无尿是由于肾排出量减少引起，可以是肾前性、肾性或肾后性。应排除输尿管、尿道梗阻及尿潴留等情况。

2. 血尿（hematuria）　是泌尿系统疾病的重要症状之一，常由泌尿系统肿瘤、急性膀胱炎、急性前列腺炎、膀胱结石或创伤等引起。血尿伴排尿疼痛大多与膀胱炎或尿石症有关，而间歇性无痛血尿常提示泌尿系统肿瘤。

（1）根据血液含量的多少可分为：

1）镜下血尿（microscopic hematuria）：通过显微镜见到尿中有血细胞者为镜下血尿。正常人尿液每高倍镜视野可见0~2个红细胞。通常认为新鲜尿离心后，每高倍镜视野红细胞多于3个有病理意义。常为泌尿系慢性感染、结石、急性或慢性肾炎所致。

2）肉眼血尿（gross hematuria）：指肉眼能见到尿中有血色和血块。一般1 000ml尿中含1ml血液即呈肉眼血尿。

（2）根据排尿过程中血尿出现的时间分为：

1）初始血尿（initial hematuria）：血尿出现在排尿的初始阶段，提示出血部位在尿道。

2）终末血尿（terminal hematuria）：血尿出现在排尿的终末阶段，提示出血部位在后尿道、膀胱颈部或膀胱三角区。

3）全程血尿（total hematuria）：排尿全过程均为血尿，提示出血部位在膀胱或其以上部位。

血尿是泌尿系统疾病常见的症状之一，常由泌尿系肿瘤、急性膀胱炎、急性前列腺炎、膀胱结石或创伤等引起。间歇性无痛性血尿应考虑泌尿系肿瘤。血尿伴尿频、尿急、尿痛者考虑结核或非特异性感染。活动后血尿或伴有绞痛时，考虑为上尿路结石。膀胱血尿可伴有大小不等血块，来自肾、输尿管的血尿可伴有蚯蚓状血块。

尿液呈红色并不一定是血尿，有些药物如酚红、酚酞、大黄、利福平、肝素和双香豆素、甘露醇、环磷酰胺、四环素类药物、嘌呤类药物等能使尿液呈红色、橙色或褐色。前尿道出血导致血液自尿道口滴出是尿道滴血，并非血尿。血尿还应与血红蛋白尿、月经血或内痔出血污染尿液等进行鉴别。

3. 脓尿（pyuria）　指离心尿每高倍镜视野白细胞数量超过5个以上，提示泌尿系统感染。严重时整个视野可充满白细胞，肉眼可见尿液浑浊。脓尿和血尿同时存在，称为脓血尿。根据排尿过程中脓尿出现的时间以及伴发症状，可对病变进行初步定位。初始脓尿为尿道炎；全程脓尿伴膀胱刺激症状、腰痛和发热提示肾盂肾炎；脓尿伴膀胱刺激症状而无发热多为膀胱炎。

4. 乳糜尿（chyluria）　指尿液中含有乳糜或淋巴液，尿液呈乳白色，其中含有脂肪和蛋白质等，有时含有血液，尿液呈红褐色，为乳糜血尿，常见于丝虫病。乙醚可使浑浊尿液变清，故用乙醚试验可确诊乳糜尿，亦称乳糜试验。

5. 结晶尿（crystalluria）　指尿液中盐类呈过饱和状态，其中有机物或无机物沉淀、结晶，排出时尿液澄清，静置后有白色沉淀物。

6. 气尿（pneumaturia）　指排尿时有气体与尿液一起排出。提示有泌尿道-胃肠道瘘存在，或有泌尿道的产气细菌感染。常见的原因有憩室炎、乙状结肠癌、肠炎和Crohn病等。亦见于泌尿系器械检查或留置导尿管所致肠道损伤。

（三）尿道分泌物

尿道口大量黄色、黏稠脓性分泌物是淋菌性尿道炎的典型症状。少量无色或白色稀薄分泌物多为支原体、衣原体所致非淋菌性尿道炎的表现。血性分泌物提示尿道癌。慢性前列腺炎患者常在清晨排尿前或大便后尿道口有少量白色黏稠分泌物。留置导尿患者由于尿管刺激可使尿道腺分泌增加，表现为尿道外口、尿管周围有少量黏稠分泌物。

（四）疼痛

为常见的重要症状,常因泌尿系统梗阻或感染所致。泌尿、男性生殖系统实质性器官炎症使器官肿胀、包膜受牵张而引起疼痛,疼痛常位于该器官所在部位。空腔脏器梗阻造成的平滑肌痉挛或肿瘤侵犯邻近神经,疼痛常放射至其他相应部位。

1. 肾和输尿管痛　肾病变引起的局部疼痛常位于肋脊角、腰部和上腹部。一般为持续性钝痛,亦可为锐痛。肾盂输尿管连接处或输尿管急性完全性梗阻、输尿管扩张时可引起肾绞痛(renal colic),特点是:疼痛剧烈难忍、辗转不安、大汗,伴恶心呕吐;呈阵发性,持续几分钟至几十分钟,间歇期可无任何症状;疼痛可沿输尿管放射至下腹、膀胱区、外阴或大腿内侧。

2. 膀胱痛　急性尿潴留引起的膀胱痛位于耻骨上区域,由于膀胱过度扩张所致。慢性尿潴留可无疼痛,或仅略感不适。膀胱感染、膀胱结石时,表现为间歇性的耻骨上区不适,膀胱充盈时疼痛加重,排尿后疼痛部分或完全缓解,疼痛常呈锐痛、烧灼痛,常伴膀胱刺激征。

3. 前列腺痛　常见于前列腺炎,可引起会阴、直肠、腰骶部疼痛,有时可引起耻骨上区、腹股沟区及睾丸牵涉痛。

4. 阴囊痛　可因睾丸及附睾病变引起,附睾炎最多见。睾丸扭转和急性附睾炎时,可引起阴囊剧烈疼痛;肾绞痛或前列腺炎症可放射至睾丸,引起疼痛;鞘膜积液、精索静脉曲张或睾丸肿瘤,常致阴囊坠胀、不适,但多数疼痛不严重。

5. 阴茎痛　非勃起状态时发生者,多由膀胱或尿道炎症引起,尿道口呈明显的放射痛。勃起状态时发生者,多由包皮嵌顿引起,因阴茎远端包皮和阴茎头血液回流障碍,局部水肿、淤血所致。

（五）男性性功能障碍症状

男性性功能障碍的症状有性欲异常、勃起功能障碍、射精功能障碍(早泄、不射精和逆行射精)等,可因精神心理因素、血管病变、神经病变、内分泌疾病、药物等引起,大多数为功能性。

第二节　泌尿、男性生殖系统疾病的常用检查及护理

一、体格检查

除全面系统的全身状态检查外,泌尿生殖系统的体格检查仍要用到视、触、叩、听这四种基本的检查方法。

1. 肾

（1）视诊:患者面向前站立或坐直,检查者位于患者的后方,面向需检查的部位。患者脊柱明显侧凸,往往与因炎症引起的腰肌痉挛有关。肋脊角、腰部或上腹部隆起常提示有肿块存在;胁腹部水肿往往提示有潜在的炎症存在。

（2）触诊:肾双合诊见图34-1。患者仰卧位,检查者用一只手置于肋脊角并向上托起胁腹部,另一只手在同侧肋缘下进行深部触诊。触诊过程中嘱患者慢慢地深呼吸,肾随呼吸上下移动。正常肾一般不能触及,有时在深呼吸时刚能触及右肾下极。这种方法在小儿和偏瘦的成人中常成功。大的肾肿物也有可能扪及,多数为良性囊肿或恶性肿瘤。疑有肾下垂时,应取立位或坐位检查。

（3）叩诊:肾表面有腹内空腔脏器,叩诊为鼓音。肋脊角的叩击痛阳性提示潜在的炎性肿胀或肿块。

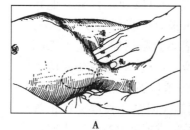
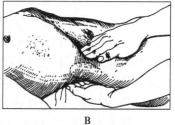

A　　　　　　　　　B

图34-1　肾双合诊

（4）听诊：疑为肾动脉狭窄、动脉瘤形成或动静脉畸形的患者，在吸气时行上腹部两侧和肋脊角听诊，检查有无血管杂音，听到血管收缩杂音有诊断意义。

2. 输尿管检查　沿输尿管行径进行深部触诊，检查有无肿块或触痛。

3. 膀胱检查

（1）视诊：患者仰卧位，如果患者较瘦，当膀胱内尿量达到500ml左右时，在下腹部可看到充盈的膀胱轮廓。

（2）触诊：当膀胱内尿量达到150ml以上时，膀胱可在耻骨联合水平上被触及。需了解膀胱肿瘤或腹内、盆腔内其他肿块的范围及活动度时，可以采用腹部 - 直肠（男性）或腹部 - 阴道（女性）双合诊，在膀胱排空后检查，手法要轻柔。

（3）叩诊：对检查膀胱是否充盈特别有用，尤其是肥胖或腹肌难以放松的患者。从耻骨联合上方向头侧叩诊，直到叩诊音由浊音变为清音，充盈膀胱呈浊音区。

4. 阴茎和尿道口

（1）视诊：有无包茎、包皮过长和包皮嵌顿。包茎（phimosis）是指包皮外口过小，紧箍阴茎头部，不能向上外翻者。包皮过长（redundant prepuce）是指不能使阴茎头外露，但包皮可以翻转者。包皮嵌顿（paraphimosis）是指包皮前口太小，一旦包皮向后越过阴茎头后不能恢复到覆盖阴茎头的状态，会导致包皮充血和水肿。包皮过长时应翻转包皮进行检查，注意阴茎头有无肿瘤、溃疡、糜烂及恶臭味。包皮不能向上外翻者，应行包皮背侧切开术或环切术以便仔细检查阴茎头和尿道口。注意阴茎有无皮损、偏斜或屈曲畸形、尿道口是否红肿、有无疣、有无分泌物等。另外，要注意尿道口位置。尿道口位于阴茎的腹侧或阴囊、会阴部为尿道下裂，极少数位于背侧为尿道上裂。

（2）触诊：阴茎体部有无硬结对判断阴茎海绵体硬结症（Peyronie病）很重要。检查尿道有无硬块、结石或压痛。

5. 阴囊及其内容物　患者站立位。

（1）视诊：阴囊是否发育。阴囊皮肤有无红肿、增厚。阴囊肿块或精索静脉曲张也能在视诊中被发现。

（2）触诊：首先检查睾丸，然后是附睾，以及索状结构，最后是腹股沟外环。注意大小、质地、形状及有无异常肿块。注意输精管粗细、有无结节。阴囊内睾丸缺如时，应仔细检查同侧腹股沟。阴囊肿块应进行透照试验，即将手电筒光源放置在肿物后方，可在暗室内进行。如透照出红光提示肿块为囊性、充满液体，而不能透照出红光提示为实性肿块。睾丸鞘膜积液时阳性，而睾丸肿瘤时阴性。但是，因有少数的睾丸肿瘤伴鞘膜积液，需要行阴囊超声检查以进一步确诊。

6. 直肠和前列腺　患者胸膝位或站立弯腰体位。检查者在手指套上涂上足够的润滑剂，并注意缓解患者的紧张情绪，轻柔、缓慢地将示指放入患者肛门、直肠进行直肠指检（digital rectal examination，DRE）。正常前列腺如栗子大小、较平，质地韧、有弹性，后面能触及中央沟，表面光滑。注意前列腺的大小、质地、有无结节、压痛，中央沟是否变浅或消失。不仅要对前列腺进行详细的检查，而且应该仔细触诊整个直肠以发现是否有其他异常。最后还应检查肛门括约肌张力。前列腺按摩方法：检查前患者先排空膀胱，检查者做直肠指检，自前列腺两侧向中央沟，自上而下纵向按摩二三次，再按摩中央沟一次，将前列腺液挤入尿道，并由尿道口滴出，直接收集前列腺液送验（图34-2）。急性前列腺炎时禁忌按摩。在正常情况下精囊不能触及，只有当梗阻或感染而精囊变大时可通过直肠指检触及。通过DRE可发现良性前列腺增生、

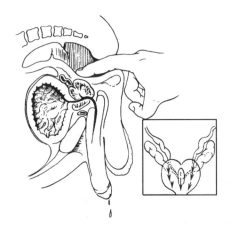

图34-2　前列腺按摩

前列腺癌等。如 DRE 发现前列腺结节或肿块,应建议行前列腺穿刺活检。

7. 女性尿道、阴道检查　患者截石位。

(1) 视诊:识别尿道口,注意其大小、位置以及有无肉阜或肿瘤、有无阴道膨出等。通过增加腹内压如咳嗽,可以诱发压力性尿失禁患者的尿瘘。

(2) 触诊:在检查阴道前壁时,可同时检查尿道、膀胱颈和膀胱三角区。双合诊检查可了解浸润性膀胱癌侵犯周围组织的程度。

二、实验室检查

(一) 尿液检查

尿液检查应收集清晨第一次清洁中段尿,并盛在清洁容器内,及时送检,以免久置后细菌生长导致尿液变性。男性包皮过长者,必须翻起包皮,清洁龟头。女性月经期不宜收集尿液送检。尿培养以清洁中段尿为最佳,女性可采用导尿的尿标本。新生儿及婴幼儿尿液收集可采用无菌塑料袋。由耻骨上膀胱穿刺收集的尿标本是无污染的膀胱尿标本。

1. 尿常规　是诊断泌尿系统疾病最基本的项目,包括尿液的物理检查、化学定性和显微镜检查。正常尿液呈淡黄、透明、弱酸性、中性或碱性,尿糖阴性,含极微量蛋白。大量蔬菜饮食或感染时尿液 pH 升高,而大量蛋白尿饮食时尿液 pH 降低。

2. 尿沉渣　新鲜尿离心沉渣检查,每高倍镜视野红细胞数 >3 个为镜下血尿,白细胞 >5 个为脓尿,同时还可检查有无细菌、管型、结晶尿等。

3. 尿三杯试验　用于初步判断镜下血尿或脓尿的来源和病变部位。收集时尿流应连续不断。取最初 5~10ml 为第一杯,排尿最后的 5~10ml 为第三杯,中间部分为第二杯。第一杯尿液异常,提示病变在尿道;第三杯尿液异常提示病变在后尿道、膀胱颈部或膀胱三角区;三杯尿液均异常,提示病变在膀胱或以上部位。

4. 尿脱落细胞学检查(urinary cytology)　用于膀胱肿瘤的初步筛选或肿瘤切除术后的随访,其中膀胱原位癌的阳性率高。应用荧光显微镜对尿脱落细胞吖啶橙染色检查和尿流式细胞测定(flow cytometry,FCM),有较高的敏感度,尤适用于低级别膀胱肿瘤。

5. 尿细菌学检查　用于泌尿系感染的诊断和临床用药指导。革兰氏染色尿沉渣涂片检查可初步判断细菌种类。尿沉渣经抗酸染色做涂片检查或结核菌培养有助于诊断泌尿系统结核。清洁中段尿培养,若菌落数 $>10^5$/ml,提示尿路感染;若 $<10^4$/ml,可能为标本污染,应重复培养;有尿路感染症状的患者,致病菌落数 $>10^2$/ml 就有意义。

6. 膀胱肿瘤抗原(bladder tumor antigen,BTA)　通过定性或定量方法,测定尿中有无肿瘤相关抗原,有 BTA、BTA Stat、BTA Trak 3 种方法,前两种属于定性方法,且 BTA Stat 方法明显优于 BTA 方法;后一种是定量方法。定性方法简单,准确率 70% 左右,阳性反应提示上皮肿瘤存在,可用于筛选或随访。但应避免在严重血尿时留取尿标本。

(二) 肾功能检查

1. 尿比重　反映肾浓缩功能和排泄废物的功能,是判断肾功能的最简便的方法,但不够精确、可靠。正常尿比重 1.015~1.025,清晨时达到最高。肾功能受损时,肾浓缩功能进行性减弱,尿比重降低。肾浓缩功能严重受损时尿比重固定或接近 1.010。尿中多种物质如葡萄糖、蛋白质等大分子物质均可使尿比重增加。尿渗透压较尿比重能更好地反映肾功能。

2. 血肌酐和尿素氮测定　用于判断肾功能。两者均为蛋白质代谢产物,主要经肾小球滤过排出。当肾实质受损时,体内蛋白质产物潴留,血肌酐和尿素氮增高,其增高的程度与肾损害程度成正比,故可判断病情和预后。血尿素氮不如血肌酐精确,因其受分解代谢、饮食和消化道出血等多种因素影响。

3. 内生肌酐清除率　指在单位时间内肾将若干毫升血浆中的内生肌酐全部清除出体外的比率。肌酐由肾小球滤过,接近于用菊糖测定的肾小球滤过率,因方法简便,临床比较常用。测定公式为:内

生肌酐清除率 = 尿肌酐浓度 / 血肌酐浓度 × 每分钟尿量,正常值为 90~110ml/min。

4. 酚红排泄试验　因 94% 的酚红由肾小管排泄,故在特定时间内,尿中酚红的排出量能够反映肾小管的排泄功能。

（三）前列腺特异性抗原

前列腺特异性抗原(prostate specific antigen,PSA)是由前列腺腺泡和导管上皮细胞分泌的一种含有 237 个氨基酸的单链糖蛋白,具有前列腺组织特异性。可用于前列腺癌的筛选、早期诊断、分期、疗效评价和随访观察,是目前检查和排除前列腺癌的重要手段。血清 PSA 正常值为 0~4ng/ml,如大于 10ng/ml 应高度怀疑前列腺癌的可能。

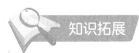
知识拓展

PSA 的测定

直肠指检、经尿道超声、前列腺按摩和穿刺、前列腺电切以及前列腺炎发作时,血清 PSA 均会有不同程度的升高,应推迟 2 周或以上检查血清 PSA。血清 PSA 随年龄、前列腺体积增加而增高。某些药物如非那雄胺对血清 PSA 亦会有影响。测定 PSA 密度(PSAD)及游离 PSA(fPSA)与总 PSA(tPSA)的比值,有助于鉴别良性前列腺增生和前列腺癌。

（四）前列腺液检查

经直肠指诊按摩前列腺,收集由尿道口滴出的前列腺液。正常前列腺液呈淡乳白色,较稀薄。涂片镜检可见多量卵磷脂小体,每高倍镜视野白细胞 <10 个。前列腺按摩前后应做尿常规检查,比较尿白细胞数,对按摩未获前列腺液者为间接检查,对分析是否因前列腺炎引起的尿路感染有临床意义。怀疑细菌性前列腺炎时应同时进行细菌培养和药敏试验。对于急性前列腺炎、结核患者不宜按摩,以免引起炎症或结核播散。

（五）流式细胞仪检查

流式细胞仪(flow cytometry,FCM)检查用于泌尿、男性生殖系统肿瘤的早期诊断及预后判断、肾移植急性排斥反应及男性生育能力的判断等。利用流式细胞仪可定量分析尿、血、精液、肿瘤组织等标本,能快速、精确地分析细胞大小、形态、DNA 含量、细胞表面标志、细胞内抗原和酶活性等。

（六）精液分析

精液分析是评价男性生育能力的重要依据。常规检查包括量、颜色、pH、稠度、精子状况及精温。检查前 5 日内应避免性交或手淫。

三、器械检查

（一）常用器械检查

1. 导尿(catheterization)　常用带有气囊的 Foley 导尿管,规格以法制(F)为测量单位,21F 表示其周径为 21mm,直径为 7mm。成人导尿检查,一般选 16F 导尿管为宜。

（1）适应证:①收集尿培养标本;②诊断性检查:测定膀胱容量、压力或残余尿量,注入造影剂确定有无膀胱损伤,探测尿道有无狭窄或梗阻;③治疗:解除尿潴留,持续引流尿液,膀胱内药物灌注等。

（2）禁忌证:急性尿道炎。

2. 尿道探子检查及尿道扩张　一般选用 18~20F 尿道探条(urethral bougie)扩张狭窄处尿道。进入尿道时必须非常小心,不能用暴力推进,以防后尿道破裂。有时还需要使用线形探条和跟随器导引经尿道进入膀胱。

（1）适应证:探查尿道狭窄程度;治疗和预防尿道狭窄;探查有无尿道结石。

（2）禁忌证：急性尿道炎。

3. 膀胱尿道镜（cystourethroscopy） 在表面麻醉或骶麻下，经尿道将膀胱镜插入膀胱内。

（1）适应证：①观察后尿道及膀胱病变；②取活体组织做病理检查；③输尿管插管作逆行肾盂造影或收集双侧肾盂尿标本送检，也可放置输尿管、双 J 管作内引流或进行输尿管套石术；④早期膀胱肿瘤电灼、电切，膀胱碎石、取石、钳取异物。

（2）禁忌证：①尿道狭窄；②急性膀胱炎；③膀胱容量 <50ml。

4. 输尿管镜（ureteroscopy）和肾镜（nephroscopy） 在椎管麻醉下，将输尿管镜经尿道、膀胱置入输尿管和肾盂。肾镜通过经皮肾造瘘进入肾盂。

（1）适应证：①直接窥查输尿管、肾盂内有无病变；②诊断上尿路梗阻、输尿管出血的病因；③治疗：直视下取石、碎石、切除或电灼肿瘤；④取活体组织作病理学检查。

（2）禁忌证：①未纠正的全身出血性疾病；②严重的心肺功能不全；③未控制的泌尿道感染、病变以下输尿管梗阻；④其他禁忌做膀胱镜检查者。

5. 前列腺细针穿刺活检（needle biopsy of the prostate） 是诊断前列腺癌最可靠的检查。有经直肠穿刺活检和经会阴部穿刺活检两种途径。适用于直肠指诊发现前列腺结节或 PSA 异常者。

6. 尿流动力学（urodynamics）测定 是借助流体力学和电生理学方法，测定尿路输送、储存、排出尿液的功能，为分析排尿障碍原因、选择治疗方式及评定疗效提供客观依据。目前临床上主要用于诊断下尿路梗阻性疾病（如前列腺增生症）、神经源性排尿功能异常、尿失禁以及遗尿症等。

（二）器械检查患者的护理

1. 心理护理 器械检查属有创性检查，术前做好解释工作，使患者正确认识检查的必要性，消除患者的顾虑和恐惧，使其主动配合检查。

2. 严格无菌操作 侵入性检查有可能把细菌带入体内引起感染。因此，检查前应清洗患者会阴部，操作过程中应严格遵守无菌原则，必要时遵医嘱预防性应用抗生素。

3. 膀胱准备 根据检查目的，嘱患者排空膀胱或憋尿。

4. 确认导管位置 导尿时必须确认导管尖端已进入膀胱、有尿液导出后，才能进行气囊充气或充水，避免后尿道损伤出血。残余尿测定应在患者排尽尿后立即插入导尿管进行，正常时无残余尿。操作时仔细、轻柔，忌用暴力，以减轻患者痛苦和避免损伤。

5. 鼓励饮水 单纯尿流率检查时，鼓励患者检查前多饮水，充盈膀胱。内镜检查和尿道检查后，患者大多有肉眼血尿，鼓励患者多饮水，增加尿量，起到冲洗作用，2~3d 后可自愈。

6. 并发症的观察与处理 观察生命体征，发生严重的损伤、出血、尿道热者，应留院观察、输液及应用抗生素，必要时留置导尿或膀胱造瘘。

四、影像学检查

（一）X 线检查

1. 尿路平片（plain film of kidney-ureter-bladder，KUB） 是泌尿系统常用的初查方法。常规的泌尿系统平片应包括两侧肾脏、输尿管、膀胱及后尿道，能显示肾轮廓、大小、位置和腰大肌阴影，还可显示不透光阴影及骨骼系统改变如脊柱侧弯、脊柱裂、肿瘤骨转移、脱钙、骨盆及尿路结石等。腰大肌阴影消失，提示腹膜后炎症或肾周围感染。侧位片有助于确定不透光阴影（如结石）的位置。摄片前应做好充分的肠道准备，清除肠道内的气体和粪便，以免肠内积气或粪块影响显影。

2. 排泄性尿路造影（excretory urography） 又称静脉尿路造影（intravenous urography，IVU），静脉注射有机碘造影剂，分别于注射后 5min、15min、30min、45min 摄片，可观察尿路形态是否规则，如有无扩张、推移、压迫和充盈缺损等，同时可了解双侧肾排泄功能。肾功能良好者在注射造影剂后 5min 钟即显影，10min 后显示双侧肾、输尿管和部分充盈的膀胱。

（1）禁忌证：①妊娠；②严重肝、肾、心血管疾病和甲状腺功能亢进者；③造影剂过敏者。

(2) 护理:①肠道准备,为获得清晰的显影,在造影前日应口服缓泻剂排空肠道,以免粪块或肠内积气影响显影效果;②禁食、禁饮 6~12h,使尿液浓缩,增加尿路造影剂浓度,使显影更加清晰;③做碘过敏试验:对离子型造影剂过敏者,可用非离子型造影剂。

3. 逆行肾盂造影(retrograde pyelography) 经尿道、膀胱行输尿管插管,再经插管注入 12.5% 碘化钠或 15% 有机碘,能清晰显示肾盂、输尿管形态,亦可注入气体做阴性比对,有助于判断透光结石。

(1) 适应证:禁忌做排泄性尿路造影或显影不清晰者,以及体外冲击波碎石术(ESWL)术中输尿管结石的定位和碎石的患者。

(2) 禁忌证:急性尿路感染及尿道狭窄。

(3) 护理:造影前行肠道准备,检查中严格无菌操作,动作轻柔,避免损伤,检查后多饮水,预防性应用抗生素。若疼痛及血尿严重应及时就诊。

4. 膀胱造影(cystography) 经导尿管向膀胱内注入 10%~15% 有机碘造影剂 150~200ml,能显示膀胱形态及其病变,如损伤、畸形、瘘管、神经源性膀胱及膀胱肿瘤等。排泄性膀胱尿道造影可显示膀胱输尿管回流及尿道病变。严重尿道狭窄不能留置导尿管者,可采用经耻骨上膀胱穿刺注射造影剂的方法,进行排泄性膀胱尿道造影,以判断狭窄程度和长度。

5. 血管造影(angiography) 方法有直接穿刺、经皮动脉穿刺、选择性肾动脉造影、静脉造影及数字减影血管造影(DSA)等方法。

(1) 适应证:适用于肾血管疾病、肾损伤、肾实质肿瘤的患者,亦可对晚期肾肿瘤进行栓塞治疗。DSA 能清晰显示血管,包括肾实质内直径 1mm 的血管,可发现肾实质内小动脉瘤及动静脉畸形等血管异常,并即刻进行栓塞治疗。

(2) 禁忌证:妊娠、肾功能不全及有出血倾向者禁用。

(3) 护理:①造影前做碘过敏试验;②造影后加压包扎穿刺点局部,并平卧 24h;③造影后注意观察足背动脉搏动、皮肤温度及颜色、感觉和运动情况;④造影后鼓励患者多饮水,必要时静脉输液500~1 000ml 以促进造影剂排泄。

6. 淋巴造影 经足背淋巴管注入碘苯酯,显示腹股沟、盆腔、腹膜后淋巴管和淋巴结,可以为男性生殖系统恶性肿瘤(如膀胱癌、阴茎癌、睾丸肿瘤、前列腺癌)的淋巴结转移和淋巴管梗阻的诊断提供依据,也可了解乳糜尿患者的淋巴通路。

(二) CT 扫描

有平扫和增强扫描两种方法,其分辨不同密度组织的能力较普通 X 射线大为提高。通过 CT 平扫或对比增强扫描,可确定肾损伤范围和程度,鉴别肾实质性和囊性疾病,对肾上腺、肾、膀胱、前列腺等部位肿瘤的诊断与分期提供可靠依据,同时也可显示腹部和盆腔转移的淋巴结。

(三) 磁共振成像(MRI)

MRI 能显示被检查器官的功能和结构,以及脏器的血流灌注情况,能提供较 CT 更为可靠的依据,用于泌尿、男性生殖系统肿瘤的诊断和分期、区别囊性和实质性改变、肾上腺肿瘤的诊断等。MRI 不需造影剂,无 X 射线辐射。体内有起搏器或金属植入物的患者不能做 MRI 检查。磁共振血管成像(MRA)能较好地显示肾动脉,适用于了解肾动脉瘤、肾动脉狭窄、肾静脉血栓形成、肾癌分期、血管受损及肾移植术后血管情况等。磁共振尿路成像(MRU)又称水成像,无须造影剂和插管即能显示肾盏、肾盂、输尿管的结构和形态,是了解上尿路梗阻的无创性检查。

(四) B 超

B 超检查方便、无创伤,不需要造影剂,不影响肾功能,能显示各器官不同轴线及不同深度的断层图像,可动态观察病情的发展,广泛应用于泌尿外科疾病的筛选、诊断和随访,亦用于介入治疗。超声对液体表现为液性暗区显示效果最佳,可显示均质的实体组织和固体物质,能够显示 X 线透光结石,但对气体的显示效果较差。临床上可用于确定肾肿块性质、结石和肾积水;测定残余尿、测量前列腺体积等。亦用于检查阴囊肿块以判断囊肿或实质性肿块,了解睾丸和附睾的位置关系。特殊的探头经直肠及膀胱内做360°旋转检查,有助于对膀胱、前列腺肿瘤的诊断和分期。多普勒超声仪可显示血管内血流情况,确定动、静脉走向,用于诊断睾丸扭转和肾移植排异反应;联合实时超声显像可用于检查勃起功能障碍者的阴茎血流。对尿道狭窄及其周围纤维性瘢痕的显示较尿道造影清晰。在超声引导下,可行穿刺、引流及活检等。近年超声造影逐步开展,由于不用有肾毒性的造影剂,可用于肾衰竭患者,亦用于禁忌做静脉尿路造影或不宜接受X线照射的患者。但超声检查有时受骨骼、气体等的干扰而影响诊断的正确性。

（五）放射性核素检查

放射性核素技术(radionuclide imaging)是通过体内器官对放射性示踪剂的吸收、分泌和排泄过程而显示其形态和功能,特点是核素用量小,不影响机体正常生理过程。虽然显示的图像不如CT和超声清晰,但可提供功能方面的定量数据,有助于疾病的诊断、疗效评价和随访。

1. 肾图(nephrogram)　静脉注射由肾小球滤过或肾小管上皮细胞摄取、分泌而不被重吸收的放射性示踪剂,在体外连续记录滤过或摄取、分泌和排泄的全过程,从而得出两个肾区测得的放射性核素活度与时间的函数曲线图,可测定肾小管分泌功能和显示上尿路有无梗阻。它是一种分侧肾功能试验,反映尿路通畅及尿排出速率情况。其灵敏度高,而特异性与定量性差。

2. 肾显像　能显示肾的形态、大小及有无占位性病变,可了解肾功能、测定肾小球滤过率和有效肾血流量。分静态和动态显像,静态显像仅显示核素在肾内的分布图像,动态显像显示肾吸收、浓集和排泄的全过程。

3. 肾上腺显像　用于肾上腺疾病(如嗜铬细胞瘤)的诊断。

4. 阴囊显像　用于诊断睾丸扭转或精索内静脉曲张等。放射性核素血流检查可判断睾丸的存活及其能力。

5. 骨显像　可显示全身骨骼系统有无肿瘤转移,尤其是确定肾癌,前列腺癌骨转移的情况。

（尹崇高）

思维导图

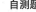
自测题

 思考题

结合导入情境与思考的案例回答下列问题:

1. 为明确受损部位,首选哪项影像学检查?

2. 对于该患者检查前应做哪些准备? 检查后如何护理?

第三十五章

泌尿系统损伤患者的护理

第三十五章
课件

📖 **学习目标**

识记：
1. 能列出泌尿系统损伤的病因。
2. 简述泌尿系统损伤的病因、临床表现、辅助检查。
理解：
1. 能描述肾、膀胱、尿道损伤的病理特点。
2. 能阐述肾、膀胱、尿道损伤的临床特点。
应用：
能运用护理程序为泌尿系统损伤的患者提供整体护理。

导入情境与思考

高先生,20岁。翻越椅背时会阴部受到骑跨伤,局部疼痛,肿胀,尿道口滴血,伤后排尿困难,5h急诊入院,查体:BP 120/80mmHg,P 82次/min,下腹膨隆,B超证实膀胱充盈,导尿管不能插入。

请思考：
1. 该患者主要的护理诊断有哪些？
2. 该患者应立即给予什么治疗？

泌尿系统损伤以男性尿道损伤最多见,肾和膀胱次之,输尿管损伤最少见。由于泌尿系统各器官受到周围组织和脏器的良好保护,通常不易受伤。泌尿系统损伤大多是胸、腹、腰部或骨盆严重损伤时的合并伤。因此,当有上述部位严重损伤时,应注意有无泌尿系统损伤;确诊泌尿系统损伤时,也要注意有无合并其他脏器损伤。泌尿系统损伤的主要临床表现为出血、血尿及尿液外渗。大量出血可引起失血性休克;尿液外渗可继发感染,严重时可导致脓毒血症、肾周围脓肿、尿瘘等并发症。正确评估泌尿系统损伤患者,尽早发现并处理患者问题,是泌尿系统损伤患者护理的关键。

【解剖概要】
泌尿系统由肾、输尿管、膀胱、尿道及相关血管神经组成。

1. **肾（kidney）**　是成对的实质性器官,形似蚕豆,左右各一,右肾比左肾略低,在脊柱的两侧贴于腹后壁,约平对于第 12 胸椎到第 3 腰椎之间。每个肾由 100 万个肾单位组成,每个肾单位由肾小体及与之相连的肾小管组成,是肾脏的基本功能单位。肾小体由肾小球和肾小囊构成。肾小球为肾单位的起始部分,包括入球小动脉、毛细血管丛、出球小动脉及系膜组织。系膜组织充填于毛细血管间,由系膜细胞和基质组成,起支架、调节毛细血管血流、修补基质以及清除异物和代谢产物的作用。肾实质分皮质和髓质两部分。皮质位于表层,主要由肾小体和肾小管曲部构成。髓质位于深部,由 10 余个肾锥体组成,主要为髓袢和集合管,锥体的尖端终止于肾乳头。肾单位和集合管生成的尿液,经集合管在肾乳头的开口处流入肾小盏,再进入肾大盏和肾盂,最后经输尿管进入膀胱。

2. **输尿管（ureter）**　是一细长的肌性管道,左右各一,起自肾盂,行经腹腔和盆腔,止于并开口于膀胱,全长 25~30cm。输尿管全长粗细不等,有 3 个狭窄部,即输尿管的起始部、输尿管跨越髂血管处、输尿管膀胱壁内,是结石易滞留之处。

3. **膀胱（bladder）**　是贮存尿液的肌性囊状器官,空虚时,居于耻骨联合后方,有较大的伸缩性,成人一般容量为 300~500ml。膀胱的肌层由平滑肌纤维构成,又称逼尿肌,在尿道口有较厚的环行平滑肌,形成膀胱括约肌（尿道内括约肌）。

4. **尿道（urethra）**　是膀胱通到体外的排尿管道。男性尿道起始于膀胱的尿道内口、终于尿道外口,成人平均长 18cm,尿道全程有尿道内口、尿道膜部、尿道外口 3 处狭窄,是尿路结石最易滞留处。女性尿道长 3~5cm,较男性尿道宽、短、直,后方又邻近肛门,因而易患尿路逆行感染。

第一节　肾　损　伤

肾脏质地脆、包膜薄,受暴力打击易引起损伤。肾损伤（injury of kidney）常是严重多发性损伤的一部分。

【病因】

1. **开放性损伤**　因弹片、枪弹、刀刃等锐器所致损伤,常伴有胸部、腹部等其他脏器损伤,病情复杂而严重。

2. **闭合性损伤**　临床上最多见,为直接暴力（如撞击、跌倒、挤压、肋骨骨折等）或间接暴力（如对冲伤、突然暴力扭转等）所致。直接暴力时,上腹部或腰背部受到外力撞击或挤压是肾损伤最常见的原因。

【病理与分类】

临床最常见的是闭合性肾损伤,根据肾损伤的程度,闭合性肾损伤可有以下病理类型（图 35-1）:

1. **肾挫伤**　损伤仅局限于部分肾实质,形成肾瘀斑和 / 或包膜下血肿,肾包膜及肾盏肾盂黏膜均完整。损伤涉及集合系统可有少量血尿。一般症状轻微,可以自愈。大多数患者的肾损伤属此类。

2. **肾部分裂伤**　肾实质部分裂伤伴有肾包膜破裂,可致肾周血肿。如肾盂肾盏黏膜破裂,可有明显血尿。

3. **肾全层裂伤**　肾实质深度裂伤,外

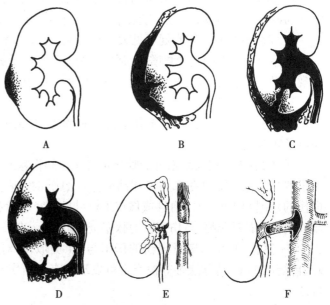

图 35-1　肾损伤的类型

A. 肾瘀斑及包膜下血肿;B. 表浅肾皮质裂伤及肾周围血肿;C. 肾实质全层裂伤、血肿及尿外渗;D. 肾横断;E. 肾蒂血管断裂;F. 肾动脉内膜断裂及血栓形成

及肾包膜,内达肾盂肾盏黏膜,常引起广泛的肾周血肿、严重血尿和尿外渗。肾横断或破裂时,可致肾组织缺血。

4. 肾蒂损伤　较少见。肾蒂血管部分或全部撕裂时可引起大出血、休克。患者常来不及诊治就已死亡。突然减速运动:如车祸、从高处坠落,可引起肾急剧移位,肾动脉突然被牵拉,导致弹性差的内膜破裂,形成血栓,可致肾动脉闭塞、肾功能完全丧失。

继发性病理改变:①血肿及尿外渗致继发感染;②持续的尿外渗形成假性尿囊肿;③血肿及尿外渗引起周围组织纤维化,压迫肾盂及输尿管,导致肾积水;④损伤致部分肾实质缺血或肾蒂周围组织纤维化,压迫肾动脉致其狭窄,引起肾血管性高血压;⑤开放性肾损伤有发生动静脉瘘或假性肾动脉瘤的可能。

【临床表现】

肾损伤的临床表现因损伤程度的不同而异,在合并其他器官损伤时,轻度肾损伤症状常被忽视。其主要表现有血尿、休克、疼痛、腰腹部肿块和发热等。

1. 血尿　多有血尿,肾挫伤涉及肾集合系统时可出现镜下血尿或轻度肉眼血尿。若肾近集合系统部位裂伤伴有肾盏肾盂黏膜破裂,则可有明显的血尿。肾全层裂伤则呈大量全程肉眼血尿。有时血尿与外伤程度并不一致,血块阻塞尿路或肾蒂断裂、肾动脉血栓形成、肾盂、输尿管断裂等情况可能只有轻微血尿或无血尿。血尿时间延长常与继发感染或动静脉瘘形成有关。

2. 休克　严重肾损伤尤其合并有其他脏器损伤时,表现有创伤性休克和出血性休克甚至危及生命。

3. 疼痛及腹部包块　疼痛由局部软组织损伤或骨折所致,也可由肾包膜张力增加引起;有时还可因输尿管血块阻塞引起肾绞痛。当肾周围血肿和尿外渗形成时,局部发生肿胀而形成肿块。

4. 发热　由于血、尿外渗后引起肾周感染所致。

5. 伤口流血　刀伤或穿透伤累及肾脏时,伤口可流出大量鲜血。出血量与肾损伤程度以及是否合并有其他脏器或血管的损伤有关。

【辅助检查】

1. 病史与体检　任何腹部、背部、下胸部外伤或受对冲力外伤的患者,无论是否有典型的腰腹部疼痛、肿块、血尿等,均要注意有无肾损伤。有时症状与肾损伤的严重程度并不一致。

2. 实验室检查　尿常规可见大量红细胞。血常规检查时,血红蛋白和血细胞比容持续降低,提示有活动性出血。白细胞计数增多,常提示为感染。严重的胸、腹部外伤时,往往容易忽视肾损伤的临床表现,应尽早做尿常规及影像学检查,以免贻误正确诊断。

3. 影像学检查

(1) 超声检查:可提示肾损伤的部位和程度,有无包膜下和肾周血肿、尿外渗以及其他器官损伤,还可了解对侧肾情况。

(2) CT:CT 平扫及增强可清晰显示肾实质裂伤程度、尿外渗和血肿范围,以及肾组织有无活力,并可了解与其他脏器的关系。CT 尿路成像(CTU)可发现患肾造影剂排泄减少,造影剂外渗等,可评价肾损伤的范围和程度。CT 血管成像(CTA)可显示肾动脉和肾实质损伤的情况,也可了解有无肾动静脉瘘或创伤性肾动脉瘤,若伤侧肾动脉完全梗阻,提示有外伤性血栓形成。

(3) 其他:MRI 诊断肾损伤的作用与 CT 类似,但对血肿的显示比 CT 更具特征性。除上述检查外,传统的 IVU、动脉造影等检查也可发现肾有无损伤及肾损伤的范围和程度,但临床上一般不作为首选。

【处理原则】

肾损伤的处理与损伤程度直接相关。轻微肾挫伤一般症状轻微,经短期休息可以康复,大多数患者属于此类损伤。多数肾部分裂伤若无合并其他脏器损伤可行保守治疗或者介入栓塞治疗,仅少数需手术治疗。

1. 紧急处理　大出血、休克的患者需迅速抢救。密切观察生命体征,予以输血、复苏,尽快进行必要的检查,以确定肾损伤的范围、程度及有无合并其他器官损伤,同时作好急诊手术探查的准备。

2. 非手术治疗

(1) 绝对卧床休息 2~4 周,病情稳定、血尿消失后才可以允许患者离床活动。通常外伤后 4~6 周肾部分裂伤才能趋于愈合,过早过多的离床活动,有可能导致再度出血。恢复后 2~3 个月内不宜参加体力劳动或竞技运动。

(2) 密切观察:定时测量血压、脉搏、呼吸、体温,注意腰、腹部肿块范围有无增大,观察每次排出尿液颜色深浅的变化。定期检测血红蛋白和血细胞比容。

(3) 及时补充血容量和能量,维持水、电解质平衡,保持足够尿量,必要时输血。

(4) 早期足量合理应用抗生素预防感染。

(5) 合理使用止痛、镇静剂和止血药物。

3. 手术治疗

(1) 开放性肾损伤:这类损伤的患者几乎都要施行手术探查,特别是枪伤或锐器伤。原则是清创、缝合及引流,并探查有无其他腹部脏器损伤。

(2) 闭合性肾损伤:若明确为严重肾裂伤、肾破裂、肾盂破裂或肾蒂伤,需尽早手术。若肾损伤患者在保守治疗期间发生以下情况,也需行手术治疗:①经积极抗休克后生命体征仍未改善,提示有内出血;②血尿逐渐加重,血红蛋白和血细胞比容持续降低;③腰、腹部肿块明显增大;④有腹腔脏器损伤的可能。

手术方法:经腹或者经腰部切口施行手术,怀疑腹腔脏器外伤时,先探查并处理腹腔其他外伤脏器,再切开后腹膜,显露并阻断肾蒂血管,而后切开肾周筋膜和脂肪囊,探查伤侧肾,快速清除血肿,依具体情况选择做肾修补、肾部分切除术或肾切除。必须注意,在未控制肾动脉之前切开肾周筋膜,往往难以控制出血。只有在严重肾全层裂伤或肾蒂血管外伤无法修复,而对侧肾功能良好时,才可施行伤侧肾切除。

(3) 介入治疗:选择性肾动脉造影介入栓塞止血术,肾破裂的介入治疗适合严重的肾部分裂伤、全层裂伤、孤立肾、对侧肾功能严重障碍的病例。

4. 并发症处理　由于出血、尿外渗以及继发性感染等情况易导致肾外伤后出现并发症。腹膜后尿囊肿或肾周脓肿须穿刺引流或切开引流。输尿管狭窄、肾积水需施行成形术或肾切除术;恶性高血压要做血管狭窄处扩张或肾切除术;持久性血尿且较严重者可施行选择性肾动脉分支栓塞术。

【护理评估】

(一) 术前评估

1. 健康史

(1) 一般情况:了解患者的年龄、性别、职业及运动爱好等。

(2) 外伤史:了解受伤的原因、时间、地点、部位、暴力性质、强度和作用部位,受伤至就诊期间的病情变化及就诊前采取的急救措施等。

2. 身体状况

(1) 症状与体征

1) 局部:评估有无腰部疼痛、肿块和血尿等,有无腹膜炎的症状与体征。

2) 全身:评估生命体征及尿量,判断有无休克、感染等征象。

(2) 辅助检查:了解血、尿常规检查结果的动态变化,影像学检查有无异常发现。

3. 心理、社会状况　患者是否存在明显的焦虑与恐惧;患者及家属对肾损伤伤情与治疗的了解程度,能否配合治疗。

(二) 术后评估

1. 术中情况　了解患者的手术、麻醉方式与效果,术中出血、补液、输血情况。

2. 身体状况　评估生命体征是否平稳,患者是否清醒;伤口是否干燥,有无渗液、渗血;肾周引流管是否通畅,引流量、颜色与性状等;有无出血、感染等并发症的发生。

3. 心理、社会状况　评估患者是否担心手术预后,是否配合术后治疗和护理。

【护理诊断 / 问题】

1. 焦虑与恐惧　与外伤打击、害怕手术和担心预后不良等有关。

2. 组织灌流量改变　与肾裂伤、肾蒂裂伤或其他脏器损伤引起的大出血有关。

3. 潜在并发症:感染等。

【护理目标】

1. 患者恐惧与焦虑程度减轻,情绪稳定。

2. 患者的有效循环血量得以维持。

3. 患者未发生并发症,或并发症得到及时发现和处理。

【护理措施】

(一) 非手术治疗护理 / 术前护理

1. 心理护理　主动关心、安慰患者及其家属,稳定情绪,减轻焦虑与恐惧。加强交流,解释肾损伤的病情发展情况、主要的治疗及护理措施。鼓励患者及家属积极配合各项治疗和护理工作。

2. 休息　绝对卧床休息2~4周,待病情稳定、血尿消失后可离床活动。通常损伤后4~6周,肾挫裂伤才趋于愈合,下床活动过早、过多,有可能导致再度出血。

3. 病情观察　①定时测量血压、脉搏、呼吸,并观察其变化;②观察尿液颜色的深浅变化,若血尿颜色逐渐加深,说明出血加重;③观察腰、腹部肿块的大小变化;④动态监测血红蛋白和血细胞比容变化,以判断出血情况;⑤定时观察体温和血白细胞计数,判断有无继发感染;⑥观察疼痛的部位及程度。

4. 维持体液平衡、保证组织有效灌流量　建立静脉通道,遵医嘱及时输液,必要时输血,以维持有效循环血量。合理安排输液种类,以维持水、电解质及酸碱平衡。

5. 感染的预防与护理　①保持伤口清洁、干燥,敷料渗湿时及时更换;②遵医嘱应用抗生素,并鼓励患者多饮水;③若患者体温升高、伤口处疼痛并伴有血白细胞计数和中性粒细胞比例升高,尿常规示有白细胞时,多提示有感染,应及时通知医师并协助处理。

6. 术前准备　有手术指征者,在抗休克治疗的同时,紧急做好各项术前准备,备皮、配血、完善术前检查。除常规检查外,应注意患者的凝血功能是否正常。条件允许时,术前行肠道清洁。

(二) 术后护理

1. 卧床休息　肾切除后需绝对卧床休息1~2周,肾修补术、肾部分切除术或肾周引流术后需卧床休息2~4周。

2. 病情观察　严密观察患者生命体征,尿液的颜色和量;定时监测血、尿常规和肾功能情况;肾切除者,输液速度不宜过快。密切观察腹部体征,有无腹痛、反跳痛、腹肌紧张等情况,切口敷料是否干燥,如有异常及时通知医生。

3. 引流管护理　妥善固定肾周引流管,翻身或搬动患者时,避免引流管扭转、折叠、脱出;定时挤压引流管,记录引流液的颜色、性质及量,引流出血量多且颜色鲜红时,立即报告医生。若导尿管引流出血凝块,给予膀胱冲洗,防止尿管堵塞。

4. 饮食护理　术后患者肛门排气后,鼓励患者进食高蛋白、高维生素、营养丰富、易消化食物,但应减少产气食物的摄入,以减轻腹胀;肾功能受损者,进食优质低蛋白饮食,蛋白质的摄入以富含人体必需氨基酸的动物蛋白为主。

5. 行肾切除术后的患者须注意保护健肾,防止外伤,不使用对肾功能有损害的药物,如氨基糖苷类抗生素等。

6. 并发症的观察　尿瘘时应保持引流通畅和局部清洁,防止感染,加强营养,促进愈合。

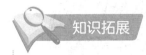

知识拓展

肾动脉栓塞术后护理

　　肾动脉栓塞术指通过经皮穿刺选择性肾动脉插管,注入栓塞物质,使动脉闭塞,达到止血的目的,具有保护肾功能的作用,具有对患者损伤小、术后并发症少等优点。栓塞术后绝对卧床休息24h,密切观察生命体征及尿液颜色的变化;患肢制动,动脉穿刺部位弹力绷带加压包扎;每2h观察患肢血液循环情况,触摸足背动脉搏动情况及下肢皮温;注意对栓塞综合征的观察及预防;体温监测;视病情促使排尿,促进造影剂的排泄。

（三）健康教育

1. 非手术治疗、病情稳定后的患者,出院后3个月内不宜从事重体力劳动或剧烈运动。

2. 行肾切除术后的患者须注意保护健肾,防止外伤,不使用对肾功能有损害的药物。

【护理评价】

通过治疗与护理,患者是否:

1. 恐惧与焦虑减轻,情绪稳定。

2. 组织灌流量恢复正常,生命体征维持平稳。

3. 并发症得以预防,或得到及时发现和处理。

第二节　膀　胱　损　伤

　　膀胱损伤(injury of bladder)是指膀胱壁受到外力作用时发生膀胱浆膜层、肌层、黏膜层的破裂,引起膀胱腔完整性破坏、血尿外渗。膀胱为腹膜外器官,空虚时位于骨盆深处,受到周围筋膜、肌肉、骨盆及其他软组织的保护,很少为外界暴力所损伤。膀胱充盈时其壁紧张而薄,伸展高出耻骨联合至下腹部,易遭受损伤。

【病因】

1. **开放性外伤**　由弹片、子弹或锐器贯通所致,常合并其他脏器外伤,如直肠、阴道外伤,形成腹壁尿瘘、膀胱直肠瘘或膀胱阴道瘘。

2. **闭合性外伤**　当膀胱充盈时,若下腹部遭撞击、挤压,极易发生膀胱外伤。可见于酒后膀胱过度充盈,受力后膀胱破裂。有时骨盆骨折后骨片会直接刺破膀胱壁。产程过长,膀胱壁被压在胎头与耻骨联合之间也易引起缺血性坏死,可致膀胱阴道瘘。

3. **医源性外伤**　见于膀胱镜检查或治疗,如膀胱颈部、前列腺、膀胱癌等电切术以及盆腔手术、腹股沟疝修补术、阴道手术等有时可能伤及膀胱。压力性尿失禁行经阴道无张力尿道中段悬吊(TVT)手术时也有发生膀胱外伤的可能。

4. **自发性破裂**　有病变的膀胱(如膀胱结核、长期接受放射治疗的膀胱)过度膨胀,发生破裂,称为自发性破裂。

【病理】

1. **膀胱挫伤**　仅伤及膀胱黏膜或肌层,膀胱壁未穿透,局部有出血或形成血肿,无尿外渗,可出现血尿。

2. **膀胱破裂**　严重损伤者可发生膀胱破裂,分为腹膜内型、腹膜外型两种(图35-2)。

（1）腹膜内型:膀胱壁破裂伴腹膜破裂,与腹腔相通,尿液流入腹腔引起腹膜炎。多见于膀胱后壁和顶部损伤。

(2) 腹膜外型:膀胱壁破裂但腹膜完整,尿液外渗至盆腔内膀胱周围间隙。大多由膀胱前壁的损伤引起,伴骨盆骨折。

【临床表现】

膀胱壁轻度挫伤可仅有少量血尿,或伴下腹部轻度疼痛,短期内症状可自行消失。膀胱壁全层破裂时症状明显,腹膜外型和腹膜内型各有其特殊表现。

1. 腹痛　腹膜外破裂时,尿外渗及血肿可引起下腹部疼痛、压痛及肌紧张,直肠指检可触及直肠前壁饱满并有触痛。腹膜内破裂时,尿液流入腹腔常引起急性腹膜炎症状。如果腹腔内尿液较多,可有移动性浊音。

2. 血尿和排尿困难　膀胱壁轻度挫伤者可仅有少量血尿,而膀胱壁全层破裂时由于尿外渗到膀胱周围或腹腔内,患者可有尿意,但不能排尿或仅排出少量血尿。

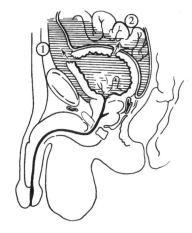

图 35-2　膀胱损伤
①腹膜外损伤;②腹膜内损伤

3. 并发症　①休克:多为骨盆骨折等引起大出血所致;膀胱破裂引起尿外渗及腹膜炎时,常发生感染性休克;②尿瘘:开放性损伤时,因体表伤口与膀胱相通而有漏尿;若与直肠、阴道相通,则经肛门、阴道漏尿。闭合性损伤,尿外渗继发感染后可破溃而形成尿瘘。

【辅助检查】

1. 病史和体检　患者下腹部或骨盆受外来暴力后,出现腹痛、血尿及排尿困难,体检发现耻骨上区压痛,直肠指检触及直肠前壁有饱满感,提示腹膜外膀胱破裂。全腹剧痛,腹肌紧张,压痛及反跳痛,并有移动性浊音,提示腹膜内膀胱破裂。

2. 导尿试验　导尿管插入膀胱后,若引流出 300ml 以上的清亮尿液,基本上可排除膀胱破裂;若顺利插入膀胱但不能导出尿液或仅导出少量血尿,则膀胱破裂的可能性较大。此时可经导尿管注入无菌生理盐水 200~300ml 至膀胱,片刻后再吸出。液体外漏时,吸出量会减少;腹腔液体回流时,吸出量会增多。若引流出的液体量明显少于或多于注入量,提示膀胱破裂。

3. 影像学检查

(1) X 线检查:如有骨盆骨折,腹部平片可以显示骨折状况。膀胱造影自导尿管向膀胱内注入 15%泛影葡胺 300ml,摄前后位片,抽出造影剂后再摄片,如膀胱破裂,可发现造影剂漏至膀胱外,排液后的照片更能显示遗留于膀胱外的造影剂。腹膜内膀胱破裂时,则显示造影剂衬托的肠袢。

(2) CT:可发现膀胱周围血肿,增强后延迟扫描也可发现造影剂外渗现象。

【处理原则】

闭合膀胱壁伤口;保持通畅的尿液引流或完全的尿流改道;充分引流膀胱周围及其他部位的尿外渗。应根据外伤的类型和程度进行相应处理。

1. 紧急处理　积极抗休克治疗,如输血、输液、镇痛等,尽早使用广谱抗生素,以预防感染。

2. 非手术治疗　膀胱轻度损伤,如挫伤或膀胱造影仅见少量尿液外渗、症状较轻者,可从尿道插入导尿管,持续引流尿液 7~10d;合理使用抗生素预防感染。

3. 手术治疗　膀胱破裂伴有出血和尿外渗,病情严重,须尽早施行手术。如为腹膜外破裂,作下腹部正中切口,腹膜外显露并切开膀胱,清除外渗尿液,修补膀胱裂口。如为腹膜内破裂,应行剖腹探查,了解其他脏器有无外伤,并做相应处理。吸尽腹腔内液体,分层修补腹膜与膀胱壁。也可行腹腔镜膀胱修补术,由于腹腔镜具有创伤小等特点,利用孔道即可观察上腹部其他脏器有无外伤。若发生膀胱颈撕裂,须用可吸收缝线准确修复,以免术后发生尿失禁。膀胱修补术后应留置 Foley 导尿管或耻骨上膀胱造瘘(suprapubic cystostomy),持续引流尿液 2 周。

4. 并发症的处理　早期正确的手术治疗以及抗生素的应用可减少并发症的发生。盆腔血肿宜尽量避免切开,以免发生大出血并导致感染。若出血不止,用纱布填塞止血,24h 后再取出。出血难控制时可行选择性盆腔血管栓塞术。

【护理诊断／问题】

1. 焦虑与恐惧　与外伤打击、害怕手术等有关。

2. 组织灌流量改变　与膀胱破裂、骨盆骨折损伤血管引起出血、尿外渗或腹膜炎有关。

3. 潜在并发症：感染等。

【护理措施】

（一）非手术治疗护理／术前护理

1. 心理护理　主动关心、安慰患者及家属，稳定情绪，减轻焦虑与恐惧。加强交流，解释膀胱损伤的病情发展和预后、主要的治疗及护理措施，鼓励患者及家属积极配合各项治疗和护理工作。

2. 维持体液平衡、保证组织有效灌流量　①密切观察病情：定时测量患者的呼吸、脉搏、血压，准确记录出入液量；②输液护理：遵医嘱及时输液，必要时输血，以维持有效循环血量和水、电解质及酸碱平衡；注意保持输液管路通畅；观察有无输液反应。

3. 感染的预防与护理　①伤口护理：保持伤口的清洁、干燥，敷料浸湿时及时更换；②尿管护理：保持尿管引流通畅，观察尿液的颜色、量和性状，保持尿道口周围清洁、干燥；尿管留置 7~10d 后拔除；③遵医嘱应用抗生素，并鼓励患者多饮水；④及早发现感染征象：若患者体温升高、伤口疼痛并伴有白细胞计数和中性粒细胞比例升高，尿常规示有白细胞时，多提示感染，需及时通知医师并协助处理。

4. 术前准备　有手术指征者，在抗休克治疗的同时，紧急做好各项术前准备。

（二）术后护理

1. 留置尿管的护理　执行留置尿管的护理常规。

2. 膀胱造瘘管的护理

（1）执行引流管的护理常规，同肾损伤章节。

（2）暂时性膀胱造瘘一般留置 1~2 周，拔管前先夹管，患者可自行排尿后，方可拔除造瘘管。若引流液呈血性，且有血凝块，行膀胱冲洗，防止管道堵塞。

（3）造瘘口周围定期换药，预防感染。

（4）有尿外渗行切口引流的患者，观察引流液的颜色、量和性质，若敷料浸湿应及时更换。

3. 病情观察

（1）密切观察 24h 尿量并记录。

（2）监测患者病情变化，若发现体温升高、伤口疼痛、引流管内容物及伤口渗出物为脓性，血白细胞计数和中性粒细胞比例上升，提示有继发感染，应及时通知医生。

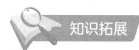

知识拓展

持续膀胱冲洗

通过留置导尿管或耻骨上膀胱造瘘管，将药物输注膀胱内，然后再经导管排出体外，如此反复多次将膀胱内残渣、血液、脓液等冲出，防止感染或堵塞尿路。其操作要点：①遵医嘱准备药液；②三腔导尿管留置导尿，排空膀胱；③悬挂"膀胱冲洗"标识牌，将膀胱冲洗液（常用 0.9% 生理盐水）悬挂输液架上，液面高于床面 60cm，连接前对各个连接部进行消毒；④将冲洗管与冲洗液连接，三腔导尿管一头连接冲洗管，另一头连接尿袋。夹闭尿袋，打开冲洗管，使溶液滴入膀胱，速度 80~100 滴 /min；⑤待患者有尿意或滴入 200~300ml 后，夹闭冲洗管，打开尿袋，排出冲洗液，遵医嘱如此反复进行。

（三）健康教育

1. 膀胱造瘘管的自我护理 部分患者需带膀胱造瘘管出院,需做好患者的自我护理指导:①引流管和引流袋的位置切勿高于膀胱区;②间断轻柔挤压引流管以促进沉淀物的排出;③发现阻塞时不可自行冲洗,应随时就诊;④如出现膀胱刺激征、尿中有血块、发热等,也应及时就诊。

2. 用药指导 遵医嘱服药,详细告知患者药物的不良反应及注意事项。

第三节 尿 道 损 伤

尿道损伤(urethral injury)是泌尿系统最常见的外伤,多见于男性,分为开放性和闭合性外伤两类。开放性外伤多因弹片、锐器伤所致,常伴有阴囊、阴茎或会阴部贯通伤。闭合性外伤为挫伤、撕裂伤。在解剖上男性尿道以尿生殖膈为界,分为前、后两段。前尿道包括球部和阴茎部,后尿道包括前列腺部和膜部,其中球部和膜部的外伤最为多见。男性尿道外伤是泌尿外科常见的急症,早期处理不当,会产生尿道狭窄、尿瘘等并发症。

【病因与分类】

1. 按尿道损伤的部位

(1) 前尿道损伤:多发生于球部,球部尿道固定在会阴部。会阴部骑跨伤时,将尿道挤向耻骨联合下方,引起尿道球部损伤。因为会阴浅筋膜的远侧附着于腹股沟部,近侧与腹壁浅筋膜深层相连续,后方附着于尿生殖膈,尿液不会外渗到两侧股部。尿道阴茎部外伤时,如阴茎筋膜完整,血液及尿液渗入局限于阴茎筋膜内,表现为阴茎肿胀;如阴茎筋膜同时破裂,尿外渗范围扩大,与尿道球部损伤相同。

(2) 后尿道损伤:多发生于膜部。膜部尿道穿过尿生殖膈,当骨盆骨折时,附着于耻骨下支的尿生殖膈突然移位,产生剪切样暴力,使薄弱的膜部尿道撕裂,甚至在前列腺尖处撕断。耻骨前列腺韧带撕裂致前列腺向上后方移位。骨折及盆腔血管丛外伤可引起大量出血,在前列腺和膀胱周围形成大的血肿。当后尿道断裂后,尿液沿前列腺尖处可外渗到耻骨后间隙和膀胱周围。

2. 按致伤原因 可分为:①开放性损伤,因弹片、锐器伤所致,常伴有阴茎、阴囊、会阴贯通伤;②闭合性损伤,因外来暴力所致,多为挫伤或撕裂伤。

【病理】

1. 尿道挫伤 尿道内层损伤,阴茎和筋膜完整;仅有水肿和出血,可以自愈。

2. 尿道裂伤 尿道壁部分断裂,引起尿道周围血肿和尿外渗,愈合后可引起瘢痕性尿道狭窄。

3. 尿道断裂 尿道完全离断,断端退缩、分离,尿道周围血肿和尿外渗明显,可发生尿潴留。

(1) 尿道球部断裂:尿道球部裂伤或断裂时,血液及尿液渗入会阴浅筋膜包绕的会阴浅袋,使会阴、阴囊、阴茎肿胀,有时向上扩展至腹壁,若处理不当或不及时,可发生广泛的皮肤及皮下组织坏死、感染和脓毒血症。

(2) 尿道膜部断裂:由骨盆骨折及盆腔血管丛损伤引起大量出血,在前列腺和膀胱周围形成大血肿。当后尿道断裂后,尿液沿前列腺尖处外渗至耻骨后间隙和膀胱周围,若同时有耻骨前列腺韧带撕裂,则前列腺向后上方移位。

【临床表现】

1. 症状

(1) 疼痛:尿道球部损伤时疼痛可放射到尿道口,尤以排尿时为甚;后尿道损伤表现为下腹部疼痛,局部肌紧张并有压痛。

(2) 尿道出血:前尿道损伤时,可见尿道外口滴血,尿液可为血尿;后尿道破裂时,可无尿道口流血或仅少量血液流出。

(3) 排尿困难:尿道挫裂伤后,因局部水肿或疼痛性括约肌痉挛,发生排尿困难;尿道断裂时,可发生尿潴留。

2. 体征 直肠指诊对确定尿道损伤部位极为重要。后尿道断裂时,可触及直肠前方有柔软、压痛的血肿,前列腺向上移位,有浮球感。

3. 并发症 ①休克:骨盆骨折致后尿道损伤,常因合并大出血。引起创伤性、失血性休克;②尿外渗及血肿:尿道断裂后,用力排尿时尿液可从裂口处渗入周围组织,形成尿外渗,并发感染时则出现脓毒血症;膜部尿道损伤致尿生殖膈撕裂时,会阴、阴囊部出现尿外渗及血肿。

【辅助检查】

1. 病史和体检 球部尿道外伤常有会阴部骑跨伤史,尿道器械操作也可不同程度伤及尿道。根据病史、典型症状及血肿、尿外渗分布的区域,可确定诊断。

2. 导尿试验 目的是检查尿道是否连续、完整。在严格无菌操作下轻缓插入导尿管,若能顺利插入至膀胱,说明尿道连续而完整。若一次插入困难,不应勉强反复试插,以免加重局部损伤、导致感染。后尿道损伤伴骨盆骨折时,一般不宜导尿。

3. X线检查 骨盆前后位X线摄片显示骨盆骨折。

4. 逆行尿道造影 逆行尿道造影可显示尿道外伤部位及程度。尿道挫伤无造影剂外溢,如有外溢则提示部分裂伤;如造影剂未进入后尿道而大量外溢,提示尿道有严重裂伤或断裂。

【处理原则】

1. 紧急处理 损伤严重伴大出血可致休克,需积极抗休克治疗,尽早施行手术治疗。尿潴留者可紧急行耻骨上膀胱穿刺或造瘘术,及时引流出膀胱内尿液。

2. 非手术治疗 尿道挫伤及轻度裂伤者不需特殊治疗,可止血、镇痛、应用抗生素预防感染。排尿困难者,可试插导尿管,如顺利进入膀胱,可留置导尿管2周左右。如试插导尿管失败、尿潴留者,可行耻骨上膀胱穿刺或造瘘术,及时引流出膀胱内尿液。损伤较重者,一般不宜导尿,以免加重局部损伤和引起感染。

3. 手术治疗

(1) 前尿道裂伤后导尿失败或尿道断裂:立即行经会阴尿道修补或断端吻合术,并留置导尿管2~3周。尿道裂伤严重、会阴或阴囊形成大血肿者,可做膀胱造瘘术,3个月后再修补尿道。

(2) 骨盆骨折致后尿道损伤:经抗休克治疗病情稳定后,局麻下作耻骨上高位膀胱造瘘。尿道不完全断裂者,一般在3周内愈合,恢复排尿。经膀胱尿道造影,明确尿道无狭窄及尿外渗后,可拔除膀胱造瘘管。若不能恢复排尿,则留置膀胱造瘘管3个月,二期施行尿道瘢痕切除及尿道端端吻合术。

(3) 尿道会师复位术(urethral realignment):为早期恢复尿道的连续性,避免尿道断端远离形成瘢痕假道,一部分患者会被采用尿道会师复位术,而休克严重者在抢救期间不宜作此手术,只作高位膀胱造瘘,二期再行手术恢复尿道的连续性。

手术方法:下腹部纵向切口,清除耻骨后血肿,切开膀胱,用示指从膀胱颈伸入后尿道,将从尿道外口插入的尿道探子引入膀胱,在尿道探子尖部套上一根普通导尿管,跟随探子引出尿道外口,然后用线将它与一根三腔水囊导尿管的尖端连在一起,将其拉入膀胱。再选一根膀胱造瘘管,一端与三腔水囊导尿管顶端缝连在一起,防止术后水囊破裂致导尿管脱落,另一端引出膀胱做膀胱造瘘。然后充起三腔导尿管水囊,向尿道外口方向牵拉使断裂的尿道尽量对接,再将三腔导尿管用胶布固定于股内侧作皮肤牵引(图35-3)。2周左右松开牵引继续留置导尿管1~2周,若经过顺利,患者排尿通畅,则可避免二期尿道吻合术。

4. 并发症的处理

(1) 尿外渗:在尿外渗区做多个皮肤切口,深达浅筋膜下,彻底引流外渗尿液。

(2) 尿道狭窄:尿道损伤后,尤其是后尿道损伤常并发尿道狭窄。为预防尿道狭窄,拔除尿管后需定期行尿道扩张术(dilatation of urethra)。对晚期发生的尿道狭窄,可用腔内技术,经尿道切开或切除狭窄的瘢痕组织,或于受伤3个月后,手术切除尿道瘢痕组织,作尿道端端吻合术。

(3) 直肠损伤:后尿道合并直肠损伤时应立即修补,并作暂时性结肠造瘘。若并发尿道直肠瘘,应

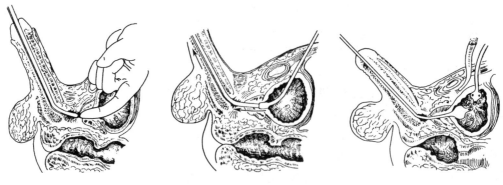

图 35-3　尿道会师复位术

等待 3~6 个月后再施行修补手术。

（4）尿瘘：如果尿外渗未及时得到引流,感染后可形成尿道周围脓肿,脓肿破溃可形成尿瘘,狭窄时尿流不畅也可引起尿瘘。前尿道狭窄所致尿瘘多发生于会阴部或阴囊部,应在解除狭窄的同时切除或清理瘘管。

【护理诊断 / 问题】

1. 恐惧 / 焦虑　与外伤打击、害怕手术和担心预后有关。

2. 组织灌流量不足　与创伤、骨盆骨折引起的大出血有关。

3. 排尿障碍　与尿道损伤引起的局部水肿或尿道括约肌痉挛、尿道狭窄有关。

4. 潜在并发症:感染等。

【护理措施】

（一）非手术治疗的护理 / 术前护理

1. 心理护理　尿道损伤以男性青壮年为主,常合并骨盆骨折、大出血,甚至休克,伤情重,故患者及家属的精神负担大,极易产生恐惧、焦虑心理。护士应主动关心、安慰患者及家属,稳定情绪,减轻焦虑与恐惧,告诉患者及家属尿道损伤的病情发展、主要的治疗护理措施,鼓励患者及家属积极配合。

2. 维持体液平衡,保证组织有效灌流量　①迅速建立两条静脉通路,遵医嘱合理输液、输血,并确保输液通道通畅;②急救止血:迅速止血是抢救的关键。骨盆骨折常合并大出血,短时间内可出现失血性休克;因此必须有效止血,及时进行骨折复位固定,减少骨折断端的活动,防止进一步损伤血管。

3. 感染的预防与护理　①嘱患者勿用力排尿,避免引起尿外渗而致周围组织继发感染;②保持伤口的清洁、干燥,敷料渗湿时应及时更换;③遵医嘱应用抗生素;鼓励患者多饮水,以起到稀释尿液、冲洗尿路的作用;④早期发现感染征象:尿道断裂后血、尿外渗容易导致感染;若患者体温升高、伤口处肿胀疼痛并伴有血白细胞计数和中性粒细胞比例升高,应高度警惕。

4. 密切观察病情　监测患者的神志、脉搏、呼吸、血压、体温、尿量、腹肌紧张度、腹痛、腹胀等的变化,并详细记录。

5. 骨盆骨折　须卧硬板床,勿随意搬动,以免加重损伤。

6. 术前准备　有手术指征者,在抗休克的同时,紧急做好各项术前准备。

（二）术后护理

1. 引流管护理

（1）尿管:尿道吻合术与尿道会师术后均留置尿管,引流尿液。

1）妥善固定:尿管一旦滑脱均无法直接插入,须再行手术放置,直接影响损伤尿道的愈合。需按高危管道护理,粘贴红色标识,妥善固定尿管、减缓翻身动作,防止尿管脱落。

2）有效牵引:尿道会师术后行尿管牵引,有利于促进分离的尿道断面愈合。为避免阴茎阴囊交界处尿道发生压迫性坏死,需掌握牵引的角度和力度。牵引角度:尿管与体轴呈 45° 为宜,尿管固定于大腿内侧;牵引力度以 0.5kg 为宜,维持 1~2 周。

　　3) 保持引流通畅:血块堵塞是导致尿管堵塞的常见原因,需及时清除。可在无菌操作下,用注射器吸取无菌生理盐水冲洗、抽吸血块,必要时行膀胱冲洗。

　　4) 预防感染:严格无菌操作,定期更换引流袋,留置尿管期间,每日清洁尿道口。

　　5) 拔管:尿道会师术后尿管留置时间一般为 4~6 周,创伤严重者可酌情延长留置时间。

　　(2) 膀胱造瘘管:按引流管护理常规做好相应的护理,膀胱造瘘管留置 10d 左右拔除。

　　2. 尿外渗区切开引流的护理　保持引流通畅,定时更换切口浸湿敷料,抬高阴囊,以利于外渗尿液吸收,促进肿胀消退。

　　3. 病情观察　同膀胱损伤的观察要点。

　　4. 并发症的观察与护理

　　(1) 遵医嘱定期进行尿道扩张术:术后早期每周 1 次,持续 1 个月后根据排尿困难的程度制订尿道扩张的间隔时间。

　　(2) 指导患者休息,同时观察有无尿道口出血、排尿时疼痛,以及尿频、尿急和烧灼感等现象。

　　(3) 鼓励患者多饮水,遵医嘱应用抗生素。

　　(三) 健康教育

　　1. 定期行尿道扩张术　经手术修复后,尿道损伤患者尿道狭窄的发生率较高,需要定期进行尿道扩张以避免尿道狭窄。尿道扩张术较为痛苦,应向患者说明该治疗的意义,鼓励患者定期返院行尿道扩张术。

　　2. 自我观察　若发现有排尿不畅、尿线变细、滴沥、尿液浑浊等现象,可能为尿道狭窄,应及时来医院诊治。

(尹崇高)

思维导图　　　　　　　　　　　自测题

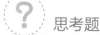 思考题

结合导入情境与思考的案例回答下列问题:

　　1. 如何对该患者进行相应护理评估,尤其是观察其病情是否好转或恶化?

　　2. 如该患者需要手术治疗,如何进行术前术后相关护理?

第三十六章

尿石症患者的护理

第三十六章
课件

📖 **学习目标**

识记：

能简述尿石症的病因、临床表现和辅助检查相关意义。

理解：

1. 解释尿路结石的病理特点。

2. 归纳尿石症的处理原则。

应用：

能运用护理程序对尿石症患者实施整体护理。

 导入情境与思考

张先生,28岁。因突发右腰部剧烈绞痛2h入院。患者2h前打篮球时突发右腰部剧烈绞痛,向右下腹、会阴及大腿内侧放射。伴恶心呕吐2次,呕吐物为胃内容物。无发热,尿频、尿急、尿痛等其他不适。既往无类似发作史。

体格检查:T 36.8℃,P 90次/min,R 18次/min,BP 120/80mmHg。急性痛苦面容,精神紧张,面色苍白,弯腰双手捧腹不敢直立行走。心、肺检查未见异常。腹平坦,右侧腹肌紧张,右肾区叩击痛,右输尿管走行处压痛阳性。

实验室检查:血常规:Hb 120g/L,WBC 7.0×10^9/L,尿常规:红细胞(++),白细胞(+)。

请思考:

1. 该患者可能的临床诊断? 主要诊断依据是什么?

2. 为确定其诊断还需进行哪些检查?

3. 如何针对该患者现存问题进行护理?

尿路结石(urolithiasis)又称为尿石症,为泌尿外科最常见的疾病之一,流行病学资料显示,5%~10%的人在其一生中至少发生过1次尿路结石。尿石症的形成机制尚未完全清楚,目前认为,尿路结石的形成是多种因素共同作用结果。其中,尿中成石物质浓度过高所致的尿液过饱和是结石形成过程中最为重要的驱动因素。按尿路结石所在的部位可分为上尿路结石和下尿路结石,前者包括肾结石(renal calculi)和输尿管结石(ureteral calculi),后者包括膀胱结石(vesical calculi)和尿道结石(urethral calculi),临床以上尿路结石多见。

【病因】

尿石症的形成机制较复杂,至今尚未完全清楚,资料显示,尿路结石可能是多种因素影响所致。

1. 流行病学因素 ①性别和年龄:我国尿石症的患病率为 1%~5%,男女之比为(2~3)∶1,好发年龄为 30~50 岁。②种族:美国尿石症年发病率为 1.64‰,其中,有色人种尿石症比白人少。③职业:高温作业者,办公室工作人员,飞行员,海员,外科医师等发病率较高。④地理环境和气候:尿石症的发病有明显的地区差异,热带和亚热带地区发病率较高。在我国,南方地区比北方地区多见。夏季的发病率高于其他季节。⑤营养和饮食:饮食结构与营养状况对尿石症的形成有重要影响,营养状况好、摄入动物蛋白过多时,易形成肾结石;营养状况差、摄入动物蛋白过少时容易形成膀胱结石。⑥水分摄入:水分摄入过少,排出过多(如大量出汗),会使尿液中钙和盐的饱和度增加,易形成尿路结石。反之,尿液稀释,可以减少尿中晶体的形成。⑦疾病:某些尿石症的形成与遗传性疾病有关,如胱氨酸尿症、家族性黄嘌呤尿症等。

2. 代谢异常 ①尿液中形成结石的物质增加:尿液中钙、草酸、尿酸排出量增加。长期卧床者骨质脱钙、甲状旁腺功能亢进者尿钙增加;内源性合成草酸增加或肠道吸收草酸增加引起尿中草酸增加;痛风患者尿酸排出增加等。②尿中抑制晶体形成物质减少,如枸橼酸、焦磷酸盐、酸性黏多糖、镁等。③尿 pH 改变:在碱性尿中易形成磷酸镁铵及磷酸盐结晶;在酸性尿中易形成尿酸和胱氨酸结晶。④尿量减少:尿量减少和尿液浓缩,使盐类和有机物质的浓度增高。

3. 泌尿系统局部因素 ①尿液淤滞:尿路梗阻、尿动力学改变、肾下垂等原因均可引起尿液淤滞,促使结石形成。②尿路感染:最常见的细菌是变形杆菌,能产生解脲酶,可将尿液中的尿素分解为氨和 CO_2,使尿的 pH 升高,在碱性尿中易形成磷酸镁铵和磷酸钙结石。此外,细菌、坏死组织、脓块等均可成为结石的核心。③尿路异物:长期留置尿管、缝线线头等可成为结石的核心而逐渐形成结石。

4. 药物相关因素 药物引起的结石占所有泌尿系结石的 1%~2%。相关药物分为 2 类:①在尿液中的浓度高而溶解度比较低的药物,这些药物本身就是结石的成分,包括氨苯蝶啶、硅酸镁和磺胺类药物等。②增加体内某些成石物质的排泄率,能够诱发结石形成的药物,包括糖皮质激素、维生素 C、维生素 D、乙酰唑胺等。

【病理生理】

尿路结石的主要病理改变是直接损伤、梗阻、感染、恶变。尿路结石在肾和膀胱内形成,在排出过程中可停留在输尿管和尿道。输尿管结石常停留或嵌顿于三个生理狭窄处。尿路结石可直接引起泌尿系统损伤、梗阻、感染甚至恶性变,结石引起尿路梗阻后最重要的病理改变是肾积水和肾功能损害。所有这些病理生理改变与结石部位、大小、数目、继发炎症和梗阻程度等有关。

【临床表现】

1. 上尿路结石 指肾和输尿管结石。主要表现为与活动有关的肾区疼痛与血尿,其程度与结石的部位、大小、活动与否及有无损伤、感染、梗阻等有关。

(1)疼痛:结石大、移动度小的结石表现为上腹和腰部钝痛或隐痛,也可无明显临床症状。结石活动或引起输尿管完全梗阻时可引起肾绞痛(renal colic),典型表现为腰部或上腹部突发性疼痛,呈刀割样阵发性绞痛,沿输尿管放射到同侧下腹和会阴部,持续数分钟至数小时不等。发作时患者精神紧张,坐卧不安,面色苍白、出冷汗,甚至休克,可伴恶心、呕吐。患侧肾区可有叩击痛。位于输尿管膀胱壁段和输尿管口的结石,可伴有膀胱刺激征及尿道和阴茎头部放射痛。

(2)血尿:多为镜下血尿,肉眼血尿少见。有时,患者活动后出现镜下血尿是上尿路结石唯一的临床表现。

(3)其他症状:结石继发急性肾盂肾炎或肾积脓时,可有畏寒、发热、恶心、呕吐、脓尿、肾区压痛结石梗阻引起肾积水时,可在上腹部触及增大的肾脏;双侧上尿路完全梗阻时可导致无尿,甚至出现尿毒症。

2. 下尿路结石

(1) 膀胱结石:常见症状是排尿疼痛、血尿和排尿困难。疼痛在排尿时尤为明显,并向远端尿道及阴茎头部放射,常伴有终末血尿。若排尿时结石堵塞膀胱颈可引起尿流中断,如改变体位又可继续排尿。合并感染时,可出现脓尿和膀胱刺激征。

(2) 尿道结石:主要表现为排尿困难,点滴状排尿和尿痛,严重者可发生急性尿潴留及会阴部剧痛。

【辅助检查】

1. 实验室检查

(1) 血液检查:检测血钙、磷、尿酸、肌酐水平。

(2) 尿液检查:可见肉眼或镜下血尿;伴感染时有脓尿;还可测定尿液 pH、钙、磷、尿酸、草酸等。

(3) 结石成分分析:确定结石的性质,也是制订结石预防措施和选用溶石疗法的重要依据。常用物理方法和化学方法两种。

2. 影像学检查

(1) B 超:作为泌尿系结石首选的影像学检查,可发现尿路平片不能显示的小结石和 X 线阴性结石,还能显示肾实质萎缩和肾积水情况。

(2) X 线检查

1) 尿路平片:能发现 90% 以上的泌尿系统阳性结石。

2) 排泄性尿路造影:可协助诊断结石所致的肾结构和功能改变。

3) 逆行肾盂造影:常用于其他方法不能确定结石的部位或结石以下尿路系统病情不明的情况,一般不作为初始检查手段。

4) CT 检查:能发现以上检查不能显示的或较小的结石。增强 CT 能够显示肾脏积水的程度和肾实质的厚度,从而反映肾功能的改变情况。

(3) 内镜检查:包括经皮肾镜、输尿管镜和膀胱镜检查。可直接观察到结石,有助于明确诊断和进行治疗。

【处理原则】

去除病因,解除尿路梗阻,根据结石的大小、形态、数目、部位、肾功能及全身情况确定治疗方案。选择非手术治疗、体外冲击波碎石(extracorporeal shock wave lithotripsy,ESWL)或手术治疗。

1. 非手术治疗　适用于结石直径 <0.6cm、表面光滑、尿路无梗阻、无感染的结石患者。

(1) 大量饮水:是防治泌尿系统结石简单而有效的方法,能促进尿中较小结石的排出,降低尿液中晶体的饱和度,减少尿路感染的机会。每日饮水量 2 500~4 000ml,保持每日尿量在 2 000ml 以上。

(2) 加强运动:适当做一些跳跃性运动或经常改变体位,有利于结石松动和排出。

(3) 药物治疗

1) 调节尿 pH:调节尿 pH 可提高结石的溶解度,尿酸结石和胱氨酸结石可口服枸橼酸钾、碳酸氢钠等以碱化尿液,有利于结石的溶解和消失。

2) 调节代谢:别嘌醇可降低血、尿的尿酸含量,可治疗尿酸结石;α- 巯丙酰甘氨酸、乙酰半胱氨酸有溶石作用;卡托普利有预防胱氨酸结石的作用。

3) 控制感染:根据尿细菌培养及药物敏感试验选用合适的抗生素控制感染。

4) 解痉止痛:常用药物有阿托品、哌替啶,钙通道阻滞剂、吲哚美辛、黄体酮等缓解肾绞痛。

5) 中医中药:可解痉、止痛,促进小结石的排出。常用中药有金钱草、车前子等。

2. 体外冲击波碎石(ESWL)治疗　适用于结石直径 ≤2cm 的肾结石及输尿管上段结石。

ESWL是利用高能冲击波聚焦作用于结石,使结石碎裂至细砂状,随尿液排出体外。是一种安全有效的非侵入性治疗,大部分上尿路结石可采用此治疗方法,必要时可重复治疗,但间隔时间要在10~14d。

3. 手术治疗 适用于结石直径>2cm,非手术治疗无效或体外冲击波碎石治疗失败的结石。手术方式包括:

(1) 经皮肾镜取石或碎石术(percutaneous nephrolithotomy,PCNL):经腰背部细针穿刺直达肾盏或肾盂,扩张并建立皮肤至肾内的通道,插放肾镜,直视下取石或碎石。

(2) 输尿管镜取石或碎石术(ureteroscopic lithotomy or lithotripsy,URL):输尿管镜经尿道插入膀胱,沿输尿管直视下套石或取石。

(3) 腹腔镜输尿管取石术(laparoscopic ureterolithotomy,LUL):适用于直径大于2cm的输尿管结石,或经ESWL、输尿管镜手术失败者。

(4) 开放性手术:适用于结石远端存在梗阻、部分泌尿系统畸形、结石嵌顿紧密,肾积水感染严重,其他治疗无效等少数情况。包括肾盂切开取石术、肾实质切开取石术、肾部分切除术、肾切除术、输尿管切开取石术等。

【护理评估】
(一) 术前评估

1. 健康史 了解患者的年龄、性别、职业、生活环境、饮食特点及饮水习惯;既往有无结石史,有无代谢性疾病,有无甲状旁腺功能亢进、痛风病史及长期卧床等促进结石形成的因素存在。

2. 身体状况 评估疼痛的部位、性质和程度,有无肾区压痛;血尿的特点,有无膀胱刺激征。了解患者营养状态,有无畏寒、发热等感染现象。

3. 辅助检查 了解实验室检查、影像学检查结果,评估结石的部位、大小、数目及有无代谢异常或肾功能受损。

4. 心理、社会状况 评估患者及家属对尿石症的认识情况,是否担心预后。还要评估家庭成员、朋友或同事对患者的关心及支持程度等。

(二) 术后评估

了解患者康复情况;结石排出情况;尿路梗阻是否解除;切口愈合情况;有无发生尿路感染;"石街"形成等并发症;肾功能恢复情况。

【护理诊断】
1. 急性疼痛 与结石刺激引起的炎症、损伤及平滑肌痉挛有关。
2. 排尿障碍 与结石或血块引起尿路梗阻有关。
3. 知识缺乏:缺乏预防尿石症的知识。
4. 潜在并发症:出血、感染、"石街"形成等。

【护理目标】
1. 患者疼痛缓解或消失。
2. 排尿恢复正常。
3. 患者能说出预防尿石症的方法,改变不良的生活方式。
4. 潜在并发症能得到积极预防或被及时发现和有效处理。

【护理措施】
(一) 非手术治疗的护理

1. 缓解疼痛 嘱患者卧床休息,局部热敷,指导患者做深呼吸、放松以减轻疼痛。遵医嘱应用阿托品加哌替啶肌内注射,解痉止痛,并观察疼痛的缓解情况。

2. 促进排石 嘱患者大量饮水,以稀释尿液、预防感染、有利于结石排出。在病情允许的情况下,适当做一些跳跃运动或叩击腰背部,经常变换体位,促进排石。

3. 病情观察　观察结石排出情况,收集排出的结石做成分分析,以指导结石治疗与预防。观察患者体温,尿液颜色与性状及尿液检查结果,及早发现感染征象。

（二）体外冲击波碎石的护理

1. 碎石前护理

（1）心理护理:向患者及家属介绍 ESWL 的治疗方法、碎石效果及术中配合的知识。

（2）术前准备:指导患者练习手术配合体位、嘱患者术中固定体位,保持呼吸平稳,以确保碎石定位的准确性;术前 3d 忌食产气食物,术前 1d 口服缓泻药,术日晨禁食;术晨给予泌尿系统 X 线平片或 B 超复查,以确定结石的位置。

2. 碎石后护理

（1）一般护理:术后卧床休息 6h;鼓励患者多饮水,每日饮水量 2 500~4 000ml 以增加尿量。

（2）促进排石:①碎石术后,患者一般取健侧卧位,若无全身反应及明显疼痛,可变换体位、适当活动,利于碎石排入肾盂、输尿管,排出体外;②结石位于中肾盏、肾盂、输尿管上段者,碎石后取头高脚低位;③结石位于肾下盏者,碎石后取头低位;④巨大肾结石碎石后宜取患侧卧位,以利于结石随尿液缓慢排出,避免因大量碎石短时间内突然积聚于输尿管而发生堵塞,引起"石街"和继发感染,甚至引起肾功能改变。

（3）观察结石排出情况:可用纱布或过滤网过滤尿液,观察有无碎石排出,收集结石碎渣作成分分析。碎石后复查腹部平片,观察结石排出情况。

（4）并发症的观察与护理:①血尿,碎石术后多数患者会出现一过性肉眼血尿,一般无须处理,1~2d 可消失;②发热,感染性结石患者,可引起发热,高热者遵医嘱应用抗生素,并采用降温措施;③疼痛,碎石排出过程中可引起肾绞痛,应给予解痉止痛等处理;④"石街"形成,是 ESWL 常见且较严重的并发症之一,碎石术后大量碎石积聚于输尿管内,引起输尿管阻塞。患者出现肾绞痛,可继发感染、发热、无尿,严重者可引起肾功能改变,需立即进行输尿管镜碎石取石术。

（三）手术治疗的护理

手术方式包括:经皮肾镜取石或碎石术、输尿管镜取石或碎石术、腹腔镜输尿管取石术、开放性手术(肾盂切开取石术、肾实质切开取石术、肾部分切除术、肾切除术、输尿管切开取石术)等。

1. 术前护理

（1）心理护理:向患者及家属解释手术治疗的方法与优点,术中的配合要求及注意事项,消除患者的顾虑,使其更好地配合手术与护理。

（2）术前准备:①术前检查,除常规检查外,应注意患者的凝血功能是否正常;②体位训练,术前指导患者作俯卧位练习,从俯卧 30min 开始,逐渐延长至 2h,以提高患者对术中取俯卧位的耐受性;③术前 1d 备皮、配血。

2. 术后护理

（1）病情观察:观察患者生命体征,尿量、尿液颜色和性状。

（2）体位:麻醉药作用消失后,取健侧卧位或半卧位,以利于引流。肾实质切开者,绝对卧床休息2周。

（3）饮食:术后禁食 1~2d,待肠蠕动恢复后开始进食。

（4）引流管护理

1）肾造瘘管:经皮肾镜取石术后常规留置肾造瘘管,目的是引流尿液及残余碎石。护理措施:①妥善固定,保护固定好引流管,搬运、翻身、活动时勿牵拉造瘘管,以防脱出。②防止逆流,引流管的位置不得高于肾造瘘口,以防引流液逆流引起感染。③保持通畅,勿压迫、折叠管道,定时挤捏管道,防止堵塞。④观察引流液,观察并记录引流液的量、颜色和性状。⑤拔管,术后 3~5d,若患者引流液转清,体温正常,可考虑拔管。拔管前先夹闭引流管 24~48h,观察患者有无发热、腰腹痛、排尿困难等症状,如无不适可拔管。

2）双"J"管:碎石术后于输尿管内放置双"J"管,可起到内支架、内引流的作用,还可扩张输尿管,有助于碎石的排出,防止输尿管内"石街"形成。护理措施:①术后指导患者尽早取半卧位,多饮水、勤排尿,避免膀胱过度充盈引起尿液反流。②鼓励患者早期下床活动,但要避免活动不当(如过度弯腰、突然下蹲、剧烈运动等)引起双"J"管移位或滑脱。③双"J"管一般留置 4~6 周,经腹部平片或 B 超复查确定无残留结石后,在膀胱镜下取双"J"管。

(5) 并发症的观察与护理

1) 出血:术后注意观察有无内出血征象。PCNL 术后早期,肾造瘘管引流液为血性,一般 1~3d 内颜色转清,不需处理。若术后短时间内引流出大量鲜红色血性液体,应警惕大出血。须及时报告医生处理,同时夹闭造瘘管 1~3h,使肾盂内压力增高,达到压迫止血的目的。待患者出血停止,生命体征平稳后,可重新开放肾造瘘管。

2) 感染:术后密切观察患者体温变化;遵医嘱应用抗生素,嘱患者多饮水;保持各引流管通畅,留置尿管者应清洁尿道口与会阴部;肾造瘘口应定时更换敷料,保持皮肤清洁、干燥。

【健康教育】

1. 尿石症的预防　尿路结石的发病率和复发率较高,须采取适宜的预防措施。

(1) 饮食指导:嘱患者大量饮水,保证 24h 尿量在 2 000ml 以上。根据结石的成分、代谢状态,调整饮食。钙盐结石者应合理摄入含钙食物;草酸盐结石者,限制浓茶、菠菜、甜菜、番茄、麦麸、各种坚果等富含草酸的食物;尿酸结石者,宜采取低嘌呤饮食,不宜食用动物内脏、豆制品、啤酒、各种肉类和鱼虾;胱氨酸结石者,由于蛋氨酸是胱氨酸代谢过程的前体物质,应限制富含蛋氨酸的食物,包括蛋、肉、奶、小麦和花生。

(2) 药物预防:合理用药可降低尿中结石相关成分,调整尿 pH,预防结石发生。草酸盐结石患者可口服维生素 B_6 减少草酸盐排出,口服氧化镁增加尿中草酸溶解度;尿酸结石患者可口服别嘌呤醇和碳酸氢钠,以抑制结石形成。

(3) 特殊性预防:及时治疗甲状旁腺功能亢进症;鼓励长期卧床者加强功能锻炼,防止骨质脱钙,减少尿钙排出;及时去除尿路梗阻、尿路异物、尿路感染等因素。

2. 复诊指导　嘱患者定期行 X 线或 B 超检查,定期进行尿液化验。若出现腰痛、血尿等症状时及时就诊。

【护理评价】

1. 患者疼痛程度是否减轻。

2. 排尿是否恢复正常。

3. 是否知晓尿石症预防的知识。

4. 潜在并发症能否被及时发现和处理。

(周　薇)

思维导图　　　　　　自测题

? 思考题

结合导入情境与思考的案例回答下列问题：

1. 该疾病的发病原因可能有哪些？
2. 如何针对患者的护理诊断／问题，采取相应的护理措施？
3. 该患者拟行体外冲击波碎石术，围术期的护理措施有哪些？

尿路梗阻患者的护理

3701
第三十七章
课件

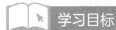

识记:

1. 能复述良性前列腺增生和肾积水的概念。

2. 能简述良性前列腺增生和肾积水的临床特点。

3. 能简述良性前列腺增生和肾积水的辅助检查。

理解:

1. 解释良性前列腺增生和肾积水的病理生理。

2. 归纳良性前列腺增生和肾积水的处理原则。

3. 理解良性前列腺增生和肾积水的处理方式及不同术式对解剖及机体带来的影响。

应用:

能运用护理程序对良性前列腺增生和肾积水患者实施整体护理。

 导入情境与思考

　　龚先生,74 岁。因夜尿增多,进行性排尿困难 4 年,加重 1 周入院。4 年来患者夜尿次数进行性增多,最初每晚 2~3 次,最近数月达每晚 5~6 次,伴有排尿踌躇、尿线细而分叉、射程短、时间长等症状,有时呈点滴状,偶伴血尿。最近 1 周排尿困难及尿频加重,夜尿 10 余次,伴下腹部胀痛不适及尿不尽感,不时有尿液浸湿内裤。无血尿、脓尿、发热等。发病以来,饮食、睡眠、体重无明显变化,大便无异常。既往无高血压、糖尿病及冠心病史。

　　体格检查:T 37℃,P 78 次/min,R 20 次/min,BP 140/90mmHg。神志清楚,皮肤、巩膜无黄染,浅表淋巴结无肿大。心、肺无明显异常。肝、脾肋下未触及,Murphy 征阴性,肠鸣音正常。下腹部膨隆,轻压痛,叩诊呈浊音。双肾区无叩痛。直肠指诊前列腺Ⅲ度增大,表面光滑,质地中等,中央沟消失。

　　实验室检查:血常规:RBC $4.10×10^{12}$/L,WBC $7.3×10^9$/L,PLT $22.3×10^9$/L。尿常规:红细胞(++++),白细胞(++),尿糖(－)。血生化:BUN 12.8mol/L,Cr 283mol/L,空腹血糖 5.6mmol/L。前列腺特异抗原(PSA):6.4ng/ml。前列腺 B 超:前列腺前后径 5.4cm,左右径 5.0cm,上下径 6.7cm;膀胱 B超残余尿测定:残余尿800ml。尿流动力学检查:提示膀胱逼尿肌收缩无力,尿道压增高,下尿路梗阻。

请思考：

1. 该患者可能的临床诊断？主要诊断依据是什么？
2. 为确定其诊断还需进行哪些鉴别诊断？
3. 如何针对该患者现存问题进行护理？

　　尿液在肾内形成后，经过泌尿系统排出体外。尿路通畅和排尿功能正常有利于尿液的排出。肾至尿道口任何部位的梗阻都将影响尿液的排出，称为泌尿系统梗阻(obstruction of urinary tract)。

　　根据梗阻发生的原因可分为机械性梗阻和动力性梗阻。①机械性梗阻：泌尿系统管道内或附近器官的病变均可以导致尿路机械性梗阻，如泌尿系统和生殖道畸形、泌尿系肿瘤、尿石症、尿道狭窄、泌尿系结核、泌尿系外伤、腹腔或盆腔纤维化、泌尿系遭受肿瘤浸润等。此外，尚有医源性梗阻，如手术或器械检查造成的损伤、肿瘤放射治疗后的反应等。②动力性梗阻：支配尿路器官的肌肉或其神经发生病变时，尿液不能顺利从上向下排出体外，产生尿液淤积，常见的原因有神经源性膀胱功能障碍等。

　　根据梗阻发生的部位可分为上尿路梗阻和下尿路梗阻。①上尿路梗阻：梗阻发生在输尿管膀胱开口以上，如先天性肾盂输尿管交界处狭窄或异位血管、输尿管异位开口、尿石症、泌尿系结核及肿瘤等。②下尿路梗阻：梗阻发生在膀胱及其以下，如先天性尿道外口狭窄、包茎、后尿道先天性瓣膜、尿道憩室、良性前列腺增生、前列腺癌、膀胱颈纤维化、尿道结石、尿道异物等(图 37-1)。

　　泌尿系梗阻的基本病理改变是尿液淤积在梗阻以上部位，导致泌尿系统压力增高、尿路扩张，若解除梗阻不及时，将导致肾积水和肾功能损害，严重者可引起肾衰竭。本章仅讲解泌尿系统梗阻中的良性前列腺增生和肾积水。

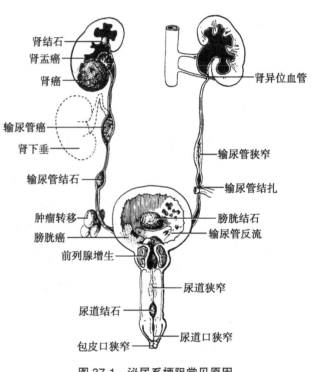

图 37-1　泌尿系梗阻常见原因

【解剖概要】

　　泌尿系统从肾小管经过肾盏、肾盂、输尿管、膀胱及尿道，终止于尿道口。泌尿系统管腔的通畅无阻才能保持尿路的正常功能，管腔梗阻可影响尿液的分泌和排出。泌尿系统本身或以外的一些病变都能引起泌尿系的梗阻，如管腔狭窄、阻塞、管外压迫及神经肌肉功能障碍等。

　　前列腺是男性生殖系统附性腺中最大的不成对的实质器官，位于盆腔内。呈锥状，上端宽大，为前列腺底，紧邻膀胱底。下端尖细，为前列腺尖。尖底之间为前列腺体。后尿道在近前列腺底中央穿入，贯穿前列腺实质后，再由尖部穿出。青壮年前列腺长约 3cm，底部横径约 3.5cm，厚约 2.5cm，重约 20g。前列腺主要分泌前列腺液，构成精浆主要成分，起润滑尿道的作用。

第一节　良性前列腺增生

　　良性前列腺增生(benign prostatic hyperplasia,BPH)简称前列腺增生。曾称良性前列腺肥大，而该病的组织学表现为细胞增生,不是细胞增大,所以现在称为良性前列腺增生,可引起男性老年人排尿障碍。

【病因与发病机制】

良性前列腺增生病因尚未完全明确。目前公认有功能的睾丸和老龄是发病的基础,两者缺一不可。随年龄的增长,前列腺增生的发病率也在增加。前列腺的发育依赖于雄激素,前列腺增生的患者在切除睾丸后,增生的上皮细胞会发生凋亡,腺体萎缩。随年龄增长体内性激素平衡失调可能是前列腺增生的发病机制。

【病理生理】

前列腺由移行带、中央带和外周带3部分组成。前列腺增生开始于移行带,即围绕尿道精阜部位的腺体,占前列腺组织的5%。

前列腺由腺体和间质组成。前列腺增生后,间质部分可增加到60%,因此,前列腺增生的病理改变为间质增生。增生的前列腺可压迫膀胱出口,导致梗阻,梗阻程度和增生腺体的形态和位置有直接关系,与前列腺增生体积的大小不成正比。此外,前列腺内围绕膀胱颈增生的平滑肌内含丰富的α肾上腺素能受体,平滑肌收缩则是引起排尿困难或梗阻的功能性因素。

如梗阻长期不能解除,逼尿肌萎缩失代偿,收缩力减弱,导致膀胱不能排空而出现残余尿。随着残余尿量增加,膀胱壁变薄,膀胱无张力扩大,可出现充溢性尿失禁或无症状慢性尿潴留。梗阻引起膀胱尿潴留,易继发感染和结石。

【临床表现】

患者多在50岁以后出现症状。增生不引起梗阻或轻度梗阻时可无症状,对健康亦无影响。病情进展较慢,症状时轻时重。

1. 尿频　最常见的早期症状,夜间尤为明显。早期因增生的前列腺充血刺激引起。随病情发展,梗阻加重,残余尿量增多,膀胱有效容量减少,同时梗阻诱发逼尿肌功能改变、膀胱顺应性降低或逼尿肌不稳定,尿频会更加明显。

2. 排尿困难　进行性排尿困难是前列腺增生最重要的症状,但病情发展缓慢。典型表现是排尿迟缓、断断续续、尿流细而无力、射程短、终末滴沥、排尿时间长、排尿终末有尿不尽感。

3. 尿潴留、尿失禁　当梗阻达到一定程度时,过多的残余尿使膀胱收缩无力,逐渐发生尿潴留并出现尿失禁。膀胱过度充盈使少量尿液从尿道口溢出,称为充溢性尿失禁。在前列腺增生的任何阶段,可因饮酒、劳累、久坐、便秘、气候变化等因素,使前列腺突然充血、水肿导致急性尿潴留。

4. 其他症状

(1) 合并感染或结石:可有尿频、尿急、尿痛等膀胱刺激症状,并可出现血尿。

(2) 腺体增生:表面的黏膜较大血管破裂时,可有不同程度的无痛性血尿。

(3) 梗阻:引起严重肾积水、肾功能损害时,可出现如食欲缺乏、恶心、呕吐、贫血、乏力等慢性肾功能不全的症状。

(4) 排尿困难:可导致腹压增高,还可引起腹股沟疝、膀胱结石、内痔或脱肛等。

【辅助检查】

1. 直肠指诊　是前列腺增生患者重要的检查方法。排空膀胱后进行检查。指检时可触到增大的前列腺,表面光滑、质韧、有弹性、边缘清楚、中央沟变浅或消失。

2. B超检查　可经腹壁、直肠或尿道途径进行。经腹壁超声检查时,膀胱需要充盈。经直肠超声扫描对前列腺内部结构分辨度更为精确。B超还可以了解有无结石以及上尿路有无继发性积水等病变。

3. 尿流率检查　可以确定前列腺增生患者排尿的梗阻程度。

4. 血清PSA测定　对前列腺有结节或质地较硬时,测定血清PSA有助于排除前列腺癌,一般认为,血清PSA大于10ng/ml患前腺癌的危险性增加。

【处理原则】

前列腺增生未引起明显梗阻者一般无须处理,密切随访即可。梗阻较轻或不能耐受手术者可采取药物治疗或姑息性手术。膀胱残余尿量超过50ml或既往出现过急性尿潴留,全身状况能耐受手术者,应早日手术治疗。

1. 药物治疗 适用于刺激期和代偿早期的前列腺增生患者。

(1) α_1受体阻滞剂:能有效降低膀胱颈及前列腺的平滑肌张力,减少尿道阻力,改善排尿功能。常用药物有特拉唑嗪、哌唑嗪和多沙唑嗪等。

(2) 5α还原酶抑制剂:为激素类药物,可使前列腺体积部分缩小,改善排尿症状。常用药物有非那雄胺。

2. 手术治疗 手术疗效确定,但有一定痛苦与并发症等。手术只切除外科包膜以内的增生部分。开放手术多采用耻骨上经膀胱或耻骨后前列腺切除术。经尿道前列腺切除术(transurethral resection of prostate, TURP)是腔道泌尿外科最常用的一项成熟技术,被公认为是外科治疗良性前列腺增生的"标准手术",适用于绝大多数良性前列腺增生患者。

3. 其他疗法 适用于尿道梗阻较重而又不适宜手术者。主要包括激光治疗、经尿道气囊高压扩张术、前列腺尿道网状支架、经尿道热疗和体外高强度聚焦超声等。

【护理评估】

(一) 术前评估

1. 健康史 了解患者饮食、吸烟、饮酒和性生活等情况;平时饮水习惯,是否有足够的液体摄入和尿量;是否有定时排尿或憋尿的习惯。既往有无尿潴留、尿失禁、内痔、脱肛等情况;有无高血压、糖尿病病史以及相关疾病的家族史;询问有无服用性激素类药物史。

2. 身体状况 了解患者排尿困难的程度、夜尿次数及对生活质量的影响;有无血尿及膀胱刺激症状;了解有无肾积水及肾积水的程度;有无膀胱充盈、前列腺增大的体征;有无合并感染征象;有无肾功能损害及其他重要器官功能损害表现。

了解直肠指诊、B超和尿流动力学等检查结果,判断前列腺的大小和尿路梗阻程度。

3. 心理、社会状况 了解患者有无焦虑、抑郁等不良心理情况;了解患者及家属对治疗方法、治疗效果、可能发生的并发症及护理方法的认知程度;了解患者的家庭经济情况及支持程度等。

(二) 术后评估

1. 术中情况 了解麻醉及手术方法及手术经过是否顺利,输液、输血量情况等;引流管的数目、放置的位置及目的等。

2. 身体状况 观察生命体征是否平稳,评估切口愈合情况;膀胱引流管是否通畅,膀胱冲洗液的颜色、血尿程度及持续时间;术后是否出现膀胱痉挛;水电解质平衡状况;有无发生尿失禁、出血、TUR综合征。

3. 心理、社会状况 了解患者和家属对术后康复过程的认识程度、配合康复的信心及对术后排尿症状和生活质量改善的期望,有无家庭应对能力失调等。

【护理诊断/问题】

1. 排尿障碍 与膀胱出口梗阻、逼尿肌受损、手术刺激和留置尿管等有关。

2. 急性疼痛 与术后逼尿肌功能不稳定、导管刺激、血块堵塞冲洗管引起的膀胱痉挛有关。

3. 潜在并发症:出血、尿失禁、TUR综合征等。

【护理目标】

1. 患者逐渐恢复正常排尿型态。

2. 患者术后疼痛减轻或消失。

3. 潜在并发症能得到及时预防或被及时发现和处理。

【护理措施】

（一）非手术治疗的护理

1. 药物治疗的护理　指导患者遵医嘱服药，观察用药后排尿困难的改善情况及药物的副作用。α_1受体阻滞剂的副作用主要有头晕、直立性低血压等，应在睡前服用，用药后卧床休息，防止跌倒造成意外损伤。服药期间监测血压，观察患者有无出现头晕、头痛、恶心等药物不良反应的症状。5α还原酶抑制剂起效慢，在服药4~6个月才有明显效果，应告知患者坚持长期服药。

2. 急性尿潴留的预防与护理　避免因受凉、饮酒、劳累、便秘而引起的急性尿潴留。鼓励患者多饮水、勤排尿、不憋尿，注意保暖，忌刺激性食物，防止受凉及便秘发生。一旦发生急性尿潴留，应及时留置导尿管引流尿液。如无法插入，可行耻骨上膀胱穿刺或造瘘以引流尿液，同时做好留置导尿管或膀胱造瘘管的护理。

3. 心理护理　尿频尤其是夜尿频繁会严重影响患者的休息与睡眠，排尿困难与尿潴留也给患者带来极大的身心痛苦，应加强与患者的交流，向其解释前列腺增生的主要治疗方法，增加患者对疾病的了解，促使其配合治疗和护理，树立战胜疾病的信心。

4. 术前准备

（1）患者均为老年男性，常合并慢性病，术前应协助做好心、脑、肝、肺、肾等重要器官功能的检查，评估其对手术的耐受性。

（2）慢性尿潴留者，先留置尿管引流尿液，改善肾功能；尿路感染者，应用抗生素控制感染。

（3）训练患者深呼吸、有效咳嗽、排痰的方法；术前晚灌肠，防止术后便秘。

（二）手术治疗的护理

1. 观察病情　持续心电监护，严密观察患者的意识、生命体征、尿量、皮肤的色泽、温度等；排尿次数和特点，特别是夜尿次数；观察并记录出入液量，引流液的性状、颜色和量，电解质和酸碱平衡情况等。

2. 活动与饮食　术后平卧位，2d后改半卧位，3~5d拔除膀胱冲洗管后可以下床活动。卧床期间指导患者进行深呼吸、有效咳嗽、下肢肌肉舒缩练习、床上排便，防止并发症的发生。术后6h无恶心、呕吐者，可进流质饮食。1~2d后，无腹胀可恢复正常饮食。多食易消化、富含营养与纤维素的食物，以防便秘，避免进食产气食物。鼓励患者多饮水增加尿量，稀释尿液、冲洗尿路，以预防感染。

3. 膀胱痉挛的护理　前列腺切除术后由于逼尿肌不稳定、导管刺激、血块堵塞冲洗管等可引起膀胱痉挛。患者表现出强烈尿意、阵发性剧痛、肛门坠胀、膀胱冲洗速度变慢甚至逆流、冲洗液血色加深、尿道及膀胱区疼痛难忍等症状。应及时安慰患者，缓解其焦虑、恐惧情绪；术后留置硬脊膜外麻醉导管者，按需定时注射小剂量吗啡有良好效果；也可口服硝苯地平、丙胺太林、地西泮或用维拉帕米加入生理盐水内冲洗膀胱。

4. 膀胱冲洗的护理　前列腺切除术后有肉眼血尿，术后需用生理盐水持续冲洗膀胱3~7d，防止血凝块形成造成尿管堵塞。护理要点如下：

（1）冲洗液温度：用25~30℃的0.9%氯化钠溶液冲洗，可有效预防膀胱痉挛的发生。

（2）冲洗速度：可根据尿色而定，色深则快、色浅则慢。

（3）确保冲洗及引流管道通畅：若血凝块堵塞管道导致引流不畅，可采取调整导管位置、挤捏尿管、加快冲洗速度、施行高压冲洗等方法，若无效可用注射器吸取无菌生理盐水进行反复抽吸冲洗直至引流通畅。

（4）准确记录引流液的色与量：随冲洗持续时间延长，血尿颜色逐渐变浅；若尿液颜色加深，应警惕活动性出血；准确记录尿量、冲洗量和排出量，尿量 = 排出量 − 冲洗量。

5. 预防感染　遵医嘱应用抗生素，观察患者有无畏寒、发热、疼痛及附睾肿大等感染征象，如发现异常，及时协助医生进行处理。

6. 引流管护理

(1) 导尿管:术后放置三腔气囊管(TURP 后)、二腔气囊管或膀胱造瘘管(经膀胱前列腺切除术后),用于压迫前列腺窝与膀胱颈,起到局部压迫止血的目的。护理要点如下:

1) 妥善固定:用一粗细适宜的无菌小纱布条缠绕尿管并打一活结置于尿道外口,将纱布结向尿道口轻推,松紧适宜地压迫尿道外口,同时将导尿管适当牵引并用胶布固定于大腿内侧。

2) 保持通畅:防止导尿管受压、折叠、扭曲。

3) 预防感染:应保持会阴部清洁、尿道外口每日用消毒棉球擦拭 2 次,防止感染。

(2) 各导管的拔管时间:不同类型的引流管留置时间长短不一。①TURP 术后 3~5d 尿液颜色清澈即可拔除导尿管;②耻骨后引流管术后 3~4d 待引流量很少时拔除;③耻骨上前列腺切除术后 7~10d 拔除导尿管;④膀胱造瘘管通常于术后 10~14d 拔除。导尿管拔除后,应于 4~6h 内排尿,在此期间注意有无排尿困难、尿潴留征象,若有异常,及时协助处理。

7. 并发症的护理

(1) 术后出血:加强观察,术后早期均有肉眼血尿、逐渐变淡,为正常现象。若血尿颜色深红或逐渐加深,说明有活动性出血,多由止血不彻底、尿管引流不畅、膀胱痉挛、凝血功能障碍等原因引起。指导患者在术后 1 周,逐渐离床活动;1 个月内禁止灌肠或肛管排气;为了保持大便通畅,可于开始进食后每晚口服液体石蜡油 30ml 预防便秘,防止用力排便时腹压增高引起出血。

(2) TUR 综合征:为比较严重的并发症。行 TURP 的患者因术中大量的冲洗液被吸收可致血容量急剧增加,出现稀释性低钠血症。患者可在几小时内出现烦躁、恶心、呕吐抽搐、昏迷,严重者出现脑水肿、肺水肿、心力衰竭等,称为 TUR 综合征。术后应加强病情观察,注意监测电解质变化。一旦出现,立即予以吸氧,遵医给予利尿剂、脱水剂,减慢输液速度,静脉滴注 3% 氯化钠纠正低血钠,对症处理。

(3) 尿频和尿失禁:拔除尿管后,可能出现尿频和尿失禁。多为暂时性,一般无须药物治疗。可指导患者在术后 2~3d 做提肛训练与膀胱训练,并辅以膀胱区或会阴部热敷、针灸或理疗等,一般在术后 1~2 周内可缓解。

(4) 附睾炎:常发生于患者自主排尿前后,多由逆行感染引起。遵医嘱应用抗生素,鼓励患者多饮水,以增加尿量冲洗尿路。

(三) 健康教育

1. 生活指导　避免引起急性尿潴留的诱发因素,如受凉、劳累、饮酒、便秘等。前列腺切除术后 1~2 个月内避免提重物、久坐,避免剧烈活动,如骑自行车、跑步、性生活等,防止继发性出血。

2. 康复指导

(1) 排尿功能训练:若有溢尿现象,应继续锻炼肛提肌,以尽快恢复尿道括约肌的功能,其方法为:吸气时缩肛,呼气时放松肛门括约肌。

(2) 自我观察:①TURP 患者术后可能发生尿道狭窄而出现排尿不畅,术后若尿线逐渐变细,甚至出现排尿困难,应及时到医院检查和处理;②附睾炎常在术后 1~4 周发生,故出院后若出现疼痛、发热、阴囊肿大等症状应及时去医院就诊;③术后前列腺窝的修复需要 3~6 个月,因此术后可能仍有排尿异常现象,应多饮水。

(3) 门诊随访:告知术后患者,应定期门诊随访,如有排尿异常应及时就诊。

3. 心理和性生活指导　前列腺经尿道切除术后 1 个月、经膀胱切除术后 2 个月,原则上可恢复性生活。前列腺切除术后常会出现逆行射精,不影响性交。少数患者可出现阳痿,应先采取心理治疗,同时查明原因,再行针对性治疗。

【护理评价】

1. 患者是否逐渐恢复正常排尿型态。

2. 患者术后疼痛是否减轻或消失。

3. 潜在并发症是否及时被发现和处理。

第二节　肾　积　水

由于各种原因导致的尿液从肾盂排出受阻,导致肾内压力升高、肾盏肾盂扩张、肾实质萎缩,造成尿液积聚在肾内称为肾积水(hydronephrosis)。成人肾积水超过1 000ml或小儿超过24小时的正常尿量时,称为巨大肾积水。

【病因与发病机制】

肾积水多由上尿路梗阻疾病所致,常见原因为肾盂输尿管连接部狭窄、结石等;长期的下尿路梗阻性疾病也可导致肾积水,如前列腺增生等。

泌尿系统的正常功能是尿液的形成、储存和排出,尿液的形成是由肾小球的滤过、肾小管的分泌和再吸收所组成。正常情况下,通过肾盂收缩舒张的协调动作,产生肾盂静水压,为10cmH_2O左右,从而保证尿液顺利通过。当尿路梗阻时,肾盂内压可增到60~90cmH_2O,一方面使包囊压增高;另一方面使肾小球毛细血管压降低。因此,肾小球的滤过压减低直至停止,尿液的反压力使肾小管远端扩张、近端变性,丧失原有的分泌与再吸收功能,由于肾内压增加使血管受压,尤其是肾小球的输出动脉受压后,肾组织营养发生障碍,肾乳头退化萎缩,由凸形变凹形,肾小管系统退化而使肾实质变薄,最后萎缩成纤维组织囊状。用光学和电子显微镜观察肾盂输尿管连接部梗阻处,可发现该处壁肌有改变,如纤维组织增生、单核细胞浸润,这可能是造成局部狭窄继而形成梗阻的主要原因。输尿管收缩的节律失调、尿液潴留也同样可以形成梗阻,因此,部分肾积水患者虽然肾盂输尿管连接部管腔通畅但仍可导致梗阻。梗阻后,肾内积液并非静止不变,而是经常循环,其循环途径是:①肾盏穹窿静脉反流;②肾小管反流;③间质反流;④淋巴管反流。因此,急性完全梗阻若能在4周之内解除,肾功能仍可恢复。所以,对于急性梗阻患者,不能轻易决定行肾脏切除。梗阻形成后肾积水是否继续发展,取决于梗阻的严重程度(梗阻是否继续发展)、肾盂肾盏的适应性(缓冲作用)及尿流的速度,若达到相对的平衡,则可停止发展,从而稳定在轻度肾积水阶段。

【病理】

上尿路梗阻时,梗阻近侧压力增高,输尿管收缩力增加,蠕动增强,平滑肌增生,管壁增厚。如梗阻不解除,代偿能力渐失,平滑肌逐渐萎缩、张力减退,管壁变薄、管腔明显扩大,蠕动力减弱甚至消失,输尿管扩张积水。梗阻可导致肾积水,肾盂肾盏内压升高,压力经集合管传至肾小管和肾小球;压力逐渐增高到一定程度时,可使肾小球滤过压降低,滤过率减少。但肾内血循环仍保持正常,肾脏泌尿功能仍能继续很长一段时间,主要是因为部分尿液通过肾盂静脉、淋巴、肾小管回流以及经肾窦向肾盂局部外渗,使肾盂和肾小球的压力有所下降,肾小球泌尿功能得以暂时维持。如果尿路梗阻持续存在,尿液继续分泌,由于尿液分泌和回流不平衡,回流只能起到暂时缓冲作用,因此,肾盂内压力将逐渐增高,压迫肾小管、肾小球及其附近的血管,造成肾组织缺血、缺氧,肾实质逐渐萎缩变薄,肾盂肾盏积水逐渐增多。急性完全性梗阻,如输尿管结扎时,肾盏、肾盂压力急剧上升,上述回流机制难于缓冲,可导致肾功能快速丧失,尿液停止分泌。因此,急性完全性梗阻,肾盂扩张积水明显。

下尿路梗阻时,为了克服排尿阻力,膀胱逼尿肌逐渐代偿增生,肌束纵横交错形成小梁。长期膀胱内压力增高,造成肌束间薄弱部分向壁外膨出,形成小室或假性憩室。后期膀胱失去代偿能力时,肌肉萎缩变薄,容积增大,输尿管口括约肌功能被破坏,尿液可反流到输尿管、肾盂,引起双侧肾积水和肾功能损害。

【临床表现】

肾积水患者由于梗阻的原发原因、部位、程度和时间长短不同,临床表现也不一样,甚至完全无症状。

1. 腰部疼痛及腹部包块　轻度肾积水症状多不明显,达到一定程度时可出现腰部疼痛,某些先天性疾病,如先天性肾盂输尿管连接部狭窄、肾下极异位血管或纤维束压迫输尿管等引起的肾积水,发展常较缓慢,症状不明显或仅有腰部隐痛不适。当肾积水达严重程度时,腰部可出现包块。

2. 发作期症状 肾积水有时呈间歇性发作,称为间歇性肾积水,发作时腰部剧烈绞痛,伴恶心、呕吐、尿量较少,患侧腰部有时可扪及肿块,排出大量尿液,疼痛可缓解,腰腹部肿块明显缩小或消失。

3. 原发病症状 上尿路结石引起急性梗阻时,可出现肾绞痛、血尿等;下尿路梗阻时,主要表现为排尿困难,甚至出现尿潴留,而引起肾积水常较晚。

4. 并发症 肾积水如并发感染,可出现急性肾盂肾炎症状,如梗阻不解除可发展为脓肾。若梗阻引起的肾积水长时间不能解除,或双侧肾、孤立肾完全梗阻,可出现肾功能减退或衰竭症状。

【辅助检查】

1. 实验室检查

(1) 尿液检查:如尿常规、尿细菌培养、尿结核杆菌和脱落细胞检查。

(2) 血液检查:通过血常规和生化检查,了解有无感染、氮质血症、酸中毒和电解质紊乱。

2. 影像学检查

(1) B超:是判断和鉴别肾积水或肿块的首选方法,并可确定肾积水的程度和肾皮质萎缩情况。

(2) X线:X线平片可见到尿路结石影及积水增大的肾轮廓。肾积水一般可经尿路造影确诊,必要时可行逆行肾盂造影或 B 超引导下行经皮肾穿刺造影。

(3) CT、MRU:CT 能清楚显示肾积水程度和肾实质萎缩情况,且可以确定梗阻的部位及病因;磁共振水成像(MRU)对肾积水的诊断有独到之处,可以代替逆行肾盂造影和肾穿刺造影。

3. 放射性核素检查 对判定上尿路有无梗阻及梗阻的性质有一定帮助。

【处理原则】

去除病因,恢复患肾功能是最主要的处理原则。

1. 非手术治疗

(1) 输尿管双 J 管引流术:对于输尿管难以修复的炎性狭窄、晚期肿瘤压迫或侵及等梗阻引起的肾积水者,可经膀胱镜放入 J 形输尿管导管,长期内引流肾盂尿液。

(2) 经皮肾穿刺造瘘:病情较危重、不允许做较大手术或梗阻暂时不能解除者,可在 B 超引导下行肾造瘘术,将尿液直接引流出来,以利于感染的控制和肾功能的恢复。待条件许可时,再针对病因治疗。对梗阻病因不能去除者,肾造瘘则作为永久性的治疗措施。

2. 手术治疗

(1) 病因治疗:对肾盂输尿管连接部狭窄者,可先将狭窄段切除并作肾盂成形 - 肾盂输尿管吻合术;对肾尿管结石者,可行碎石或取石术。

(2) 肾切除术:对严重肾积水、肾功能丧失或肾积脓,对侧肾功能良好者,可行肾切除术。

【护理评估】

(一) 术前评估

1. 健康史 了解患者饮食、吸烟、饮酒和性生活等情况;平时饮水习惯,是否有足够的液体摄入和尿量;是否有定时排尿或憋尿的习惯。既往有无尿潴留、尿失禁、内痔、脱肛等情况;有无高血压、糖尿病病史以及相关疾病的家族史。

2. 身体状况 了解有无腰部隐痛不适,腰部出现包块征象;有无肾绞痛、血尿、排尿困难、尿潴留,有无肾功能损害及其他重要器官功能损害表现。了解 B 超、X 线、CT、MRU、放射性核素检查等结果,判断尿路梗阻及肾积水的严重程度。

3. 心理、社会状况 了解患者有无焦虑、抑郁等不良心理情况;了解患者及家属对治疗方法、治疗效果、可能发生的并发症及护理方法的认知程度;了解患者的家庭经济情况及支持程度等。

(二) 术后评估

1. 术中情况 了解麻醉及手术方法,手术经过是否顺利,术中输液、输血量等情况;引流管的数目、放置的位置及目的等。

2. 身体状况　观察生命体征是否平稳,评估切口愈合情况;膀胱引流管是否通畅,膀胱冲洗液的颜色、血尿程度及持续时间;术后是否出现膀胱痉挛;水电解质平衡状况;有无发生尿失禁、出血等。

3. 心理、社会状况　了解患者和家属对术后康复过程的认识程度、配合康复的信心及对术后排尿症状和生活质量改善的期望,有无家庭应对能力失调等。

【护理诊断/问题】

1. 慢性疼痛　与尿路梗阻有关。

2. 排尿障碍　与尿液潴留在肾盂导致排尿减少或无尿有关。

3. 潜在并发症:感染、肾衰竭等。

【护理措施】

(一)非手术治疗的护理

1. 观察病情　观察患者的腹部包块、排尿情况、膀胱刺激征症状及体温变化,注意有无并发感染的征象;观察影像学检查和实验室检查结果的变化,了解肾积水和肾功能有无好转。若发现感染征象或肾积水、肾功能损害有加重趋势,应积极协助处理,高热者给予物理降温,遵医嘱合理应用抗生素。

2. 缓解疼痛　注意患者疼痛的诱因、部位、程度和性质,出现疼痛时遵医嘱给予止痛药。

3. 引流管的护理　对输尿管双J管引流术、肾造瘘者,应妥善固定引流管,防止脱出;防止管道折叠、扭曲、受压,保持引流通畅;观察引流液的性质和量;严格无菌操作,每日更换引流袋。

(二)手术治疗的护理

手术前护理同非手术治疗护理,同时应做好术前准备。手术后的体位、病情观察、饮食等护理与其他肾手术后相同,还要重点做好以下护理:

1. 引流管护理　肾造瘘术后留置肾造瘘管以引流积聚于肾盂内的尿液、减轻肾盂压力、恢复肾功能;肾盂成形术后留置输尿管支架管支撑在肾盂和输尿管吻合处,防止吻合口处狭窄,并引流尿液;留置肾周引流管以引流手术后肾周的渗血、渗液。引流期间应妥善固定引流管,保持引流通畅,观察记录引流液的颜色、性质和量。

2. 并发症的护理

(1)感染:密切观察生命体征、肾功能、腹部肿块大小的变化和膀胱刺激症状,及早发现感染征象。观察伤口渗血、渗液情况,保持伤口敷料的清洁、干燥,遵医嘱合理应用抗生素,预防伤口感染。

(2)肾衰竭:严密观察病情,记录24h出入水量,及早发现肾衰竭征象,协助医生进行处理。嘱咐患者合理饮食,进食低盐、低蛋白、高热量食物、忌食豆制品。对单侧肾积水,不必特别限制饮水,双侧肾积水应适当限制每日的进水量。

(三)健康教育

1. 自我监测　教会患者学会自我监测尿量及观察头面、四肢水肿情况。

2. 定期复查　定期复查肾功能、尿常规、超声检查;若出现肾区疼痛、尿量减少、排尿困难等表现,应及时就诊。

(董克勤)

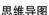

思维导图　　　　　　自测题

思考题

结合导入情境与思考的案例回答下列问题：

1. 该患者的发病原因及机制可能有哪些？

2. 如何对该患者进行相应护理评估，尤其是观察其病情的变化情况？

3. 如该患者需要手术治疗，如何进行术前术后相关护理？

第三十八章

泌尿、男性生殖系统结核患者的护理

第三十八章
课件

学习目标

识记:

能列出肾结核的临床表现。

理解:

1. 能解释肾结核的病理机制。

2. 能概括前列腺、精囊结核的病理特点和临床表现。

应用:

能运用护理程序对肾结核疾病患者实施整体护理。

导入情境与思考

刘先生,40岁。因血尿1周左右入院。患者诉食欲差半年余,每天小便次数多,伴低热、消瘦、乏力,最近发现尿中有血。既往有肺结核病史。

体格检查:T 37.8℃,P 107次/min,R 21次/min,BP 105/70mmHg。面容消瘦,皮肤巩膜无黄染。腹部未触及肿块。

实验室检查:血常规 Hb 110g/L,WBC 32×10^9/L,尿常规检查 BLO+、PRO+、WBC++++和 RBC++++,血沉 37mm/h。胸片提示右上肺陈旧结核病灶。B超:左肾内部正常结构消失,可探及多个大小不等液性区,肾实质变薄并有破坏;右肾未见异常。

请思考:

1. 该患者可能的临床诊断有哪些? 主要诊断依据分别是什么?

2. 为确定其诊断还需进行哪些检查?

3. 如何针对该患者现存问题进行护理?

泌尿、男性生殖系统结核是结核分枝杆菌侵犯泌尿生殖器官引起的慢性特异性感染,大多继发于肺结核。泌尿系统结核含肾、输尿管、膀胱和尿道结核,其中肾结核(renal tuberculosis)最常见。结核分枝杆菌自原发感染灶经血行播散引起肾结核,如未及时治疗,结核分枝杆菌随尿流下行可播散到输

尿管、膀胱、尿道及男性生殖系统致病。男性生殖系统结核包括附睾、前列腺及精囊结核,目前也认为主要经血行播散引起,以附睾结核多见。

第一节　肾　结　核

【病因病理】

肾结核多见于20~40岁青壮年,男女之比2∶1。近年来,老年患者比例上升。肺结核血行播散引起肾结核需3~10年时间,因此10岁以下的儿童很少发生。

结核分枝杆菌经血液循环播散至肾,主要在靠近肾小球的血管中形成多发性微小病灶。细菌数量少及机体免疫力强时,绝大多数病灶都能愈合,不会形成大的病灶,故未出现临床症状而难以被发现,称病理型肾结核。当细菌数量多、毒力强或机体抵抗力差时,结核菌进入肾髓质,形成干酪样坏死并可继续向肾盏肾盂发展,引起临床症状,称为临床肾结核,多为单侧。一般肾结核指临床型肾结核。

结核病变扩散至肾髓质后不能自愈,结核结节相互融合,中心发生干酪样坏死、液化,肾盏颈和肾盂出口发生纤维化狭窄时,可致局限的闭合脓肿或结核性脓肾。全肾广泛钙化时,肾功能完全丧失,输尿管常完全闭合,含菌的尿液不能进入膀胱,膀胱病变反而好转,膀胱刺激症状逐渐缓解,尿液检查趋于正常,称为肾自截(autonephrectomy)。

病变蔓延至膀胱,常从患侧输尿管开口周围开始扩散。起初该处黏膜充血,呈炎性改变,形成浅黄色结核结节,随后发生溃疡、肉芽肿或纤维化,并向肌层扩散,致使逼尿肌纤维化而失去收缩功能。输尿管口肌肉纤维化导致患侧输尿管开口狭窄和/或关闭不全。病变严重时,膀胱广泛纤维化,导致膀胱瘢痕性收缩,容量显著减少(不足50ml),形成挛缩膀胱(contracture of bladder)。此时常有健侧输尿管口狭窄或闭合不全,引起上尿路积水或尿液反流,导致该侧肾积水。病变向深层发展,可穿透膀胱壁,形成膀胱阴道瘘或膀胱直肠瘘。

尿道结核因前列腺、精囊结核形成空洞破坏后尿道所致,少数为膀胱结核蔓延而致。当纤维化导致尿道狭窄时,排尿困难,加剧肾损害。

【临床表现】

临床表现多取决于肾脏病变范围及输尿管、膀胱继发结核病变的严重程度。早期多无表现,随病情进展可出现以下临床表现:

1. 症状

(1)尿频、尿急、尿痛:肾结核的典型症状。患者常表现为逐渐加重的顽固性膀胱刺激症状,尿频是最突出的症状,出现最早、持续时间最长。最初是因含有结核分枝杆菌的脓尿刺激膀胱黏膜引起;结核病变侵及膀胱壁,发生结核性膀胱炎及溃疡时,尿频加剧,并有尿急、尿痛。晚期形成挛缩膀胱时,膀胱容量显著减小,尿频更为严重,每日排尿可达数十次,甚至出现急迫性尿失禁。

(2)血尿:是重要症状,常为终末血尿,主要是因为存在结核性炎症及溃疡的膀胱排尿终末时收缩出血。少数肾结核因侵及血管,也可出现全程肉眼血尿。出血严重时,血块通过输尿管可出现肾绞痛。

(3)脓尿:是常见症状,患者均有不同程度的脓尿。多为镜下脓细胞,严重者尿如洗米水样,内含有干酪样碎屑或絮状物;混有血液时呈脓血尿。尿中有脓细胞,也可含结核分枝杆菌,但普通细菌培养结果一般为阴性,称为"无菌性脓尿"。

(4)腰痛:一般无明显腰痛,仅少数肾结核病变破坏严重和梗阻,发生结核性脓肾或继发肾周感染,或输尿管被血块、干酪样物质堵塞时,可引起腰部钝痛或绞痛。

(5)全身症状:常不明显。晚期或合并其他器官活动性结核时,可有发热、盗汗、消瘦、贫血、虚弱、食欲减退和血沉加快等典型结核症状。严重双肾结核或肾结核对侧肾积水时,可出现贫血、水肿、恶心、呕吐、少尿等慢性肾功能不全的症状,甚至突然发生无尿。

2. 体征　①肿块:较大肾积脓或对侧巨大肾积水时,腰部可触及肿块;②硬块、"串珠"样改变:50%~70% 肾结核患者合并生殖系统结核,虽然病变主要从前列腺精囊开始,但临床上表现最明显的是附睾结核,可触及不规则硬块。输精管结核病变时,输精管变粗硬呈"串珠"样改变。

【辅助检查】

1. 尿液检查　尿液多呈酸性,常规检查可见蛋白、白细胞和红细胞。尿沉渣涂片作抗酸染色,约50%~70% 的病例可找到结核分枝杆菌,以清晨第 1 次尿液检查阳性率最高,至少连续检查 3 次。尿结核分枝杆菌培养对肾结核诊断有决定性意义,阳性率可高达 90% ,但费时较长(4~8 周)。

2. 影像学检查

(1) B 超:对于中晚期病例可初步确定病变部位,常显示肾结构紊乱,有钙化者则显示强回声,也容易发现对侧肾积水及膀胱挛缩。

(2) X 线:泌尿系统平片(KUB)可见到病肾局灶或斑点状钙化影或全肾广泛钙化。静脉尿路造影(IVU)是诊断泌尿系统结核的标准方法,可以了解患侧肾功能、病变程度与范围。早期表现为肾盏破坏,边缘不整呈虫蚀样改变,逐渐表现为肾盏颈部狭窄而致肾盏扩张甚至消失。有干酪样坏死灶时可见空洞影,肾破坏严重而失去功能时表现为不显影。输尿管常有狭窄、僵硬或继发性扩张等表现。膀胱痉挛时容量明显减少,膀胱壁粗糙,形态僵硬。对不显影的肾可辅以逆行造影或穿刺造影,但均为有创,且无法了解肾功能。

(3) CT 和 MRI:IVU 显影不良时有助诊断。在病变后期,CT 能直接显示扩大的肾盏肾盂、皮质空洞及钙化灶,三维成像可显示输尿管全长病变。MRI 对了解上尿路积水情况有特殊意义。

3. 膀胱镜检查　可见膀胱黏膜炎性充血水肿、浅黄色结节、结核性溃疡、肉芽肿及瘢痕等病变,以膀胱三角区和患侧输尿管口周围较为明显。膀胱挛缩或急性膀胱炎时,不宜做膀胱镜检查。

【处理原则】

抗结核化疗是泌尿和男性生殖系统结核的基本治疗手段,手术治疗必须在化疗的基础上进行。

1. 抗结核化疗　适用于早期肾结核。抗结核化疗的周期一般较长,目前多采用 6 个月的短程疗法,最常用的一线抗结核药物有异烟肼(H)、利福平(R)、吡嗪酰胺(Z)、乙胺丁醇(E)。最好采用 3 种药物联合服用的方法,并且药量要充分、疗程要足够长,早期病例用药 6~9 个月,有可能治愈。

2. 手术治疗　抗结核化疗 6~9 个月无效,肾结核破坏严重者,应在药物治疗的配合下行手术治疗。肾切除术前抗结核治疗不应少于 2 周,保留肾的手术术前则应用药 6 周以上。

(1) 肾切除术:肾结核破坏严重,对侧肾功能正常时,应切除患肾。对侧肾积水代偿功能不良,应先引流肾积水,待肾功能好转后再切除无功能的患肾。双侧肾结核病变严重呈"无功能"状,抗结核化疗后择期切除严重的一侧患肾。

(2) 保留肾组织的肾结核手术:①肾部分切除术,适用于病灶局限于肾的一极;②结核病灶清除术,适用局限于肾实质表面闭合性的与肾集合系统不相通的结核性脓肿。现已少选用此类手术。

(3) 解除输尿管狭窄手术:输尿管结核病变致使管腔狭窄引起肾积水,如肾结核病变较轻、功能良好,且狭窄较局限、位于中上段,可切除狭窄段,行输尿管对端吻合术;狭窄靠近膀胱者,则行狭窄段切除输尿管膀胱吻合术,并放置双 J 形输尿管支架引流管。

(4) 挛缩膀胱的手术治疗:患肾切除及抗结核化疗 3~6 个月,膀胱结核完全愈合后,对侧肾功能正常、无结核性尿道狭窄的患者,可行肠膀胱扩大术;有后尿道狭窄者可行输尿管皮肤造口、回肠膀胱或肾造口术。

【护理评估】

(一) 术前评估

1. 健康史　了解患者的年龄、性别、职业,有无吸烟、饮酒;发病前有无工作劳累、情绪波动等;

既往有无结核病史,如肺结核,以及患结核病后是否接受全程的抗结核化疗,有无与结核患者密切接触史。

2. 身体状况

(1)局部:评估尿频的程度,每日排尿的次数及尿量;有无血尿,为终末血尿或全程血尿,是否含有血块;有无脓尿、脓血尿;腰部有无触及肿大包块,触痛及疼痛的部位、程度等;附睾有无串珠样结节或溃疡。

(2)全身:了解患者的营养状况和精神状态;有无结核中毒的全身表现;有无肾外结核;有无抗结核化疗引起的肝肾功能损害等。

(3)辅助检查:了解尿结核分枝杆菌涂片及培养结果;了解影像学检查结果,特别是 IVU 检查显示肾损害的情况及肾功能,有无对侧肾积水、输尿管狭窄、挛缩膀胱等。

3. 心理、社会状况　患者是否因尿频、尿痛而感到焦虑;患者和家属对泌尿系统结核药物治疗及手术治疗的认知和接受情况,是否知晓抗结核化疗药物的副作用及自我护理知识。

(二)术后评估

了解患者的手术方式,引流管是否通畅、固定良好,引流液的量、颜色及性状;肾功能的情况,24h出入水量;有无出血、感染、尿瘘等并发症;术后抗结核化疗的依从性等。

【护理诊断/问题】

1. 恐惧与焦虑　与病程长、病肾切除、担心预后有关。

2. 排尿障碍　与结核性膀胱炎、膀胱挛缩有关。

3. 潜在并发症:出血、感染、尿瘘、肾衰竭、肝功能受损。

【护理目标】

1. 患者恐惧与焦虑减轻。

2. 排尿状态正常。

3. 未发生并发症或并发症得到及时发现和处理。

【护理措施】

(一)抗结核化疗的护理/术前护理

1. 心理护理　患者多因尿频、尿痛、血尿等症状,以及患有结核病、抗结核化疗而感到焦虑和恐惧,应告知患者该病的临床特点及规范抗结核化疗的意义,并解释各项检查及手术的方法和治疗效果解除其恐惧、焦虑等不良情绪,增强患者战胜疾病的信心,使其更好地配合治疗。

2. 休息与营养　卧床休息为主,避免劳累。指导患者进食高热量高蛋白、高维生素及易消化饮食,必要时通过静脉途径补充营养,改善营养状态。

3. 用药护理　指导患者按时、足量、足疗程服药。药物多有肝损害等副作用,遵医嘱使用药物保护肝脏,并定期检查肝功能。链霉素对第Ⅷ对脑神经有损害,影响听力,一旦发现立即通知医师停药、换药。勿用和慎用对肾脏有毒性的药物,如氨基糖苷类、磺胺类药物等,尤其是双肾结核、孤立肾结核、肾结核双肾积水的患者。

4. 完善术前准备　完善尿培养、尿涂片及 IVU 等检查;术前 1d 配血,术前晚行肠道清洁灌肠。对于肾积水的患者,需经皮留置引流管处理肾积水,待肾功能好转后再行手术治疗,因此须做好引流管及皮肤护理。

(二)术后护理

1. 休息与活动　生命体征平稳后,可协助患者翻身,取健侧卧位,肩及髋部垫枕。避免过早下床,肾切除术后一般需卧床 3~5d,行部分肾脏切除手术的患者则需卧床 1~2 周。

2. 预防感染　密切观察体温、白细胞计数、手术切口及敷料情况,遵医嘱使用抗生素,保持切口敷料清洁、干燥。

3. 管道护理　妥善固定引流管和导尿管,保持引流管通畅,密切观察并记录引流液的颜色、量和性状。

4. 肾衰竭的观察与护理　术后准确记录24h尿量,若手术后6h仍无尿或24h尿量较少,可能发生肾衰竭,及时报告医师并协助处理。

5. 尿瘘的观察与护理　保持肾窝引流管、双"J"管及导尿管等引流通畅,指导患者避免憋尿及减少腹部用力。若出现肾窝引流管和导尿管的引流量减少、切口疼痛、渗尿、触及皮下有波动感等情况,提示可能发生尿瘘,应及时报告医师并协助处理。

（三）健康教育

1. 康复指导　加强营养,注意休息,适当活动,避免劳累,以增强机体抵抗力,促进康复。

2. 用药指导　术后继续抗结核化疗6个月以上,以防结核复发。严格遵医嘱服药,不可随意间断或减量服药、停药,避免产生耐药性而影响治疗效果。若出现恶心呕吐、耳鸣、听力下降等症状,及时就诊。

3. 定期复查　单纯抗结核化疗及术后患者都必须重视尿液检查和泌尿系统造影结果的变化。每月定时检查尿常规和尿结核分枝杆菌,必要时行静脉尿路造影。连续半年尿中未找见结核分枝杆菌为稳定转阴。5年不复发即可认为治愈。但如果有明显膀胱结核或伴有其他器官结核,随诊时间需延长至10~20年或更长。伴有挛缩膀胱的患者在患肾切除后,继续抗结核化疗3~6个月,待膀胱结核完全治愈后返院行膀胱手术治疗。

【护理评价】

通过治疗与护理,患者是否:

1. 焦虑减轻、情绪稳定。

2. 排尿正常。

3. 未发生并发症,或并发症得到及时发现和处理。

第二节　男性生殖系统结核

男性生殖系统结核（male genital tuberculosis）主要来源于其他部位结核灶的血行感染,少数继发于泌尿系统结核。50%~70%泌尿系统结核合并男性生殖系统结核。附睾、前列腺和精囊结核可同时存在。

一、附睾结核

附睾结核（epididymal tuberculosis）是临床上最常见的男性生殖系统结核,多见于20~40岁的青壮年,约1/3为单侧。

【病理】

附睾结核主要病理改变是肉芽肿、干酪样变和纤维化等,钙化少见。附睾结核一般从尾部开始,此处血供丰富结核菌易在此停留。病变依次向体、头部扩展并最终破坏整个附睾。附睾结核可形成寒性脓肿,阴囊皮肤破溃则形成窦道。由于血-睾屏障阻止了结核分枝杆菌的血运传播,睾丸结核几乎全部继发于附睾结核,病变先从与附睾连接处开始,逐渐破坏睾丸组织。输精管受累后可出现肉芽肿和纤维化等改变,管腔可因破坏而闭塞。

【临床表现】

附睾结核一般发病缓慢,表现为阴囊部肿胀不适或下坠感,附睾尾或整个附睾呈硬结状,疼痛不明显,形成寒性脓肿,与阴囊皮肤粘连,破溃后形成窦道经久不愈,流出稀黄色脓液。病变侧输精管变粗硬,有串珠样小结节。双侧病变则失去生育能力。

【辅助检查】

尿液化验异常者很少,偶尔有患者尿液化验可见红细胞、白细胞,有时可找到结核分枝杆菌,此种患者往往是肾结核与附睾结核并存。B超可发现附睾肿大。若患者无泌尿系统结核,附睾病变又不典型,需靠组织病理检查确诊。

【处理原则】

病变稳定无脓肿形成者经服用抗结核药物多可治愈。有脓肿或有窦道形成时,应用抗结核化疗并联合手术治疗,切除附睾及睾丸,尽量保留睾丸组织。

【护理诊断/问题】

1. 恐惧与焦虑　与发病特异及担心影响性功能及生育能力等有关。

2. 潜在并发症:继发细菌感染、不育。

【护理措施】

1. 心理护理　对患者要给予特别的关心,针对此病的特异性及可能发生的并发症进行耐心解释,告知结核病是可以治愈的,随原发病的治愈,其并发症也可避免,以增强患者的信心,减轻恐惧及焦虑,积极配合治疗。

2. 预防继发细菌感染　加强局部护理,附睾结核形成窦道者,应保持局部清洁、干燥,及时更换敷料。遵医嘱合理使用抗生素。

3. 积极应对不育　对生育期的患者继发不育时,应积极寻找原因,并协助医师进行治疗,争取使患者尽快恢复生育能力。

4. 健康教育　①足量、足疗程服用抗结核药物;②定期随诊复查;③增强体质,加强营养,适当运动;④积极治疗结核病,预防其他男性生殖系统结核的发生。

二、前列腺、精囊结核

前列腺结核(tuberculosis of prostate)和精囊结核(tuberculosis of seminal vesicle)病变早期位于前列腺和精囊的血管或射精管附近,再向其附近的其他部位扩展。病理改变同其他器官结核类似,但纤维化较重。前列腺结核和精囊结核一般同时存在。前列腺结核有时形成寒性脓肿及不同程度的钙化。病变可向会阴部破溃形成窦道。

病变轻者临床表现常不明显,偶感会阴和直肠内不适。病变严重者可表现为精液减少、脓血精、性功能障碍、不育等。

直肠指诊发现前列腺、精囊有硬结,但无压痛。若同时有肾或附睾结核,有助于诊断。极少数患者尿液检查可见大量的红细胞和白细胞,往往是合并肾结核所致。前列腺液或精液中有时可发现结核分枝杆菌。尿道造影可见前列腺部变形或扩大,严重者有空洞破坏;精囊造影可显示输精管、精囊病变,但意义不大,极少应用。

多数应用抗结核药物治疗,不需要手术。

(胡晓晴)

思维导图

自测题

思考题

结合导入情境与思考的案例回答下列问题：

1. 该患者的发病原因可能是什么？

2. 如何对该患者进行相应护理评估？

3. 如该患者需要手术治疗，如何进行术前术后相关护理？

第三十九章

泌尿、男性生殖系统肿瘤患者的护理

第三十九章
课件

学习目标

识记：
1. 能叙述肾癌三联征、副瘤综合征、根治性肾切除术的概念。
2. 能叙述经尿道膀胱肿瘤切除术和根治性膀胱全切术的概念。
理解：
1. 能阐述肾癌的病因病理、临床特点及护理要点。
2. 能阐述膀胱癌的病因病理、临床特点、护理评估及护理要点。
3. 能阐述前列腺癌的病因、临床特点及护理要点。
运用：
能运用护理程序为泌尿、男性生殖系统肿瘤患者实施护理。

导入情境与思考

刘先生,70岁。因间歇性血尿2个月来医院就诊。2个月前,无明显诱因出现"血尿",没有疼痛及其他不适,持续2d后尿色正常,未求医。1个月前又出现类似情况,1d后尿色恢复正常。3d前再次出现上述情况,但较以前尿色更深,尿中有"血块",伴尿频、尿急、尿痛,直至今日无好转。发病以来,精神倦怠、体力较前下降。患有糖尿病20年,高血压18年,坚持服药治疗,血糖和血压控制较满意。被诊断为良性前列腺增生6年,服用特拉唑嗪等治疗,无严重排尿困难。家族中有高血压、糖尿病病史,但无肿瘤病史。

体格检查:T 36.8℃,P 80次/min,R 18次/min,BP 160/100mmHg。面色苍白,精神尚好,皮肤巩膜无黄染。心、肺、腹部检查未发现明显异常。血液检查:血红蛋白86g/L,白细胞$6.7×10^9$/L,中性粒细胞66%。尿液检查:镜检红细胞、白细胞满视野。

请思考:
1. 该患者可能的临床诊断是什么?
2. 采用什么检查方法来确定诊断?

泌尿、男性生殖系统肿瘤是泌尿外科常见的疾病之一,肿瘤可发生在泌尿系统各个部位,且大多数为恶性肿瘤。最常见的是膀胱癌,其次是肾癌,近年来前列腺癌在我国也有明显增长的趋势,而阴茎癌的发病率则逐渐下降。本章主要介绍肾癌、膀胱癌和前列腺癌患者的护理。

第一节　肾　癌

肾癌(renal carcinoma)亦称肾腺癌或肾细胞癌,是最常见的肾脏恶性肿瘤。占原发性肾恶性肿瘤的 85% 左右。肾癌的病因至今尚不清楚,目前认为其发病可能与环境因素、职业接触(如接触皮革)、吸烟、肥胖、染色体畸形、遗传因素(如 VHL 抑癌基因突变或缺失)等有关。肾癌高发年龄为 50~70 岁,男女发病比例约为 2：1。

【病理】

肾癌常累及一侧肾脏,多为单发,双侧出现的情况极少。肿瘤多位于肾脏上、下两极,瘤体大小差异较大,直径平均 7cm,多数瘤体为类圆形实性肿瘤,外有假包膜,切面呈黄色,可有出血、坏死和钙化,少数呈囊状。2004 年 WHO 对 1997 年的肾细胞癌病理组织分类进行了修改,保留了原有的肾透明细胞癌、肾乳头状腺癌(Ⅰ型和Ⅱ型)、肾嫌色细胞癌及未分化类肾细胞癌 4 个分型,将集合管癌进一步分为 Bellini 集合管癌和髓样癌,此外,增加了多房囊性细胞癌、Xp11.2 易位性肾癌、神经母细胞瘤伴发的癌、黏液性管状及梭形细胞癌分类。

文档:肾癌
TNM 分期

肾癌组织学分级推荐采用高分化、中分化、低分化(未分化)的分级标准。

2010 年 AJCC 对肾癌 TNM 分期进行了修订。

肾癌局限在包膜内时恶性度较小,当肿瘤穿透假包膜后可向肾外发生转移,如直接侵入肾周组织和脏器;扩展至肾静脉、下腔静脉形成癌栓;经血液和淋巴转移至肺、脑、肝、骨等处。肺是最常见的转移部位,淋巴转移则最先到达肾蒂淋巴结。

【临床表现】

主要体现有肾癌的"三联征"、副肿瘤综合征和肿瘤的转移性症状。

1. 血尿、腰痛和腹部肿块　血尿、腰痛和腹部肿块的临床表现被称为肾癌的"三联征",典型的"三联征"现在已经少见,多数患者仅出现上述症状一项或两项,三项都出现者约占 10%。任何一项出现都是病变发展到肾癌较晚期的临床表现。间歇性无痛性肉眼血尿为常见症状,表明肿瘤已侵入肾盏、肾盂;疼痛常为腰部钝痛或隐痛,是癌肿生长时牵拉扩张肾包膜或侵犯腰肌、邻近脏器所致;血块阻塞输尿管时可引起绞痛;肿瘤较大时可在腹部或腰部触及肿块。无症状肾癌的发现率在逐年升高。

2. 副肿瘤综合征　副肿瘤综合征以前称肾外症状。部分患者可表现为发热、高血压、血沉加快、高钙血症、高血糖、贫血、体重减轻、红细胞增多症、肝功能异常、恶病质等。若肾静脉和下腔静脉有癌栓阻塞,则同侧精索静脉曲张,平卧也不消失。

3. 转移症状　临床上有 20%~30% 患者是因癌肿的转移出现病理性骨折、神经麻痹、咳嗽、咯血及转移部位疼痛等首发症状。40%~50% 的患者在初诊后出现远处转移。

【辅助检查】

1. 影像学检查　①B 超检查:是简便而无创性的检查方法,敏感性高,可以发现临床上无症状、尿路造影无改变的早期肿瘤。②CT 检查:对肾癌的确诊率高,能显示肿瘤的大小、部位、邻近器官有无受累等,是目前诊断肾癌最可靠的方法。③MRI 检查:对肾癌诊断的准确性与 CT 相似。但在显示邻近器官有无受累、肾静脉或下腔静脉内有无癌栓则优于 CT。④X 线检查:如泌尿系统平片(KUB)、静脉尿路造影(IVU)有助于肾癌的诊断;对 B 超、CT 不能确诊的肾癌,可做肾动脉造影检查。

2. 实验室检查　包括血常规、肌酐、尿素氮、肝功能、碱性磷酸酶和乳酸脱氢酶等。可用于辅助诊断。

【处理原则】

目前根治性肾切除术(radical nephrectomy)仍是最主要的治疗方法。经腹或经第 11 肋间途径的开放式手术效果良好。近年来,应用腹腔镜行根治性肾切除术或腹腔镜肾部分切除术也得到推广,它具有创伤小、术后恢复快等优点。切除范围包括患肾、肾周脂肪及肾周筋膜、区域淋巴结。肾上极癌肿累及肾上腺者,应将同侧肾上腺组织一并切除。肾上、下极肾癌,直径小于 3cm 者,可行肾部分切除术。应用生物制剂如干扰素 -α、白细胞介素 -2 等进行免疫治疗,对预防和治疗转移癌有一定疗效。肾癌对放疗和化疗不敏感。

【护理诊断 / 问题】

1. 焦虑　与对癌症和手术的恐惧、对治疗及预后缺乏信心等有关。

2. 营养失调:低于机体需要量　与癌肿消耗、手术创伤等有关。

3. 慢性疼痛　与肿瘤压迫、阻塞输尿管等有关。

4. 潜在并发症:术后出血、感染等。

【护理措施】

(一)术前护理

做好患者的心理护理,按腹部外科手术做好术前常规准备,指导患者摄取高热量、高蛋白、高维生素、易消化的饮食。对营养不良或禁食者,遵医嘱给予肠外营养;必要时可少量多次输注全血或红细胞,以提高患者对手术的耐受力,保证术后能顺利康复。

(二)术后护理.

1. 卧位与休息　麻醉作用消失、血压平稳后,可取半卧位。根治性肾切除术后,需卧床休息 5~7d;肾部分切除术后需卧床休息 2 周,避免过早下床活动引起出血。

2. 观察病情　监测生命体征、意识、面色、尿量和尿色、引流液颜色和量等,尤应注意有无出血征象,一旦发现异常,尽快配合处理。

3. 饮食和营养　禁饮食 1~2d,待肛门排气后,可提供高营养饮食。禁食期间给予静脉输液和营养支持。注意患者水、电解质及酸碱平衡的维持。开始进食后,鼓励患者多饮水,以增加尿量,起到自然冲刷尿路的作用。

4. 预防感染　肾癌患者以老年人居多,术后容易发生呼吸道、泌尿道、皮肤、口腔等部位的感染,应采取有效的预防性措施。如指导患者深呼吸和有效咳嗽,定期为其翻身和叩背;保持皮肤清洁;每日进行外阴清洗;做好口腔护理等。还应遵医嘱使用抗生素,加强病情观察,注意有无感染迹象,一旦发现异常,及时协助处理。

5. 引流管护理　肾癌手术后常规放置腹膜后引流管,应按常规做好引流管的护理,若 2~3d 无引流液排出,即可拔除。

(三)健康教育

积极参加有益于身体健康的娱乐活动,保持乐观的心理状态;合理膳食,加强营养,避免使用对肾脏有损害的药物。定期到医院进行血常规、B 超或 CT 检查,以及早发现肿瘤的复发或转移病灶。

第二节　膀　胱　癌

膀胱癌(carcinoma of bladder)是泌尿系统中最常见的肿瘤。高发年龄为 50~70 岁,有年轻化的趋势,男女发病比例约为 4:1。

【病因】

引起膀胱癌的危险因素较多,一般认为与下列因素有关:①长期接触某些致癌物质,如染料、皮革、橡胶、塑料、油漆、印刷等;②吸烟,是致癌的最常见因素,大约 1/3 膀胱癌与吸烟有关,吸烟者是不吸烟者患膀胱癌危险性的 4 倍,吸烟史越长、吸烟量越大发生膀胱癌的危险性也越大;③膀胱慢性感染与异物长期刺激,如膀胱结石、膀胱憩室、埃及血吸虫病膀胱炎等;④长期服用镇痛药,如非那西丁等,是膀胱癌发生的直接或间接诱因;⑤抑癌基因的缺失。

【病理】

1. 膀胱癌的组织学类型　膀胱癌的组织学类型可分为尿路上皮性(移行细胞)癌、鳞状细胞癌和腺细胞癌,还有较少见的小细胞癌、混合型癌、癌肉瘤及转移性癌等。其中,膀胱尿路上皮癌最为常见,占膀胱癌的 90% 以上;膀胱鳞状细胞癌比较少见,约占膀胱癌的 3%~7%。膀胱腺癌更为少见,占膀胱癌的比例 <2%,膀胱腺癌是膀胱外翻患者最常见的癌。

2. 膀胱癌的组织学分级　关于膀胱癌的分级,目前普遍采用 WHO 分级法(WHO1973,WHO2004)。1973 年 WHO 根据膀胱肿瘤细胞分化程度将其分为:①乳头状瘤;②尿路上皮癌Ⅰ级,分化良好;③尿路上皮癌Ⅱ级,分化中等;④尿路上皮癌Ⅲ级,分化不良。为了更好地反映肿瘤的危险倾向,2004 年 WHO 将膀胱癌等尿路上皮肿瘤分为:①乳头状瘤;②乳头状低度恶性倾向的尿路上皮肿瘤;③低级别乳头状尿路上皮癌;④高级别乳头状尿路上皮癌。

3. 膀胱癌的分期　国际抗癌联盟(UICC)2009 年第 7 版 TNM 分期法,作如下规定(图 39-1):

T:分为 T_{is} 原位癌,肿瘤局限在黏膜内。T_a 无浸润的乳头状瘤,肿瘤局限在黏膜内。T_1 肿瘤侵及黏膜固有层。T_2 肿瘤侵及肌层,又分为 T_{2a} 浸润浅肌层(肌层内 1/2)和 T_{2b} 浸润深肌层(肌层外 1/2)。T_3 肿瘤侵及膀胱周围脂肪组织,又分为 T_{3a} 显微镜下发现浸润膀胱周围组织和 T_{3b} 肉眼可见肿瘤侵及膀胱周围组织。T_4 肿瘤侵及前列腺、子宫、阴道及盆壁等邻近器官。临床上习惯将 T_{is}、T_a 和 T_1 期肿瘤称为浅表膀胱癌。即非肌层浸润性膀胱癌,而 T_2 以上则称为肌层浸润性膀胱癌。

N:N_0 无淋巴转移。N_1 同侧区域淋巴结转移。N_2 多发区域淋巴结转移。N_3 区域淋巴结转移并固定。N_4 区域外淋巴结转移。

M:M_0 无远处转移。M_1 有远处转移。

4. 生长方式　膀胱癌的生长方式有 3 种:

(1) 原位癌:癌肿局限在黏膜内,无乳头亦无浸润基膜现象。

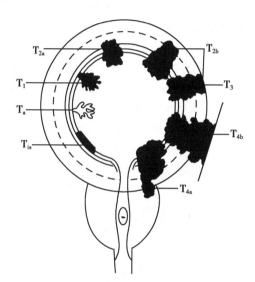

图 39-1　膀胱肿瘤分期示意图

(2) 乳头状癌:移行细胞癌多为乳头状,分化不良者常有浸润。

(3) 浸润性癌:鳞癌和腺癌为浸润性癌。不同生长方式可单独或同时存在。

5. 转移途径　肿瘤的扩散主要向膀胱壁内浸润为主,直接累及膀胱外组织及邻近器官。淋巴转移是最主要的转移途径,主要转移到盆腔淋巴结群,浸润浅肌层者约 50% 淋巴管内有癌细胞,浸润至深肌层者几乎全部淋巴管内均有癌细胞。血行转移多见于晚期,主要转移到肝、肺、骨和皮肤等处。

【临床表现】

1. 血尿　是膀胱癌最常见和最早出现的症状。常表现为间歇性无痛性肉眼血尿,有自行减轻或自愈现象,故容易被患者忽视,延误诊断和治疗。

2. 尿频、尿急、尿痛　多为膀胱癌的晚期症状,主要是因肿瘤坏死、溃疡或合并感染引起膀胱刺激所致。少数广泛原位癌或浸润癌早期即有这些刺激症状,提示预后不良。有时尿内混有"烂肉"样坏死组织排出。膀胱三角区及膀胱颈部肿瘤可堵塞膀胱出口,引起排尿困难,甚至尿潴留。

3. 晚期浸润癌表现　排空膀胱后可在耻骨上区扪及坚硬肿块;广泛浸润盆腔或转移时可出现腰骶部疼痛;肿瘤阻塞输尿管口可引起肾积水及肾功能不全。晚期患者还有水肿、贫血、体重减轻、恶病质等消耗症状。

【辅助检查】

1. 尿液检查　新鲜尿液中脱落细胞检查可找到肿瘤细胞。需要连续留取 3d 尿标本,但分化良好者不易检出。近年来采用尿液查端粒酶活性、膀胱肿瘤抗原（bladder tumor antigen，BTA）、核基质蛋白（NMP_{22}、BLCA-4）以及原位荧光杂交（FISH）等有助于提高膀胱癌的检出率。

2. 影像学检查　包括B超、IVU、CT、MRI等检查，能判断膀胱肿瘤的部位、大小、数目及浸润深度，了解其对肾功能的影响。放射性核素检查可了解有无骨转移。

3. 膀胱镜检查　能直接观察肿瘤位置、大小、数目、形态、基底状况、浸润范围等，观察肿瘤与输尿管口和膀胱颈部的关系。并可取活组织检查，有利于确定诊断及治疗方案。

【处理原则】

膀胱癌应采取以手术治疗为主的综合性治疗。根据肿瘤的临床分期、病理及患者的全身状况，选择合适的治疗方法。

1. 手术治疗　原则上对浅表肿瘤，可采用保留膀胱的手术；而对瘤体大、数目多、复发性和浸润肿瘤，应行膀胱全切除术。

（1）经尿道膀胱肿瘤切除术（transurethral resection of bladder tumor，TURBT）：是治疗膀胱肿瘤的首选方法，对单发、分化较好的非浸润性癌，可单纯使用此方法。该手术具有创伤小、恢复快、效果好等优点。术后常规留置气囊导尿管引流膀胱，并做膀胱冲洗。

（2）膀胱部分切除术：适用于分化良好、比较局限、浸润性生长、位于侧后壁或顶部者。切除范围包括距离肿瘤缘2cm内的全层膀胱壁。术后常规留置气囊导尿管引流膀胱、做膀胱冲洗外，尚需留置耻骨后引流管引流渗血、渗液，以预防感染。

（3）根治性膀胱全切除术：是治疗膀胱浸润性癌的基本治疗方法。切除范围在男性包括膀胱、膀胱周围脂肪、韧带、前列腺、精囊等；在女性包括全子宫、阴道前穹、卵巢等。膀胱全切术后需行尿流改道，常用方法有：非可控性回肠（或结肠）膀胱术（图39-2）、可控性盲肠（或回肠）膀胱术（图39-3）、可控性原位（结肠或回肠）新膀胱术及输尿管皮肤造口术（图39-4）等。

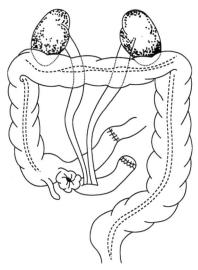

图 39-2　回肠膀胱术

1）非可控性回肠膀胱术后，两侧输尿管内放置输尿管支架管引流肾盂内尿液，自回肠造瘘口引出；回肠膀胱内放置引流管引流肠黏膜分泌物，自回肠造瘘口引出；盆腔内放置腹腔引流管引流腹腔内渗血、渗液，自腹壁另切一小口引出；胃内留置胃肠减压管引流肠腔内液体和气体，有利于回肠吻合口愈合。

2）可控性盲肠膀胱术后，除留置输尿管支架管、盆腔引流管、胃肠减压管外，尚需在盲肠膀胱和回肠输出管内留置引流管，自脐孔处切口引出。

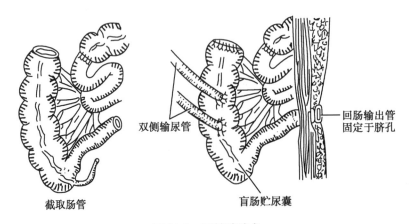

截取肠管　　　　　　　　双侧输尿管　　盲肠贮尿囊　　回肠输出管固定于脐孔

图 39-3　可控膀胱术

3）可控性原位（结肠或回肠）新膀胱术后，除留置输尿管支架管、盆腔引流管、胃肠减压管外，尚需留置新膀胱造瘘管和导尿管。

4）输尿管皮肤造口术后，常规留置输尿管支架管、盆腔引流管。

2. 化学药物治疗　凡保留膀胱手术者，术后 2 年内复发率约在 50% 以上；膀胱浸润性癌行根治性膀胱全切除后也有 30%~40% 的病例有远处转移。因此，任何保留膀胱手术后均应常规进行膀胱内灌注化疗，常用药物有丝裂霉素、长春新碱、吡柔比星、噻替哌、羟喜树碱等抗癌药及卡介苗等免疫抑制剂，以消灭残余的癌细胞和降低复发的可能性。

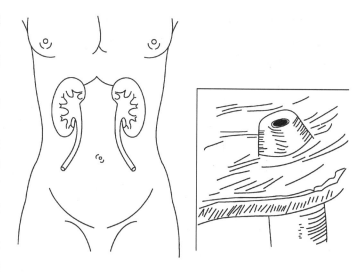

图 39-4　输尿管皮肤造口术

【护理评估】

（一）术前评估

1. 健康史　了解患者年龄、性别，有无长期吸烟、从事橡胶行业工作或接触有害化学物质史；有无膀胱慢性感染与异物史；有无其他伴随疾病史；家族中有无肿瘤病史。

2. 身体状况　了解有无血尿及血尿的特点，有无膀胱刺激症状及其严重程度；检查有无触及耻骨上区肿块及淋巴结肿大、咯血、骨痛、病理性骨折等转移症状；有无营养不良和消瘦及恶病质表现。了解重要器官功能状况。

3. 辅助检查　了解尿液检查、影像学检查、膀胱镜检查等结果，以估计肿瘤的性质、病变程度等。

4. 心理、社会状况　了解患者及亲属对病情、治疗方法、术后并发症及术后康复的认知程度、家庭经济状况及社会支持程度等。

（二）术后评估

1. 手术情况　了解手术方式、过程及尿流改道的情况，术中是否行膀胱灌注化疗及术后治疗方案等。

2. 身体状况　观察生命体征是否平稳；手术切口或造口的位置及敷料是否干燥；引流管的位置、数目、种类、标记及其固定、通畅、引流液性质、引流量等情况；有无出血、感染、尿瘘等术后并发症表现；有无化疗药物不良反应等。

3. 辅助检查　了解术后辅助检查结果有无异常。

4. 心理、社会状况　了解术后患者和家属的心理变化，对康复和预后的期待，对治疗和护理的要求，对后续治疗的理解程度等。

【护理诊断 / 问题】

1. 焦虑　与对癌症的恐惧及对治疗费用、手术效果、尿流改道的担心等有关。

2. 急性疼痛　与术后切口疼痛、膀胱痉挛等有关。

3. 营养失调：低于机体需要量　与长期癌肿消耗、手术创伤等有关。

4. 自我形象紊乱　与膀胱全切尿流改道有关。

5. 潜在术后并发症：出血、感染、尿瘘等。

【护理目标】

1. 患者焦虑、疼痛逐渐减轻或消失。

2. 营养状况有所改善。

3. 能正确对待和接受尿流改道后的状况。

4. 潜在并发症发生时能被及时发现并妥善处理。

【护理措施】

（一）术前护理

除按腹部手术做好常规手术前准备外，还应特别注意以下几方面的护理：

1. 心理护理　应向其说明膀胱癌的治疗方法和治疗效果，减轻患者的恐惧心理。用成功的案例鼓励患者，使其树立信心战胜疾病。

2. 饮食与营养　选择高热量、高蛋白、高维生素、易消化饮食，必要时给予肠外营养。

3. 肠道准备　对拟行肠道代膀胱术的患者，应遵医嘱做好肠道准备。

（二）术后护理

1. 卧位与休息　麻醉作用消失、血压平稳后，可取半卧位。膀胱全切除术后，应卧床 7~10d，保证患者有充足的休息时间，避免引流管脱落出现漏尿。

2. 观察病情　严密监测生命体征、意识及引流液的质和量的变化，特别注意有无术后出血和感染征象，一旦发现异常及时联系医师并协助处理。膀胱全切除回肠膀胱术后，应观察和记录两侧肾脏各自的排尿量，以便对分肾功能进行准确的评估。

3. 饮食与营养　术后开始进食时间和饮食要求，与手术对胃肠道的影响程度有关。一般经尿道膀胱肿瘤切除者，术后 6h 即可恢复正常饮食；膀胱部分切除和输尿管皮肤造口术者，待肛门排气后开始饮食；回肠膀胱术和可控膀胱术者，因术中进行肠切除和肠吻合，故应鼓励患者多饮水，以增加尿量，冲刷尿路。

4. 疼痛护理　保留膀胱的膀胱肿瘤切除术后，由于导尿管刺激、术后出血、膀胱冲洗液温度过低等，可引起膀胱痉挛，患者出现阵发性腹痛。应采取对因护理，必要时遵医嘱给予解痉镇痛药物。

5. 引流管护理　膀胱全切尿流改道术后引流管较多，以此术式为例介绍各种引流管的护理。各种引流管应贴好标签，写好标记，分别记录引流情况，除按常规做好引流管护理外，还应注意以下个别问题：

（1）输尿管支架管：术后双侧输尿管放置支架管，目的是支撑输尿管、引流尿液。一般于术后 2 周拔除。

（2）代膀胱造瘘管：原位新膀胱术后留置代膀胱造瘘管，目的是引流尿液和进行代膀胱冲洗。术后 2~3 周，经造影证实无尿瘘及吻合口狭窄即可拔管。

（3）导尿管：原位新膀胱术后常规留置导尿管，目的是引流尿液、代膀胱冲洗及训练新膀胱容量，待新膀胱容量超过 150ml 以上时即可拔管。

（4）盆腔引流管：术后常规留置盆腔引流管，不但能引流盆腔渗血、渗液，而且可借以观察有无活动性出血和尿瘘，一般术后 3~5d 拔管。

6. 代膀胱冲洗　一般于术后 3d 开始，每日冲洗 1~2 次，肠黏液较多者可增加冲洗次数。患者取平卧位，抽取温（36℃）生理盐水或 5% 碳酸氢钠 30~50ml，经代膀胱造瘘管缓慢冲入，由导尿管引出。如此反复多次，直至冲洗液澄清为止。

7. 膀胱灌注化疗护理　膀胱灌注化疗的目的是减少复发、预防肿瘤进展及根治 TUR 术后残余的肿瘤组织。具体方法如下：让患者排空膀胱后取仰卧位，用 50ml 注射器将化疗药物用生理盐水稀释至 40~50ml 备用；在无菌条件下插入导尿管，将稀释好的化疗药物注入膀胱，药物保留在膀胱内 2h，期间协助患者按次序（俯卧、仰卧、左侧卧、右侧卧）每 15min 变换 1 次体位，2h 后嘱患者自行排尿。插尿管时注意无菌操作，若患者有膀胱刺激症状，应暂停灌注化疗，以防尿管刺激尿道和膀胱加重上述症状。灌注化疗后叮嘱患者多饮水（每日 2 500~3 000ml），以冲洗膀胱，减少化疗药物的刺激作用。

（三）健康教育

1. 自我护理　指导患者做好自我护理，逐渐接受和适应新的排尿方式。

（1）佩戴接尿器者，要保持局部皮肤清洁，防止接尿器的边缘压迫造瘘口；定时更换尿袋，操作时速度要快，并准备足够的纸巾吸收尿液，防止尿液外溢；为防止引流袋影响睡眠，夜间可将其方向调整为与身体纵轴垂直，并接引流管将尿液引流至床旁的容器中。

（2）可控性盲肠膀胱术后，应教会患者自行插尿管、定时导尿，从 2~3h/1 次，逐渐延长至 3~4h/1 次；导尿时要保持双手、局部皮肤及导尿管的清洁；外出或夜间睡眠时可佩戴尿袋，以防尿失禁造成污染。

2. 原位新膀胱训练　新膀胱造瘘口愈合后开始进行功能训练：

（1）贮尿功能：夹闭导尿管，定时放尿，开始每 30min 放尿 1 次，逐渐延长至 1~2h 放尿 1 次；放尿前收缩会阴、轻压下腹，逐渐形成新膀胱充盈感。

（2）控尿功能：收缩会阴及肛门每日 10~20 次，每次持续 10 秒。

（3）排尿功能：可采取特定时间排尿，如餐前 30min、晨起或睡前；定时排尿，白天 2~3h 排尿 1 次，夜间排尿 2 次。

3. 后续治疗和定期复查　保留膀胱术后，应遵医嘱进行膀胱灌注化疗，以防止复发。一般术后 2 周开始灌注，开始每周灌注 1 次，共 8 次，以后每月 1 次，持续 1~2 年；期间定期检查血常规及肝功能，以及早发现和处理骨髓抑制；每 3 个月进行 1 次膀胱镜检查，2 年无复发者，改为每半年 1 次。根治性膀胱术后，应终生随访，定期进行血生化、腹部 B 超、盆腔 CT、上尿路造影等检查。

【护理评价】

1. 患者焦虑、疼痛是否减轻。

2. 营养状况有无改善。

3. 能否正确对待和接受尿流改道后的状况。

4. 潜在并发症发生时能否被及时发现并妥善处理。

第三节　前 列 腺 癌

前列腺癌（carcinoma of prostate）是老年男性常见的肿瘤之一，年龄越大，发病率越高。前列腺癌发病时年龄越轻死于前列腺癌的可能性越大。随着我国人均寿命的延长，饮食结构的改变，诊断技术的不断提高等，近年来发病率迅速增加，有跃居泌尿系肿瘤首位的趋势。

【病因】

前列腺癌的发病原因尚不清楚，可能与遗传、种族、环境、饮食、吸烟、肥胖和性激素等因素有关。有家族史的发病率高，且有家族发病倾向的其发病年龄也偏小；摄入过多的动物脂肪时可能促进前列腺癌的发展；基因突变也在前列腺癌的发生和发展中起着重要作用；前列腺癌大多数为雄激素依赖型，其发生和发展与雄激素关系密切，双氢睾酮在此发挥重要作用。生活方式的改变如降低动物脂肪摄入及增加水果、谷类、蔬菜的摄入量，会降低发病风险。

【病理】

前列腺癌 98% 为腺癌，起源于腺细胞，2% 为移行细胞癌、鳞癌和未分化癌等。前列腺的外周带是癌肿最常发生的部位，大多数为多发性病灶，易侵及前列腺尖部。前列腺癌的分化程度差异极大。发生在前列腺外周带的高级别前列腺上皮内瘤，可能是前列腺癌的癌前期病变。其目前普遍应用的是 Gleason 联合分级系统；一般认为联合分级 2~4 级相当于高分化癌，5~7 级相当于中分化癌；8~10 级相当于低分化或未分化癌。前列腺癌晚期可侵及周围组织器官，也可经淋巴和血液途径发生远处转移，以血行转移到脊柱、骨盆最多见。

文档：前列腺癌的分级来由及临床意义

【临床表现】

前列腺癌临床表现多样，缺乏特异性。早期多无明显临床症状，常在直肠指诊时偶然发现，或行血清 PSA 检测时被发现，也有的在前列腺增生手术标本中被发现。中、晚期可出现膀胱出口梗阻症状，如尿流缓慢、排尿不尽、排尿困难,甚至尿潴留;由于梗阻引起继发性逼尿肌不稳定以及肿瘤侵犯三角区或盆神经致尿频、尿急等刺激性症状。局部浸润症状可出现血尿、尿失禁、阳痿、血精或排便异常和血便;严重者少尿或无尿、贫血、衰弱、水肿等表现。发生转移时,可出现骨痛、病理性骨折、脊髓受压咳嗽、呼吸困难和咯血等转移性症状。

【辅助检查】

1. 直肠指检 可发现前列腺增大,有坚硬结节,并可了解结节的大小、质地、表面光滑度等。直肠指检对前列腺癌的早期诊断和分期都有重要价值,联合前列腺特异性抗原检查是目前公认的早期最佳筛选方法。

2. 实验室检查 血清前列腺特异抗原(prostate specific antigen,PSA)升高。极度升高提示有转移病灶。直肠指检(DRE)可能影响 PSA 值,因而应在抽血后进行 DRE 检查。

3. 影像学检查 经腹壁及经直肠超声检查、IVU、CT、MRI 检查,能了解前列腺癌的局部及其周围情况,有无淋巴结肿大;全身核素骨显像和 MRI 可早期发现骨转移性病灶。

4. 前列腺穿刺活检 经直肠 B 超引导下行前列腺穿刺活检,可为诊断提供确诊依据。

【处理原则】

1. 临床观察 对前列腺增生手术中偶然发现的局限性(Ⅰ期)癌,一般病灶小,细胞分化好,可不做进一步治疗,严密观察随诊。每 3 个月复查一次 PSA 和直肠指检,出现病变进展或临床症状明显时给予其他治疗。

2. 手术治疗 对局限在前列腺内的(Ⅱ期)癌,可以行根治性前列腺切除术,这是治疗前列腺癌的最好方法。手术方法主要有经耻骨后开放式前列腺根治性切除术、经会阴前列腺根治性切除术、腹腔镜前列腺癌根治术和机器人辅助腹腔镜前列腺癌根治术。

3. 放射治疗 适用于各期患者。包括外照射放射治疗、近距离照射治疗、粒子植入近距离放疗联合体外照射治疗。能在局部对肿瘤进行有效控制,具有疗效好、适应证广、并发症少等优点。

4. 内分泌治疗 手术去势治疗和雌激素可延缓转移性前列腺癌的进展。对已超出前列腺的(Ⅲ期)癌及发生周围组织浸润的(Ⅳ期)癌,以内分泌治疗为主。可行睾丸切除术或使用药物如促黄体释放激素类似物缓释剂(LHRH-A)等去势,还可配合抗雄激素制剂(如氟他胺),以提高治疗效果。

5. 化学治疗 主要用于内分泌治疗失败者,常用药物有环磷酰胺、氟尿嘧啶、阿霉素、卡铂、长春碱及紫杉醇等。

【护理诊断/问题】

1. 焦虑 与对癌症的恐惧、对手术的害怕等有关。

2. 营养失调:低于机体需要量 与癌肿消耗增多、手术创伤等有关。

3. 潜在并发症:术后出血、感染等。

【护理措施】

(一) 一般护理

参见第十一章 肿瘤患者的护理和第三十七章第一节 良性前列腺增生。

(二) 去势治疗的护理

1. 心理护理 去势治疗对患者来说需要极大的勇气,去势后患者可能情绪低落;用药后将出现性欲下降、勃起功能障碍、乳房增大等男性难以接受的症状,容易使患者产生自卑和抑郁症,要积极帮助患者调整不良心理状态,争取家属支持,树立患者信心。

2. 不良反应的护理 常见的不良反应有潮热、心血管并发症、高脂血症、肝功能损害、骨质疏松、贫血等。用药中及用药后应定时检查肝功能、血常规等,做好患者的安全防护,避免跌倒;遵医嘱使用药物对症处理。

(三) 健康教育

1. 康复指导 解释身体锻炼和合理摄入营养的重要性。多进食对预防前列腺癌有预防作用的食物,如豆类、谷物、蔬菜、水果、绿茶等;避免进食引起前列腺癌的高危险食物,如高脂肪饮食,尤其是动物脂肪、红色肉类等。

2. 用药指导　说明应用药物(雌激素、雌二醇氮芥、雄激素拮抗剂)治疗、放射治疗对前列腺癌有明显作用,但也有较严重的副作用,尤其是心血管、肺部并发症等,定期检查血常规、肝功能检查,以及早发现和处理各种不良反应。

3. 定期复诊　前列腺癌根治术后应定期检测 PSA、直肠指检,以判断有无复发及预后。去势治疗者每月返院接受治疗,并复查 PSA、前列腺 B 超、肝功能及血常规等。若出现骨痛,应行骨扫描检查,及时发现有无骨转移。

(邓小华)

思维导图

自测题

 思考题

结合导入情境与思考的案例回答下列问题:

1. 经过检查患者被确诊为膀胱癌,决定手术治疗。如何提高患者对手术的耐受能力?

2. 经讨论,决定 3d 后行膀胱全切可控盲肠膀胱术。请按照临床思维模式思考,从今天开始到手术后出院前,应做好哪些护理工作?

第四十章

肾上腺疾病患者的护理

第四十章
课件

学习目标

识记：

能叙述皮质醇症（库欣综合征）、原发性醛固酮增多症、儿茶酚胺症的概念。

理解：

1. 能论述皮质醇症的类型、临床特点、护理评估及护理要点。

2. 能论述原发性醛固酮增多症的类型、临床特点、护理要点。

3. 能论述儿茶酚胺症的类型、临床特点及护理要点。

运用：

1. 能为皮质醇症、原发性醛固酮增多症、儿茶酚胺症的患者拟订正确护理计划。

2. 能做好术前准备和术后护理。

导入情境与思考

安先生，59岁。因双下肢沉重无力、高血压3年就诊。3年前出现双下肢无力、沉重不适、有时小腿出现抽搐，被当地医院诊断为"腰椎间盘突出"，服用药物（药名不详）治疗，效果不好。同年，体格检查时发现血压升高（160/110mmHg），后服用多种降压药物治疗（药名不详），血压控制不满意，但平时仍坚持用药。近1年来因病情加重不能正常工作，病休在家。既往无重要病史可载，家庭中无高血压及腰椎间盘突出患者。

请思考：

1. 对该患者可能的诊断是什么？护理评估时应收集哪些资料？

2. 采取什么检查方法有助于明确诊断？

人体肾上腺是成对的器官，左侧呈新月形，右侧呈三角形；位于腹膜后，在双侧肾的内前上方。肾上腺组织由外向内可分为皮质和髓质，皮质占90%，分泌类固醇激素；髓质占10%，主要分泌肾上腺素、去甲肾上腺素和多巴胺。随着诊断技术的不断提高，肾上腺疾病的发现率和诊断率也不断增加。在外科治疗的肾上腺疾病中，主要以皮质醇症、原发性醛固酮增多症和儿茶酚胺症最为常见。

第一节　皮质醇症

皮质醇症(hypercortisolism)又称库欣综合征(Cushing's syndrome),是由于肾上腺皮质分泌过盛,致使机体长期处于过量糖皮质激素的作用下而引起满月脸、多血质、向心性肥胖、皮肤紫纹、痤疮、糖尿病倾向、高血压和骨质疏松等一系列典型的综合征。本症多见于女性,发病年龄多在 20~45 岁。

【病因和分类】

1. ACTH 依赖性皮质醇增多症　又称下丘脑 - 垂体性皮质醇症。包括:①垂体性皮质醇增多,最常见;②异位 ACTH 综合征。

2. ACTH 非依赖性皮质醇症　又称肾上腺性皮质醇症。包括:①肾上腺皮质腺瘤或腺癌;②原发性肾上腺皮质结节性增生或腺瘤样增生。

【临床表现】

典型的表现包括:①向心性肥胖、满月脸、水牛背、悬垂腹、颈短等,是主要表现;②皮肤变化:皮肤菲薄,下腹壁、大腿内侧、腋下皮肤可见紫纹、出现痤疮和多毛;③高血压和低血钾;④糖尿病或糖耐量降低;⑤骨质疏松和四肢肌萎缩;⑥性腺功能紊乱、性功能减退和副性征变化;⑦生长发育障碍;⑧红细胞增多、免疫能力下降;⑨精神症状。

【辅助检查】

1. 实验室检查　血浆皮质醇测定、24h 尿游离皮质醇测定、血浆 ACTH 测定均显示明显高于正常。小剂量地塞米松抑制试验和大剂量地塞米松抑制试验。

2. 影像学检查　B 超可发现肾上腺区肿瘤,CT、MRI 可发现垂体和肾上腺区肿瘤。

【处理原则】

根据病因的不同而采取不同的治疗方式,主要方法有药物治疗、手术治疗、放射治疗 3 种。

1. 药物治疗　主要是作为肾上腺手术后复发或无法切除的肾上腺皮质肿瘤的辅助治疗措施,常用药物包括皮质醇合成抑制剂和直接作用于下丘脑 - 垂体的药物。如米托坦、氨鲁米特、酮康唑、赛庚啶、溴隐亭等。

2. 手术治疗　去除病因、降低体内皮质醇水平,保证垂体、肾上腺的正常功能。确定为垂体肿瘤者,首选垂体肿瘤切除术;未确定者行肾上腺切除。肾上腺腺瘤的患者,可行腹腔镜或经腰切口切除腺瘤。结节性肾上腺皮质增生,可按肾上腺腺瘤处理。异位 ACTH 综合征,诊断明确者,手术切除肿瘤;无法确定时行肾上腺切除,以减轻症状。

文档:Nelson 综合征

3. 放射治疗　儿童皮质醇症首选垂体放疗,其治愈率 80% 左右,成人治愈率 15% 左右,25%~30% 的患者可有明显改善。近年,伽马刀(γ 刀)照射用于治疗颅内肿瘤,使疗效有了显著提高。

【护理评估】

(一)术前评估

1. 健康史　了解发病前的身体情况、发病过程及特点,发病后对生活质量的影响。了解患者的年龄、职业、性别,女性患者有无月经异常等变化,男性患者有无性功能障碍及记忆力减退。有无食欲、面容及体态的变化;有无抵抗力降低或易患感冒;有无高血压、糖尿病、骨质疏松等;有无手术创伤史。

2. 身体状况　了解患者有无满月脸、面部痤疮、水牛背、色素沉着、皮肤紫纹、肥胖或肌肉萎缩。女性患者有无胡须、多毛现象。

3. 辅助检查　了解血浆皮质醇、血糖等检查结果,影像学检查有无发现肾上腺区肿瘤或垂体肿瘤。

4. 心理、社会状况　了解患者对疾病的认识程度、其社会和家庭状况。注意有无精神症状。

（二）术后评估

1. 术中情况　了解麻醉方法、手术方式及术中输液、输血、用药、尿量情况等。

2. 身体状况　观察神志是否清醒；生命体征是否平稳；有无继发气胸、感染、邻近组织损伤及肾上腺功能不全的表现。

3. 辅助检查　了解血浆皮质醇水平变化趋势。

4. 心理、社会状况　了解术后患者和家属的心理变化，对康复和预后的期待，家庭对患者的支持程度等。

【护理诊断/问题】

1. 自我形象紊乱　与糖皮质激素分泌过多引起的肥胖、皮肤改变等有关。

2. 有受伤害的危险　与肥胖、骨质疏松、高血压急性发作、低血钾等有关。

3. 潜在并发症：术后出血、水电解质平衡紊乱、肾上腺危象、感染、气胸等。

【护理目标】

1. 患者能接受自我形象。

2. 未发生意外伤害。

3. 未发生潜在并发症，或发生时得到有效处理。

【护理措施】

（一）术前护理

1. 心理护理　向患者介绍疾病的基本知识、诊疗措施与护理计划，鼓励患者积极配合；解释形象改变的原因，指导患者接受和适应身体状况，说明根除疾病后形象可逐渐趋向正常，帮助患者树立康复信心；关心和体贴患者，及时进行心理疏导，并指导家属给患者以精神鼓励和感情支持，以防患者产生焦虑或抑郁等症状。

2. 对症护理　对高血压者应指导患者摄取低钠饮食，遵医嘱给予降压药物，每日测量血压；对糖尿病者应给予糖尿病饮食，遵医嘱给降糖药物，定期测定血糖浓度；低血钾、低血钙者，除提供高钾、高钙饮食外，还应遵医嘱适当补钾、补钙，定期测定血钾和血钙浓度。

3. 预防意外伤害　因患者体胖、行动不便，加之低钾血症、高血压、骨质疏松等，有跌倒、坠床和意外受伤（如骨折）的危险，应叮嘱患者行动时注意安全，避免剧烈活动和远行，必要时搀扶患者行动或用轮椅搬移患者，以防发生意外伤害。

4. 预防感染　指导患者保持口腔、皮肤、外阴清洁，必要时遵医嘱给予抗生素。

5. 特殊准备　为预防术后发生肾上腺危象，术前应遵医嘱补充糖皮质激素。一般术前12h、2h分别给予醋酸可的松100mg肌内注射，并准备好醋酸可的松，交接患者时一并带入手术室，以备术中静脉点滴用。

（二）术后护理

1. 体位安置　患者生命体征平稳后可取半卧位，以利于呼吸和引流。

2. 观察病情，防治并发症

（1）出血：术后2~3d密切观察生命体征，若发现心率和脉搏增快、血压下降，引流管引出新鲜血液，提示有出血可能，应及时联系医师，并协助处理。

（2）水、电解质平衡紊乱：观察并准确记录24h液体出入量，遵医嘱合理输液，维持水、电解质平衡，观察血清电解质浓度变化。

（3）肾上腺危象：手术后体内糖皮质激素水平骤降，可能出现肾上腺危象。若患者出现心率增快、血压下降、呼吸急促、恶心、呕吐、腹痛、腹泻、周身酸痛、疲倦、高热，甚至昏迷、休克等表现，应遵医嘱按肾上腺危象处理。处理措施：静脉补充糖皮质激素；静脉补液，纠正水、电解质及低血糖；避免使用吗啡、巴比妥类药物，密切观察病情变化。

（4）感染：观察切口有无渗出和感染征象，及时更换敷料；做好口腔护理，鼓励患者进行深呼吸、有效咳嗽排痰,定时为患者翻身叩背,防止肺部感染;留置有引流管者,观察引流液的量和性状,并保持引流通畅;遵医嘱给予广谱抗生素。

（5）气胸:经腰背肋间切口术后,应观察患者有无呼吸困难、发绀等气胸表现,一旦发现气胸征象,应及时联系医生处理。

（三）健康教育

1. 心理疏导　给患者讲解皮质醇症是由于内分泌异常而引起的多系统病变,使患者认识本病特点,保持稳定情绪,接受和适应形象改变,积极配合治疗和护理,树立康复信心。

2. 饮食指导　告知患者选择高蛋白、高钾、高钙、低钠、低脂肪饮食,避免进刺激性食物,戒烟、忌酒,糖尿病者选择糖尿病饮食。

3. 自我护理　告知患者日常活动应多加小心,防止跌倒;讲究个人卫生,保持口腔、皮肤、外阴等部位清洁,防止感染。

4. 用药指导　遵医嘱服用糖皮质激素类药物,双侧肾上腺切除者需要终身服药,不可自行停药或更改剂量。

5. 定期复查　术后定期复查 B 超,检测血皮质醇浓度,观察其变化情况。

【护理评价】

1. 患者能否接受形象改变。

2. 有无发生意外伤害。

3. 潜在并发症是否得到预防,发生时能否被及时发现和有效处理。

第二节　原发性醛固酮增多症

原发性醛固酮增多症(primary hyperaldosteronism,PHA)简称原醛症,本病 1953 年由 Conn 首次描述,故亦称 Conn 综合征,是由于体内分泌过量的醛固酮所致。典型的临床表现为高血压、高醛固酮、低钾血症、低血肾素、碱中毒和肌软弱无力或周期性瘫痪等症候群。

【病因与病理】

1. 肾上腺皮质腺瘤　最常见,约占原醛症的 80%,以单侧肾上腺单个腺瘤多见,多数直径 <3cm。发生在球状带,其分泌醛固酮不受肾素及血管紧张素Ⅱ的影响,故称醛固酮腺瘤(aldosterone-producing adenomas,APA)。

2. 单侧肾上腺皮质增生(unilateral adrenal hyperplasia,UNAH)　少见,为单侧或以一侧肾上腺球状带结节状增生为主,其内分泌生化测定结果与 APA 无差异,具有典型 PHA 表现。

3. 双侧肾上腺皮质增生　又称特发性醛固酮增多症(idiopathic hyperaldosteronism,IHA),为双侧球状带增生,与垂体产生的醛固酮刺激因子有关,对血管紧张素敏感。站立位时,肾素活性和醛固酮分泌升高。临床表现多不典型。

4. 分泌醛固酮的肾上腺皮质癌(aldosterone-producing adrenocortical carcinoma)　少见,瘤体直径一般 >3cm,包膜常被浸润,早期即可发生血行转移,手术切除后易复发,预后差。其除分泌大量醛固酮外,还可分泌糖皮质激素和性激素,并出现相应的生化改变和临床表现。

5. 其他　如分泌醛固酮的异位肿瘤、家族性醛固酮综合征等。

【临床表现】

30~50 岁多见,主要表现为高血压和低血钾。①高血压:几乎所有 PHA 的患者具有高血压,以舒张压升高为主,一般降压药物无效;②肌无力:由低血钾所致,70% 为持续低血钾,30% 为间歇性低血钾。表现为四肢软弱无力或周期性瘫痪,严重者呼吸及吞咽困难;③口渴、多饮、多尿(以夜尿多为主)等,主要与肾浓缩功能下降有关。

【辅助检查】

1. 实验室检查　可有低血钾、高血钠、尿钾排出增多、血和醛固酮含量增高、血浆肾素活性降低、碱中毒等。

2. 影像学检查　B 超、CT 和 MRI 检查均能发现肾上腺肿物。

3. 特殊检查　螺内酯(安体舒通)试验、体位试验、钠钾平衡试验等可出现阳性结果。

4. 心电图检查　出现低钾性心电图改变。

【处理原则】

依据不同病因,选择相应的治疗方法。

1. 非手术治疗　适用于术前准备、特发性肾上腺皮质增生、不能切除的分泌醛固酮的肾上腺皮质癌、拒绝手术或有手术禁忌证及糖皮质激素可控制的原醛症等。常用药物有醛固酮拮抗剂螺内酯(安体舒通)、醛固酮分泌抑制剂氯胺吡咪(阿米洛利)、保钾利尿剂氨苯蝶啶等,其他辅助药物甲巯丙脯酸、卡托普利、硝苯地平等。家族性醛固酮综合征,需终身服用地塞米松。

2. 手术治疗　适用于绝大多数患者。醛固酮瘤首选将瘤体或同侧肾上腺切除;单侧肾上腺皮质增生行一侧肾上腺全切除或次全切除;分泌醛固酮的肾上腺皮质癌及异位肿瘤则需作肿瘤根治术。醛固酮腺瘤、单侧肾上腺皮质增生等可首选腹腔镜手术。

【护理诊断/问题】

1. 体液过多　与醛固酮过量引起的水钠潴留有关。

2. 有受伤害的危险　与低血钾肌无力、降压药物导致的体位性低血压等有关。

3. 潜在性并发症:参见皮质醇症。

【护理措施】

(一) 术前护理

1. 对症处理　为降低手术的危险性,术前需控制血压、纠正低钾和碱中毒等。遵医嘱给患者口服螺内酯、氯胺吡咪、氨苯蝶啶、卡托普利、硝苯地平等,并适当补钾、补钙;指导患者摄取低钠、高钾、高钙饮食,适当控制饮水。定时监测血钾、钠、钙浓度及血 pH。

2. 预防意外受伤　参见皮质醇症。

3. 特殊用药　术前 1d 补充肾上腺皮质激素,并遵医嘱预防性使用抗生素。

(二) 术后护理

术后醛固酮突然减少,钠离子及水大量排出,可因体液相对不足而出现低血压;大量钾离子随尿排出,容易发生低血钾、低血钠。应密切观察血压、尿量、血电解浓度等,遵医嘱补充液体,防治水电解质和酸碱平衡失调。其他参见皮质醇症。

(三) 健康教育

讲究个人卫生,适当进行身体锻炼,合理饮食,注意行动安全;若术后血压未降至正常水平,应遵医嘱继续服用降压药,并注意观察治疗效果;定期复查 B 超、血醛固酮、血钾等,以判断治疗效果及康复情况。

第三节　儿茶酚胺症

儿茶酚胺症(hypercatecholaminism)包括嗜铬细胞瘤(pheochromocytoma)、肾上腺髓质增生(adrenal medullary hyperplasia),两者均致患者儿茶酚胺分泌过多,产生相应的临床症状。儿茶酚胺症多见于青壮年,主要症状为高血压及代谢改变。

【病因与病理】

1. 嗜铬细胞瘤　包括肾上腺嗜铬细胞瘤和肾上腺外嗜铬细胞瘤。主要发生在肾上腺髓质及交感神经系统的嗜铬组织。85% 为肾上腺嗜铬细胞瘤、10% 以上为肾上腺外嗜铬细胞瘤。肿瘤多为良性,包膜完整,呈圆形或椭圆形,表面光滑,质地坚实。恶性嗜铬细胞瘤不足10%,瘤体较大,有转移或侵犯周围组织。

2. 肾上腺髓质增生　病因不明,表现为双侧肾上腺体积增大、不对称,有时可见肾上腺结节样改变。髓质体积增加2倍以上是诊断肾上腺髓质增生的病理依据。

【临床表现】

30~50岁多见,主要表现为高血压及代谢紊乱。①高血压:为典型症状。表现为持续恶性高血压伴阵发性发作、阵发性高血压或持续性高血压,头痛、心悸、多汗称为嗜铬细胞瘤高血压三联征;部分患者可有心律失常、心肌缺血表现;病情严重时会并发脑出血或肺水肿,甚至猝死;②代谢紊乱:如血糖升高、出现糖尿、糖耐量试验呈糖尿病样改变、胆固醇升高等,少数患者可有低血钾症状;③特殊类型表现:儿童嗜铬细胞瘤以持续高血压多见,易并发高血压脑病和心血管系统损害;肾上腺外嗜铬细胞瘤有阵发性高血压、心悸、头晕、头痛等症状。

【辅助检查】

1. 实验室检查　血浆肾上腺素和去甲肾上腺素升高、尿内儿茶酚胺和香草扁桃酸(VMA)升高,酚妥拉明试验可使高血压迅速下降。

2. 影像学检查　B超、CT、MRI检查均有助于诊断,其中CT和MRI为首选。放射性核素 ^{131}I- 间位碘苄胍(^{131}I-MIBG)肾上腺髓质显像,其诊断的敏感性和特异性较高,适用于有典型症状而B超、CT均未能发现的肿瘤,诊断效果优于B超和CT。^{131}I-MIBG还可治疗恶性嗜铬细胞瘤和肾上腺髓质增生。

【处理原则】

1. 药物治疗　对不能耐受手术、不能切除的恶性嗜铬细胞瘤或手术后肿瘤复发者,可使用酚苄明、哌唑嗪等药物减轻症状,也可采用 ^{131}I-MIBG 内放射治疗。

2. 手术治疗　是主要的治疗方法。对肾上腺嗜铬细胞瘤和肾上腺髓质增生采用开放手术或经腹腔镜切除肿瘤或肾上腺,均可获得良好效果。

【护理诊断/问题】

参见皮质醇症。

【护理措施】

(一) 术前护理

1. 心理护理　向患者耐心解释可能的病因、各项检查的目的、手术治疗的必要性,减轻患者的焦虑和恐惧;叮嘱患者多休息,避免过量活动、情绪激动而诱发或加重病情。

2. 对症护理　①控制血压:密切观察血压变化,遵医嘱给予 α- 肾上腺素能受体阻滞剂如酚苄明口服,以扩舒周围血管,使血压控制在正常范围,术前一般需服药2周以上。若降压效果不理想,可加用钙离子通道阻滞剂,如硝苯地平;若心率快可加用 β- 受体阻滞剂,如普萘洛尔。②扩充血容量:儿茶酚胺症患者的周围血管长期处于收缩状态、血容量低,切除肿瘤或增生腺体后可引起血压急剧下降,在使用舒张血管药物降压的同时,遵医嘱补液、输血,常用低分子右旋糖酐静脉滴注,扩容时应进行中心静脉压测定。③控制血糖:给予糖尿病饮食,遵医嘱给予降糖药物。④纠正低钾血症。术前准备完善的3大指标:血压控制在正常范围、心率<90次/min、血细胞比容<45%。

3. 预防意外受伤　嗜铬细胞瘤发作、高血压危象患者可能跌倒受伤,应避免情绪波动和精神刺激,适当使用镇静药;限制患者的活动范围;膀胱嗜铬细胞瘤患者应床上排尿。

4. 特殊用药　根据手术类型术前1d补充肾上腺皮质激素;预防性使用抗生素;麻醉前用药禁用阿托品。

(二) 术后护理

1. 体位与饮食　术后2~3d卧床休息,血压平稳后可取半卧位。

2. 观察病情,防治并发症　密切观察生命体征,注意有无出血迹象。术后48~72h内,应将血压维持在低于术前 2.67~4kPa(20~30mmHg)水平,并观察有无心衰、肺水肿、脑水肿、高血压危象等表现。

术后若出现顽固性低血压,除按医嘱补充体液外,还需应用去甲肾上腺素增加血管张力,提升血压。

3. 维持体液容量　术后注意水、电解质平衡,及时纠正低血容量,定时测定中心静脉压,调节补液速度和补液量,记录 24h 出入量,既要保持体液容量,又要防止输液过多而导致心、肺、脑并发症。

其他护理措施参见皮质醇症。

(三)健康教育

1. 使患者认识到保持情绪稳定、坚持长期配合治疗的重要性。

2. 告知患者避免突然的体位变化、提重物、咳嗽、情绪激动、挤压腹部等,以防诱发阵发性高血压。对采用肾上腺皮质激素进行替代治疗的患者,应叮嘱其严格执行医嘱,不可自行加减药量或随意停药。少数术后血压仍然较高的患者,应观察血压变化,遵医嘱服用降压药物。定期测定儿茶酚胺等实验室检查指标,以判断治疗效果。

(邓小华)

思维导图

自测题

? 思考题

结合导入情境与思考的案例回答下列问题:

1. 对该患者的治疗原则是什么?

2. 若采取手术治疗,手术前后应采取哪些护理措施?

3. 拟订患者从入院到出院前的护理计划。

第四十一章

男性性功能障碍和男性节育者的护理

第四十一章
课件

第一节　男性性功能障碍

男性性功能障碍（sexual dysfunction）是成年男性的常见疾病，根据临床表现可分为性欲改变、勃起功能障碍、射精障碍等。本节主要介绍勃起功能障碍。勃起功能障碍（erectile dysfunction，ED）指持续或反复不能达到或维持足够阴茎勃起以完成满意的性生活。

【病因】

按病因可分为心理性 ED、器质性 ED 和混合性 ED 三类，其中混合性多见。ED 相关的因素可归纳为：①年龄增长；②躯体疾病：如心血管疾病、高血压、糖尿病、肝肾功能不全、高脂血症、肥胖、内分泌疾病、神经疾病、泌尿生殖系统疾病等；③精神心理因素：如焦虑、抑郁；④药物因素：如使用利尿药、降压药、抗抑郁药、激素类药等；⑤不良生活方式：如吸烟、酗酒、过度劳累等；⑥其他：如外伤、手术等。

【临床表现】

阴茎勃起功能障碍，不能满意性生活。利用国际勃起功能评分表（International Index of Erectile Function，IIEF-5）（表 41-1），根据过去 6 个月中有关性活动的 5 项表现，可对 ED 的严重程度作出判断。总分 25 分，1~7 分为重度，8~11 分为中度，12~16 分为轻到中度，17~21 分为轻度，22~25 分为正常。

表 41-1　国际勃起功能评分表

过去6个月的情况 评分标准	0	1	2	3	4	5	得分
对阴茎勃起及维持勃起有多少信心？	无	很低	低	中等	高	很高	
受到性刺激后有多少次阴茎能够坚挺地插入阴道？	无性活动	几乎没有或完全没有	只有几次	有时或大约一半时候	大多数时候	几乎每次或每次	
性交时有多少次能在进入阴道后维持阴茎勃起？	没有尝试性交	几乎没有或完全没有	只有几次	有时或大约一半时候	大多数时候	几乎每次或每次	
性交时保持勃起至性交完毕有多大的困难？	没有尝试性交	非常困难	很困难	有困难	有点困难	不困难	
尝试性交时是否感到满足？	没有尝试性交	几乎没有或完全没有	只有几次	有时或大约一半时候	大多数时候	几乎每次或每次	

总分_____

【辅助检查】

1. 实验室检查　血常规、尿常规、空腹血糖、高密度脂蛋白及肝肾功能检查,有利于 ED 病因检查;血清性激素测定主要有睾酮、泌乳素等。

2. 特殊检查　夜间阴茎勃起试验,阴茎肱动脉血压指数,阴茎海绵体注射血管活性药物试验以及彩色双功能超声检查等。

【处理原则】

1. 去除诱因　①改变不良生活方式,消除精神心理因素;②性知识和性技巧咨询;③调停引起 ED 的有关药物;④治疗器质性疾病,如雄激素缺乏者用雄激素补充治疗。

2. 治疗 ED　①心理行为治疗:如性心理治疗、夫妻间行为治疗等;②药物治疗:如口服 5 型磷酸二酯酶抑制剂西地那非、伐地那非、他达拉非等;③局部治疗:如前列腺素 E_1(PGE$_1$)阴茎海绵体注射、前列腺素 E_1 乳膏(比尔法)尿道给药、真空缩窄装置吸血至阴茎加橡皮圈阴茎根部束缚等;④手术治疗:如阴茎血管手术、假体植入术等。

【护理诊断/问题】

1. 焦虑　与性功能障碍不能有满意的性生活有关。

2. 知识缺乏:缺乏性生理、性心理知识以及相关疾病对性功能影响的知识。

3. 潜在并发症:抑郁症、感染等。

【护理措施】

1. 心理护理,消除诱因　心理因素可引起 ED,而 ED 又可加重患者的焦虑情绪,甚至导致抑郁症,应帮助患者找出导致 ED 的心理因素,指导患者消除性行为时的紧张状态,减少 ED 的发生。说明某些疾病如高血压、糖尿病、前列腺炎等与 ED 有关,应积极配合治疗。指导患者改变不良生活方式,避免过度劳累,适当运动、戒烟、限酒。

2. 性知识教育　鼓励和指导夫妇共同学习性知识,协助医师对夫妻双方进行性行为疗法。

3. 药物治疗的护理　指导患者正确用药,并告知药物的不良反应。如 5 型磷酸二酯酶(PDE$_5$)抑制剂(如西地那非),心理性 ED 一般在性交前 1 小时口服 50mg,器质性 ED 口服 100mg。告知患者服药 1 小时后血药浓度达到最高峰,需在性刺激的情况下才能发挥作用;用药后可出现头痛、颜面潮红、消化不良等不良反应;该药禁止与硝酸盐类药物(如硝酸甘油)合用,否则会发生严重低血压。采用海绵体内注射血管活性药物时,应注意有无疼痛和异常勃起,若阴茎持续勃起 >30min 时应及时处理,防止阴茎坏死。

4. 物理治疗的护理　理疗仪治疗包括缩窄环、真空勃起仪。缩窄环最多保留 30min，以免阴茎缺血坏死。

5. 手术治疗的护理　术前除常规准备之外，还应遵医嘱采取预防感染的措施，常规进行中段尿培养。术后除一般护理外，应重点观察阴茎局部情况，遵医嘱应用抗菌药物；若有局部红肿、疼痛等感染迹象，应立即取出假体，加强抗感染治疗；告知患者再次植入假体，应在感染控制 4~6 个月后进行。术后因海绵体扩张困难、龟头缺乏支撑，阴茎向腹侧弯曲致插入困难，应指导患者正确使用充盈式假体。

文档：男性凯格尔运动

第二节　男性节育

我国是人口众多的国家，为了更好地控制人口数量、提高人口素质，实行计划生育是我国的一项基本国策。《中华人民共和国人口与计划生育法》中规定夫妻共同承担计划生育责任。计划生育的基本内容包括提倡晚婚、晚育，婚后节育，有计划地控制生育，因此男性参与也是计划生育规划的一部分。男性计划生育的措施主要有输精管结扎术、输精管注射节育法、避孕套的使用等。本节主要介绍男性节育措施及护理。

【男性节育措施】

1. 输精管结扎术（vasoligation）　是通过结扎、阻塞、隔离输精管的流出通道，使精子和卵子不能相遇从而达到节育的目的。是一种经典的男性节育技术，也是一种永久性的节育方法。该术式是将两侧输精管结扎并切除一小段，使精子不能通过输精管排出体外（图 41-1）。

输精管结扎术通常被认为是一种简单、经济、安全、有效的手术。医生严格遵照手术常规操作规程，一般很少发生并发症。但也有部分患者术后可出现并发症，主要有出血、感染、痛性结节、附睾淤积症和性功能障碍等。

（1）适应证：已婚男性，为实行计划生育，经夫妇双方同意，要求做绝育术的健康者均可接受此手术。

（2）禁忌证：①有出血性疾病或正在使用抗凝血药物进行治疗过程中；②有严重神经官能症、精神病及其他急性病和严重慢性疾病者；③生殖系统有炎症或前列腺炎有明显症状者。此外，对严重精索静脉曲张、淋巴水肿、湿疹、丝虫病、隐睾、腹股沟斜疝、阴囊内肿块及鞘膜积液者，应待治愈后再实施手术。

（3）常用术式：输精管结扎的手术方法已有 10 多种，但其基本原理大同小异。改进后的手术方法更精巧，更简便。其中直视钳穿法（non-surgical vasectomy）是最受推崇的术式之一。即局部麻醉后，在阴囊上部前外侧中上 1/3 处做小切口，由此显露输精管，分离输精管、剪除 1.0~1.5cm，两断端分别用丝线结扎。

2. 避孕套节育法　避孕套又称阴茎套或安全套，目前应用较为广泛。通常由乳胶薄膜制成，性交时套在阴茎上，阻止精液进入阴道内。该方法使用较简单，通常只要避孕套的质量良好，不破损，其效果是可靠的，对男女双方身体均无影响，同时还可以预防性传播疾病和减少宫颈癌变的发生。但也有不足之处，如感觉迟钝，使用时需提前准备，也可因使用不当致使避孕失败。

3. 输精管注射节育法　用注射针头经阴囊皮肤穿刺直接进入输精管，向输精管内注入医用胶 508 或苯酚 504 混合液，短时间内药液凝固阻塞输精管达到节育的目的。因效果较差，较少使用。

【护理评估】

（一）术前评估

1. 健康史　了解节育者的健康状况，包括年龄、婚姻状况及职业，接受教育程度以及配偶的生殖情况等。

2. 身体状况　了解节育术部位有无皮肤破损、湿疹、精索静脉曲张、淋巴水肿等异常状况；有无全

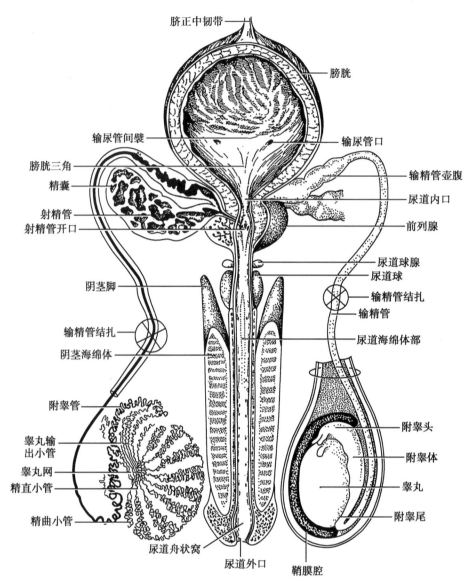

脐正中切带

膀胱

输尿管间襞

输尿管口

膀胱三角

精囊

射精管

射精管开口

输精管壶腹

尿道内口

前列腺

阴茎脚

尿道球腺

尿道球

输精管结扎

输精管

输精管结扎

阴茎海绵体

尿道海绵体部

附睾管

睾丸输出小管

睾丸网

精直小管

精曲小管

附睾头

附睾体

睾丸

附睾尾

尿道舟状窝

尿道外口

鞘膜腔

图 41-1　男性生殖器及输精管结扎示意图
⊗示意结扎

身性疾病,生殖系统炎症等,评估是否存在节育术禁忌证。

3. 辅助检查　常规检查项目有无异常,重点注意出凝血时间检查、血常规化验是否正常。

4. 心理、社会状况　了解节育者的心理反应,本人及亲属对输精管结扎术的认知程度。

(二) 术后评估

了解手术方式、术中患者有无不良反应;观察阴囊切口情况,有无出血、感染等征象。

【护理诊断 / 问题】

1. 焦虑　与相关知识缺乏,对节育术不了解,害怕手术与疼痛有关。

2. 急性疼痛　与手术和感染有关。

3. 潜在并发症:术后感染、出血、性功能障碍。

【护理目标】

1. 节育者焦虑减轻。

2. 节育者疼痛缓解。

3. 未发生潜在并发症或发生时能得到有效处理。

【护理措施】

（一）术前护理

1. 心理护理　向节育者说明男性节育手术的原理,解释这一方法的科学性、有效性及安全性,消除其焦虑情绪,增强对手术的信心。

2. 术前准备　①血常规检查和凝血功能检查;②彻底清洗阴囊、阴茎和会阴,剃除阴毛,用1:1 000 苯扎溴铵消毒阴囊;③术前给予镇静药物。

（二）术后护理

1. 休息与疼痛　术后适当休息,使用"丁"字带将阴囊托起,以减轻肿胀和疼痛不适。疼痛较重者,应检查切口有无红、肿等异常征象,必要时遵医嘱使用止痛药物。术后 3d 内禁止骑车,7d 内避免激烈活动、洗澡和性生活。

2. 并发症的护理

（1）术后出血:术后 1~2h 应重点观察有无切口肿胀及阴囊皮肤青紫等,一旦发现出血征象,应及时通知医生并协助处理。

（2）切口感染:保持切口敷料清洁、干燥,观察有无体温升高、手术局部疼痛及肿胀等感染征象,一旦怀疑切口感染应遵医嘱给予抗菌药物,并加强局部换药的护理。

（3）性功能障碍的护理:术后性功能障碍绝大多数都属于心理性的因素引起,应做好解释工作,使受术者正确认识节育手术,消除思想顾虑,进行自我调节。必要时,给予药物(如万艾可等)治疗和其他治疗。

（三）健康教育

1. 基本知识　宣传男性应积极承担计划生育责任,说明男性节育手术原理、方法及其科学性和安全性等,使男性了解和熟悉相关知识,消除顾虑,自愿选择节育手术。

2. 自我护理　告知节育者术后数小时即可返回家中,应注意保持切口清洁、干燥,预防感染;术后 1 周内避免剧烈活动,适当休息,避免性生活。

3. 按时复查　术后 1 个月内应采取其他避孕措施防止受孕,因输精管结扎后精囊内存留的精子仍可导致受孕,满 1 个月后要进行精液检查,以确定输精管结扎是否有效;术中若未用杀精药物灌注,术后应采取避孕措施 2 个月或排精 10 次以上,待精液检查无精子后,再停止避孕。

【护理评价】

1. 节育者焦虑是否减轻。

2. 疼痛是否逐渐消失。

3. 潜在并发症是否发生,或发生时能否得到有效处理。

（邓小华）

思维导图　　　　　　自测题

第四十二章

骨折患者护理概述

第四十二章
课件

学习目标

识记：
1. 能复述骨折的概念、骨折愈合过程、愈合标准及影响骨折愈合的因素。
2. 能简述骨折的病因、临床表现、早期和晚期并发症的特点及处理原则。

理解：
能比较牵引术和石膏固定术的适用范围和护理措施。

应用：
能运用护理程序全面、准确地对骨折患者实施整体护理。

导入情境与思考

张先生,36 岁。被汽车撞伤 1h。伤时听到"咔嚓"一声,随即右大腿剧烈疼痛,不能站立。

体格检查:T 36.6℃,P 96 次 /min,R 22 次 /min,BP 100/70mmHg。意识清醒,面色苍白。右大腿见一约 6cm 长的伤口,有明显出血及血块,隐约可见骨折断端,局部软组织损伤严重,但无明显污染,右大腿缩短、向内侧成角畸形。

请思考:

1. 该患者应如何进行现场救护?

2. 为确定其诊断还需进行哪些检查?

3. 该患者现存的主要护理诊断 / 问题是什么?

骨折(fracture)是指骨的完整性和连续性中断。骨折是人体运动系统常见的损伤,可发生于任何年龄和身体的任何部位。

【病因】

骨折可由创伤和骨骼疾病所致。创伤性骨折多见,如交通事故、跌倒等。骨髓炎、骨肿瘤等疾病所致的骨质破坏,受轻微外力即发生的骨折,称为病理性骨折。本章重点介绍创伤性骨折。

1. 直接暴力 暴力直接作用于骨骼部位发生骨折,多由撞击等因素造成,如车轮撞击小腿而发生胫腓骨骨折,常合并软组织损伤或有开放伤口。

2. 间接暴力　力量通过传导、杠杆、旋转和肌肉收缩使肢体远端因作用力和反作用力的关系发生骨折。如跌倒时手掌着地,暴力向上传导造成桡骨远端骨折。猛然跪倒时,股四头肌猛烈收缩致髌骨骨折。

3. 骨骼病变　骨骼发生肿瘤、结核等病变导致骨质破坏,或发生骨质疏松时,在轻微外力作用或正常活动中出现骨折,称为病理性骨折。

4. 疲劳性骨折(fatigue fracture)　长期、反复、轻微的直接或间接损伤可致肢体某一特定部位骨折,如长距离跑步、长途行走造成第 2、3 跖骨及腓骨下 1/3 处骨干骨折。

【分类】

(一)按骨折端是否与外界相通分类

1. 闭合性骨折(closed fracture)　骨折处皮肤或黏膜完整,骨折端与外界不相通。

2. 开放性骨折(open fracture)　骨折处皮肤或黏膜破损,骨折端直接与外界相通。另外,骨折端通过脏器与外界间接相通也属于开放性骨折,如合并膀胱破裂的骨盆骨折。

(二)按骨折的程度及形态分类

1. 不完全性骨折　骨的完整性和连续性有部分破坏或中断,如裂缝骨折和儿童的青枝骨折等。

2. 完全性骨折　骨的完整性和连续性完全中断。根据骨折线的方向和形态分为:

(1) 横形骨折:骨折线与骨干纵轴接近垂直。

(2) 斜形骨折:骨折线与骨干纵轴呈一定角度。

(3) 螺旋形骨折:骨折线呈螺旋形。

(4) T 形骨折:骨折线呈 T 形。

(5) 粉碎骨折:骨碎裂成 3 块以上。

(6) 嵌插骨折:发生在长骨干端密质骨与松质骨交界处。骨折后,密质骨嵌插入松质骨内,可发生在股骨颈和肱骨外科颈等处。

(7) 压缩骨折:松质骨因压缩而变形,如脊椎椎体压缩骨折等(图 42-1)。

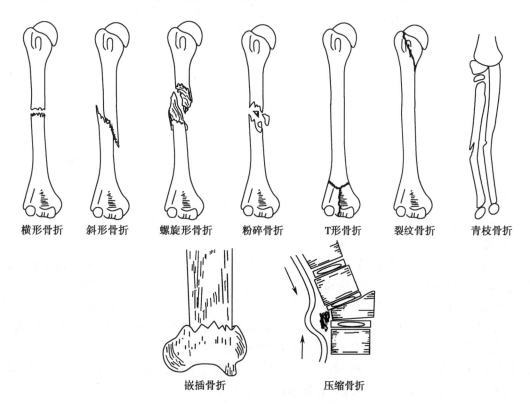

图 42-1　骨折的程度和形态

（三）按骨折的稳定程度分类

1. 稳定性骨折（stable fracture） 骨折端不易移位或复位固定后不易再发生移位的骨折,如裂缝骨折、青枝骨折、嵌插骨折和横形骨折等。

2. 不稳定性骨折（unstable fracture） 骨折端易移位或复位后易发生再移位的骨折,如斜形骨折、螺旋形骨折和粉碎性骨折等。

【骨折愈合】

1. 骨折愈合过程 骨折愈合是一个复杂而连续的过程,根据组织学和细胞学的变化将其分为以下 3 个阶段,各个阶段不能截然分开,是相互交织逐渐演进的过程。

（1）血肿炎症机化期:骨折导致骨髓腔、骨膜下和周围血管破裂出血,在骨折断端及其周围形成血肿。伤后 6~8h,骨折断端的血肿凝结成血块,在骨折处引起无菌性炎性反应。缺血和坏死的细胞所释放的产物,引起局部毛细血管增生扩张、血浆渗出、水肿和炎性细胞浸润。中性粒细胞、淋巴细胞、单核细胞和巨噬细胞侵入血肿的骨坏死区,逐渐清除血凝块、坏死软组织和死骨,使血肿机化形成肉芽组织。肉芽组织内成纤维细胞合成和大量胶原纤维分泌,转化为纤维结缔组织连接骨折两端,称为纤维连接。此过程约在骨折后 2 周完成（图 42-2）。

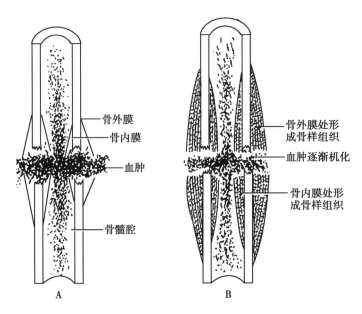

图 42-2 血肿炎症机化期

（2）原始骨痂形成期:骨内、外膜增生,新生血管进入,成骨细胞大量增生,合成并分泌骨基质,使骨折端附近内、外形成的骨样组织逐渐骨化,形成新骨,即膜内成骨。由骨内、外膜紧贴骨皮质内、外形成的新骨,称为内骨痂和外骨痂。骨痂不断钙化加强,当其达到足以抵抗肌肉收缩及剪力和旋转力时,则骨折达到临床愈合,此过程一般需 12~24 周（图 42-3）。

（3）骨痂改造塑形期:原始骨痂中新生骨小梁逐渐增粗,排列逐渐规则和致密。随着破骨细胞和成骨细胞的侵入,完成骨折端死骨清除和新骨形成的爬行替代过程。原始骨痂被板层骨替代,使骨折部位形成坚强的骨性连接,此过程需 1~2 年（图 42-4）。随着肢体活动和负重,应力轴线上的成骨细胞相对活跃,有更多的新骨形成坚强的板层骨;应力轴线以外的破骨细胞相对活跃,吸收和清除多余的骨痂,髓腔重新形成,骨折处恢复正常骨结构,在组织学和放射学上不留痕迹。

2. 骨折临床愈合标准 满足下列条件可视为临床愈合:①局部无压痛及纵向叩击痛;②局部无反常活动;③X 线平片显示骨折处有连续性骨痂,骨折线模糊。

3. 影响骨折愈合的因素

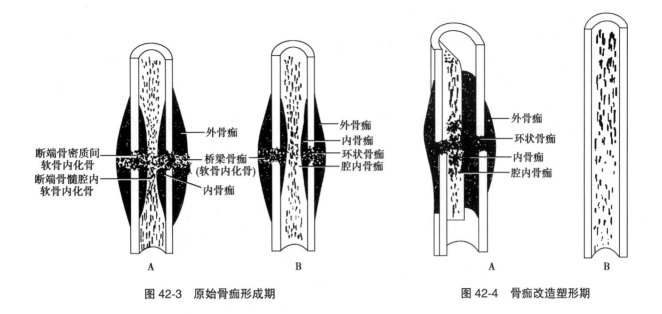

图 42-3 原始骨痂形成期   图 42-4 骨痂改造塑形期

（1）全身因素

1）年龄：不同年龄骨折愈合时间不同，年龄越大愈合越慢，老年人所需时间较长。

2）健康状况：患有慢性消耗性疾病，如糖尿病、恶性肿瘤、营养不良症和钙磷代谢紊乱者，骨折愈合时间明显延长。

（2）局部因素

1）骨折的类型：骨折断面接触面越大骨折愈合越快，接触面越小愈合越慢；多发性骨折或一骨多段骨折愈合较慢。

2）骨折部位的血液供应：骨折端的血液供应是影响骨折愈合的重要因素。骨折端血液供应丰富愈合较快，血液供应较差愈合较慢，如股骨骨折致股骨头血液循环完全中断引起股骨头缺血坏死。

3）软组织损伤程度：严重软组织损伤，特别是骨折断端有组织嵌入、开放性损伤，影响骨折愈合。

4）局部感染：局部感染可导致化脓性骨髓炎，引起软组织坏死和死骨形成，严重影响骨折愈合。

（3）治疗方法：反复多次的手法复位、手术切开复位、牵引复位时牵引力量过大、骨折固定不牢固、过早和不恰当的功能锻炼等均可影响骨折愈合。

【临床表现】

1. 局部表现　骨折的一般表现同于创伤，主要有局部疼痛、压痛、肿胀、瘀斑或出血及功能障碍等。骨折的专有体征包括：

（1）畸形：骨折端移位可使病肢外形发生改变，主要表现为缩短、成角或旋转等畸形。

（2）异常活动：在肢体的非关节部位出现类似关节的活动，也称假关节活动。

（3）骨擦音或骨擦感：骨折断端相互摩擦时产生的轻微声音及感觉。

以上 3 项出现其中 1 项即可诊断为骨折，但 3 项均不出现时也不能排除骨折，如不完全骨折、嵌插骨折等不出现骨折的专有体征。

2. 全身表现　一般骨折并没有全身症状，但严重创伤导致的多发性骨折、骨盆骨折、股骨干骨折及合并内脏损伤的患者，可出现面色苍白、脉搏增快、血压下降、呼吸急促、皮肤温度降低等血容量不足症状，血肿吸收可有吸收热（不超过 38℃），开放性骨折合并感染时可有高热。

3. 并发症表现

（1）早期并发症

1）休克：骨折后大量出血引起休克。特别是骨盆骨折、股骨干骨折和多发性骨折出血量可达

2 000ml 以上。严重的开放性骨折伴有重要脏器损伤时也可发生休克。

2）周围血管、神经损伤：四肢骨折可伤及相应的血管和神经，如伸直型肱骨髁上骨折，近端骨折易造成肱动脉、正中神经损伤（图 42-5）；股骨骨折、胫骨骨折可致股动脉、腘动脉损伤；腓骨颈骨折可致腓总神经损伤。血管损伤可出现肢体远端供血不足等症状；神经损伤可引起相应神经支配区域的运动和感觉功能障碍。

3）脊髓损伤：脊柱骨折可合并脊髓损伤，引起损伤平面以下的躯体瘫痪（图 42-6）。

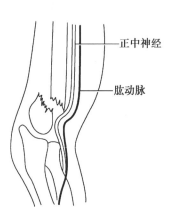 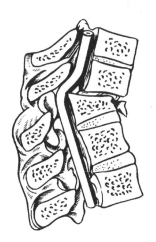

图 42-5　伸直型肱骨髁上骨
折损伤肱动脉、正中神经

图 42-6　脊柱骨折损伤骨髓

4）内脏损伤：骨盆骨折可导致膀胱和尿道损伤；肋骨骨折可并发肺损伤，引起血气胸等。

5）脂肪栓塞综合征（fat embolism syndrome，FES）：多发生在骨折后 48h 内，如股骨干骨折处髓腔内血肿张力过大，骨髓组织被破坏，脂肪滴进入破裂的静脉窦，继而进入血液循环，引起肺、脑、肾等周身性脂肪栓塞。肺栓塞的典型表现为进行性呼吸困难、呼吸窘迫、发绀，伴有体温升高、心率增快、血压下降等表现，X 线检查呈多变的进行性加重的肺部阴影；脑梗死患者早期表现为意识改变，如烦躁、谵妄、昏迷等意识障碍；实验室检查尿液中可出现脂肪滴。

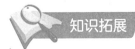 知识拓展

脂肪肺栓塞是如何引起呼吸困难及低氧血症的？

目前关于脂肪肺栓塞综合征的发病机制有化学性和机械性两种学说。化学学说认为：机体在受到创伤后，应激反应通过交感神经的神经 - 体液效应，使大量儿茶酚胺被释放，进而增加肺及脂肪组织内的脂酶活性。脂肪在脂肪酶作用下水解，产生游离脂肪酸和甘油，进而导致肺内脂肪酸积累增多，而这些游离的脂肪酸具有毒性作用，可以造成肺组织发生一系列的病理改变，导致呼吸困难、低氧血症。而机械学说认为：损伤后的软组织或骨髓局部的游离脂肪滴，经由破裂的静脉进入血液循环，机械栓塞毛细血管和小血管，引起肺的病理改变，其病理改变取决于栓子的大小及肺血液循环的状态。多发性小的脂肪栓子能引起多发性小动脉分支栓塞，导致气血比例失调，引起严重的呼吸困难、发绀；肺动脉主干或大分支被大的脂肪栓子堵塞可引起急性右心衰竭。

6）骨筋膜室综合征（osteofascial compartment syndrome，OCS）：好发生于小腿和前臂。骨筋膜室

是由骨、骨间膜、肌间隔和深筋膜形成的密闭腔隙,骨筋膜室综合征是因骨折处肿胀或外包扎过紧、局部压迫等使骨筋膜室压力增高,导致室内神经、血管受压,致肌肉组织发生急性缺血而产生一系列症候群。临床表现为患肢持续性剧烈疼痛且进行性加重,被动活动时加剧,患肢麻木、肌力减退,若不及时处理,4~6h内可发生神经和肌肉组织损害,出现"5P"征,即无痛(painlessness)、脉搏消失(pulselessness)、皮肤苍白(pallor)、感觉异常(paresthesia)和肌肉麻痹(paralysis);在24~48h内可造成肢体缺血性肌挛缩、坏疽;若大量毒素进入血液循环,可并发休克、感染或急性肾功能衰竭。

(2) 晚期并发症

1) 缺血性骨坏死(avascular osteonecrosis):又称为无菌性骨坏死。指骨折后骨折段的血液供应遭到破坏而使该段骨组织发生的缺血性坏死改变。临床上以股骨颈骨折并股骨头缺血性坏死较常见。

2) 缺血性肌挛缩(ischemic contracture):骨折晚期最严重的并发症。是由于骨折后肢体重要血管损伤、骨筋膜室综合征处理不当或外固定过紧,引起相关肌群的缺血、坏死、机化而发生的挛缩畸形。多见于前臂和小腿骨折。如肱骨髁上骨折和桡骨骨折可造成前臂缺血性肌挛缩,形成特有的爪形手畸形(图42-7)。

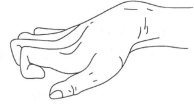

图42-7 爪形手畸形

3) 关节僵硬(joint stiff):是由于伤肢长时间固定,导致静脉和淋巴回流不畅,关节周围组织中浆液性纤维渗出和纤维蛋白沉积,发生纤维粘连并伴有关节囊和周围肌挛缩而造成的关节活动障碍,是骨折晚期最常见的并发症。

4) 损伤性骨化(traumatic myositis ossifcans):又称骨化性肌炎,是因骨折后骨膜掀起形成骨膜下血肿,较大血肿发生机化和骨化后,在附近的软组织内形成较广泛的异位骨化。多见于关节附近骨折,可影响关节的活动功能。

5) 创伤性关节炎(traumatic osteoarthritis):是由于骨折累及关节面,骨折复位后关节面未能准确复位,愈合后关节可出现疼痛、肿胀,活动后加重等关节炎症状,故称创伤性关节炎。多见于负重的膝、踝关节等。

6) 急性骨萎缩(acute bone atrophy):是损伤所致关节附近的疼痛性骨质疏松,亦称为反射性交感神经性骨营养不良。好发于手、足骨折后,典型症状是疼痛和血管舒缩紊乱。疼痛与损伤程度不一致,随邻近关节活动而加剧,局部有烧灼感,因关节周围保护性肌痉挛而致关节僵硬。由于血管舒缩紊乱,骨折早期皮温升高、水肿、汗毛和指甲生长加快,随之皮温降低、多汗、皮肤光滑、汗毛脱落,导致手或足部肿胀、僵硬、寒冷、略呈青紫达数月。

7) 感染(infection):开放性骨折可发生化脓性感染和厌氧性感染,引起骨髓炎,甚至出现脓毒症。

8) 卧床有关并发症:长期卧床的患者,特别是年老体弱伴有慢性疾病者容易发生坠积性肺炎、压疮、泌尿系统感染等。

【辅助检查】

1. 实验室检查 ①血常规检查:骨折致大量出血时可见血红蛋白、血细胞比容降低;②尿常规检查:发生脂肪栓塞综合征的患者尿液中可出现脂肪滴。

2. 影像学检查 ①X线:凡疑为骨折者应常规进行X线检查,可确定骨折的部位、类型和移位情况(图42-8);②CT和MRI:可发现结构复杂的骨折和其他组织损伤,如椎体骨折、颅骨骨折等;③骨扫描:有助于确定骨折的性质和并发症,如病理性骨折、有无合并感染、缺血性骨坏死、延迟愈合及不愈合等。

【现场救护】

严重骨折患者往往合并其他组织和器官损伤,威胁患者的生命,故现场急救非常重要。目的是用最简单有效的方法进行现场处理,保护患肢并迅速转运,尽快妥善处理。

1. 抢救生命 迅速评估伤员有无头、胸、腹部损伤,有无呼吸困难、出血等威胁患者生命的情况。

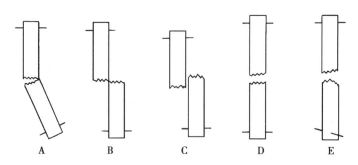

图 42-8 骨折移位示意图
A.成角移位;B.侧方移位;C.缩短移位;D.分离移位;E.旋转移位

如发现呼吸困难、窒息、大出血、休克、意识障碍等,应立即进行急救。如颅脑损伤处于昏迷者,应注意保持呼吸道通畅。有休克者,应进行抗休克治疗,注意保暖,有条件时进行输血、输液等。

2. 止血和包扎 局部伤口可用无菌敷料或清洁的布类包扎,以免伤口进一步污染。伤口出血可进行直接压迫、包扎止血,肢体大血管出血可应用止血带结扎止血,最好采用充气止血带,止血带应每40~60min放松一次。若骨折断端外露,不能立即回纳,如在包扎时骨折端自行滑入伤口内,应做好记录,并向医生说明,以便入院后彻底清创处理。

3. 妥善固定 对骨折或疑有骨折的患者,就地取材,如树枝、木棍、木板等妥善固定受伤的肢体,也可将受伤的上肢固定于胸部,下肢与健侧下肢捆绑固定。对疑有脊柱骨折的患者应尽量避免移动,搬运时应采用滚动法或平托法,将伤员移上担架、木板或门板上。颈椎受伤者需在颈两侧加垫固定。

4. 迅速转运 经初步处理后迅速将患者转运到就近医院进行治疗,运送途中注意观察患者的意识状态、呼吸、循环等全身情况及伤口出血情况。

【处理原则】
骨折的处理原则为复位、固定和功能锻炼。

(一)复位

复位(reduction)是通过手法或手术使骨折部位恢复到正常或接近正常的解剖关系,重建骨的支架作用。复位是治疗骨折的首要步骤,也是骨折固定和功能康复的基础。

1. 复位标准 临床上根据骨折端段的对位、对线情况,分为以下2种标准:

(1) 解剖复位:骨折段通过复位,达到对位(两骨折端的接触面)、对线(两骨折段在纵轴上的关系)良好,完全恢复正常的解剖关系,称解剖复位。

(2) 功能复位:经复位后,两骨折断端虽未达到解剖关系的对合,但愈合后功能无明显影响,称功能复位。功能复位的标准是:①骨折部位的旋转移位、分离移位完全矫正;②缩短移位在成人下肢骨折不超过1cm,儿童无骨骺伤者不超过2cm;③下肢骨折允许向前或向后轻微成角,与关节活动方向一致,日后在骨痂改建期可自行矫正;与关节活动方向垂直的侧方成角则必须完全矫正;④上肢肱骨干骨折,稍有畸形对功能影响不大;前臂桡尺骨双折,要求对位、对线均好;⑤长骨干横行骨折,骨折端至少达对位1/3,干骺端骨折至少应对位3/4。

2. 复位方法 包括手法复位和切开复位。

(1) 手法复位:又称闭合复位,大多数骨折均可手法复位。手法复位尽可能一次成功,以免反复多次复位造成软组织损伤和影响骨折愈合;若肢体肿胀严重,可抬高患肢促进血液循环,待肿胀减轻后再进行复位。复位时应争取达到解剖复位或接近解剖复位。

(2) 切开复位:适用于手法复位失败;手法复位后不能达到解剖复位;骨折断端有软组织嵌入;关节内骨折;骨折合并主要血管和神经损伤;多处或多段骨折及陈旧性骨折的患者。优点:可以达到解剖复位。缺点:可破坏骨折部位的血液供应,增加软组织损伤程度和感染机会。

（二）固定

固定（fixation）是骨折愈合的关键之一。它可继续维持骨折复位后的对位对线，又可以防止不利于骨折愈合的剪力旋转力和成角的活动。固定的方法包括内固定和外固定。

1. 内固定　手术切开复位后，用钢针、髓内钉、加压钢板、假体、自体或异体植骨片将骨折段固定（图 42-9）。内固定的患者可早期活动，防止长期卧床引起的并发症，尤其适合老年患者。若内固定材料选择不当会影响固定效果。

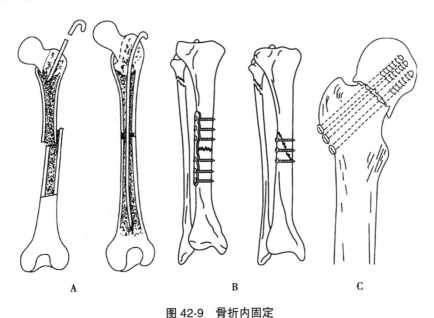

图 42-9　骨折内固定

2. 外固定　手法复位或手术复位后可采用小夹板固定、石膏固定、牵引固定、外固定器或外展架固定等。

（1）小夹板固定：是利用长、宽适宜的医用小夹板或医用高分子夹板，在适当部位加固定垫，将小夹板放置在骨折肢体的外面，用绷带结扎固定，松紧度适宜（图 42-10）。适用于：①四肢管状骨骨折

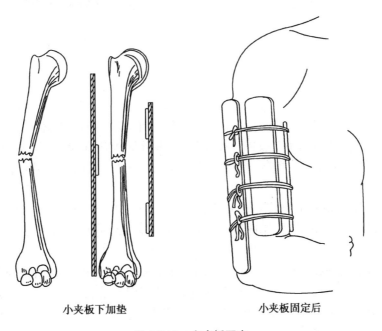

小夹板下加垫　　　　　小夹板固定后

图 42-10　小夹板固定

者、但对股骨干骨折因肌肉牵拉力量大,应结合骨牵引固定;②四肢开放性骨折,创口小,经处理创口已经愈合者;③陈旧性骨折,仍适合手法复位者。优点:①能有效防止再发生成角、侧方和旋转移位;②固定范围一般不包括骨折的上、下关节,有利于早期进行功能锻炼,防止关节僵硬;③绑扎松紧度可调节,固定可靠,愈合快,并发症少,费用低等。缺点:①绑扎过松,固定垫应用不当易导致骨折再移位;②绑扎过紧易导致局部压迫性溃疡、缺血性肌挛缩、骨筋膜室综合征等严重并发症,目前已很少应用。

(2) 绷带固定:弹力绷带多用于身体的特定部位,如肩胛骨和锁骨骨折部位的固定,也用于四肢骨折的包扎和固定。目前也多采用医用高分子树脂绷带包扎固定。具有操作方便,重量较石膏绷带轻,透气性好,有利于皮肤代谢等优点。

(3) 石膏绷带固定:是将熟石膏(无水硫酸钙)的细粉末撒布于特制的粗孔纱布绷带上制作而成。使用时先将其浸入 40℃水中,捞出后挤出水分,再制成石膏托、石膏夹或石膏管型(图 42-11)等进行固定。石膏绷带除用于骨折固定外,还用于关节脱位和畸形的预防和矫正等。优点:可根据肢体形状塑形,固定作用可靠,维持时间较长。缺点:石膏绷带无弹性,固定范围一般需超过骨折部的上、下关节,使关节活动受限,易引起关节僵硬。

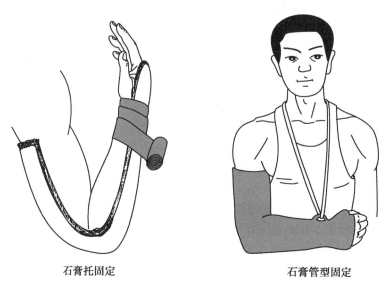

石膏托固定　　　　　　　　　　　　石膏管型固定

图 42-11　石膏绷带固定

(4) 持续牵引固定:牵引(traction)是通过机械装置,利用牵引力和反牵引力对骨折部位施加外力,达到复位和维持固定的一种方法。持续牵引不但用于骨折的复位和固定,还用于:①关节脱位的复位及维持复位后的稳定;②预防和矫正肢体挛缩畸形;③解除肌肉痉挛,改善静脉回流,消除肿胀,为手术治疗创造条件;④用于炎症肢体抬高和制动,利于伤口的处理。常用的牵引方法有皮牵引、骨牵引、兜带牵引等。

1) 皮牵引:将宽胶布粘贴于患肢皮肤上,通过皮肤牵拉肌肉带动骨骼对骨折进行复位和固定的方法。此法牵引重量小,力量弱,故仅适用于老年、小儿等肌肉不发达的患者。皮牵引重量一般为2~5kg(图 42-12)。

2) 骨牵引:即将不锈钢针贯穿于骨质坚硬部位,通过重量牵引钢针带动骨骼对骨折进行复位和固定的方法。也可将骨牵引的牵引弓连接于螺旋牵引架的牵引杆上,转动螺旋进行牵引,称螺旋牵引。此法牵引重量大,力量强,故适用于青壮年肌肉发达的患者。骨牵引的重量依骨折部位而定,一般颈椎骨折时颅骨牵引为 2~4kg,肱骨干骨折时尺骨鹰嘴牵引为体重的 1/20~1/15,股骨干骨折时胫骨结节牵

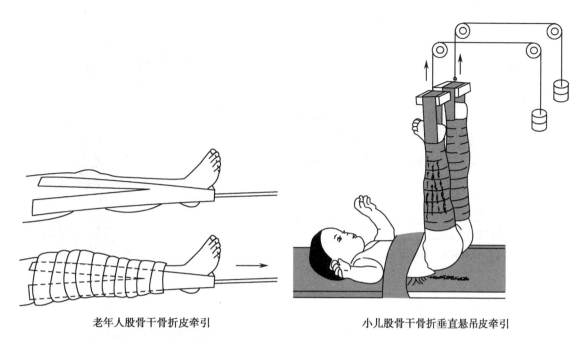

老年人股骨干骨折皮牵引　　　　　　　　　　小儿股骨干骨折垂直悬吊皮牵引

图 42-12　皮牵引

引为体重的 1/10~1/7,胫骨骨折时跟骨结节牵引为体重的 1/15~1/10(图 42-13)。

3) 兜带牵引:即用特制的兜或带对骨折部位进行牵引。常用的有颌枕带、骨盆牵引带、骨盆吊兜、踝带等(图 42-14)。

(5) 外展架固定:多用铝合金材料制成外展架,用石膏绷带或粘胶带固定于患者的胸廓侧方,可将肩、肘、腕关节固定于功能位(图 42-15)。适用于:①肱骨干骨折合并桡神经损伤或手法复位、手术切开复位后小夹板或石膏固定者;②上臂闭合性骨折肿胀严重者或开放性骨折者;③肩胛骨骨折者;④肩、肘关节化脓性关节炎者。优点:患肢处于抬高位,有利于消肿、止痛,并可避免肢体重量的牵拉产生骨折分离移位。

(6) 外固定器固定:骨折复位后将钢针穿过骨折远端的骨骼,用金属外固定器固定(图 42-16)。适用于:①开放性骨折者;②闭合性骨折伴有局部软组织损伤者;③骨折合并感染或骨折不愈合者。优点:固定可靠,易于伤口处理且不限制关节活动,有利于早期进行功能锻炼。

(三) 功能锻炼

在不影响固定的前提下,尽快恢复患肢肌肉、肌腱、韧带等软组织的舒缩活动,促进肢体功能恢复。①早期:骨折后 1~2 周内进行肢体的等长舒缩、促进患肢血液循环、消除肿胀,防止肌萎缩。②中期:骨折 2 周后进行骨折部位上下关节活动,以防肌萎缩和关节僵硬。③晚期:骨折已达到临床愈合标准,外固定已拆除,功能锻炼以增强肌力,克服挛缩,恢复关节的活动度和肢体的正常功能。

【护理评估】

(一) 健康史

了解患者年龄、性别、婚姻、职业和运动爱好等;评估有无受伤史,受伤时间、原因,外力的性质、作用强度和方向、受伤时的体位和环境,现场救治情况等;了解患者既往健康情况,有无骨质疏松症、骨髓炎、骨肿瘤、骨结核等病史;有无糖尿病、高血压、心脏病等病史;了解家族中是否有患骨科疾病的患者。

(二) 身体状况

测量生命体征;检查伤处有无肿胀、疼痛、压痛、活动障碍等损伤的一般表现;有无畸形、异常关节

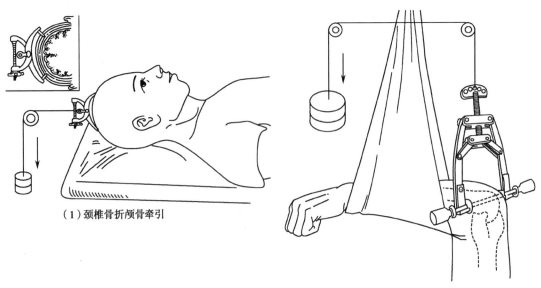

（1）颈椎骨折颅骨牵引

（2）肱骨干骨折尺骨鹰嘴牵引

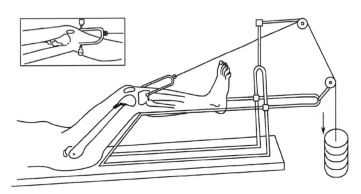

（3）股骨干骨折胫骨结节牵引

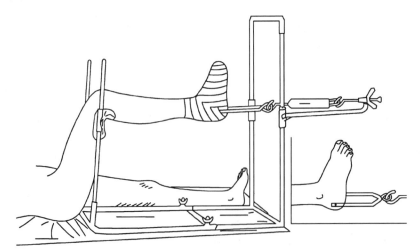

（4）胫腓骨干骨折跟骨结节螺旋牵引

图 42-13 骨牵引

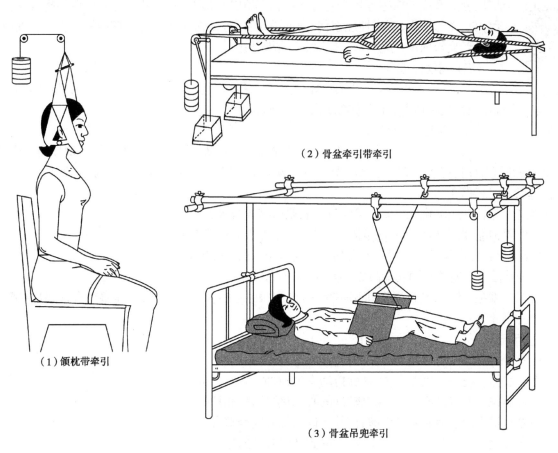

（1）颌枕带牵引

（2）骨盆牵引带牵引

（3）骨盆吊兜牵引

图 42-14　兜带牵引

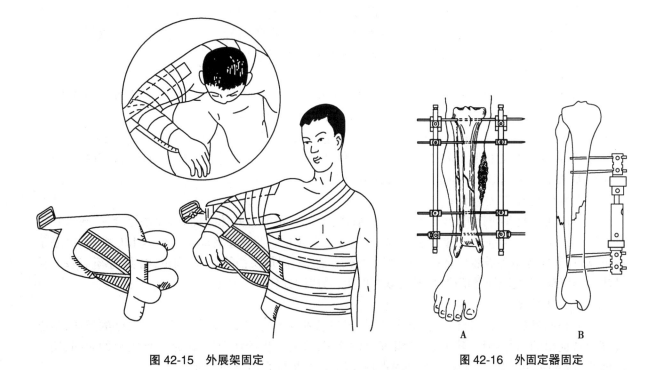

图 42-15　外展架固定

图 42-16　外固定器固定

活动、骨擦音或骨擦感等骨折专有体征;有无伤口、出血、骨端外露等开放性骨折表现;有无休克、血管损伤、周围神经损伤、脊髓损伤、内脏损伤、脂肪栓塞、感染等并发症表现;石膏固定、夹板固定、牵引固定是否维持有效状态等。

（三）辅助检查

了解影像学检查(X线、CT、MRI、核素骨扫描)及实验室检查结果,评估骨折的部位、程度及并发症情况,并帮助判断伤情及预后。

（四）心理、社会状况

评估患者有无因突然发生外伤、骨折,使其活动受限或发生严重的并发症而产生焦虑、烦躁及恐惧感;评估患者的家庭经济状况及对患者的支持程度,有无可利用的社会资源等。

【护理诊断/问题】

1. 疼痛　与骨折部位软组织损伤、神经损伤、肌肉痉挛与水肿等有关。

2. 有外周神经、血管功能障碍的危险　与骨折、小夹板固定等有关。

3. 焦虑　与骨折影响正常学习、生活和工作及对预后的担忧等有关。

4. 自理缺陷　与躯体活动功能障碍、治疗限制等有关。

5. 潜在并发症:休克、血管损伤、周围神经损伤、内脏损伤、骨髓损伤、脂肪栓塞综合征、骨筋膜室综合征、感染等。

【护理目标】

1. 患者骨折局部疼痛减轻或消失,无明显不适。

2. 患者肢体末梢毛细血管充盈,动脉搏动有力,肢体运动、感觉正常。

3. 患者焦虑程度减轻或消失,能以较好的心态接受治疗和护理。

4. 患者对提供的生活照顾表示满意,并能逐渐部分或全部自理。

5. 潜在并发症发生时能被及时发现,并得到及时有效的处理。

【护理措施】

（一）体位

卧硬板床,应根据骨折的部位、程度、治疗方式、有无合并其他损伤等采取不同的体位。脊柱骨折和下肢骨折患者多取仰卧位,卧硬板床;四肢骨折者及术后患者抬高患肢,促进淋巴及血液循环;长期卧床患者应定时翻身,经常变换卧姿,防止发生压疮和坠积性肺炎。

（二）疼痛护理

疼痛可由骨折、伤口感染或组织缺血等原因引起,应针对原因进行处理。①若为骨折局部出血、水肿引起疼痛,可采取局部冷敷、抬高患肢等方法减轻疼痛;②若为伤口感染引起疼痛,应配合清创并遵医嘱应用抗生素;③若因石膏或小夹板等外固定包扎过紧、止血带应用不当等导致患肢末端缺血疼痛,应及时调整包扎的松紧度和放松外固定;④移动患者时应托扶损伤部位,进行各项护理操作时动作应轻柔、准确,防止粗暴动作引起或加重患者疼痛。

（三）观察病情

严重创伤引起多处骨折、开放性骨折、多脏器损伤时,可能合并休克、脂肪栓塞综合征、成人呼吸窘迫综合征、挤压综合征等严重并发症,甚至造成患者死亡。此类患者应尽快转送ICU病房,如果条件不具备,亦应动用各类监护设备。监测生命体征、意识、尿量及伤肢肿胀、颜色、温度、感觉、运动、动脉搏动等情况,若发现异常情况,应及时联系医生,并协助处理。

（四）心理护理

应关心和爱护患者,态度和蔼,语言亲切,多与患者及家属交流,鼓励患者表达自己的想法,耐心解答患者提出的问题,消除其焦虑、恐惧等负性情绪;说明骨折的愈合过程、治疗所需要的时间、功能锻炼的重要性及功能锻炼的方法,帮助患者树立信心,积极配合治疗和护理。

（五）生活与饮食

保持病室空气新鲜、床单整洁,以增加患者的舒适感。提供全面生活照顾,如擦澡、洗漱、更衣、饮食、翻身、大小便等,满足患者的基本生活需求。注意调节饮食,伤后或手术后早期供给较清淡的饮食,病情稳定后提供高蛋白、高热量、高维生素饮食,保持机体营养代谢需要;鼓励患者多饮水,以防止便秘和增加尿量;避免进食如牛奶、糖类等易产气的食物。病情许可时应多到户外活动,多晒太阳,以促进钙磷代谢,有利于骨折的愈合;对不能到户外晒太阳者应注意补充鱼肝油滴剂、维生素 D 片、强化维生素 D、牛奶和酸奶等。

（六）小夹板固定患者的护理

1. 配合固定　根据骨折部位选择合适的小夹板,准备衬垫物、固定垫和绷带等。复位后协助医生捆绑小夹板固定骨折部位,以绷带结能向近、远侧移动 1cm 为宜。

2. 固定后护理　①抬高患肢,促进静脉及淋巴回流,减轻肿胀和疼痛。②检查绷带绑扎的松紧度,以绷带结能向近、远端方向移动 1cm 为宜;观察患肢远端的颜色、运动、感觉、温度、动脉搏动、肿胀及疼痛情况等,以判断有无神经、血管受压或骨筋膜室综合征。③告知患者一旦出现患肢肿胀明显、疼痛加重、感觉麻木、肢端发凉以及小夹板过紧或松动等,应立即到医院复查。④按照要求进行功能锻炼。

（七）石膏固定患者的护理

1. 用物准备　主要有石膏绷带,内盛 35~45℃温水的水桶或水盆、石膏刀、石膏剪、衬垫、支撑木棍、卷尺、记号笔等。

2. 配合固定

（1）解释说明:向患者及其家属介绍石膏固定的目的及意义、注意事项,减轻患者的紧张心理,更好地配合治疗和护理。

（2）皮肤准备:清洗患肢皮肤,如有伤口,应更换敷料。

（3）体位:一般采取关节功能位或根据需要采取适宜体位。

（4）覆盖衬垫:在石膏固定的皮肤表面覆盖衬垫,如棉织筒套、棉垫或棉纸等,以保护皮肤,防止压疮。

（5）石膏固定:根据需要选择宽窄合适的石膏绷带卷。①石膏托固定:将石膏绷带卷完全浸没水中,待被水浸透后,双手握持石膏绷带卷挤出多余的水分,然后将石膏绷带卷迅速展开,按所需长度来回折叠为石膏条(上肢 10~12 层,下肢 12~15 层),将其推磨压平后贴敷于固定肢体的背面,并用绷带缠绕包扎即可。②石膏管型固定:将石膏绷带由近向远缠绕于固定部位,每一圈绷带盖上一圈绷带的 1/3,缠绕过程中用手掌均匀用力抚摩绷带,不可过松或过紧,粗细不均的部位可打"褶裥",以使各层贴合紧密、平滑无皱褶,一般包 5~7 层,绷带边缘、关节部位及骨折处需多包 2~3 层;石膏绷带的厚度上下一致,以不断裂为标准,不可任意加厚。

（6）捏塑:在石膏未定型前适当捏塑,使石膏在干固的过程中固定牢稳而不移动位置。

（7）修正边缘:将衬垫从内面向外拉出少许包住石膏边缘,若无衬垫可用宽胶布将石膏边缘包裹,使其边缘整齐,表面平整。四肢石膏绷带包扎固定时,应暴露手指和足趾,以便观察末梢血运、感觉和运动功能。

（8）标记:用记号笔在石膏外标记石膏固定的日期及预计拆石膏的日期。

（9）开窗:若局部需要减压、检查、伤口引流、换药时,可在石膏干固前开窗。已开窗的石膏需用纱布填塞后包好,或将石膏盖复原后用绷带加压包紧,以防软组织向外突出。

3. 固定期间护理

（1）安置体位和保暖:躯干石膏固定的患者,应平卧于硬板床,身体保持水平位,勿扭曲;使用髋人字石膏固定时用软枕垫起腰部,悬空臀部;四肢石膏固定的患者,患肢抬高 20cm,适当支托,并保持肢体处于功能位,以利于静脉及淋巴回流,预防和减轻肿胀,防止足下垂和足外旋畸形。寒冷季节应注意保暖,对未干固的石膏覆盖毛毯时,需用支架将毛毯托起。

（2）加快干固：石膏一般自然风干，从硬固到完全干固需要 24~72h，可通过提高室温、灯泡烤照、红外线照射等促其干固。但应注意局部加温，温度不宜过高，以防石膏传热导致灼伤。

（3）保持清洁及固定完好：观察石膏型有无污染、松脱、折断等，若有污染可用毛巾蘸取少许肥皂液轻轻擦拭，若有松脱或折断，应协助重新固定。

（4）搬运：搬运及翻身时，用手掌平托石膏固定的肢体，切忌抓捏，以免留下指凹点，干固后形成局部压迫。注意维持肢体的位置，避免石膏折断。

（5）并发症的观察及护理

1）石膏综合征：躯干行石膏固定的患者，可能出现反复呕吐、腹痛甚至呼吸窘迫、面色苍白、发绀、血压下降等情况，称石膏综合征。主要原因为：①石膏包裹过紧，影响患者呼吸和进食后胃的扩张；②手术刺激神经及后腹膜致神经反射性急性胃扩张；③过度寒冷、潮湿等致胃肠功能紊乱。护理措施包括：缠绕石膏绷带时不可过紧，在上腹部位开窗；调整室内温度在 25℃左右、湿度为 50%~60%；嘱患者少量多餐，不要进食过饱或进食产气多的食物。若出现异常，轻者通过调整饮食、充分开窗等处理；严重者应立即拆除石膏、采取禁食、胃肠减压、静脉输液等措施。

2）骨筋膜室综合征：观察石膏固定肢体的末梢血运情况，如皮肤颜色、温度、感觉、动脉搏动等情况。一旦患者出现肢体血液循环受阻或神经受压的征象，应立即放平肢体，并通知医师全层剪开固定的石膏，严重者应拆除，甚至行肢体切开减压术。

3）压疮：石膏固定患者长期卧床，易在石膏内骨突出部位及石膏边缘部位发生压疮。故石膏绷带固定时应垫好棉垫，对石膏边缘及骨突出部位给予按摩 2~3 次 / 日，防止压迫和摩擦皮肤。

4）感染：观察石膏内伤口有无渗液，渗液的颜色、范围、有无异味等，如出现腐臭味，考虑石膏内伤口感染，应立即联系医生予以处理。

5）失用综合征：由于肢体长期固定，缺乏功能锻炼，导致肌肉萎缩，关节内纤维粘连致关节僵硬。因此，在石膏固定期间，指导患者进行肌肉的等长舒缩运动，病情允许时可协助患者扶拐下床活动；石膏拆除后，进行肌肉及关节的按摩和功能锻炼。

6）化脓性皮炎：多因石膏塑性不好，石膏未干固时搬运或放置不当等致石膏凹凸不平引起；部分患者可能将异物伸入石膏内搔抓石膏下皮肤，导致肢体局部皮肤受损。主要表现为局部持续性疼痛、形成溃疡、有恶臭及脓性分泌物流出或渗出石膏体，一旦发现应及时开窗检查及处理。

7）其他：石膏固定期间患者长期卧床可出现坠积性肺炎、便秘、泌尿系感染等并发症，应加强观察并及时处理。

（6）健康指导：告知患者要妥善保护石膏型，防止污染、受潮或折断；若固定局部出现瘙痒、疼痛或固定肢体远端出现肿胀、苍白、青紫、发凉、疼痛、麻木、活动障碍、脉搏减弱或消失等，应及时报告，不可擅自处理；皮肤出现瘙痒时不可用指甲或锐利物搔抓；石膏松脱或局部压迫感时，不可自行填塞物品；按照护士的指导进行功能锻炼，遵照医嘱按期拆除石膏固定。

（7）拆除石膏：拆石膏前向患者做好解释，以取得配合；告知患者使用石膏锯可有震动、压迫及局部热感，但不会发生疼痛和伤及皮肤，消除其紧张心理。石膏拆除后用温水清洗皮肤，涂润肤霜保护皮肤，并进行局部按摩，禁止搔抓。因长时间固定关节可出现僵硬感，应指导患者加强患肢功能锻炼。

（八）牵引治疗患者的护理

1. 用物准备

（1）牵引床：一般用骨科专用硬板床，床板可进行调节，附有带拉手的床架和滑轮装置，患者可借助拉手变换体位和功能锻炼，利用滑轮进行牵引。

（2）牵引架：常用的有布朗架、托马斯架和双下肢悬吊牵引架等。

（3）牵引器具：牵引绳、滑轮装置、牵引砝码等。皮牵引备胶布、绷带、扩展板、衬垫、安息香酸酊（婴幼儿除外）等，胶布的宽度以患肢最细部位周径的 1/2 为宜、将牵引绳穿过扩展板的中央孔备用。海绵带牵引应准备海绵带、毛巾、棉垫等。兜带牵引者备颌枕带、骨盆带等。骨牵引备消毒用品、局麻药、切开包、牵引弓、牵引针、骨钻、骨锤等。

2. 配合牵引

(1) 皮牵引:多用于四肢牵引。无创、简单易行,但牵引重量小,一般不超过5kg,牵引时间为2~4周。以股骨干骨折胶布牵引为例,具体步骤如下:①解释说明:向患者介绍牵引的目的及作用、注意事项,减轻患者的紧张心理,更好地配合治疗和护理;②皮肤准备:牵引肢体的局部皮肤用肥皂和清水擦洗干净,去除油污(必要时剃毳毛),将安息香酸酊(婴幼儿除外)涂于局部,以增加粘合力及预防胶布过敏;③加衬垫:在骨隆突出处加衬垫、防止局部受压;④粘贴胶布:将胶布近端纵向撕开长达2/3,沿肢体纵轴,将撕开的胶布稍分开粘贴于大腿内外侧(上端起自大腿中上1/3处),并使之与皮肤紧贴,平整无皱褶;⑤绷带包扎:在足底远端连接扩展板,用绷带缠绕包扎粘贴胶布肢体,防止胶布松脱;⑥施加牵引力:半小时后,让牵引绳通过滑轮,悬挂牵引砝码进行牵引。

(2) 骨牵引:常应用于颈椎骨折或脱位、肢体开放性骨折及肌肉丰富处的骨折。骨牵引力量大、持续时间长,可达2~3个月。骨牵引为有创牵引方式,故有可能发生感染。具体步骤如下:①解释说明;②皮肤准备:颅骨牵引时应剃除全部头发,肢体骨牵引时应剃除较长的毳毛,牵引部位皮肤用肥皂和清水擦洗干净,用2%碘酒、70%乙醇常规消毒、铺无菌巾;③局部麻醉:在牵引钢针或牵引弓进入点处注入局部药物至骨膜下;④进针与固定:四肢骨牵引时在进针处作皮肤小切口,用骨钻带牵引针钻入骨质并穿过对侧骨质和皮肤,使之外露于体表;针孔处皮肤用70%乙醇纱布覆盖,牵引针的两端套上软木塞或有胶皮盖的小瓶,以免刺伤皮肤或划破被褥;颅骨牵引时用安全钻头在颅骨外板钻孔(钻透颅骨外板),将牵引弓两侧的钉尖插入此孔,旋紧固定螺丝母,以防滑脱;⑤施加牵引力:连接牵引弓和牵引绳,让牵引绳通过滑轮,悬挂牵引砝码进行牵引。

(3) 兜带牵引:以坐位枕颌带牵引为例,具体步骤如下:①解释说明;②体位:患者取坐位;③戴颌枕带:将颌枕带的侧方粘贴扣打开,从头顶向下套戴,使之托住患者下颌和枕骨粗隆部,将两上端分开并保持比头稍宽的距离;④施加牵引力:在颌枕带的两上端置入牵引杆,再连接牵引绳、让牵引绳通过滑轮,悬挂牵引砝码进行牵引。

3. 牵引期间护理

(1) 安置体位:将床头或床尾抬高15~30cm,利用患者体重形成与牵引力方向相反的对抗牵引。按照牵引复位和固定要求安置体位,并维持该治疗体位。

(2) 加强观察,保持有效牵引:①观察牵引绳是否在滑轮的滑槽内且中途无阻力(如被服阻挡或压迫等);牵引砝码重量是否适宜、有无随意增减或移除,牵引砝码是否处于悬空状态、不受阻力或限制(如触地或中途搁置);牵引肢体远端是否离开床栏、不受枕褥等阻挡。若有异常情况,给予及时处理。②皮牵引者应检查胶布和绷带、海绵带有无松脱,扩张板位置是否正确,若有异常,及时调整。③颅骨骨牵引应每班检查牵引弓位置,并旋紧牵引弓螺母,防止牵引弓脱落;④肢体骨牵引,应注意钢针有无左右移位,若有移位应联系医生处理。⑤避免过度牵引:每日测量被牵引的肢体长度,并与健侧进行对比;也可通过X线检查了解骨折对位情况,及时调整牵引重量。⑥观察牵引肢体远端的感觉、运动和血液循环情况,一旦出现肿胀、青紫、皮温低、麻木、疼痛、运动障碍、脉搏细弱等症状,应及时检查有无包扎过紧或牵引重量过大,并联系医生及时处理。

(3) 皮肤护理:胶布牵引部位及长期卧床患者骨突部皮肤可出现水疱、溃疡及压疮,注意观察胶布牵引患者胶布边缘皮肤有无水疱或皮炎。若有水疱,可用注射器抽吸并予换药;若水疱面积较大,立即去除胶布,暂停牵引或换用其他牵引方法;在可能发生压疮的部位放置水垫、应用减压贴或气垫床,保持床单位清洁、干燥和平整,定时翻身,并观察受压皮肤的情况。

(4) 并发症的观察及护理

1) 血管和神经损伤:多由骨牵引穿针时判断不准确所致。骨牵引时应观察局部有无出血、末梢血运及肢体运动情况;颅骨牵引时应注意观察患者意识情况,并进行神经系统检查。

2) 皮肤损伤:因患者皮肤对胶布过敏可引起局部过敏反应,甚至发生水疱和溃疡;牵引重量过大也可造成皮肤损伤。因此,皮牵引部位胶布或海绵托应与皮肤紧贴且无皱褶,骨突出部位放置垫衬,以免局部受压,同时,避免牵引重量过大;观察胶布粘贴部位有无过敏反应、水疱、溃疡等发生,一旦发生应及时处理,并改用其他牵引方法。

3) 针眼感染:操作时未严格执行无菌操作技术、反复穿刺或针眼处消毒处理不当所致。针眼处及周围红肿、疼痛甚至可见脓性分泌物。因此,保持针眼处清洁、干燥,每日滴 70% 乙醇消毒 2 次,局部覆盖无菌敷料;及时清除分泌物,但针眼局部血痂不必清除,注意观察针眼周围有无感染迹象。一旦发生应及时进行换药处理。

4) 关节僵硬及足下垂:主要因腓总神经损伤或下肢水平牵引时踝关节呈自然足下垂位,并缺乏功能锻炼所致。因此,下肢水平牵引时,在膝外侧垫棉垫,防止压迫腓总神经,用防垂足板将踝关节置于功能位。若病情允许应每天进行肌肉及踝关节功能锻炼,防止关节僵硬及足下垂畸形。

5) 其他:由于长期卧床,患者还可能发生坠积性肺炎、压疮、下肢深静脉血栓形成、便秘等并发症,应加强预防,并注意观察和处理。

(5) 指导功能锻炼:指导患者进行非固定部位的功能锻炼,如下肢牵引可利用悬挂拉手或支撑双上肢进行起卧锻炼(图 42-17)。

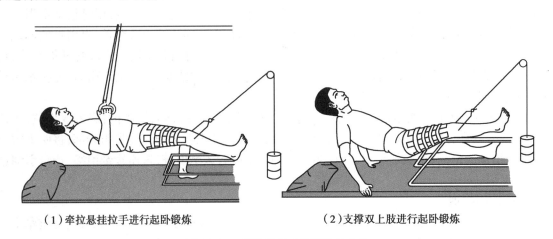

（1）牵拉悬挂拉手进行起卧锻炼　　　　　　（2）支撑双上肢进行起卧锻炼

图 42-17　牵引患者功能锻炼的方法

（九）切开复位内固定患者的护理

1. 术前护理　开放性骨折者,应按急诊手术做好术前准备,并遵医嘱给予抗菌药物和 TAT 预防感染,有休克者,应先抗休克,休克纠正后再行手术。限期或择期手术者,按手术前常规准备,尤应注意严格皮肤准备。

2. 术后护理

(1) 卧位:卧硬板床,四肢骨折手术后,肢体置于抬高位或根据治疗要求安置合适的体位,并维持伤肢于治疗所需要的姿势;脊柱骨折手术后取卧位或仰卧位,翻身时应保持脊柱处于轴线位,防止扭转或屈曲。

(2) 观察病情:观察切口有无渗血,引流管是否通畅,引流液的性质和量;观察伤肢末端的颜色、肿胀、温度、感觉、运动及动脉搏动情况;观察切口有无疼痛、红肿和压痛等感染征象。一旦发现异常情况,及时联系医生并协助处理。

(3) 防控感染:术后遵医嘱应用抗菌药物,防控感染。

(4) 石膏绷带外固定的护理:骨折复位内固定术后,常配合石膏绷带外固定,按石膏固定后护理。

(5) 生活护理:对患者卧床时间较长、生活不能自理者,应做好皮肤护理,提供全面生活照顾,满足患者的基本生活需求。

(6) 指导功能锻炼:根据骨折的部位和类型,指导患者循序渐进地进行功能锻炼。

（十）健康教育

1. 功能锻炼　①解释功能锻炼的目的：促进局部和全身血液循环,防止肌肉萎缩和关节周围软组织粘连,有利于功能恢复。②说明功能锻炼的注意事项：应主动锻炼与被动锻炼结合,不受治疗限制的肌肉和关节均应坚持锻炼;功能锻炼应循序渐进,强度从弱到强,时间从短到长,以不感到疲劳和明显疼痛为宜;锻炼后患肢轻度肿胀,经晚间休息后能够消肿的可以坚持锻炼,若肿胀较重并伴有疼痛,则应减少活动,抬高患肢,待肿胀、疼痛消失后再恢复锻炼;若锻炼时突然出现骨折部位疼痛,应暂停锻炼并做进一步检查,以确定有无新发生的损伤。③教会功能锻炼的方法：见处理原则中的功能锻炼。

2. 饮食指导　指导患者调整膳食结构,保证营养素的供给。

3. 定期随访　遵医嘱定期复查,评估功能恢复情况;内固定材料需要取出的患者,应遵医嘱按期来院行内固定材料取出术。

【护理评价】

1. 患者骨折局部疼痛是否减轻或消失,有无明显不适。

2. 患者是否肢体末梢毛细血管充盈良好,动脉搏动有力,肢体运动、感觉正常。

3. 患者焦虑程度是否减轻或消失,并以较好的心态接受治疗和护理。

4. 患者对提供的生活照顾是否满意,能否逐渐部分或全部自理。

5. 潜在并发症发生时是否被及时发现和有效的处理。

（叶艳胜）

思维导图

自测题

？ 思考题

结合导入情境与思考的案例回答下列问题：

1. 该患者入院后应采取什么治疗措施?

2. 如行手术切开复位内固定加术后石膏外固定,应如何实施护理?

第四十三章

常见骨折患者的护理

第四十三章
课件

📖 **学习目标**

识记：

能简述常见四肢骨折、脊柱骨折、脊髓损伤和骨盆骨折的病因与分类。

理解：

1. 能阐述常见四肢骨折、脊柱骨折、脊髓损伤和骨盆骨折的临床表现。

2. 能阐述常见四肢骨折、脊柱骨折、脊髓损伤和骨盆骨折的处理原则。

应用：

运用护理程序对骨折患者实施整体护理。

导入情境与思考

李先生，25岁。被车撞伤腰部后6h，腰部疼痛、双下肢活动障碍为主诉来院就诊。

体格检查：T 36.8℃，P 85次/min，R 19次/min，BP 120/86mmHg。腰部压痛、肿胀，损伤平面以下感觉、运动功能消失。

请思考：

1. 该患者可能的诊断是什么？

2. 若患者手术治疗，术后如何护理？

成人共有206块骨，每块骨均可发生骨折，而且每块骨均可发生不止一处或一种骨折。人体骨按其所在的部位不同，分为颅骨、躯干骨和四肢骨。颅骨骨折和肋骨骨折患者的护理已在其他章节讲解，本章仅讨论四肢骨折、脊柱骨折、脊髓损伤和骨盆骨折患者的护理。

第一节　常见四肢骨折

四肢骨分为上肢骨和下肢骨。上肢骨包括肩胛骨、锁骨、肱骨、尺骨、桡骨和手骨，下肢骨包括股骨、髌骨、胫骨、腓骨和足骨。本节仅讨论常见的肱骨干骨折、肱骨髁上骨折、尺桡骨干骨折、桡骨远端骨折、股骨颈骨折、股骨干骨折、胫腓骨骨折患者的护理。

一、肱骨干骨折

肱骨干骨折（humeral shaft fracture）是指肱骨外科颈下 1~2cm 至肱骨髁上 2cm 段内的骨折。常见于中、青年人。肱骨干中下 1/3 段后外侧有桡神经沟，此段骨折易损伤桡神经。肱骨中段有营养动脉穿入下行，中段以下骨折易损伤营养血管而影响骨折愈合。

【病因】

可由直接暴力或间接暴力所致。直接暴力常由于外力打击肱骨中段导致横形或粉碎性骨折。间接暴力常由于手掌或肘部着地，暴力向上传，加之身体倾倒所产生的剪式应力，导致中、下 1/3 段骨折，多为斜形或螺旋形骨折。骨折的移位方向与暴力的作用方向、大小和肌肉牵拉有关。

【临床表现】

1. 症状　患侧上臂出现疼痛、肿胀、皮下瘀斑，上肢活动障碍。

2. 体征　患侧上臂可见畸形、反常活动，感知骨擦感／骨擦音。若合并桡神经损伤，可出现患侧垂腕畸形，各手指掌指关节不能背伸，拇指不能伸直，前臂旋后障碍，手背桡侧皮肤感觉减退或消失。

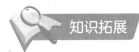 知识拓展

如何评估正中神经、尺神经、桡神经损伤？

正中神经损伤表现为拇指对掌功能丧失，拇、示、中指末节屈曲功能丧失，呈"猿手"状畸形。尺神经损伤表现为小指、无名指指间关节不能伸直，呈典型"爪形手"畸形。桡神经损伤可出现垂腕、拇指及示指外展功能丧失、各手指掌指关节不能背伸、手背桡侧皮肤感觉减退或消失等。

【辅助检查】

X 线检查可确定骨折的类型和移位方向。

【处理原则】

非手术治疗：肱骨干骨折一般采取手法复位。可在局麻或臂丛神经阻滞下行手法复位后小夹板固定或石膏外固定。一般成人固定 6~8 周，儿童固定 4~6 周。

手术治疗：适用于开放性骨折、陈旧性骨折不愈合或畸形愈合、手法复位失败及合并桡神经损伤者，可手术切开复位行钢板螺丝钉或带锁髓内钉内固定。

1. 局部制动　用吊带或三角巾将患肢托起，以促进静脉回流，减轻肢体肿胀疼痛。

2. 功能锻炼　复位固定后尽早开始手指屈伸活动，并进行上臂肌肉的主动舒缩运动，但禁止做上臂旋转运动。2~3 周后，开始腕、肘关节屈伸主动活动和肩关节外展、内收活动，逐渐增加活动量和活动频率。6~8 周后加大活动量，并作肩关节旋转活动，以防肩关节僵硬或萎缩。在锻炼过程中，要随时检查骨折对位、对线及愈合情况。

二、肱骨髁上骨折

肱骨髁上骨折（supracondylar fracture of the humerus）指肱骨干与肱骨髁的交界处发生的骨折。此处前有冠状窝，后有鹰嘴窝，肱动、静脉及正中神经经过肱二头肌腱膜下进入前臂，因此骨折时易损伤上述血管神经。5~12 岁儿童多见，占小儿肘部骨折的 30%~40%。若骨折处理不当，可引起前臂的缺血性肌挛缩导致爪形手畸形，或出现肘内翻畸形。

【病因与分类】

肱骨髁上骨折多由间接暴力所致，根据暴力来源和移位方向，可分为伸直型和屈曲型骨折。

1. 伸直型骨折 若受伤时肘关节伸直手掌着地,由上向下的体重和冲力将肱骨骨干下部推向前方,使肱骨髁上发生骨折,称为伸直型骨折,临床上常见。骨折近端向前下移位,骨折远端向上移位,可压迫或刺伤肱动、静脉或正中神经。

2. 屈曲型骨折 若跌倒时肘关节屈曲,肘后着地,暴力由后下方向前方撞击尺骨鹰嘴,使肱骨髁上发生骨折,称为屈曲型骨折,临床上较少见。很少合并血管和神经损伤。

【临床表现】

1. 症状 受伤后肘部出现疼痛、肿胀和功能障碍,肘后凸起,患肢处于半屈曲位,可有皮下瘀斑。

2. 体征 局部明显压痛和肿胀,有骨擦音及反常活动,肘部可触及骨折断端,肘后三角关系正常。若正中神经、尺神经或桡神经受损,可有手臂感觉异常和运动功能障碍。若肱动脉挫伤或受压,可有前臂缺血表现。屈曲型骨折时,由于肘后方软组织较少,骨折断端锐利,骨折端可刺破皮肤形成开放性骨折。

【辅助检查】

X线检查可明确骨折的类型和移位方向。

【处理原则】

手法复位外固定:适用于肿胀较轻、桡动脉搏动正常者。复位后小夹板固定,保持屈肘90°,三角巾悬吊于胸前4~5周;不能进行手法复位者,先行尺骨鹰嘴骨牵引,待水肿基本消退后,再进行手法复位,复位后用石膏托固定于90°~120°屈曲位。

手术切开复位内固定:适用于手法复位失败,小的开放伤口且污染不重、有神经血管损伤者。复位后用加压螺丝钉或交叉钢针作内固定。对合并神经损伤者,同时进行松解和修复手术。

1. 保持正确姿势 骨折复位后,维持屈肘90°悬吊于胸前4~5周;尺骨鹰嘴牵引者,牵引重量应为体重的1/20~1/15,并保证牵引的有效性,保持肢体于牵引要求的位置。

2. 观察有无神经血管损伤症状 观察有无患侧桡动脉搏动减弱或消失,手部皮肤苍白、发凉、麻木,被动伸指疼痛等前臂缺血表现。有无拇指对掌功能丧失,拇、示、中指末节屈曲功能丧失呈“猿手”状等正中神经损伤症状。一旦发现异常及时联系医生并协助处理。

3. 功能锻炼 复位固定后尽早开始手指及腕关节屈伸活动,并进行上臂肌肉的主动舒缩运动,有利于减轻水肿。4~6周后外固定解除,开始肘关节屈伸活动。手术切开复位且内固定稳定者,术后2周即可开始肘关节活动。若患者为小儿,应耐心向患儿及其家属解释功能锻炼的重要性,并指导锻炼的方法,使家属能协助患儿进行功能锻炼。

三、尺桡骨干双骨折

尺桡骨干双骨折(fracture of the radius and ulna)在长骨骨折中较为多见,约占全身骨折的6%,以青少年多见。尺桡骨干有多个肌肉附着,起、止分布分散,当骨折时,由于肌肉牵拉,常导致复杂移位。

【病因】

1. 直接暴力 多由重物打击、机器或车轮的直接压榨、刀砍伤所致,双骨骨折线在同一平面,呈横行、粉碎性或多段骨折,多伴较严重的软组织损伤包括肌肉、肌腱断裂,神经血管损伤等,整复后不稳定。

2. 间接暴力 跌倒时手掌着地,暴力通过腕关节向上传导,由于桡骨负重多于尺骨,暴力作用首先使桡骨骨折(常为中1/3部骨折),若残余暴力比较强大,则通过骨间膜向内下传导,引起低位尺骨骨折。

3. 扭转暴力 跌倒时手掌着地,同时前臂发生扭转,尺桡骨在极度旋前或旋后位互相扭转,造成不同平面的螺旋形或斜形骨折,复位困难。

【临床表现】

1. 症状 受伤后,患侧前臂出现疼痛、肿胀、畸形及功能障碍。

2. 体征 可发现畸形、反常活动、骨擦音或骨擦感。尺骨上1/3骨干骨折可合并桡骨小头脱位,称为孟氏(Monteggia)骨折。桡骨干下1/3骨折合并尺骨小头脱位,称为盖氏(Galeazzi)骨折。

【辅助检查】

X 线检查应包括上、下尺桡关节,以免遗漏关节脱位,摄片可见骨折类型与移位方向。

【处理原则】

手法复位外固定:在局麻或臂丛神经阻滞下手法复位后行小夹板或石膏托固定,屈肘、前臂置于功能位,用悬吊带悬吊于胸前 5~6 周。

切开复位内固定:适用于手法复位失败;受伤时间较短,伤口污染不重的骨折;合并神经、血管、肌腱损伤;同侧肢体有多发性损伤;陈旧性骨折畸形愈合或不愈合。切开复位后用螺丝钉或交叉钢针作内固定。

1. 保持正确姿势　复位固定后,屈肘、前臂置于功能位,用悬吊带悬吊于胸前 5~6 周。

2. 观察有无骨筋膜室综合征　观察患肢有无剧烈疼痛,手部皮肤苍白、发凉、麻木,被动伸指疼痛,桡动脉搏动减弱或消失等前臂缺血及骨筋膜室综合征表现,一旦发现异常及时联系医生,并协助处理。

3. 功能锻炼　复位固定后尽早开始手指屈伸活动,并进行上臂和前臂肌肉的主动舒缩运动。2 周后局部肿胀消退,开始练习腕关节活动。4 周以后开始练习肘关节和肩关节活动。8~10 周后 X 线检查证实骨折已愈合,才可进行前臂旋转活动。

四、桡骨下端骨折

桡骨下端骨折(fracture of distal radius)系指桡骨下端关节面 3cm 以内的骨折。这个部位是骨松质和骨密质的交界处,为解剖薄弱区,遭受外力易骨折。以中年和老年人多见。

【病因】

多为间接暴力所致。跌倒时,手部着地,暴力向上传导,发生桡骨下端骨折。最为常见的是伸直型骨折和屈曲型骨折,其次还可见关节面骨折伴腕关节脱位。

1. 伸直型骨折　又称柯莱斯骨折(Colles fracture),临床上常见。系侧身跌倒时腕关节背伸位、手掌着地而引起的桡骨下端骨折。骨折远端向桡侧、背侧移位。

2. 屈曲型骨折　又称史密斯骨折(Smith fracture)。系跌倒时腕关节屈曲位、手背着地而引起桡骨下端骨折。骨折远端向掌侧、桡侧移位。

【临床表现】

1. 症状　伤后腕关节局部疼痛、皮下瘀斑、肿胀和功能障碍。

2. 体征　患侧腕部压痛明显,腕关节活动受限。伸直型骨折从侧面看腕关节呈"餐叉"畸形,从正面看呈"枪刺"样畸形(图 43-1)。屈曲型骨折者腕部出现下垂畸形。

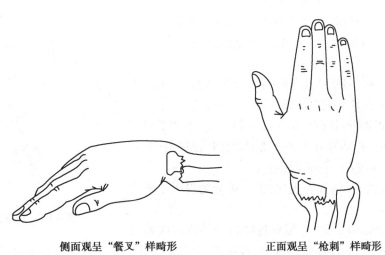

侧面观呈"餐叉"样畸形　　　　正面观呈"枪刺"样畸形

图 43-1　Colles 骨折的典型畸形

【辅助检查】

X线检查可明确骨折类型及移位方向。

【处理原则】

一般采用手法复位,并用小夹板固定或石膏固定腕关节于掌屈、轻度尺偏位 3~4 周。

1. 保持正确姿势　复位固定后,屈肘,前臂置于功能位,用悬吊带悬吊于胸前 3~4 周。

2. 观察手部血液循环情况　观察手部肿胀、温度、感觉、运动等情况,必要时调整小夹板捆扎带的松紧度。

3. 功能锻炼　复位固定后尽早开始手指伸屈和用力握拳活动,并进行前臂肌肉舒缩运动。4~6 周后可去除外固定,逐渐开始腕关节活动。

五、股骨颈骨折

股骨颈骨折(femoral neck fracture)系指由股骨头下至股骨颈基底部之间的骨折,是中老年人常见的骨折之一,尤以老年女性较多见。

【病因】

由于老年人股骨颈骨质疏松脆弱,且承受应力较大,所以只需要较小的旋转外力,就能引起骨折。老年人的股骨颈骨折几乎全由间接暴力引起,主要为外旋暴力,如平地跌倒、下肢突然扭转等皆可引起骨折。少数青壮年的股骨颈骨折,则由强大的直接暴力致伤,如车辆撞击或高处坠落造成骨折,甚至同时有多发性损伤。

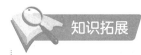
知识拓展

为何股骨颈骨折以老年女性较多见?

目前认为其原因可能有:①老年女性性激素分泌减少导致骨质疏松,尤其绝经后雌激素水平下降,致使骨吸收增加。②随年龄的增长,钙调节激素分泌失调。③老年人由于牙齿脱落及消化功能降低,食欲缺乏,进食少,多有营养缺乏,致使蛋白质、钙、磷、维生素及微量元素摄入不足。

【分类】

1. 按骨折线部位分类　可分为以下 3 种类型(图 43-2):

(1) 股骨头下骨折:骨折线位于股骨头下,股骨头仅有小凹动脉很少量的供血,致使股骨头严重缺血,故发生股骨头缺血坏死的机会很大。

(2) 经股骨颈骨折:骨折线位于股骨颈中部,股骨头也有明显血供不足,易发生股骨头缺血坏死或骨折不愈合。

(3) 股骨颈基底骨折:骨折线位于股骨颈与大、小转子间连线处。由于有旋股内、外动脉分支吻合成的动脉环提供血循环,对骨折部位血供干扰较小,骨折容易愈合。

2. 按骨折线角度(X线片表现)分类　可分为以下 2 种类型(图 43-3):

(1) 内收骨折:Pauwels 角(远端骨折线与两髂嵴连线延长线的夹角)大于 50°,由于骨折面接触少,容易再移位,故属于不稳定骨折。Pauwels 角越大,骨折越不稳定。

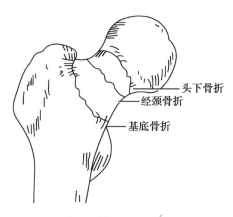

头下骨折
经颈骨折
基底骨折

图 43-2　按骨折线部位分类

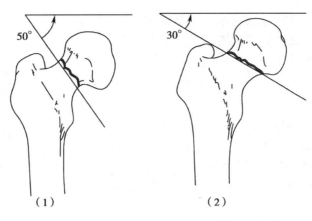

图 43-3　按 Pauwels 角分类

(2) 外展骨折:Pauwels 角小于 30°,由于骨折面接触多,不容易再移位,故属于稳定骨折。

3. 按骨折移位程度分类　通常采用 Garden 分型,分为以下 4 类(图 43-4):

(1) 不完全骨折,骨的完整性仅部分中断。

(2) 完全骨折,但无移位。

(3) 完全骨折,部分移位。

(4) 完全骨折,且完全移位。

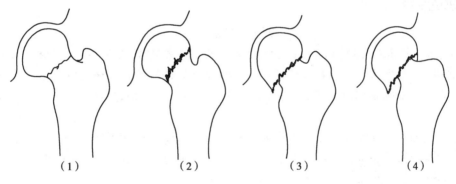

图 43-4　Garden 分型

【临床表现】

1. 症状　中老年人有跌倒外伤史,伤后感髋部疼痛,下肢活动受限,不能站立和行走。部分外展嵌插型骨折患者受伤后仍能行走,但数日后髋部疼痛逐渐加重,活动后更痛,甚至完全不能行走,提示可能由受伤时的稳定骨折发展为不稳定骨折。

2. 体征　内收型骨折患者可有患肢缩短,出现 45°~60° 的外旋畸形(图 43-5)。患侧大转子突出,局部压痛和纵向叩击痛。患者较少出现髋部肿胀和瘀斑。

【辅助检查】

X 线摄片可确定骨折的部位、类型和移位方向。

【处理原则】

非手术治疗:适用于嵌插骨折、无移位骨折或外展型骨折,以及年龄过大、全身情况较差或有合并严重心、肺、肝等功能障碍者。可采用持续皮牵引或穿抗足外旋鞋固定 8~12 周。

手术治疗:适用于非手术治疗失败、有移位骨折或内收型骨折。在 X 线监视下经皮或切开加压螺纹钉固定术。对于老年人的头下型股骨颈骨折、陈旧性股骨颈骨折,骨折不愈合或并发股骨头缺血性坏死者,根据情况可行人工股骨头置换术或全髋置换术。

1. 保持正确姿势 持续牵引、内固定或人工股骨头置换术后均应穿丁字鞋,保持患肢外展中立位。变动体位时,应保持肢体伸直,避免出现内收、外展及髋部屈曲动作,以防骨折移位。

2. 预防并发症 股骨颈骨折卧床时间较长,可出现压疮、坠积性肺炎、尿路感染等并发症,应做好皮肤护理,帮助患者定时翻身;定时叩背、指导深呼吸和有效咳嗽,促进排痰;鼓励患者多饮水,以增加尿量,冲刷尿路,预防尿路感染。

3. 功能锻炼 牵引治疗8周后可在床上坐起,3个月后可扶拐杖下地不负重行走,6个月后逐渐放弃拐杖行走。手术内固定治疗后3周后可坐起,活动髋、膝关节,6周后扶拐下地不负重行走,骨折愈合后可弃拐行走。人工股骨头置换术后,1周开始进行髋关节活动,2~3周可扶双拐下地不负重行走,3个月后弃拐行走;恢复期不可盘腿、不可坐矮板凳,以防发生髋关节脱位。

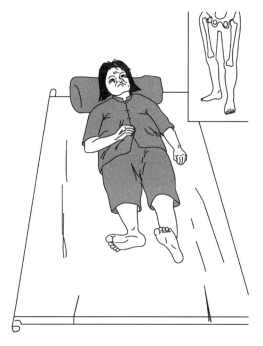

图 43-5　股骨颈骨折伤肢的畸形

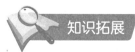

全髋关节置换术

全髋关节置换术(total hip replace,THR)又称髋关节成形术,它是指利用手术方法将人工关节(即人工假体,由生物相容性和机械性能良好的金属材料制成的一种类似人体骨关节的假体)置换被疾病或损伤所破坏的关节面,其目的在于解除髋关节疼痛,改善和恢复髋关节活动与原有的功能。

1. 手术适应证 ①陈旧性股骨颈骨折或股骨头缺血性坏死,头臼均已破坏,伴有疼痛,功能受限者。②退行性骨关节炎、类风湿关节炎、髋关节结核等导致髋臼受损,股骨头变形,关节强直疼痛难忍者。③先天性髋关节脱位或髋臼发育不良。

2. 手术基本过程 采用硬脊膜外腔阻滞或全身麻醉;侧卧位;髋关节外侧切口或髋关节后侧切口。术中切除关节囊、切断股骨颈,取出股骨头,暴露髋臼。用髋臼导向锉削磨髋臼,将髋臼杯假体置于髋臼,将股骨假体柄置入股骨髓腔。关节复位后,检查紧张度和活动范围,分别在关节腔内和深筋膜浅层放置引流管,逐层缝合切口。

3. 术后并发症 术后可能发生下肢深静脉血栓形成、肺栓塞、感染、人工股骨头松动、人工股骨头脱位等并发症,应针对原因做好预防和护理。

六、股骨干骨折

股骨干骨折(fracture of femoral shaft)指股骨小转子以下、股骨髁以上部位的骨折,约占所有类型骨折的4.6%,多见于青壮年。

【病因与类型】

多由强大的直接或间接暴力造成。直接暴力引起股骨横断或粉碎性骨折,间接暴力引起股骨的斜形或螺旋形骨折。可分为以下3种类型(图43-6):

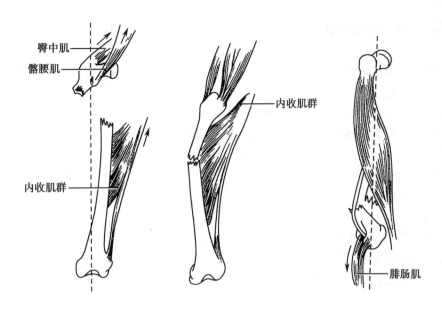

图 43-6　股骨干不同部位骨折的移位情况

1. 股骨上 1/3 骨折　近段受髂腰肌、臀中肌、臀小肌和外旋肌群的作用而屈曲、外旋、外展；远段则受内收肌群的牵引而向后上移位。

2. 股骨中 1/3 骨折　骨折端移位无一定规律性，视暴力方向而定，有成角畸形。

3. 股骨下 1/3 骨折　远段受腓肠肌的牵拉向后移位，有时压迫或损伤腘动脉，腓总神经；近段内收向前移位。

【临床表现】

1. 症状　患肢疼痛、肿胀，远端肢体异常扭曲，不能站立和行走。

2. 体征　患肢明显畸形，可出现反常活动、骨擦音。单一股骨干骨折因失血量较多，可能出现休克前期表现；若合并多处骨折，或双侧股骨干骨折，甚至可以出现休克表现。股骨下 1/3 骨折时可损伤腘动脉、腘静脉、胫神经或腓总神经，出现远端肢体相应的血液循环、感觉和运动功能障碍。

【辅助检查】

X 线摄片可确定骨折的部位、类型和移位方向。

【处理原则】

牵引外固定：3 岁以内儿童可采用垂直悬吊皮牵引，将两下肢向上悬吊，牵引重量以能使臀部稍悬离床面为宜。成年人可采用骨牵引复位和固定，持续 8~12 周。

切开复位内固定：适用于非手术治疗失败、伴有多发损伤或血管神经损伤者及不宜长期卧床的老年患者。股骨中、上段横断骨折可用带锁髓内针或钢板固定；下 1/3 骨折用角状钢板固定。

1. 保持正确姿势　肢体放置并保持固定所要求的位置，保持牵引的有效性。

2. 观察并发症　观察有无坐骨神经损伤和腘动脉损伤的症状和体征；有无压疮、坠积性肺炎、尿路感染等卧床并发症。

3. 功能锻炼　2 周内进行股四头肌等长收缩训练和踝、趾伸屈活动，2 周后开始膝关节伸直活动，5~6 周后可扶拐下地不负重行走，去除外固定后进行膝关节和髋关节全活动范围锻炼，直至伤后 3 个月复查 X 线片显示骨折愈合后才可弃拐行走，并逐渐进行负重行走。小儿行双下肢垂直悬吊皮肤牵引时，应保持臀部悬离床面，并注意观察双侧下肢末梢血运，感觉和运动情况。

七、胫腓骨干骨折

胫腓骨干骨折（fracture of tibia and fibula）指发生于胫骨平台以下至踝以上部分的骨折，为长骨骨折中最为多见的一种,约占全身骨折的13%~17%,以青壮年和儿童居多。

【病因】

1. 直接暴力　多由暴力打击和压轧所致,骨折线在同一平面,呈横断,短斜或粉碎性骨折。因胫骨前内侧及腓骨下段处于皮下表浅部位,所以易呈开放性骨折。

2. 间接暴力　多由高空坠落、滑倒等所致。骨折线呈斜形或螺旋形,腓骨的骨折面高于胫骨的骨折面,软组织损伤轻,骨折尖端穿破皮肤可造成开放性骨折。儿童胫腓骨干骨折多为青枝骨折。

胫骨上1/3骨折,由于远骨折段上移,腘动脉分叉处受压,易造成小腿缺血或坏疽。中1/3段骨折,可导致骨筋膜室综合征。下1/3段骨折,由于血运较差,软组织覆盖较少,易发生骨折延迟愈合,甚至不愈合。腓骨上段骨折容易合并腓总神经损伤。

【临床表现】

表现为伤侧小腿疼痛、肿胀、压痛、功能障碍,局部有畸形、反常活动、骨擦音或骨擦感;开放性骨折时可见刺破皮肤的骨折端;合并骨筋膜室综合征时,可出现急性神经、肌肉缺血的症状和体征;可伴有腓总神经、腘动脉损伤的症状和体征。

【辅助检查】

X线检查可明确骨折部位、类型及移位情况。

【处理原则】

非手术治疗:对较稳定的横形骨折和短斜形骨折采用手法复位小夹板或石膏固定8~10周,复位时首先满足胫骨的复位,然后是腓骨复位。对短斜形、螺旋形或轻度开放性骨折,也可采用跟骨骨牵引5周,待形成纤维连接后除去牵引,改用长腿石膏或小夹板继续固定至骨折愈合。

手术治疗:适用于手法复位失败、严重粉碎性骨折或双段骨折、污染不重且受伤时间较短的开放性骨折。可采用切开复位螺丝钉、带锁髓内钉或钢板内固定;较为严重的开放性或粉碎性骨折,可用外固定支架复位和固定。

1. 保持正确姿势　抬高伤肢,保持有效牵引和固定。

2. 观察并发症　观察有无伤肢剧烈疼痛,足趾皮肤苍白、发凉、麻木,被动伸趾疼痛,足背动脉搏动减弱或消失等小腿缺血及骨筋膜室综合征表现;有无足下垂、小腿外侧及足背感觉障碍等坐骨神经或腓总神经损伤症状。一旦发现异常,及时联系医生并协助处理。

3. 功能锻炼　2周内进行足趾伸屈活动,2周后进行踝关节和膝关节的伸屈活动,禁止在膝关节伸直状态下旋转大腿,以免影响骨折固定;6周后进行扶拐下地不负重行走,解除外固定后进行患侧下肢全范围活动锻炼,并逐渐进行负重活动。

第二节　脊柱骨折和脊髓损伤

脊柱骨折(fracture of the spine)又称脊椎骨折,包括颈椎、胸椎、胸腰段及腰椎的骨折,占全身骨折的5%~6%,其中胸腰段骨折最常见。脊髓损伤(spinal cord injury)是脊柱骨折常见的严重并发症,由于椎体的移位或碎骨片突入椎管内,使脊髓或马尾神经产生不同程度的损伤。胸腰段脊髓损伤后,使下肢的感觉和运动产生障碍,称为截瘫(paraplegia);而颈段脊髓损伤后,双上肢也有神经功能障碍,出现四肢瘫痪,简称"四瘫(quadriplegia)"。脊髓损伤,特别是颈椎骨折-脱位合并颈脊髓损伤,可严重致残,甚至危及生命。

【病因与分类】

1. 病因　绝大多数由间接暴力引起,少数由直接暴力所致。

(1) 间接暴力:如自高处坠落时,头、肩、臂或足部着地,地面对身体的阻挡使身体猛烈屈曲、所产生的垂直力可导致椎体压缩性骨折;水平分力较大,则可同时发生脊椎脱位。弯腰时、重物落下打击头、肩或背部,也可发生同样的损伤。

(2) 直接暴力:如撞击、锐器、火器、爆炸物等可直接作用于脊椎而引起脊椎骨折。

2. 分类　由于脊柱脊髓解剖结构及受伤机制的复杂性,使脊柱脊髓损伤的分类目前尚难有统一的方法。

(1) 根据致伤的外力分类:这是传统的分类方法。①屈曲型;②伸展型;③旋转型;④纵向压力型。但这种分型不够理想,无助于治疗方法选择。

(2) 根据损伤的形态分类:由 Dr Armstrong 提出。①压缩骨折;②旋转骨折;③爆裂骨折;④切片状骨折;⑤椎体后部骨折;⑥拉伸骨折;⑦综合性损伤(楔状骨折加椎体后部骨折,爆裂骨折加椎体后损伤)。每一型有其特有的损伤特点,并和特定的处理方法相联系。

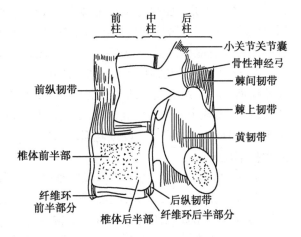

图 43-7　胸腰椎的解剖结构

(3) 根据脊柱的三柱结构分类:由 20 世纪 80 年代初 Denis 等提出(图 43-7)。①前柱:由前纵韧带、椎体及椎间盘的前 2/3 组成。②中柱:由椎体及椎间盘后 1/3 和后纵韧带组成。③后柱:由椎弓、椎板、附件及黄韧带,棘间、棘上韧带组成。以此为基础的综合分类方法,可能使胸腰椎损伤的分类更具有临床指导意义。国内外学者将脊柱损伤按外伤机制、损伤受累范围及椎管情况进行如下分类:

1) 根据脊柱外伤机制分类:①单纯压缩骨折;②爆裂骨折;③安全带型损伤;④骨折脱位型损伤。

2) 根据损伤累及的范围分类:按照 Denis 三柱结构进行分类,对骨折是否损伤神经脊髓和骨折是否稳定有诊断作用。

3) 根据椎管狭窄或受堵程度分类:Wolter 将椎管经 CT 扫描的横断面分成 3 等份,并用 0、1、2、3 表示其狭窄及受堵的指数。①椎管无狭窄或无受堵者指数为 0;②椎管受压或狭窄占横断面 1/3 者指数为 1;③椎管受压或狭窄占横断面 2/3 者指数为 2;④椎管完全受压或完全受堵为 3。

此外,根据骨折的稳定程度,可分为:①稳定型骨折,单纯压缩性骨折,椎体压缩不超过原高度的 1/3,不易发生移位。②不稳定型骨折:椎体压缩超过原高度的 1/3 以上的压缩性骨折,椎体粉碎骨折;椎体骨折合并脱位等,复位后容易再移位。

【病理】

按脊髓和马尾损伤的程度,可出现以下病理变化:

1. 脊髓震荡　与脑震荡相似,属最轻微的脊髓损伤,脊髓有暂时性功能抑制,而无组织形态学改变。脊髓受到强烈震荡后即发生弛缓性瘫痪,损伤平面以下的感觉、运动、反射及括约肌功能全部丧失,在数分钟或数小时内完全恢复。

2. 脊髓挫伤和出血　为脊髓实质性破坏,脊髓外观完整,但内部可有出血、水肿、神经细胞破坏和神经传导纤维束中断。轻者仅有少量点状出血、水肿,重者有成片脊髓挫伤和出血,导致脊髓软化及瘢痕形成,预后差别较大。

3. 脊髓断裂　脊髓的连续性完全性或不完全性中断。不完全性中断常伴挫伤,又称挫裂伤;完全中断恢复无望,预后极差。

4. 脊髓受压　骨折移位或破碎的椎间盘和碎骨片挤入椎管内可直接压迫脊髓,而皱褶的黄韧带与急速形成的血肿也可压迫脊髓,使脊髓产生一系列的病理变化。若能及时解除压迫,脊髓功能可望得到部分或完全恢复;若压迫时间较长,脊髓可因血液循环障碍而发生软化、萎缩或瘢痕形成,难以恢复。

5. 马尾神经损伤　第 2 腰椎以下的骨折脱位可引起马尾神经损伤,使受伤平面以下出现弛缓性瘫痪。马尾神经完全断裂者少见。

此外,各种较重的脊髓损伤后均可立即发生损伤平面以下弛缓性瘫痪,这是失去高级中枢控制的一种病理生理现象,称之为脊髓休克。2~4周后这一现象可根据脊髓实质性损害程度的不同而转变为损伤平面以下不同程度的痉挛性瘫痪。因此,脊髓休克与脊髓震荡是两个完全不同的概念。

【临床表现】

1. 脊柱骨折   表现为伤处痛、肿胀,脊柱活动受限,骨折处棘突明显压痛和叩痛,局部扪及局限性后突畸形。由于腹膜后血肿刺激自主神经,可出现腹胀、腹痛、肠蠕动减弱等症状,需与腹腔脏器损伤相鉴别。如有瘫痪,则表现为四肢或双下肢感觉、运动障碍。

2. 脊髓损伤   其临床表现因损伤部位和程度的不同而不同。在休克期间表现为受伤平面以下弛缓性瘫痪,运动、反射及括约肌功能丧失,有感觉丧失平面及大小便不能控制。2~4周后逐渐演变为痉挛性瘫痪,表现为肌张力增高、腱反射亢进并出现病理性锥体束征。胸段脊髓损伤表现为截瘫,颈段脊髓损伤表现为"四瘫"。上段颈髓损伤"四瘫"均为痉挛性;下段颈髓损伤"四瘫"的上肢为弛缓性,下肢为痉挛性。

3. 脊髓圆锥损伤   正常人脊髓圆锥终止于第1腰椎的下缘,因此第12胸椎和第1腰椎骨折可发生脊髓圆锥损伤。表现为会阴部(鞍区)皮肤感觉缺失,括约肌功能丧失导致大小便不能控制和性功能障碍,双下肢的感觉和运动仍保持正常。

4. 马尾神经损伤   马尾神经起自第2腰椎的骶脊髓,一般终止于第1骶椎的下缘。马尾神经损伤很少是完全性的。表现为损伤平面以下弛缓性瘫痪,感觉、运动及括约肌功能丧失、肌张力减低,腱反射消失,不出现病理性锥体束征。

【辅助检查】

1. X线检查   基本可确定骨折部位、类型和移位情况。

2. CT检查   有利于判定移位骨折块侵犯椎管程度和发现突入椎管的骨块或椎间盘。

3. MRI检查   对判定脊髓损伤状况极有价值。MRI可显示脊髓损伤早期的水肿、出血,并可显示脊髓损伤的各种病理变化如脊髓压迫、脊髓横断、脊髓不完全性损伤、脊髓萎缩或囊性病变等。

【处理原则】

(一)脊柱骨折

1. 非手术治疗   适用于压缩和移位轻者及不能耐受复位及固定者。

(1) 颈椎骨折:压缩和移位轻者,可采用枕颌吊带牵引复位,牵引重量3~5kg。复位后用头颈胸石膏固定3个月。压缩和移位重者,可采用持续颅骨牵引复位,牵引重量3~5kg,必要时可增加到6~10kg。定时摄X线片复查,若已复位,可于牵引2~3周后,改用头颈胸石膏固定3个月。

(2) 胸、腰椎骨折:单纯压缩性骨折、椎体压缩不到1/3或年老体弱不能耐受复位及固定者,可平卧硬板床,骨折部位垫厚枕使脊柱过伸,伤后1~2d逐渐进行腰背肌后伸锻炼(图43-8),6~8周后戴腰围下床活动。椎体压缩超过1/3和后突畸形明显的青少年和中年受伤者,可采用两桌法(图43-9)或双踝悬吊复位法(图43-10),随后行石膏背心固定3个月。

2. 手术治疗   适用于:①颈椎骨折非手术复位失败、骨折向后移位压迫脊髓者,行颈椎前路减压术,同时行椎间植骨融合。②胸、腰段骨折复位后不稳定或关节交锁者,可行手术植骨和内固定术;对胸、腰段爆裂性骨折或陈旧性骨折,可采用后路或侧前方减压术,同时进行椎体间植骨融合,也可配合内固定术。

(二)脊髓损伤

1. 非手术治疗   除脊柱骨折的治疗措施外,还包括:

(1) 脱水疗法:应用甘露醇静脉滴注,以减轻脊髓水肿。

(2) 激素治疗:应用地塞米松静脉滴注,对缓解脊髓的创伤性反应有一定意义。

(3) 自由基清除剂:如维生素E、维生素A、维生素C及辅酶Q等,被认为对防止脊髓损伤后的继

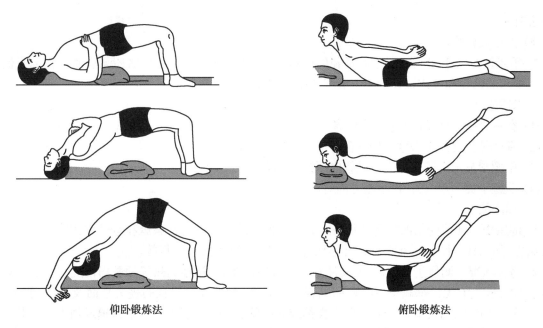

仰卧锻炼法　　　　　　　　　　　俯卧锻炼法

图 43-8 腰背肌功能锻炼的方法

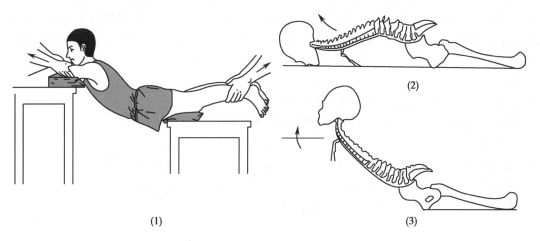

(1)　　　　　　　　　　　　　(2)　　　　　　　　　　(3)

图 43-9 两桌复位法

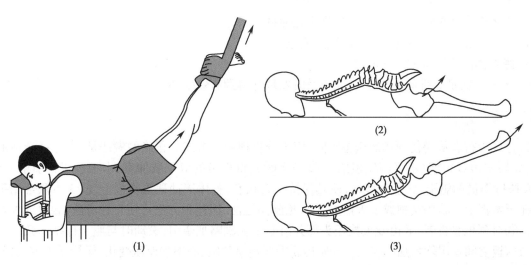

(1)　　　　　　　　　　　　　(2)　　　　　　　　　　(3)

图 43-10 双踝悬吊复位法

发损害有一定好处。

(4) 高压氧治疗。

2. 手术治疗　手术只能解除对脊髓的压迫和恢复脊柱的稳定性,目前还无法使损伤的脊髓恢复功能。手术的途径和方式视骨折的类型和致压物的部位而定。

手术适应证如下:

(1) 脊柱骨折-脱位有关节突交锁者。

(2) 脊柱骨折复位不满意或仍存在脊柱不稳定因素者。

(3) 影像学显示有碎骨片突入椎管内压迫脊髓者。

(4) 截瘫平面不断上升,提示椎管内有活动性出血者。

【护理评估】

1. 健康史　评估受伤的时间、原因和部位,受伤时的体位,急救、搬运和运送方式等。以往有无脊椎疾病史,如结核、肿瘤、腰椎间盘突出、腰椎管狭窄、颈椎病、腰椎骨折等。

2. 身体状况　测量生命体征,尤其注意有无呼吸困难、中枢性高热等颈髓损伤症状。了解疼痛的部位、程度;检查有无局部畸形、压痛、叩痛;测试痛、温、触觉及位置觉的丧失平面及程度,躯体、肢体瘫痪的平面及程度;有无腹胀、便秘、肛门失禁或尿潴留、尿失禁、括约肌反射减退或消失等症状。就诊较晚者,尚需注意有无压疮、坠积性肺炎、尿路感染等并发症表现。

3. 辅助检查　了解 X 线、CT、MRI 等检查结果,以判断脊椎骨折及脊髓损伤的程度和类型。

4. 心理、社会状况　了解患者和家属对疾病的认识及对治疗的态度,脊椎骨折和脊髓损伤,多需长期卧床和依赖照顾,患者和家属容易产生焦虑、无能为力、悲观失望等心理反应。还应了解患者的家庭经济状况及有无可利用的社会资源等。

【护理诊断/问题】

1. 急性疼痛　与脊椎骨折、软组织损伤等有关。

2. 低效性呼吸型态　与颈髓损伤肋间肌、腹肌瘫痪有关。

3. 清理呼吸道无效　与肌肉瘫痪、无力咳嗽、痰液黏稠等有关。

4. 自理缺陷　与脊柱骨折后治疗限制、脊髓损伤后躯干或肢体瘫痪等有关。

5. 体温过高或体温过低　与高位颈髓损伤自主神经系统功能紊乱有关。

6. 潜在并发症:压疮、尿路感染、坠积性肺炎、便秘等。

【护理目标】

1. 患者疼痛减轻,并逐渐消失。

2. 患者在呼吸机辅助下能维持正常的呼吸型态。

3. 患者能有效地清理呼吸道,保持呼吸道通畅。

4. 患者和家属对提供的生活照顾表示满意。

5. 患者体温能维持在正常范围。

6. 潜在并发症得到有效预防,或能被及时发现并得到有效处理。

【护理措施】

(一) 紧急救护

将脊柱骨折者从受伤现场运送至医院,应十分重视搬运方式。正确的做法是:①选择合适的搬运工具,如硬木板或担架(不可用软担架)。②搬运时先将伤员的双下肢伸直,木板放于伤员的一侧,由2~3 人扶持伤员的躯干、骨盆和肢体,使其保持平直状态,整体滚动移至木板上,或 3 人联合用手将伤员平托至木板上。禁用搂抱或 1 人抬头,1 人抬腿搬运法,因这种方法可使脊柱弯曲,导致或加重脊髓损伤。③对颈椎骨折者,要由专人扶托头部并沿躯干纵轴略加牵引,滚动时与躯干保持一致。④伤员躯体与木板之间要用软物加以固定。⑤搬运途中要观察呼吸、心率和血压变化,保持呼吸道通畅,若有梗阻应及时排除。

（二）心理护理

脊椎骨折和脊髓损伤后患者容易出现情绪波动,应主动关心和安慰患者,满足其心理需求;肯定患者与疾病作斗争所付出的努力,指导其不但要调整心态,面对现实,适应新的健康状况,还要树立必胜信心,积极配合治疗和护理,争取早日康复。

（三）脊柱骨折的护理

1. 卧位　安置患者卧硬板床,取仰卧位或俯卧位。

2. 生活护理　提供周到全面的生活照顾,满足患者基本需求。

3. 预防压疮　每2~3h进行1次轴式翻身,并保持床单清洁干燥,无皱褶,使用气垫、气圈等使骨突部悬空,对受压部位进行按摩。

4. 石膏绷带固定、颅骨牵引的护理　对石膏绷带固定或颅骨牵引者,做好相关护理。参见第四十二章　骨折患者护理概述。

5. 康复训练　指导患者进行腰背肌训练和日常生活能力训练。

（四）脊柱骨折合并脊髓损伤的护理

1. 生活护理　提供全面周到的生活照护,做到"四到床边",即饭、药、水、便器到床边;指导患者摄取营养丰富、易于消化的饮食,多食新鲜水果和蔬菜、多饮水,以保持大便通畅;根据病情做好口腔、头发、皮肤,会阴的清洁护理和晨晚间护理。

2. 遵医嘱用药　遵医嘱给予地塞米松、20%甘露醇静脉滴注,以减轻脊髓水肿和继发损伤。

3. 胃肠减压　做好胃肠减压护理,以减轻腹胀。

4. 观察病情　注意观察体温、呼吸、脉搏、血压、感觉、肌力、肢体活动等变化,观察有无压疮、肺部感染、尿路感染、便秘等并发症,发现异常及时联系医生,并协助处理。

5. 预防并发症

（1）呼吸衰竭和呼吸道感染:是颈髓损伤的严重并发症。护理措施如下:

1）翻身叩背:每2h为患者翻身、叩背1次,促进痰液的松动与排出。

2）辅助咳嗽、排痰:若患者呼吸肌有功能,应指导其进行深呼吸、用力咳嗽和排痰,促进肺膨胀和排痰,必要时辅助排痰。

3）雾化吸入:痰液黏稠者,给予雾化吸入(溶液中加入抗生素、地塞米松、糜蛋白酶等),以稀释分泌物,使之易于排出。

4）吸痰:不能自行咳嗽排痰或有肺不张时,应行鼻导管吸痰,必要时协助医生采用气管镜吸痰。

5）气管切开:对上颈髓损伤、出现呼吸衰竭、肺部感染痰液不易咳出或已有窒息者,应配合气管切开和/或呼吸机辅助呼吸,这是预防肺部并发症的重要措施,同时做好气管切开的护理。

6）遵医嘱应用抗菌药物。

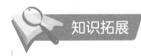 知识拓展

颈损伤与呼吸衰竭的关系

人体有胸式呼吸与腹式呼吸两组肌肉。胸式呼吸由肋间神经支配的肋间肌管理,而腹式呼吸则由膈神经支配的膈肌收缩来完成。膈神经由颈3、颈4、颈5组成,颈4是主要成分。颈髓损伤后,肋间肌完全麻痹,因此,伤者能否生存很大程度上取决于是否存在腹式呼吸。颈1、颈2损伤伤者一般当场死亡,颈3、颈4损伤由于影响到膈神经的中枢,也常于早期死于呼吸衰竭,即使颈4、颈5以下的损伤,也会因伤后脊髓水肿的蔓延,波及中枢而产生呼吸衰竭,因而只有下颈椎损伤才能保住腹式呼吸。由于呼吸肌力量不足,呼吸道的分泌物难以排出,加之久卧,容易产生坠积性肺炎。一般在伤后1周左右即可发生呼吸道感染,吸烟者可提前出现,伤员可因呼吸道感染难以控制或痰液堵塞气管导致窒息而死亡。

（2）泌尿生殖道感染和尿路结石：脊髓损伤后括约肌功能丧失，伤员因尿潴留而长期留置导尿管，容易发生尿路感染与结石，男性伤员还可发生附睾炎。护理措施如下：

1）导尿：伤后早期常规留置导尿管持续引流膀胱，2周后改为夹闭尿管，间隔4~6h放尿1次，以训练膀胱反射或自律性收缩功能；做好导尿管和会阴部护理，并遵医嘱实施膀胱冲洗，以冲出膀胱内积存的沉渣。

2）人工排尿：4周后拔出尿管，改为挤压排尿。

3）膀胱造瘘：需长期留置导尿管而又无法控制泌尿生殖道感染者，可配合医生做永久性耻骨上膀胱造瘘术，并做好造瘘管的护理。

4）多饮水：鼓励患者多饮水，保证尿量每日在1 500ml以上，以冲刷尿路。

5）遵医嘱使用抗菌药物，并每周做1次尿培养，以及时发现感染。

（3）压疮：参见《护理学基础》中有关压疮的预防和护理。

（4）体温失调：颈髓损伤后，自主神经系统功能紊乱，受伤平面以下皮肤不能出汗，对气温的变化丧失了调节和适应能力，常出现高热（体温可达40℃以上）。护理措施如下：①将患者安置在配有空调的病室内。②物理降温：如冰敷、冰水灌肠、乙醇擦浴等。③药物降温：如输液和应用冬眠药物等。

（5）便秘：由于自主神经功能紊乱、久卧在床，使肠蠕动减弱，容易产生便秘。护理措施如下：

1）指导饮食：指导患者多食富含膳食纤维的食物、新鲜水果和蔬菜，多饮水。

2）训练排便：指导或协助患者在饭后30min从右至左沿大肠走行方向做腹部按摩，以刺激肠蠕动。

3）药物通便：顽固性便秘者，遵医嘱给予灌肠或缓泻药物。

（6）失用综合征：对完全瘫痪的患者，应保持髋、膝伸直位，用枕头托垫于腘下、用防垂足板固定踝关节，并定时进行肌肉和关节的被动锻炼，以预防关节畸形，促进康复。对不全瘫痪的患者，应鼓励其加强功能锻炼，预防失用综合征，提高生活自理能力。

（五）健康教育

重点是教育家属做好患者离院后的家庭护理。脊椎损伤和脊髓损伤病情稳定后，可离院在家中康复，应教会家属做好如下护理：①为患者安置卧位、翻身、喂饭、喂水、喂药、使用便器。②定时进行口腔、皮肤、头发、外阴护理。③定时挤压排尿或自行导尿。④协助患者进行关节和肌肉的功能锻炼。⑤协助患者使用轮椅或其他助行器具等。还应说明若出现体温过高、呼吸困难、痰液黏稠不易咳出、尿液浑浊、大便排出困难或皮肤因受压而发红和肿胀等情况，应及时与医院取得联系，以利及早诊治。

【护理评价】

1. 患者疼痛是否减轻或消失。

2. 患者在呼吸机辅助下能否维持正常的呼吸型态。

3. 患者能否有效地清理呼吸道、保持呼吸道通畅。

4. 患者和家属对提供的生活照顾是否满意。

5. 患者体温能否维持在正常范围。

6. 潜在并发症是否得到有效预防或被及时发现和有效处理。

第三节　骨盆骨折

骨盆骨折（fracture of the pelvis）是一种严重的损伤，多有强大暴力外伤史，也可因肌肉剧烈收缩而发生撕脱骨折，多见于交通事故或坠落。骨盆骨折患者约半数以上伴有合并症或多发伤，其中最严重的是创伤性、失血性休克及盆腔脏器合并伤，患者可因严重合并症或合并伤而死亡。

【病因】

骨盆骨折多由强大的直接暴力挤压骨盆所致。年轻人骨盆骨折主要是由于交通事故和高处坠落引起,老年人最常见的原因是跌倒。

【临床表现】

1. 症状和体征　表现为骨盆部及下腹部疼痛,活动下肢或坐位时加重。局部肿胀,在会阴部、耻骨联合处可见皮下瘀斑,压痛明显。从两侧髂嵴部位向内挤压或向外分离骨盆环,骨折处均产生疼痛,称为骨盆挤压分离试验阳性(图 43-11)。有移位的骨盆骨折,出现患侧肢体缩短。有骶髂关节脱位时,患侧髂后上棘较健侧明显凸起,与棘突间距离也较健侧缩短。

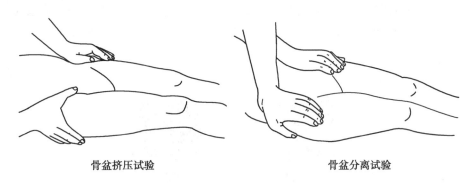

骨盆挤压试验　　　　　　　　　骨盆分离试验

图 43-11　骨盆挤压分离试验

2. 并发症表现　骨盆骨折可合并下列并发症:

(1) 腹膜后血肿:患者常有休克,并伴腹痛、腹胀、肠鸣音减弱及腹肌紧张等腹膜刺激症状。需与腹腔内出血作出鉴别。

(2) 尿道或膀胱损伤:患者可有排尿困难、尿道口溢血等症状。

(3) 直肠损伤:直肠破裂如发生在腹膜反折以上,可引起弥漫性腹膜炎;如发生在反折以下,则可发生直肠周围感染,常为厌氧菌感染。

(4) 神经损伤:主要是腰骶神经丛和坐骨神经损伤,患者可出现相应的临床症状和体征。

【辅助检查】

X 线检查可显示骨折类型及骨折块移位情况,但骶髂关节情况以 CT 检查更为清晰,CT 三维重建可以更加立体直观地显示骨折类型和移位的方向。

【处理原则】

应根据全身情况,首先对休克及各种危及生命的合并症进行处理,其次再处理骨折。

1. 非手术治疗

(1) 卧床休息:对骨盆边缘骨折、尾骨骨折、骨盆环单处骨折等稳定型骨盆骨折,卧硬板床休息 3~4 周,以保持骨盆的稳定性。

(2) 复位与固定:单纯性耻骨联合分离等移位较轻的骨折,可采用骨盆兜悬吊牵引、髋人字石膏固定、骨牵引等方法进行复位和固定。

2. 手术治疗　对骨盆环两处以上骨折伴骨盆环断裂、有移位的边缘性骨盆骨折、较重的耻骨联合分离骨折等,可行手术切开复位内固定或采用骨盆外固定器固定治疗。

3. 并发症的治疗　①休克:应快速输血、输液,观察病情变化,若经大量输血后,血压仍继续下降,未能纠正休克,可考虑结扎一侧或两侧髂内动脉,或经导管行髂内动脉栓塞术。②尿路损伤:参见泌尿系损伤有关章节的护理。③直肠损伤:应进行剖腹探查,做结肠造口术,使粪便暂时改道,缝合直肠裂口,直肠内放置肛管排气。④神经损伤:在手术治疗时同时探查神经,并使用激素、维生素等对症治疗。

【护理措施】

1. 生活护理　非手术治疗或手术治疗患者均需卧床休息,应提供全面周到的生活护理,满足患者的基本需求。伤后早期尽量少搬动患者,必须搬动时需将患者放置于平板担架上,以免增加出血。指导患者摄取富含纤维素饮食,多饮水,多食水果和蔬菜,以保持大便通畅,对便秘者给予开塞露等通便。保持皮肤清洁,定时协助患者翻身,防止压疮的发生。

2. 骨盆兜带牵引、石膏固定、骨牵引的护理   参见第四十二章   骨折患者护理概述。

3. 并发症护理   观察病情变化,积极抢救休克,必要时做好手术准备,并做好手术后有关护理。

4. 功能锻炼   卧床期间坚持练习深呼吸和有效咳嗽,进行肢体肌肉和关节锻炼。病情许可后,指导患者下床活动,必要时使用助行器或拐杖等,以使上下肢共同分担体重。

5. 健康教育   坚持固定部位肌肉的舒缩运动和非固定部位的关节锻炼,教会患者和家属助行器或拐杖等使用方法,并鼓励患者利用这些辅助器材进行功能锻炼,以促进全面康复。

(叶艳胜)

思维导图

自测题

? 思考题

结合导入情境与思考的案例回答下列问题:
1. 该患者术后主要的护理诊断是什么?
2. 该患者术后健康教育有哪些?

关节脱位患者的护理

第四十四章
课件

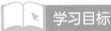 **学习目标**

识记：

能叙述关节脱位的原因和分类、关节脱位的处理原则。

理解：

能阐述关节脱位的专有体征及肩关节脱位、肘关节脱位和髋关节脱位的临床表现。

运用：

能运用护理程序对关节脱位患者实施责任制整体护理。

 导入情境与思考

张先生,28岁。打球时不慎撞倒,当时以左手掌撑地,站起后感觉左肩部疼痛、肿胀,不敢活动肩关节,以右手托住左前臂,头部斜向左侧,步入急诊室。外观呈"方肩"畸形。

请思考:

1. 结合此患者的症状、体征及检查结果,首先考虑发生了什么问题?

2. 如何对该患者进行相应护理评估,尤其是观察其病情是否好转或恶化?

关节脱位(dislocation)俗称脱臼,是指骨的关节面失去正常的对合关系。部分失去正常对合关系,称为半脱位。完全失去正常对合关系称为完全脱位。关节脱位可由外伤、关节病变或先天性因素等引起,临床上以外伤性脱位最多见,多发生于青壮年、儿童,老年人较少见。严重暴力所致的关节脱位可合并关节囊撕裂、骨折、神经或血管损伤等。本章主要讲述外伤性关节脱位。

【肩关节解剖概述】

肩关节由肱骨头与肩胛骨关节盂构成,也称盂肱关节,是典型的多轴球窝关节。近似圆球的肱骨头和浅而小的关节盂,虽然关节盂周缘有纤维软骨构成的盂唇来加深关节窝,仍仅能容纳关节头的1/4~1/3。肩关节的这种骨结构形状增加了运动幅度,但也减少了关节的稳固,因此,关节周围的肌肉、韧带对其稳固性起了重要作用。肩关节囊薄而松弛,其肩胛骨端附于关节盂缘,肱骨端附于肱骨解剖颈,在内侧可达肱骨外科颈。关节囊的滑膜层可膨出形成滑液鞘或滑膜囊,以利于肌腱的活动。肱二

561

头肌长头腱就在结节间滑液鞘内穿过关节。关节囊的上壁有喙肱韧带,从喙突根部至肱骨大结节前面,与冈上肌腱交织在一起并融入关节囊的纤维层。囊的前壁和后壁也有许多肌腱加入,以增加关节的稳固性。囊的下壁相对最为薄弱,故肩关节脱位时,肱骨头常从下方滑出,发生前下方脱位。

【肘关节解剖概述】

肘关节有肱骨下端与尺骨和桡骨上端构成的复关节,包括:肱尺关节、肱桡关节、桡尺近侧关节。3个关节包在一个关节囊内,肘关节囊前、后壁薄而松弛,两侧壁厚而紧张,并有韧带加强。囊的后壁最薄弱,故常见桡、尺两骨向后脱位,移向肱骨的后上方。

【髋关节解剖概述】

髋关节由髋臼与股骨头构成,属多轴的球窝关节。髋臼的周缘附有纤维软骨构成的髋臼唇,以增加髋臼的深度。髋臼切迹被髋臼横韧带封闭,使半月形的髋臼关节面扩大为环形以紧抱股骨头。髋臼窝内充填有脂肪组织。髋关节的关节囊坚韧而致密,向上附着于髋臼周缘及横韧带,向下附着于股骨颈,前面达转子间线,后面包括股骨颈的内侧2/3。髋关节可做三轴的屈、伸、展、收、旋内、旋外以及环转运动。由于股骨头深藏于髋臼窝内,关节囊相对紧张而坚韧,又受多条韧带限制,其运动幅度远不及肩关节,而具有较大的稳固性,以适应其承重和行走的功能。髋关节的后下部相对薄弱,脱位时,股骨头易向下方脱出。

第一节　关节脱位概述

关节脱位可发生于四肢的任何关节,四肢大关节中以肩、肘关节脱位为最常见,髋关节次之,膝、腕关节脱位则少见。本节着重讲解关节脱位的病因和分类,及其临床表现、处理原则、护理评估、护理诊断与合作性问题、护理措施等共性问题。

【病因与分类】

1. 按引起脱位的原因分类

(1) 创伤性脱位:因暴力作用于正常关节而发生的脱位。如跌倒时所致肘关节脱位。

(2) 先天性脱位:因胚胎发育异常或胎儿在母体内受到外界因素影响引起的脱位。如髋臼和股骨头发育不良导致的先天性髋关节脱位。

(3) 病理性脱位:因关节结构遭受病变破坏引起的脱位。如关节结核或类风湿关节炎及肿瘤等所致的脱位。

(4) 习惯性脱位:由于创伤造成关节脱位时,关节囊及韧带松弛或在骨性附着处被撕脱,使关节存在不稳定因素,以致轻微的外力作用下即可反复发生再脱位,称为习惯性脱位。多见于肩关节脱位和桡骨头半脱位。

2. 按脱位后的时间分类

(1) 新鲜脱位:脱位时间未满2周。此期内进行复位和固定,一般效果较好。

(2) 陈旧性脱位:脱位时间超过2周。

3. 按脱位是否有伤口与外界相通分类　可分为闭合性脱位与开放性脱位。

4. 按远侧骨端的移位方向进行分类　分为前脱位、后脱位、侧方脱位、中央脱位等。

【临床表现】

1. 一般表现　表现为关节疼痛、肿胀、局部压痛及功能障碍等。

2. 专有体征

(1) 畸形:脱位的关节处明显畸形,移位的关节端可在异常位置摸到,肢体可变长或缩短。

(2) 弹性固定:脱位后由于关节囊周围韧带及肌肉的牵拉,使患侧肢体处于异常位置,被动活动时感到有弹性阻力。

(3) 关节盂空虚:脱位后查体检查可触到关节盂空虚感,移位的关节端可在邻近异常位置触及。

3. 并发症　严重脱位早期可合并全身多发伤、内脏伤和休克等并发症,局部可合并骨折和神经血管损伤。

(1) 早期并发症

1) 骨折:多发生在骨端关节面或关节边缘部,少数可合并同侧骨干骨折。

2) 神经损伤:较常见。多因压迫或牵拉引起,如肩关节脱位可合并腋神经损伤,肘关节脱位可引起尺神经损伤等。

3) 血管损伤:多因压迫或牵拉引起,如肘关节脱位可有肱动脉受压;膝关节脱位可使腘动脉受牵拉和压迫。

(2) 晚期并发症

1) 骨化性肌炎:多见于肘关节和髋关节脱位后。

2) 骨缺血性坏死:髋关节脱位后可引起股骨头缺血性坏死。

3) 创伤性关节炎:如脱位合并关节内骨折、关节软骨伤、陈旧性脱位、骨缺血性坏死等,晚期都可发生创伤性关节炎。

【辅助检查】

X 线检查可确定脱位的方向、程度、有无合并骨折等。必要时,可应用 CT 或 MRI 检查,以判断有无合并其他周围组织(如血管、神经)损伤。

【处理原则】

1. 复位　包括手法复位和切开复位,以手法复位为主。复位时间越早就越容易,效果也越好。如果脱位时间较长,关节周围组织挛缩、粘连,空虚的关节腔被瘢痕组织充填,可给手法复位造成一定困难。对于合并关节内骨折、经手法复位失败者,有软组织嵌入、手法难以复位者或陈旧性脱位手法复位失败者可行手术切开复位。

2. 固定　包括内固定与外固定。多数脱位可以采用外固定方法,如皮牵引、石膏固定等。对于手法复位无效或合并周围血管神经损伤者,则采用切开复位内固定。关节复位成功后,将关节固定于稳定位置2~3周,使损伤的关节囊、韧带、肌肉等软组织得以修复。固定的时间根据个体的脱位情况而定。陈旧性脱位手法复位后,固定时间应适当延长。

3. 功能锻炼　在固定期间要经常进行关节周围肌肉的伸缩活动和患肢其他关节的主动活动。固定解除后,逐步进行患部关节的主动功能锻炼,切忌粗暴的被动活动,可用理疗、按摩等手段,促使关节功能早日恢复。

第二节　常见关节脱位

一、肩关节脱位

参与肩关节运动的关节包括肱盂关节、肩锁关节、胸锁关节及肩胸(肩胛骨与胸壁形成)关节。但以肱盂关节的活动最重要。习惯上将肱盂关节脱位称为肩关节脱位(dislocation of the shoulder),是临床上最常见的关节脱位。肩关节活动范围大,关节盂面积小而浅,肱骨头相对大而圆,周围的韧带较薄弱,关节囊松弛,使关节结构不稳定,容易发生脱位。好发于青壮年,男性居多。

【病因与分类】

1. 病因　多为间接暴力所致。当伤肢处于外展外旋位跌倒或受到撞击时,暴力经肱骨传导到肩关节,使肱骨头突破关节囊而发生脱位。若上臂过度外展外旋后伸跌倒,或肱骨后上方直接撞击在硬物上,也可发生肩关节脱位。脱位主要造成关节囊的前下部撕裂,损伤严重者可出现关节盂缘或关节盂唇撕裂。

2. 分类　根据肱骨头脱位的方向,可分为前脱位、后脱位、下脱位和上脱位4种类型,由于肩关节前下方组织薄弱,因此,前脱位多见。前脱位又分为喙突下脱位、盂下脱位和锁骨下脱位等。

【临床表现】

主要表现为伤后肩部疼痛、肿胀、肩关节活动障碍。患者有用健手托住患侧前臂、头向患侧倾斜的特殊姿势,因肱骨头移位,关节盂空虚,肩峰突出,失去正常的膨隆外形,呈方肩畸形,患肢较对侧长(图 44-1),在关节盂外可触及肱骨头。搭肩试验又称杜加征(Dugas sign)阳性:即将患侧肘部紧贴胸壁,手掌搭不到健侧肩部,或手掌搭到健侧肩部时,肘部不能紧贴胸壁。严重损伤时,可能合并神经血管损伤出现上肢的感觉及运动障碍。

【辅助检查】

X 线检查能明确脱位的类型及有无合并骨折,最常见的为肱骨大结节骨折。

【处理原则】

1. 复位　常用的手法复位有手牵足蹬法(Hippocrates 法)(图 44-2)。复位后肩部即恢复钝圆丰满的正常外形、腋窝、喙突下或锁骨下再摸不到脱位的肱骨头,搭肩试验变为阴性,X 线检查肱骨头恢复正常位置。有少数肩关节脱位,因有合并损伤而需要手术复位。

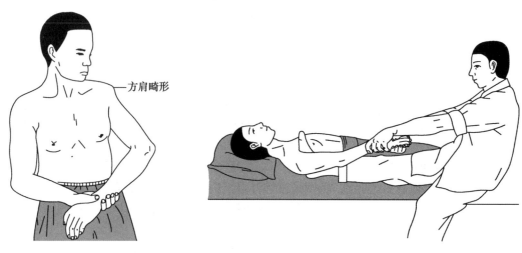

图 44-1　方肩畸形　　　　　　　图 44-2　手牵足蹬法

2. 固定　固定复位后将关节固定于内收、内旋位,屈肘 90°。患侧腋下置一棉垫,前臂用三角巾绷带或石膏绷带固定于胸前,悬吊固定 3 周。3 周后开始逐渐作肩部摆动和旋转活动,但要防止过度外展、外旋,以防再脱位。后脱位复位后则固定于相反的位置(即外展、外旋和后伸位)。避免过早去除外固定,否则损伤的关节囊修复不良,易导致脱位的再发生。若合并有肱骨大结节撕脱骨折,应延长固定时间1~2 周。

3. 功能锻炼　固定期间应进行腕部与手指活动,解除固定后,进行肩关节各方向活动的锻炼。可配合理疗、按摩等康复措施。

【护理评估】

1. 健康史　了解有无受伤史,暴力的大小、方向,受伤时身体的状态或姿势,伤后处理情况。以往有无关节脱位史,有无关节结核、化脓性关节炎、类风湿关节炎等病史。对婴幼儿还应了解母亲妊娠期情况和出生史等。

2. 身体状况　检查受伤局部肿胀、疼痛、压痛的程度;有无畸形、弹性固定和关节盂空虚等脱位专有体征;有无合并骨折的症状和体征。

3. 辅助检查　了解 X 线检查的结果,判断脱位的程度、类型及有无合并骨折等。

4. 心理、社会状况　了解患者对关节脱位的认知程度及发生脱位后的心理反应,对手法复位和手术治疗的承受能力等。

【护理诊断/问题】

1. 疼痛　与关节脱位、局部软组织受损有关。

2. 躯体移动障碍　与脱位后患肢功能丧失、制动有关。

3. 潜在并发症:周围血管、神经功能障碍。

4. 知识缺乏:缺乏关节脱位后功能锻炼等知识。

【护理目标】

1. 患者疼痛减轻,并逐渐消失。

2. 患者脱位关节的活动功能逐渐恢复。

3. 潜在并发症能被及时发现并得到正确处理。

【护理措施】

(一)减轻疼痛

抬高患肢并制动于关节功能位,以利静脉回流,减轻肿胀和疼痛。移动患者时,应帮助患者托扶固定患肢,以免加重疼痛。伤后24h局部冷敷,以减轻肿胀和疼痛。采用心理暗示、转移注意力或松弛疗法等缓解疼痛,必要时遵医嘱应用镇痛药。

(二)生活和心理护理

安慰患者,提供周到的生活照顾,满足患者心理和基本生活需求。对能自我照顾的患者,应将日常生活用物放置于患者可自行取用的地方,以减轻由于活动受限而带来焦虑、烦躁等不良心理反应。在病情允许时,鼓励患者参与家庭及社会活动,以放松心情,减轻心理压力。

(三)观察病情

定时观察患侧肢体远端有无疼痛、麻木、肿胀、皮肤颜色苍白或青紫、皮肤温度降低、运动障碍等,若有上述情况提示血管、神经受损,应及时联系医生并配合处理。

(四)配合复位和固定

1. 手法复位与外固定

(1)复位前:向患者说明复位的方法,以取得患者的合作;安置患者于复位所需体位。

(2)复位时:应配合固定躯干或牵引肢体,以利于复位操作。

(3)复位后:抬高患肢,固定关节于功能位。固定期间指导患者进行腕部与手指活动;解除固定后,进行肩关节各方向的锻炼,如做手指爬墙外展、爬墙上举、滑车带臂上举、举手摸顶锻炼等,使肩关节功能完全恢复。

2. 手术复位与内固定

(1)手术前:按骨科手术做好准备。

(2)手术后:抬高患肢,固定关节于治疗所需位置。观察术侧肢体末端的温度、颜色、肿胀、感觉、运动、动脉搏动等情况;观察切口敷料有无松脱、渗血,切口有无红、肿、热、痛等感染征象。若发现异常情况,应及时通知医生,并协助处理。

(五)健康教育

向患者及家属讲解关节脱位的康复知识,说明既要保持有效固定,防止习惯性关节脱位,又要坚持功能锻炼,预防关节僵硬。固定期间应进行肌肉的舒缩活动以及固定范围以外关节的活动。拆除固定后,逐步进行肢体的主动功能锻炼,同时配合理疗热敷等,防止关节粘连和肌肉萎缩,促进关节功能的恢复。给患者演示功能锻炼的方法,说明功能锻炼的注意事项。告知患者关节脱位可能会出现晚期并发症,一旦发现及时到医院就诊。

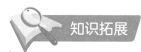 知识拓展

肩关节习惯性脱位

习惯性肩关节脱位指一次脱位固定后,反复出现肩关节脱位,甚至轻度牵拉下亦出现者。习惯性肩关节脱位大多数因急性肩关节脱位后,只注意肱骨头而忽视了下列情况造成:①对肩关节起固定作用的软组织的病理改变未给予及时恰当的处理;②固定时间太短、功能锻炼太早,最后形成了喙肱韧带和关节囊的松弛愈合;③关节盂缘的破损使关节盂变浅;④关节囊的裂口未愈合或发生解剖学的变异,从而对肩关节起固定作用的组织结构被破坏,稳定性变差。

【护理评价】

1. 患者疼痛是否减轻,并逐渐消失。

2. 患者脱位关节的活动功能是否逐渐恢复。

3. 潜在并发症是否被及时发现并得到正确处理。

4. 患者能否复述并演示功能锻炼的方法。

二、肘关节脱位

肘关节脱位(dislocation of the elbow)较常见,发生率仅次于肩关节脱位,多见于青壮年。正常肘关节由肱尺、肱桡和尺桡上关节组成,主要是肱尺关节进行伸屈活动。肘关节后部关节囊及韧带较薄弱,易发生后脱位。

【病因与分类】

1. 病因　多由间接暴力所致。患者跌倒时,肘关节位于伸直位,手掌着地,暴力传递至尺、桡上端,在尺骨鹰嘴处产生杠杆作用,使尺、桡骨近端同时移向肱骨远端的后方,发生肘关节后脱位,临床上最常见。重度向后移位,正中神经和尺神经可因过度牵拉而产生损伤。若肘关节后方受到直接暴力,可产生尺骨鹰嘴骨折和肘关节前脱位,临床上较少见。

2. 分类　按尺桡骨近端移位的方向可分为后脱位、外侧方脱位、内侧方脱位及前脱位,以后脱位最为常见。

【临床表现】

主要表现为伤后肘部疼痛、肿胀,上肢变短,肘后凹陷,鹰嘴后突明显,肘后三角关系失常。肘关节处于半屈曲位,患者用健侧手支托患肢前臂。后脱位时,肘窝处可触及肱骨下端,易合并正中神经或尺神经损伤,偶尔可损伤肱动脉,表现出相应的临床症状和体征。

【辅助检查】

X线检查可明确脱位的类型、移位情况及有无合并骨折。对陈旧性脱位,还可明确有无骨化性肌炎。

【处理原则】

1. 复位　大多数采用手法复位。置肘关节于半屈曲位,术者一手握患臂腕部,沿前臂纵轴方向牵引,另一手指压在尺骨鹰嘴上,沿前臂纵轴方向作持续推挤,即可复位。对合并肱骨内上髁骨折或桡骨小头骨折、手法复位失败者,可行手术复位。

2. 固定　复位后,用超关节夹板或长臂石膏托固定于屈肘90°位,再用三角巾悬吊于胸前,一般固定2~3周。

3. 功能锻炼　固定期间,进行手指和腕部活动。去除固定后,进行肘关节的屈伸、前臂旋转活动。

【护理措施】

观察伤肢末端的血运及感觉、运动情况。固定期间指导患者进行固定部位肌肉的等长舒缩锻炼及手指、腕部、肩关节活动;解除固定后进行全方位的肘关节功能锻炼,如肘部屈伸、前臂旋转、提物、推墙等。

三、髋关节脱位

髋关节由股骨头和髋臼构成,是杵臼关节。髋臼为半球形,深而大,能容纳股骨头的大部分,周围有坚强的韧带及肌肉保护,结构稳定,一般不容易发生脱位。髋关节脱位(dislocation of the hip)多由强大暴力引起。

【病因与分类】

1. 病因　当髋关节处于屈曲或屈曲内收位置时,强大暴力从膝部向髋部冲击,使股骨头向后冲破关节囊造成髋关节后脱位。脱位常造成关节囊撕裂、髋臼后缘或股骨头骨折。有时合并坐骨神经损伤。

2. 分类　按股骨头脱位后的位置可分为后脱位、前脱位和中心脱位,以后脱位常见,约占全部髋关节脱位的85%~90%。

【临床表现】

主要表现为伤侧髋部疼痛、肿胀、下肢活动和站立功能障碍。后脱位时,髋关节呈屈曲、内收、内旋,伤肢缩短畸形(图44-3);臀部可触及脱位的股骨头,大转子上移;合并坐骨神经损伤时,可有相应的症状和体征。前脱位时,髋关节呈屈曲、外展、外旋畸形,患肢很少短缩,大粗隆亦突出,但不如后脱位时明显,在闭孔前可摸到股骨头。中心脱位时,畸形不明显,脱位严重者可出现患肢缩短,下肢内旋、内收,大转子隐而不现,髋关节活动障碍等。

【辅助检查】

X线检查显示髋关节结构失常或伴有髋臼骨折等。

【处理原则】

1. 复位　一般需在腰麻或全麻下行手法复位,力争在24h内复位。常用复位方法为提拉法(Allis法)(图44-4)。对于闭合复位失败或合并髋臼上缘大块骨折,应及时行手术切开复位。如晚期发生严重的创伤性关节炎,可考虑人工关节置换术或关节融合术。

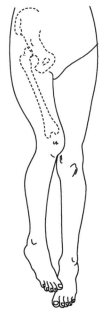

图 44-3　髋关节后脱位畸形

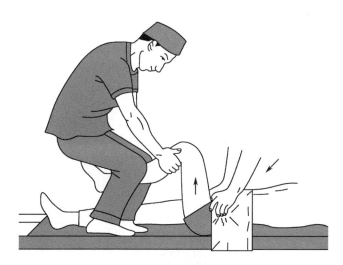

图 44-4　提拉法

2. 固定　复位后,用持续皮牵引或穿丁字鞋固定患肢于伸直、外展位 2~3 周,防止髋关节屈曲、内收、内旋,禁止患者坐起。

3. 功能锻炼　固定期间进行患肢股四头肌、踝关节及其余未固定关节锻炼。去除皮牵引后,可扶双拐下地活动,3 个月内患肢不负重,以免发生股骨头缺血性坏死或因受压而变形。3 个月后,经 X 线检查证实股骨头血液供应良好者,可尝试弃拐步行。

【护理措施】

观察伤肢末端的血运及感觉,运动情况。固定期间保持患者患肢置于伸直、外展、中立位,避免髋关节屈曲、内收、内旋,禁止坐起,并指导患者进行固定部位肌肉的等长舒缩锻炼,患侧趾和踝关节及身体其他部位的锻炼。拆除皮牵引后,先卧床活动髋关节数日再逐渐扶双拐下地活动,但 3 个月内患肢不可负重,以免发生股骨头缺血性坏死;3 个月后经 X 线检查证实股骨头血供良好时,可尝试弃拐步行。

（夏杰琼）

思维导图

自测题

 思考题

结合导入情境与思考的案例回答下列问题:

1. 如果患者需要手法复位,如何对患者进行指导?

2. 如该患者需要手术治疗,如何进行术前术后相关护理?

第四十五章

骨与关节感染患者的护理

第四十五章
课件

📖 **学习目标**

识记:

能复述化脓性骨髓炎和化脓性关节炎的感染途径、临床表现、处理原则及护理诊断。

理解:

1. 能阐述血源性骨髓炎、化脓性关节炎的病理过程。

2. 能阐述骨与关节结核的病因、病理、临床表现和处理原则。

运用:

能正确地对骨与关节感染的患者实施非手术治疗护理,做好手术前准备和术后护理,做好健康教育。

导入情境与思考

张先生,25岁。因外伤后右大腿肿痛、活动受限7d,加重伴寒战、高热1d入院。

患者7d前踢球时跌倒,导致右大腿碰伤,当时即感疼痛,能忍受,未予治疗。2d后疼痛加重,行走困难,入院前1d患者出现发热,体温38.1℃。今日出现寒战、高热,体温达40℃,伴右大腿剧痛。

体格检查:T 40.2℃,P 115次/min,R 23次/min,BP 115/80mmHg。右大腿局部皮温高,压痛明显。

辅助检查:血常规示 Hb 102g/L,WBC 11×10^9/L;右大腿X线未见异常;脓肿分层穿刺于右大腿下端骨膜下穿刺抽出脓性液体。

请思考:

1. 该患者的评估内容应重点关注哪些方面?

2. 该患者此时主要的护理诊断/问题有哪些?

3. 针对该患者的护理诊断/问题,如何采取相应的护理措施?

骨与关节的感染通常由化脓性致病菌、结核杆菌引起。厌氧菌、布氏杆菌、新型隐球菌、包虫等也可引起骨与关节的感染,但罕见。

【解剖概要】

骨构成人体的支架,起支持和保护作用,如颅骨保护脑;椎管保护脊髓;胸廓保护心、肺、肝脾等,骨表面供骨骼肌附着。骨连结位于骨与骨之间,可分为直接连结和间接连结,后者又称关节,常有一些重要的辅助结构,如韧带、关节唇、关节盘、滑膜襞和滑膜囊等。脊柱区也称背区,是指脊柱及其后方和两侧软组织所共同组成的区域,包括项区、胸背区、腰区和骶尾区四部分。下肢骨骼比上肢粗大,骨连结的形式较上肢复杂,稳固性大于灵活性。

骨与关节感染的主要病理变化是骨质破坏和骨膜反应性成骨,易引起病理性骨折。急性感染如治疗不及时或治疗不当多延续为慢性感染。长期反复发作的慢性感染可导致局部恶变。儿童感染有可能造成患肢畸形。特殊部位的感染可能引起严重并发症,如脊椎骨髓炎或结核可引起截瘫。骨与关节的急性、慢性感染均可引起患者的心理问题。

第一节　化脓性骨髓炎

化脓性骨髓炎(suppurative osteomyelitis)是由化脓性细菌感染引起的骨膜、骨密质、骨松质和骨髓组织的炎症。按其感染途径可分为3种:①血源性骨髓炎:指由身体其他部位化脓性感染的致病菌经血液循环传播至骨骼所引起的骨髓炎;②创伤后骨髓炎:由开放性骨折或骨手术后感染引起的骨髓炎;③外来性骨髓炎:由骨骼周围的软组织化脓性感染直接蔓延至骨骼引起的骨髓炎。化脓性骨髓炎按病程发展可分为急性和慢性骨髓炎两类。急性骨髓炎反复发作,病程超过10d即进入慢性骨髓炎阶段。两者没有明显时间界限,一般认为死骨形成是慢性骨髓炎的标志,死骨出现约需6周时间。本节主要讲解血源性骨髓炎患者的护理。

【病因】

1. 急性血源性骨髓炎　最常见的致病菌为金黄色葡萄球菌,其次为乙型溶血性链球菌,其他的细菌有大肠埃希菌、流感嗜血杆菌、肺炎球菌、白色葡萄球菌等。细菌进入血流是形成急性血源性骨髓炎的先决条件。发病前先有身体其他部位化脓性感染病灶如疖、扁桃体炎、中耳炎等,当原发灶处理不当或机体抵抗力降低,如营养不良、过度疲劳、着凉、外伤时,细菌可进入血液循环发生脓毒症和菌血症。身体其他部位化脓性病灶中的细菌经血流传播引起骨膜、骨皮质和骨髓的急性化脓性炎症称为急性血源性化脓性骨髓炎(acute hematogenous pyogenic osteomyelitis)。菌栓进入骨营养动脉后往往受阻于长骨干骺端的毛细血管内,因该处血流缓慢,容易使细菌停滞、沉积并繁殖。80%以上为12岁以下儿童,男性多于女性。儿童正处于生长发育期,长骨干骺端的微小终末动脉与毛细血管网更丰富而弯曲,形成襻状,该处血流丰富而缓慢,细菌更易沉积,成为好发部位。好发部位为长骨的干骺端,如胫骨近端、股骨远端、肱骨近端,还可见于脊椎骨及髂骨等。患儿发病前往往有局部外伤史,局部的创伤、出血使抵抗力减低可能为本病的诱因。

2. 慢性血源性骨髓炎　多因急性骨髓炎治疗不及时或治疗不彻底转变而成;少数因致病菌毒力较低,在发病时即出现亚急性或慢性骨髓炎表现。

【病理】

早期以骨质破坏、死骨形成为主,后期以新生骨形成为主

1. 急性血源性骨髓炎　菌栓停滞在长骨干骺端,阻塞小血管,迅速发生骨坏死,并有局部充血、渗出与白细胞浸润,使骨腔内压力升高。白细胞释放的蛋白溶解酶破坏了细菌、坏死的骨组织及邻近的骨髓组织。渗出物和破坏的碎屑形成小型脓肿并逐渐增大,使容量不能扩张的坚硬骨腔内的压力更高,并压迫其他的血管,形成更多的坏死骨和更大的脓肿。扩大的脓肿依局部阻力的大小向不同的方向蔓延(图45-1):①脓肿向骨干腔蔓延,可使骨髓腔受累,髓腔内压力升高后,可再沿骨小管至骨膜下间隙,将骨膜掀起形成骨膜下脓肿,引起密致骨外层缺血坏死;②骨膜下脓肿可穿破骨膜沿筋膜间隙流注而形成深部脓肿,还可穿破皮肤,排出体外,形成窦道;③脓液突破干骺端的骨皮质,穿入骨膜下

间隙,形成骨膜下脓肿,再经过骨小管进入骨髓腔,破坏骨髓、松质骨及内层密致骨的血液供应,形成大片死骨;④脓液进入邻近关节继发化脓性关节炎,但由于儿童骨骺板具有屏障作用,脓液穿透骨骺板进入关节导致继发感染的机会很少。

　　骨组织失去血液供应后,可发生骨坏死,在坏死骨周围可形成炎性肉芽组织,死骨的边缘逐渐被吸收,使死骨与主骨完全脱离。在死骨形成过程中,病灶周围的骨膜因炎性充血和脓液的刺激而产生新骨,包绕在骨干外层,形成骨性包壳(involucrum),包壳上有数个小孔与皮肤窦道相通。包壳内有死骨、脓液和肉芽组织,多会引流不畅,成为骨性无效腔。小片死骨可被吸收或清除,可经皮肤窦道排出;大块死骨难以吸收或排出,长期存留体内,使窦道经久不愈,进入慢性阶段(图45-2)。

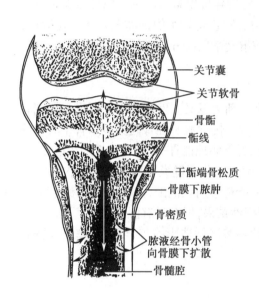

图 45-1　急性血源性骨髓炎的扩散途径

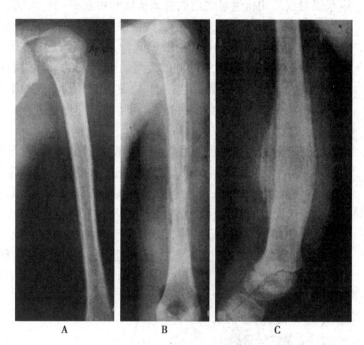

图 45-2　长骨干急性骨髓炎

A. 肱骨干早期仔细观察可见干骺端骨松质内有模糊阴影,骨纹理不清;B. 2周后炎症经髓腔向骨膜下扩张,涉及整个骨干,出现广泛骨膜反应;C. 股骨干急性骨髓炎,骨干外有包壳,骨膜下新骨形成

　　2. 慢性血源性骨髓炎　病灶区内遗留无效腔、死骨、窦道是慢性骨髓炎的基本病理改变。由于骨性无效腔内大块死骨未能吸收,有细菌残留,并有炎性肉芽组织和脓液,可引起周围炎性反应及新生骨增生,形成包壳,故局部骨质增厚、粗糙。如有窦道形成,当死骨脓液排出后窦道可暂时闭合,但由于无效腔的存在,炎症难以彻底控制,当机体抵抗力降低时,炎症又出现急性发作,并可引起全身症状。窦道周围皮肤因长期受炎性分泌液的刺激,可出现色素沉着,也可发生恶变。

【临床表现】

　　1. 急性血源性骨髓炎　①全身表现:起病急骤,早期即有寒战、高热(体温在39℃以上)、脉快、头痛、食欲减退等全身中毒症状。好发于儿童,寒战患儿可有烦躁不安、呕吐、惊厥,重者可有意识改变、血压下降等感染性休克症状。②局部表现:早期患处出现剧烈疼痛,活动时加重,病变周围肌痉挛使患肢常保持半屈曲位,患儿常因疼痛抗拒做主动和被动运动。数日后局部出现水肿,压痛逐渐加重,提示患处已形成骨膜下脓肿。脓肿穿破骨膜形成软组织深部脓肿时,患处局部皮肤红肿、皮温增高、疼痛较为明显。自然病程一般为3~4周,脓肿穿破后疼痛即刻缓解,体温逐渐下降,脓肿穿破后形成窦道,病变进入慢性阶段。患儿被动运动时常因疼痛而啼哭,若整个骨干均受破坏易发生病理性骨折,出现骨折的相应体征。

2. 慢性血源性骨髓炎 ①全身表现:可有衰弱、贫血、消瘦等症状。②局部表现:在病变静止期可无症状,仅见患肢局部增粗变形;幼年期发病者,可有肢体短缩或内外翻畸形。病变局部常有反复发作的红肿、压痛、窦道排脓和偶有小的死骨片经窦道排出。窦道周围皮肤色素沉着或有湿疹样皮炎。当机体抵抗力下降时,炎症扩散,可急性发作,表现为恶寒、发热、局部胀痛及局部流脓。当炎症反复发作时,窦道对肢体功能影响较大,会出现肌肉萎缩和病理性骨折。

【辅助检查】

1. 实验室检查 急性血源性骨髓炎血白细胞计数和中性粒细胞比例增高,红细胞沉降率加快,高热寒战时或应用抗生素之前抽血细菌培养可获得阳性致病菌。

2. 局部分层穿刺 有助于急性骨髓炎的诊断。抽得脓液、涂片检查发现脓细胞或细菌即可确定诊断。脓液作细菌培养和药物敏感试验,可明确致病菌的种类,指导抗生素的应用。急性血源性骨髓炎分层穿刺不同于软组织脓肿的穿刺。在穿刺的操作过程中需防止将软组织的脓液带入骨髓腔内,造成创伤性骨髓炎。要做到这一点,关键在于穿刺的过程中按解剖学层次分层进针,并边进针边抽吸,始终保持注射器内处于负压状态,抽到脓液后即停止进针。

3. 影像学检查

(1) X线摄片:急性血源性骨髓炎早期无异常发现,对早期诊断无意义。发病2周后可见干骺端有虫蚀样破坏、骨脱钙;以后可见葱皮状、花边状或骨针样骨膜反应。慢性血源性骨髓炎显示骨干失去原有外形,骨质增厚、硬化、包壳形成、有死骨或无效腔等。少数患者伴病理性骨折,出现骨折的相应体征。

(2) CT检查:急性血源性骨髓炎可较早发现骨膜下脓肿。慢性血源性骨髓炎可显示脓腔与小片死骨。

(3) MRI检查:有助于早期发现局限于骨内的炎性病灶,并能观察病灶范围,具有早期诊断价值。

(4) 核素骨显像:急性血源性骨髓炎发病48h后即可出现阳性结果,但有时有假阳性。

(5) 窦道造影检查:慢性血源性骨髓炎经窦道注入水溶性碘溶液做造影检查,可显示窦道和脓腔情况。

【处理原则】

(一) 急性骨髓炎

关键是早期诊断与正确治疗,一旦确定诊断,应早期控制感染,防止炎症扩散和发展成慢性血源性骨髓炎。

1. 非手术治疗 ①抗生素治疗:早期联合、大剂量应用抗生素。可先应用针对革兰氏阳性球菌的抗生素并联合广谱抗生素,待获得细菌培养和药敏试验结果后,再进行相应调整。在X线平片出现改变后用药局部及全身症状消失,则宜继续持续用药3~6周,以巩固疗效。②支持治疗:高热者给予降温和补液;维持水电解质及酸碱平衡;增加营养摄入,补充蛋白质和维生素摄入,经口摄入不足时,给予肠外营养支持;必要时少量多次输注新鲜血液或注射免疫球蛋白等,以增强全身抵抗力。③患肢制动:患肢用皮肤牵引或石膏托固定于功能位,以减轻疼痛、利于炎症消散、防止关节挛缩畸形及病理性骨折。

2. 手术治疗 早期行骨开窗减压引流,最好在抗生素治疗48~72h后仍不能控制局部炎症时进行手术。对局部分层穿刺抽得脓液或经非手术治疗2~3d炎症不能得到有效控制者,应行手术治疗。手术原则是尽可能清除病灶,摘除死骨,清除增生的瘢痕和肉芽组织,消灭无效腔,改善局部血液循环。常用的方法是局部钻孔减压或开窗引流术,即在干骺端钻孔或开窗减压后,于骨腔内放置两根硅胶引流管,一根用作滴注管连接冲洗液瓶,另一根用作引流管连接负压吸引瓶(图45-3)。向骨腔内连续滴入含有抗生素的冲洗液,一般每天1 500~2 000ml,连续冲洗3周或冲洗至体温正常、引出液清亮、连续3次细菌培养结果阴性,即可拔管。

(二) 慢性血源性骨髓炎

原则是清除死骨和炎性肉芽组织,消灭无效腔,切除窦道,根治感染源。

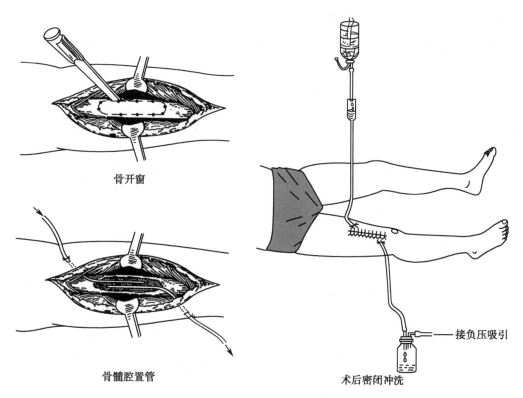

骨开窗

骨髓腔置管

接负压吸引

术后密闭冲洗

图 45-3　骨开窗术和骨髓腔密闭冲洗

1. 手术治疗　慢性骨髓炎以手术治疗为主,有死骨形成、无效腔和窦道流脓者均应手术治疗。慢性骨髓炎急性发作时不宜做病灶清除,可行脓肿切开引流。手术前取窦道分泌物做细菌培养和药物敏感试验,术前 2d 开始应用抗菌药物。手术后重点解决 3 个问题,即清除病灶、消灭无效腔、闭合伤口。

(1) 病灶清除术:在骨壳上开窗,进入病灶内,吸出脓液、清除死骨和炎性肉芽组织。术中过多切除骨质可能会形成骨缺损或发生病理性骨折。病灶切除是否彻底是决定术后窦道能否闭合的关键。

(2) 消灭无效腔:①碟形手术:清除病灶后凿除无效腔边缘的硬化骨质,使局部成为口大底小的碟形,用凡士林纱布填平创口,外用管型石膏固定,开洞换药,直至肉芽组织填平窗口而消灭无效腔。②肌瓣填塞:清除病灶后将骨腔边缘略做修整,用附近肌肉作带蒂肌瓣填塞封闭无效腔,肌肉血液循环丰富,与骨腔壁愈合后可改善骨的血运。③闭式冲洗:小儿生长旺盛,骨腔容易闭合。清除病灶后用含抗生素的溶液进行闭式冲洗 2~4 周,待引流液清亮时拔管,适用于小儿患者。④抗生素骨水泥珠链填塞:将敏感抗生素放入骨水泥(聚甲基丙烯酸甲酯)中,制成直径 7mm 左右的小球,用不锈钢丝串连成珠链,填塞入骨无效腔内,留 1 粒小珠露于皮肤外。珠链在体内会缓慢地释放出有效浓度的抗生素约 2 周之久,在 2 周内珠链的缝隙会有肉芽组织生长。2 周后即可拔除珠链。小型骨腔拔除珠链后可迅速被肉芽组织填充,中型骨腔经一段时间换药后也有闭合的可能,大型骨无效腔需再次手术植入自体松质骨。腓骨、肋骨、髂骨等部位的慢性化脓性骨髓炎,可行病变骨段切除术。

(3) 闭合伤口:伤口一期缝合,并留置负压吸引管 2~3d。若周围软组织缺损较重不能缝合时,可任伤口敞开,骨腔内填充凡士林或碘仿纱条,包管形石膏,开洞换药。让肉芽组织慢慢生长填满伤口以达到二期愈合。

2. 非手术治疗　①抗生素治疗:根据药物敏感试验结果,应用大剂量抗生素进行 6 周、12 周的治疗。②加强营养、支持治疗。③保护患肢,防止病理性骨折。

【护理评估】

(一)术前评估

1. 健康史　了解发病前有无身体其他部位的感染灶、外伤史,发病经过,采取过哪些治疗措施,治疗效果如何,疾病有无反复,既往有无药物过敏史和手术史等。

2. 身体评估　急性血源性骨髓炎应了解有无寒战、高热、脉快、头痛、食欲减退等全身中毒症状,以及局部疼痛及功能障碍的程度;检查病灶处有无红肿、皮温增高、压痛、包块或波动感、窦道形成或窦道排脓等。慢性血源性骨髓炎应了解有无反复发作局部红肿、压痛、窦道流脓或摘除死骨;观察患侧肢体有无畸形、窦道周围皮肤有无色素沉着或湿疹样皮炎等。

3. 辅助检查　了解血常规、红细胞沉降率、分层穿刺、细菌培养、X线、CT、核素骨扫描及窦道造影等检查的结果,以评估病情有无加重。

4. 心理、社会状况　患者和家属对疾病的知晓程度,对治疗和护理的期望,对预后的心理承受能力,有无焦虑、恐惧、悲观、无助等心理反应。评估家庭对患者支持程度、对治疗费用的承受能力及有无可利用的社会资源等。

(二)术后评估

1. 术中情况　了解麻醉方法、手术方式、术中出血量、输液和输血量、术中用药、术中置管、肢体外固定情况等,有无术后需要特别注意的事项。

2. 身体状况评估　生命体征是否平稳;检查手术部位的固定敷料是否牢固,敷料有无渗血或渗液,并注意引流管的固定、通畅及引流液的量、色、质。

3. 辅助检查　了解术后的各项实验室检查、影像学检查改变是否趋于理想水平。

4. 心理、社会状况　术后患者和家属心理反应有无减轻,是否对治疗效果和预后有新期待,能否接受和适应术后的治疗和护理措施。

【护理诊断/问题】

1. 焦虑　与肢体疼痛、活动受限或慢性反复发作、经久不愈及担心预后等有关。

2. 急性疼痛　与炎症刺激、骨髓腔内压力增高、手术创伤等有关。

3. 体温过高　与骨的化脓性感染、毒素吸收等有关。

4. 自理缺陷　与肢体疼痛、制动等有关。

5. 组织完整性受损　与感染破坏骨组织、窦道形成等有关。

6. 潜在并发症:病理性骨折。

【护理目标】

1. 患者焦虑减轻或消失。

2. 患者疼痛减轻并逐渐消失。

3. 患者体温逐渐恢复在正常范围内。

4. 患者对提供的生活照顾表示满意,并逐渐完成生活自理。

5. 患者受损的组织在预期内得以修复。

【护理措施】

(一)非手术治疗的护理

1. 心理护理　针对患者和家属的心情状态,给予开导和安慰,并指导家属做好陪伴与沟通,为患者安排适当的娱乐活动,如看书、看电视、听音乐等,以分散其注意力,减轻心理压力。对因脓液臭味和肢体外形改变而感到自卑或自尊受损的患者,应对其做好解释工作,并指导使用空气清新剂,以减轻患者的不良心理反应。对患者多加鼓励,做好心理疏导,介绍成功治愈的病例,以增加其对疾病和手术的认知和信心。

2. 减轻疼痛　急性期安置患者卧床休息。抬高患肢,并用皮牵引或石膏托固定于功能位,可促进静脉回流、解除肌肉痉挛和缓解疼痛,还可预防畸形和病理性骨折。移动患侧肢体时,应在有效支撑或扶托下轻稳地进行,避免患处产生应力而导致疼痛加重或骨折。可让患者听音乐、阅读、看电视、聊天等,分散其对疼痛的注意力。严重疼痛时,做好疼痛评估,遵医嘱给予止痛药物。

3. 维持正常体温 高热时,遵医嘱采取物理降温或药物降温如冰袋、温水擦浴。遵医嘱给予抗菌药物控制感染和发热,用药时注意:①合理安排用药顺序,注意药物浓度和滴入速度,保证药物在有效时间内安全输入,告知患者药物名称、作用,并指导患者及时反馈用药后的不适;②注意观察患者用药后有无副作用和毒性反应;③警惕双重感染的发生,如假膜性肠炎和真菌感染引起的腹泻。一般用药4~7周,直至体温恢复正常、其他症状和体征完全消失后2周停药。同时,加强营养支持、卧床休息、保护患肢,维持水电解质及酸碱平衡。

4. 生活护理 对不能自理的患者提供周到全面的生活照顾,做好24h留陪指导;鼓励摄取高蛋白、高热量、高维生素、易消化饮食;鼓励多饮水,以促进毒素的排泄,增加尿量,防止尿路感染。

5. 窦道和皮肤护理 有窦道者应做好定时换药,保持引流通畅。体弱卧床者2h/次协助翻身,以防发生压疮。

6. 观察病情 急性期应观察生命体征、意识、局部症状和体征的变化,若出现意识改变、高热、血压下降等,应警惕感染性休克;遵医嘱采集血液标本送血培养,尽量在使用抗生素前采集血标本;观察有无心肌炎、心包炎、肺脓肿等并发症表现。慢性期应观察有无低热、贫血、营养不良等全身症状。观察血常规、红细胞沉降率、细菌培养、影像学检查的结果,以评估病情有无好转或加重。

7. 指导功能锻炼 指导患者进行固定部位肌肉的等长舒缩锻炼,进行非固定部位的关节功能锻炼,以防止肌肉萎缩、关节僵硬和骨质疏松。

(二)手术治疗的护理

1. 术前护理 除非手术治疗的护理措施外,还应遵医嘱做好手术前准备。慢性骨髓炎需做窦道分泌物细菌培养和药物敏感试验,术前2d开始应用敏感的抗菌药物;患者进入手术室前进行最后1次窦道换药,局部用无菌敷料包裹。

2. 术后护理

(1)休息和卧位:手术后安置患者卧床休息,抬高患肢,保持有效制动。

(2)观察病情:观察生命体征、意识、尿量等,注意有无体液不足征象,必要时加快输液速度,保证有效血容量。观察切口敷料有无渗血或渗液,必要时及时更换敷料。观察闭式冲洗系统是否通畅,有无液体渗漏情况。

(3)伤口护理:每班交接班观察伤口敷料有无渗血、渗液,如有较多渗液,通知医师按照无菌操作更换敷料,保持创口清洁和干燥。病灶清除后,伤口因软组织缺失,难以闭合,目前常用局部随意皮瓣、带血管的皮瓣、游离皮肤肌肉皮瓣和复合组织皮瓣等方法进行治疗。术后观察皮瓣色泽、温度、肿胀、毛细血管充盈反应,若皮瓣苍白、局部皮温下降、毛细血管充盈时间延长,考虑动脉供血不足;若有发绀、水疱、肿胀等现象,考虑静脉回流障碍,及时报告医师处理。

(4)闭式冲洗的护理:①应妥善接好冲洗管和引流管,入水管应高出床面60~70cm,引流袋应低于患肢50cm,以防引流液逆流;②保持进水管通畅、出水管处于负压状态,防止管道受压或折扭;③遵医嘱滴注含抗生素溶液,一般每天1 500~2 000ml作24h连续滴注,置于低处的引流管接负压吸收瓶;④观察引流液的量、色、性质,保持出入量平衡;⑤及时更换冲洗液,倾倒引流液,注意严格无菌操作;管道连接处保持清洁、干燥,引流袋或瓶每天更换;⑥若连续冲洗时间达到3周或经冲洗后体温恢复正常、引出液清亮、连续3次细菌培养结果阴性,应做好拔管准备(图45-4)。

(5)功能锻炼:局部炎症消退后即应进行功能锻炼,早期可进行骨骼肌的等长收缩和舒张运动,逐渐过渡到关节活动,以防止关节粘连、僵直和肌肉萎缩,促进关节肌肉功能的恢复。

(三)健康教育

1. 急性期 务必遵医嘱按疗程合理用药,以防转为慢性骨髓炎;摄取富含蛋白质和维生素饮食,增强机体的抵抗力,促进康复,防止复发。告知患者伤口冲洗和引流通畅的重要性,告知留置冲洗管和

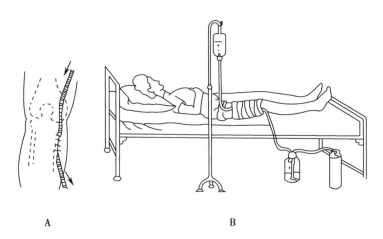

图 45-4　闭式冲洗、负压引流术
A. 局部；B. 装置全貌

引流管的注意事项。

2. 炎症消退后　按要求进行功能锻炼,如踝关节屈曲、背伸、旋转运动、肱四头肌等长收缩运动,以防止肌肉萎缩和关节僵硬,促进病变肢体尽快恢复正常功能,关节未明显破坏者可进行关节功能锻炼,并教会患者使用辅助器材如拐杖、助行器等,减轻患肢负重,防止病理性骨折。经 X 线检查证实病变恢复正常时才能开始负重,以免诱发病理性骨折。

3. 按医嘱定期复诊　告知慢性骨髓炎应进行彻底治疗,防止反复发作;若伤口愈合后又出现红、肿、热、痛、流脓等症状则提示复发,应时到医院进行诊治。

4. 用药指导　按照医嘱按时、规律使用药物,注意药物使用的不良反应,及时与医师反馈。

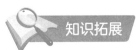 知识拓展

骨髓炎患儿使用外固定的观察与护理

新生儿骨髓炎由于骨质破坏吸收而新生骨形成量少或新生骨尚不够坚实,发病初期肢体缺乏制动,最易发生病理性骨折。若轻微活动后患肢出现畸形,活动受限,应考虑病理性骨折,立即予以固定。佩戴外固定支具后,应密切观察患肢有无疼痛、苍白、脉搏消失、麻痹及感觉异常,并与健肢做比较及时发现异常。严格交接班,每班记录患儿血液循环及肢体活动情况。根据患儿身长以及肢体的大小,量身定做合适的外固定支具。固定位置保持髋关节内收外展 0°~45°、屈曲 0°~125°,膝关节屈伸 0°~150°。严密观察外固定支具是否佩戴正确、合适,注意肢体肿胀部位的变化,如有异常及时调整。佩戴外固定支具后,为患儿更换尿不湿或进行臀部护理时,不可提拉双脚,避免二次损伤。化脓性骨髓炎患儿临床常见皮牵引或外固定支具将患肢长期固定,使患肢长期处于保护性体位,因此,容易造成关节僵硬、肌肉萎缩,为及早恢复关节功能,适当的肌肉功能锻炼很重要。在使用有效抗生素控制感染的前提下早期进行功能锻炼可有效地促进肢体血液回流,如对患侧足部(足跟、足底、脚趾)进行抚触按摩,注意用力适宜,防止二次损伤,可有效地改善局部血液循环。

【护理评价】

1. 患者是否焦虑减轻或消失。

2. 患者是否疼痛减轻并逐渐消失。

3. 患者是否体温逐渐恢复在正常范围内。

4. 患者是否对提供的生活照顾表示满意,并逐渐完成生活自理。

5. 患者是否受损的组织在预期内得以修复。

6. 是否未发生病理性骨折,当病理性骨折发生时是否被及时发现和有效处理。

第二节　化脓性关节炎

化脓性关节炎为关节内的化脓性感染。多见于儿童,尤以营养不良小儿居多,男性多于女性,成年人创伤后感染多见,好发于髋、膝关节。

【病因】

最常见的致病菌是金黄色葡萄球菌,约占85%,其他致病菌有白色葡萄球菌、淋病奈瑟菌、肺炎球菌及肠道杆菌等。致病菌进入关节的途径:①血源性传播,身体其他部位的化脓性感染灶内细菌经血液循环传播至关节内,是最常见的感染途径;②直接蔓延,邻近关节的化脓性感染直接蔓延至关节腔。③开放性损伤,致病菌可经关节开放性伤口进入关节;④医源性感染,如关节手术后感染,关节腔内注射后感染。本节主要讲解血源性化脓性关节炎患者的护理。

【病理】

化脓性关节炎的病变发展过程可分为3个阶段,这3个阶段有时演变缓慢,有时发展迅速而难以区分。

1. 浆液性渗出期　细菌进入关节腔后,滑膜明显充血、水肿,有白细胞浸润和浆液性渗出物,渗出物内含有大量的白细胞和红细胞,纤维蛋白少。关节软骨没有破坏,若治疗及时,渗出物可完全被吸收,关节功能可完全恢复。本期病理改变为可逆性。

2. 浆液纤维素性渗出期　病变继续发展,渗出物变浑浊,量增多,细胞数亦增加。滑膜炎症因滑液中出现了酶类物质而加重,使血管的通透性明显增加。关节液中的纤维蛋白量增加,纤维蛋白沉积在关节软骨上可影响软骨代谢。白细胞释放大量溶酶体,可以进一步加重软骨基质的破坏,使软骨出现崩溃、断裂或塌陷。修复后出现关节粘连和功能障碍。此期出现了不同程度的关节软骨损毁,部分病理已成为不可逆性。

3. 脓性渗出期　若炎症仍得不到控制,关节腔内的渗出液转为脓性,炎症侵及软骨下骨质,滑膜和关节软骨被破坏,关节周围出现蜂窝织炎。机体抵抗力低下时,可出现脓肿,脓肿破溃可形成窦道。修复后关节重度粘连甚至呈纤维性或骨性强直,病变为不可逆性,治愈后遗留重度关节功能障碍。

【临床表现】

1. 全身表现　发病急骤,伴寒战、高热(体温达39℃以上)、乏力、全身不适等脓毒症表现,甚至出现谵妄、昏迷,小儿可有惊厥。

2. 局部表现　主要为病变关节迅速出现疼痛及功能障碍。①浅表关节:如膝、肘和踝关节,局部可见红、肿、热、痛、压痛及积液表现,关节积液在膝关节最为明显,可见髌上囊隆起,浮髌试验阳性;关节常处于半屈曲位,以减轻疼痛。②深部关节:如髋关节,局部红、肿、热、压痛不明显,但关节内旋受限;以疼痛为主;关节常处于屈曲、外旋、外展位,以缓解疼痛;患者往往因剧痛而拒绝任何检查。因关节囊坚厚结实,脓液难以穿透,如果穿透至软组织内,则会出现严重的蜂窝织炎表现;当深部脓肿穿破皮肤成为瘘管后,全身和局部的炎症表现会迅速缓解,病变演变至慢性阶段。

【辅助检查】

1. 实验室检查　周围血白细胞计数和中性粒细胞计数比例增高,红细胞沉降率增快,血中C反应蛋白含量升高。寒战期血培养可检出病原菌。

2. X检查　早期仅见关节囊和关节周围软组织肿胀,关节间隙增宽。首先出现的骨骼改变是骨质疏松;以后因关节软骨破坏出现关节间隙变窄;继而软骨下骨质破坏使骨面毛糙,并有虫蚀状骨质破坏或增生;病变严重时,可出现关节畸形或骨性强直。

3. 关节腔穿刺　病变早期抽出液呈浆液性(清亮的),中期抽出液呈纤维蛋白性(浑浊),后期抽出液为脓性(黄白色);镜检可见大量脓细胞,或涂片做革兰染色,可见成堆革兰氏阳性球菌。

4. 关节镜检查　可直接观察关节腔化脓性感染的特征,可取活组织标本并吸取关节液做各种检查。对早期诊断也有重要价值。

【处理原则】

早期诊断、早期治疗是治愈感染、保全关节功能和生命的关键。

1. 全身治疗　①抗生素治疗:早期、足量、全身使用广谱抗生素,原则同急性血源性骨髓炎;②全身支持治疗:加强营养,增加蛋白质和维生素的摄入,必要时少量多次输新鲜血或输注血液制品,以提高全身抵抗力。

2. 局部治疗

(1) 关节腔内注射抗生素:适用于浆液性渗出期患者。关节穿刺、抽出关节液后注入抗生素液,每天1次,若抽出液逐渐变清,而局部症状和体征缓解,说明治疗有效,可继续使用,直至关节积液消失、体温正常、实验室检查正常。若抽出液性质转为浑浊甚至脓性,说明治疗无效,应改为关节灌洗或切开引流。

(2) 关节腔灌洗:适用于浅表大关节如膝关节。在膝关节两侧穿刺,经穿刺套管穿刺置入或在关节镜冲洗后留置灌注管和引流管。每天经灌注管滴入含抗生素的溶液2 000~3 000ml,直至引流液清亮,细菌培养阴性后停止灌注;再引流数天,至无引流液吸出、局部症状和体征消失,即可拔管。

(3) 经关节镜治疗:在关节镜直视下反复冲洗关节腔,清除脓性渗出液、脓苔与组织碎屑,彻底切除滑膜病变,完成后在关节腔内留置敏感的抗生素,必要时置管持续灌洗。此法具有创伤小、术后关节粘连少,可多次手术等优点。

(4) 关节切开引流:适用于浆液纤维素性渗出期和脓性渗出期。对于较深的大关节,穿刺插管难以成功的部位如髋关节,应及时做切开引流术。手术彻底清除关节腔内的坏死组织、纤维素性沉积物并用生理盐水冲洗后,在关节腔内置入2根硅胶管后缝合,进行持续性冲洗(图45-5)。

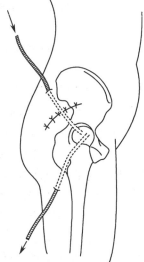

图45-5　髋关节切开引流后闭式连续冲洗

(5) 关节矫形术:适用于关节功能严重障碍者,常用手术包括关节融合术或截骨术。

【护理诊断/问题】

其他参见本章第一节　化脓性骨髓炎中的护理内容。

【护理措施】

化脓性关节炎主要的危害是对关节面的破坏,可影响关节的功能,所以护理时既要预防关节挛缩和病理性脱位,又要进行关节锻炼,防止关节内粘连,保留关节功能。在对病变关节进行局部治疗后,即可将患肢置于下(上)肢功能锻炼器上做24h持续性被动运动,开始时有痛感,但很快便适应;一般3周后急性炎症消退,可鼓励患者主动运动。没有下(上)肢功能锻炼器时,应将局部用石膏托或皮牵引适当固定,以减轻疼痛,防止关节挛缩和病理性脱位,3周后开始关节功能锻炼,但关节功能恢复情况可能不甚满意。局部炎症消退后早期可进行骨骼肌的等长收缩和舒张运动,逐渐过渡到关节活动,以防止关节粘连、僵直和肌肉萎缩,促进关节肌肉功能的恢复。

其他护理参见本章第一节　化脓性骨髓炎中的护理内容。

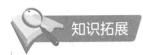知识拓展

化脓性关节炎患儿的疼痛观察与冲洗护理

化脓性关节炎是儿童及青少年中常见的由化脓性细菌引起的关节腔内部感染,极易产生较严重的后遗症,病变部位一般为大关节,如膝关节、肩关节、髋关节等。而血源性感染的化脓性关节炎较难发现,尤其是婴幼儿,因为他们的感觉系统还未成熟,因此对疼痛、红肿等症状无明显反应。大部分患儿因发现不及时导致病情延误,当家长发现孩子发热、哭闹不止和一侧肢体不活动,被动活动时有抵抗感、哭闹时,应及时就医,降低并发症的发生率。

关节冲洗利用引流液压力,冲洗关节腔内炎性物质、坏死组织及血凝块,减轻腔内压力,稀释脓液。但在冲洗时,因面对的是儿童,在实施治疗时要充分考虑患儿的承受能力,及病情严重性。根据脓液药敏试验选择的抗生素,可在损伤部位维持较高的浓度,有效杀灭致病菌,控制感染。冲洗液可保持腔内润滑,避免粘连。在进行冲洗过程中,要注意调整液体流速,适当活动患肢,使引流液充满整个关节腔;避免引流管发生堵塞、脱落,更换引流袋时要遵守无菌原则,防止再次感染。

第三节　骨与关节结核

骨与关节结核(bone and joint tuberculosis)是由结核分枝杆菌侵入骨或关节而引起的一种继发性结核病。绝大多数继发于肺结核,少数继发于消化道或淋巴结结核。由于抗结核药物的广泛使用与生活水平的提高,其发病率明显下降。但近年来,随着免疫性疾病的增长及耐药性细菌的增加,结核感染者在全球呈现回升趋势。本病好发于儿童与青少年,大多数(约80%)患者年龄在30岁以下。骨与关节结核可发生于任何骨和关节,以脊柱结核最多见(约占50%),其次为膝关节、髋关节和肘关节等。

【病因】

病原菌主要是人型结核分枝杆菌。人体感染结核分枝杆菌后,结核分枝杆菌由原发病灶经血液循环到达骨与关节部位,不一定会立刻发病。它在骨关节内可潜伏若干年,当机体抵抗力下降时,如有外伤、营养不良、过度劳累、糖尿病、使用免疫抑制剂或患有其他慢性疾病等诱发因素时,可以促使潜伏的结核分枝杆菌活跃起来而出现临床症状。若机体抵抗力较强,潜伏的结核分枝杆菌可被抑制甚至被消灭。骨关节结核可以出现在原发病灶的活动期,但大多数发生于原发病灶的静止期,也可在原发病灶痊愈多年后发病。

【病理】

骨与关节结核的最初病变仅局限于膜组织或骨组织,形成单纯滑膜结核或单纯骨结核,以后者多见。根据病变部位和发展情况的不同,骨关节结核可分为3种类型:单纯性骨结核、单纯性滑膜结核和全关节结核。骨与关节结核的最初病理变化是单纯性骨结核或单纯性滑膜结核。在发病初期关节软骨面完好,若此时病变能得到有效控制,病愈后关节功能不受影响。如果病变进一步发展,结核病灶可穿入关节腔,使关节软骨面受到不同程度的损害,形成全关节结核,此期关节面受到破坏,病愈后必定会遗留各种功能障碍。若全关节结核未得到控制,则会出现继发感染,甚至脓肿破溃形成窦道,此时关节功能已完全毁损。

【临床表现】

(一)全身表现

多数患者起病缓慢,可有低热、乏力、盗汗、食欲缺乏、消瘦、贫血等慢性中毒症状;少数患者可无

全身症状;也有极少数(多为小儿)起病急骤,可表现出高热等症状。

(二)局部表现

1. 脊柱结核　发病率在全身骨与关节结核中最高,约占50%以上,其中椎体结核占99%。在整个脊柱结核中,以腰椎最多见,胸椎次之,胸腰段居第3位,颈椎和骶尾椎少见。根据椎体结核病变初期所在的部位不同,病理改变可分中心型和边缘型2种:①中心型多见于10岁以下儿童,好发于胸椎;②边缘型常见于成人,好发于腰椎,椎体结核形成的寒性脓肿有椎旁脓肿和流注脓肿2种表现形式。

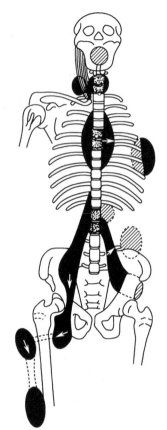

(1)疼痛:是最早出现的症状,多为局部隐痛或钝痛。劳累、咳嗽、打喷嚏或持重物时疼痛加重;小儿可表现为夜啼。病变椎体棘突处有压痛和叩击痛,休息后减轻。

(2)活动受限和姿势异常:①颈椎结核,患者常用双手托扶下颌、头前倾,以稳住头颈,减轻疼痛。②胸椎结核,可出现脊柱后凸或侧凸畸形。③腰椎结核,弯腰活动受限,站立或行走时双手托住腰部,头及躯干后倾,使重心后移,以减轻对病变椎体的压力;若要拾起地面的东西,需挺腰、屈膝、屈髋、下蹲才能完成,称为拾物试验阳性。

(3)寒性脓肿和窦道:脓肿可出现在病灶局部,也可沿筋膜间隙流注至远离病灶的部位(图45-6)。①颈椎结核:常发生咽后壁或食管后脓肿,影响呼吸和吞咽,睡眠时鼾声增大或有呼吸困难;脓肿也可流注到锁骨上窝。②胸椎结核:多表现为椎旁脓肿,可经肋骨横突间隙或肋间流注到背部。③胸腰段结核:可同时有椎旁和腰大肌脓肿。④腰椎结核:脓液汇集在腰大肌内,可沿髂腰肌流注到腹股沟、股骨小转子,再绕过股骨上端的后方达大腿外侧,甚至沿阔筋膜向下流注至膝上部位。⑤腰骶段结核:可同时有腰大肌脓肿和骶前脓肿。脓肿向体表破溃可形成窦道;若与肺、肠等粘连,破溃后可形成内瘘。

(4)并发症:截瘫或"四瘫"是脊柱结核最严重的并发症。主要由于脓液、死骨和坏死的椎间盘以及脊柱畸形等压迫、损伤脊髓所致。表现为躯干和肢体的感觉、运动、反射及括约肌功能部分或完全丧失。

图45-6　脊柱结核寒性脓肿流注途径

2. 髋关节结核　发病率居全身骨与关节结核的第3位,单侧病变多见。

(1)疼痛:早期为髋部疼痛,劳累后加重,休息后减轻;疼痛可放射至膝部,故患者常诉同侧膝部疼痛,临床上称髋病膝痛,发生这种现象的原因在于髋、膝关节受同一闭孔神经前、后支的支配,当髋部信号传入中枢神经系统时,容易被误判为膝部疼痛。小儿可表现为夜啼。部分患者可因病灶突破关节腔而产生剧烈疼痛,因疼痛,患者可表现为跛行。

(2)活动受限和畸形:晚期可有髋关节的屈曲、内收、内旋畸形和患肢缩短等。下列检查阳性有助于本病诊断:

1)"4"字试验阳性:患者仰卧,患侧下肢屈曲、外旋,并使外踝搭在对侧髌骨上方,检查者下压患侧膝部,若因疼痛使膝部不能接触床面即为阳性(图45-7)。

2)托马斯征(Thomas sign)阳性:患者仰卧,检查者将其健侧髋、膝关节屈曲,使膝部尽可能贴近胸前,患侧下肢不能伸直为阳性(图45-8)。

3)髋关节过伸试验阳性:用于检查儿童早期髋关节结核。患儿俯卧位,检查者一手按住骨盆,另一手握住踝部提起下肢,直到大腿前面离开检查床面为止。同样试验对侧髋关节,两侧对比,可以发现患侧髋关节在后伸时有抗拒感,因而后伸的范围不如健侧大。

(3)跛行:随着病情发展,疼痛加剧,出现跛行。最早症状为步态发生变化,走路时健肢着地重而

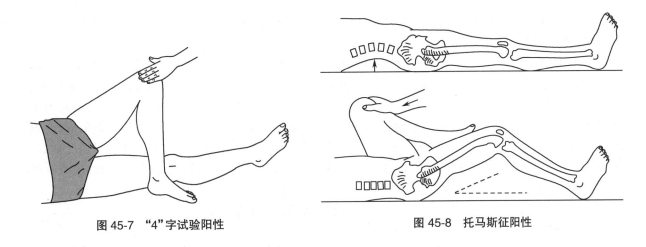

图 45-7　"4"字试验阳性　　　　　　　　　图 45-8　托马斯征阳性

患肢轻,略显跛行。当病变发展为滑膜结核时跛行比较明显,全关节结核跛行最严重。

(4) 寒性脓肿和窦道:脓肿可出现在腹股沟和臀部,溃破后形成窦道,内有干酪样分泌物。

(5) 并发症:结核病变造成髋关节破坏时,可发生病理性脱位。

3. 膝关节结核　发病率仅次于脊柱结核,居全身骨与关节结核的第 2 位。

(1) 疼痛、肿胀:膝关节疼痛,小儿可表现为夜啼。膝关节肿胀明显,浮髌试验阳性。因关节积液和上、下方失用性肌肉挛缩,使膝关节呈梭形肿胀,俗称"鹤膝"。

(2) 活动受限和畸形:由于疼痛,关节活动受限,膝关节呈半屈曲状,日久可发生屈曲挛缩。

(3) 跛行:单纯滑膜结核可有轻度跛行,膝关节伸直受限。单纯骨结核主要为劳累后酸痛不适,故跛行多不明显。全关节结核患者膝关节功能明显受限,甚至不能行走,常有膝关节病理性半脱位,故治愈后也遗留跛行和畸形。

(4) 寒性脓肿和窦道:寒性脓肿常见于腘窝和膝关节两侧,破溃后形成慢性窦道,经久不愈。

(5) 并发症:可并发膝关节屈曲畸形、病理性半脱位、膝外翻畸形等;骨骺破坏后可表现为患肢短缩畸形。

【辅助检查】

1. 实验室检查　有轻度贫血,白细胞计数一般正常,有混合感染时白细胞计数增高。红细胞沉降率在活动期明显增快;病变趋向静止或治愈时,血沉逐渐恢复至正常水平;血沉是检测本病是否静止和有无复发的重要指标;C 反应蛋白升高。结核菌素试验对 5 岁以下儿童的诊断有帮助。结核菌素试验强阳性对成年人有助于支持结核病的诊断,对于儿童特别是 1 岁以下幼儿可作为结核诊断的依据。脓液结核菌培养一般阳性率为 70%,必要时做活体组织病理学检查。

2. 影像学检查　①X 线检查:脊柱结核,中心型结核表现为磨砂玻璃样改变,可有死骨和空洞;边缘型结核表现为骨质缺损,软组织内有脓肿阴影。关节结核,早期显示周围软组织肿胀,关节间隙增宽;后期关节间隙变窄或消失,关节面毛糙,可见骨质破坏或增生,甚至出现关节畸形或骨性强直。②CT:可以发现普通 X 线片不能发现的问题,特别是显示病灶周围的寒性脓肿有独特的优势,死骨和病骨都可清晰地显现。③MRI:在炎性浸润阶段时即可显示出异常信号,具有早期诊断的价值。脊柱结核的 MRI 片还可观察脊髓有无受压和变性。④B 超检查:可探查寒性脓肿的位置和大小。⑤核素骨显像:可以较早地显示病灶,但不能作定性诊断。

3. 关节镜检查及滑膜活检　对诊断滑膜结核有一定价值。

【处理原则】

骨与关节结核应采用综合的治疗方法,其中抗结核药物治疗贯穿于整个治疗过程。

(一) 全身治疗

1. 支持疗法　①休息,必要时严格卧床休息;②加强营养,保证摄入足够的蛋白质、碳水化合物和维生素;③输血,贫血和低蛋白血症者,遵医嘱给予成分输血;④改善生活环境,保证阳光充足、空气清新、环境整洁卫生。

2. 抗结核药物治疗 遵循结核病治疗的原则,早期、联合、适量、规律和全程用药,以增加药效,降低细菌的耐药性。常用的一线抗结核药物为异烟肼(INH)、利福平(RFP)、吡嗪酰胺(PZA)、链霉素(SM)、乙胺丁醇(EMB)等,一般主张2~3种药物联合应用,异烟肼与利福平为首选药物。由于链霉素对第Ⅷ对脑神经的毒性作用较大,现已不列为首选药物,特别是对儿童患者。如果应用亦作为强化治疗,限时3个月。用药不少于1年,必要时可延长至1年半至2年,达到以下标准时可停药:①全身情况良好,体温正常;②局部症状消失,无疼痛,窦道闭合;③X线显示脓肿消失或已钙化:无死骨,病灶边缘轮廓清晰;④测3次红细胞沉降率,结果均正常;⑤起床活动已1年,仍能保持上述4项指标。

3. 控制混合感染 对存在混合感染患者,应给予敏感抗生素治疗。

(二) 局部治疗

1. 局部制动 根据病变部位和病情轻重分别用夹板、石膏绷带和牵引等方法使病变关节制动,以保持关节于功能位,减轻疼痛,防止病理性骨折,预防和矫正患肢畸形。固定的时间要足够。一般小关节结核固定期限为4周,大关节结核要延长至12周左右。

2. 局部注射 适用于单纯性滑膜结核,其优点是用药量小、局部药物浓度高、全身,不良反应小等优点。常用药物为异烟肼。注射次数视关节积液量多少而定。每次穿刺时如发现积液逐渐减少、颜色转清,说明有效可以继续行注射治疗;若未见好转,应及时更换治疗方法。不主张对寒性脓肿进行反复抽脓和注入抗结核药物治疗,因多次穿刺会导致混合性感染及穿刺针孔处形成窦道。

3. 手术治疗

(1) 脓肿切开引流术:适用于寒性脓肿有混合感染、中毒症状明显、全身情况较差,不能耐受病灶清除术者。待脓液排出,全身状况好转后,再行病灶清除术。切开引流虽可减轻中毒症状,但会形成慢性窦道,为病灶清除术带来不便。

(2) 病灶清除术:通过合适的手术切口途径,直接进入骨关节结核病灶部位,将脓液、死骨、结核性肉芽组织与干酪样坏死物质彻底清除掉,并在局部施用抗结核药物。病灶清除术有可能造成结核杆菌的血源性播散,故术前应使用抗结核药物4~6周,至少3周,术后应继续完成规范药物治疗全疗程。

文档:骨与关节感染途径及临床表现

适应证:①骨与关节结核有明显的死骨及大脓肿形成;②窦道流脓经久不愈;③单纯性骨结核,髓腔内积脓;④单纯性滑膜结核,药物治疗效果不佳,有可能发展为全关节结核;⑤脊柱结核有脊髓压迫症状。禁忌证:①同时患有其他脏器结核性病变,且处于活动期;②有混合性感染,全身中毒症状明显;③合并其他重要疾病,不能耐受手术。

(3) 其他手术:关节不稳定者可进行关节融合术,膝关节结核关节损毁严重并有畸形者,在病灶清除的基础上行膝关节加压融合术,一般认为15岁以上的患者才做关节融合术;矫正关节畸形可采用截骨术;改善关节功能可行关节成形术或人工关节置换术。

【护理诊断 / 问题】

1. 焦虑 与对疾病的无知、对治疗缺乏信心有关。

2. 慢性疼痛 与骨或关节结核性破坏、周围软组织炎症反应有关。

3. 营养失调:低于机体需要量 与疾病的长期慢性消耗、食欲减退有关。

4. 自理缺陷 与疼痛、关节功能障碍、治疗限制、截瘫等有关。

5. 潜在并发症:截瘫、关节脱位、病理性骨折、关节畸形等。

【护理措施】

(一) 非手术治疗的护理

1. 心理护理 给患者和家属讲解骨与关节结核的基本常识、治疗方案和护理措施,缓解其心理压力,鼓励其树立信心,积极配合治疗。

2. 缓解疼痛 保持病室整洁、安静、空气流通、阳光充足,卧硬板床休息。脊柱结核翻身时,应采用轴式翻身。关节结核应采取合适的体位,确保制动效果,以减轻疼痛,预防脱位和病理性骨折;对使用牵引、石膏托固定和制动的患者,还应做好相关护理;遵医嘱给予抗结核药物,控制病情发展,酌情给予止痛药物。

3. 改善营养状况 给予高热量、高蛋白、高维生素饮食,并注意膳食结构和营养搭配,经口摄入不足者,应遵医嘱提供肠内或肠外营养支持。对严重贫血或低蛋白症的患者,应遵医嘱补充铁剂、输注新鲜血液或白蛋白等。

4. 生活照顾 对躯体移动障碍,生活不能自理的患者,应提供部分或全部的生活照顾,如个人卫生、饮食、大小便等,满足患者的基本生理需要。

5. 用药护理 遵医嘱给予抗结核药物,并指导患者按时、按量、按疗程用药。用药后若体温下降、食欲改善、体重增加、局部疼痛减轻以及血沉正常或接近正常,说明药物有效,可继续药物治疗。如需手术可考虑用药 4~6 周后,再进行手术治疗。

6. 皮肤和窦道护理 对卧床的患者应做好皮肤护理,以防压疮;对窦道应定时换药,并注意保护周围皮肤,防止脓液浸渍造成损害。

7. 功能锻炼 根据病情帮助患者拟订康复锻炼计划,并指导患者进行康复锻炼。

8. 有效牵引 髋关节结核患者行皮牵引固定期间注意保持有效牵引,在膝外侧垫棉垫,防止压迫腓总神经,预防足下垂。

(二)手术治疗的护理

1. 术前护理 除实施非手术治疗的护理措施,还应评估患者抗结核药物治疗时间是否在 2 周以上,遵医嘱做好皮肤准备、药物过敏试验、交叉配血等,术前晚保持良好的睡眠。

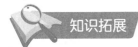

脊柱结核的术前功能锻炼

脊柱结核的术前训练:①手术卧姿的训练,后路手术需取俯卧位,且时间较长约 5h,因此,术前 1 周要开始手术卧姿的训练,直至学会;②训练床上进食,床上大小便,以便能适应术后长时间的床上生活;③如颈椎前路手术需进行气管、食管推移训练;④呼吸功能的训练:指导患者进行深呼吸、吹气球的训练,有效咳嗽、咳痰增加肺通气量。同时吸烟患者至少术前 1 周戒烟。

2. 术后护理

(1)体位:手术后安置患者卧硬板床,取平卧位,待麻醉作用消失、血压平稳后,再根据手术的部位和术式调整适当体位。脊柱结核手术后,可改侧卧位或俯卧位,但必须保持脊柱伸直,做好轴线翻身,避免扭曲;髋关节结核手术后,置患肢外展 15°、伸直中立位,避免患侧髋关节内收、内旋、屈髋超过 90°,以防人工髋关节脱位;膝关节结核手术后,置下肢抬高、膝关节屈曲 10°~15° 体位。膝关节结核患者局部制动非常重要,无论是手术或非手术治疗,固定时间一般不少于 3 个月,早期开始不负重功能锻炼,根据关节恢复情况,逐步过渡到部分负重和全负重功能锻炼。

(2)观察病情:监测生命体征,必要时进行连续心电监护。胸椎结核术后,若患者出现胸闷、术侧呼吸音低弱且叩诊呈鼓音,应考虑气胸,立即报告医师,必要时行胸腔闭式引流术。若患者出现意识改变、尿量减少、肢体发凉、皮肤苍白、毛细血管充盈时间延长等,应考虑循环血量不足,及时通知医师并协助处理。

(3)用药护理:术后应遵医嘱继续给予抗结核药物 3~6 个月,有化脓菌混合感染者,继续使用抗生素治疗。观察药物的疗效和不良反应,异烟肼的不良反应为末梢神经炎、肝脏损害和精神症状;利福平和吡嗪酰胺的不良反应为胃肠道反应和肝脏损害;链霉素主要损害第Ⅷ对脑神经、肾脏和引起过敏反应;乙胺丁醇的不良反应为球后视神经炎和末梢神经障碍。用药过程中若出现眩晕、口周麻木、肢端疼痛、耳鸣、听力异常、恶心、肝功能受损等改变,及时通知医师调整药物。

（4）切口护理:观察敷料固定是否牢靠,有无渗血、渗液;切口有无红、肿、热、痛等感染征象。一旦发现异常,联系医师并协助处理。

（5）功能锻炼:若病情允许,应根据具体情况指导患者进行功能锻炼。如腰椎结核手术后,第2天可进行直腿抬高练习,活动下肢各关节,以防止肌肉萎缩和关节粘连。功能锻炼的强度应视病情而定,并遵循"循序渐进、持之以恒"的原则。术后长期卧床者,应主动活动非制动部位。合并截瘫或脊柱不稳制动者,鼓励患者作抬头、扩胸、深呼吸和上肢活动。锻炼过程中若患者出现不良反应,应暂停锻炼,并进行相应处理。

（三）健康教育

指导患者出院后继续加强营养,适当锻炼,以提高机体的免疫力;说明骨关节结核有可能复发,必须坚持长期用药,没有医嘱不可随意停药;告知抗结核药物的不良反应及其表现特点,教会患者及家属自我观察,一旦发现不良反应及时与医师取得联系;告知用药期间应每3m来医院复查1次,在医师的指导下方可停止用药。

（刘 俊）

思维导图

自测题

? 思考题

结合导入情境与思考的案例回答下列问题:

1. 对患者进行评估时,应收集哪些资料?

2. 该患者采用什么辅助检查支持诊断?

3. 该患者术后的护理措施有哪些?

第四十六章

骨肿瘤患者的护理

第四十六章
课件

学习目标

识记：

1. 能复述骨肿瘤的概念和发病特点。
2. 复述骨肿瘤的临床表现和处理原则。
3. 能叙述骨肉瘤的发病特点和临床表现。

理解：

1. 能阐述骨肿瘤的分期。
2. 能比较骨软骨瘤、骨巨细胞瘤的发病特点及临床表现。
3. 能阐述骨肉瘤的处理原则。

运用：

能运用护理程序为骨肉瘤患者提供责任制整体护理。

导入情境与思考

马女士，23岁，护士。因左膝关节下方疼痛1个月来诊。1个月前，无诱因出现左膝关节下方疼痛，自认为是工作劳累所致，并未在意。2d前，参加舞蹈比赛后疼痛加重，今日拍摄X线片，怀疑胫骨上端骨肉瘤。

请思考：

1. 评估患者还应该搜集哪些资料？
2. 经过CT检查及肿瘤穿刺病理学检查确诊为骨肉瘤，患者得知确诊的消息后，联想到曾经护理过的骨肉瘤患者，态度极不冷静，不思饮食、脾气暴躁、拒绝与人交流，并表示不愿遭受痛苦，坚决拒绝各种治疗。目前患者最主要的护理诊断是什么？
3. 如何帮助患者度过心理危机？
4. 经过病例讨论，拟行肿瘤切除人工关节置换术，手术前后应采取哪些护理措施？

第一节 骨肿瘤概述

发生在骨内或起源于各种骨组织成分的肿瘤,无论是原发、继发还是转移性肿瘤统称为骨肿瘤(bone tumors)。原发性骨肿瘤来自骨及其附属组织如血管、神经、骨髓等,继发性骨肿瘤是由其他部位的恶性肿瘤通过血液或淋巴液转移而来。原发性骨肿瘤占全身肿瘤的 2%~3%,以良性肿瘤多见。良性肿瘤中骨软骨瘤和软骨瘤多见,恶性肿瘤中骨肉瘤发病率最高。骨肿瘤男性发病率稍高于女性,病因尚不完全明确,但骨肿瘤的发生具有年龄和部位特点,如骨肉瘤多见于儿童和青少年、骨巨细胞瘤多见于成人、而骨髓瘤多见于老年人。解剖部位对肿瘤的发生也有意义,许多肿瘤生长于长骨生长活跃的干骺端,如股骨远端、胫骨近端和肱骨近端,而骨骺则很少受影响。

【外科分期】

骨肿瘤的外科分期主要指导骨肿瘤的治疗,目前最常用的为 Enneking 于 1980 年根据骨和软组织间叶性肿瘤生物学行为特点提出的 G-T-M 外科分期系统。这一分期方法反映了肿瘤生物学行为及侵袭程度,有利于判断预后、合理选择手术方案。

G(grade)表示病理分级,共分 3 级:G_0 为良性,G_1 为低度恶性,G_2 为高度恶性。

T(tumor)表示肿瘤侵袭范围,以肿瘤囊和间室为界,分为:T_0 肿瘤局限于囊内,T_1 间室内,T_2 间室外。

M(metastasis)表示远处转移,分为:M_0 无远处转移,M_1 有远处转移。

(一)良性肿瘤分期

良性骨肿瘤分为 3 期,用阿拉伯数字 1、2、3 表示。①1 期($G_0T_0M_0$):潜隐性。静止性肿瘤,完整的包囊,可行囊内手术。②2 期($G_0T_1M_0$):活动性。肿瘤生长活跃,仍位于囊内或为自然屏障所阻挡,需行边缘或囊内手术加有效辅助治疗。③3 期($G_0T_2M_0$):侵袭性。肿瘤具有侵袭性行为,需行广泛或边缘手术加有效辅助治疗。

(二)恶性肿瘤分期

恶性骨肿瘤也分为 3 期,用罗马数学 Ⅰ、Ⅱ、Ⅲ 表示,每期又分为 A(间室内)和 B(间室外)2 组:①I_A 期($G_1T_1M_0$):低度恶性,间室内病变,行间室广泛手术。广泛切除。②I_B 期($G_1T_2M_0$):低度恶性,行间室外广泛手术、截肢。③II_A 期($G_2T_1M_0$):高度恶性,行间室内根治手术、根治性整块切除加其他治疗。④IIB 期($G_2T_2M_0$):高度恶性,行间室外根治手术、根治性截肢加其他治疗。⑤IIIA 期($G_{1-2}T_1M_1$):间室内病变,有转移,行肺转移切除、根治性切除或姑息手术加其他治疗。⑥IIIB 期($G_{1-2}T_2M_1$):间室外病变,有转移,行肺转移处切除、根治性解脱或姑息手术加其他治疗。

【临床表现】

1. 疼痛与压痛 疼痛是肿瘤生长迅速的最显著症状。恶性肿瘤几乎均有的局部疼痛,开始时为轻度、间歇性;后来发展为持续性剧痛,夜间明显,并有局部压痛。良性肿瘤生长缓慢,多无疼痛或仅有轻度疼痛,少数良性肿瘤如骨样骨瘤可因反应骨的生长而产生剧痛。

2. 肿块和肿胀 恶性骨肿瘤局部肿胀和肿块常发展迅速,表面可有皮肤温度增高和浅静脉怒张。良性骨肿瘤生长缓慢,病程较长,通常被偶然发现。

3. 功能障碍和压迫症状 位于长骨干骺端的骨肿瘤多邻近关节,由于疼痛、肿胀和畸形,可使关节肿胀和活动受限。肿块巨大时,可压迫周围组织引起相应症状,如位于盆腔的肿瘤可引起机械性梗阻,表现为便秘与排尿困难;脊柱肿瘤可压迫脊髓,出现截瘫。

4. 病理性骨折 肿瘤生长可破坏骨质。轻微外力引发病理性骨折常为某些骨肿瘤的首发症状,也是恶性骨肿瘤和骨转移瘤的常见并发症。

5. 其他 晚期恶性肿瘤可出现贫血、消瘦,食欲下降、体重下降,低热等全身症状,恶性骨肿瘤可经血流和淋巴向远处转移,如肺转移。

【辅助检查】

1. 实验室检查　恶性骨肿瘤患者有广泛溶骨性病变时,可有血清钙升高;血清碱性磷酸酶升高有助于骨肉瘤诊断,男性酸性磷酸酶升高对前列腺癌骨转移有意义;血、尿中 Bence Jones 蛋白阳性提示浆细胞骨髓瘤。

2. 影像学检查　X 线检查对骨肿瘤诊断有重要价值。它能显示骨与软组织的基本病变,判断肿瘤的良性、恶性。良性肿瘤呈膨胀性骨病损,密度均匀,边界清楚。恶性肿瘤 X 线平片表现为病灶不规则,密度不均,边界不清,骨质破坏呈虫蚀样或筛孔样。CT、MRI 或核素骨显像检查可辅助诊断。DSA 可显示肿瘤的血供,并能进行选择性血管栓塞和注入化疗药物。

3. 病理学检查　活组织病理学检查是确诊的唯一可靠检查。活组织可以通过切开或穿刺针吸获得。

4. 现代生物技术检测　电子显微镜技术和免疫组织化学技术已成为常规病理学检查方法。流式细胞技术用于了解骨肿瘤的分化程度、良恶性、疗效和预后等。细胞遗传学研究揭示了骨肿瘤中有常染色体异常,能协助早期诊断和进行肿瘤分类。

【处理原则】

骨肿瘤的治疗应以外科分期为指导、选择适当的治疗方案。尽量做到既切除肿瘤又可保全肢体。

1. 良性肿瘤

(1) 刮除植骨术:彻底刮除病灶组织至正常骨质。使用药物或烧灼方法杀灭残存肿瘤细胞。刮除后空腔内植入填充材料。填充材料中以自体骨较好,但来源少、完全愈合较慢、疗程长;也可使用骨水泥等其他生物活性修复材料。

(2) 外生性骨肿瘤切除术:将肿瘤自基底部正常骨质处切除,如骨软骨瘤切除术,手术的关键是完整切除肿瘤骨质、软骨帽及软骨外膜,否则易复发。

2. 恶性肿瘤通常采用以手术治疗为主,化疗、放疗和生物治疗为辅的综合治疗。

(1) 手术治疗

1) 保肢治疗:随着联合化疗技术不断成熟,恶性骨肿瘤的保肢治疗得到了迅速发展。保肢治疗与截肢治疗的生存率和复发率基本相同。手术的关键是采用合理外科边界完整切除肿瘤,切除范围包括肿瘤实体、包膜、反应区及其周围部分正常组织。

2) 截肢术:对于病变广泛和其他辅助治疗无效的晚期高度恶性骨肿瘤,截肢术仍是重要治疗手段。应严格掌握手术适应证,选择安全截肢平面,同时也应考虑术后假肢的制作与安装。

(2) 化疗:化疗特别是新辅助化疗的应用,很大程度上提高了恶性骨肿瘤患者的生存率和保肢率。目前主张术前化疗,术后再根据细胞的反应交替应用不同化疗方案。

(3) 放疗:放疗可抑制和影响恶性骨肿瘤细胞的繁殖能力。部分骨肿瘤术前、术中、术后辅助放疗可控制病变和缓解疼痛,降低局部复发率。

(4) 其他治疗:包括血管栓塞治疗、温热化学疗法、干扰素、白细胞介素 2、淋巴因子活化的杀伤细胞、集落刺激因子和单克隆抗体等的治疗。

第二节　常见骨肿瘤

一、骨软骨瘤

骨软骨瘤(osteochondroma)是发生在骨表面被覆软骨帽的骨性突起物,来源于软骨,是常见的良性骨肿瘤。其好发于长骨干骺端,当骨骺线闭合后,骨软骨瘤的生长也停止。软骨瘤多见于 20 岁以下青少年,男性多于女性。骨软骨瘤有单发性及多发性两种,以单发性多见,又名外生骨疣,约有 1% 的单发性骨软骨瘤可恶变;多发性较少见,常合并骨骼发育异常,并有遗传性,故又称遗传性多发性骨软骨瘤。多发性骨软骨瘤恶变机会较单发性高,约为5%。

【临床表现】

绝大多数患者无自觉症状,常因无意中发现骨性肿块而就诊。肿块常见于股骨远端、胫骨近端或肱骨近端,肩胛骨、髂骨和脊柱也可发生。骨性包块生长缓慢,增大到一定程度可压迫周围组织,如肌腱、神经、血管等,出现相应压迫症状,或发生继发性滑囊炎和病理性骨折等。多发性骨软骨瘤可妨碍正常骨的生长发育,以致患肢有短缩、弯曲畸形。若患者出现疼痛加重、肿块突然增大,应考虑恶变为继发性软骨肉瘤的可能。

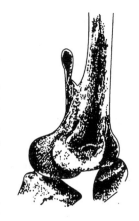

【辅助检查】

X线检查表现为干骺端有骨性突起,可单发或多发,基底部可窄小成蒂或宽扁无蒂,骨软骨瘤常发生在干骺端肌腱韧带附着处,其皮质和骨松质与正常骨相连,彼此骨髓腔相通。软骨帽和滑囊一般不显影,或呈不规则钙化影。X线影像一般小于临床所见(图46-1)。

图46-1　股骨下端骨软骨瘤

【处理原则】

无症状者,一般无须治疗,但应密切观察随访。若肿瘤过大、生长较快,出现压迫症状影响功能或可疑恶变者,应手术切除。切除范围肿瘤基底四周正常骨组织开始,包括纤维膜或滑囊、软骨帽等以防复发。

【护理问题/诊断】

1. 焦虑　与担心骨肿瘤恶变、肢体功能障碍及担心疾病预后有关。

2. 慢性疼痛　与肿瘤压迫周围组织有关。

3. 潜在并发症:病理性骨折、恶变。

【护理措施】

(一)术前护理

1. 心理护理　向患者及家属解释骨软骨瘤是良性肿瘤,无症状者可以不手术。有疼痛或压迫症状者,经手术治疗预后良好。

2. 疼痛护理　疼痛多能忍受,多数通过制动、转移注意力等方法可缓解疼痛。对严重疼痛者,可遵医嘱应用镇痛剂。

3. 预防病理性骨折　提供无障碍环境,教会患者正确使用拐杖、轮椅等助行器,避免肢体负重,预防病理性骨折。

(二)术后护理

1. 体位　术后抬高患肢,可使病变部位得到休息,也可减轻局部肿胀。

2. 观察病情　观察患肢远端感觉及运动状况,以判断是否有血管神经的损伤。

3. 切口护理　保持切口敷料清洁、干燥,一旦有渗血,及时更换敷料。

4. 功能锻炼　骨软骨瘤切除术对关节功能的影响较少,病情许可时,可指导患者尽早进行功能锻炼。

二、骨巨细胞瘤

骨巨细胞瘤(giant cell tumor of bone)是较常见的原发性骨肿瘤,本病属于潜在恶性或低度恶性肿瘤。本病发病年龄多在20~40岁,女性多于男性,好发部位为股骨远端和胫骨近端,其次为桡骨远端和肱骨近端。

【病理分级】

骨巨细胞瘤以单核基质细胞及多核巨细胞为主要结构。根据2种细胞分化程度和数目可分为3级:Ⅰ级,基质细胞稀疏,核分裂少,多核巨细胞甚多。Ⅱ级,基质细胞多而密集,核分裂较多,多核巨细胞数目减少。Ⅲ级,以基质细胞为主,核异型性明显,核分裂极多,多核细胞很少。因此,Ⅰ、Ⅱ级为良性,Ⅲ级为恶性。虽然肿瘤的生物学行为和良恶性并不完全与病理分级一致,但分级对肿瘤属性的确定及治疗方案的制订仍有重要的参考价值。

【临床表现】

早期无典型表现,主要表现为疼痛和肿胀,偶有剧痛及夜间痛,是促使患者就医的主要原因。瘤内出血或病理骨折时疼痛加重病变局部可有轻压痛,皮肤温度增高,可触及肿物,肿物有"乒乓球"样感,毗邻病变的关节活动受限可合并病理性骨折,特殊部位如脊柱巨细胞瘤可引起脊柱骨折、脊髓损伤。

【辅助检查】

1. X线检查　X线摄片对骨巨细胞瘤的诊断具有重要价值。典型征象为长骨骨髓处偏心性溶骨性破坏,骨皮质膨胀变薄,界限较清晰。周围无骨膜反应,呈"肥皂泡"样改变(图 46-2)。其病变常累及邻近干骺端,有时甚至侵犯到关节。合并病理性骨折者可见骨折影像。

2. 血管造影　可显示肿瘤血管丰富,并有动静脉瘘形成。

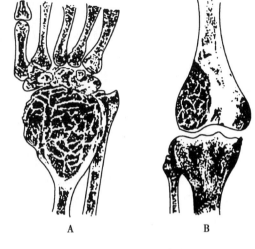

图 46-2　骨巨细胞瘤

【处理原则】

本病以手术治疗为主。常用手术方式有:

1. 刮除植骨术　肿瘤较小者,可采用病灶彻底刮除加灭活处理,再用松质骨和骨水泥填充,但术后易复发。

2. 瘤段切除术　对于术后复发、肿瘤较大或伴病理性骨折者,行肿瘤节段截除、假体植入。

3. 截肢术　对于恶性无转移者,可行广泛、根治性切除或截肢术。

对手术清除肿瘤困难者,可试行放疗。放疗也可作为术后辅助治疗方法,但照射后易发生肉瘤变,应慎用。骨巨细胞瘤对化疗不敏感。

【护理问题 / 诊断】

1. 焦虑　与肢体功能丧失或对预后的担心有关。

2. 疼痛　与肿瘤压迫周围组织有关。

3. 躯体移动障碍　与疼痛及肢体功能受损有关。

4. 潜在并发症:病理性骨折。

【护理措施】

(一)术前护理

1. 心理护理　骨巨细胞瘤为潜在恶性肿瘤,患者会担心治疗效果和预后。应多与患者沟通,耐心解答患者的问题,有针对性地予以指导,使患者保持积极情绪,配合治疗和护理。

2. 疼痛护理　与患者讨论疼痛的原因和缓解疼痛的方法。疼痛较轻者可采用放松疗法、理疗等;疼痛严重者可遵医嘱应用芬太尼、哌替啶等镇痛药物等。应多关怀患者,护理操作时动作轻柔、仔细,减少不必要的搬动,避免增加疼痛。

3. 预防病理性骨折　对骨破坏严重者,应用小夹板或石膏托固定患肢;对股骨近端骨质破坏严重者,除固定外还应同时牵引,以免关节畸形。对卧床的患者,自行变换体位或协助患者翻身时,均应妥善保护患肢,动作轻柔、缓慢,避免粗暴和猛力。一旦出现病理性骨折症状,应联系医生,按骨折患者护理。

(二)术后护理

1. 体位　根据手术性质、部位决定术后体位。原则上肢体手术采取平卧位,患肢抬高、制动,以促进静脉回流,减轻肿胀和疼痛。

2. 病情观察　观察生命体征、切口情况、引流情况;观察患肢远端的温度、肿胀、感觉、运动、脉搏搏动等,以判断有无神经血管功能障碍。

3. 预防感染　骨水泥充填、假体植入增加了术后感染的机会,应遵医嘱预防性给予抗菌药物。

4. 功能锻炼　病情平稳即可开始患肢肌肉的等长收缩和足趾活动;关节置换术者,术后1~2周逐渐开始关节活动;异体骨与关节移植者,根据愈合程度逐渐增加活动量,以防异体骨发生骨折。

5. 健康教育　指导患者定期复查,不但可了解肿瘤局部修复情况,而且能及时发现和处理复发。

三、骨肉瘤

骨肉瘤(osteosarcoma)是最常见的原发性恶性骨肿瘤。其组织学特点是瘤细胞直接形成骨样组织或未成熟骨。瘤体一般呈梭形,恶性程度高,预后差。本病发病年龄以10~20岁青少年多见,40岁以上发病多为继发性,男性发病率高于女性。本病好发于长管状骨干骺端,股骨远端、胫骨和肱骨近端。近年来,由于早期诊断和新辅助化疗的发展,使骨肉瘤的5年存活率明显提高。

【病因】

骨肉瘤是骨恶性肿瘤中最多见的一种,是从间质细胞系发展而来,肿瘤迅速生长是由于肿瘤经软骨阶段直接或间接形成肿瘤骨样组织和骨组织。下肢负重骨在外界因素(如病毒)的作用下,使细胞突变,可能与骨肉瘤形成有关。典型的骨肉瘤源于骨内,另一与此完全不同类型的是与骨皮质并列的骨肉瘤,源于骨外膜和附近的结缔组织。后者较少见,预后稍好。

【临床表现】

局部疼痛和肿块是最常见的症状。最早出现的症状是疼痛,多表现为持续性隐痛,并逐渐加重,夜间尤重。肿块生长速度较快,可有压痛,因骨化程度的不同,肿块的硬度各异,可伴附近关节活动障碍;肿块较大时可出现皮温增高、表面血管怒张,可有病理性骨折。晚期患者可出现恶病质表现。肺转移发生率高,早期可无症状,晚期则可出现咯血、呼吸困难等。

【辅助检查】

1. X线摄片　典型的X线表现为骨组织同时具有成骨性、溶骨性或混合性破坏。肿瘤多位于长管状骨的干骺端,边缘不清,骨小梁破坏,肿瘤组织密度增高。肿瘤穿破骨皮质后,将骨膜顶起,骨膜下生成新骨,出现三角状骨膜反应阴影,称Codman三角;若肿瘤生长迅速,超出骨皮质范围,同时血管随之长入,肿瘤骨与反应骨沿放射状血管方向沉积,表现为"日光射线"形态(图46-3)。晚期可见到肿瘤浸润软组织的阴影,也可见到病理性骨折影像。

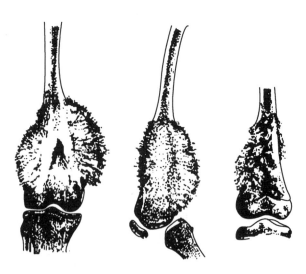

图46-3　股骨下端骨肉瘤

2. CT扫描和MRI检查　是判断骨肿瘤性质、范围和有无周围软组织浸润的有效手段,可早期发现肺部和其他脏器的转移病灶,是骨肉瘤临床检查的常规项目。

3. 核素骨扫描　是早期发现和晚期鉴别有无转移病灶的常用方法。

4. 实验室检查　早期出现贫血及白细胞升高,碱性磷酸酶增高,切除肿瘤后,碱性磷酸酶可立即降低;复发或转移,碱性磷酸酶再次增高。

【处理原则】

骨肉瘤应采取以手术为主的综合性治疗。诊断明确后,及时进行新辅助化疗,目的是消灭微小转移灶,然后作根治性瘤段切除、体外灭活回植或置入人工假体等保肢手术。对无保肢条件者行截肢手术。术后继续大剂量化疗,以控制肿瘤转移,提高生存率。

【护理评估】

(一) 术前评估

1. 健康史　了解患者的年龄、一般情况;有无化学致癌物质或放射线等接触史;既往有无骨骼和关节疾病史;有无外伤、骨折史;病变部位疼痛的性质、规律、严重程度,能使疼痛加重或缓解的因素;肿块生长的速度,有无压痛和局部皮肤改变。家族中有无肿瘤患者或类似疾病史。

2. 身体状况　了解疼痛的部位、性质、规律、严重程度及加重或缓解的因素;局部有无肿块、肿胀及肿块的部位、肿胀的程度;局部有无压痛、皮温升高、血管怒张;有无病理性骨折、关节活动障碍等。有无消瘦、贫血、低热等全身表现;有无重要脏器功能损害表现及转移症状。

3. 辅助检查　了解 X 线片、CT 和 MRI 检查及实验室检查结果,以评估肿瘤的部位、大小和分期。

4. 心理、社会状况　了解患者和家属对诊断、预后、治疗方法和术后康复的知晓程度,有无焦虑、恐惧等心理反应;了解家庭对患者的支持程度及经济承受能力等;特别注意青少年患者对截肢手术和术后肢体外观改变的承受能力,以及对化疗的认识和心理准备情况。

(二) 术后评估

1. 术中情况　了解麻醉方法、手术方式,术中病理结果,内外固定方法等。

2. 身体情况　观察生命体征是否平稳,切口有无渗血、渗液,引流管是否通畅、引流液的性质和量,外固定是否可靠,患侧肢体远端有无神经血管功能障碍表现。

3. 辅助检查　了解辅助检查结果是否趋于正常。

4. 心理、社会状况　评估患者对术后身体状况的接受程度,对术后化疗和康复的认识,家庭对患者的支持程度、照顾能力及经济状况等。

【护理问题诊断】

1. 疼痛　与肿瘤浸润、压迫周围组织、病理性骨折、手术创伤、幻肢痛等有关。

2. 预感性悲哀　与对骨肿瘤的恐惧、自理能力缺陷、可能的形象改变、对预后的担心等有关。

3. 潜在并发症:病理性骨折、化疗药物不良反应、感染等。

4. 知识缺乏:缺乏化疗、术后康复等知识。

【护理目标】

1. 患者疼痛缓解。

2. 患者能正确面对和逐渐适应身体状况改变,悲哀情绪逐渐缓解。

3. 患者对提供的生活照顾表示满意,并逐渐完成部分或全部自理。

4. 潜在并发症发生时能被及时发现和处理。

5. 患者能复述化疗、术后康复等基本知识,并能演示康复锻炼的方法。

【护理措施】

(一) 术前护理

1. 心理护理　与患者进行心理沟通,耐心倾听患者的诉说,了解其心理反应与需求,给予患者有效的心理安慰和支持,使其敢于面对现实,自我放松。耐心向患者解释术前进行各项检查的目的及注意事项,讲明手术及化疗的目的,并将化疗药物的作用及可能出现的不良反应告诉患者,使其做好心理准备,减轻紧张和焦虑,积极配合治疗和护理。

2. 疼痛护理　协助患者采取舒适体位、肌肉松弛活动、转移注意力等非药物止痛;严重疼痛的患者应按照医嘱实施 WHO 推荐的癌症疼痛治疗方案。

3. 生活护理　提供必要的生活照顾,满足患者的基本需求。妥善保护患侧肢体,必要时行外固定,以防发生病理性骨折。提供高蛋白、高热量、高维生素饮食,并鼓励患者多进食蔬菜和水果,以改善营养状况,提高对化疗和手术治疗的耐受力。对摄入不足者,遵医嘱给予肠内或肠外营养支持。

4. 化疗并发症的观察和护理　参见第十一章　肿瘤患者的护理。

5. 预防感染　化疗引起白细胞减少、肿瘤切除、假体植入等均为感染的危险因素,应采取相应措施如对患者进行保护性隔离、严格皮肤准备、预防性使用抗菌药物等,以预防感染的发生。

6. 术前指导　指导患者进行患肢肌肉的等长舒缩锻炼,训练床上排大小便,教会患者正确使用拐杖和轮椅。

（二）术后护理

1. 体位和制动　四肢手术后卧硬板床,抬高患肢,置于关节功能位,并根据手术部位和治疗要求,给予妥善固定和制动。

2. 观察病情　观察生命体征是否稳定,有无面色苍白、尿量减少、敷料渗血、引流管内引出大量鲜血等表现,一旦出现上述表现,应考虑术后出血,及时联系医生并协助处理。四肢手术者手术后,应观察肢体末端的颜色、肿胀、感觉、运动及动脉搏动情况,注意有无神经血管功能障碍表现。

3. 切口和引流管护理　若无特殊情况术后3d更换敷料,术后12~14d拆除缝线。若切口有红、肿、热、痛等征象,应按切口感染处理。引流管应妥善固定,接负压引流,保持通畅,观察引流液的性质和量,严格无菌操作,一般术后2~3d,引流液明显减少即可拔除。

4. 功能锻炼　保肢术后,若骨质缺损较大、人工假体置入或异体骨置入需妥善保护患肢,搬运患者或协助翻身均应轻柔缓慢,避免粗暴动作导致病理性骨折。术后48h指导患者进行肌肉的等长舒缩锻炼,术后3周开始活动手术部位近侧和远侧关节,6周加大活动范围和活动强度,有条件时可辅助理疗、利用器械进行锻炼。截肢术后应根据手术部位进行功能锻炼,如大腿截肢易出现屈髋、外展畸形,应早期进行髋后伸、内收练习,残端切口愈合后可安装临时假肢,开始行走功能锻炼,以消除水肿,促进残端成熟,为安装假肢做准备。

5. 幻肢痛护理　幻肢痛（phantom limb pain）又称肢幻觉痛,指主观感觉已被截除的肢体仍然存在,并且伴有剧烈疼痛,疼痛多在断肢的远端出现,疼痛性质有多种,如电击样、切割样、撕裂样或烧伤样等,表现为持续性疼痛,且呈发作性加重,这实际上是一种幻觉现象。30%~50%的截肢患者术后伴有幻肢痛。对幻肢痛的发生原理,目前尚无统一意见,亦无特效疗法,但大多可随时间的延长而减轻或者消失。护理措施:①帮助患者接受截肢的事实,既看到伤肢造成的危害和痛楚,也应认识到截肢可以保全生命;②要从心理上安慰患者,在生活上关心和帮助患者,结合患者的兴趣,引导其转移注意力,以解除精神上的压力;③指导患者加强肢体训练,使其改变既往的运动习惯,重新适应生活和工作,走向社会;④必要时给予安慰剂或交替使用安眠药与一般镇痛药,也可局部采用理疗、封闭、神经阻断等措施来减轻幻肢痛。

6. 健康教育　①指导患者保持稳定情绪,积极乐观;②鼓励患者加强营养,增强抵抗力;③指导患者进行各种形式的力所能及的功能锻炼,促进和提高生活自理能力;④教会患者正确使用拐仗、轮椅及进行假肢功能练习,尽快适应新的行走方式。

【护理评价】

1. 患者是否疼痛缓解。

2. 患者能否正确面对和逐渐适应身体状况改变,悲哀情绪逐渐缓解。

3. 患者是否对提供的生活照顾表示满意,并逐渐完成部分或全部自理。

4. 潜在并发症发生时能否被及时发现和处理。

5. 患者能否复述化疗、术后康复等基本知识,并能演示康复锻炼的方法。

（王　旭）

思维导图   自测题

思考题

结合导入情境与思考的案例回答下列问题：

1. 该患者最可能的医疗诊断是什么？

2. 该患者存在现存的和潜在的护理诊断 / 问题有哪些？

3. 若患者行手术治疗, 应做哪些术前准备？

4. 术后如何对患者进行健康教育？

颈肩痛与腰腿痛患者的护理

第四十七章
课件

学习目标

识记:

1. 准确复述腰椎间盘突出症及颈椎病的定义。

2. 能说出腰腿痛、颈肩痛的病因。

3. 正确陈述颈椎病的分类。

理解:

1. 准确复述腰椎间盘突出症及颈椎病患者出现的临床表现。

2. 举例说明颈椎病的术后护理措施。

运用:

1. 指导患者合理戴腰围。

2. 指导腰椎手术后患者进行功能锻炼及下床。

3. 指导肩周炎患者进行功能锻炼。

导入情境与思考

刘先生,46岁,送气工。因腰腿痛1年余,加重4周来诊。1年前,出现左侧腰腿痛,休息后缓解,负重后加重。未曾做过检查,曾做过推拿按摩,自行口服过"消炎药"、腰部贴"骨药"等治疗,未见明显好转,半年前出现左小腿外侧及左足内侧麻木感。4周前因搬运煤气罐而突然腰腿痛加重,发病后卧床休息至今仍疼痛难忍。从事搬运煤气罐工作5年。既往无脊柱疾病史,也无其他重要病史。父亲因腰椎间盘突出症做过手术治疗。患者以腰腿痛原因待诊,于上午8点30分收住院。

体格检查:精神紧张,表情痛苦,强迫体位。体温正常,呼吸平稳,P 85次/min、有力,BP 120/80mmHg。心、肺、腹检查未发现异常。腰部肌肉僵硬 $L_{4\sim5}$ 棘突间压痛(+),旁开1cm处压之有沿坐骨神经支配区域的放射痛;直腿抬高试验及加强试验阳性;左小腿前外侧及足内侧的痛、触觉减退,左踝及趾背伸力下降,病理反射未引出。CT扫描: $L_{3\sim4}$ 椎间盘形态呈环形增大, $L_{4\sim5}$ 椎间盘后缘增大,呈丘状软组织形,硬膜囊明显受压,左侧神经根受压。

请思考：

1. 该患者最可能的医疗诊断是什么？

2. 该患者现存的和潜在的护理诊断／问题有哪些？

3. 目前采用非手术治疗，请拟订相应的护理措施。

第一节　颈　肩　痛

一、颈椎病

颈椎病（cervical spondylosis）指因颈椎间盘退变及其继发性椎间关节退行性改变，刺激或压迫相邻脊髓、神经、血管和食管等组织，并引起相应的症状和体征。本病是中、老年人的常见病、多发病，好发部位为 $C_{5\sim6}$、$C_{4\sim5}$ 和 $C_{6\sim7}$。

【病因与发病机制】

1. 颈椎间盘退行性变　是颈椎病发生和发展的基本原因。由于椎间盘退行性变而使椎间隙狭窄，关节囊、韧带松弛，脊柱稳定性下降，进而引起椎体、小关节、黄韧带、前纵韧带、后纵韧带及项韧带变性、增生、钙化等，均可压迫及刺激邻近的脊髓、神经、血管而出现相应临床症状和体征。

2. 损伤　包括急、慢性损伤。急性损伤如颈椎不协调的活动，可加重已退变的椎体、椎间盘和椎间关节的损害而诱发颈椎病；慢性损伤如长久伏案工作，可加速已退变颈椎束的退变过程而提前出现症状。

3. 先天性颈椎管狭窄　胚胎时期或在发育过程中椎弓过短，使椎管的矢状径小于正常（14~16mm）时，即使颈椎有轻微退行性改变，也可出现临床症状和体征。

【临床表现】

颈椎病临床表现多种多样，分型方法也不尽相同。按以下基本分型介绍临床表现。

1. 神经根型颈椎病　是颈椎病中最常见的类型，约占颈椎病的 50%~60%。系椎间盘向后外侧突出，致钩椎关节或椎间关节增生、肥大，进而刺激或压迫神经根所致。

（1）症状：常先有颈部疼痛及僵硬，继而向肩部及上肢放射；咳嗽、打喷嚏、颈部活动时疼痛加重。上肢有沉重感，皮肤和指端可有麻木、过敏等感觉异常。上肢肌力减退、肌肉萎缩，以鱼际肌和骨间肌最明显，手指动作不灵活等。

（2）体征：颈部肌肉痉挛，颈肩部有压痛，颈部和肩关节有不同程度的活动受限。上肢腱反射减弱或消失，上肢牵拉试验阳性，又称臂丛神经牵拉试验（Eaton test）阳性：患者坐位，检查者一手置于患侧颞顶部并轻推向健侧，另一只手握患侧手腕反方向牵拉，如上肢出现麻木或放射痛即为阳性（图47-1）。压头试验阳性，又称颈椎间孔挤压试验（Spurling sign）阳性：患者坐位，头后仰并偏向患侧，检查者立于患者背后，用单手掌或双手掌在患者头顶部向下压，若出现颈部疼痛并向患侧上肢放射即为阳性（图47-2）。

2. 脊髓型颈椎病　占颈椎病的 10%~15%。是由于颈椎间盘向后中央突出、椎体后缘的骨赘、增生肥厚的黄韧带及钙化的后纵韧带等压迫或刺激脊髓所致。

（1）症状：由于压迫物多来自脊髓前方，故临床上以侧束、锥体束损害表现为特点。表现为四肢无力，手足发麻；手部活动不灵活，尤其精细活动失调；步态不稳，有踩棉花样感觉；躯干有紧束感。随着病情加重，可发生自下而上运动神经元性瘫痪，严重者可有行走困难，大小便失禁或尿潴留，甚至四肢瘫痪。

（2）体征：可见上下肢肌腱反射亢进，霍夫曼征阳性，髌阵挛和踝阵挛阳性等。

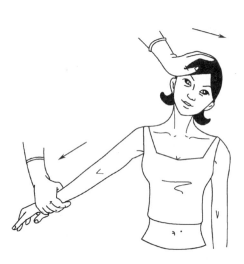

图 47-1　上肢牵拉试验

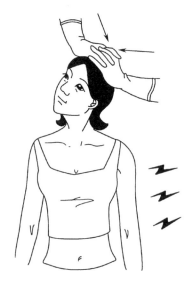

图 47-2　压头试验阳性

3. 椎动脉型颈椎病　由颈椎横突孔增生狭窄、颈椎稳定性下降、椎间关节活动移位等直接压迫或刺激椎动脉,使椎动脉狭窄或痉挛,造成椎 - 基底动脉供血不全所致。

(1) 症状

1) 眩晕:是本型的主要症状,患者感觉天旋地转,头部活动时可诱发或加重为本病的特点,多伴有复视、耳鸣、耳聋、恶心呕吐等症状。

2) 头痛:表现为发作性胀痛,以枕部、顶部为主,也可放射至颞部。

3) 猝倒:是本型特有的症状,多在头部突然旋转或屈曲时出现四肢麻木、软弱无力而跌倒,倒地后再站起即可继续正常活动。

4) 视觉障碍:为突发性弱视、复视或失明,短时间内自行恢复。

(2) 体征:颈部压痛、活动受限。

4. 交感神经型颈椎病　由颈椎各种结构病变刺激或压迫颈椎旁的交感神经节后纤维所致。表现为一系列交感神经症状。

(1) 交感神经兴奋症状:如偏头痛,头晕,特别是转头时加重,有时伴恶心、呕吐;视物模糊、眼球胀痛、耳鸣、听力下降、瞳孔扩大或缩小;心跳快、心律失常、心前区疼痛和血压升高等;头颈及上肢出汗异常等。

(2) 交感神经抑制症状:如头昏、眼花、流泪、鼻塞、心动过缓、胃肠胀气等。

【辅助检查】

1. X 线摄片　X 线正侧位片显示颈椎生理前凸减小、消失或反常,椎间隙狭窄,椎体后缘骨赘形成,椎间孔狭窄等退行性改变。

2. CT 和 MRI 检查　可示颈椎间盘突出,颈椎管矢状径变小,脊髓受压。

3. 脑脊液动力学　脊髓型颈椎病者行脑脊液动力学试验显示椎管有梗阻。

【处理原则】

1. 非手术治疗　原则是去除压迫因素,消炎止痛,恢复颈椎的稳定性。可根据病情选择适宜的方法。

(1) 卧床休息:一般卧床休息 2~4 周,以减少颈椎负荷,有利于炎症消退和减轻症状。

(2) 颌枕带牵引:是最常用的非手术治疗方法。牵引可解除肌痉挛,增大椎间隙,减少椎间盘压力,使嵌顿于小关节内的滑膜皱襞复位,减轻对神经、血管的压迫或刺激。患者取坐位或卧位,头前屈

10°,牵引重量 2~6kg,每日 1~2 次,每次 1 小时,若无不适可持续牵引 6~8h,2 周一疗程。目前,也可采用微电脑颈椎牵引椅进行牵引。其可通过微电脑设置牵引力和牵引时间等治疗参数;通过手动控制上、下键,即可自动牵引,也可手动控制牵引;可选择持续或间歇两种牵引模式。

　　(3) 颈托和围领固定:可限制颈椎过度活动,对日常活动无大影响,充气型颈托除固定颈椎外,还对颈椎有一定的牵张作用。

　　(4) 推拿按摩:可松弛肌肉、改善局部血液循环。应由专业人员操作,一般每日 2 次,每次 20~30min。脊髓型颈椎病忌用此法。

　　(5) 理疗:可改善颈肩部血液循环,消除肌肉痉挛,加速炎症水肿的消退等。常用方法有热疗、磁疗、直流电离子透入、超短波或电刺激等。

　　(6) 局部封闭治疗:常用醋酸泼尼松龙加 2% 利多卡因做局部痛点注射,有助于减轻症状。

　　(7) 口服药物治疗:无特效药物,可使用非甾体抗炎药、肌肉松弛剂及镇静类药物等对症治疗。

　　2. 手术治疗　对诊断明确、非手术治疗半年以上无效、反复发作者;严重影响正常生活和工作;上肢某些肌肉尤其是手内在肌的无力、萎缩,经保守治疗 4~6 周后仍有发展趋势;脊髓型颈椎病等均适用于手术治疗。手术入路有前路、前外侧路及后路。手术方式有颈椎间盘摘除术、椎间植骨融合术、颈椎半椎板切除减压术或全椎板切除术、椎管成形术等。

【护理评估】

　　1. 健康史　了解患者的年龄、职业、生活习惯等;有无颈肩部急、慢性损伤史和肩部长期固定史;既往有无类似情况,采取过何种治疗,效果如何;有无高血压、心脏病等病史;有无家族史等。

　　2. 身体状况　了解疼痛的部位及性质,诱发或减轻疼痛的因素及压痛部位和程度,有无生命体征异常;有无四肢感觉异常和运动、肌张力和反射改变;有无眩晕、头痛、猝倒、视觉障碍、耳鸣、耳聋、恶心呕吐等症状;有无交感神经兴奋或抑制症状。有无上肢牵拉试验阳性和压头试验阳性、锥体束征阳性等。

　　3. 辅助检查　了解 X 线摄片、CT 和 MRI 及脑脊液动力学检查的结果,有助于判断颈椎病的类型和程度。

文档:颈椎病患者脊髓功能状态评定

　　4. 心理社会状况　了解患者及家属对疾病的认识;对手术治疗者,还要了解其对手术方法、术后康复等知晓程度及心理准备情况;了解家庭经济状况和家属、社会对患者的支持程度。

【护理诊断 / 问题】

　　1. 急(或慢)性疼痛　与神经、血管受刺激或压迫有关。

　　2. 焦虑　与担心手术风险及预后有关。

　　3. 有受伤的危险　与眩晕、肢体无力、步态不稳等有关。

　　4. 自理缺陷　与颈肩痛、活动障碍、肌肉无力、眩晕等有关。

　　5. 潜在并发症:术后出血、呼吸困难、脊髓及神经损伤、肺部感染、压疮、尿路感染、脑脊液漏等。

【护理目标】

　　1. 患者疼痛减轻或消除。

　　2. 患者焦虑减轻或消除。

　　3. 患者未发生意外受伤情况。

　　4. 患者能部分或全部生活自理。

　　5. 患者术后并发症得到有效预防或及时发现和处理。

【护理措施】

　　(一) 非手术治疗的护理

　　多数患者在门诊或家中治疗。应告知患者非手术治疗的目的和方法,使其能按照医嘱接受规范治疗。此外,尚需指导患者卧床休息,做好自我保健,如选择合适的枕头、纠正不良姿势、进行颈肩部锻炼等。

1. 颌枕带牵引　指导患者取坐位或卧位牵引,头微前屈,告知牵引的重量、时间及疗程。采用微电脑颈椎牵引椅者,应告知具体使用方法。

2. 颈托和围领固定　应协助选择规格合适的颈托或围领,使用充气式围领时,要教会患者通过充气调节充盈度,以预防局部压伤、保持固定有效。

3. 推拿和按摩治疗　应告知按摩推拿必须由专业治疗师进行,不可乱投医,强力推拿和按摩有害而无益;脊髓型颈椎病禁忌推拿和按摩。

4. 理疗　应向患者说明理疗的作用、疗效、方法,要求患者按疗程治疗。

5. 局部封闭治疗　应询问有无糖尿病、高血压等不宜注射的情况。注射前指导患者清洁皮肤;准备封闭药液及注射后注意事项:局部按摩、保持局部清洁干燥及下次注射的时间、疗程等。

(二)手术治疗的护理

1. 术前护理　手术前按骨科手术做好术前准备,重点做好如下护理:

(1)心理护理:患者对颈椎手术有恐惧心理,担心其危险性,应向患者说明颈椎病手术的必要性、术式及手术效果,减轻其心理压力,增强对手术的信心。

(2)适应性训练:术前指导患者练习深呼吸、有效咳嗽和咳痰;训练床上排大小便等。对拟行颈椎前路手术的患者,应指导其向侧方推移气管、食管,以适应术中牵拉气管、食管产生的刺激。拟行后路手术患者,应做俯卧位训练,以适应术中长时间俯卧位并预防呼吸受阻。

(3)安全护理:应嘱咐患者避免头部快转或屈曲以防猝倒;对于存在肌力下降的患者,应嘱咐其尽量避免独立行走、倒开水等避免发生摔伤、烫伤等。

(4)其他护理:包括准备硬板床、气管插管包、气管切开包、拆线包及监护仪、给氧装置、吸痰装置等,以备急救之用;准备 X 线片、CT 片等带入手术室备用。

2. 术后护理

(1)患者的搬移与卧位:患者行植骨融合手术后,颈部应采用围领等固定,回到病房后取仰卧位,颈部稍前屈,两侧颈部置沙袋固定,以限制头颈部活动或位置偏斜和植骨块脱落。病情允许者可采取轴式翻身。

(2)观察病情:密切观察患者意识、生命体征及切口情况,有无呼吸困难、切口渗血等异常情况,一旦出现及时通知医生并协助处理。还应观察肢体和躯干的感觉、运动、肌力、反射等有无好转。

(3)切口和引流管护理:按常规做好切口和引流管护理。

(4)并发症的观察与护理

1)切口出血:颈椎前路手术常因骨创面渗血或术中止血不彻底而发生伤口出血。若伤口明显肿胀,应协助医生拆除切口缝线,清除积血,必要时协助实施气管切开术。

2)呼吸困难:是颈椎前路手术最危急的并发症,一般发生在术后 1~3d。原因有:①切口内出血压迫气管;②术中牵拉、压迫引起喉头水肿;③术中损伤脊髓;④移植骨块松动、移动或脱落压迫气管。当患者出现呼吸费力、呈张口状、应答迟缓、发绀等症状时,应立刻通知医生,做好气管切开和手术处理的准备。

3)神经损伤:注意观察有无喉返神经和喉上神经损伤的表现,同甲状腺术后并发症护理。

4)肺部感染、压疮、尿路感染:参见第七章第二节　手术后护理。

5)脑脊液漏:参见本章第二节　腰腿痛。

(5)指导功能锻炼:围领固定 2~3 个月。指导患者进行四肢肌肉、关节锻炼,如两手捏橡皮球、健身球或毛巾,手指做对掌运动、系纽扣等。

(三)健康教育

对非手术治疗患者的指导同非手术治疗的护理。而对手术治疗患者,应告知术后恢复需要较长时间,一般约几个月甚至更长,卧床和固定期间应进行非固定部位的肌肉和关节运动。康复后也要纠正不良姿势;保持良好睡眠体位,睡姿应以仰卧位为主,头应放于枕头中央,侧卧为辅,要左右交替,侧卧时左右膝关节微屈对置。俯卧位、半俯卧位、半卧位或上下段身体扭转而睡属于不良睡姿,应纠正;选择合适合人体生理特点的睡枕;避免外伤;加强颈部功能锻炼,防止复发或加重颈椎病。

【护理评价】

1. 患者疼痛是否减轻或消除。

2. 患者焦虑是否减轻或消除。

3. 患者是否未发生意外受伤情况。

4. 患者能否部分或全部生活自理。

5. 术后并发症是否得到有效预防或被及时发现和有效处理。

二、肩关节周围炎

肩关节周围炎(scapulohumeral periarthritis)是肩关节囊、滑囊、肌腱及肩周肌的慢性损伤性炎症,简称肩周炎,俗称冻结肩(凝肩)。多发于 50 岁左右人群,女性多于男性。

【病因】

多为继发性。中老年人多由于软组织退行性变及对外力承受力减弱引起。此外,肩部的急、慢性损伤或因上肢外伤、手术或其他原因长期固定肩关节亦是诱发因素。少数患者可无任何诱因而发生此病,称为原发性粘连性肩关节囊炎。

【病理生理】

肩关节周围炎的病变主要为盂肱关节周围组织的炎性细胞浸润、纤维化及关节内、外的粘连:

1. 肌和肌腱　联合肌腱与关节囊紧密相连,如袖套般附着于肱骨上端,称为肩袖。

2. 滑囊　其炎症可与临近的肌和肌腱相互影响。

3. 关节囊　关节囊大而松弛,肩关节活动时易致损伤。

【临床表现】

1. 症状

(1) 疼痛:早期肩部疼痛,逐渐加重,可放射至颈部和上臂中部;夜间明显,影响睡眠。

(2) 肩关节僵硬:后期肩关节僵硬,逐渐发展,直至各个方向均不能活动。

2. 体征

(1) 压痛及活动受限:肩部有广泛压痛;肩关节活动受限,以外展、外旋和后伸受限最明显。

(2) 肩部肌萎缩:三角肌有轻度萎缩,斜方肌痉挛。

【辅助检查】

X线摄片可见颈肩部骨质疏松征象;肩关节造影见关节囊体积明显缩小。

【处理原则】

主要为非手术治疗。包括:①局部牵拉训练,自我做被动肩关节牵拉训练,以恢复关节活动度。②理疗,急性期肩部制动,局部温热治疗。慢性期坚持锻炼并配合理疗、针灸、推拿等。③药物治疗,疼痛明显者口服或外用非甾体抗炎药。

【常见护理诊断/问题】

1. 躯体活动障碍　与肩关节损伤或粘连固定有关。

2. 卫生、穿衣等自理缺陷　与肩关节疼痛和活动受限有关。

【护理措施】

1. 肩关节功能锻炼　坚持有效的肩关节功能锻炼。早期做被动肩关节牵拉训练,恢复关节活动度。后期坚持按计划自我锻炼。常用的方法包括:爬墙外展、爬墙上举、弯腰垂臂旋转及滑车带臂上举等。

2. 日常生活能力训练　随着肩关节活动范围的逐渐增加,指导患者进行日常生活能力训练,如穿衣、梳头、洗脸等。

第二节　腰　腿　痛

一、概述

腰腿痛多由慢性劳损及无菌性炎症引起,是以病患部位疼痛、肿胀及功能受限为主的一组临床多见症状,具有发病率较高,病因较复杂,起病较隐蔽等特点,症状常不典型或疼痛时轻时重,有时可自行缓解,严重时则影响患者的工作、学习和生活质量。引起腰腿痛的疾病繁多,本节将选取常见疾病腰椎间盘突出症和腰椎管狭窄症为代表进行叙述。

二、腰椎间盘突出症

腰椎间盘突出症(herniated of lumbar intervertebral disk)是因为腰椎间盘变性、纤维环破裂、髓核组织突出压迫或刺激马尾神经或神经根引起的一种综合征,是引起腰腿痛最常见的原因之一。本病好发于中年人,并以 20~50 岁多见,男性多见。以负重大、活动范围广的 L_{4-5} 和 $L_5~S_1$ 间隙发病率最高,占 90%~96%,多个椎间隙同时发病者仅占 5%~22%。

【病因与发病机制】

1. 椎间盘退行性变　是腰椎间盘突出症的基本病因。随着年龄增长,纤维环和髓核含水量逐渐减少,使髓核张力降低,椎间盘变薄。同时,透明质酸及角质硫酸盐减少,低分子糖蛋白增加,髓核失去弹性,椎间盘结构松弛、软骨板囊性变。在没有后纵韧带支持的纤维环后外侧,这些变化更明显,出现向心性小裂隙。退行性变的椎间盘承受轻度压力,即可发生纤维环破裂,髓核突出。

2. 损伤　是腰椎间盘突出症的重要因素及诱因。积累伤力中,长期、反复弯腰、腰部扭转动作及腰部负荷重等极易引起椎间盘损伤,故本病与某些职业和工种有密切的关系,如驾驶员、煤矿或建筑工人。急性损伤如突然用力提重物、急性腰部扭伤也是造成腰椎间盘突出的诱因。

3. 遗传　有色人种发病率较低。20 岁以下青少年患者中,约 32% 有阳性家族史。

4. 妊娠　妊娠期体重增加、腹压增高、肌肉韧带松弛,易出现椎间盘突出。

【病理】

腰椎间盘突出症的分型方法较多,各有其根据及侧重面。本节仅介绍以下两种常见分型:

1. 根据椎间盘突出的方向分型可分为 2 型(图 47-3)。

(1) 后外侧突型:髓核向椎体的后外侧突出,位于神经根的前方,通常仅压迫相应的单侧神经根,

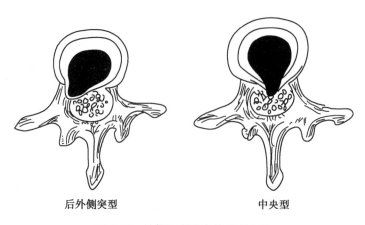

后外侧突型　　　　　　　　中央型

图 47-3　按椎间盘突出的方向分型

出现相应的临床表现。

(2) 中央型:髓核向椎体的后侧突出,可压迫脊髓或马尾,并可累及两侧的神经根。

2. 根据病理变化、CT 和 MRI 发现及治疗方法分型可分为 4 型:

(1) 膨隆型:纤维环部分破裂,而表层完整,髓核受压后向椎管局限性隆起。此型经保守治疗多可缓解或治愈。

(2) 突出型:纤维环完全破裂,后纵韧带完整,髓核向椎管突出。此型常需要手术治疗。

(3) 脱垂游离型:纤维环及后纵韧带均破裂,破碎的椎间盘组织或碎块游离于椎管内。此型必须手术治疗。

(4) Schmorl 结节及经骨突出型:该两型属于特殊类型的突出型。Schmorl 结节指髓核经上或下软骨终板的发育性或后天性裂隙突入椎体松质骨内形成蘑菇状结节,也称为中心性髓核突出。当髓核沿软骨终板和椎体间的血管通道向椎体前方突出时,称为经骨突出型。这两型仅有腰痛,无神经根症状,不需要手术治疗。

【临床表现】

1. 症状

(1) 腰痛:是大多数患者最早出现的症状,发生率为 90% 以上。表现为腰背部钝痛,活动时加重,卧床休息后可减轻。有的患者不能远行,或出现间歇性跛行。

(2) 坐骨神经痛:椎间盘突出好发于 L_{4-5} 和 $L_3\sim S_1$,患者多有坐骨神经痛症状,发生率约为 97%。典型症状是从下腰部向臀部、大腿后外侧、小腿外侧直至足部的放射痛,可伴有麻木感。椎间盘突出多在一侧,故患者多表现单侧疼痛。少数中央型间盘突出症有双侧坐骨神经痛,双大腿及小腿后侧疼痛。咳嗽、打喷嚏、用力排便等使腹压增高的动作均可诱发或使疼痛加重。多数患者不能长距离行走。

(3) 马尾神经受压综合征:见于中央型腰椎间盘突出症,由于马尾神经受压,出现大小便障碍、鞍区有麻木等异常感觉。

2. 体征

(1) 腰椎侧凸:是一种为减轻疼痛的姿势性代偿畸形。因髓核突出与神经根的关系不同,为缓解疼痛,腰椎可凸向健侧或患侧。当髓核突出于神经根内侧时,腰椎凸向健侧可松弛对神经根的压迫缓解疼痛;髓核突出在神经根外侧,腰椎凸向患侧缓解疼痛(图 47-4)。

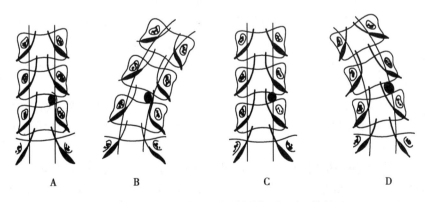

A　　　　　B　　　　　C　　　　　D

图 47-4　腰椎姿势性侧凸与缓解神经根受压的关系

(2) 腰部活动受限:患者均有不同程度的腰部活动受限,尤以前屈受限明显,这是因为前屈位时进一步使髓核向后移位并增加对受压神经根的牵张。

(3) 压痛、叩痛:大多患者在病变间隙棘突间、棘突旁侧 1cm 处有深压痛、叩痛向下肢沿坐骨神经分布区域的放射痛。部分患者由于疼痛,骶棘肌痉挛而呈现腰部固定于强迫位。

（4）直腿抬高试验及加强试验阳性：患者仰卧，患侧膝关节伸直，被动直腿抬高患肢，若抬高60°以内即出现坐骨神经放射痛，称为直腿抬高试验阳性。在直腿抬高试验阳性的基础上，缓慢降低患肢高度，至放射痛消失时再被动背屈踝关节以牵拉坐骨神经，若又出现放射痛，称为加强试验阳性（图47-5）。

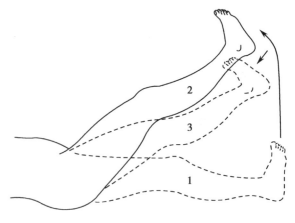

图 47-5   直腿抬高试验和加强试验

（5）神经受压的表现：多数患者有受压神经支配部位的感觉异常、肌力减退、肌肉萎缩、腱反射减弱等。如 L_5 神经根受压时，患侧小腿前外侧和足背内侧痛、触觉减退，踝及趾背伸力下降；S_1 神经根受压时，外踝附近及足外侧痛、触觉减退，踝及跖屈力减弱，踝反射减弱或消失；马尾神经受压时，则有肛门括约肌张力下降及肛门反射减弱或消失。

【辅助检查】

1. X 线摄片   可显示脊柱侧弯、椎体边缘增生及椎间隙变窄等间接征象。可排除肿瘤、结核等其他骨病。

2. CT 检查   可发现椎间盘突出的方向、程度及大小等，并了解黄韧带情况，有助于确定突出类型及治疗方式。

3. MRI 检查   可显示椎管形态，全面观察各椎间盘是否病变，显示髓核突出的程度和位置，判断脊髓、马尾神经、脊神经根受压等情况。

4. 其他检查   脊髓造影可了解椎管狭窄的部位及程度，间接显示有无腰椎间盘突出及程度；电生理（肌电图、神经传导速度及诱发电位）检查明确神经受损情况，判断疗效等。

【处理原则】

1. 非手术治疗   部分患者经非手术治疗可以缓解或治愈。

（1）卧床休息：急性期卧硬板床休息，可减轻对椎间盘的压力，有利于缓解症状。在其症状缓解后应该尽早回归正常适度的活动，3 个月内不能弯腰或持重物。

（2）骨盆牵引：可增加椎间盘间隙和椎管容量，减轻对椎间盘的压力，减轻对神经根的刺激或压迫，缓解肌肉痉挛引起的疼痛。可采用骨盆带做水平牵引，抬高床脚作反牵引，牵引重量一般为 7~15kg，持续 2 周；也可使用间断牵引法，每日 2 次，每次 1~2 小时，持续 3~4 周。还可用多功能（电脑）腰椎牵引床进行牵引，其优点是：①通过计算机工作站设置牵引时间、牵引力、旋转角度和成角角度等治疗参数；②可选择持续、间隙或阶梯式牵引模式；③上、下床板对向牵开，做对抗牵引；④配有急退键和患者手持急退开关，以保障安全。

（3）硬膜外注射糖皮质激素：糖皮质激素可减轻神经根周围炎症与粘连。将长效糖皮质激素（如醋酸泼尼松龙）加 2% 利多卡因行硬脊膜外腔注射，每 7~10d 一次，3 次为一个疗程。间隔 2~4 周后可再用 1 个疗程。

（4）口服药物：口服非甾体抗炎药，如阿司匹林、布洛芬等，可减轻或消除疼痛。

（5）理疗、推拿、按摩：可松弛痉挛的肌肉、减轻椎间盘压力来缓解痉挛疼痛。但中央型椎间盘突出不宜使用。推拿、按摩应由专业人员实施。

2. 髓核化学溶解疗法   利用胶原酶选择性地溶解髓核和纤维环，而基本不损害神经的特点，将胶原蛋白水解酶（简称胶原酶）等注入椎间盘内或硬脊膜与突出的髓核之间，使椎间盘内压力降低或突出的髓核缩小，达到缓解症状的目的。此法属微创，疗效不如手术治疗，还可出现过敏反应、因局部刺激或粘连而影响神经根的功能等其他并发症。

3. 手术治疗

(1) 椎板切除或髓核摘除术：是最常用的手术方法，即将一个或多个椎板、骨赘及突出的髓核切除或摘除。适用于非手术治疗无效或巨大、骨化椎间盘及中央型椎间盘突出压迫马尾神经者。有腰椎不稳定或退行性腰椎滑脱者，在椎间盘摘除后行椎体间植骨融合术。

(2) 经皮髓核切吸术：即经皮肤小切口，在 X 线监控下插入椎间盘镜或特殊器械直接进入椎间隙，将部分髓核绞碎吸出，从而减轻椎间盘内压力达到缓解症状的目的。适用于膨出或轻度突出型且不合并侧隐窝狭窄者。与本方法原理和适应证类似的还有髓核激光气化术。

(3) 显微椎间盘切除术：通过显微外科技术行椎间盘切除术。手术创伤小，失血量少。

(4) 经皮棘突间撑开器植入术：此种微创技术通过撑开棘突间隙增大椎间孔，抬高椎间隙、改变椎管内突出椎间盘与神经根的空间关系达到治疗的目的。适用于一般的腰椎间盘突出症。具有操作简单、安全，出血少，不经过主要神经及血管，不进入椎管，手术风险小，患者疼痛少等多项优点。

【护理评估】

（一）术前评估

1. 健康史　了解患者的年龄、职业、业余爱好（运动情况），有无急、慢性腰部外伤史，有无长期弯腰、搬运重物等，是否有不良姿势的习惯等，家族中有无发病情况等。

2. 身体状况　了解腰痛的部位、性质、程度、放射部位、诱发或加重的因素，缓解疼痛措施及效果。有无会阴部感觉迟钝及大、小便失禁；有无步态拘谨、腰椎侧凸、活动受限、压痛和放射痛；直腿抬高试验及加强试验是否为阳性；有无下肢感觉减退、肌力下降、肌肉萎缩、腱反射减弱或消失等；生活能否自理。

3. 辅助检查　了解 X 线、CT、MRI 及椎管造影等检查结果，以判断有无椎间盘突出和腰椎管狭窄，以及病变的部位、严重程度等。

4. 心理、社会状况　了解患者及家属对疾病的认识；对手术治疗者，还要了解其对手术方法、术后康复等知晓程度及心理准备情况；了解家庭经济状况和家属、社会对患者的支持程度。

（二）术后评估

1. 术中情况　了解麻醉方法、手术方式、术中出血量、输液及输血量、引流情况等。

2. 身体状况　监测患者生命体征，观察引流液色、量、性状等，切口情况，治疗后症状和体征缓解程度、神经功能恢复情况。

3. 心理、社会状况　了解患者及家属对术后康复、后遗症、功能锻炼认知程度等。

【护理诊断／问题】

1. 急（慢）性疼痛　与髓核突出、神经根受压和刺激、肌肉痉挛等有关。

2. 自理缺陷　与疼痛所致的功能障碍、治疗限制等有关。

3. 焦虑　与疼痛、活动障碍，对手术治疗的担忧等有关。

4. 潜在（术后）并发症：手术后脑脊液漏、尿潴留、便秘、感染、神经根粘连等。

5. 知识缺乏：缺乏相关保健和康复知识。

【护理措施】

（一）心理护理

安慰患者，适当解释病情，介绍成功的病例，帮助患者解除紧张情绪，减少顾虑及担忧，树立治疗和康复信心。

（二）非手术治疗的护理

1. 休息与活动　腰椎间盘突出症急性期，应安置患者绝对卧硬板床休息，在膝下置小枕，使膝关节微屈曲，床头抬高 20°~30°，以放松背部肌肉。告知患者避免脊柱屈曲，采用轴式翻身。提供全面的生活照顾，包括翻身、皮肤清洁、洗漱、饮食、大小便等护理。卧床期间指导患者进行非制动关节的主动锻炼，以促进全身血液循环，增强肌力，预防肌肉萎缩。对于需要卧床休息缓解严重症状的患者，在其症状缓解后应该尽早回归正常适度的活动。

2. 骨盆牵引的护理　协助医生安放骨盆水平牵引带,将床尾抬高 20~30cm,利用身体的重量作反牵引,选择合适的牵引重量,保持牵引装置不受阻力;定时检查牵引带压迫的髂缘部位有无皮肤压疮或破损等。对在家中牵引的患者,应教会家属安放牵引的方法,牵引的重量、时间、疗程及注意事项等。采用多功能(电脑)腰椎牵引床进行牵引时,应向患者做好解释工作,配合医生进行牵引。

3. 用药护理　遵医嘱给予阿司匹林、布洛芬等止痛药物,给药前了解患者有无不宜服药的情况,如胃溃疡、胃出血等,告知患者药物的不良反应及服药注意事项。配合皮质类固醇硬脊膜外间隙或局部注射,注射前应了解患者有无糖尿病、高血压等不宜注射的情况,安置适当体位,准备消毒用品、药物及注射器等;注射后注意保持注射部位的清洁和干燥。

4. 功能锻炼　卧床期间应坚持深呼吸和有效咳嗽、坚持四肢肌肉和关节锻炼;情况允许进行腰背肌锻炼。

5. 其他护理　如配合理疗、推拿和按摩;做好饮食指导、腹部按摩、预防便秘等。

（三）髓核化学溶解疗法的护理

做好预防过敏反应、术前功能训练及心理护理,术后注意卧床和休息,重点观察有无下肢感觉和运动异常的情况出现。

（四）手术治疗的护理

手术前按骨科手术做好术前准备,手术后重点做好如下护理:

1. 患者的搬移和卧位　手术后患者戴腰围送回病房,搬移时应保持腰椎稳定,避免过大幅度的扭动。安置患者去枕平卧硬板床 6h。麻醉作用消失、生命体征平稳后,垫枕头、膝下放一小枕头,侧卧时两膝关节间置一小枕头。每 2h 进行一次轴式翻身。卧床休息一般 1~3 周,特别是行全椎板切除和髓核摘除术者,术后卧床时间适当延长。

2. 观察病情　观察生命体征是否平稳,下肢疼痛、感觉、肌力、腱反射等有无好转,有无新出现的感觉、运动障碍等。

3. 切口护理　保持切口敷料清洁、干燥,若渗液较多应及时更换,防止发生切口感染。保持引流管通畅,观察引流液的性状和量,若出现淡黄色引流液,同时伴有头痛、恶心呕吐等症状,提示脑脊液漏,应立即停止引流,安置患者平卧位并适当抬高床尾,一般保持 7~10d,硬脊膜裂口即可愈合。

4. 功能锻炼　卧床期间应坚持四肢肌肉和关节活动,以防止肌肉萎缩和关节僵硬。术后 1d 开始进行股四头肌舒缩和直腿抬高练习,每分钟 2 次,抬腿和放腿时间相等,初次直腿抬高 30°,逐日增加抬腿高度,第 3 天鼓励患者直腿抬高,以防神经根粘连。由于下肢伸屈活动可牵拉神经根,使其有 1cm 活动范围,从而防止神经根粘连,这是术后康复中最为重要的一点。四肢活动锻炼,可以有效预防肌肉萎缩,并能够增加机体血液循环,提高免疫功能,促进愈合,预防并发症等。术后一周开始在床上进行腰背部练习,提高腰背肌力,增强脊柱稳定性。但是如果腰椎有破坏性改变、感染性疾患、患者年老体弱、心肺功能较差、内固定物植入和术后早期患者不宜进行。病情许可后,戴腰围进行下床行走训练。

5. 其他　预防尿潴留、泌尿系感染及肺部感染。

（五）健康教育

文档:康复工程

主要是做好患者出院指导,有效进行康复锻炼,防治腰椎的急慢性损伤等。①拆线后腰部需要戴腰围或腰部支具保护;②充分卧床休息,在适当的腰部保护下下床做轻度活动,但不能做提重物上下楼等活动;③逐渐加强腰背部肌肉力量的锻炼,还须矫正不良姿势,注意腰背部活动的自我保护以防疾病复发;④积极参加适当的体育锻炼,增强体质;⑤保持良好的心态。定期复查;⑥出院后仍应卧硬板床,3 个月内尽可能多卧床以利康复。

三、腰椎管狭窄症

腰椎管狭窄症(stenosis of the lumbar spinal canal)指腰椎管因某种因素产生骨性或纤维性结构异常,

发生 1 处或多处管腔狭窄,致马尾神经或神经根受压所引起的一种综合征。多见于 40 岁以上人群。

【病因和病理】

腰椎管狭窄症的病因分先天性和后天性。在椎管发育不良的基础上发生退行性变是腰椎管狭窄症最多见的原因。先天性主要由于骨发育不良所致,后天性常见于椎管的退行性变。

椎管发育不良及退行性变使椎管容积减少,压力增加,导致其内神经、血管和组织受压或缺血,出现马尾神经或神经根受压症状。

【临床表现】

1. 症状

(1) 神经源性马尾间歇性跛行:多数患者在行走数百米或更短的距离后,出现下肢疼痛、麻木和无力,需蹲下、弯腰或休息数分钟后,方可继续行走,但继续行走后又复现上述症状。

(2) 腰腿痛:可有腰背痛、腰骶部痛和 / 或下肢痛。下肢痛为单侧或双侧,多在站立、过伸或行走过久时加重;前屈位、蹲位及骑自行车时疼痛减轻或消失。疼痛程度一般较腰椎间盘突出症轻,有慢性加重的趋势。

(3) 马尾神经受压症状:表现为双侧大小腿、足跟后侧及会阴部感觉迟钝,大、小便功能障碍。

2. 体征　体征多轻于症状。

(1) 腰部后伸受限及压痛:患者常取腰部前屈位。腰椎生理前凸减少或消失,下腰椎棘突旁有压痛。

(2) 感觉、运动和反射改变:常为多条神经根轻微受压引起,故体征不典型,常轻于症状;少数患者无明显体征。

【辅助检查】

1. X 线检查　腰部 X 线摄片可显示椎体、椎间关节和椎板的退行性变,亦可测量腰椎管的矢径和横径。

2. CT 检查　可显示中央椎管和侧隐窝狭窄、黄韧带肥厚和腰椎间盘突出。

3. 椎管造影　有较高的辅助诊断价值,但有一定不良反应。

【处理原则】

1. 非手术治疗　多数患者经非手术治疗(参见腰椎间盘突出症)能缓解症状。

2. 手术治疗　手术主要目的是解除对硬膜及神经根的压迫。适用于:

(1) 症状严重、经非手术治疗无效者。

(2) 神经功能障碍明显,特别是马尾神经功能障碍者。

(3) 多数混合性椎管狭窄症的手术方法包括半椎板切除,上关节突、椎板切除、神经根管扩大及神经根粘连松解术等,必要时同期行脊柱融合内固定术。

【常见护理诊断 / 问题】

1. 疼痛　与椎管狭窄、神经根受压有关。

2. 躯体活动障碍　与疼痛、椎管狭窄及神经根受压有关。

【护理措施】

1. 减轻疼痛　保持正确的体位,减少活动,活动时可带腰围。必要时遵医嘱给予镇痛药物。

2. 合理功能锻炼　指导患者进行各种日常生活自理能力训练,以提高生活自理能力。

(刘立飞)

思维导图　　　　　　　　自测题

思考题

1. 如何指导腰椎手术后患者进行功能锻炼及下床活动？
2. 如何指导颈椎病患者进行功能锻炼？

第四十八章

皮肤病患者的护理

第四十八章
课件

📖 学习目标

识记：

1. 能叙述皮肤的主要解剖结构；能列举皮肤的功能。

2. 能复述皮肤病主观症状、客观体征；复述风团、结节、糜烂、鳞屑、浸渍、瘢痕、萎缩、苔藓样变的概念。

3. 能复述接触性皮炎、湿疹、荨麻疹、药疹、带状疱疹、脓疱疮、浅部真菌病、银屑病、痤疮的概念；能简述带状疱疹、寻常型银屑病的典型表现。

4. 能列举药疹、浅部真菌病、银屑病的分类(型)。

理解：

1. 能比较皮肤病主观症状与客观体征的区别；能分析原发性皮损与继发性皮损的特点。

2. 能阐明常用外用药物的种类与作用。

3. 能归纳银屑病、痤疮的处理原则及外用药物治疗方法；能分析接触性皮炎、湿疹、药疹、寻常型脓疱疮的临床特点和处理原则。

4. 能比较不同类型荨麻疹、浅部真菌病的临床表现。

应用：

1. 能根据使用原则帮助患者使用外用药物。

2. 能根据护理程序对常见皮肤病患者实施整体护理。

导入情境与思考

马先生，32岁。因全身红斑、丘疹伴发热3d，起水疱伴瘙痒、疼痛1d入院。患者于3d前全身皮肤出现红斑、丘疹，伴发热，最高体温39℃，未行治疗，1d前皮肤突起水疱、大疱，痛痒难忍。20d前诊断为癫痫，一直口服卡马西平治疗。既往有磺胺类药物过敏史。

体格检查：T 39.3℃，P 98次/min，R 21次/min，BP 120/80mmHg。心、肺、腹部检查未发现异常。皮肤科情况：全身皮肤大片红斑、丘疹，有大小不等的松弛型水疱，尼氏征阳性，稍受外力即形成糜烂面，触痛明显；眼睑、口唇、阴囊皮肤糜烂，有污秽分泌物。

请思考：

1. 该患者存在哪些护理诊断？
2. 如何针对该患者现存问题进行护理？

第一节　皮肤病概述

皮肤（skin）被覆于体表，与外界环境直接接触。皮肤与口腔、鼻、尿道口、阴道口、肛门等体内管腔表面的黏膜移行连接，构成闭合系统，维持人体内环境稳定。

【解剖概要】

（一）皮肤的解剖结构

皮肤覆盖在人体表面，是人体最大的器官。成人皮肤总面积为 1.5~2.0m²，约占个体体重的 16%。皮肤的主要解剖结构包括表皮（epidermis）、真皮（dermis）、皮下组织和皮肤附属器（skin appendage）（图48-1，见文末彩插）。

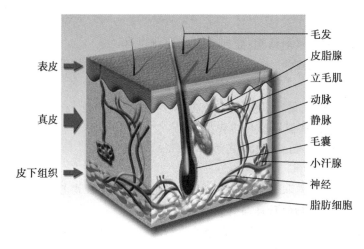

图 48-1　皮肤解剖结构

1. 表皮　由外胚层分化而来，主要由角质形成细胞、黑素细胞、朗格汉斯细胞和麦克尔细胞等构成。在连续分化与更新过程中，表皮细胞的形态、大小及排列呈现有规律的变化。表皮分为 5 层，由深至浅分别为基底层、棘层、颗粒层、透明层和角质层。

2. 真皮　由中胚层分化而来，全身各部位厚薄不一。真皮属于不规则的致密结缔组织，由纤维、基质和细胞组成，其中以纤维成分为主。真皮内有各种皮肤附属器及血管、淋巴管、神经和肌肉，由浅至深可分为乳头层和网状层。

3. 皮下组织　位于真皮下方，其下与肌膜等组织相连，由疏松结缔组织及脂肪小叶组成，含有血管、淋巴管、神经、小汗腺和顶泌汗腺等。皮下组织的厚薄随个体部位、性别及营养状况的不同而有所差异。

4. 皮下附属器　由外胚层分化而来，包括毛发、毛囊、皮脂腺、汗腺和指甲。

（二）皮肤的神经、脉管和肌肉

1. 神经　皮肤中丰富的神经多分布在真皮和皮下组织中，可分为感觉神经和运动神经，通过与中枢神经系统的联系感受各种刺激、支配靶器官活动及完成各种神经反射。

2. 血管　皮肤血管具有营养皮肤组织和调节体温等作用。真皮中有乳头下血管丛(浅丛)和真皮下血管丛(深丛),呈层状分布,与皮肤表面平行,深浅丛之间有丰富的吻合支。毛细血管由连续的内皮构成管壁,相邻的内皮细胞间有细胞连接。

3. 淋巴管　皮肤的淋巴管网与主要的血管丛平行。皮肤中的组织液、游走细胞、细菌、肿瘤细胞等均易通过淋巴管到达淋巴结,最后被吞噬处理或引起免疫反应。

4. 肌肉　立毛肌是皮肤内最常见的肌肉类型,当精神紧张或寒冷时立毛肌收缩引起毛发直立。此外,尚有阴囊肌膜、乳晕平滑肌、血管壁平滑肌等。

【皮肤的功能】

1. 屏障功能　皮肤具有保护体内器官和组织免受外界有害因素损伤的功能,包括对物理性损伤、化学性刺激的防护以及对微生物的防御作用。此外,皮肤还能防止体内水分、电解质及营养物质的丢失。

2. 吸收功能　主要通过角质层(主要途径)、毛囊和皮脂腺、汗管 3 条途径吸收外界物质。皮肤吸收功能受很多因素的影响,如不同部位皮肤结构、角质层的水合程度、被吸收物质的理化性质以及外界环境因素等。

3. 感觉功能　皮肤的感觉功能包括:①单一感觉:触觉、痛觉、压觉、冷觉和温觉;②复合感觉:湿、糙、硬、软、光滑等;③其他:痒觉、形体觉、两点辨别觉和定位觉等。

4. 分泌和排泄功能　主要通过皮脂腺和汗腺完成。皮肤小汗腺分泌受体内外温度、精神因素和饮食的影响,其分泌对维持体内电解质平衡非常重要。出汗时可带走大量热量,对于人体适应高温环境也极为重要;顶泌汗腺的分泌在青春期后增强,并受情绪影响。皮脂腺是全浆分泌,受各种激素的调节,其中雄激素可加快皮脂腺细胞的分裂,雌激素可减少皮脂分泌。

5. 体温调节功能　皮肤体表散热主要通过热辐射、空气对流、热传导和汗液蒸发 4 种方式。当环境温度过高时,汗液蒸发是主要的散热方式。四肢大动脉也可通过调节浅静脉和深静脉的回流量进行体温调节。

6. 代谢功能　参与水、电解质、糖、蛋白质、脂类和维生素的代谢。皮肤内脂类的含量占皮肤总重量的 3.5%~6%,其中脂肪主要存在于皮下组织,为人体提供必要的能量;表皮内 7- 脱氢胆固醇经紫外线照射后可生成维生素 D_3,对防治骨质疏松等有一定作用。

7. 免疫功能　皮肤是免疫反应的效应器官,有主动参与启动和调节皮肤相关免疫反应的作用,其防御功能、自稳功能和免疫监视功能构成了皮肤免疫系统。

8. 美学功能　健美皮肤体现了人的健康、美丽和自信。健美的标准在不同国家、民族和地区,不同历史时间、文化背景、审美修养和不同阶层的人们之间都存在着差异,但有一些标准是共同的。皮肤健美体现在:皮肤颜色均匀,水分含量充足,水油分泌平衡,肤质细腻有光泽,皮肤光滑有弹性,无皮肤病,面部皱纹程度与年龄相符,具有正常的对外界刺激的反应。皮肤健美由皮肤颜色、细腻度、弹性、润泽度、皮肤的反应性和功能完整度等指标决定,与遗传、性别、年龄、内分泌变化、营养及健康状况等因素有关。

【临床表现】

(一)自觉症状

自觉症状指患者主观感受到的不适感或其他影响生活质量的感觉。常见的有瘙痒、疼痛、烧灼感、麻木感和蚁行感等。

(二)客观体征

客观体征指可用视觉或触觉检查出来的客观病变,根据发生时间及机制,又可分为原发性(primary lesion)和继发性(secondary lesion)两大类。

1. 原发性皮损　由皮肤性病的组织病理变化直接产生的皮肤损害。

(1) 斑疹(macule):为皮肤黏膜的局限性颜色改变。皮损与周围皮肤平齐,大小形状可不一,直径大于3cm时称斑片。根据发生机制和特征不同可分为红斑、出血斑、色素沉着斑及色素减退(或脱失)斑等(图48-2,见文末彩插)。

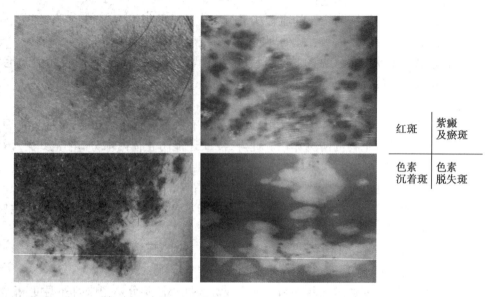

红斑	紫癜 及瘀斑
色素 沉着斑	色素 脱失斑

图48-2　斑疹

(2) 丘疹(papule):为局限性、充实性、浅表性皮损,隆起于皮面,直径一般小于1cm。丘疹可由表皮细胞或真皮浅层细胞增殖(如银屑病、皮肤纤维瘤)、代谢产物聚积(如皮肤淀粉样变)或炎细胞浸润(如湿疹)引起。形态介于斑疹与丘疹之间的稍隆起皮损称斑丘疹;丘疹顶部有小水疱时称丘疱疹;丘疹顶部有小脓疱时称丘脓疱疹(图48-3,见文末彩插)。

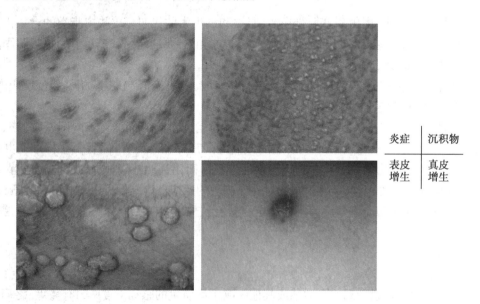

炎症	沉积物
表皮 增生	真皮 增生

图48-3　丘疹

(3) 水疱(vesicle):为高出皮面、内含液体的局限性、腔隙性皮损,可直接发生,亦可由丘疹转变而来,直径一般小于1cm。大于1cm者称大疱。内容物含血液者称血疱(图48-4,见文末彩插)。

(4) 脓疱(pustule):为高出皮面、内含脓液的局限性、腔隙性皮损,脓疱的疱液一般较浑浊,稀薄或黏稠,皮损周围常有红晕(图48-4,见文末彩插)。

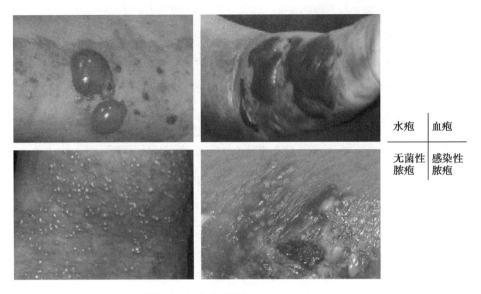

图 48-4　水疱、脓疱

（5）囊肿（cyst）：为含有液体、半固体黏稠物或细胞成分的囊性皮损，一般位于真皮或更深位置，可隆起于皮面或仅可触及（图 48-5，见文末彩插）。

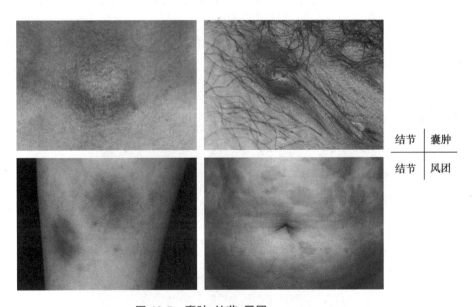

图 48-5　囊肿、结节、风团

（6）结节（nodule）：为局限性、实质性、深在性皮损，位置可深达真皮或皮下。皮损呈圆形或椭圆形，可隆起于皮面，亦可不隆起，需触诊方可查出，触之有一定硬度或浸润感（图 48-5，见文末彩插）。

（7）风团（wheal）：为暂时性、隆起性皮损，由真皮乳头层血管扩张、血浆渗出所致。皮损一般大小形态不一，可为红色或白色，周围常有红晕。风团一般具有发生快、消退快的特点，且消退后不留任何痕迹（图 48-5，见文末彩插）。

2. 继发性皮损　是由原发性皮损自然演变而来，或因搔抓、治疗不当引起。

（1）鳞屑（scale）：为已经脱落或即将脱落的角质层细胞。鳞屑的大小、厚薄、形态不一，可呈糠秕状、蛎壳状或大片状（图 48-6，见文末彩插）。

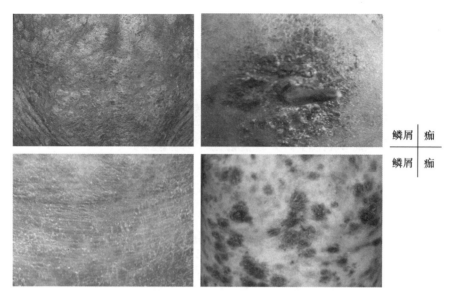

鳞屑	痂
鳞屑	痂

图 48-6　鳞屑、痂

(2) 痂(crust):常附着于有渗液的创面上,由渗液与脱落组织、药物等混合凝结而成。痂可薄可厚,质地柔软或脆硬,并可与皮肤粘连(图 48-6,见文末彩插)。

(3) 浸渍(maceration):皮肤角质层含水量增多导致表皮强度减弱,皮损质地变软、颜色变白,表面可起皱,摩擦后表皮易脱落而露出糜烂面容易继发感染。

(4) 糜烂(erosion):为局限性表皮或黏膜上皮缺损形成的湿润创面。皮损大小、形态各异,基底部较清洁(图 48-7,见文末彩插)。

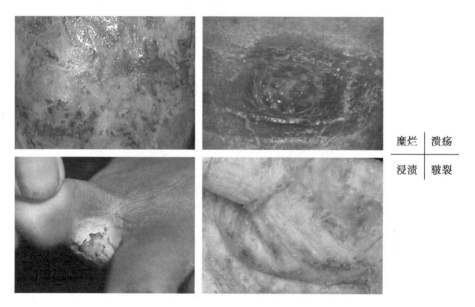

糜烂	溃疡
浸渍	皲裂

图 48-7　腐烂、溃疡、皲裂

(5) 溃疡(ulcer):局限性皮肤或黏膜缺损形成的创面。可深达真皮或更深位置。皮损的大小形态各异,其基底部常有坏死组织附着,边缘可陡直、倾斜或高于周围皮肤(图 48-7,见文末彩插)。

(6) 裂隙(fissure):也称皲裂,为线状的皮肤裂口,可深达真皮,好发于掌跖、指趾、口角等(图 48-7,见文末彩插)。

(7) 瘢痕(scar):真皮或深部组织缺损或破坏后,由新生结缔组织增生修复而成。皮损光滑无弹性,表面无皮纹和毛发。按其与周围正常皮肤的高低关系,瘢痕又可分为萎缩性瘢痕、平滑性瘢痕和增生性瘢痕(图 48-8,见文末彩插)。

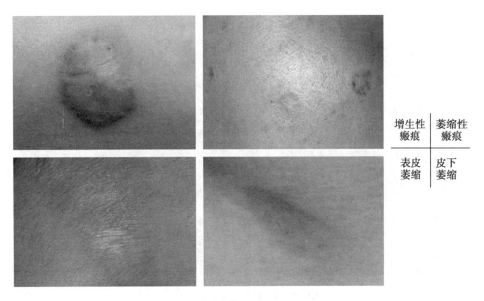

图 48-8　瘢痕、萎缩

(8) 萎缩(atrophy):为皮肤的退行性变化,可发生于表皮、真皮及皮下组织。表皮萎缩常表现为皮肤变薄,半透明,表面有细皱纹呈羊皮纸样,正常皮沟变浅或消失。真皮萎缩表现为局部皮肤凹陷,表皮纹理可正常,毛发可能变细或消失。皮下组织萎缩则表现为明显凹陷(图 48-8,见文末彩插)。

(9) 抓痕(scratch mark):线状或点状的表皮或深达真皮浅层的剥脱性缺损,常由搔抓或摩擦所致。皮损表面可有渗出、脱屑或血痂,若损伤较浅,则愈后不留瘢痕。(图 48-9,见文末彩插)

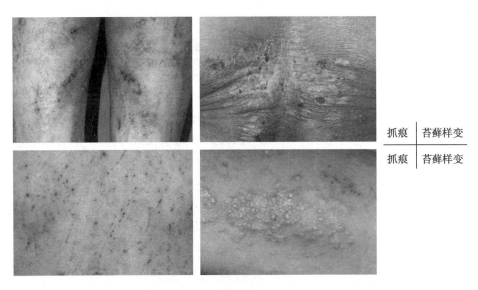

图 48-9　抓痕、苔藓样变

(10) 苔藓样变(lichenification):即皮肤局限性粗糙增厚,常由搔抓、摩擦及皮肤慢性炎症所致,表现为皮嵴隆起,皮沟加深,皮损界限清楚(图 48-9,见文末彩插)。

（11）坏死（necrosis）与坏疽（gangrene）：为皮肤及皮下甚至更深组织因缺血而导致的变化。坏死多指微血管病变造成的小范围组织坏死；坏疽多指较大血管病变造成的大面积皮肤或皮下组织坏死，表现为局部组织变黑、萎缩、大面积坏疽伴有温度降低、感觉消失（图48-10，见文末彩插）。

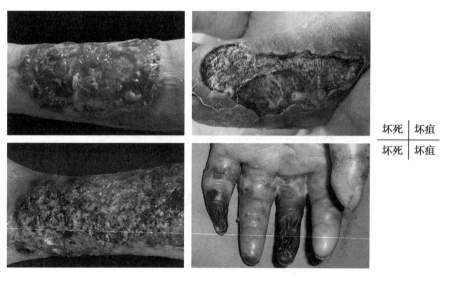

坏死	坏疽
坏死	坏疽

图 48-10　坏死与坏疽

【处理原则】

皮肤病的治疗主要包括全身治疗、外用药物治疗、物理治疗和手术治疗等。

（一）全身治疗

用于全身治疗的药物有抗组胺药、糖皮质激素、抗生素、抗病毒药物、抗真菌药物、维A酸类药物、免疫抑制剂、免疫调节剂及维生素类药物等。

（二）外用药物治疗

1. 常用外用药物的种类及代表药物，见表48-1。

表 48-1　常用外用药物的种类及代表药物

种类	作用	药物举例
清洁剂	清除渗出物、鳞屑、痂皮和残留药物	生理盐水、3% 硼酸溶液、液体石蜡、1∶1 000 呋喃西林溶液
保护剂	保护皮肤、减少摩擦和缓解刺激	滑石粉、氧化锌粉、炉甘石、淀粉
止痒剂	减轻局部痒感	5%~10% 苯唑卡因、麝香草酚、苯酚、各种焦油制剂、糖皮质激素等
角质促成剂	促进表皮角质层正常化，收缩血管、减轻渗出和浸润	2%~5% 煤焦油或糠馏油、5%~10% 黑豆馏油、3% 水杨酸、3%~5% 硫黄、0.1%~0.5% 蒽林、钙泊三醇软膏
角质剥脱剂	使过度角化的角质层细胞松解脱落	5%~10% 水杨酸、10% 间苯二酚、10% 硫黄、20%~40% 尿素、5%~10% 乳酸、0.01%~1% 维A酸
收敛剂	凝固蛋白质、减少渗出、抑制分泌、促进炎症消退	0.2%~0.5% 硝酸银、2% 明矾液、5% 甲醛
腐蚀剂	破坏或去除增生的肉芽组织或赘生物	30%~50% 三氯醋酸、纯苯酚、硝酸银棒、5%~20% 乳酸
抗菌剂	杀灭或抑制细菌	3% 硼酸溶液、0.1% 雷夫奴尔、5%~10% 过氧化苯甲酰、3% 红霉素、1% 克林霉素、0.1% 小檗碱、1% 四环素、2% 莫匹罗星

种类	作用	药物举例
抗真菌剂	杀灭或抑制真菌	2%~3% 克霉唑、1% 益康唑、2% 咪康唑、2% 酮康唑、1% 联苯苄唑、1% 特比萘芬、10% 十一烯酸、5%~10% 水杨酸、6%~12% 苯甲酸、10%~30% 冰醋酸、5%~10% 硫黄
抗病毒剂	抗病毒	3%~5% 阿昔洛韦、10%~40% 足叶草酯、0.5% 足叶草酯毒素等
杀虫剂	杀灭疥螨、虱、蠕形螨	5%~10% 硫黄、2% 甲硝唑、1%γ-666、25% 苯甲酸苄酯、20%~30% 百部酊、5% 过氧化苯甲酰等
遮光剂	吸收或阻止紫外线穿透皮肤	5% 二氧化钛、10% 氧化锌、5%~10% 对氨基苯甲酸、5% 奎宁等
脱色剂	减轻色素沉着	3% 氢醌、20% 壬二酸等
维A酸类	调节表皮角化和抑制表皮增生和调节黑色素代谢等作用	0.025%~0.05% 全反式维A酸霜、0.1% 他扎罗汀凝胶
糖皮质激素	抗炎、止痒、抗增生	醋酸氢化可的松、曲安奈德

2. 外用药物的剂型与使用原则

(1) 皮肤病外用药物剂型常见的有：溶液、酊剂、粉剂、洗剂、油剂、乳剂、软膏、糊剂、硬膏、涂膜剂、凝胶和气雾剂等多种。

(2) 外用药物的使用原则

1) 正确选用外用药物的种类：根据病因与发病机制等合理选择外用药物种类，如细菌性皮肤病宜选抗生素，真菌性皮肤病可选抗真菌药物，变态反应性疾病选择糖皮质激素或抗组胺药，瘙痒者选用止痒剂，角化不全者选用角质促成剂，角化过度者选用角质剥脱剂等。

2) 正确选用外用药物的剂型：药物剂型可根据皮损特点进行选择，原则为：①急性皮炎仅有红斑、丘疹而无渗液时可选用粉剂或洗剂，炎症较重、糜烂、渗出较多时宜用溶液湿敷，有糜烂但渗出不多时则用糊剂；②亚急性皮炎渗出不多者宜用糊剂或油剂，如无糜烂宜用乳剂或糊剂；③慢性皮炎可选用乳剂、软膏、硬膏、酊剂、涂膜剂等；④单纯瘙痒无皮损者可选用乳剂、酊剂等。

3) 详细向患者解释用法和注意事项：详细给患者讲解外用药物的使用方法、使用时间、部位、次数和可能出现的不良反应及其预防和处理方法等。

(三) 物理治疗

1. 电疗法　常用的电疗法有：

(1) 电解术：适用于毛细血管扩张和脱毛。

(2) 电干燥术：适用于较小的寻常疣、化脓性肉芽肿等。

(3) 电凝固术：适用于稍大的良性肿瘤或增生物。

(4) 电烙术：适用于各种疣和较小的良性肿瘤。

2. 光疗法　常用的光疗法有：

(1) 红外线：适用于皮肤感染、慢性皮肤溃疡冻疮和多形红斑等。

(2) 紫外线：适用于玫瑰糠疹、银屑病、斑秃、慢性溃疡、痤疮、毛囊炎、疖病等。

(3) 光化学疗法：适用于银屑病、白癜风、原发性皮肤T细胞淋巴瘤、斑秃、特应性皮炎等。

(4) 激光手术、激光理疗、选择性激光和光嫩肤技术以及光动力疗法：适用于基底细胞上皮瘤、鳞状细胞癌等皮肤肿瘤。

3. 微波疗法　适用于各种疣、皮赘、血管瘤、淋巴管瘤及汗管瘤等的治疗。

4. 冷冻疗法　冷冻剂主要有液氮(-196℃)、二氧化碳雪(-70℃)等。适用于各种疣、化脓性肉芽肿、结节性痒疹、瘢痕疙瘩及浅表良性肿瘤等。

5. 水疗法 常见的有淀粉浴、温泉浴、人工海水浴、高锰酸钾浴及中药浴等,适用于银屑病、慢性湿疹、瘙痒病及红皮病等。

6. 放射疗法 常用放射源有浅层X线、核素。适应证包括各种增殖性皮肤病如血管瘤、瘢痕疙瘩、恶性肿瘤如基底细胞上皮瘤、鳞状细胞癌、原发性皮肤T细胞淋巴瘤等,也可用于脱毛、止汗等。

（四）手术治疗

皮肤手术治疗可用于皮肤肿瘤切除、皮肤创伤清理、活体组织取材、改善或恢复皮肤异常功能及美容整形,常用的皮肤外科手术如切割术、皮肤移植术、毛发移植术、体表外科手术、腋臭手术疗法、皮肤磨削术、Mohs外科切除技术等。

1. 切割术 局部切割可破坏局部增生的毛细血管和结缔组织。适用于酒渣鼻。

2. 皮肤移植术 包括游离皮片移植术、皮瓣移植术和表皮移植。

3. 毛发移植术 包括钻孔法、自体移植法、头皮缩减术,条状头皮片、带蒂皮瓣和组织扩张术与头皮缩减术的联用等。适用于修复雄激素性秃发等。

4. 体表外科手术 用于活检、皮肤肿瘤及囊肿的切除、脓肿切开引流、拔甲等。

5. 腋臭手术疗法 有三种手术方法,全切除、部分切除加剥离术、剥离术。

6. 皮肤磨削术 利用电动磨削器或微晶体磨削皮肤,达到消除皮肤凹凸性病变的目的。适用于痤疮和其他炎症性皮肤病遗留的小瘢痕、雀斑、粉尘爆炸着色等,瘢痕体质者禁用。

7. Mohs外科切除技术 将切除组织立即冰冻切片进行病理检查,以决定进一步切除的范围。适用于体表恶性肿瘤(如基底细胞上皮瘤、鳞状细胞癌)的切除,根治率可达98%以上。

（胡晓晴）

第二节 常见皮肤病

一、变态反应性皮肤病

变态反应亦称过敏反应,是抗原物质作用于机体后可致机体的反应性发生改变。变态反应性皮肤病种类繁多,如Ⅰ型变态反应常引起荨麻疹;Ⅳ型变态反应常引起接触性皮炎、湿疹等;药疹的发生可能与Ⅰ、Ⅱ、Ⅲ、Ⅳ型变态反应均有关。本节重点讲解接触性皮炎、湿疹、荨麻疹和药疹等患者的护理。

（一）接触性皮炎

接触性皮炎(contact dermatitis)是皮肤黏膜接触某些外源性物质后,引起接触部位甚至接触部位以外发生的炎症性反应。其病变过程多为急性,表现为红斑、丘疹、水疱甚至大疱,严重时出现皮肤溃疡、坏死等。

【病因与发病机制】

1. 病因 根据来源,可将引起接触性皮炎的物质分为3类:①动物性,主要包括动物的毒素和昆虫的毒毛等,如皮革、羽绒制品、蜂类、水母、毛虫等;②植物性,某些植物的叶、茎、花、果等,如漆树、荨麻、补骨脂等;③化学性,如重金属盐类(镍、铬、汞等)、日常生活用品、化妆品、外用药物、化工原料、杀虫剂与除臭剂等,为接触性皮炎的主要原因。

2. 发病机制 可分为刺激性和变应性接触性皮炎。有些物质在低浓度时可为致敏物,在高浓度时则为刺激物或毒性物质。①强弱刺激:由于外界物理或化学物质的毒性效应引起皮肤屏障破坏,造成皮肤黏膜组织损伤,任何人均可发生。皮炎的发生与接触物的性质、浓度和接触时长等有关。强刺激性或浓度高的毒性物质如强酸、强碱等可在短时间内引起急性皮炎,而弱刺激性物质如洗涤剂、植物汁液、汽油等长期反复刺激可引发慢性皮炎;②变态反应:主要是T细胞介导的Ⅳ型迟发型变态反应。接触物为致敏因子,本身并无刺激性或毒性,多数人接触后不发病,仅在少数敏感个体引起炎症反应,一般初次接触时不发病,再次接触时发生皮炎。皮损常呈广泛性、对称性分布,易反复发作,皮肤斑贴试验阳性。

刺激性接触性皮炎和变态反应性接触性皮炎的鉴别见表48-2。

表 48-2　刺激性接触性皮炎和变态反应性接触性皮炎鉴别

	刺激性接触性皮炎	变态反应性接触性皮炎
发患者群	所有人	少数人
发病部位	直接接触部位	泛发
致敏	无须	需要,初次接触多不发病
发病时间	初次接触后 4~12h 或反复接触后	再次接触 24~48h 后
接触物特性	刺激性或毒性物质	半抗原
发病机制	非免疫反应	IV型超敏反应
自觉症状	多为刺痛或灼痛,可有瘙痒	瘙痒

【临床表现】

根据病程可分为急性、亚急性和慢性接触性皮炎。

1. 急性接触性皮炎　起病较急。皮损多局限于接触部位,典型皮损为境界清楚的红斑,其上有丘疹和丘疱疹,严重时红肿明显并出现水疱和大疱,疱壁紧张,内容清亮(图48-11,见文末彩插),疱破后出现糜烂、结痂,偶有坏死。皮损形态与接触物有关,常有瘙痒或灼痛。去除接触物后经积极处理,一般 1~2 周内可痊愈。急性期未经治疗或反复刺激可进入亚急性期和慢性期。

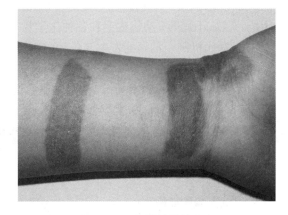

图 48-11　急性接触性皮炎

2. 亚急性和慢性接触性皮炎　若接触物的刺激性较弱或浓度较低,皮损开始可呈亚急性,表现为轻度红斑、丘疹、境界不清楚,出现结痂及脱屑。长期反复接触可致局部皮损慢性化,表现为轻度增生、皮肤苔藓化及鳞屑等。

【辅助检查】

斑贴试验是诊断接触性皮炎的最简单可靠的方法,但急性期不宜进行。

【处理原则】

本病的处理原则是寻找病因、迅速脱离接触物并积极对症处理。

1. 局部治疗　急性期无渗液时可选用炉甘石洗剂;有少量渗液可外用氧化锌油;有明显渗液时可用 3% 硼酸溶液冷湿敷,每次 15~30min,每日数次,连续 1~3 次,直至控制渗出。亚急性期无渗液时可外用糖皮质激素霜剂;有少量渗液时可外用糖皮质激素糊剂或氧化锌油;有感染时可外用抗生素(如莫匹罗星等)。慢性期可外用糖皮质激素软膏。

2. 全身治疗　以抗炎、止痒为主,根据病情可给予抗组胺药物、维生素C、钙剂等治疗。皮疹严重、泛发的患者可短期应用糖皮质激素。有继发感染时应用抗生素。

【护理措施】

1. 心理护理　安慰患者,告知其去除致敏性接触后,经治疗可痊愈,日后若不再接触致敏性物质也不会复发。

2. 生活指导　室温不宜过低或过高,选择纯棉内衣裤,饮食宜多样化,避免偏食,禁忌辛辣、海鲜等食物,多吃水果和蔬菜。

3. 皮肤护理　保持皮肤清洁干燥,避免热水烫洗和使用肥皂,避免搔抓、摩擦、压迫、风吹、光照等各种刺激。

4. 严重皮损的护理　密切观察皮损变化和全身状况,对组织坏死部位做好换药护理,预防继发感染和其他并发症。

5. 健康指导　①讲解本病防治知识,做好药物的使用指导,尽可能避免接触易致敏刺激物;②加强防护,如戴手套、戴口罩、穿防护服、外涂防护霜等;③不论接触何种物质过敏,立即用清水反复冲洗,尽快就医。

(二)湿疹

湿疹(eczema)是由多种内、外因素引起的真皮浅层及表皮炎症。急性期皮损以丘疱疹为主,有渗出倾向;慢性期以苔藓样变为主,易反复发作。

【病因与发病机制】

确切病因尚不清楚,可能与下列因素有关:

1. 内部因素　常见的有慢性感染病灶(如慢性胆囊炎、扁桃体炎、肠寄生虫病等)、内分泌及代谢改变(如月经紊乱、妊娠等)、血液循环障碍(如小腿静脉曲张等)、神经精神因素(如精神紧张、过度疲劳、焦虑、失眠等)、遗传因素(如过敏体质)等,其中遗传因素与个体的易感性和耐受性有关。

2. 外部因素　本病的发生可由食物(如鱼、虾、牛羊肉等)、吸入物(如花粉、尘螨等)、生活环境(如日光、炎热、干燥等)、动物皮毛和各种化学物质(如化妆品、肥皂、合成纤维等)诱发或加重。

3. 发病机制　本病的发生与各种内因、外因相互作用有关,少数可能由迟发型变态反应介导。

【临床表现】

根据病程和临床特点可分为急性、亚急性、慢性湿疹(图 48-12,见文末彩插)。

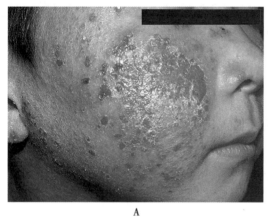
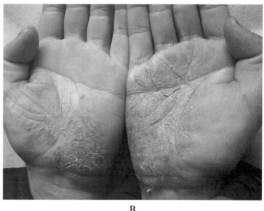

A　　　　　　　　　　　　　B

图 48-12　湿疹
A. 急性湿疹;B. 慢性湿疹

1. 急性湿疹　好发于面、耳、手、足、前臂、小腿等外露部位,严重者可弥漫全身,常对称分布。皮损呈多形性,常表现为红斑基础上的针头至粟粒大小丘疹、丘疱疹,严重时可出现小水疱,常融合成片,境界不清,常因搔抓形成点状糜烂面,有明显浆液性渗出。自觉瘙痒剧烈,搔抓、热水烫洗可加重皮损。如继发感染则形成脓疱、脓痂、淋巴结肿大,甚至出现发热等全身症状。

2. 亚急性湿疹　由急性湿疹炎症减轻或处理不当发展而来。表现为红肿及渗出减轻,但仍可有丘疹及少量丘疱疹,皮损呈暗红色,可有少许鳞屑及轻度浸润。仍自觉有剧烈瘙痒。再次暴露于致敏原、新的刺激或处理不当可导致急性发作;若经久不愈,则可发展为慢性湿疹。

3. 慢性湿疹 多由急性及亚急性湿疹迁延而来,也可由于刺激轻微、持续而一开始就表现为慢性化。好发于手、足、小腿、肘窝、股部、乳房、外阴、肛门等处,多对称发病。表现为患部皮肤浸润性暗红斑上有丘疹、抓痕及鳞屑,局部皮肤肥厚、表面粗糙,有不同程度的苔藓样变、色素沉着或色素减退。常呈阵发性瘙痒,病情时轻时重,延续数月或更久。

4. 几种特殊类型的湿疹 临床上还可见到一些固定位置的湿疹发生。①手部湿疹:手部接触外界刺激的机会较多,故发病率高,但病因不易明确,易反复发作。多数起病缓慢,表现为手部的干燥暗红斑,局部浸润肥厚,边缘较清楚,冬季常形成裂隙。除特应性素质外,某些患者还可能与职业、情绪等因素有关。②乳房湿疹:多见于哺乳期女性。表现为乳头、乳晕、乳房暗红斑,其上有丘疹和丘疱疹,边界不清,可伴糜烂、渗出和裂隙,可单侧或对称发病,瘙痒明显,发生裂隙时可出现疼痛,仅发生于乳头部位者称为乳头湿疹。③外阴、阴囊和肛门湿疹:局部剧烈瘙痒,常因过度搔抓、热水烫洗而呈红肿、渗出、糜烂,长期反复发作可慢性化,表现为局部皮肤苔藓样变。

【辅助检查】

可行特殊变应原检测,寻找可能的发病原因。

【处理原则】

本病的处理原则是避免可疑致病因素并积极对症处理。

1. 局部治疗 急性期无渗液或渗出不多者可用氧化锌油,渗出多者可用 3% 硼酸溶液冷湿敷,渗出减少后用糖皮质激素霜剂,可与油剂交替使用;亚急性期可选用糖皮质激素乳剂、糊剂,为防止和控制继发感染,可加用抗生素;慢性期可选用软膏、硬膏、涂膜剂;顽固性局限性皮损可用糖皮质激素作皮损内注射。

2. 全身治疗 抗炎、止痒。可用抗组胺药、镇静安定剂等,一般不宜使用糖皮质激素。急性期可用钙剂、维生素 C、硫代硫酸钠等静脉注射或普鲁卡因静脉封闭;有继发感染者加用抗生素。

【护理措施】

除按接触性皮炎的护理措施外,还应做好以下护理:

1. 瘙痒护理 ①保持室内温湿度适宜,夏季开空调时间不宜过长;②洗澡不宜过勤,洗浴后涂抹护肤乳液或护肤油;③冷敷降低局部皮肤温度,减轻瘙痒;④禁止搔抓,可用按压、拍打或按摩代替;⑤保持良好的情绪,避免突然的情绪变化加重瘙痒。

2. 治疗配合 遵医嘱给予治疗性的浸浴疗法,如淀粉浴、油浴。注意调节室温、水温,避免感冒或烫伤,严密观察患者有无不适。血压高于 160/100mmHg、进食后半小时内、空腹时,不能进行浸浴疗法。

3. 健康教育 ①找出并牢记致敏物质,避免再接触。②告诉患者精神心理因素与湿疹发作或加重的关系,应保持心情愉快,不要过于焦躁或焦虑,树立信心,积极治疗。注意休息,劳逸结合,避免过度劳累和紧张,养成良好的生活习惯。注意湿疹的发生与饮食、情绪、环境、工种的关系,消除有关因素。若与工作性质有关,应做好劳动保护或调换工种。③遵医嘱治疗患者的全身性疾病,如体内感染病灶、肠道寄生虫病、月经失调等。

(三)荨麻疹

荨麻疹(urticaria)俗称“风疹块”,是皮肤、黏膜小血管暂时扩张和通透性增加而发生的局限性水肿。临床表现为时隐时现的瘙痒性风团,消退后不留痕迹。本病十分常见,发病率为 1%~5%。

【病因与发病机制】

1. 病因 多数患者不能找到确切原因,尤其是慢性荨麻疹。目前认为与食物、药物、感染、物理因素、动植物因素、精神因素、内脏和全身性疾病、遗传因素等有关。

2. 发病机制 一般可分为免疫性和非免疫性两类。

(1) 免疫性机制:多数为 IgE 介导的 Ⅰ 型变态反应,少数为 Ⅱ 型(多见于输血反应)、Ⅲ 型(多见于血清病)或 Ⅳ 型。Ⅰ 型变态反应引起肥大细胞嗜碱性粒细胞脱颗粒,释放一系列生物活性介质(组胺、缓激肽、花生四烯酸代谢产物),引起小血管扩张、通透性增加、平滑肌收缩和腺体分泌增加等,从而产生皮肤、黏膜、呼吸道和消化道等一系列局部或全身性变态反应症状。

（2）非免疫性机制：主要指物理因素（冷、热、水、日光、震动、运动等）、某些分子的毒性作用（食物、药物、各种动物毒素）、补体、神经递质等，通过肥大细胞膜表面的受体和配体间直接作用导致细胞活化。

【临床表现】

根据病程、病因等特征，可将本病分为急性和慢性荨麻疹、其他类型荨麻疹。

1. 急性荨麻疹　起病较急，常突感皮肤瘙痒，很快于瘙痒部位出现大小不等、形态不规则的红色风团，孤立或散在，也可融合成片；微血管内血清渗出急剧时，压迫管壁，风团可呈苍白色，皮肤凹凸不平，呈橘皮样（图48-13，见文末彩插）。数小时内水肿减轻，风团变为红斑并逐渐消失，持续时间一般不超过24h，但新风团可此起彼伏，不断发生。突出症状为剧痒难忍，重者伴心慌、烦躁、恶心、呕吐甚至血压降低等过敏性休克症状；胃肠道黏膜受累时出现恶心、呕吐、腹痛和腹泻等症状；累及喉头、支气管时出现呼吸困难甚至窒息；感染者可出现寒战、高热、脉速等全身中毒症状。

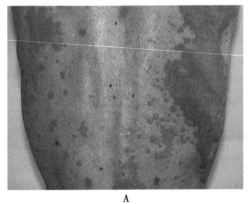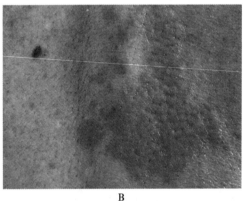

A　　　　　　　　　　　　　　　　　B

图48-13　急性荨麻疹
A. 风团；B. 橘皮样表现

2. 慢性荨麻疹　皮损反复发作超过6周以上者称为慢性荨麻疹。全身症状一般较轻，风团时多时少，反复发生，常达数月或数年之久，偶可急性发作；部分患者发作时间有一定规律。

3. 其他类型荨麻疹　①皮肤划痕症：又称人工荨麻疹。搔抓或用钝器划皮肤后，沿划痕出现条状隆起（图48-14，见文末彩插），伴瘙痒，停止刺激后风团很快消退，不留痕迹。皮肤划痕症可单独发生，也可与其他类型荨麻疹同时存在。本型与系统性疾病、特应性体质、食物过敏或自身免疫无关。平均病程5~7年。②寒冷性荨麻疹：暴露在寒冷环境中可诱发风团的形成，风团大小不一、形状各异（图48-15，见文末彩插），有瘙痒感，有时进食冷饮可引起口腔和喉头水肿。平均病程6~9年。③胆碱能性荨麻疹：青春期多见。在运动、体力劳动、发热、饮酒、出汗或情绪激动时，躯体深部温度上升，胆碱能神经释放乙酰胆碱，使肥大细胞释放组胺引起1~3mm直径的小风团，互不融合，周围红晕，伴剧烈瘙痒，30~60min内消退。偶伴有头痛、流涎、眩晕、腹痛、瞳孔缩小等乙酰胆碱样表现。④其他类型：如日光性荨麻疹、压力性荨麻疹、热性荨麻疹等。

【辅助检查】

可进行皮肤变应原、血白细胞计数及分类、血沉、抗核抗体与血清补体测定，梅毒血清学反应、尿液常规及培养、大便找虫卵等检查。

【处理原则】

处理原则为去除病因，抗过敏和对症治疗。

1. 局部治疗　夏季可选止痒液、炉甘石洗剂等，冬季选有止痒作用的乳剂。日光性荨麻疹局部使

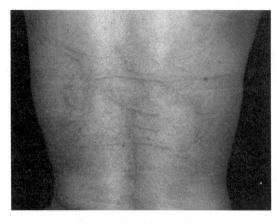

图 48-14　皮肤划痕症

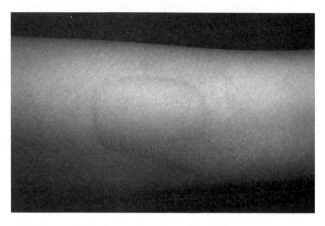

图 48-15　寒冷性荨麻疹(冰块试验)

用遮光剂。

2. 全身治疗

(1) 急性荨麻疹:首选镇静作用较轻的第二代抗组胺药(如非索非那定、氯雷他定、地氯雷他定等)治疗。维生素 C 及钙剂降低血管通透性,与抗组胺药有协同作用。有腹痛者可给予解痉药;有休克症状者,应立即皮下或肌内注射肾上腺素,并采取其他抗过敏性休克措施;有支气管痉挛者,立即给氧,并静脉注射氨茶碱,出现喉头水肿时,静脉注射氢化可的松,必要时做插管或气管切开;有感染者,立即使用抗生素控制感染,并处理感染病灶。

(2) 慢性荨麻疹:以抗组胺药治疗为主。给药时间根据风团发生的时间进行调整,如晨起较多则应临睡前给予稍大剂量,如临睡时多则晚饭后给稍大剂量。病情控制后宜继续用药并逐渐减量。单种抗组胺药无效时,2~3 种联用或交替使用。顽固性荨麻疹联用 H_1、H_2 受体拮抗剂,酌情选用利血平、氨茶碱、氯喹、雷公藤等口服。

(3) 其他类型荨麻疹:在抗组胺药物基础上,根据荨麻疹的不同类型联合使用不同药物。如皮肤划痕症可用酮替芬;寒冷性荨麻疹可用赛庚啶、多塞平等;胆碱能性荨麻疹可用酮替芬、西替利嗪、阿托品等;日光性荨麻疹可用羟氯喹;压力性荨麻疹可用羟嗪。

【护理措施】

除湿疹的护理措施外,还应做好以下护理:

1. 用药护理　注意观察抗组胺药物的疗效及副作用,劝阻服药的患者登高作业或从事驾驶工作,以防发生意外。静脉注射钙剂时,动作要缓慢并防止外漏,如有外漏及时处理,防止组织坏死。对使用糖皮质激素的患者,应观察药物的不良反应,输液时滴速不宜过快,否则易引起心慌、头昏等症状。

2. 急救配合　若出现风团时伴有头痛、头晕、胸闷、喘憋等症状,应及时到医院就诊。对病情急重、泛发性荨麻疹患者,应观察血压、脉搏、呼吸情况。有休克者立即皮下或肌内注射肾上腺素 0.5~1mg,给氧,同时建立静脉通路,联系医生并协助抗休克治疗。有呼吸困难者,应立即取平卧位,解开衣领,保持呼吸道通畅,立即给氧,必要时配合气管插管或切开。

3. 健康教育　告诉患者荨麻疹的发病原因和治疗效果,尽可能地找到诱因并去除:对花粉、尘螨过敏者,室内禁止摆放鲜花草;避免接触不知名植物和宠物;消灭蚊虫、蚤、虱等。荨麻疹的皮疹消退后不留任何痕迹,即使有些类型的荨麻疹不能完全治愈,但只要发病时及时到医院处理,也不会对健康造成严重影响。

(四) 药疹

药疹(drug eruption)亦称药物性皮炎(dermatitis medicamentosa),是药物通过各种途径进入人体后引起的皮肤、黏膜的炎症反应。药疹是药物不良反应的一种表现形式,也是最常见的类型。

【病因与发病机制】

1. 病因

(1) 个体因素:不同个体对药物反应的敏感性差异较大,其原因牵涉到遗传因素、某些酶的缺陷、机体病理或生理状态的影响等。同一个体在不同时期对药物的敏感性也可不同。

(2) 药物因素:绝大多数药物都可能导致药疹,但不同种类药物致病的危险性不同。如阿莫西林、氨苄西林比头孢菌素类更易引起药疹。临床上易引起药疹的药物有抗生素、解热镇痛药、镇静催眠药及抗癫痫药、抗痛风药物、异种血清制剂及疫苗、中药等。

2. 发病机制   药疹的发病机制复杂,可分为变态反应和非变态反应两大类。

(1) 变态反应:多数药疹属于此类反应。各型超敏反应均可发生于药疹,如Ⅰ型(荨麻疹型药疹、血管神经性水肿及过敏性休克等)、Ⅱ型(溶血性贫血、血小板减少性紫癜、粒细胞减少等)、Ⅲ型(血管炎、血清病及血清病样综合征等)和Ⅳ型(固定型药疹、剥脱性皮炎、湿疹样及麻疹样药疹等)。变态反应药疹的特点:①只发生于少数过敏体质者;②发病有一定的潜伏期;③病情轻重与药物的药理及毒理作用、剂量无相关性;④临床表现复杂,皮损可呈多种类型;⑤存在交叉过敏及多价过敏现象;⑥病程有一定的自限性,停止致敏药物后病情常好转,抗过敏和糖皮质激素治疗有效。

(2) 非变态反应:此类药疹较少见。其可能的发病机制有药理作用(如烟酸可引起血管扩张、面部潮红,抗凝药可引起紫癜,阿司匹林可诱导肥大细胞脱颗粒释放组胺引起荨麻疹)、过量反应、蓄积作用(如长期使用碘化物、溴化物可引起痤疮样皮损,砷剂可引起色素沉着等)、个体某些代谢酶缺陷或抑制、光毒性反应等。

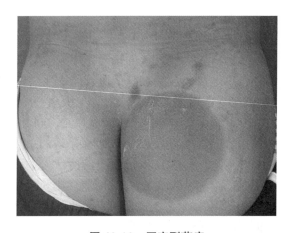

图 48-16   固定型药疹

【临床表现】

药疹的临床表现很复杂,不同药物可引起同种类型药疹,而同种药物不同患者或同一患者在不同时期也可表现为不同的临床类型。常见以下几种类型:

1. 固定型药疹(fixed drug eruption)   因每次发作几乎在同一部位得名。常由解热镇痛类、磺胺类、巴比妥类和四环素类等药物引起。皮损可发生于全身任何部位,尤以口唇、口周、生殖器皮肤-黏膜交界处好发,偶可累及躯干四肢。典型皮损为局限性圆形或类圆形境界清楚的水肿性暗紫红色斑疹(图48-16,见文末彩插),直径1~4cm,常为1个,严重者红斑上可出现水疱或大疱,黏膜褶皱处易糜烂渗出。停药1周左右红斑可消退并遗留灰黑色色素沉着斑。会阴部发生糜烂、溃疡者常病程较长。

2. 荨麻疹型药疹(urticarial drug eruption)   较常见,可有变态反应机制及非变态反应机制引起,多由血清制品、呋喃唑酮、青霉素等引起。临床表现与急性荨麻疹相似,风团泛发全身(图48-17,见文末彩插),持续时间较长,同时可伴有血清病样症状(如发热、关节疼痛、淋巴结肿大甚至蛋白尿等);若致敏药物排泄缓慢

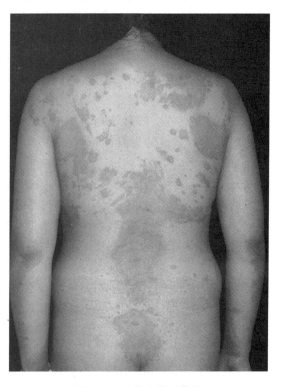

图 48-17   荨麻疹型药疹

或因不断接触微量致敏原,则可表现为慢性荨麻疹。

3. 麻疹型药疹(morbilliform drug eruption)　又称猩红热型药疹或发疹型药疹,是药疹中最常见的类型,约占所有药疹的90%,常见于应用青霉素(尤其是半合成青霉素)、磺胺类、解热镇痛类、巴比妥类等引起,发病多突然,可伴发热等全身症状,但较麻疹及猩红热轻微。麻疹型药疹类似麻疹,皮损为针头或粟粒大小红色斑丘疹,对称分布,可泛发全身,以躯干为多,重者伴发小出血点,多伴明显瘙痒。

4. 多形红斑型药疹(erythema multiforme drug eruption)　多由磺胺类、解热镇痛类及巴比妥类等引起。临床表现与多形红斑相似,多对称分布于四肢伸侧、躯干。皮损为豌豆至蚕豆大小、圆形或椭圆形水肿性红斑、丘疹,境界清楚,中心呈紫红色(虹膜现象),常出现水疱(图48-18,见文末彩插)。自觉瘙痒,累及口腔及外生殖器黏膜时可疼痛。如皮损泛发全身并在原有皮损基础上出现大疱、糜烂及渗出,出现剧烈疼痛、高热、外周血白细胞升高、肝肾功能损害及继发感染等,称为重症多形红斑型药疹,属于重症药疹之一,可导致患者死亡。

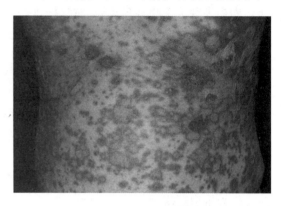

图 48-18　多形红斑型药疹

5. 大疱性表皮松解型药疹(drug-induced bullosa epidermolysis)　又称中毒性表皮坏死松解型药疹(drug-induced toxic epidermal necrolysis,TEN),是药疹中最严重的类型,常由磺胺类、解热镇痛类、抗生素、巴比妥类、卡马西平、别嘌醇、抗结核药等引起。起病急骤,部分患者的皮疹在发病初期可为其他型别,皮疹迅速波及全身并出现大小不等的松弛型水疱或大疱,尼氏征阳性,稍受外力即形成糜烂面,出现大量渗出,可形成大面积表皮坏死松解,表现类似浅表Ⅱ度烫伤(图48-19,见文末彩插);触痛明显。口腔、眼、呼吸道、胃肠道黏膜也可累及,全身中毒症状较重,伴高热、乏力、恶心、呕吐、腹泻、谵妄、昏迷等全身症状,甚至因继发感染、肝肾衰竭、电解质紊乱、内脏出血等死亡。

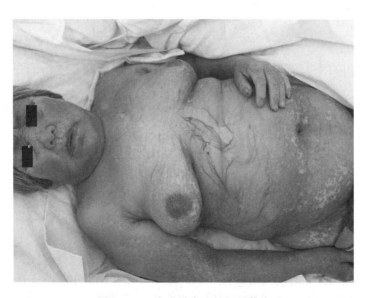

图 48-19　大疱性表皮松解型药疹

6. 剥脱性皮炎型药疹(drug-induced exfoliative dermatitis)　又称红皮病型药疹,属于重症药疹,常由磺胺类、巴比妥类、抗癫痫药、解热镇痛类、抗生素等引起,多为长期用药后发生。首次发病者潜伏期约在20d以上,部分患者是在麻疹型、猩红热型或湿疹型药疹的基础上继续用药或治疗不当所致。皮损初呈麻疹样或猩红热样,逐渐加重并融合呈全身弥漫性潮红、肿胀,尤以面部及手足为重,可出现丘疱疹或水疱,伴糜烂和少量渗出;2~3周后皮肤红肿逐渐消退,全身出现大量鳞片状或落叶状脱屑,手足部则呈手套或袜套状剥脱,头发、指(趾)甲可脱落(病愈后可再生)。可累及口腔黏膜和眼结膜;全身浅表淋巴结常肿大,可伴有支气管肺炎、药物性肝炎,外周血白细胞可显著增高或降低,甚至出现粒细胞缺乏。病程较长,若不及时治疗,严重者常因全身衰竭或继发感染导致死亡。

7. 痤疮型药疹(acneiform drug eruption)　多由于长期应用碘剂、溴剂、糖皮质激素和避孕药等引起。皮损表现为毛囊性丘疹、丘脓疱疹等痤疮样皮损,多见于面部及胸背部,病程进展缓慢,停药后可迁延数月始愈,一般无全身症状。肿瘤新型靶向治疗药物更容易出现痤疮样药疹。

8. 光敏感型药疹(photosensitive drug eruption)　多由于使用氯丙嗪、磺胺类、四环素类、灰黄霉素、补骨脂、喹诺酮类、吩噻嗪类及避孕药等后,经日光或紫外线照射而发病。可分为两类:①光毒反应性药疹:多发生于曝光后7~8h,仅在曝光部位出现与晒斑相似的皮损,任何人均可发生,反应与药物剂量和照射剂量都相关,停药后消退较快,不需要既往接触史,也不需要免疫系统的参加;②光变态反应性药疹:仅少数人发生,有一定潜伏期,表现为曝光部位出现湿疹样皮损,同时累及非曝光部位,病程较长。

临床上将病情严重、死亡率较高的重症多形红斑型药疹、大疱性表皮松解型药疹、剥脱性皮炎型药疹称为重型药疹。

【辅助检查】

1. 体内试验　①皮肤试验:以皮内试验较常用,准确性较高,适用于预测皮肤速发型超敏反应,对高度药物过敏史者禁用。为预防试验诱导严重全身反应,应准备好抢救措施;②药物激发试验:药疹消退后一段时间后,内服试验剂量,以探查可疑致敏药物。仅适用于口服药物所致的较轻型药疹,同时疾病本身又要求必须使用该药治疗时(如抗结核药、抗癫痫药等),一般不应用于速发型变态反应药疹和重型药疹患者。本试验有一定危险性,应在皮损消退至少半个月以后进行,试验前应获得伦理批准和知情同意,并做好抢救准备。

2. 体外试验　体外试验安全性高,但试验结果不稳定,操作繁杂,临床尚难普遍开展。可选择药物特异性IgE检测、嗜碱性粒细胞脱颗粒试验、放射变应原吸附试验、淋巴细胞转化试验、琼脂弥散试验等。

【处理原则】

药疹确诊后,立即停用一切可疑药物,促进体内药物排泄、对症及支持治疗,防治并发症,根据不同类型进行处理。

1. 局部治疗　局部以红斑、丘疹为主者,外用炉甘石洗剂或糖皮质激素霜剂;有糜烂、渗出者,用3%硼酸溶液或生理盐水等湿敷;剥脱性皮炎型药疹者,外涂乳剂保护皮肤,可行淀粉浴安抚、止痒;大疱性表皮松解型药疹者,应抽去疱液,尽量采用干燥、暴露疗法;累及黏膜者定期冲洗以减少感染及防止球、睑结膜粘连。

2. 全身治疗

(1) 轻型药疹:停用致敏药物后,皮损可迅速消退。可酌情给予抗组胺药、维生素C、10%葡萄糖酸钙等,必要时可加用中等剂量糖皮质激素。

(2) 重型药疹:原则为及时抢救,降低死亡率,减少并发症,缩短病程。

1) 使用糖皮质激素:及早足量应用糖皮质激素是降低死亡率的前提。一般地塞米松或氢化可的松静脉滴注3~5d可控制病情,必要时加大剂量。待皮损颜色转淡、无新发皮损、体温下降后可逐渐减量,并代以口服泼尼松片剂。

2) 防治继发感染:防治继发感染是降低死亡率的关键。应强调消毒隔离,根据致病菌的种类,酌情选用与致敏药无关的抗生素(如红霉素或林可霉素)。如抗生素治疗效果不佳,应注意有无真菌感染,必要时尽快加用抗真菌药。

3) 加强支持疗法:由于高热、进食困难、创面大量渗出或皮肤大片剥脱等常导致低蛋白血症、水电解质紊乱,应及时加以纠正,必要时可输入新鲜血液、血浆或白蛋白以维持胶体渗透压、减少渗出;若伴有肝脏损害,应加强保肝治疗。

【护理措施】

1. 心理护理　告诉患者停止致敏药物后,药疹可以消退,只要以后不再使用这类药物,不会复发,帮助患者稳定情绪,安心接受治疗。

2. 饮食护理　应给予高蛋白、高热量、高维生素的流质或半流质饮食。多饮水,多吃新鲜果蔬。有异种蛋白过敏者忌食鱼、虾等海产品及辛辣刺激性食物。

3. 皮肤护理　有结膜损害者,可滴眼药水或涂眼膏,防止结膜粘连、减少感染;口腔黏膜损害者,应做好口腔护理,并用碳酸氢钠溶液漱口。在疾病后期皮肤大片脱落时,应告诫患者等待皮屑自行脱落,勿强行撕脱。

4. 重症皮损的护理

(1) 观察病情:安置患者入住重症监护室,保持病室温暖、通风、隔离。监测生命体征,记录24h 液体出入量。密切观察病情,尤其是心、肝、肾、造血系统的功能,如发现异常,应及时报告医生,并协助处理。另外,观察皮损的变化,使用糖皮质激素者须观察药物不良反应。

(2) 消毒隔离:严格执行消毒隔离制度,接触患者应穿隔离衣,床单、被套严格消毒灭菌,室内每日进行紫外线消毒,减少探视,避免交叉感染。

(3) 对症处理:体温过高者,遵医嘱给予物理降温或药物降温;疼痛严重者,遵医嘱给予镇静止痛药物。

(4) 皮肤护理:对皮损面积广、糜烂渗出严重者局部可用雷夫奴尔溶液(乳酸依沙吖啶)或生理盐水湿敷,或以暴露干燥创面、红蓝光治疗等交替治疗。

(5) 预防压疮:保持床单整洁、干燥,定时翻身,以防压疮。

(6) 全身用药:遵医嘱给予糖皮质激素、能量合剂、抗生素、输液、输血等。

5. 预防　药疹为药源性疾病,因此预防尤为重要。①掌握药物过敏的防治知识,熟知可引起药疹的药物种类和名称,合理用药,避免乱用或滥用药物。②用药前仔细询问药物过敏史,避免使用已知过敏药物或与其结构相似的药物。③注意药疹的早期症状,用药过程中如出现瘙痒、发热、红斑或丘疹等,应立即停用可疑药物,并通知医生,密切观察,妥善处理。④应用青霉素、链霉素、普鲁卡因、血清制剂等药物前应做过敏试验,皮试前应备好急救药物,皮试阳性者一般禁用该药,即使皮试阴性也有发生药疹的可能,应综合分析。必须使用者(如破伤风抗毒素)行脱敏注射,并加强观察,做好抢救准备。⑤建立药物禁忌卡片,嘱患者牢记,每次就诊时告知医生。

二、感染性皮肤病

感染性皮肤病病种较多,包括病毒、细菌、真菌性皮肤病。病毒性皮肤病常见的有带状疱疹、单纯疱疹、手足口病、疣等。细菌性皮肤病常见的有脓疱疮、疖、丹毒、皮肤结核病等。真菌性皮肤病临床上分为浅部真菌病和深部真菌病。本节重点介绍带状疱疹、脓疱疮、浅部真菌病患者的护理。

(一) 带状疱疹

带状疱疹(herpes zoster)是由潜伏在体内的水痘 - 带状疱疹病毒(varicella-zoster virus,VZV)再激活所致,表现以沿单侧周围神经分布的簇集性小水疱为特征,常伴有显著的神经痛。

【病因与发病机制】

VZV 为人疱疹病毒 3 型(HHV-3)病毒,呈砖形,有立体对称的衣壳,内含双链 DNA 分子,只有一种血清型。VZV 对体外环境的抵抗力较弱,在干燥的痂内很快失去活性。

人是 VZV 的唯一宿主。病毒经呼吸道黏膜进入血液形成病毒血症,发生水痘或呈隐性感染,同时病毒潜伏于脊髓后根神经节或脑神经感觉神经节内。在某种诱因(如创伤、疲劳、恶性肿瘤、病后虚弱、使用免疫抑制剂等)下,机体抵抗力下降,潜伏病毒被激活,沿感觉神经轴索下行,到达该神经所支配区域的皮肤内复制,产生水疱,同时受累神经发生炎症、坏死,产生神经痛。本病愈后可获得较持久的细胞免疫,一般不复发。

【临床表现】

本病好发于成人,发病率与年龄成正比,春秋季节多见,具有自限性。

1. 典型表现   发疹前可有轻度乏力、低热、纳差等全身症状,患处皮肤自觉灼热感或神经痛,持续1~5d,亦可无前驱症状即发疹。好发部位依次为肋间神经、颈神经、三叉神经和腰骶神经支配区域。患处常先出现潮红斑,继而出现粟粒至黄豆大小丘疹,簇集分布而不融合,再迅速变为水疱,疱壁紧张发亮,疱液澄清,外周绕以红晕,各簇水疱群间皮肤正常;皮损沿某一周围神经呈带状排列,多发生在身体一侧,一般不超过正中线(图48-20,见文末彩插)。神经痛为本病特征之一,可在发病前或伴皮损出现,老年患者常较为剧烈,病程一般2~3周,老年人为3~4周,水疱结痂脱落后留有暂时性淡红斑或色素沉着。

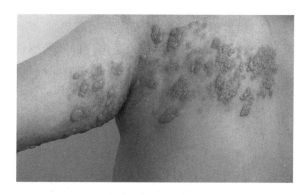

图48-20   带状疱疹

2. 特殊表现

(1)眼带状疱疹(herpes zoster ophthalmicus):系病毒侵犯三叉神经眼支所致,老年人多见,疼痛剧烈,可累及角膜形成溃疡性角膜炎。

(2)耳带状疱疹(herpes zoster oticus):系病毒侵犯面神经及听神经所致,表现为耳道或鼓膜疱疹。膝状神经节受累同时侵犯面神经的运动和感觉神经纤维时,可出现面瘫、耳痛及外耳道疱疹三联征,称为拉姆齐·亨特综合征(Ramsay-Hunt Syndrome)。

(3)带状疱疹后遗神经痛(postherpetic neuralgia,PHN):带状疱疹在发疹前、发疹时以及皮损痊愈后均可伴有神经痛,统称带状疱疹相关性疼痛(zoster-associated pain,ZAP),如果皮损完全消退(通常4周)后神经痛持续存在,则称为PHN。

(4)其他:与患者抵抗力差异有关,可表现为顿挫型(不出现皮损仅有神经痛)、不全型(仅出现红斑、丘疹而不发生水疱即消退)、大疱型、出血性、坏疽型和泛发性(同时累及2个以上神经节产生对侧或同侧多个区域皮损),病毒偶可经血液播散产生广泛性水痘样疹并侵犯肺和脑等器官,称为播散型带状疱疹。

【辅助检查】

疱底刮取物涂片做细胞检查,找到多核巨细胞和核内包涵体有助于诊断,必要时可进行PCR检测VZV-DNA和病毒培养予以确诊。

【处理原则】

处理原则包括抗病毒、止痛、消炎、防止并发症。

1. 局部治疗

(1)外用药物:以干燥、消炎为主,疱液未破时可外用炉甘石洗剂、阿昔洛韦乳膏或喷昔洛韦乳膏;疱疹破溃后可酌情用3%硼酸溶液或1∶5 000呋喃西林溶液湿敷,或外用0.5%新霉素软膏或莫匹星罗软膏。

(2)眼部处理:如合并眼部损害需请眼科医生协同处理。可外用3%阿昔洛韦眼膏、碘苷(疱疹净)滴眼液,局部禁用糖皮质激素外用制剂。

(3)物理治疗:使用紫外线、频谱治疗仪、红外线等局部照射,可缓解疼痛,促进水疱结痂。

2. 全身治疗

(1)抗病毒药物:早期、足量抗病毒治疗,是减轻疼痛和缩短病程的重要措施,特别是50岁以上患者。通常在发疹后 48~72h 内开始抗病毒治疗。阿昔洛韦每次 800mg,每日 5 次口服;或伐昔洛韦每次 1 000mg,每日 3 次口服;或泛昔洛韦每次 500mg,每日 3 次口服,疗程均为 7d。

（2）镇静止痛:可酌情选用索米痛片、吲哚美辛等。同时可应用营养神经的药物,如口服或肌注维生素 B_1、维生素 B_{12} 等。

（3）糖皮质激素:应用有争议,多认为及早合理应用可抑制炎症过程,缩短急性期疱疹相关性疼痛的病程,但对 PHN 无肯定的预防作用。主要应用于病程 7d 以内,无禁忌证的老年患者,可口服泼尼松 30~40mg/d,疗程 7~10d。

【护理措施】

1. 心理护理　讲解本病相关知识,关心、安慰患者,解除因神经痛产生的恐惧感,告诉其保持稳定情绪和积极心态,可提高机体的免疫力,利于疾病的治疗。告知患者本病有自限性,多数不会复发,有后遗神经痛者,疼痛会随时间推移减轻至消失。

2. 一般护理　①本病可接触传染,应安排单间病房,避免交叉感染。生活用品专人专用,限制探视、陪住。②病室定时通风、紫外线消毒。③饮食清淡易消化,保证充足的饮水,保持大便通畅。

3. 皮肤护理　①保持局部清洁,减少摩擦,避免搔抓,以免水疱破溃继发感染;②根据皮损特点外涂药物;③疱皮破损后,在消毒后暴露局部,或行氦氖激光照射等,促其干燥结痂,夜间用无菌纱布覆盖。

4. 疼痛护理　①评估疼痛的原因、性质和程度等。操作时动作轻柔,以减轻患者的恐惧感和疼痛。②指导应用分散注意力减轻疼痛、促进睡眠的方法。鼓励参加文娱活动,坚持适量的锻炼。③遵医嘱给予止痛药物和物理治疗等。

5. 全身用药　遵医嘱给予抗病毒药、糖皮质激素、免疫增强剂、抗生素、维生素等药物,并注意观察药物的不良反应。

（二）脓疱疮

脓疱疮(impetigo)是由金黄色葡萄球菌和 / 或乙型溶血性链球菌引起的一种急性皮肤化脓性炎症。多发生在气温高、湿度大的夏秋季节。易在儿童中流行,具有接触传染性。

【病因与发病机制】

本病由金黄色葡萄球菌引起者占 50%~70%,其次是乙型溶血性链球菌,两者亦可混合感染。细菌主要侵犯表皮,引起化脓性炎症。温度较高、出汗较多和皮肤出现浸渍利于细菌在局部繁殖;患有瘙痒性皮肤病(如痱子、湿疹)时,搔抓可破坏皮肤屏障而利于细菌定植;长期使用糖皮质激素,免疫功能缺陷等,均是发病原因。

脓疱疮具有高度传染性,感染途径主要是通过患者与易感者直接接触,也可通过接触患者的污染物,如梳子、刷子、玩具或图书等被感染,因此,在幼儿园、中小学校常可小范围流行。

【临床表现】

1. 寻常型脓疱疮(impetigo vulgaris)　又称接触传染型脓疱疮或非大疱型脓疱疮,是脓疱疮中最常见的一型,约占 70%。传染性强,常在幼儿园中流行。皮损好发于面部、口鼻周围及四肢等暴露部位,有瘙痒。起初为红色斑点或小丘疹,迅速转变为脓疱,周围有明显红晕,疱壁薄,易破溃、糜烂,脓液干燥后形成蜜黄色厚痂(图 48-21,见文末彩插),常因搔抓使相邻脓疱疮向周围扩散或融合,一般于 6~10d 后脱痂,不留瘢痕。严重者可有发热、淋巴管炎和淋巴结炎,甚至引起全身性感染,链球菌感染者可诱发急性肾小球肾炎。

2. 深脓疱疮(ecthyma)　又称臁疮,主要为溶血性链球菌所致。多累及营养不良的儿童或老人。好发于小腿或臀部。皮损初起为

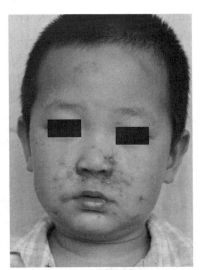

图 48-21　寻常型脓疱疮

脓疱,渐向皮肤深部发展,表面有坏死和蛎壳状黑色厚痂,周围红肿明显,去除痂后可见边缘陡峭的碟状溃疡,疼痛明显,病程约2周或更长。

3. 大疱性脓疱疮(impetigo bullosa)　主要由噬菌体Ⅱ组71型金黄色葡萄球菌所致,多见于儿童,成人也可发生,尤其是HIV感染者。皮损好发于面部、躯干和四肢,初起为米粒大小水疱或脓疱,迅速变为大疱,直径1cm左右,可见半月状积脓,为本病特征,易破溃、糜烂、结痂,脓液干燥后结成黄色脓痂,痂壳脱落后留有暂时性色素沉着。

【辅助检查】

白细胞计数及中性粒细胞比例增高。脓液涂片、细菌培养阳性。若并发肾炎,尿常规检查可发现血尿、蛋白尿等。

【处理原则】

处理原则包括消毒隔离、清洁和保护创面、对症支持治疗和抗感染治疗。

1. 局部治疗　以杀菌、消炎、干燥为原则。脓疱未破者外用10%炉甘石洗剂;脓疱较大时抽取疱液再涂抗菌软膏;脓疱破溃者用0.5%新霉素溶液或1:5 000高锰酸钾溶液等清洗湿敷,再外用莫匹罗星或红霉素软膏等。溃疡处可用红外线、超短波、氦氖激光等照射。

2. 全身治疗　根据皮损情况及有无全身症状酌情给予抗生素。对感染严重者应加强支持疗法,维持水、电解质及酸碱平衡,必要时输注血浆、全血或人血丙种球蛋白等。

【护理措施】

1. 消毒隔离　患者若在婴儿室或幼儿园,应立即隔离;患者用过的被服、用具应及时消毒,防止接触传染;室内定期用紫外线照射空气消毒或用过氧乙酸消毒。婴儿包被不宜过厚、过紧,衣物和床单保持清洁、干燥,大、小便后用温水清洗会阴及臀部,尿布用开水烫洗消毒。住院患者做好床边隔离,护理时均应穿隔离衣,戴手套。污染敷料应焚烧或灭菌处理,被服应高温灭菌后再清洗。

2. 皮肤护理　保护水疱,尽量不使其破裂。头皮等多毛部位要剪去毛发,遵医嘱正确使用外用药物。指导患者保持皮肤清洁、干燥,剪短指甲,避免搔抓和摩擦皮损。小儿可戴连指手套,避免抓破患处引起感染或留下瘢痕。

3. 重症患者的护理　遵医嘱给予抗菌药物治疗,送脓液标本做细菌培养和药物敏感试验;防止水、电解质及酸碱平衡紊乱,必要时输液、输血等;密切观察皮损变化,监测生命体征、尿常规等;注意有无脓毒症、肺炎、肾炎等并发症,发现异常,及时通知医生并协助处理。

(三)浅部真菌病

浅部真菌主要是指皮肤癣菌(dermatophyte),包括毛癣菌属(trichophyton),小孢子菌属(microsporum)和表皮癣菌属(epidermophyton),其共同点是亲角质蛋白,侵犯人和动物的皮肤、毛发、甲板,引起的感染统称为皮肤癣菌病(dermatophytosis),简称癣(tinea)。

【病因与发病机制】

浅部真菌病是由寄生于角蛋白组织的致病真菌所引起的皮肤病。其病原菌可分为:

1. 皮肤癣菌　寄生在皮肤角蛋白组织的致病真菌统称为皮肤癣菌。该菌因其侵犯组织不同和培养特点差异再划分为以下3属:①毛癣菌属:侵犯皮肤、毛发和甲。常见有黄癣菌、红色毛癣菌、断发毛癣菌、紫色毛癣菌、石膏样毛癣菌等;②孢子菌属:侵犯毛发及皮肤,在我国以铁锈色小孢子菌、羊毛样小孢子菌等为多见;③表皮癣菌属:侵犯皮肤和甲。本菌属仅絮状表皮癣菌一种可使人类致病。上述3属的皮肤癣菌,感染人体后可引起组织反应而发生红斑丘疹、水疱、鳞屑、断发、脱发和甲板改变等。按其侵犯部位差别,临床可分为头癣、体癣、股癣、手足癣和甲癣。

2. 角层癣菌　寄生于皮肤角层或毛干表面的致病真菌可谓之角层癣菌。由于角层癣菌寄生于人体组织的表面,故一般不引起组织的炎症反应,即使有也极轻微。

【临床表现】

1. 头癣　本病系发生于头皮、头发及毛囊的皮肤癣菌感染。头癣好发于儿童,成人少见。根据致病菌和临床表现不同,可将头癣分为四种类型,即:黄癣、白癣、黑点癣及脓癣。目前,我国以白癣为主,黄癣少见,新疆地区黑点癣发病率略高,随着宠物饲养的不断增多,脓癣的发病率也有所增加。

(1) 黄癣(tinea favosa):俗称"秃疮""瘌痢头",皮损初期为针尖大小的淡黄红色斑点,覆薄片状鳞屑,以后形成黄豆大小的淡黄色痂,周边翘起,中央紧附着头皮形如碟状,可扩大融合形成大片状,严重者可覆盖整个头皮(图48-22A,见文末彩插)。除去痂后可见潮红色的糜烂面。因真菌在发内生长,故病发干燥无光泽、变脆易折断,毛囊破坏后引起毛发脱落并形成大片永久性秃发和萎缩性瘢痕。患者一般无明显自觉症状或伴有轻度瘙痒,皮损处散发出特殊的鼠臭味。

(2) 白癣(tinea alba):多见于学龄儿童,男性多于女性。皮损初起为群集性红色小丘疹,很快向四周扩大成圆形或椭圆形灰白色鳞屑斑,继而附近出现数片较小的相同皮损,被形象地称为"母子斑"(图48-22B,见文末彩插)。病发于高出头皮2~4mm处折断,伴瘙痒,一般无炎症反应,到青春期可自愈。这与青春期皮脂分泌旺盛,皮脂腺中的不饱和脂肪酸抑制真菌生长有关。本型不破坏毛囊,故不造成永久性秃发,愈后不留瘢痕。

(3) 黑点癣(black-dot tinea):较少见,儿童和成人均可发病。皮损初起为散在的鳞屑性灰白色斑,以后逐渐扩大成片。特点是病发刚出头皮即折断,残根在毛囊口处呈现黑点状,故称黑点癣(图48-22C,见文末彩插)。皮损无炎症或较轻,稍痒,病程缓慢,长期不愈。愈后常留有点状萎缩性瘢痕和局灶性脱发。

(4) 脓癣(kerion):皮损初起为成群的炎性毛囊丘疹,渐融合成隆起的炎性肿块,质地软,其表面在毛囊口处形成蜂窝状排脓小孔,可挤出脓液(图48-22D,见文末彩插)。皮损处毛发松动,易拔出。本型可破坏毛囊,愈后常留有永久性秃发和瘢痕。

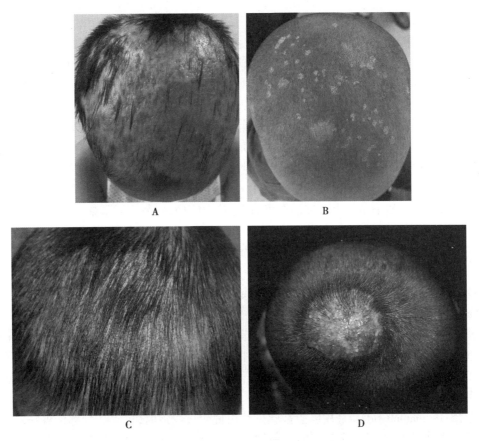

图48-22　头癣
A.黄癣;B.白癣;C.黑点癣;D.脓癣

2. 体癣(tinea corporis) 指发生于除头皮、毛发、掌跖和甲以外其他部位的皮肤癣菌感染。皮疹初起为红色丘疹、丘疱疹或小水疱,继而形成有鳞屑的红色斑片,随后损害渐渐呈离心性向四周扩散,中央趋于消退,形成边界清楚的环状或多环状,且边缘常有丘疹、丘疱疹和水疱,中央色素沉着(图48-23,见文末彩插)。自觉瘙痒,可因长期搔抓刺激引起局部湿疹样或苔藓样变。

3. 股癣(tinea cruris) 好发于腹股沟及臀部,单侧或双侧发生。皮损基本与体癣相同(图48-24,见文末彩插),由于患处透气性差、潮湿、易摩擦,常使皮损炎症明显,瘙痒显著。

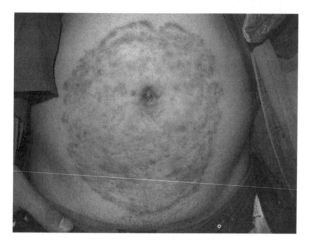

图 48-23 体癣

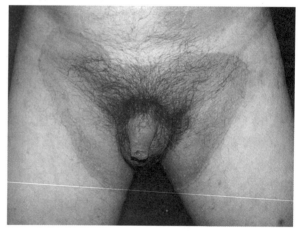

图 48-24 股癣

4. 手足癣 是最常见的浅部真菌病,我国南方较北方多,夏秋季节发病率高。手癣(tinea manus)俗称"鹅掌风",是由于真菌感染手部皮肤所致,大多数为皮肤癣菌所致,发病部位以指缝、手掌侧皮肤为主;足癣(tinea pedis)俗称"脚气",是由于真菌感染足部所致,主要累及足趾间、足跖、足跟、足侧缘的皮肤。手足癣多见于成年人,两性患病率无差别。皮损多由一侧传播至对侧,足癣多累及双侧,手癣常见于单侧。根据临床特点一般分为以下3型:

(1)水疱鳞屑型:好发于指(趾)间、掌心、足跖及足侧(图48-25A,见文末彩插)。皮损初起为针尖大小的深在水疱,疱液清,疱壁厚而发亮,不易破溃,水疱散在或群集,可融合成多房性大疱,撕去疱壁露出蜂窝状基底及鲜红的糜烂面。疱液数日后吸收,干燥后转为鳞屑,瘙痒明显。

(2)角化过度型:好发于掌跖部和足跟(图48-25B,见文末彩插)。皮损处干燥,角质明显增厚,表面粗糙脱屑,纹理加深,冬季易发生皲裂甚至出血,可伴有疼痛,一般无明显瘙痒。

(3)浸渍糜烂型:又称间擦型。好发于指(趾)缝(图48-25C,见文末彩插)。患处皮肤浸渍发白,表面松软易剥脱,露出糜烂潮红面甚至裂隙,有明显瘙痒,继发细菌感染时有臭味。

以上3型的皮损往往同时掺杂互见,也可由一型转变为另一型。足癣易继发细菌感染,出现脓疱、溃疡,并继发急性淋巴管炎、淋巴结炎、蜂窝织炎或丹毒,炎症反应明显时还可引发局部湿疹样改变和全身癣菌疹。

5. 甲癣(tinea unguium) 是甲部感染皮肤癣菌所致。甲癣病变始于甲远端、侧端或甲褶部。表现为甲颜色和形态异常。多呈灰白色,且失去光泽,甲板增厚显著,表面高低不平,质松脆,甲下常有角蛋白及碎屑沉积。有时,甲板可与甲床分离,甲癣病程缓慢,如不治疗,可罹病终身。甲癣偶可伴发甲沟炎,表现为甲周红肿,自觉有痛感和压痛。

6. 癣菌疹(dermatophytid) 是皮肤癣菌感染灶出现明显炎症时,远隔病灶部位皮肤发生的多形性炎性皮损,是机体对真菌或真菌代谢产物的一种过敏反应。多见于夏秋季节,常发生于各种皮肤癣菌病急性炎症期,以浸渍糜烂型足癣和足癣继发细菌感染最多见。癣菌疹临床表现复杂,常见类型有疱疹型、湿疹样型及丹毒样型,也有表现为多形红斑、结节性红斑或荨麻疹样皮损。

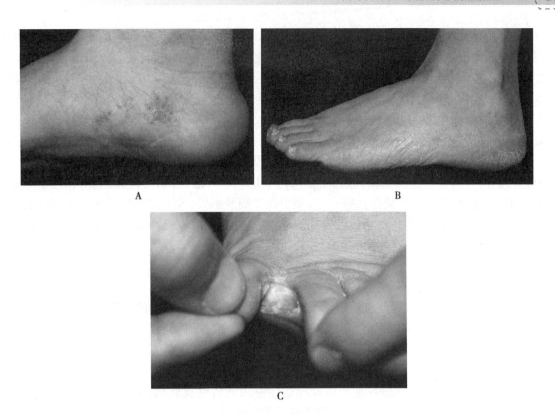

图 48-25 足癣
A. 水疱鳞屑型足癣; B. 角化过度型足癣; C. 浸渍糜烂型足癣

7. 花斑糠疹（pityriasis versicolor） 又称花斑癣、汗斑，是由马拉色菌所致的皮肤浅表角质层的慢性感染。好发于青壮年男性的面颊、前胸、肩背、腋窝等皮脂腺丰富的部位。皮损初起为以毛孔为中心、境界清楚的点状斑疹，可为褐色、淡黄色或白色，逐渐增大至指甲盖大小，圆形或类圆形，邻近皮损可相互融合成不规则大片状，表面覆以糠秕状鳞屑。自觉症状不明显，偶有轻度瘙痒。

【辅助检查】

取病发、痂皮、病灶边缘活动区的鳞屑作直接镜检，可见菌丝或孢子，也可做真菌培养确定致病菌，或通过滤过紫外线灯检查观察荧光类型辅助诊断。

【处理原则】

早发现，早治疗，做好消毒隔离，注意个人卫生，避免接触患处。

1. 局部治疗 根据病原菌和临床类型应用特异性抗真菌剂，如酮康唑霜、碘酊、特比萘芬霜等，有渗出时给予硼酸溶液等湿敷，浸渍糜烂者给予粉剂（如咪康唑粉）。

2. 全身治疗 伊曲康唑 100~200mg/d，餐后即服，或特比萘芬口服 250mg/d，不同类型的浅部真菌病的治疗疗程不同。

【护理措施】

1. 皮肤护理 保护水疱，尽量不使其破裂，头皮等多毛部位要剪去毛发，按医嘱正确使用外用药物。指导患者保持皮肤清洁、干燥，剪短指甲，避免搔抓或摩擦皮损，有渗出者给予药物湿敷。

2. 用药护理 ①水疱及糜烂皮损，可先用 3% 硼酸溶液、高锰酸钾溶液冷湿敷，也可采用氦氖激光局部照射，干燥后再外用较温和的抗真菌水剂和霜剂；②鳞屑及角化过度皮损，可外用角质剥脱剂如水杨酸软膏、复方苯甲酸软膏等。重者可试用封包法，待角质层变薄后，再外用抗真菌霜剂；③丘疹皮损可直接外用抗真菌药；④甲癣用药前，先用凡士林软膏涂于甲周保护正常皮肤，再用药水涂于甲表面，可用滑石粉、抗真菌粉、20%~25% 六水氯化铝液控制足部多汗，药物不易进入甲板且甲生长缓慢,故应坚持用药;⑤遵医嘱给予抗真菌、抗生素、止痒等药物,并注意观察药物的不良反应;外用药治疗期间,如局部出现红斑、水疱及瘙痒时,常为接触过敏,应立即停药,进行抗过敏处理。

3. 一般护理　指导患者注意个人卫生,浴室用品及衣物严格消毒,不与他人共用,头癣患者严格床边隔离,一个疗程结束后,全面消毒杀菌,更衣换帽,外用药治疗3个月时,查菌阴性者可解除隔离。医护人员严格无菌操作,防止感染。

4. 心理护理　关心患者,倾听患者诉说,告诉其保持稳定情绪和积极心态,有利于疾病的恢复。

5. 健康教育　向患者讲解本病基本知识及预防原则。①定时开窗通风,保持温湿度适宜;②注意个人卫生,选择淋浴,保持皮肤干燥;③选用棉质内衣以利吸汗透气,勤换鞋袜,毛巾和鞋袜等洗净后应置于通风处,避免潮湿;④严禁撕扯疱皮,以免引起疼痛及感染;⑤不去不清洁的浴池、泳池;不在公共泳浴池等处赤足行走;⑥避免密切接触猫狗等动物,动物患癣后积极治疗;⑦如已患有皮肤癣病,立即治疗,以免传染身体其他部位。

三、其他皮肤病

由于篇幅有限,本节仅讲解红斑鳞屑性皮肤病、皮肤附属器疾病患者的护理。多数红斑鳞屑性皮肤病的病因和发病机制至今尚未完全清楚,临床表现以红斑或红斑鳞屑性皮损为主,这里仅介绍银屑病;皮肤附属器疾病仅介绍痤疮。

（一）银屑病

银屑病(psoriasis)又称牛皮癣,是免疫介导的多基因遗传性皮肤病,多种环境因素如外伤、感染及药物等均可诱导易感患者发病。典型皮损为鳞屑性红斑,局限或广泛分布。银屑病是系统性疾病。20%~30%患者伴关节损害,中、重度患者罹患代谢综合征和动脉粥样硬化性心血管疾病的风险增加。银屑病严重影响患者的生活质量,目前的治疗措施虽有效,但不能长期缓解。病程呈慢性、易复发,青壮年多见,冬重夏轻。

【病因与发病机制】

银屑病的确切病因尚不清楚。目前认为,银屑病是遗传因素与环境因素等多种因素相互作用所致,免疫介导是主要的发生机制。

1. 遗传因素　银屑病具有明显遗传倾向,系常染色体显性遗传。约20%患者有家族史,且有家族史者发病早于无家族史者,父母同患银屑病的患者发病年龄早于双亲正常的患者。迄今通过全基因组扫描或GWAS确定的银屑病易感基因位点有PSORS1-9、IL-12B、IL23R、LCE3B/3C/3D、ZNF313、IL23A、ERAP1、TNFAIP3、TRAF3IP2、NFKBIA、PTPN22等。

2. 环境因素　仅有遗传因素不足以发病,环境因素(感染、精神紧张和应激事件、外伤、手术、妊娠、肥胖、酗酒、吸烟、某些药物等)在诱发和加重银屑病中起重要作用,其中感染是促发和加重银屑病的主要因素,如点滴状银屑病发病前常有咽部急性链球菌感染史,给予抗生素治疗后病情常好转,HIV感染也可加重病情。

3. 免疫因素　寻常型银屑病皮损处淋巴细胞、单核细胞浸润明显,尤其是T淋巴细胞和树突状细胞,表明免疫系统参与了该病的发生和发展。Th1细胞因子(IFN-γ和IL-2)、天然免疫细胞因子(IL-1、IL-6、TNF-α)以及Th17细胞因子(IL-17、IL-22、IL-23等)均可刺激角质形成细胞增殖,后者释放血管内皮生长因子、bFGF、血管生成素等促进真皮血管新生,促发并参与银屑病的发展。

【临床表现】

根据银屑病的临床特征可分为四型:寻常型、关节病型、红皮病型和脓疱型。其中寻常型占99%以上,其他类型多由寻常型银屑病转化而来。

1. 寻常型银屑病(psoriasis vulgaris)　起初皮损为红色丘疹或斑丘疹,逐渐扩散为境界清楚的红色斑块,可呈多种形态(如点滴状、斑块状、钱币状、地图状、蛎壳状等),上覆厚层银白色鳞屑,若刮除最上层的银白色鳞屑,可观察到鳞屑或层状的特点,就像在刮蜡滴一样(蜡滴现象)(图48-26A,见文末彩插）。刮去银白色鳞屑可见淡红色发光半透明薄膜（薄膜现象），剥去薄膜可见点状出血（Auspitz 征），后者由真皮乳头顶部迂曲扩张的毛细血管被刮破所致。蜡滴现象、薄膜现象与点状出血现象对银屑病有诊断价值。皮损可发生于全身各处（图 48-26B，见文末彩插），以四肢伸面（特别是肘部、膝部）和骶尾部最为常见，常呈对称性。不同部位的皮损表现略有差异，面部皮损多为点滴状浸润性红斑、丘疹或脂溢性皮炎样改变；头部皮损鳞屑较厚，常超出发际，头发呈束状（束状发）（图 48-26C，见文末彩插）；腋下、乳房和腹股沟等皱褶部位常因多汗和摩擦，导致皮损鳞屑减少并出现糜烂、渗出及裂隙；少数损害可发生在唇、颊黏膜和龟头等处，颊黏膜损害为灰白色环状斑，龟头损害为境界清楚的暗红色斑块；指（趾）甲受累多表现为"顶针状"凹陷。患者可有不同程度的瘙痒。

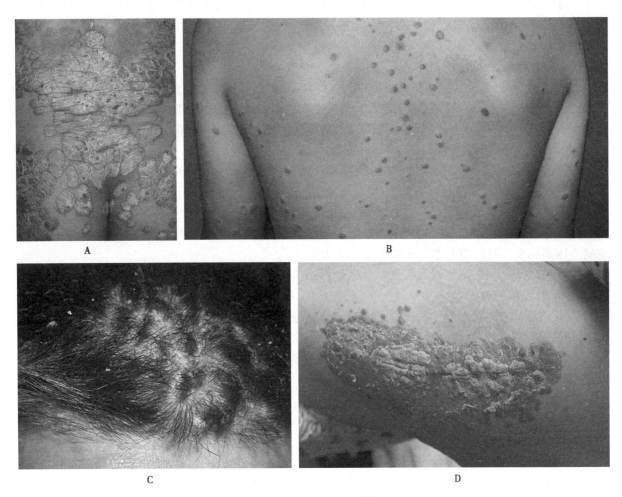

图 48-26　寻常型银屑病
A. 典型皮损；B. 皮损泛发全身；C. 束状发；D. 同形反应

　　寻常型鳞屑病根据病程可分 3 期：

　　（1）进行期：旧皮损持续扩大，新皮损不断出现，炎症浸润明显，周围有红晕，鳞屑较厚，针刺、搔抓、手术等损伤可致受损部位出现典型的银屑病皮损，称为同形反应（isomorphism）或 Kobner 现象（图 48-26D，见文末彩插）。

　　（2）静止期：皮损稳定，无新发皮损，炎症减轻，鳞屑较多。

　　（3）退行期：皮损缩小或变平，炎症基本消退，遗留色素减退或色素沉着斑。

　　2. 关节病型银屑病（psoriasis arthropathic）　除皮损外可出现关节病变，且常与皮损同时或先后出现。任何关节均可受累，表现为关节肿胀、疼痛，活动受限，严重时出现关节畸形，呈进行性发展，类似风湿性关节炎,但类风湿因子常阴性。X线示软骨消失、骨质疏松、关节腔狭窄伴不同程度的关节侵蚀和软组织肿胀。

3. 红皮病型银屑病(psoriasis erythrodermic)　表现为全身皮肤弥漫性潮红、浸润肿胀并伴大量糠状鳞屑,其间可有片状正常皮肤(皮岛),可伴有全身症状如发热、浅表淋巴结肿大等全身症状。病程较长,易复发。

4. 脓疱型银屑病(psoriasis pustulosa)　分为泛发性和局限性2型。

(1) 泛发性脓疱型银屑病:常急性发病,在寻常型银屑病皮损或无皮损的正常皮肤上迅速出现针尖至粟粒大小,淡黄色或黄白色的浅在性无菌性小脓疱,常密集分布,可融合成片状脓湖,皮损可迅速发展至全身,伴有肿胀和疼痛感。常伴寒战、高热等全身症状,呈弛张热型。患者可有沟状舌,指(趾)甲肥厚浑浊。一般1~2周后脓疱干燥结痂,病情自然缓解,但可反复周期性发作,患者也可因继发感染、全身衰竭而死亡。

(2) 局限性脓疱型银屑病

1) 掌跖脓疱病:皮损局限于手掌及足跖,对称分布,掌部好发于大小鱼际,可扩展到掌心、手背和手指,跖部好发于跖中部及内侧。皮损为成批发生在红斑基础上的小脓疱,1~2周后脓疱破裂、结痂、脱屑,新脓疱又可在鳞屑下出现,时轻时重,经久不愈。甲常受累,可出现点状凹陷、横沟、纵嵴、甲浑浊、甲剥离及甲下积脓等。

2) 连续性肢端皮炎:是局限性脓疱型银屑病的一种罕见类型。临床可见发病于指或足趾。脓疱消退后可见鳞屑结痂,甲床也可有脓疱,甲板可能会脱落。

【辅助检查】

1. 实验室检查　关节病型银屑病类风湿因子多为阴性;脓疱型银屑病的脓疱细菌培养为阴性;红皮病型银屑病发作时白细胞计数可增多,血沉可加快。

2. X线检查　关节病型银屑病患者可见骨、关节的改变,软骨消失、受累关节面侵蚀性破坏,关节间隙变窄,骨质溶解疏松。

3. 病理学检查　可明确诊断,有助于临床分型,是最可靠的检查方法。

【处理原则】

本病尚无特效疗法。应向患者解释病情,解除精神负担,尽量避免各种诱发因素。局限性银屑病以外用药物治疗为主,皮损广泛时给予综合治疗。

1. 局部药物治疗　根据皮损情况,选择外用药物。

(1) 角质促成剂或剥脱剂:如5%~10%水杨酸软膏、2%~10%煤焦油软膏、0.1%~2%蒽林软膏、糊剂或乳剂。因有局部刺激,不宜用于皮肤褶皱处。

(2) 糖皮质激素:对顽固性皮损疗效明显,常选用中效、强效或超强效制剂。注意局部不良反应,大面积长期应用强效或超强效制剂可引起全身不良反应,停药后甚至可诱发脓疱型或红皮病型银屑病。

(3) 维生素D_3衍生物:卡泊三醇可显著调节角质形成细胞的增殖,对轻、中度银屑病有效。注意每次治疗不宜超过体表面积的40%,且不宜用于面部和皮肤褶皱处。

(4) 维A酸类软膏:常用浓度为0.025%~0.1%,与超强效糖皮质激素或紫外线(UV)疗法联合用于治疗轻、中度银屑病,也可用0.05%~0.1%他扎罗汀凝胶。

(5) 其他:如10%环孢素溶液,5-氟尿嘧啶治疗病甲;0.1%~1%含氮酮的甲氨蝶呤治疗斑块型皮损;15%~20%尿素软膏治疗掌跖脓疱型银屑病等。此外,5%~10%硫黄软膏、10%~15%喜树碱软膏等,也可用于治疗。

2. 全身药物治疗

(1) 免疫抑制剂:甲氨蝶呤适用于关节病型、红皮病型、脓疱型银屑病及泛发性寻常型银屑病,还可用环孢素、他克莫司或雷公藤多苷。

（2）维A酸类：适用于脓疱型、红皮病型等严重类型银屑病。常用药物是阿维A酯。

（3）维生素制剂：作为辅助治疗，维生素A、维生素B_{12}用于儿童点滴状银屑病；维生素D_2适用于脓疱型银屑病。

（4）糖皮质激素：应慎重使用。主要用于红皮病型银屑病、急性关节病型银屑病和泛发性脓疱型银屑病等，因其虽可在短期内使皮疹消退，但停药后很快出现反跳，使皮损更广泛、病情更严重、治疗更困难，故不用于寻常型，与免疫抑制剂、维A酸类联用可减少剂量，应短期应用并逐渐减量以防止病情反跳。

（5）抗生素：急性点滴状银屑病伴咽部链球菌感染者，可用红霉素或青霉素；泛发性脓疱型银屑病，可用克林霉素、头孢类抗生素等。

（6）免疫调节剂：可酌情使用胸腺素或转移因子等。

（7）普鲁卡因封闭治疗：适用于各型银屑病，可阻断神经传导的恶性刺激，恢复皮肤调节功能。

3. 物理治疗　如紫外线照射、光化学疗法、浴疗（硫黄浴、焦油浴、矿泉浴等）。

4. 生物制剂　适用于银屑病性关节炎和中重度寻常型银屑病，其价格昂贵、可能导致潜在的感染如结核的发生，因此需严格掌握适应证和禁忌证。

5. 中医治疗　根据中医辨证，给予清热凉血、凉血活血、活血化瘀等中药。

【护理措施】

1. 心理护理　向患者解释病情，虽然病程缓慢反复发作，影响美观且不易痊愈，但此病无传染性，经过正规治疗可控制病情。鼓励患者树立信心，耐心坚持治疗。

2. 一般护理　①保持室内空气新鲜，穿着全棉内衣，及时更换污染的衣服、被单、床单，保持床铺平整、无渣屑；②头部皮损较重者建议剃掉头发，以便药物治疗；③急性期避免日光照射，阳光强烈时外出应打伞；④指导患者勤洗澡，少用沐浴液，保持皮肤清洁，防止外伤。

3. 皮损护理　①向患者讲解正确的擦药方法和注意事项。擦药前先用温水洗澡去除皮损处沉积的药膏和鳞屑、软化皮损以利于药物吸收。从低浓度、小面积开始应用外用药物，观察皮肤有无不良反应，若发现不良反应立即停用，并联系医生处理。皮损广泛时应分区涂药，防止中毒。②告诫患者保护皮损，瘙痒严重时可遵医嘱服用镇静剂或抗组胺药，勿搔抓及热水烫洗。

4. 用药护理　遵医嘱给予免疫抑制剂、糖皮质激素、抗生素、免疫调节剂、封闭治疗等。有过敏反应的抗生素和普鲁卡因使用前需做过敏试验。用药期间观察药物的不良反应，定期检查血、尿常规和肝功能，如出现毒性反应立即停药并及时处理。

5. 治疗配合

（1）药浴护理：①水温控制在36~38℃，时间为15~20min；②女性月经期、体弱及严重心血管疾病患者，不宜药浴；③药浴过程中多巡视，发现不良反应，立即停止治疗；④严格消毒浴盆，或使用一次性药浴袋，防止交叉感染；⑤药浴时勿用力搓洗，浴后再涂擦外用药，反复按摩以利吸收。

（2）光疗护理：全身照射时注意保护眼睛和阴囊，佩戴防光眼镜，遮挡阴囊部位；治疗当日避免日晒，以免出现严重的红斑和水疱；口服光敏剂者注意有无胃肠道反应。

6. 病情观察　①观察皮损情况：观察皮损的范围、程度有无好转或加重，有无新发皮损、并发感染等；若皮肤针刺或破损后，在受损部位发生皮疹，为"同形反应"，是进行期银屑病的特点之一；②观察药物的不良反应：内服或外用药物时均可出现不良反应，应注意观察，及早发现，及时处理。

7. 健康教育　①协助患者寻找和去除各种可能的诱发因素，避免精神紧张、情绪过激、劳累，预防感冒，避免外伤，治疗感染灶，忌食海鲜、刺激性饮食，禁饮酒，不滥用药物等；②给予低脂、高热量、高蛋白、高维生素饮食，以防止疾病的长期消耗；③嘱患者切不可盲目追求彻底治疗而采用可导致严重不良反应的药物，如系统使用糖皮质激素和免疫抑制剂，以免使病情加重或向其他类型转化。

（二）痤疮

痤疮（acne）是一种常见的毛囊皮脂腺的慢性炎症性疾病，好发于青少年。皮损好发于皮脂溢出部位(如面颊、额部、胸部、背部、肩部等),表现为粉刺、丘疹、脓疱、结节、囊肿及瘢痕等。以寻常型痤疮多见,另有一些特殊类型,如:聚合性痤疮、暴发性痤疮、药物性痤疮、婴儿痤疮、月经前痤疮及化妆品痤疮等。

【病因与发病机制】

1. 病因　痤疮是一种多因素疾病,其发病主要与雄激素及皮脂分泌增加、毛囊皮脂腺导管角化过度、痤疮丙酸杆菌增殖、继发炎症反应及遗传等因素有关。

2. 发病机制　青春期后体内雄激素增加或雄激素、雌激素水平失衡。雄激素水平增高可使皮脂腺增大、皮脂分泌增加。皮脂为毛囊内寄生菌(痤疮丙酸杆菌、卵圆形糠秕孢子菌、表皮葡萄球菌等)的生长提供物质基础,这些细菌可水解皮脂中的甘油三酯,产生的游离脂肪酸可刺激毛囊引起炎症,并刺激毛囊皮脂腺导管上皮增生及角化过度,使皮脂分泌受阻、排泄不畅,当皮脂、角质团块等淤积在毛囊口时即形成粉刺。另外,由痤疮丙酸杆菌产生的一些低分子多肽可趋化中性粒细胞,后者产生的水解酶也可使毛囊壁损伤破裂,各种毛囊内容物溢入真皮引起毛囊周围不同程度的炎症,出现从炎性丘疹到囊肿性损害的一系列临床表现。

【临床表现】

各种类型皮损均是由毛囊不同程度的炎症以及其他继发性反应造成的。初发损害为与毛囊一致的圆锥形丘疹,如白头粉刺和黑头粉刺,白头粉刺可挑挤出白黄色豆腐渣样物质,黑头粉刺系由脂栓表面部分氧化所致;皮损加重后可形成炎性丘疹,顶端可有小脓疱;继续发展可形成大小不等的暗红色结节或囊肿,轻压时有波动感,经久不愈可化脓形成脓疱,破溃后常形成窦道和瘢痕(图48-27,见文末彩插)。本病一般无自觉症状,炎症明显时可有疼痛。病程慢性,时轻时重,部分患者至中年期病情逐渐缓解,但可遗留色素沉着、肥厚性或萎缩性瘢痕。

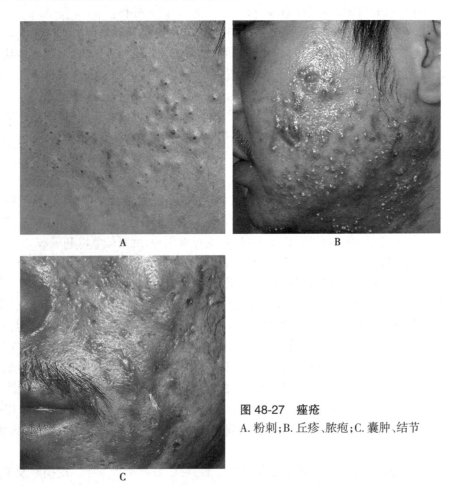

A

B

C

图48-27　痤疮
A. 粉刺;B. 丘疹、脓疱;C. 囊肿、结节

临床上根据痤疮的严重程度,采用 Pillsbury 分类法将痤疮分为 I~IV 度(表 48-3)。

表 48-3　痤疮严重程度的 Pillsbury 分类

严重程度	临床表现
I 度(轻度)	散发至多发的黑头粉刺,可伴散在分布的炎性丘疹
II 度(中度)	I 度 + 炎症性皮损数目增加,浅在性脓疱,局限于颜面
III 度(重度)	II 度 + 深在性脓疱,分布于颜面、颈部和胸背部
IV 度(重度至集簇性)	III 度 + 结节、囊肿,伴瘢痕形成,发生于上半身

【处理原则】

处理原则主要为去脂、溶解角质、杀菌、消炎及调节激素水平,早期有效的治疗可防止痤疮瘢痕形成。

1. 局部治疗　轻者仅以外用药物治疗即可。

(1) 维 A 酸类:0.025%~0.05% 维 A 酸霜或凝胶,可使粉刺溶解、排出,初用药时有轻度刺激反应(如局部潮红、脱屑、绷紧或烧灼感),但适应后逐渐消失,故应从低浓度开始。

(2) 过氧苯甲酰:此药为过氧化物,外用后缓慢释放出新生态氧和苯甲酸,可杀灭痤疮丙酸杆菌,并溶解粉刺及收敛,可配制成 2.5%、5% 和 10% 不同浓度的洗剂、乳剂或凝胶,应从低浓度开始应用。含 5% 过氧苯甲酰及 3% 红霉素的凝胶可提高疗效。此药有一定刺激性。

(3) 抗生素:常用红霉素、氯霉素或克林霉素,用乙醇或丙二醇配制,浓度为 1%~2%,疗效较好。

(4) 其他:壬二酸对痤疮丙酸杆菌有抑制作用及粉刺溶解作用,可配成 15%~20% 霜外用;2.5% 二硫化硒洗剂有抑制真菌、寄生虫及细菌的作用,可降低皮肤游离脂肪酸含量。

2. 全身治疗

(1) 抗生素:四环素、多西环素、米诺环素、红霉素等,能抑制痤疮丙酸杆菌和中性粒细胞趋化,并使面部皮脂中游离脂肪酸浓度下降。

(2) 异维 A 酸:此药可减少皮脂分泌,控制异常角化和黑头粉刺的形成,并抑制痤疮丙酸杆菌,对结节性、囊肿性和聚合性痤疮效果好。一般剂量为 0.25~0.5mg/(kg·d),3~4 个月一疗程,不良反应有皮肤黏膜干燥、脱屑、血脂升高等,故应注意血液学,肝、肾功能等变化。本药还有致畸作用,育龄期男女服药期间应避孕。

(3) 抗雄激素药物

1) 复方醋酸环丙孕酮:每片含醋酸环丙孕酮 2mg 和乙炔基雌二醇 0.035mg。本药抗雄激素,并抑制排卵兼有避孕作用,适用于患有痤疮而月经不正常或月经前痤疮皮损加剧的女性患者。

2) 螺内酯:轻度抗雄激素作用,60mg/d 连服 1 个月,对部分患者有效,可与其他药物合用,应定期查血钾和测血压。

3) 西咪替丁:可与二氢睾酮竞争雄激素受体,用法 0.6g/d 口服。

(4) 糖皮质激素:小剂量的泼尼松或地塞米松具有抗炎作用,适用于严重结节性痤疮、聚合性痤疮、囊肿性痤疮的炎症期和暴发性痤疮,常用泼尼松 15~30mg/d。对严重的结节性或囊肿性痤疮可选用皮损内注射糖皮质激素,但不宜长期反复使用,以免出现不良反应。

3. 其他治疗

(1) 光动力治疗:联合应用红蓝光照射以及 5-氨基酮戊酸,可通过光动力学效应破坏痤疮丙酸杆菌及减轻炎症反应,主要不良反应有疼痛、结痂、红斑和色素沉着。

(2) 痤疮瘢痕的激光治疗:可行铒激光或超脉冲二氧化碳激光磨削术。

(3) 其他治疗:可用特制的粉刺挤压器将内容物挤出,较大的化脓皮损有时需切开引流,清洁皮损后,用药物按摩或喷雾,结合石膏药物倒模,达到治疗和美容的目的。

【护理措施】

1. 皮肤护理　①局部清洁:用温水、中性或酸性洗面奶、香皂等轻柔洗面,去除皮肤表面油脂、皮屑和细菌的混合物,破坏细菌的生长环境。②护肤品的应用:不宜选用含有激素成分的护肤品,以免刺激皮脂腺分泌而诱发痤疮;不宜选用油脂类化妆品以防加重油腻;不宜化妆,防止因化妆品堵塞毛孔而使皮脂腺分泌受阻、而引起毛囊炎。③严禁用手挤压及搔抓,防止因破溃加重皮肤感染而影响愈合,形成色素沉着,甚至瘢痕。面部危险三角区的丘疹严禁挤压,以免引起颅内感染危及生命。④囊肿冲洗、瘢痕内注射时,严格遵守无菌操作。⑤进行面部光疗时,应妥善保护患者的眼睛。⑥禁用含砷、碘、溴剂药物,防止引起痤疮样药疹。

2. 心理护理　向患者讲明痤疮的性质、原因以及治疗的长期性,助其正确认识疾病,克服悲观失望的心理和急于求成的急躁情绪,达到最佳的身心状态。劝导患者减轻压力、舒缓情绪,避免痤疮增加或恶化,耐心治疗,坚持用药,轻者 1 个月内好转,重者 2~3 个月可见效,通过正确的治疗和皮肤护理,可明显改善病情和减少复发,预防痤疮瘢痕等后遗症。

3. 生活指导　①多食新鲜果蔬和富含维生素 A、维生素 B 族、锌的食物,多饮水,少食高脂肪、高糖和辛辣刺激的食品;②保证充足的睡眠和适量运动,避免熬夜和便秘,养成良好的生活习惯。

（李　馨）

思维导图

自测题

 思考题

结合导入情境与思考的案例回答下列问题:
1. 该患者最可能的医疗诊断是什么? 属于哪一类型?
2. 该患者存在哪些潜在的护理诊断?

第四十九章

性传播疾病患者的护理

学习目标

识记：

1. 能复述淋病、尖锐湿疣、梅毒的概念。
2. 能叙述淋病和一期梅毒的临床表现。
3. 能列举梅毒的传播途径和临床分型。

理解：

1. 能说明常见的驱梅药物及尖锐湿疣的外用药物、处理原则。
2. 能阐述淋病的处理原则。

运用：

1. 能列出淋病患者的护理诊断/问题，采取相应的护理措施。
2. 能指导尖锐湿疣患者进行局部治疗的护理。
3. 能运用相关知识对梅毒患者进行有效的健康教育。

导入情境与思考

王先生,30 岁。尿痛排尿困难,龟头红肿流脓 4d,7d 前有不洁性交史。检查:包皮龟头红肿,尿道口肿胀外翻,有大量黄色脓液自尿道口渗出。分泌物检测:淋球菌阳性。诊断:淋菌性尿道炎。行抗菌治疗。

请思考:

1. 目前患者现存哪些护理诊断?
2. 患者发生疼痛的最主要原因是什么?

第一节　性传播疾病概述

性传播疾病(sexually transmitted diseases,STD)是指以性接触为主要传播途径的一组传染病,简称性病。我国目前重点防治的 STD 涉及 8 类病原体引起的 20 余种疾病类型,主要包括梅毒、淋病、艾滋病、软下疳、性病性淋巴肉芽肿、非淋菌性尿道炎、尖锐湿疣和生殖器疱疹,其中梅毒、淋病、艾滋病列为乙类传染病。性病主要通过性传播,其次还可通过血液与血液制品、患者体液污染物、母婴、医源性和职业性等途径传播。

【流行现状】

目前,随着性病感染人群结构的改变,性病种类的扩大,性病发病表现出以下特点:①高收入阶层发病率下降,普通收入阶层发病率增加;②大城市人口感染率逐渐下降,中小城市人口感染增加;③农村患者增多;④儿童患者增多;⑤病毒性性病(生殖器疱疹、尖锐湿疣等)逐年剧增。

目前 STD 广泛流行的原因有性观念变化、卖淫嫖娼及吸毒贩毒等高危行为、流动人口增加、性教育薄弱、疫情漏报及性病诊疗市场混乱等。

【传播途径】

性传播疾病作为一种传染病,它的传染源主要是患有性病的患者。感染途径有以下几方面:

1. 性接触传染　是性病传染的主要途径。

2. 直接接触传染　直接接触性病患者损伤的皮肤、黏膜或分泌物等。其中淋病双球菌感染口腔后常无任何症状且在口腔内长期存活,成为"口腔淋病双球菌携带者"。另外,医务人员直接暴露于一期梅毒的硬下疳、二期梅毒的扁平湿疣,或给梅毒患者接生、手术发生针刺伤均会受感染。

3. 间接接触传染　是指接触性病患者穿过的衣物、用具、便盆、浴池、游泳池、杂志、汽车扶手、纸币、注射器等被传染,这些传播途径最易被人们忽视。

4. 母婴垂直传染　患有性病的妇女在妊娠过程中将性病病原体传给胎儿造成宫内感染或通过产道感染、母乳感染等使新生儿患淋病、衣原体性结膜炎、疱疹、艾滋病等性病。

5. 医源性传播　被污染的医疗器械、血液制品经体格检查、注射、手术等方式引起感染,也包括医务人员在操作中因防护不严而受感染。

6. 器官移植、人工授精等传播。

【防控措施】

为预防性病的发生,应采取以下措施:①加强健康教育,使患者和家属对性传播疾病有正确的认识;②采取安全性行为,正确使用避孕套;③有溃疡、皮疹等可疑症状时,应及时就医,注意不可乱用药,以免掩盖症状,贻误病情;④性病患者的配偶需及时到医院诊治;⑤不吸毒,不与他人共用注射器和针头;⑥输血治疗时,应确认所用的血液及血液制品已经过严格检测;⑦注意锻炼身体,提高自身免疫力;⑧加强行为干预,规范性病医疗市场,对感染者进行正规治疗。

第二节　常见性传播疾病

一、淋病

淋病(gonorrhea)是由淋病奈瑟菌(简称淋球菌)引起的感染,主要表现为泌尿生殖系统化脓性感染,也可引起眼、咽、直肠感染和播散性淋球菌感染。淋病传染性强,潜伏期短,近年其发病率居我国性传播疾病的首位。

淋病奈瑟菌为革兰染色阴性双球菌,呈肾形或卵圆形,成对排列。淋球菌适宜生长在温度为 35~36℃,pH 7.2~7.5 的环境中;离开人体不易存活,不耐干、热和寒冷,在完全干燥环境 1~2 小时即死亡,在不完全干燥的环境或脓液中可存活数小时至数天。

【发病机制】

人类是淋球菌的唯一天然宿主,淋球菌感染人体首先侵犯黏膜,尤其对柱状上皮和移行上皮所形成的黏膜具有特殊亲和力。淋球菌黏附到柱状上皮细胞表面进行繁殖,并沿生殖道上行,通过柱状上皮细胞吞噬作用进入细胞内增殖,导致细胞溶解破裂,淋球菌遂被排至细胞外的黏膜下层,引起黏膜下组织的感染,由此进入循环系统,播散到身体其他部位。由于淋球菌表面有菌毛,可吸附于精子进入宫颈管内,引起病变,因此女性与男性淋病患者性交后,感染机会高达90%以上。反之,男性与女性淋病患者性交后仅有20%的感染机会。

【临床表现】

本病多发于性功能活跃的中青年男女,由于感染程度和感染部位不同,临床表现亦不相同。潜伏期一般为2~10d,平均3~5d。

1. 无并发症淋病

(1) 女性急性淋病:大多数妇女感染淋病后无症状或症状较轻。淋菌性宫颈炎患者,分泌物开始为黏液,后转为脓性,体检时可见宫颈红肿、触痛、脓性分泌物多。淋菌性尿道炎患者,表现为尿频、尿急、尿痛、尿烧灼感等急性尿道炎的症状,尿道口有脓液溢出。严重者可有排尿困难、尿潴留。

幼女急性淋病多由于与患淋病父母直接接触或因共用浴具导致感染,主要表现为急性外阴炎合并尿道炎,局部红肿、疼痛、分泌物增多、排尿困难,甚至肛门周围红肿、破溃、合并直肠炎。

(2) 男性急性淋病:男性患者急性期表现为尿道口黏膜红肿、刺痛、黄绿色脓液、排尿时疼痛、夜间阴茎痛性勃起、会阴部胀痛或坠胀感,有时可伴发腹股沟淋巴结炎,严重时还可引起排尿困难甚至急性尿潴留;部分患者于清晨有浆液性痂状物附于尿道口,可有包皮龟头炎症状。

(3) 淋菌性肛门直肠炎:由于患者有传染性的分泌物接触直肠和肛门黏膜所致,轻者无症状,重者可感明显的直肠刺痛及烧灼,有里急后重、腹泻、黏液脓便,偶有血便。

(4) 淋菌性咽炎:由生殖器与口接触所致,主要表现为咽干、咽痛、吞咽困难等急性咽炎或急性扁桃体炎症状,可伴有发热和颈部淋巴结肿大。

2. 男性淋病并发症

(1) 淋病性前列腺炎:分为急性与慢性两种。急性前列腺炎为淋病性后尿道炎并发症之一,有尿频、尿痛,尤其排尿后疼痛加剧,会阴部及肛门附近有钝痛,大便时疼痛。肛诊前列腺肿胀,表面不平,压之疼痛,尿道常有脓性分泌物流出。急性前列腺炎未彻底治疗易转为慢性前列腺炎。常无明显自觉症状,有时可有会阴部坠感和瘙痒感,清晨排尿时,首次排尿有尿道口封口现象。

(2) 淋病性附睾炎:为急性后尿道淋病最常见的合并症,表现为附睾肿胀,精索粗硬,触及表面有坚硬结节,常有放射状疼痛。

(3) 淋病性精囊炎:急性期表现为尿频、尿急、尿痛,终末尿液浑浊带血。直肠指检可触及肿大的精囊,并有剧烈触痛;慢性期无明显自觉症状,直肠指检可触及精囊。

3. 女性淋病并发症 淋菌性盆腔炎,淋菌可经宫颈侵犯内生殖器导致子宫内膜炎、输卵管炎、输卵管卵巢周围炎、盆腔炎及盆腔脓肿等。

【辅助检查】

1. 血常规 急性感染时,白细胞及中性粒细胞数增高。

2. 分泌物涂片或培养、革兰染色 在多形核白细胞内找到革兰染色阴性双球菌。

【处理原则】

淋病或淋球菌感染一经确诊,应尽早、彻底治疗。应遵循及时、足量、规律用药的原则,注意对淋病合并感染性疾病的治疗,加强对淋病患者性伴侣的检查与治疗,治疗后进行随访和治愈判断。常用药物有头孢曲松、青霉素、大观霉素、环丙沙星、氧氟沙星。治疗结束后应至少随访2周,在无性接触史的情况下符合如下标准即为治愈:症状和体征完全消失;在治疗结束后第4~7d,分别做分泌物涂片和淋球菌培养结果均为阴性。淋病母亲生下的新生儿,应在出生后用1%硝酸银眼药水滴眼,以防淋菌性结膜炎。

【护理评估】

1. 健康史 了解既往是否有过性传播疾病;近期有无不洁性史或间接接触史;性伴侣有无性传播疾病;以往和现在的检查、诊断及用药情况。若为小儿患者,还要了解是否为自然分娩,患儿母亲是否为淋病患者;儿童还应了解是否与患病的父母密切接触和共用浴室用具。

2. 身体状况　男性患者了解尿频、尿急、尿痛等症状的严重程度,尿道分泌物量及其性质,观察有无尿道口红肿和疼痛的严重程度;还应注意有无前列腺炎、精囊炎、输精管炎及附睾炎等表现。女性患者了解有无白带增多、尿频、尿急、尿痛、外阴瘙痒和烧灼感及其严重程度;检查有无宫颈充血或糜烂、尿道旁腺和前庭大腺炎;有无盆腔炎、子宫内膜炎、输卵管炎等表现。此外,还应了解有无非性器官淋病、播散性淋球菌感染的表现。

3. 辅助检查　了解分泌物涂片、细菌培养和药物敏感试验结果。

4. 心理、社会状况　淋病患者常担心此病会影响家庭、事业及个人前途,可出现恐惧、多疑、抑郁及强迫等症状,应评估患者对疾病的认知程度及所出现的不良心理状态。

【常见护理诊断/问题】

1. 焦虑　与疾病反复发作、病程长有关。

2. 急性疼痛　与局部炎症有关。

3. 排尿障碍　与尿道感染有关。

4. 知识缺乏:缺乏疾病预防和治疗方面的知识。

【护理目标】

1. 焦虑程度减轻,能积极配合治疗。

2. 局部症状好转,疼痛消失,排尿正常。

3. 患者能了解疾病相关知识,掌握预防性病传播的方法。

【护理措施】

1. 心理护理　尊重患者的人格,注意保护患者的隐私。多与患者交流,讲解疾病的可治疗性、消毒隔离及预后,解除思想顾虑,帮助患者树立信心,配合治疗。

2. 用药护理　护士应按医嘱用药,注意用药安全,观察用药后的反应;根据用药特性选择合适的给药途径,如大观霉素或头孢曲松钠肌内注射时,需深部注射,大观霉素静脉输入时,速度应慢;给患者讲解药物的作用、用药时间,鼓励患者足量用药以利彻底治疗。

3. 消毒隔离　患者应做到"自我隔离",对所用物品尤其是内裤、毛巾、被单等要煮沸、暴晒消毒;单独使用卫生洁具,不到公共游泳池游泳,以免传染他人;家中有婴幼儿的淋病患者,应注意对婴幼儿进行保护,禁止与婴幼儿同床、同浴;淋病患者在治疗期间禁止性生活,以防止淋球菌的传染。

4. 休息与饮食　患者应注意适当休息,急性淋病患者以及病情较重的患者应卧床休息,盆腔炎患者取半卧位。控制辛辣等刺激性食物和烈性饮料,如酒、浓茶和咖啡等;增加饮水量,使尿量增多而冲洗尿道,有利于淋球菌的清除,并能减轻炎症反应。

5. 健康指导　①指导患者有效治疗:指导患者遵循及时、足量、规律用药的原则,当症状消失后,还应定期复查;②淋病患者性伴侣的治疗:淋病患者的性伴侣未治疗(往往是无症状的淋球菌感染者)是导致淋球菌再感染、反复发生的重要原因之一。因此,在对淋病患者治疗的同时,要对其性伴侣进行相应的检查,若发现有淋球菌感染时要同时进行治疗。

【护理评价】

1. 积极配合接受治疗,焦虑程度减轻。

2. 局部症状明显好转,无疼痛与不适。

3. 主动进行隔离,改变自己的不良性行为,能掌握疾病知识和预防性病知识。

二、尖锐湿疣

尖锐湿疣(condyloma acuminatum,CA)是由人类乳头瘤病毒感染引起,通过性接触传染途径或非性接触传染途径传播,发生在男、女外生殖器和肛门等部位的性传播疾病。本病发病率逐年升高,仅次于淋病居第2位,常与多种性传播疾病同时存在。低龄性交、多个性伴侣、免疫力低下、吸烟以及高性激素水平等是发病高危因素。

人类乳头瘤病毒(human papilloma virus,HPV)属于DNA病毒。HPV具有高度的宿主和组织特异性,人体是HPV唯一宿主。人类乳头瘤病毒有100多种亚型,引起尖锐湿疣的病毒主要是HPV-6、HPV-11、HPV-16、HPV-18等型。

【发病机制】

HPV可引起人体黏膜和皮肤的鳞状上皮增殖,形成特征性的乳头状瘤。HPV在温暖潮湿部位容易发生增殖,所以主要好发于男女生殖器官和肛门,亦可侵犯口唇、口角、脐窝、腋窝、乳房皱褶等处。主要经性交直接传播,少数患者可通过污染物、器械、尖锐湿疣患者用过的毛巾、内衣裤、床单、便器等生活用品间接传播。HPV感染孕妇所生新生儿通过母亲产道时可感染HPV。

【临床表现】

本病好发于性活跃期的中青年。当感染HPV后,潜伏期为1~8个月,平均为3个月,患者以20~29岁年轻妇女居多。病变多发生在性交时外阴受损的部位,如阴唇后联合、小阴唇内侧、阴道前庭、尿道口等部位。临床症状常不明显,部分患者有外阴瘙痒、烧灼痛或性交后疼痛不适。典型体征是初起为微小散在或呈簇状增生的粉色或白色小乳头状疣,柔软,其上有细小的指样突起,或为小而尖的丘疹,质地稍硬。病灶逐渐向皮肤或黏膜外生长,并增大、增多、形成各种大小、形状不同的赘生物或肿物,继续增大,互相融合呈菜花状、鸡冠状等,疣体内供血不足时可出现糜烂或溃疡。个别患者可出现巨大型尖锐湿疣,呈乳头瘤样,形态颇似癌,但组织病理为良性变化;少数患者可发生癌变,如阴茎癌、女性外阴癌、宫颈癌及肛门癌而出现相应症状。

【辅助检查】

1. 阴道脱落细胞涂片　取阴道或宫颈湿疣组织涂片,作巴氏染色,可见凹空细胞及角化不全细胞。

2. 阴道镜检查　可发现点状血管、血管襻,结合醋酸白试验可发现微小、纤细的尖锐湿疣疣体。

3. 醋酸白试验　以棉签清除局部分泌物后,用3%~5%醋酸外搽或湿敷病变局部,2~5min后,病灶稍膨隆,表面粗糙,局部变白为阳性结果。

4. 组织病理切片　可见轻度角化过度层,角化不全,表皮上中部出现凹空细胞,此乃HPV感染的特征。皮损活检中用抗原或核酸检测显示有HPV。

【处理原则】

尖锐湿疣治疗需要彻底去除疣体,如:①物理治疗:如激光、冷冻、电灼、微波等,可酌情选用,巨大疣体可手术切除。妊娠患者接受物理治疗可能诱发流产。②光动力治疗:适合于疣体较小者、尿道口尖锐湿疣以及采用物理治疗或外用药物去除疣体后预防复发治疗。③外用药物:可选择5%咪喹莫特乳膏,0.5%鬼臼毒素酊、5% 5-氟尿嘧啶乳膏,注意局部不良反应及其处理。妊娠患者不宜应用。同时应治疗可能引起复发的因素,如切除过长的包皮等;可以使用一些调节免疫功能的药物(如干扰素、胸腺素等),也可使用某些中药内服和外用,且要求患者与性伴侣同时治疗。

【护理措施】

1. 皮损的护理　合理掌握涂药的次数及面积;激光或冷冻治疗后,应保持创面干燥,避免摩擦或其他刺激。

2. 生活护理　禁止刺激性食物,讲究个人卫生,治疗期间禁止性生活。

3. 心理护理　此病易复发,病程较长,患者易产生焦虑情绪,消除其急躁情绪,保持心情舒畅,睡眠充足,提高自身免疫力。

4. 健康指导　向患者及家属讲解相关知识及预防、治疗措施,定时随诊。

三、梅毒

梅毒(syphilis)是由梅毒螺旋体(treponema pallidum,TP)所引起的一种慢性性传播疾病,主要通过性接触及血液传播。梅毒可侵犯全身各器官,出现多种临床表现,亦可多年无症状而呈潜伏状态。早期主要侵犯皮肤黏膜,晚期可侵犯心血管及中枢神经系统等。

【发病机制】

梅毒螺旋体表面的黏多糖酶可能与其致病性有关。TP 对皮肤、主动脉、眼、胎盘、脐带等富含黏多糖的组织有较高的亲和力,可借其黏多糖酶吸附到上述组织细胞表面,分解黏多糖造成组织血管塌陷、血供受阻,继而导致管腔闭塞性动脉内膜炎、动脉周围炎,出现坏死、溃疡等病变。

梅毒的发病与梅毒螺旋体在体内大量繁殖后引起宿主的免疫反应密切相关。性交时梅毒螺旋体可通过破溃的皮肤及黏膜传播给性伴侣。梅毒螺旋体侵入人体后有 2~4 周的潜伏期,在此期间,梅毒螺旋体在入侵部位大量繁殖,通过免疫反应引起入侵部位破溃,即硬下疳(一期梅毒)。由于局部免疫力的增强,3~8 周后硬下疳自行消失。螺旋体在原发病灶大量繁殖后侵入附近淋巴结、血液、全身其他器官(二期梅毒)。如治疗不及时,梅毒螺旋体可侵犯心脏、神经系统以及皮肤黏膜、骨和内脏形成树胶样损害(三期梅毒)。早期梅毒治愈后,可再感染梅毒;而晚期梅毒则不发生再感染,可能与机体已产生细胞免疫有关。

【临床表现】

梅毒可分为获得性梅毒(后天梅毒)和胎传性梅毒(胎传梅毒),获得性梅毒又分为一期、二期、三期梅毒,先天性梅毒分为早期、晚期先天性梅毒和先天性潜伏梅毒,各期有不同的临床表现。一、二期梅毒传染性强。

1. 获得性梅毒

(1) 一期梅毒:主要表现为硬下疳。初起时局部有暗红色斑丘疹,以后逐渐扩大,成为硬结,表面可有浅表糜烂或溃疡。触诊时有软骨样硬度且无疼痛,故称为硬下疳。硬下疳经过治疗或未经过治疗均可痊愈,可无任何主观症状,进入潜伏状态,进展为二期梅毒。

(2) 二期梅毒:主要表现为梅毒疹。早期患者有咽痛、低热、头痛、肌肉及关节骨骼酸痛、食欲缺乏、体重减轻等,有 50% 以上患者出现全身淋巴结肿大。皮肤黏膜损害明显,出现各种皮疹,包括斑疹(玫瑰疹、环行玫瑰疹、着色性玫瑰疹)、丘疹性梅毒疹、脓疱性梅毒疹、扁平湿疣等,可分布于掌跖、四肢屈侧、躯干及面部,约 10% 的患者可有梅毒性秃发,一般好发于头顶附近,治疗后毛发可以再生。

(3) 三期梅毒:主要表现为永久性皮肤黏膜损害,愈后留有瘢痕。30%~40% 早期梅毒患者未经治疗或治疗不彻底,导致患者对螺旋体的敏感性升高而产生的晚期病变。此期传染性小,但对机体破坏性大,主要累及皮肤、骨骼、心血管及神经系统引起病变,如心血管梅毒、神经系统梅毒等,产生各种严重症状和体征,造成劳动力丧失甚至死亡。

2. 先天性梅毒　孕妇患有梅毒时,梅毒可通过胎盘进入胎儿体内,不发生硬下疳是其特点。

先天性梅毒在临床上以 2 岁以内为早期梅毒,2 岁以后为晚期梅毒。

(1) 早期先天性梅毒:患儿多为早产儿,发育不良、体重轻、皮下脂肪减少或消失、皮肤松弛而苍白,有明显皮肤皱纹如老人面貌,烦躁不安与哭闹等;触诊浅表淋巴结肿大;皮肤黏膜病变多于出生后 3 周出现,掌跖部、外阴与臀部出现铜红色斑疹、斑丘疹,口周损害呈放射状裂纹,可持续多年,愈合后遗留放射状瘢痕;于出生后 1~2 个月内发生梅毒性鼻炎,早期表现为鼻黏膜卡他症状,病情发展后可出现鼻黏膜溃疡、肿胀,导致呼吸不畅,严重者可波及鼻软骨或骨,使鼻骨破坏形成鞍鼻。骨梅毒比较多见,常表现为骨软骨炎、骨膜炎、骨髓炎及梅毒性指炎等,引起肢体疼痛、活动受限;常伴有全身淋巴结肿大、肝脾大、脑膜炎、肾病综合征及血液系统损害等。

(2) 晚期先天性梅毒:多于 5~7 岁至青春期出现损害的表现,常侵犯皮肤黏膜、骨骼、眼及神经系统,很少侵犯心血管系统。晚期先天性梅毒特征性表现是哈钦森三联征,即哈钦森齿、间质性角膜炎及神经性耳聋。哈钦森齿见于恒牙的上门齿,下缘较狭,半月形缺损,排列稀疏不齐。

【辅助检查】

1. 分泌物检查　早期梅毒做暗视野显微镜,观察病损基部浆液内有梅毒螺旋体。

2. 血清学检查　非梅毒螺旋体抗原血清试验是梅毒常规筛查方法,包括性病研究实验室玻片试验、血清不加热反应素玻片试验、快速血清反应素环状卡片试验等。

3. 脑脊液检查　白细胞增多,蛋白质升高,葡萄糖和氯化物含量正常或略降低。

4. 基因诊断检测　利用基因诊断技术对是否被感染梅毒的早期患者及先天性和神经性梅毒患者进行鉴别的检查方法。

【处理原则】

治疗原则:早期明确诊断,及时治疗,用药足量,疗程规范。常用的驱梅药物:①青霉素类:为首选药物,血清浓度达 0.03IU/ml 既有杀灭 TP 的作用,但血清浓度必须稳定维持 10d 以上方可彻底清除体内的 TP。常用苄星青霉素、普鲁卡因水剂青霉素 G、水剂青霉素 G,心血管梅毒不用苄星青霉素。②头孢曲松钠:近年来证实为高效的抗 TP 药物,可作为青霉素过敏者优先选择的替代治疗药物。③四环素类和大环内酯类:疗效较青霉素差,通常作为青霉素过敏者替代治疗药物。

【护理诊断/问题】

1. 体像紊乱　与组织器官受损有关。

2. 情境性低自尊　与害怕别人耻笑有关。

3. 知识缺乏:缺乏疾病正规治疗与护理相关知识。

【护理措施】

1. 药物治疗与护理　对梅毒的药物治疗以青霉素为首选药物,注意防止发生青霉素过敏反应。对不同剂型青霉素,在使用时应注意注射深度、速度及用药后反应的观察。如赫氏反应(首次使用青霉素治疗梅毒的患者,由于 TP 被迅速杀死,释放出大量的异种蛋白,引起急性变态反应,在治疗后数小时出现寒战、高热、头痛、肌肉骨骼疼痛、皮肤潮红、恶心、心悸、多汗等全身症状,或者各种原有梅毒损害的症状也加重,严重的梅毒患者甚至发生主动脉破裂),亦称治疗休克,常发生在第一次注射青霉素后数小时到 24h 内,损害部位的症状加重,可伴有体温升高现象,经 12~24h,局部症状及发热症状可逐渐减退。

2. 消毒隔离　早期梅毒应注意患者隔离,治疗期间禁止性生活;有皮肤黏膜病变时应避免与他人皮肤黏膜的接触,以防传染;患者所用的生活用品如毛巾、内衣裤、床单和澡盆等要做好消毒处理。

3. 心理护理　尊重患者,帮助其建立治疗的信心和生活的勇气;在治疗过程中不断鼓励患者,克服不良情绪,坚持规范治疗;劝导其家人配合检查或治疗。

4. 健康指导

(1) 坚持正规、足量、足疗程治疗:梅毒患者应坚持治疗与随访。早期梅毒患者治疗后 1 年内,应做 2 次临床及血清学检查;第 1 年每 3 个月随访 1 次,随访 2~3 年。晚期梅毒治疗后应每年复查 1 次,特别是行脑脊液检查。

(2) 加强性病的预防及婚育指导:梅毒未经足量、规律治疗者,应劝其暂缓结婚,已妊娠者应建议终止妊娠。

(3) 注意休息:早期梅毒患者应注意休息,特别是首次用药有发热患者;晚期梅毒患者应卧床休息;加营养,忌酒、忌辛辣食物。

文档:获得性免疫缺陷综合征

(李远珍　丁庆彬)

思维导图

自测题

? 思考题

结合导入情境与思考的案例回答下列问题：

1. 护士给予抗菌药物时应注意哪些事项？

2. 在进行药物治疗的同时，护士应对患者做哪些健康指导？

C

D

E

H

J

M

N

P

Q

T

W

X

Z

参考文献

[1] 李乐之,路潜.外科护理学.6版.北京:人民卫生出版社,2017.

[2] 王兴华,袁爱华.外科护理学.2版.北京:人民卫生出版社,2015.

[3] 郭莉.手术室护理实践指南.北京:人民卫生出版社,2018.

[4] 李凌江,于欣.创伤后应激障碍防治指南.北京:人民卫生出版社,2010.

[5] 陈孝平,汪建平.外科学.8版.北京:人民卫生出版社,2013

[6] 李乐之,路潜.外科护理学.5版.北京:人民卫生出版社,2015.

[7] 王兴华,袁爱华.外科护理学.2版.北京:人民卫生出版社,2015.

[8] 郭爱敏,周兰姝.成人护理学.3版.北京:人民卫生出版社,2017.

[9] 邬贤斌,吕冬,姚珺.外科护理学.2版.北京大学医学出版社,2017.

[10] 丁文龙,刘学政.系统解剖学.9版.北京:人民卫生出版社,2018.

[11] 吴孟超,吴在德,吴肇汉.外科学.8版.北京:人民卫生出版社,2013.

[12] 钟华荪,李柳英.静脉输液治疗护理学.北京:人民军医出版社,2015.

[13] 陈孝平,汪建平,赵继宗.外科学.9版.北京:人民卫生出版社,2018.

[14] 姚珺,吕冬.外科护理学实训与学习指导.北京:北京大学医学出版社,2011.

[15] 王庭槐.生理学.9版.北京:人民卫生出版社,2018.

[16] 尹崇高,蔡恩丽.外科护理学.武汉:华中科技大学出版社,2017.

[17] 张建中,高兴华.皮肤性病学.北京:人民卫生出版社,2015.

[18] 胡德英,田蒔,血管外科护理学.北京:中国协和医科大学出版社,2008.

[19] 严律南,现代肝脏移植学.北京:人民军医出版社,2004.

[20] 宋烽,王建荣,手术室护理管理学.北京:人民军医出版社,2004.

[21] 杨辰垣,胡盛寿,孙宗全.今日心脏血管外科学.武汉:湖北科学技术出版社,2004.

[22] 田敏,丁洪琼,刘义兰.肝胆胰外科护理学.北京:中国协和医科大学出版社,2005.

[23] 陈孝平,陈义发.普通外科诊疗.北京:人民卫生出版社,2008.

[24] 沈曙红,岑慧红.成人护理.北京:科学出版社,2005.

[25] 叶任高,陆再英.内科学.5版.北京:人民卫生出版社,2003.

[26] 郭应禄,胡礼泉.男科学.北京:人民卫生出版社,2004.

[27] 郭加强,吴清玉.心脏外科护理学.北京:人民卫生出版社,2003.

[28] 潘凯.腹腔镜胃肠外科手术学.北京:人民卫生出版社,2010.

[29] 许怀瑾.外科小手术学.北京:人民卫生出版社,2006.

[30] 黄洁夫.现代外科学.北京:人民军医出版社,2003.

[31] 杨春明.外科学原理与实践.北京:人民卫生出版社,2003.

[32] 张学军,郑捷.皮肤性病学.8版.北京:人民卫生出版社,2013.

[33] 郭莉,徐海.手术室专科护理.北京:人民卫生出版社,2019.

[34] 党世民.外科护理学.2版.北京:人民卫生出版社,2011.

[35] 李福年,周荣祥,李杨.腹壁与疝外科学.北京:人民卫生出版社,2004.

[36] 赛小珍.骨伤科护理技术,北京:人民卫生出版社,2008.

[37] 许钟麟.洁净手术部建设实施指南.北京:科学出版社,2004.

[38] 王颖,张利岩.肝移植临床护理手册.北京:人民军医出版社,2007.

[39] 吴阶平,裘法祖.黄家驷外科学(上、中、下).北京:人民卫生出版社,2005.

[40] 尤黎明,吴瑛.内科护理学.6版.北京:人民卫生出版社,2017.

［41］乔爱珍,苏迅.外周中心静脉导管技术与管理.北京:人民军医出版社,2010.

［42］那彦群,叶章群,孙光.中国泌尿外科疾病诊断治疗指南.北京:人民卫生出版社.2011.

［43］裘法祖,邹声泉.实用腔镜外科学.北京:人民卫生出版社,2002.

［44］方汉萍,何玮.外科新技术护理必读.北京:人民军医出版社,2007.

［45］叶章群.尿流改道和膀胱替代成形术.北京:人民卫生出版社,2000.

［46］黄志强,金锡御.外科手术学.3版.北京:人民卫生出版社,2008.

［47］那彦群,叶章群,孙颖浩,等.中国泌尿外科病诊断治疗指南.北京:人民卫生出版社,2014.

［48］杨春花.中西医在低钾治疗的研究与思考［J］.中西医结合心血管病电子杂志,2019,7(10):165-168.

［49］王新凤.核磁共振血管成像技术诊断脑血管疾病的临床分析［J］.影像研究与医学应用,2019,3(18):78-79.

［50］李振鹏,杨小红,任镜清,等.低强度激光疗法对肿瘤细胞凋亡影响的研究进展［J］.中国现代医学杂志,1-8.

［51］郑荣寿,孙可欣,张思维,等.2015年中国恶性肿瘤流行情况分析.中华肿瘤杂志,2019,41(1):19-28.

［52］付路易,程棣群,张翠萍等.非小细胞肺癌患者出院后继续口服分子靶向药物治疗的延续护理.中华护理杂志, 2014,49(4):433-435.

［53］马坤润,闫治波,张光永.腹外疝修补术后补片感染的防治及研究进展［J］.腹腔镜外科杂志,2017,22(2):158-160.

［54］黄昌明,王家镔.腹腔镜胃癌根治术的并发症及防治.中国普外基础与临床杂志,2019,26(7):775-778.

［55］蓝智,莫伟杰.腹腔镜胃癌根治术的临床研究进展［J］.微创医学,2019,14(3):350-363.

［56］全国护理事业发展规划(2016-2020年)［J］.中国护理管理,2017,17(01):1-5.

［57］周谋望,岳寿伟,何成奇,等.“腰椎间盘突出症的康复治疗”中国专家共识［J］.中国康复医学杂志,2017,32(02): 129-135.

［58］宋富云.脊柱结核手术123例护理体会［J］.山西医药杂志,2013,42(8):955-956.

［59］苏晓萍,林伟斌,李毅宁.闭合性肾损伤合并迟发性大出血患者的急救与护理［J］.中华护理杂志,2013,48(02): 109-110.

［60］王方.手术室护士的职业危险因素及防护对策［J］.中华护理杂志,2000,33-35.

［61］陈新红,何华云,杨丽莎,等.新生儿化脓性骨髓炎的临床护理［J］.新生儿循证护理,2017,5,(3):277-279.

［62］王敬铭,刘素哲,彭晓燕,等.儿童化脓性关节炎的护理方案及效果评价［J］.河北医药 2015,4(8):1264-1265.

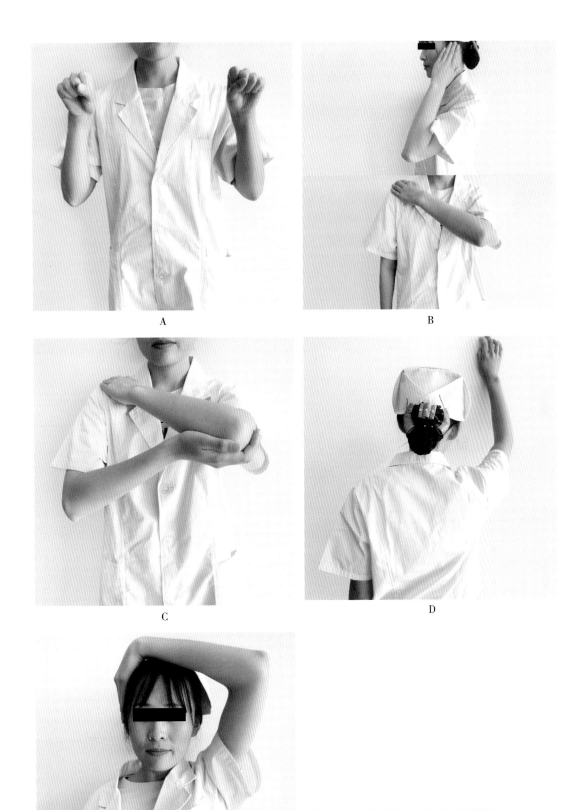

彩图 17-5　全范围的肩关节功能锻炼
A. 曲腕；B. 摸对侧肩及同侧耳；C. 抬高患侧上肢；
D. 手指爬墙；E. 抬高绕过头顶摸对侧耳

1

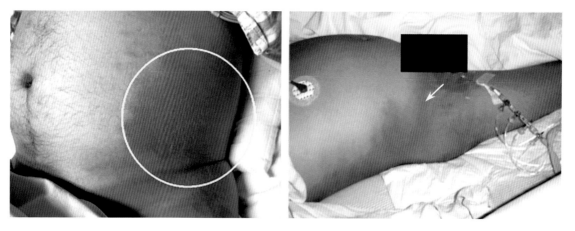

彩图 32-2　Grey-Turner 征

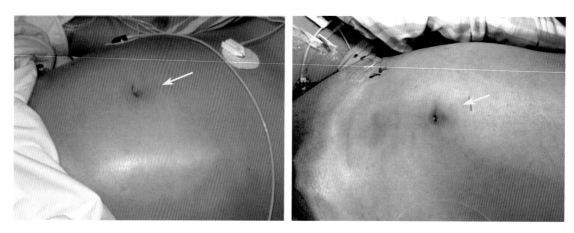

彩图 32-3　Cullen 征

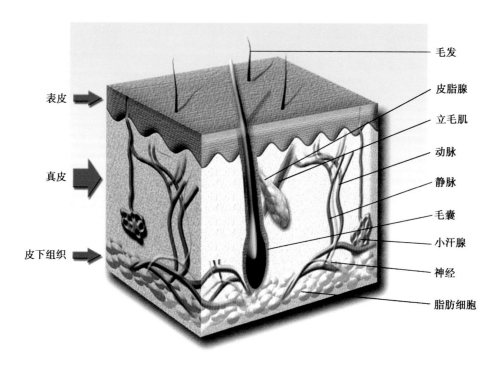

彩图 48-1　皮肤解剖结构

表皮

真皮

皮下组织

毛发

皮脂腺

立毛肌

动脉

静脉

毛囊

小汗腺

神经

脂肪细胞

2

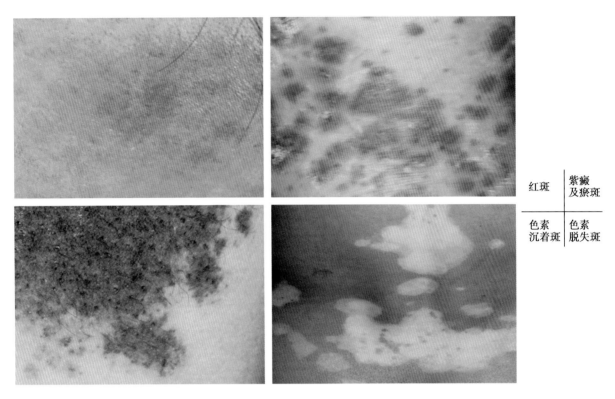

红斑	紫癜 及瘀斑
色素 沉着斑	色素 脱失斑

彩图 48-2　斑疹

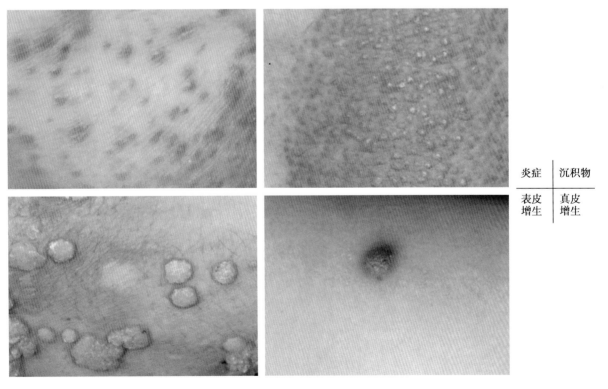

炎症	沉积物
表皮 增生	真皮 增生

彩图 48-3　丘疹

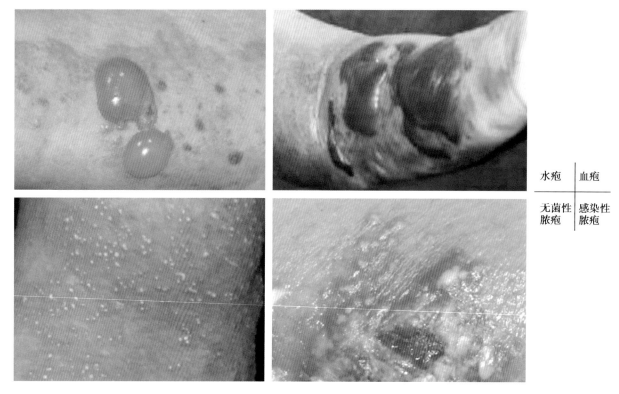

水疱 | 血疱
无菌性脓疱 | 感染性脓疱

彩图 48-4　水疱、脓疱

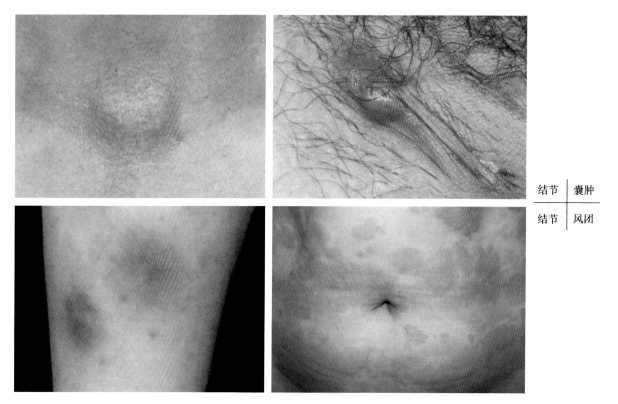

结节 | 囊肿
结节 | 风团

彩图 48-5　囊肿、结节、风团

4

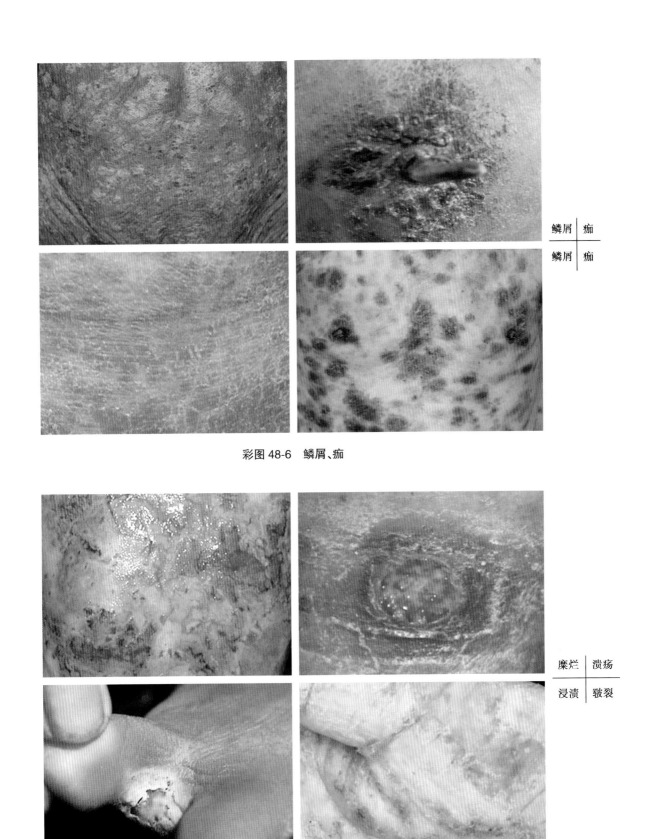

鳞屑｜痂

鳞屑｜痂

彩图 48-6　鳞屑、痂

糜烂｜溃疡

浸渍｜皲裂

彩图 48-7　腐烂、溃疡、皲裂

5

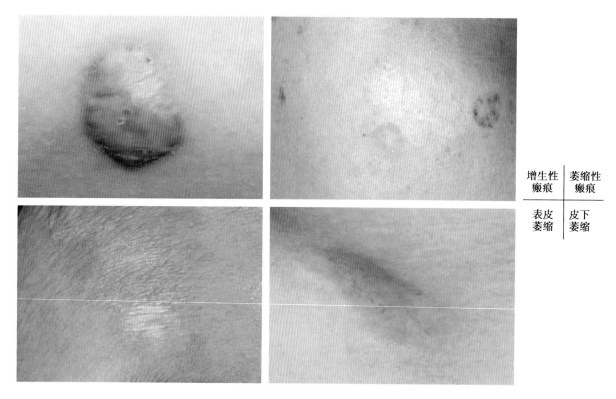

增生性 瘢痕	萎缩性 瘢痕
表皮 萎缩	皮下 萎缩

彩图 48-8　瘢痕、萎缩

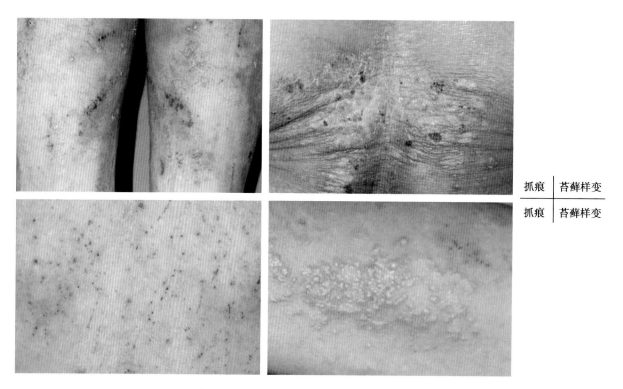

抓痕	苔藓样变
抓痕	苔藓样变

彩图 48-9　抓痕、苔藓样变

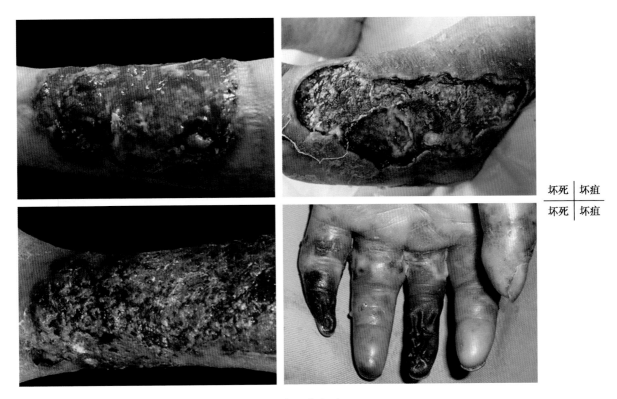

彩图 48-10　坏死与坏疽

坏死｜坏疽

坏死｜坏疽

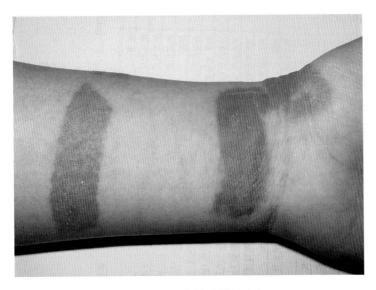

彩图 48-11　急性接触性皮炎

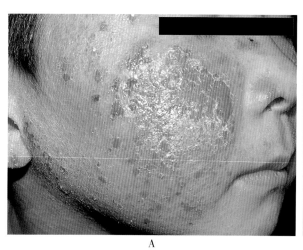
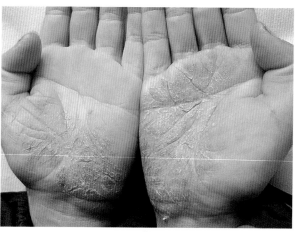

A   B

彩图 48-12　湿疹
A.急性湿疹;B.慢性湿疹

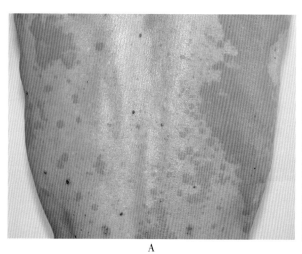
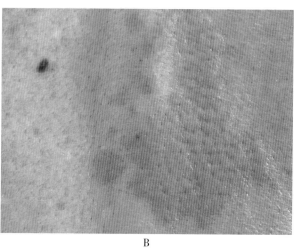

A   B

彩图 48-13　急性荨麻疹
A.风团;B.橘皮样表现

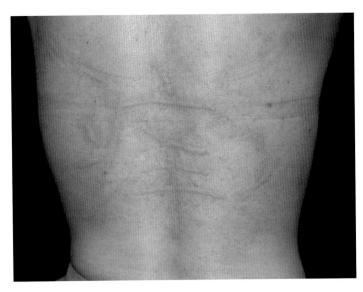

彩图 48-14　皮肤划痕症

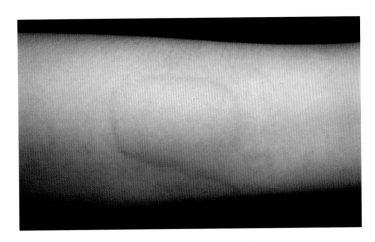

彩图 48-15　寒冷性荨麻疹（冰块试验）

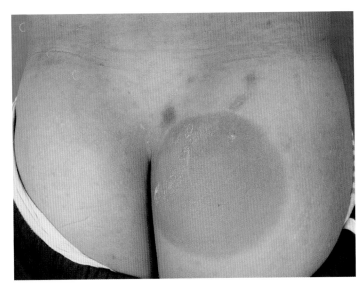

彩图 48-16　固定型药疹

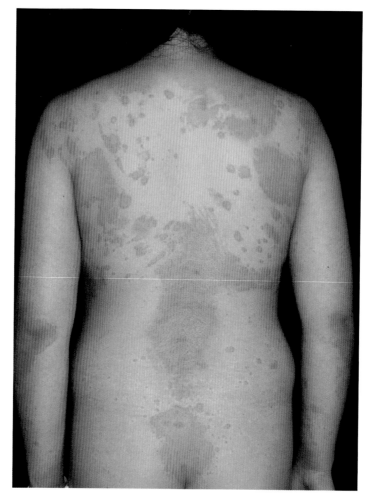

彩图 48-17　荨麻疹型药疹

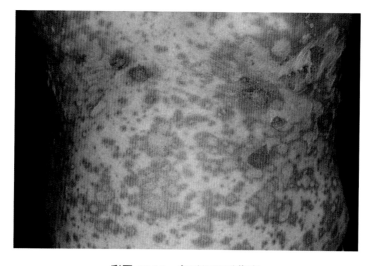

彩图 48-18　多形红斑型药疹

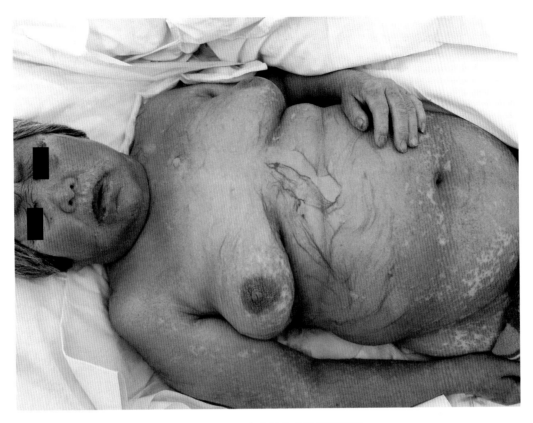

彩图 48-19　大疱性表皮松解型药疹

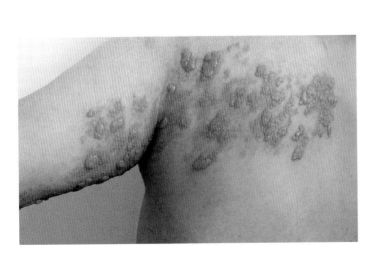

彩图 48-20　带状疱疹

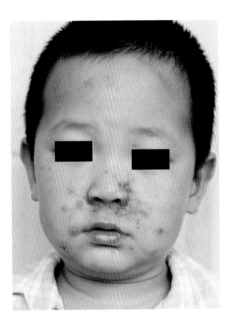

彩图 48-21　寻常型脓疱疮

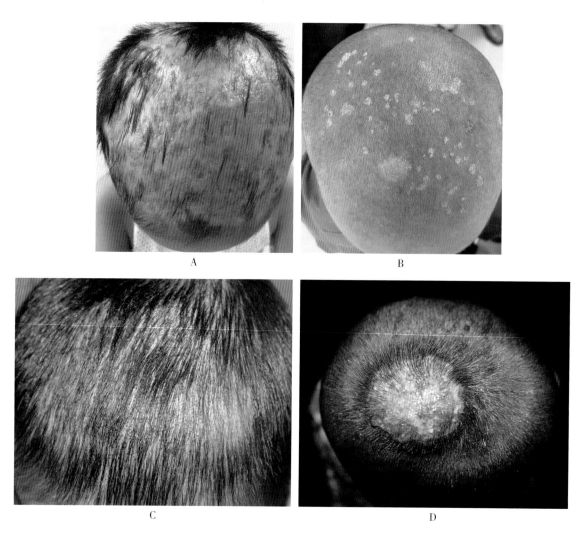

彩图 48-22 头癣
A. 黄癣；B. 白癣；C. 黑点癣；D. 脓癣

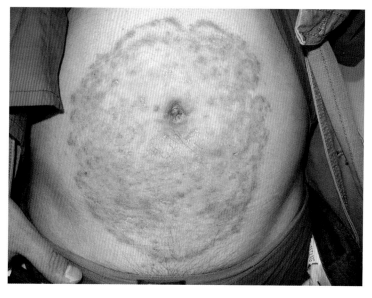

彩图 48-23 体癣

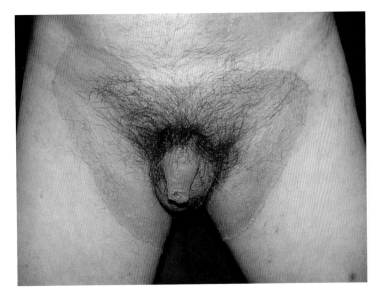

彩图 48-24　股癣

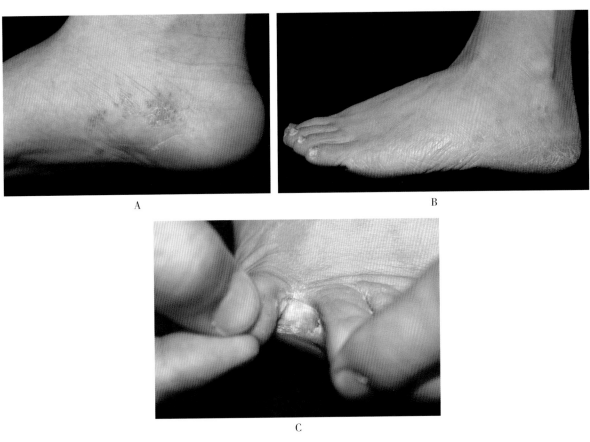

A

B

C

彩图 48-25　足癣
A.水疱鳞屑型足癣;B.角化过度型足癣;C.浸渍糜烂型足癣

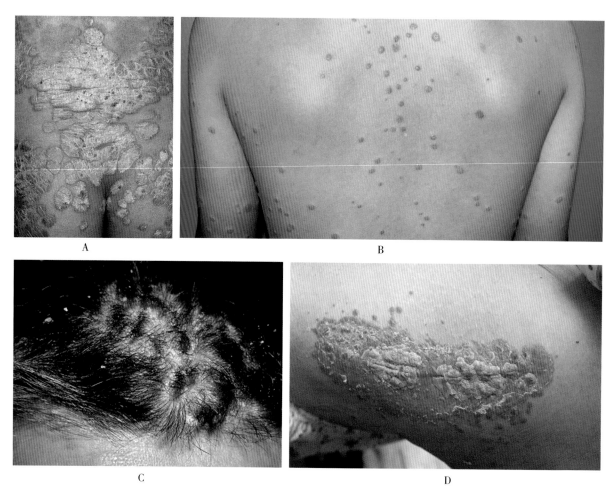

彩图 48-26　寻常型银屑病
A. 典型皮损;B. 皮损泛发全身;C. 束状发;D. 同形反应

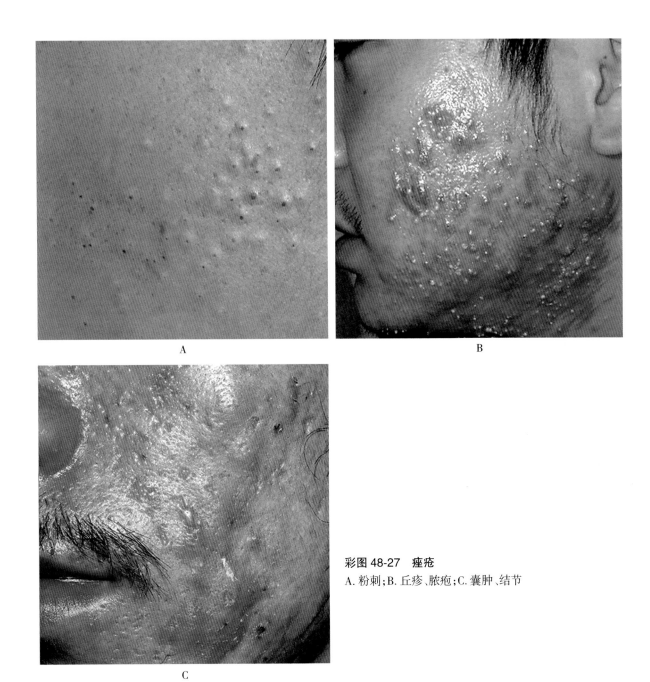

A

B

C

彩图 48-27 痤疮
A. 粉刺；B. 丘疹、脓疱；C. 囊肿、结节